MEDICAL DICTIONARY

चिकित्सा विज्ञान कोश

MEDICAL DICTIONARY

चिकित्सा विज्ञान कोश

रचयिता

डॉ. महेश्वरसिंह सूद, एम. एस. सी. सी., पी. एच-डी.,

सेवा निवृत्त, प्राचार्य, नारायण महाविद्यालय, शिकोहाबाद

एवं

डॉ. अरुण कुमार, एम. बी. बी. एस; एम. एस.

प्रोफेसर एवं अध्यक्ष, नेत्र विभाग मेडिकल कॉलेज, आगरा

पूर्ण परिवर्धित एंव संशोधित तृतीय संस्करण

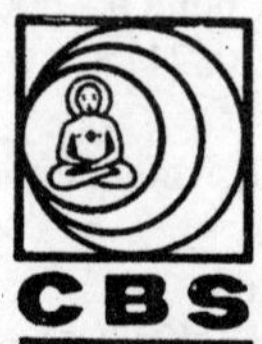

CBS Publishers & Distributors Pvt. Ltd.

New Delhi • Bengaluru • Chennai • Kochi • Kolkata • Mumbai
Hyderabad • Nagpur • Patna • Pune • Vijayawada

अर्पण पत्रिका

जिनके पुण्य प्रताप से मुझे जीवन में
निरंतर प्रेरणा और सफलता मिली
ऐसे
मेरे परम पूजनीय स्वर्गवासी
माता-पिता
को
भक्ति-भावपूर्वक समर्पित

—एम. सिंह सूद

ISBN: 81-239-3028-3

First Edition: 1981
Second Edition: 1984
Reprint: 1988, 1989
Third Edition: 1996
Reprint: 1997, 2000, 2002, 2003, 2004, 2008, 2010, 2012, 2016, 2018

Published by **Satish Kumar Jain** and produced by **Varun Jain** for
CBS Publishers & Distributors Pvt. Ltd.,
4819/XI Prahlad Street, 24 Ansari Road, Daryaganj, New Delhi - 110002
delhi@cbspd.com, cbspubs@airtelmail.in • www.cbspd.com
Ph.: 23289259, 23266861, 23266867 • Fax: 011-23243014

Corporate Office: 204 FIE, Industrial Area, Patparganj, Delhi - 110 092
Ph: 49344934 • Fax: 011-49344935
E-mail: publishing@cbspd.com • publicity@cbspd.com

Branches:
- ***Bengaluru:*** 2975, 17th Cross, K.R. Road, Bansankari 2nd Stage, Bengaluru - 70 • Ph: +91-80-26771678/79 • Fax: +91-80-26771680 E-mail: cbsbng@gmail.com, bangalore@cbspd.com
- ***Chennai:*** No. 7, Subbaraya Street, Shenoy Nagar, Chennai - 600030 Ph: +91-44-26681266, 26680620 • Fax: +91-44-42032115 E-mail: chennai@cbspd.com
- ***Kochi:*** Ashana House, 39/1904, A.M. Thomas Road, Valanjambalam, Ernakulum, Kochi • Ph: +91-484-4059061-65 Fax: +91-484-4059065 • E-mail: cochin@cbspd.com
- ***Kolkata:*** 6-B, Ground Floor, Rameshwar Shaw Road, Kolkata - 700014 Ph: +91-33-22891126/7/8 • E-mail: kolkata@cbspd.com
- ***Mumbai:*** 83-C, Dr. E. Moses Road, Worli, Mumbai - 400018 Ph: +91-9833017933, 022-24902340/41 • E-mail: mumbai@cbspd.com

Representatives:
- Hyderabad: 0-9885175004
- Pune: 0-9623451994
- Nagpur: 0-9021734563
- Jharkhand: 0-9811541605
- Patna: 0-9334159340
- Uttarakhand: 0-9716462459

Printed at: J.S. Offset Printers, Delhi (India)

दो शब्द

पूर्ण परिवर्धित तृतीय संस्करण के सम्बन्ध में

द्वितीय संस्करण प्रकाशित होने के साथ ही, इस कोश की उपादेयता तथा लोकप्रियता और भी अधिक हो गई और पाठकों की ओर से निरन्तर यह मांग होने लगी कि इस कोश को और विस्तृत किया जाए, जिससे यह प्रकाशन अंग्रेजी के किसी भी बड़े से बड़े कोश के अनुरूप हो जाये और राष्ट्रभाषा का भण्डार अधिक से अधिक भर जाए। इसीकी पूर्ति करते हुए यह तृतीय संस्करण आपके हाथों में आ रहा है।

इस संस्करण में अनेक शब्द, व उपशब्द ही नहीं जोड़े गये हैं अपितु उनकी व्याख्या भी बहुत विस्तृत प्रकार से की गई है। जहां सम्भव हो सका है भाषा को भी सरल कर दिया गया है।

इस संस्करण में कई तालिकायें जैसे धमनी, शिरा, पेशी, सन्धि तथा विष, उनका प्रभाव व रोग सम्मिलित कर दी गई हैं, जिससे समस्त जानकारी एक ही स्थान पर पाठकों को उपलब्ध हो गई है।

इस सब सामग्री के संलग्न हो जाने से कोश पूर्णता के निकट पहुँच गया है। आशा ही नहीं अपितु विश्वास है कि पाठकगण अपना सहयोग पूर्ववत् रखकर प्रोत्साहित करते रहेंगे।

—लेखकगण

प्राक्कथन

चिकित्सा ज्ञान के महत्व एवं सार्वदेशिक प्रसार को देखते हुए यह स्वाभाविक है कि समस्त अंग्रेजी के प्रचलित शब्दों एवं परिसंकल्पनाओं का सरल हिन्दी में विश्लेषण हो, जिससे सामान्य बुद्धि स्तर के व्यक्ति भी उस ज्ञान से पूर्ण लाभ उठा सकें, साथ ही भाषा का भण्डार भी समृद्ध तथा पूर्ण हो सके।

अभी तक हिन्दी में कोई भी ऐसी रचना उपलब्ध न होने से, जो ज्ञान अंग्रेजी पारिभाषिक शब्दों में छुपा हुआ था, प्राप्त नहीं हो पाता था और समस्त राष्ट्र भाषा ज्ञाता इनसे अपरिचित ही रहते थे। ऐसी परिस्थिति में ऐसे कोश की आवश्यकता थी जो समस्त पारिभाषिक शब्दों को सरल भाषा में विश्लेषण कर प्रस्तुत करे, इसी उद्देश्य से इस कोश की रचना की गई है।

इस कोश में इस बात की पूरी चेष्टा की गई है कि कोई भी उपयोगी शब्द छूटने न पाये और प्रत्येक शब्द का भाव देकर पर्यायवाची शब्द सरल हिन्दी में दिया गया है ताकि डाक्टरी पढ़ने वाले विद्यार्थीगण तथा डाक्टर, वैद्य, हकीम सब ही इससे पूरा लाभ उठा सकें।

ऐसे कोशों का कितना महत्व है, इसका जितना भी वर्णन किया जाये थोड़ा है। किसी भी भाषा में कितनी गहराई है, यह उस भाषा में उपलब्ध कोशों को देखने से ही पता चलता है। अंग्रेजी भाषा में जितने विभिन्न और विशाल कोश हैं उनसे कहीं अधिक विशाल कोशों की हिन्दी में आवश्यकता है और इसके होने से ही हिन्दी भाषा संसार में एक उच्च स्तर व स्थान पाने में समर्थ हो सकती है।

चिकित्सा विज्ञान की विभिन्न शाखाओं के विभिन्न विषयों पर मानक ग्रन्थ लिखे तथा अनुदित हुए हैं। ऐसे ग्रन्थों से अधिकांश संग्रह की पद्धति ही अपनाई जाती है और केवल भाषा प्रसार ही सम्भव होता है। मूलभूत आधार तो केवल कोश ही प्रदान करते हैं।

प्रस्तुत कोश में आधुनिकतम उपलब्ध ज्ञान का यथासम्भव उपयोग किया गया है तथा संस्कृत, हिन्दी, अंग्रेजी तथा अन्य भाषाओं के अनेक प्राचीन तथा समसामयिक लेखकों की कृतियों से सहायता ली गई है, जिससे कोश में पूर्णता आ गई है।

अन्त में निवेदन है कि जो त्रुटियाँ या दोष जो अब भी इस प्रयास में रह गये हों, उनकी ओर पाठक ध्यान आकर्षित करने की कृपा करें, जिससे आगे के संस्करणों में यथोचित संशोधन किया जा सके।

—लेखकगण

चिकित्सा शास्त्र के अंग्रेजी के पारिभाषिक शब्दों को समझने की सरल विधि

चिकित्सा विज्ञान के अंग्रेजी के पारिभाषिक शब्दों का अर्थ केवल प्रत्यय (पूर्व लग्न या प्रथम उपपद (prefix) तथा उतरस्थ (अनुलग्न या द्वितीय उपपद suffix) की व्याख्या से सरलता से प्राप्त किया जा सकता है। जैसे अंग्रेजी के शब्द **ANISOCYTOSIS** में पूर्व लग्न या प्रथम उपपद **"ANISO"** है और दूसरा **"CYTO"** मध्य का शब्द तथा अनुपद या द्वितीय उपपद **"SIS"** है। **'ANISO'** का अर्थ होता है : असमान (unequal) या असमितिकीय (asymmetrical); **"CYTO"** का अर्थ होता है कोशिका 'cell' तथा **'SIS'** का अर्थ होता है दशा (condition) या प्रक्रिया (process) इन सबको मिलाकर अर्थ होता है 'असमान लाल रक्ताणुक अर्थात रक्त में विभिन्न नाप के लाल रक्ताणु के होने की दशा। उदाहरण के लिये एक दूसरा शब्द अंग्रेजी का **"HYPOGLYCEMIA"** जिसका अर्थ होता है "रक्त में ग्लूकोज की कमी"—इसमें पूर्व लग्न या प्रथम उपपद **"HYPO"** है, जिसका अर्थ होता है न्यूनता या कमी—deficiency; मध्य का शब्द **"GLYCO"** जिसका अर्थ होता है 'ग्लूकोज (glucose)—शर्करा; तथा अनुपद या द्वितीय उपपद **"HAEM"** है, जिसका अर्थ होता है 'रक्त' (blood)। इन सबको मिलाकर अर्थ होता है "रक्त में ग्लूकोज की कमी"। इस प्रकार प्रायः प्रत्येक शब्द का अर्थ सरलता से जाना जा सकता है। ऐसे प्रमुख पूर्व लग्न (prefix) और उत्तर लग्न (suffix) पदों की सूची नीचे दी जाती है। इनके जान लेने से चिकित्सा विज्ञान के अंग्रेजी के शब्दों का अर्थ प्रत्येक जिज्ञासु थोड़े से प्रयास से स्वयं जान तथा समझ सकता है।

अ-चिकित्सा शास्त्र में अधिकतर उपयुक्त होने वाले प्रत्ययों या उपसर्गों (PREFIXES) की सूची

a--,	*an*	स्वर (vowel) से पूर्व अ—; नहीं।
acre--,	*at the extremity*	शीर्ष, शिखरस्थ, चोटी वाला; अग्र।
aden--,	*gland*	ग्रन्थि।
angio--,	*blood-vessel*	रक्त वाहिनी।
ariso--,	*unequal, asymmetric*	असमान, असममितिक।
ankyl--,	*stiffening of adhesion*	जुड़ा हुआ या संयुक्त; संसक्ति।
ante--,	*before or in front of*	अग्र या सम्मुख।
anti--,	*opposed to*	प्रति या विरुद्ध।
arterio--,	*artery*	धमनी।
arthro--,	*joint*	सन्धि।
athero--,	*pulpy like porridge*	गूदेनुमा या वसा।
auto--,	*self-induced*	स्वयं या स्वतंत्र।
bio--,	*life*	जीवन; जीव।
blenn--,	*mucus*	श्लैष्म।
blephar--,	*eyelid*	पलक; नेत्रच्छद, पक्ष्म या बरौनी।
brach--,	*arm*	बाहु या भुजा।

brady--,	*slow*	सुस्त, मन्द या मन्थर।
bronch--,	*breathing tube*	श्वास नलिका; श्वसनी।
burs--,	*a sac in joints*	पुट; थैली।
calc--,	*lime*	कैल्शियम; चूना।
card--,	*heart*	हृद या हृदय।
casea--,	*cheesy*	पनीर समान।
cata, cath--,	(i) *break down*	(1) पीछे, विपरीत
	(ii) *entry--*	(2) प्रवेश।
cephal--,	*head*	सिर।
cerebr--,	*brain*	मस्तिष्क।
cerv--,	*neck*	ग्रीवा; गर्दन।
cheil--,	*lip*	होठ, ओष्ठ।
chol--,	bile	पित्त।
cholecyst--,	*gall-bladder*	पित्ताशय।
chondr--,	*cartilage*	उपास्थि।
cilia--,	(i) *eyelash*	(1) पक्षमाभिका; बरौनी।
	(ii) *hairlike*	(2) तंत्र; केश या बाल समान।
cleido--,	*collar bone*	हँसुली; कन्धे की हड्डी।
col, colo—,	colon	कोलन; वृहद्रांत्र; बड़ी आँत।
colp--,	*vagina*	योनि।
costa--,	*rib*	पसली; पर्शु।
cutic--,	*skin*	त्वचा।
cyano--,	*blue*	नीला (नील—)।
cyst--,	*bladder*	आशय।
cyto--,	*cell*	कोशिका।
dacro--,	*tear-producing*	आँसू; अश्रु प्रवाटक।
de--,	*contrary to, in reverse*	क्रिया से पदों के अर्थ को उलटा या समाप्त करना; लैटिन एवं फ्रेंच भाषा का उपसर्ग जिसका अर्थ होता है नीचे से; दूर को; दूर; पूर्णतः (अ) **'de'**—से आरम्भ होकर **'lze'** में समाप्त होने वाले तथा **'de'** से आरम्भ होकर **'fy'** पर समाप्त होने वाले क्रिया पदों का अर्थ होता है उन क्रियाओं के फल को समाप्त करना या परिलक्षित करना अथवा गुणों को दूर कर देना।
derm--,	*skin*	त्वचा।
di-dis--.	*divide, part*	दो या द्वि।
dys--,	*bad, imperfect, painful*	खराब, अधूरा, दर्दकारक।
ecto--,	*outer, upper*	बाह्य; उर्ध्व।

em-en--,	*dwelling or placed inside*	अन्तः स्थापन।
encephalo—,	*brain*	मस्तिष्क।
endo--,	*inside, inward*	अन्तः; अभ्यान्तर।
entero--,	*intestinal*	अंत्रीय।
epi--,	*upon above, increased, amongst*	ऊपर या अधि।
erythr--,	*redness*	लालामी; लाल।
eu--,	*good, easy, normal, healthy*	अच्छा, सरल, सामान्य, स्वस्थ।
ex--,	*out of*	बाहर, दूर
ext--,	*outer*	बाह्य; सार।
galacto--,	*milk*	दुग्ध; दूध।
gastro--,	*stomach*	आमाशय।
gloss--,	*tongue*	जिह्वा; जीभ।
haemo--,	*haem, blood*	रक्त।
hepat--,	*liver*	यकृत, जिगर।
hydr--,	*water*	जल।
hydro--,	*hydrogen*	हाइड्रोजन।
hyper--,	*greater than normal*	'अधिक', 'अति', 'अत्य'।
hypo--,	*less than normal*	'न्यून', 'अधीन', अधोगत, 'उप', अपर्याप्त।
hyster--,	*uterus*	गर्भाशय।
ichthy--,	*fish*	मत्स्य।
inter--,	*between*	बीच में, एक साथ; आंतर; अन्त।
intra--,	*within*	भीतरी ओर, अन्दर।
isch--,	*suppressed, checked*	दमन, न्यूनता।
kerat--,	*horny*	शृंगी।
labio--,	*lips*	होंठ।
lapar--,	*abdominal*	उदर; कटि; कमर (कूल्हा)।
leuco--,	*leuk, white*	श्वेत, सफेद; निरंग।
lipo--,	*fatty*	वसा, चर्बी, मेद।
lith--,	*stone*	पाषाण अश्म, उपल; पत्थर जैसा छोटा कण।
mast--,	*breast*	स्तन।
mega--,	(i) *great*	(i) दीर्घ; बड़ा।
	(ii) *million*	(ii) एक लाख गुना; जिस नाप की इकाई के साथ मेगा (mega) शब्द लगा दिया जाता है, वह 'एक लाख गुना' हो जाती है।
mela--,	*black*	काला; श्याम।
meno--mens--,	*monthly*	ऋतुस्राव; आतर्व; मासिक धर्म; रजस्वला।
metra or metro--,	*uterus*	गर्भाशय।

myc, myco--,	*fungus*	कवक।
myel, myelo--,	*marrow*	मज्जा।
myo--,	*muscle*	पेशी।
myx--,	*mucus*	श्लैष्म।
neer--,	*dead*	मृत।
nephy, nephro--,	*kidney*	वृक्क।
neur, neuro--,	*nerve*	तंत्रिका।
odont--,	*tooth*	दाँत; दन्त।
oligo--,	*small or few, deficient*	कम।
onych--,	*toe or finger nail*	थोड़ा, अल्प; न्यून।
ophth--,	*eye*	चक्षु; आंख, नेत्र।
orch--,	*testicle*	वृषण; शुक्र ग्रन्थि।
ortho--,	*straight, upright*	सही, ठीक; ऋजु; सामान्य।
osteo--,	*bone*	अस्थि।
ot, oto--,	*ear*	कर्ण; कान।
pan--,	*universal, all*	सर्व; सार्वदेशिक।
para--,	*through, near*	पैरा; पर; पार्श्व।
path--,	*disease*	रोग, बीमारी।
pect--,	*chest*	छाती।
peri--,	surrounding	परि।
phleb--,	*vein*	शिरा।
phren--,	(i) *mind*	मस्तिष्क।
	(ii) *diaphragm*	डायफ्राम; मध्य पट।
pleur--,	(i) *pleura*	फुफ्फुसावरण।
	(ii) *side*	पार्श्व, पार्श्वक।
pnea--,	*breathing*	श्वसन।
pneum-pneumo,	(i) *lung*	फुफ्फुस।
	(ii) *air*	वायु; गैस।
poly--,	*many*	अनेक, बहु, कई।
pre--,	*before or infornt*	आगे; अग्र।
proct--,	*anus (including rectum)*	गुदा; मलाशय।
prur--,	*itching*	खुजली; त्वचा रोग।
psych--,	*soul, mind*	मन; आत्मा; मानसिक।
purpur--,	*post-natal*	बच्चा जनने के तुरन्त बाद।
py--, pyo--,	*pus*	पस; मवाद; पूय; पीव।
pyr--pyreto--,	*heat, fire, fever*	ऊष्णता; अग्नि; ज्वर।
rect--,	*rectum*	मलाशय; रेक्टम।
reno, rena--,	*kidney*	वृक्क।
retro--,	*lying behind*	पीछे; पश्च।

rhino--,	*nose*	नासा।
sebro--,	*hard*	सख्त; कठोर; दृढ़।
sebo, sebe--,	*oily*	तैल्य; स्नेहिक; चर्बी।
septi--,	*putrefaction*	गलन; सड़ना, विषाक्त होना।
splen--,	spleen	प्लीहा, तितली।
spond, spondayl--,	*vertebra*	कशेरू।
steat--,	*fat*	वसा, चर्बी।
stereo--,	*faecal*	मल, विष्ठा।
stomat--,	*mouth*	मुख; मुँह।
sub--,	*beneath*	अधः; अधीन; उप; सहायक।
super--,	*above*	अति, अधिक, बढ़कर; ऊपर।
supra--,	*above*	उर्ध्व; ऊपर; सुपरा।
syn--,	*union, merging together*	संगम; युग्मीकरण; 'स', 'साथ', 'सह' अर्थों में उपसर्ग।
syndesm--,	*ligament*	बन्धक ऊतक; पेशी बन्ध।
syringo--,	*pipe or tube cavity*	पिचकारी; नलिका कुहर (कोटर)।
tachy--,	*rapid*	द्रुत; तेजगति।
teno--,	*tendon*	टेन्डन; स्नायु; कण्डरा।
thromb--,	*clot*	थक्का।
trach--,	*windpipe*	श्वासनली; ट्रेकिया।
trich--,	*hair*	लोम; रोम।
tympan--,	(i) *drum*	कर्ण पटल; आनक; कान का पर्दा।
	(ii) *distension*	अफारा।
vas--	*blood vessel*	रक्त वाहिनियाँ।
vaso--	*vess lel ducts*	नलिकायें।
verm--	*worm*	कृमि।
vesic--	*blister*	फफोला; छाला; तरल भरी छोटी थैली नुमा आकृति सम्बन्धी।
xantho--,	*yellow*	पीत; पीला।
xeno--.	*foreign*	विदेशीय।
xero--,	*dry*	खुश्क, सूखा।

ब–चिकित्सा शास्त्र में अधिकतर उपयुक्त होने वाले उतरस्थ या अनुलग्नों (suffixes) की सूची।

--aceous,	resembling	मिलता-जुलता; एक आकृति (आकार) का।
--aemia,	*of the blood*	रक्त का।
--aesthesia,	*sensation*	संवेदनहीनता; संज्ञाहीनता।
--agra,	*painful seizure*	दर्दनाक पकड़ कारी।
--algia,	*pain*	दर्दकारी।
--asis,	*denoting disease*	रोग-निर्देशकीय।

--cele,	*coele; rupture, tumour, swelling containing fluid*	तरल युक्त थैलेनुमा आकृति।
--centesis	*piercing*	भेदक।
--cidal,	*killer of*	मारने या नाश करने वाला।
--crasia	*temperament, consitution*	स्वभाव।
--demic,	*concerning population*	आबादी सम्बन्धी।
--desis,	*binding*	जोड़ने वाला।
--dynia,	*pain*	दर्द; जैसे rhinodynia नाक में दर्द।
--ectasis,	*stretching*	फैलाव; फुलाव।
--ectomy,	*cutting away*	कर्तन, उच्छेदन; काटकर बाहर निकालना।
--emesis,	*vomiting*	वमनकारी।
--genic,	producing	जननकारी।
--gnath,	*jaw*	हनु सम्बन्धी।
--ic,	*quality, attribute*	दशा बताने वाला; जैसे apathic संवेदना या अनुभूतिहीनता।
--id; ide,	*resembling*	मिलता हुआ; समान।
--itis,	*inflammation*	सूजन; शोथ।
--lith,	*stone*	पाषाण कण, पथरी।
--lysis,	*loosening, dissolving*	ह्रासक; घोलक।
--malacia,	*softening*	कोमल भाव; मृदुकरण; मुलायम करने वाला।
--mnesia,	*memory*	याददाश्त।
--odynia,	*pain*	दर्दहारी (कारी)।
--oedema,	*dropsical swelling*	जलोदर सदृश कोशिकाओं में सीरम का भरना।
--oid	*resembling*	सम; सद्दश; समान।
--oma,	*tumour*	अर्बुद।
--ostomy,	*making an opening*	छिद्र बनाना।
--otomy	*tonicity*	उत्तान, शोथ; तनाव।
--pathic,	*pertaining to desease*	रोग (निदान) सम्बन्धी।
--pathy,	*disease*	रोग।
--pexy	*fixing*	संयुजना।
--phagia	*swallowing*	निगलना।
--phasia,	*speech*	वाक्।
--phobia,	*dread*	आतंक।
--plasia,	*development*	वर्धन।
--plasty,	*moulding*	मुलायम वस्तु का ढालना (बनाना)।
--plegia	*paralysis*	पक्षाघात।
--pnoea,	*breathing*	श्वसन।
poietic--,	*making*	बनाने वाली।

ptosis--,	*falling; descent*	विस्थापन; खिसका हुआ होना; जैसे **cardioptosis** हृदय का नीचे की ओर खिसका होना।
--renal,	*kidney*	वृक्क।
--rhoea,	*running, discharge*	रिसना; उन्मुक्त करना; किसी वस्तु (विसर्जन) पदार्थ) अथवा शक्ति (बिजली) का निकालना या छोड़ना।
--rrhaphy,	*stiching*	टाँका; सीवन (सिलाई)।
--section,	*cutting*	काट।
--sis,	*condition or process*	दशा या विधि।
--sphyxia,	*pulse*	नब्ज।
--static,	*standing still*	स्थिर।
--sthen,	*strength*	शक्ति।
--stomy, ostomy,	*making an opening*	काटकर छिद्र बनाना।
--taxic taxy,	*order, regularity*	न्यास।
--taxis,	*attraction*	अनुचलन; खिंचाव।
--tomy,	*otomy; incision*	कर्तन; भेदन; टुकड़े-टुकड़े करना।
--tony,	*tonicity*	तनाव; उत्तान; शोथ।
--tresia,	*perforation*	छिद्र।
--trophy,	*nourishment*	पोषण।
--uria,	*in urine*	पेशाब में।

अनुक्रम

Encyclopedia of Medical & Allied Sciences Terms

चिकित्सा (आयुर्) विज्ञान एवं तत्सम्बन्धित विज्ञान वृहत्-कोश

A

Abacterial (एबेक्टीरियल)—जीवाणु रहित; वैक्टीरिया हीन; अजीवाणुजः बिना वैक्टीरिया के।

abalienation (एबएलीनेशन)—मानसिक शक्तियों की व्यस्तता या अव्यवस्था या तितर-बितर हो जाना (dearrangement)।

abarognosis (एबएरोग्नोसिस)—भार संवेदना का ह्रास; भार अनुभूति में कमी।

abarthrosis (एबआरथ्रोसिस)—स्थान भ्रष्टता; जोड़ का हटना (dislocation); सन्धि परे (रोग आदि)।

abarticular (एबआरटीकुलर)—सन्धि से अलग (फ़ासले पर)।

abarticulation (एबआरटीकुलेशन)—(1) चल सन्धिता (diarthosis); स्नैहिक (स्नोविया) कला युक्त निर्विघ्न गतिकारी सन्धि।

(2) जोड़ का हटना।

abasia (एबेसिया)—चलन-अक्षमता; गति असमर्थता; (dislocation) या अपूर्ण समन्वय (coordination) के कारण गति दोष।

abasic (एबेसिक)—खड़े होने या चलने की शक्ति का नष्ट होना।

abatement (एबेटमेन्ट)—ह्रास; घटाव, दर्द या उसके लक्षणों में कमी (घटाव)।

abaxial (एबएक्सियल)—अपाक्षी; शरीर की अक्ष (axis); पर न स्थिति होने वाली आकृति विशेष।

abd., abdom;—अंग्रेजी के अक्षर abdomen और abdominal को संक्षिप्त रूप से लिखे जाने वाले अक्षर।

abdome (एबडोमन)—संक्षिप्त abd.

abdominal (एबडोमिनल)—संक्षिप्त abdom.

abdomen (एबडोमन)—उदर; शरीर का वह भाग जो वक्ष (thorax) और वस्ति (pelvis) के बीच में होता है। इसमें आमाशय (stomach) अन्त्र (intestine), यकृत (liver), क्लोम (pancreas). प्लीहा (spleen), वृक्क (kidney) आदि स्थित होते हैं।

abdominal (एबडोमिनल)—उदरीय; उदर।

abdominoanterior (एबडोमीनोएन्टीरियर)—अग्रोदर (भ्रूण);

गर्भाशय के अन्दर स्थित ऐसा भ्रूण जिसका उदर माता के शरीर के अग्र तल की ओर निर्दिष्ट (directed) होता है।

abdominocystic (एबडोमीनोसिस्टिक)—उदर पित्ताशय—; उदर और पित्ताशय (gall bladder), सम्बन्धी।

abdominohysterectomy (एबडोमीनोहिस्ट्रक्टोमी)—उदरभित्ति में चीरा (incision) लगाकर गर्भाशय (uterus) का उच्छेदन (excision) अर्थात बाहर निकाल देना।

abdominohysterotomy (एबडोमीनोहिस्टीरोटोमी)—उदरभित्ति में चीरा लगाकर गर्भाशय में चीरा लगाना।

abdominoposterior (एबडोमीनोपोस्टीरियर)—पश्चादर (भ्रूण); गर्भाशय के अन्दर स्थित ऐसा भ्रूण जिसका उदर माता के शरीर के पश्चतल की ओर निर्दिष्ट (directed) होता है।

abdominoscopy (एबडोमीनोस्कोपी)—उदर परीक्षण (जाँच)।

abdominous (एबडोमीनस)—प्रमुख उदरी।

abdominovaginal (एबडोमीनोवेजाइमल)—उदरयोनि सम्बन्धी।

abduce (एब्डूस)—अपवर्तन।

abducens (एब्डूसेन्स)—(1) अपसरणी।

(2) मस्तिष्कीय तंत्रिकाओं (cranial nerves) का छठवाँ युग्म (pair)।

abducent (एब्डूसेन्ट)—अपवर्तनी; अपसरणक।

abducent nerve (एब्डूसेन्ट नर्व)—अपसारिणी तंत्रिका, एब्डूसेन्ट तंत्रिका; छठवीं मस्तिष्कीय तंत्रिका जो चक्षुगोलक (eye-ball) के रेक्टस एक्सटर्नस (rectus externus) पेशी से लगी होती है।

abduct (एब्डक्ट)—अपावर्तन; मध्याक्ष (median axis) या केन्द्र (centre) से दूर खींच ले जाना। {विलोम adduction अभिवर्तन}

abductor (एब्डक्टर)—अपवर्तनी; मध्याक्ष (median axis) या केन्द्र (centre) से दूर खींच ले जाने वाली (पेशी)। {विलोम adduction अभिवर्तनी}

abenteric (एबऐन्ट्रिक)—अआंत्रिक, आँत्र के अतिरिक्त कहीं भी स्थित।

abepithymia (एबइपीथाईमिया)—सौर तंत्रिका जाल या उदर तंत्रिका जाल (solar plexus) का पक्षाघात (paralysis)।

aberratio (एबड़रेसियो)—देखिये aberration.

aberration (एबेरेसन)—भ्रंश; विचलन; पथ भ्रष्टता।

(1) सामान्य से विचलित {हटा हुआ}, कोई जाति अथवा व्यक्ति।

(2) चक्षु ताल की अपूर्ण (imperfect) किरण वक्रता (विर्वतन refraction)-या एकत्रीकरण (focalisation).

(3) मानसिक विकार; मति भ्रंश।

***chromatic aberration* (क्रोमेटिक एबेरेसन)**—वर्णविचलन; असमान किरण वक्रता; जिससे धुंधला प्रतिबिम्ब बनता है तथा असमान वर्णों का प्रदर्शन होता है।

***chromosomal aberration* (क्रोमोसोमल एबेरेसन)**—गुण सूत्र विचलन; कोशिका के गुण सूत्रों (क्रोमोसोमों) में आनुवंशिक पदार्थ की कमी; वृद्धि या विनिमय (exchange) का होना जिससे जीन का विलोमन (deletion); प्रतिलोमन (inverstion) या द्विगुणन (duplication) होता है।

***dioptric aberration* (डाइओपट्रिक एबेरेसन)**—प्रकाश किरण वक्रताः प्रकाश विचलन।

***distantial aberration* (डिसटेनसियल एबेरेसन)**—दूर दृष्टि विचलन, दूर स्थित वस्तुओं का धुंधला दिखाई देना।

***emotional aberration* (इमोसनल एबेरेसन)**—आवेग विचलन; चितक्षोभ विचलन।

***mental aberration* (मेन्टल एबेरेसन)**—मतिभ्रमः मानसिक विचलन पर उन्मत्तता (पागलपन—insanity नहीं)।

***spherical aberration* (इस्फेरीकल एबेरेसन)**—गोलीय (ताल) विचलन, समस्त प्रकाश किरणों का एक केन्द्र पर एकत्रीकरण न कर सकने की गोलीय ताल की निहित (inherent) अयोग्यता।

abrrometer (एबरोमीटर)—विचलन मापक; विचलन (ab-erration) को मापने का यन्त्र।

a-beta-lipoproteinemia (ए-बीटा-लिपोप्रोटीनी-मिया)—ए-बीटा लिपोप्रोटीन न्यूनावस्था; रक्त में बीटा-लिपोप्रोटीन की कमी होने से उत्पन्न दशा विशेष।

abevacuation (एबइवेकुयेसन)—अपूर्ण मलोत्सर्ग; अपूर्ण मल त्याग (निस्सरण)।

abeyance (अवियन्स)—किसी क्रिया की अस्थाई रूप से लोप हो जाने की स्थिति अथवा रुक जाना।

abiatrophy (एबियाट्रोफी)—अजैवपोषी (1) जीवन शक्ति (vitality का कालपूर्व (premature) तथा अन्तर्जात (endogenons) क्षय (loss)।

(2) परिपक्वता के पश्चात ही अन्तर्जात अपूर्णता का चिकित्सा स्पष्ट योग्य होने की दशा।

(3) देर से आरम्भ होने वाला कोई भी अक्रमिक विकार (disorder)।

abiochemistry (एवायोकैमिस्ट्री)—अकार्बनिक रसायन (in-organic chemistry)।

abiological (एवायोलोजीकल)—अजीवित से सम्बन्धित।

abiology (एवायोलोजी)—अजीवित विज्ञान; निर्जीव का अध्ययन; निर्जीव विज्ञान।

abiosis (एवायोसिस)—अजीवता; प्राण की कमी या अनुपस्थिति।

abiotic (एवायोटिक)—निर्जीव।

abiotrophy (एवायोट्रोफी)—जीवन ह्रास; प्राकृतिक दुर्बलता के कारण सहज कार्यक्षमता का ह्रास, जिससे अन्त में पूर्ण विनाश हो जाता है।

abinitant (एबइनीटन्ट)—प्रशामक (soothing); संताप शमनी; संताप न्यूनीकारक।

abirritation (एबइरीटेसन)—उत्तेजना नाशी; प्रकोपन अवसादी।

ablactation (एबलेक्टेसन)—स्तन्य त्याग; स्तन छुड़ाना।

ablastemic (एबलासटेमिक)—अंकुरण (germination) से असम्बन्धित।

ablate (एबलेट)—काट कर अलहदा करना।

ablatio (एबलेसियो)—पृथकता।

ablatio retinae (एबलेसियो रेटीनी)—रेटीना पृथकता; रेटीना का अलगाव या अलहदा हो जाना।

ablation (एबलेसन)—(ablatio, take away) पृथकता; अंग काट कर अलहदा (पृथक) करना।

ablepharon एबलिफेरोन)—पलकों या नेत्रच्छदों (eyelides) का पूर्ण या आंशिक अनुपस्थित होना।

ablepharous (एबलिफेरस)—नेत्रच्छदहीन।

ablepsia, ablapsy (एबलेपसिया)—ज्योतिहीनता, अन्धापन, अन्धता।

abluent (एबल्युएन्ट)—परिमार्जन; शोधन; जल से धोकर साफ करना।

abmortal (एबमोरटल)–अपमृतता; अपपीडिता; पीड़ित या मृत भाग से निर्भिदता।

abnerval (एबनर्वल)–अपतंत्रिकीय; पेशी के मध्य तंत्रिका निर्भिदता।

abneural (एबन्यूरल)—अपकेन्द्रीय तंत्रिका तंत्र।

abnormal (एबनोर्मल)—(1) नियम विरुद्ध; असाधारण, (2) विकृत।

abnormality (एबनोर्मेलिटी)—(1) नियम विरुद्धता; असाधारणता; अनियमितता।

(2) रचना में विकार; विकृतता (malformation)।

abnormalities, congenital (एबनोर्मेलिटीज, कन्जेनीटल)—सहजात अपसामान्यतायें, पैदाइशी नियम विरुद्धतायें।

abocculusion (एबओक्युलूजन)—अपजंभ; जबड़े का ऐसा बन्द होना जिसमें जबड़े के दांत और ऊपर के जबड़े के दांत छूटे नहीं।

abomasitis (एबोमेसिटिस)—जठरान्त शोथ या पाक (ऐबोमैसम) आमाश्य के चतुर्थ भाग (जठरान्त) की सूजन या शोथ (inflammation)।

abomasum (एबोमैसम)—जठरान्त; रोमन्थशीलों (ruminants) के आमाशय का चतुर्थ भाग।

aborad (एब्रोड)—मुंह से परे।

aboral (एबओरल)—अपमुख; मुख प्रतिकूल।

abort (एर्बोट)—(1) समय से पहले जन्म होना या गर्भपात हो जाना।

(2) किसी रोग या वर्धन प्रक्रिया का कालपूर्व रोकना।

abortifacient (एबओरटीफेसियन्ट)—गर्भपातक; गर्भपात को प्रेरित करने वाला कारक (agent)।

abortion (एबोरसन)—(1) गर्भस्राव; किसी प्राकृतिक क्रिया की पूर्वकाल अवरुद्धता।

***artificial abortion or induced abortion* (आरटीफिसियल एबोरसन, और अन्डूस्ड एबोरसन)**—कृत्रिम या प्रेरित गर्भपात।

***contagious abortion* (कन्टेजियस एबोरसन)**—संसर्गज गर्भपात; पशुओं में ब्रूसिला एर्बोटस (brucella abortus) के कारण उत्पन्न रोग जिससे पूर्वकाल ही वर्द्धित बछड़ा (calf) गिर जाता है।

***criminal abortion* (क्रिमनल एबोरसन)**—अनावशक या दूषित गर्भपात; पातक गर्भपात।

***early abortion* (अरली एबोरसन)**—गर्भ के छः सप्ताह के अन्दर गर्भपात।

***habitual abortion* (हैबीच्युल एबोरसन)**—सतत गर्भपात; ऐसा गर्भपात जो लगातार तीन या चार बार गर्भधारण करने के पश्चात् हो जाता हो।

***incomplete abortion* (इनकम्पलीट एबोरसन)**—अपूर्ण गर्भपात; जेरहित गर्भपात; गर्भपात जिसमें कवल या जेर (placenta) बाहर नहीं आता है।

inevitable abortion (इनएवीटेबिल एबोरसन)—अनिवार्य (अत्यावश्यक) गर्भपात; ऐसा गर्भपात जिसको रोका ही न

जा सके।

missed abortion **(मिस्ड एबोरसन)**—अलक्षित गर्भपात; भ्रष्ट गर्भपात।
भ्रूण या शिशु का गर्भाशय में ही प्राणहीन होने से सप्ताह या माह तक प्रसव न होना।

spontaneous abortion **(स्पोन्टेनियस एबोरसन)**—स्वतः प्रवर्तित गर्भपात; सामान्य गर्भपात।

therapeutic abortion **(थिराप्युटिक एबोरसन)**—एच्छित गर्भपात, कृत्रिम उपायों से चिकित्सा सम्बन्धी आदेश से गर्भपात कराना।

threatened abortion **(थ्रेटेन्ड एबोरसन)**—भर्त्स गर्भपात; तर्जित गर्भपात; गर्भ के सब ही उत्पादों के पूर्वकाल में गिर जाने की भर्त्सना (डर)।

abortive (एबोरटिव)—(1) गर्भपातक।
(2) पूर्वकाल अवरुद्धता।
(3) निष्फल।
(4) अपूर्णज।

abortus (एबोरटस)—मृत (dead) या प्राण रक्षा की शक्ति न रखने वाला भ्रूण।

abrachiocephalia (एब्रेकियोकिफैलिया)—सिर भुजा हीनता; वर्धन असंगतता, जिसमें भ्रूण के सिर और भुजा वर्धित बने या होते हैं।

abrachius (एब्रेकियस)—भुजाहीन (भ्रूण)।

abrasion (एबरेजन)—(1) अपघर्षण, रगड़।
(2) खरोंच।

abrasive (एबरेसिव)—(1) अपघर्षणक।
(2) खरोंच कारक।

abreaction (एबरियेक्सन)—अप्रक्रिया; अपप्रभाव; कुरेचन।
पूर्व दुखदाई अनुभवों के पुनः स्मरण करने से उत्पन्न विकार प्रेरित क्षोभ (प्रक्रिया)। {देखिये catharsis विरेचकता}

abruptio (एबरपसियो)—पृथक्करण।

abruption (एबरपसन)—हड्डी का अनुप्रस्थ या टेढ़ा-मेढ़ा टूटना।

abscess (एबसिस)—व्रण; नासूर; शरीर के किसी भाग में मवाद भरा फोड़ा।

alveolar abscess **(एलवियोलर एबसिस)**—गर्तिक व्रण; दन्त मूल शिखर पर स्थानीय शोथ युक्त व्रण।

appendiceal abscess or appendicular abcess **(एपेन्डीसियल एबसिस और एपेन्डीकुलर एबसिस)**—कृमिरूप परिशेषिका (वर्मी फोर्म ऐंपेडिक्स) समीप व्रण।

axillary abcess (एक्जीलरी एबसेस)—कक्षीय या बगली फोड़ा; काँख या बगल में होने वाला फोड़ा।

bazold's abscess **(बेजोल्ड'स एबसिस)**—बेजोल्ड व्रण; टेम्पोरल अस्थिावरण व्रण।

brodie's abscess **(ब्रोडी'स एबसिस)**—ब्रोडीज व्रण; परिअस्थि व्रण, यह व्रण अस्थि में एक्त संक्रमण से उत्पन्न होता है।

cold abscess **(कोल्ड एबसिस)**—मन्द व्रण; ऐसा व्रण जो बहुत आहिस्ता से बढ़ता है तथा जिसमें सूजन भी कम होती है। ऐसे व्रण अधिकाशं में यक्षमिक (tuberculous) होता है।

diffuse abscess **(डिफ्यूज एबसिस)**—विसरित व्रण; असंपुटी व्रण; व्रण जिसमें मवाद (pus) किसी संपुट (capsule) से घिरा नहीं होता है।

miliary abscess **(मिलियरी एबसिस)**—यवाभ (मिलियरी) व्रण; ऐसा व्रण जिसमें मवाद कई जगह छोटे-छोटे स्थलों में भरा होता है।

milk abscess **(मिल्क एबसिस)**—स्तन व्रण; वह व्रण जो स्तन में स्तन्य काल में होता है।

perineal abscess **(पेरीनियल एबसिस)**—मूलाधय (perineal) में स्थित फोड़ा, वृषण (testicle) और पायु या गुदा (anus) के मध्य में स्थित फोड़ा।

phlegmonous abscess **(फिलेगमोनस एबसिस)**—अधोत्वचीय बन्धन ऊतकीय व्रण।

primary abscess **(प्राइमरी एबसिस)**—मूल व्रण; प्रमुख व्रण।

psoas abscess **(सोआस एबसिस)**—जंघासा की मांस पेशियों में होने वाला फोड़ा।

ring abscess **(रिंग एबसिस)**—मुद्रा व्रण; कोर्निया की परिधि पर मुद्राकार व्रण।

wandering abscess **(बान्डरिंग एबसिस)**—परिभ्रमी व्रण; ऐसा व्रण जो ऊतकों में स्थान-स्थान पर पेंठा होता है।

abscission (एबसीशन)—(1) विलगन।
(2) उत्पाटन।
किसी अंग को काट कर अलहदा करना।

absent-mindedness (एबसेन्ट-मांइडेडनेस)—शून्य मनस्कता; बेखबर; इतना किसी विचार में व्यस्त हो जाना कि आसपास की परिस्थिति का बिल्कुल ध्यान ही न रहे।

absorbent (एबजोरबेन्ट)—अवशोषक; अवचूषक।

absorptiometer (एबजोरपसियोमीटर)—(1) तरल द्वारा गैस के शोषण का माप यन्त्र।

(2) दो कांच की पट्टियों के मध्य तरल के शोषण की माप विधि—जैसे रक्त को मापने हेतु प्रयुक्त विधि—जिसे हीमेटोस्कोप कहते हैं।

absorption (एब्जोर्पसन)—शोषण; अवशोषण; सोखना; अवचूषण।

***cutaneous absorption* (क्युटेनिमस अवजोर्षन)**—त्वचा अव शोषण; त्वचा के ऊपर की तह के सम्पर्क में आने पर शरीर में दवा का पहुँच जाना।

***disjuctive absortion* (डिस्जन्कटिव अबजेर्षन)**—वियोजनीय अवशोषण, सजीव ऊतक (living tissue) जो सड़ने वाले वस्तुओं के सम्पर्क में आते हैं अनका शोषण।

absorptive (एबजोर्टिव)—शोषणशील; अवशोषी।

abstergent (एबस्टरजेंट)—अपमार्जक; सफाई कारक; शोधक।

abstraction (एब्सट्रेक्सन)—(1) शोधन; ध्यान मग्नता; ध्यान एकाग्रता।

(2) निस्साण (रक्त); आदान।

abtorsion (एबटोरसन)—चक्षु बाह्य ऐंठन; दोनों चक्षुओं को बाहर की ओर घुमाना (ऐंठना)।

abulia (एब्युलिया)—कार्य अक्षमता; निर्णय अक्षमता; स्वेच्छा से या प्राकृतिक रूप से किसी कार्य या निर्णय को लेने की अयोग्यता।

abulomania (एबउलोमानिया)—अब्लोमेनिया एक मानसिक रोग जिसमें इच्छा शक्ति का क्षय हो जाता है।

abutment (एबटमेंट)—बन्धन कीला (कीला); अवलम्ब; आधार; कोई निकला हुआ भाग या आकृति जो किसी दूसरी आकृति या रचना को साधे।

a. c.—antecibum (ए. सी.–एन्टेसीबम)—खाने से पहले।

acacia (ऐकेशिया)—बबूल; कीकर (ऐकेशिया अरैविका) एक पौधा।

acalcicosis **(एकैल्सीकोसिस)**—कैल्सी न्यूनता; एकैल्सीकोसिस; खाने में कैल्सियम (चूने) की कमी से उत्पन्न दशा।

acompsia (एकमपसिया)—अकड़न; घनता; हाथ-पांव या भाग की दृढ़ता (घनता)।

acantha (एकैन्था)—कूट; कशेरू (vertebra) का सुषुम्ना प्रवर्धन या तोरण कूट (spinous process)।

acanthaceous (एकैन्थेसियस)—कंटक युक्त; कंटकी।

acanthesthesia (एकैन्थेसथीसिया)—सूई चुभने की अनुभूति।

acanthion (ऐकेंथियोन)—अग्रनासा शूल (anterio nasal spine) के आधार (base) पर एक बिन्दु।

acanthocephala (एकेन्थोकिफैला)—कंटक शीर्ष; फाइलम नीमेटहैलमिन्थीज का एक वर्ग जिसमें आन्तरिक परजीवी होते हैं और इस वर्ग के जन्तुओं का शुन्ड या प्रोथ (proboscis) निस्सरणशील (protusible) तथा कंटकधारी होता है।

acanthocephaliasis (ऐकेन्थोकिफैलियेसिस)—ऐकेन्थोकिफैला कृमि द्वारा उत्पन्न संपर्क या स्पर्श (संक्रमण) दोष।

acanthocephalus (ऐकेन्थोकिफैलस)—एक फाइलम (संघ); ऐकेन्थोकिफैला का एक वंश (जीनस)।

acanthocheilonema (ऐकेन्थोकीलोनिमा)—ऐकेन्थोकिफैला संघ का एक वंश (जीनस), जिसमें लम्बे सूत्रीय कृमि (long thread like worms) होते हैं, इसकी एक जाति (स्पीशीज) ऐकेन्थोकिफैला परसिसटैन्स (acanthocephala persistans) बहुधा मनुष्य पर संक्रमण करती है।

acanthocyte (ऐकेन्थोसाइट)—कंटकी लाल रूधिर कणिका; ऐसी लाल रुधिर कणिका जिसमें जीवद्रव्य (प्रोटोप्लाज्म) के प्रक्षेपण (projections) निकलने के कारण कांटेदार (thorny) आकृति होती है।

acanthocytosis (ऐकेन्थोसाइटोसिस)—रुधिर में कंटकी लाल रुधिर कणिकाओं (acanthocytes) के होने की दशा।

acanthokeratodermia (ऐकेन्थोकिरेटोडरमिया)—

(1) त्वचा की शृंगीय स्तर का घनिष्ठ, मोटा या स्थूल (thickening) होना।

(2) कोर्निया की विवृद्धि (hypertrophy)।

(3) कोर्निया की गोलाकार अतिवृद्धि (keratoglobus)।

acantholysis (ऐकेन्थोलाइसिस)—कंटकी लाल रुधिर कणिकाओं का विघटन जिसमें कंटकी कोशिका स्तर (prickle cell layer) और उसके ऊपर के स्तर की संसक्ति (cohesion) समाप्त हो जाती है।

acanthoma (ऐकेन्थोपा)—त्वचा की कंटकी कोशिका स्तर की रसौली (tumor)।

acanthosis (ऐकेन्थोसिस)—त्वचा की कंटकी कोशिका स्तर का स्थूलीकरण।

acapnia (ऐकेपनिया)—रक्त में कार्बन-डाइ-ऑक्साइड (CO_2) की मात्रा की कमी।

acarbia (ऐकारबिया)—रक्त में बाइकार्बोनेट की कमी।

acardia (ऐकारडिया)—हृदयहीन (वर्धन असंगति);
ऐसा वर्धन जिसमें हृदय बना नहीं होता है।

acardiohemia (ऐकारडियोहेमिया)—हृदय में रक्ताल्पता (रक्त की कमी)

acariasis (ऐकेरियेसिस)—खाज या खुजली किलनी या चीचड़ी (mites) पीर्डिता (infestation)।

acaricide (ऐकेरिसिडी)—चीचड़ी या किलनी नाशक।

acarid (ऐकेरिड)—ऐकेराइना गण (Acarina order) का जन्तु-चीचड़ी (mite)।

acarina (ऐकेराइना)—आर्थोपोडा (सन्धिपाद के वर्ग ऐरेक्नाइडिया) (Arachnoidea) का एक गण जिसमें चीचड़ी (mites) और किलनी (ticks) आदि सम्मिलित होते है।

acarinosis (एकेरीनोसिस)—चीचड़ी द्वारा उत्पन्न कोई भी रोग।

acrodermatitis (ऐक्रोडरमेटाइपिस)—परजीवी चीचड़ीयों द्वारा त्वचा शोथ या प्रदाह (inflammation)।

acrologist (ऐक्रोलोजिस्ट)—यूका विशेषज्ञ; चीचड़ी (mites) और किलनी सम्बन्ध विज्ञान का ज्ञाता।

acrology (ऐक्रोलोजी)—यूका विज्ञान।

acrophobia (ऐक्रोफोबिया)—खुजली आतंक; यूका रोगाक्रांत।

acarus (ऐकेरस)—आर्थोपोडा (सन्धिपाद) के गण ऐकराइना (acarina) का एक वंश (जीनस) जिसमें चीचड़ी सम्मिलित होती हैं, यह त्वचा रोग फैलाने वाले होते हैं।

acaryote (एकेरीयोट)—न्यूक्लियस हीन।

acetalasemia (एसिटलएसेमिया)—कैटालेस न्यूनता; रक्त में कैटालेस (catalase) की न्यूनता। कैटालेस एक एन्जाइम विशेष होता है जिसके प्रभाव से हाइड्रोजन पैरोक्साइड (H_2O_2) का विघटन पानी और ऑक्सीजन में हो जाता है।

acatalasia (एकैटालेसिया)—कैटालेसहीनता; शरीर कोशिकाओं में जन्मजात (congenital) कैटालेस की अनुपस्थिति।

acatalepsy (ऐकैटालेप्सी)—(1) मति अर्थात ग्रहण ज्ञान शक्ति की कमी।
(2) अनिश्चितता; अनिश्चयता।

actaphasia (ऐक्टाफेसिया)—वाणी (बोलचाल) में ऐसा विकार (disorder) कि अपने विचारों को प्रगट करने की शक्ति न हो।

acathexia (एकाथक्सिया)—स्राव अधारणता; धारण शक्ति का अभाव; शरीर में उत्पन्न स्रावों (secretions) को धारण करने की अक्षमता (inability)।

acatphasia (एक्टफेसिया)—तुतलाना।

acaudal (एकाउडल)—पुच्छहीन।

accelerator (एक्सीलरेटर)—गतिवर्धक; त्वरक।

acceptor (एसेपटर)—स्वीकार; वह पदार्थ जो दूसरे; से संयोग कर ले या स्वीकार कर ले।

accessory (ऐससरी)—सहगामी।

accipiter (ऐशीपिटर)—आनन-पट्टी; बाज के पंजे सदृश छोर वाली आननी (चेहरे की) पट्टी।

acclimation (एक्लीमैसन)—पर्यानुकूलन; नवीन पर्यावरण-आबोहवा भूमि तथा अन्य दशाओं के अनुकूल होने की प्रक्रिया (process)।

acclimatization (एक्लीमैटाइजेसन)—परिस्थिति-अनुकूलन।

accomodation (एकोमोडेसन)—समंजन (चक्षु); अवस्थान कौशल; संधान क्षमता; नेत्रों का विविध दूरी की वस्तुओं के देखने की एक व्यवस्था।

***absolute accomodation* (एबसोल्यूट एकोमोडेसन)**—पृथक समंजन; प्रत्येक चक्षु का अलहदा-अलहदा समंजन।

***negative accomodation* (नेगेटिव एकोमोडेसन)**—दूर समंजन; चक्षु का दूर की वस्तुओं के देखने हेतु शिथिलता द्वारा समंजन।

***positive accomodation* (पोजिटिव एकोमोडेसन)**—समीप समंजन; चक्षु का सिकुड़न द्वारा समीप की वस्तु देखने हेतु समंजन।

accomodometer (एकोमोडोमीटर)—समंजन मापक।

accouchment (एकाउचमेन्ट)—प्रसव; प्रसूति; गर्भमोचन।

accrementition (एक्रीमेन्टीसन)—सम वृद्धि; समान ऊतकों के जुड़ने से वृद्धि।

accretion (एक्रीसन)—अभिवृद्धि; संचय द्वारा वृद्धि; किसी भाग पर अन्य पदार्थ के संचय से वृद्धि।

accumulator (एकूमूलेटर)—विद्युत संचायक।

acecia (एसेसिया)—रोग मुक्ति।

acedia (एसेडिया)—मति मन्दता।

acellular (एसेलूलर)—अकोशिकीय।

acelomate (एसीलोमेट)—असीलोमी; एसीलोमेट; अगुहिक (without body cavity)।

acenesthesia (एकनएसथेसिया)—अस्तित्व लोप भाव; भौतिक अस्तित्व (physical existence) या स्वस्थ जीवन की

संवेदना का क्षय।

acenocoumarol (एसीनोकोमारोल)—प्रतिस्कंदक।

acentric (एसेन्ट्रिक)—अकेन्द्री; आनुवंशिक विज्ञान (genetics) में इसे युगल दुहिता क्रोमेटिड (अर्ध गुणसूत्र चतुष्कांश) के लिये प्रयुक्त किया जाता है जिनमें गुणसूत्र बिन्दु (centromere) नहीं होते हैं

aceology (एसियोलोजी)—चिकित्साशास्त्र (therapeutics)।

acephalia (एसिफैलिया)—अशीर्ष वर्धन; वर्धन असंगति जिसमें सिर अनुपस्थित होता है।

acephalobrachia (एसिफेलोब्रेकिया)—अशीर्ष-बाहु वर्धन; बिना सिर और बांहों युक्त वर्धन-असंगति (anomaly)।

acephalocardia (एसिफैलोकारडिया)—अशीर्ष-हृदय वर्धन; बिना सिर और हृदय के वर्धन-असंगति।

acephalocardius (एसिफैलोकारडियस)—अशीर्षी या हृदयविहीन भ्रूण दैत्य।

acphalochiria (एसिफैलोकिरिया)—सिर और हाथ हीन वर्धन-असंगति।

acephalocyst (एसिफैलोसिस्ट)—बहुशिरस्क स्योति; एकाइनोकोक्स की बंधय (sterile) स्योति।

acephalocystis racemosa (एसिफैलोसिस्टिस रेसीमोसा)—गर्भाशय (जरायु) में बहुशाखीय मांस पिण्ड।

acephalogaster (एसिफैलागैस्टर)—सिर या आमाशय हीन भ्रूण दैत्य।

acehalogastria (एसिफैलोगेस्ट्रीय)—सिर, छाती और आमाश्य विहीन वर्धन-असंगति।

acephalopodia (एसिफैलोपोडिया)—सिर और पाँव हीन वर्धन-असंगति।

acephalopodius (एसिफैलोपोडियस)—सिर या पाँव विहीन भ्रूण दैत्य।

acephalobrachia (एसिफैलोब्रेकिया)—सिर और सुपुष्ना हीन वर्धन-असंगति।

acephalostomia (एसिफैलोस्टामिया)—सिर और मुख हीन वर्धन-असंगति।

acephalothoracia (एसिफैलोथोरेसिया)—सिर और वक्ष हीन वर्धन-असंगति।

acephalous (एसिफैलस)—अशीर्षी; सिर हीन; एकिफेलस।

acephalus (एसिफैलस)—सिर हीन भ्रूण दैत्य।

aceratosis (एसिराटोसिस)—शृंगीय ऊतक (bony tissue) के निर्माण में कमी।

acerlity (एसरबुलाइन)—अम्लरोग; अम्लता।

acervuline (एसरबुलाइन)—पुंजित; एकीकृत; संचित।

acervuloma (एसरबुलोमा)—कणिकीय पदार्थ युक्त मस्तिष्काच्छद (मेनिनजीस) की रसौली (tumor)।

acervulus (एसरबुलस)—छोटा ढेर; मस्तिष्क के भागों में विशेषकर पिनियल पिण्ड (pineal body) के पास बालुसदृश कणों का ढेर (पुंज)।

acescence (एसेसेन्स)—अम्लता।

acescent (एसेसेन्ट)—खट्टा; हल्का अम्लीय।

acestoma (एसेस्टोमा)—दनदानों (granulations) का पुंज; कणपुंज।

acetabular (एसीटाबुलर)—ऐसीटैबुलम सम्बन्धी; श्रोणि उलूखल सम्बन्धी।

acetabulectomy (एसीटाबुलेकटोमी)—ऐसीटैबुलम का उच्छेदन; श्रेणि उलूखन अर्थात वस्ति गर्त (ऐसीटैबुलम) जिसमें जाँघ की हड्डी जुड़ती है, को काट कर बाहर निकाल देना।

acetabulaplasty (एसीटाबुलाप्लास्टी)—वस्तिगर्त की प्लास्टिक द्वारा मरम्मत।

acetabulum (एसीटाबुलम)—ऐसीटैबुलम, वस्तिर्गत; वस्ति अस्थि (pelvis) पर स्थित गढ़ा जिसमें जाँघ की हड्डी फीमर जुड़ती है।

acetaldehyde (एसिटएलडीहाइड)—एसीटाएलडिहाइड; CH_3CHO; एक रंगहीन, वाष्पपीय (volatile) तरल रसायन।

acetaminophen (एसीटामीनोफेन)—पीड़ा नाशक (analgesis) तथा ज्वरहर (antipyretic) दवा।

acetanilid (एसीटएनिल्डि)—C_8H_9NO; एक रंगहीन रवेदार (crystalline) चूर्ण (पाउडर); यह पीड़ा नाशक (analgesic) तथा ज्वरहर (antipyretic) होता है।

acetarsone (एसीटारसोन)—$C_8H_{10}AsNO_3$; एक गन्धहीन श्वेत चूर्ण जिसका प्रयोग अमीबिक पेचिश या अतिसार (dysentery) में होता है।

acetate (एसीटेट)—एसीटिक अम्ल (acetic acid) का एक लवण (salt)।

acetoreceptor (एसीटोरिसेप्टर) ऐसा रसायन जिसमें पार्श्व शृंखला (side chain) में एमीबीक अम्ल (सिरके के तेजाब) के लिये बंधुता (affinity) होती है।

acetimeter (एसीटीमीटर)—किसी तरल में एसीटिक अम्ल की मात्रा मापने का यंत्र।

acetin (ऐसीटीन)—ग्लीसरलऐसीटेट;

$C_3H_5(C_2H_3O_2)_3$.

acetobacter (ऐसीटोबैकटर)—साइजोमाइसिटीज (schizomycetes) का एक वंश (जीनस); इसका महत्व कार्बन चक्र (carbon cycle) को पूर्ण करने और सिर के (vinegar) के निर्माण करने में होता है।

acetomeroctol (ऐसीटोमिरोक्टोल)—त्वचा की सतह के स्पर्श रोगों को रोकने तथा नियंत्रित करने वाला एक प्रतिरोधी (antiseptic).

acetometer (एसीटोमीटर)—ऐसीटिक अम्ल मापक।

acetone (एसीटोन)—$CH_3.CO.CH_3$;. (1) एक कार्बनिक यौगिक; विशिष्ट गन्ध (odour) तथा अत्यधिक विलायक (solvent) लक्षणों को लिये हुए, जिसका कि निर्माण किण्वन (fermentation) से अथवा संयोगिकी विधि (synthetically) से किया जाता है।

(2) डाइविटीज मेलीटस (मधुमेह) में भी यह कीटोन (ketone) पदार्थों के रूप में असाधारण मात्रा में उत्पन्न होता है।

acetonitrite (ऐसीटोनाइट्राइट)—मिथाइल 'सायनाइड CH_3CN; एक रंगहीन अम्ल।

acetonuria or ketonuria (एसीटोनूरिया और कीटोनूरिया)—एसीटोनमेंट, (एक रोग विशेष); सामान्य रूप से शरीर में उत्पन्न कीटोन (ketone) पदार्थों का उपयोग बिना एकत्रित किये कर लिया जाता है। जब कभी यह शरीर में अत्यधिक एकत्रित हो जाते हैं, तब 'कीटोसिस' (ketosis) नामक रोग हो जाता है और यह मूत्र के साथ बाहर निकलने लगता है इसी को कीटोनूरिया या एसीटोनूरिया रोग कहा जाता है।

acetophenazine (ऐसीटोफीनोजाइन)—अतीक्ष्ण (mild) शांतिकर (sedative) पदार्थ, जिसका प्रयोग अक्षोभक या प्रशान्तक (tranquiliser) सदृश किया जाता है।

acetophenetidin (ऐसीटोफिनेटीडिन)—एक सफेद महीन रवेदार चूर्ण, $C_{10}H_{13}NO_2$; दर्दनाशक (analgesic) और ज्वरहर (antipyretic) हेतु प्रयोग किया जाने वाला पदार्थ।

acetous (ऐसीटस)—सिरके (vinegar) से मिलता-जुलता।

acetrozoate sodium (ऐसीट्रोजोऐट सोडियम)—पदार्थ विशेष जो कि रेडियो अपारदर्शी (radio-opaque) होता है और जिसका प्रयोग रुधिर वाहिनियों और वृक्क का एक्स-रे लेने के लिये किया जाता है।

acetylcarbromal (ऐसीटिलकारब्रोमल)—शांतिकर दवा।

acetylcholine (ऐसीटिलकोलाइन)—रक्तचाप को कम करने वाला रसायन विशेष—इसके यौगिक ऐसीटिकोलाइन क्लोराइड का ही विशेषतः प्रयोग होता है। यह किन्हीं तंत्रिका सूत्रों के छोर पर उत्तेजना के पहुँचने पर स्रावित पदार्थ होता है। यदि तंत्रिका सूत्र अंतर्ग्रन्थन या साइनेप्स (synapse) पर समाप्त होता है जैसा कि संवेदी (sympathetic) और परासंवेदी (parasympathetic) गैंगलियाँ (ganglia) में होता है, एस्टीकोलाइन (ACh) ऐसा वाहक (agent) होता है जो समीप की तंत्रिका कोशिका को उत्तेजित करता है और इस तरह उत्तेजना को संचारित करता है। इसी तरह जबकि तंत्रिका सूत्र प्रभावक (effector) से जुड़ा होता है जैसा कि तंत्रिका-पेशी सन्धि में होता है। एस्टीकोलाइन (ACh) शीघ्र ही कोलीनेसट्रिरेस (cholinesterase) एन्जाइम से एसीटेट और कोलाइन में छिन्न कर नष्ट कर दिया जाता है। यह कोलाइन (choline) का एसीटिल (Acetyl) एस्टर (ester) होता है।

acetyldigitoxin (ऐसीटिलडिजीटोक्सिन)—हृदय विफलता (heart-failure) में हृदय की दशा को सुधारने के हेतु इसका प्रयोग किया जाता है।

Ac-G—ग्लोबुलिन त्वरक (accelerator)।

ache (अेक)—निरन्तर वेदना।

acheiria (ऐकेरिया)—अहस्तता (वर्धन असंगति); ऐसा भ्रूण जिसमें हाथ (hands) नहीं बने होते है; हाथ विहीन भ्रूण वर्धन।

acheiropodia (एकीरोपोडिया)—हाथ और पाँव विहीन भ्रूण वर्धन (असंगति)।

achlorhydra (एकलोरहाइड्रा)—आमाशय निर्यास (stomach juice) में नमक का तेजाब (hydrochloric acid) का न होना।

achloride (एक्लोराइड)—क्लोराइड हीन लवण, ऐसा लवण जिसमें क्लोराइड (chloride) नहीं होता है।

achloropsis (एकलोरोपसिस)—हरीत अंधता (हरितान्धता), हरे रंग न देखने की क्षमता।

acholia (एकोलिया)—पित्ताभाव, पित्त स्राव (bile secretion) का अभाव।

achondroplasia (एकोन्ड्रोप्लासिया)—उपास्थि अविकसित, न्यूनोपास्थि रोग, इस रोग में उपास्थि (cartilage) की न्यूनता (कमी) के कारण शरीर बौना (dwarf) और हाथ पाँव छोटे रह जाते हैं, परन्तु धड़ यथावत बना रहता है।

achoresis (एकोरेसिस)—शक्ति न्यूनता, अंग पात्रता ह्रास,

किसी अंग विशेष की धारण शक्ति (capacity) में कमी।

achrestic (एकरेसटिक)—असमर्थता रोग, ऐसा रोग जो किसी पदार्थ के अभाव के कारण नहीं अपितु उसके उपयोग की असमर्थता के कारण होता है।

achrocyte (एक्रोसाइट)—वर्णहीन कोशिका, श्वेताणु।

achroacytosis (एक्रोएसाइटोसिस)—लासीका (कोशिका) अतिवर्धता, लसीका कोशिकाओं का अत्यधिक वर्धन।

achroeocythemin (एक्रोइओसाइथेमिन)—हीमोग्लोबिन न्यूनता।

achroma (एक्रोमा)—वर्णहीनता, रंग का न होना।

achromacyte (एक्रोमासाइट)—रंग-भंग (ध्वंसी) कोशिका, ऐसी लाल रुधिर कणिका जिसको कि रंगविहीन कर दिया गया हो।

achromasia (एक्रोमेसिया)—त्वक् वर्णहीनता, जैसे ध्वलता (albinism), फुल बहरी (leucoderma) श्वेतकुष्ठ (vitiligo) आदि में।

achromat-achromate (एक्रोमट-एक्रोमेट)—रंगान्ध, पूर्ण रंगान्ध (colour-blind) व्यक्ति।

achromataceae (एक्रोमेटियसी)—प्रकाशसंश्लेषी वर्णहीन पादप, शाइजोमाइसिटीज (schizomycetes) कुल के पौधे जिनकी कोशिकाओं में प्रकाश संश्लेषण वर्णक का अभाव होता है।

achromatic (एक्रोमेटिक)—आवर्णकीय, रंगाक्षय, एक्रोमेटिक, सम्बन्धी।

achromatin (एक्रोमेटिन)—अरंजक, न्यूकिलियस में पाया जाने वाला वह पदार्थ विशेष, जो रंग नहीं पकड़ता है।

achromatism (एक्रोमेटिज्म)—(1) प्रकाश विपथनता का अभाव।
(2) रंग की अनुपस्थिति।

achromatocyte (एक्रोमेटोसाइट)—रंग भंग (ध्वंसी) कोशिका, लाल रुधिर कोशिका जिसका कि रंग भंग या ध्वंस कर दिया गया है।

achromatolysis (ऐक्रोमेटोलाइसिस)—ऐक्रोमेटिन अव्यवस्था, कोशिका ऐक्रोमेटिन का निर्माण विकार या अव्यवस्था (disorganisation)।

achromatophil (एक्रोमेटोफिल)—रंगातुष्टि, रंग अप्रीति, वह वस्तु जो रंगी न जा सके अर्थात जिसकी रंग (stain) के प्रति कोई रूचि न हो।

achromatopia (एक्रोमेटोपिया)—वर्ण दृष्टव्यता (colour perception) दोषयुक्त (defective)।

achromatopsia (एक्रोमेटोपसिया)—पूर्ण वर्णान्धता।

achromatosis (एक्रोमेटोसिस)—वर्णहीनता; कोई रोग जिसमें रञ्जकता (pigmentation) आ जाती हो।

achromatous (एक्रोमेटस)—रंगहीन।

achromaturia (एक्रोमेटूरिया)—रंगहीन मूत्र (पेशाब) या मूत्र की वर्णहीनता।

achromocyte (एक्रोमोसाइट)—वर्णहीन कोशिका।

achromodermia (एक्रोमोडर्मिया)—त्वक वर्णहीनता; वर्णहीन चर्म।

achromotrichia (एक्रोमोट्राइकिया)—वर्णहीन केश, ऐसा बाल या केश जिसका कि रंग जाता रहा हो।

achromycin (एक्रोमाइसिन)—टेट्रासाइक्लिन (tetracycline) से बनी दवाओं के लिये एक तिजारती या व्यावसायिक नाम।

achylanemia-achlohydric anemic (एकाईलानेमिया एक्लोहाइड्रिक एनीमिक)—पक्वरसाभाव पाण्डुता; साधारण पाचक रसों की कमी के करण उत्पन्न रक्त की कमी (पाण्डुता)।

achylia (एकाईलिया)—पायसाभाव, काइल (पायस- chyle) का अभाव।

achymia (एकाइमिया)—काइम (chyme) का अभाव, अर्धपक्व भोजन की कमी।

acicular (एसीकुलर)—सूच्याकार, सुई जैसी आकृति वाला।

acid-acidum (एसिड-एसिडम)—अम्ल, ऐसा रसायन जिसमें हाइड्रोजन होता है तथा जिसका प्रतिस्थापन (replacement) धातु (metal) से लवण (salt) बनाने हेतु होता है। इसमें जल घोल में हाइड्रोजन अणुओं (ions) में विभाजित (dissociate) होने की क्षमता होती है। स्वाद में यह सदैव खट्टा (sour) होता है। तथा नीले लिटमिस (litmus) को लाल कर देता है।

***acetic acid* (एसिटिक एसिड)**—एसिटिक अम्ल, सिरके का तेजाब CH_3COOH.

***benzoic acid* (बेन्जोइक एसिड)**—बेन्जोइक अम्ल, लोबान का तेजाब, C_6H_5COOH.

***butyric acid* (ब्यूटेरिक एसिड)**—ब्यूटेरिक अम्ल-मक्खन का तेजाब।

***carbolic acid* (कार्बोलिक एसिड)**—कार्बोलिक अम्ल

***carbonic acid* (कार्बोनिक एसिड)**—अङ्गराम्ल।

***citric acid* (साइट्रिक एसिड)**—साइट्रिक अम्ल, नीबू

का तेजाब; $C_6H_8O_7$।

fatty acid **(फैटी एसिड)**—फैटी अम्ल $C_8H_{20}O_2$, एकक्षारकी (monobasic) अम्ल जो प्रारम्भिक सुरासार (primary alcohol) के ऑक्सीजन से उत्पन्न होते हैं।

folic acid **(फॉलिक एसिड)**—फॉलिक अम्ल, विटामिन-बी से सम्बन्धित कई यौगिकों के लिये उपयुक्त नाम।

gallic acid **(गैलिक एसिड)**—गैलिक अम्ल, माजू फल का तेजाब $C_7H_6O_5$।

hydrocyanic acid-Prussic acid (हाइड्रोसायेनिक **एसिड-प्रूजिक एसिड**)—हाइड्रासायेनिक या प्रूजिक अम्ल, कड़वे बादाम आदि का तेजाब।

hippuric acid **(हिप्पूरिक एसिड)**—$C_6H_5CO.NH.COOH$ हिप्पूरिक अम्ल, यौगिक जो बेन्जोइक अम्ल और गलाइसीन (glycine) के संयुक्त होने से बनता है।

hydrochloric acid or muriatic acid **(हाइड्रोक्लोरिक या म्यूरियेटिक एसिड)**—हाइड्रोक्लोरिक या म्यूरियेटिक अम्ल, नमक का तेजाब।

inorganic acid **(इनओरगैनिक एसिड)**—अकार्बनिक अम्ल, ऐसे अम्ल जिसमें कार्बन नहीं होता है।

lactic acid **(लैक्टिक एसिड)**—लैक्टिक अम्ल, $CH_3CHO.COOH$. बैक्टीरिया के प्रभाव से दूध में बनने वाला तेजाब।

organic acid **(औरगैनिक एसिड)**—कार्बनिक अम्ल, ऐसे अम्ल जिनमें कार्बोक्सिल समुदाय COOH होता है।

oxalic acid **(ओक्सैलिक एसिड)**—$(COOH)_2$ यौगिक जो विभिन्न फलों तथा सब्जियों में होता है तथा शरीर में एस्कोबिन अम्ल के उपापचय से बनता है।

palmitic acid **(पामेटिक एसिड)**—$C_{15}H_{31}COOH$ एक संतृप्त (saturated) फैटी अम्ल (fatty acid)।

pantothenic acid **(पेन्टोथैनिक एसिड)**—पेन्टोथैनिक अम्ल $C_9H_{17}O_5H$-बी-कम्पलैक्स का एक विटामिन।

nitric acid **(नाइट्रिक एसिड)**—नाइट्रिक अम्ल, शोरे का तेजाब, HNO_3।

phosphoric acid **(फॉस्फोरिक एसिड)**—फॉस्फोरिक अम्ल, फॉस्फोरस का तेजाब।

sulphuric acid **(सल्फ्युरिक एसिड)**—सल्फ्युरिक अम्ल, H_2SO_4 गंधक का तेजाब।

tannic acid **(टैनिक एसिड)**—टेनिक अम्ल, यह अम्ल बहुत से पौधों की छाल और फलों से प्राप्त होता है। इसका प्रयोग कषाय अर्थात सिकोड़ने (astringent) हेतु होता है।

tartaric acid **(टारटरिक एसिड)**—टारटरिक अम्ल, टाटरी का अम्ल $C_4H_6O_6$।

taurocholic acid **(टोरोकोलिक एसिड)**—$C_{26}H_{45}NSO_7$; टोरोकोलिक अम्ल, पित्त अम्ल (bile acid)—जल अपघटन से यह टोरीन (taurine) और कोलिक (cholic) अम्लों में खंडित हो जाता है।

uric acid **(यूरिक एसिड)**—$C_5H_4N_4O_3$, यूरिक अम्ल, यह रक्त और मूत्र में होता है और मानव में नाइट्रोजन अपापच का अन्तिम उत्पाद (end product) होता है।

acid alcohol **(एसिड अल्कोहॉल)**—ऐसा घोल जो 70% इथाइल एल्कोहॉल में 0.1% हाइड्रोक्लोरिक अम्ल मिलाकर तैयार किया जाता है।

acidaminuria (एसीडामिन्यूरिया)—मूत्र में अमीनो अम्ल का बाहुल्य (excess—मात्रा का अधिक होना)।

acedemia (एसीडेमिया)—रक्त की आसाधारण अम्लता (acidity) अथवा रक्त में न्यूनित क्षारीय मात्रा होने की दशा।

acid fast (एसिड फास्ट)—अम्ल-अप्रभावी, अम्ल दृढ़, अम्ल स्थायी, रंगने के पश्चात् आसानी से अम्ल द्वारा रंग विहीन न हो सकने वाला। सामान्य रूप से ऐसे जीवाणु (bacteria) के लिये प्रयोग में पाया जाता है जो आकर्बनिक खनिज अम्लों (mineral acids) द्वारा एनिलीन रंगों या रंजन (aniline dyes) से रंगे जाने पर रंग विहीन नही किये जा सकते हैं। जैसे क्षय के बेसीलाइ (bacilli of tuberculosis) या कुष्ठ (leprosy) के बेसीलाई आदि।

acidifiable (एसिडीफायबिल)—अम्लीय किये जाने योग्य; अम्ल में परिवर्तन किये जाने योग्य।

acidifier (एसिडीफायर)—अम्लोत्पादक; ऐसे रसायन या पदार्थ जिनसे अम्लता (acidity) उत्पन्न होती है।

acidify (एसिडीफाई)—अम्लीयकरण; तुर्श या खट्टा करना।

acidimeter (एसिडीमीटर)—अम्लमापक (यंत्र)।

acidimetry (एसिडीमीटरी)—अम्लमापनता; किसी तरल में अम्ल की मुक्त मात्रा को निर्धारित करना।

aciditoxicity (एसिडीटोक्सिसिटी)—अम्लविषता।

acidity (एसिडिटी)—अम्लता।

acidocyte (एसिडोसाइट)—अम्लप्रेगी (रागी) कोशिका, एसीडोसाइट; या इओसिनोफिल (eosinophil)। ईओसिन (रंग) से लाल होने वाली कोशिकायें।

acidocytopenia **(एसिडोसाईटोपिनिया)**—इओसिनोफिल न्यूनता

या ऊनता रक्त में; इओसिनोफिल की घटी हुई (ऊन) संख्या की दशा।

acidocytosis **(एसिडोसाइटोसिस)**—ईओसिनोफिल अधिकता; रक्त में ईओसिनोफिल की बढ़ी हुई संख्या की दशा।

acidogenic (एसिडोजेनिक)—अम्लजन; अम्ल उत्पन्न करने वाले।

acidology (एसिडोलोजी)—अम्ल विज्ञान।

acidophilic (एसिडोफिलिक)—अम्ल रागी; अम्ल प्रेमी।

(1) ऐसी वस्तुयें जो अम्लीय रंगों को सरलता से ग्रहण कर लेती हैं।

(2) अम्लीय माध्यम (media) पर सबसे अच्छी तरह वृद्धि करने वाले।

acidosis (एसिडोसिस)— अम्लता की दशा; अम्लाधिकता; शरीर के ऊतकों (tissues) और तरलों (fluids) में बढ़ी हुई अम्लता (acidity) अथवा शरीर में आरक्षित क्षारों की शून्यता, जिससे शरीर के अम्ल और क्षार (base) के सन्तुलन में गड़बड़ पैदा हो जाती है।

acid proof (एसिड प्रूफ)—अम्ल अप्रभावी (acid fast)।

acidulated (एसिडुलेटड)—अम्ल मिश्रित; कुछ खटट्टा स्वाद लिये हुए।

acinetic **(एसीनेटिनक)**—घटती हुई पेशी शक्ति।

aciniform (एसीनीफोर्म)—द्राक्षाकार; द्रोक्षोपम; अंगूर अथवा रसभरी के समान आकृति वाला।

acinus (एसीनस)—दलिका; किसी यौगिक ग्रन्थि की सबसे छोटी दलिका (lobule)।

aclasis (एक्लासिस)—संरचन रूग्ण निरन्तरता; किसी संरचना की रूग्णता की निरन्तरता जैसे उपास्थि निर्माण में।

aclastic **(एक्लास्टिक)**—अपरावृत्ति (not refracting)।

aclinic **(एक्लाइनिक)**—अप्रवृत (not inclined) बिना झुकाव वाला।

aclusion **(एक्लूजन)**—दाँतों की अपूर्ण निरूद्धता।

acme (एक्मे)—पराकाष्ठा; पराकोटि; प्रबद्धावस्था; किसी रोग की संकटवेला (critical or crisis) स्थिति।

acne (ऐक्ने)—फफोला रोग; एक प्रकार का त्वचा या किसी अन्य स्थान का रोग जिसमें पीप भरे छाले या फफोले पड़ जाते हैं।

acne agminata **(एक्ने एग्मीनेटा)**—चेहरे पर का फफोला जो छोटा, लालामी लिये हुए होता है।

acne coagminate **(एक्ने कोएगमीनेटा)**—पस (पीप) युक्त फफोला जो बहुधा उन कर्मचारियों में होता है जो नमक के तेजाब (hydrochloric acid) बनाने वाले कारखानों में काम करते हैं।

acne decalvans **(एक्ने डिकालवेन्स)**—रोम कोषक (hair follide) पर पाया जाने वाला फफोला।

acne indurata or acne vulgaris **(एक्ने इन्डूराटा या एक्ने वलगेरिस)**—साधारण कील, मुहासे या फफोले जो बहुधा योवनावस्था प्राप्त होने पर नवयुवतियों में साधारण हार्मोनो के कारण निकल आते हैं।

acnegenic (एक्नेजेनिक)—फफोला रोगज; फफोला रोग उत्पन्न करने वाला।

acoelomate (एसीलोमेट)—सीलोमहीन, देहगुहाहीन; निष्कोटर (जन्तु विशेष); वे जन्तु जिनमें सीलोम (coelom) या देहगुहा नहीं होती है।

aconite (एकोनाइट)—मीठातैलिया; वत्सनाभ (पौधा); एकोनीटम नेपेलस (aconitum napellus) की सूखी मूसलाकार जड़ स्थानीय अनुभूतिहीनता उत्पादक तथा प्रत्युत्तजनक (counter irritant)।

aconitine (एकोनीटाइन)—एकोनाइट का क्रियाशील तत्व जो ऐल्केलॉइड या उपखार (alkaloid) प्रकार का रसायन होता है।

aconuresis (एकोनूरेसिस)—मूत्र का अनैच्छिक (involuntary) निकल जाना।

acorea (एकोरिया)—चक्षु की कनीनिका या तारा (pupil) का न होना; जन्मजात तारा-अभाव।

acoria (एकोरिया)—अतृप्त (insatiable) क्षुधा या भूख (appetite)।

acormus (एकॉरमस)—ऐसा भ्रौणिक (foetal) दैत्य जिसमें धड़ अपूर्ण विकसित (rudimentary) होता है।

acostate (एकोस्टेट)—अपुर्शुक; बिना पर्शु (पसली) वाला।

acouesthesia (एकोएसथेसिया)—ध्वनि संवेनशीलता।

acoumeter (एकोमीटर)—श्रवण शक्ति मापक; श्रवण शक्ति नापने का यंत्र विशेष।

acousma (ऐकॉस्मा)—मनः कल्पित ध्वनियों का सुनना।

acousmatagnosis (एकोसमाटेगनोसिस)—श्रवण असक्तता; श्रवण न करने की अयोग्यता।

acousmatamnesis **(एकोसमाटामनेसिस)**—ध्वनि अक्षमता; ध्वनि को पहचानने की अक्षमता।

acoustic (एकोस्टिक)—श्रवणिक; ध्वनिक; ध्वानिक।

acoustics (एकोसटिकस)—ध्वनि और श्रवण विज्ञान।

***acoustic nerve* (एकोस्टिक नर्व)**—एकास्टिक तंत्रिका, आठवीं मस्तिष्कीय तंत्रिका जो दो शाखाओं कम्बुकीय या काक्लियर (cochlear) और कर्ण कुहर या वेस्टीबुलर (vestibular) से बनती है।

***acoustic spot* (एकोस्टिक स्पोट)**—श्रवण बिन्दु (स्थल)।

acquired **(एक्वायर्ड)**—उपार्जित; अवंशानुगत; अंगी के बाहर स्थित कारकों द्वारा उत्पन्न परिवर्तन या विभिन्नतायें।

acquired characters (एक्वायर्ड करेक्टर्स)—उपार्जित लक्षण। शरीर के वे परिवर्तन (modifications) जो व्यक्ति (individual) के जीवन-काल (life-time) में रोग, चोट, प्रयोग (use) अनुप्रयोग (disuse), वातावरण (environment) के प्रभाव आदि कारण से उत्पन्न हो जाएँ।

acragnosis (एक्राएगनोसिस)—अवयव असंवेदनशीलता।

acral (एक्रल)—अवयव प्रभावी।

acrania (अक्रेनिया)—अकपाली; आंशिक या पूर्ण कपाल का अभाव।

acranius (अक्रेनियस)—अकपाली भ्रूण; ऐसा भ्रौणिक दैत्य जिसमें कपाल अल्पविकसित या अविकसित होता है।

acratia (अक्रेटिया)—शक्ति ह्रास, नामर्दानगी; अजितेंद्रियता।

acrid (एक्रिड)—संतापक (irritating)।

acridine (एक्रीडीन)—$C_{12}H_9N$; उग्र; तीक्षण (pungent) एन्थ्रेसीन (anthracene) से प्राप्त रवेदार उपखार (crystalline alkaloid); तारकोल से बनाया हुआ एक पदार्थ जो कि बनावटी रंग बनाने के काम आता है।

acriflavine (एक्रीफ्लैविन)—गहरा नारंगी, कणिकामय (granular) चूर्ण जो प्रतिरोधी (antiseptic) और कीटाणुनाशक (germicide) होता है। यह एक मिश्रण 2.8 डाइएमीनो-10 मिथाइलएक्रीडीनियम क्लोराइद और 2.8 डाइएमीनोएक्रीडीन रसायनों का होता है।

acrisis (एक्राइसिस)—अनिश्चयता; अनिर्णयता; किसी रोग के स्वरूप (nature) के बारे में ठीक-2 ज्ञान न होना; बीमारी की हालत जिसके बारे में कोई निश्चय न किया जा सके।

acritical (एक्रीटीकल)—अविज्ञ; अक्रांतिक; वह समय या क्षण जो अशुभ न हो।

acro (एक्रो)—(1) शीर्ष या शिखर अर्थ का प्रत्यय (prefix)।
(2) अन्त (किसी अवयव जैसी रचना का)।
(3) अवयव या अनुबन्ध; हाथ-पाँव।

acroagnosis (एक्रोएगनोसिस)—अवयव में संवेदनशीलता का अभाव।

acroaesthesia (एक्रोइथीसिया)—अवयव या अनुबन्ध में अनुभूति की हीनता उत्पन्न करने की दशा; हाथ-पाँव का सुन्न करना।

acroathritis (एक्रोआरथ्राइटिस)—अवयव सन्धिवात।

acroasphysia (एक्रोएसफिक्सिया)—उँगलियों का सुन्न होना; रेनोड रोग (Raynaud's disease) के प्रारम्भिक लक्षण जैसे हाथ-पाँव का क्रमशः (बारी-बारी से) गर्म और लाल; ठन्डा और पीला होना होता है।

acroataxia (एक्रोएटेक्सिया)—अंगुल-गतिभ्रमता; पादांगुलि और हस्तांगुलि की पेशियों की असंबद्धता या असहसंयोजिकता। (incoordination)। {देखिये —proximoataxia **अवयव** गतिभ्रमता-अवयव असहसंयोजिकता}

acroblast (एक्रोबलास्ट)—मध्यजन बाह्य स्तर।

acrocephaly or acrocephalia (एक्रोसिफैली और एक्रोसिफैलिया)—उर्ध्व या उच्च शिरस्क; अत्यधिक ऊँचे कपाल वाला।

{देखिये brachycephalic लघु शिरस्क; dolichocephalic दीर्घ या लम्ब शिरस्क}

acrobystitis (एक्रोबाईस्टाइटिस)—लिंगाग्रत्वचा (prepuce) शोथ या सूजना (inflammation)।

acrocentric (एक्रोसेन्ट्रिक)—अग्रबिन्दुक; अग्रबिन्दु (centromere) का एक ओर होना।

acrochordon (एक्रोकोरडन)—त्वक बंधन।

acrocontracture (एक्रकोनट्रेक्चर)—अवयव संकुचन।

acrocyanosis (एक्रोसायनोसिस)—अवयव या अंगुली नील पाण्डुता; अवयव नील रोग।

acrodermatitis (एक्रोडरमेटाइटिस)—अवयव त्वक् शोथ।

acrodermatosis (एक्रोडरमेटोसिस)—अवयव त्वक् विकार या (उद्‌भेदन eruption)।

acrodolichomelia (एक्रोडोलोकोमेलिया)—अवयव लम्बता; हाथ-पाँव की असाधारण लम्बाई।

acrodynia (एक्रोडाइनिया)—अवयव संतृप्ता।

acroedema (एक्रो-एडीमा)—अवयव शोथ।

acroesthesia (एक्रोएसथेसिया)—अत्यधिक अनुभूतिता; अवयव में दर्द।

acrogeria (एक्रोगेरिया)—अवयव त्वक् कालपूर्व जरण; हाथ-पाँव की त्वचा का समय से पूर्व जरण (aging)।

acrognosis (एक्रोगनोसिस)—अवयव संवेदता।

acrohyperhidrosis (एक्रोहाइपरहाइड्रोसिस)—अवयव अतिस्वेदनता (excessive sweating)।

acrohypothermy (एक्रोहाइपोथरमी)—अवयव शीतलता; हाथ पाँव की असाधारण शीतलता।

acrokeratosis (एक्रोकिराटोसिस)—अवयव शृंगता; अवयव की त्वचा पर शृंगीय अभिवृद्धियों के निकलने की दशा।

acrokinesia (एक्रोकाइनेसिया)—अवयव गतिशीलता; अवयव की आसाधरण गतिशीलता।

acrolein (एक्रोलीन)—C_3H_4O एक वाष्पीय तरल जो ग्लीसरीन (glycerin) के विघटन (decomposition) से प्राप्त होता है।

acromaeria, or acromegaly (एक्रमेरिया या एक्रोमिगेलिया)—महाकायता; दैत्यपन; अग्रतिकायता, पिटियूटरी ग्रन्थि की अधिक क्रियाशीलता के कारण उत्पन्न महाकायता (gigantism)।

acromania (एक्रोमेनिया)—गति-उन्माद; ऐसा उन्माद जिससे अधिक गतिशीलता के लक्षण उपस्थित हों।

acromastitis (एक्रोमेसटाइटिस)—अति स्तन-प्रदाह; {देखिय thelitis—स्तनाग्र प्रदाह}

acromegaly (एक्रोमिगेली)—महाकायता; मत अंगता; दैत्यता; चेहरे, हाथ-पाँव की आकृतियों की असाधारण वृद्धि। पूर्णरूप से अस्थि वर्धन के रुक जाने पर अर्थात एफीफाइसियल (epiphysial) अस्थि (bone) और डायफाइसिस (diaphysis) के संलय हो जाने के बाद यदि वृद्धि प्रवर्तक उद्दीपक या हार्मोन (somatotrophic hormone) की अति क्रियाशीलता के कारण असाधारण वृद्धि होती रहे तो अति कायता की दशा आ जाती है। अति वृद्धि मुख्यतः चेहरे, हाथ, टांगों की अस्थियों में होती है, यदि अति वृद्धि अग्र-तरूणास्थि (एपी फाइसियल) और अस्थि दण्ड अर्थात डायफाइसिस के संलय से पूर्ण होती है तो जन्तु विशेष में दैत्यता (gigantism) आ जाती है।

acromelalgia (एक्रोमिलालजिया)—अवयव स्नायु पीड़ा।

acrometagenesis (एक्रोमिलालजिया)—अवयव अतिवृद्धिता।

acromicria (एक्रोमाइक्रिया)—अवयव अल्पता।

acromio (एक्रोमियो)—टूक या तत्व।

acromion (एक्रोमियन)—स्कंधास्थिप्रवर्द्धन; अंसकूट चपटा, कुछ त्रिकोणक अस्थिप्रवर्द्धन जो गिलेनॉइड गर्त (glenoid cavity) के ठीक ऊपर होता है।

acromionectomy (एक्रोमियनएकटोमी)—एक्रोमियन कर्तन।

acromiothoracic (एक्रोमियोथोरेसिक)—स्कंधास्थि और वक्ष सम्बन्धी प्रवर्द्धन।

acromphalus (एक्रोमफेलस)—(1) नाभि केन्द्रः (2) नाभि का बर्हिर्लंबन।

acromyctonia (एक्रोमिकटोनिया)—अवयव पेशी दीर्घ आक्षेप (spasm); अवयव पेशी खिंचाव।

acroneuropathy (एक्रोन्यूरोपैथी)—अवयव स्नायु रोग चिकित्सा।

acroneurosis (एक्रोन्यूरोसिस)—अवयव (हाथ-पाँव) का कोई स्नायु रोग।

acronym (एक्रोनिय)—प्रअक्षरसूत्रनाम; एक्रोनिम; यौगिक शब्द के प्रारम्भिक अक्षरों से बना कोई प्रअक्षर सूत्र जैसे ACTH एड्रीनो कारटीको ट्रापिक हार्मोन—(Adreno cortico tropic hormone)।

acro-osteolysis (एक्रो-ओस्टियोलाइसिस)—शीर्षअस्थिलयता; शीर्षअस्थिह्रासता; हाथ-पाँव की उँगलियों के दूरस्थ पोरूओं की अस्थि का ह्रास या क्षय (osteolysis)।

acropachy (एक्रोपैकी)—अंगुलिस्थूलता; उँगलियों का किनारे पर चौरस या स्थूल (मोटा) हो जाना।

acropachyderma (एक्रोपैकीडरमा)—शिखर स्थल चर्मता; चेहरे, सिर, अवयव (हाथ-पाँव) के ऊपर की खाल का मोटा हो जाना तथा लम्बी हड्डियों (long bones) का विकृत (deform) हो जाना।

acroparalysis (एक्रोपैरालिसिस)—अवयव (हाथ-पाँव) पक्षाघात (अर्धांगता)।

acropernesthesia (एक्रोपरनसथेसिया)—अंगुलि-संवेदनशीलता; उँगलियों की अतिअनभूता।

acropathology (एक्रोपैथोलोजी)—अंगुलि रोम विज्ञान।

acropathy (एक्रोपैथी) अवयव (हाथ-पाँव) की कोई बीमारी।

acrophobia (एक्रोफोबिया)—ऊँचाई-रोग; ऊँचाई का डर, जिससे रोग उत्पन्न हो जावे।

acroposthitis (एक्रोपोसथीटिस)—शिशनाग्र पाक या दीपन (inflammation); शिशनाग्रसूजन।

acrosclerosis (एक्रोस्कलीरोसिस)—अवयव (हाथ-पाँव) दृढ़ चर्मता।

acrosome (एक्रोसोम)—शुक्राणु शीर्ष; वेधक शीर्ष।

acrosphacelus (एक्रोस्फासीलस)—उँगली-विगलन; उँगलियों का विगलन (gangrene)।

acrotism (एक्रोटिज्म)—स्पन्दन अपूर्णता; नब्ज विकार; (नाड़ी)

नब्ज का फेल होना अथवा दोष।

acrotrophoneurosis (एक्रोट्रोफोन्यूरोसिस)—अवयव स्नायुविक पोषण विकार; अवयव (हाथ-पाँव) की स्नायुविक पोषण अव्यवस्थायें।

ACTH (एसीटीएच)—एड्रीनोकारटीकोट्रोपिक हार्मोन।

actin (एक्टिन)—पेशी सूत्रों में पाया जाने वाला एक प्रोटीन जो माओसीन कणों के साथ मिलकर पेशी सिकुड़न तथा शिथिलता लाता है, अर्थात् उत्तरदायी होता है।

actinism (एक्टीनिज्म)—प्रकाश किरण प्रभाव; एक्टीनिक; प्रकाश रश्मि विकिरण।

actinium (एक्टीनियम)—प्रतीक (symbol) Ac: अणु क्रमसंख्या (atomic number) 80: पर का रसायनिक तत्व (element)। एक विघटनायिक (radioactive) पदार्थ (element)।

actino (एक्टीनो)—किरण या विकिरण अर्थ का प्रत्यय।

actinobacillus (एक्टीनोबेसीलस)—साइजोमाइसिटीज (schizomycetes) का एक वंश (जीनस-genus), गण (order)—यूवैक्टेरियेलीस—(Eubacteriales), कुल (family) ब्रूसीलेसी (Brucellaceae)। यह बेसीलस ढोर (cattle) जैसे गाय, बैल, साँड, घोड़ा आदि पर संक्रामक होता है, मानव (man) पर नहीं।

actinochemistry (एक्टीनोकैमिस्ट्री)—विकिरण रसायन; शुप्रभ ऊर्जा (radiant energy) रसायन विज्ञान।

actinodermatitis (एक्टीनोडरमैटाइसिस)—प्रकाश विकिरण से उत्पन्न चर्म रोग।

actinogen (एक्टिनोजन)—विघटनाभिक पदार्थ; कोई भी रेडियोएक्टिव पदार्थ।

actino-genesis (एक्टीनोजैनेसिस)—प्रकाश विकिरण उत्पादकता।

actinogenic (एक्टीनोजैनिक)—प्रकाश विकिरण उत्पादन करने वाला।

actinology (एक्टीनोलोजी)—(1) शुप्रभ उर्जा (radiant energy); विज्ञान।

(2) प्रकाश के रासानियक प्रभावों सम्बन्धी विज्ञान, रसोक्रियकी।

actinolyte (एक्टीनोलाईट)—किरण संघाती; प्रकाश चिकित्सा में विद्युत किरणों को संघात (concentrate) करने का यंत्र।

activometer (एकटीवोमीटर)—किरणमापी; प्रकाश रसोक्रियमापी; एक्सरे किरण प्रवेशमापी।

actinomycete (एक्टीनोमाइसिटी)—मृदुचर्णक; एक प्रकार के फफूँदी सदृश सूक्ष्मांगी विशेष।

actinomycin (एक्टीनामाइसिन)—स्ट्रेप्टोमाइसिन एन्टीवायोटिक्स (streptomycine antibiotics) से प्राप्त एक जीवनाशक (antibiotic)।

actinon (एक्टीनोन)—रेडोन (radon) की एक विघटनायिक (radioactive) समस्थानिक (आइसोटोप-isotope) प्रतीक (symbol) `An'।

actinoneuris (एक्टीनोन्यूरिस)—विकिरण स्नायु-प्रदाह; प्रकाश विकिरण द्वारा उत्पन्न स्नायु-प्रदाह (neuritis)।

actinotherapy (एक्टीनोथिरेपी)—प्रकाश रसाक्रिया चिकित्सा; प्रकाश विकिरण चिकित्सा; किसी रोग का प्रकाश विकिरण (actinic radiation) द्वारा इलाज।

actinotoxemia (एक्टीनोटोक्सीमिया)—प्रकाश विकिरण आविषरक्तता; प्रकाश विकिरण द्वारा उत्पन्न ऊतक विघटन से उत्पन्न आविषरक्ता।

actinotoxin (एक्टीनोटोक्सिन)—एक प्रकार का विष विशेष जो सी एनीमोन (sea anemone) जन्तुओं के स्पर्शकों (tentacles) के सुरासार (alcoholic extract) से प्राप्त किया जाता है।

action (एक्सन)—क्रिया; व्यापार, प्रवृत्ति; कार्य; काम।

किसी सिद्धि का गुण—यान्त्रिक (mechanical), या रासायनिक या इनसे उत्पन्न कोई क्रिया।

***active cumulative action* (एक्टिव क्यूमूलेटिव एक्सन)**—उत्थानीय एकत्रक क्रिया, किसी दवा को कई बार देने पर अचानक तथा अत्यधिक वर्द्धित प्रभाव (क्रिया)।

***active immunity* (एक्टिव इमूनिटी)**—सक्रिय रोग अक्षमता; वह रोग अक्षमता (immunity) जो प्रतिजन (antigen) से प्राप्त होती है।

***reflex action* (रिफ्लैक्स एक्सन)**—परावर्तित क्रिया; उत्तेजना का आप से आप प्रति उत्तर; ऐसा कार्य जिसमें संवेदीय (sensory) तंत्रिका द्वारा प्राप्त उत्तेजना का प्रति उत्तर मस्तिष्क अथवा सुषुम्ना से न परावर्तित होकर गतिकारी तंत्रिका द्वारा सम्पन्न होता है। यह अनैच्छिक कार्य (involuntary actions) होते हैं।

***specific (dynamic action)* (स्पेस्फिक डाइनेमिक एक्सन)**—विशिष्ट संचरण शक्ति क्रिया; कोशिकीय (cellular) प्रोटोप्लाज्म (protoplasm) की विशिष्ट (specific) रसायनिक उत्तेजना जो प्रोटीनयुक्त खाद्य से प्राप्त होती है, द्वारा

उत्तेजित होना।

activation (एक्टीवेशन)—सक्रियकरण; क्रिया वर्धन; किसी पदार्थ या रसायन या अंग को सक्रिय करना या उसकी क्रिया को बढ़ाना।

activator (एक्टीवेटर)—सक्रियक; सक्रिय कारक; ऐसा पदार्थ जो दूसरे पदार्थ को सक्रिय करता है।

activity (एक्टीविटी)—कार्यदक्षता; कार्यकलाप।

***enzyme activity* (एन्जाइम एक्टिविटी)**—एन्जाइम की कार्य-दक्षता; एन्जाइम की उत्प्रेरकी (catalytic) प्रभाव; इसको एन्जाइम की प्रति मिली ग्राम इकाइयों द्वारा प्रदर्शित किया जाता है। यह एन्जाइम की विशिष्टकार्यदक्षता (specific activity) होती है। दूसरी कार्यदक्षता आण्विक कार्यदक्षता (molecular activity) होती है, यह वह कार्यदक्षता होती है जिससे एक अणु एन्जाइम एक अणु पदार्थ को प्रतिमिनट परिवर्तित (transformation) करता है या बदलता है।

actomyosin (एक्टोमायोसिन)—एक्टिन सूत्र (actinfilaments) और मायोसिन (myosin) कण जो पेशी तन्तु (fibres) बनाते हैं, का एक तन्त्र जो मिलकर पेशी की सिकुड़न तथा फैलाव लाता है।

acu (एक्यू)—सुई, सूचि।

acuity (एक्यूटी)—तेज, नुकीली।

acuity of bearing (एक्यूटी ऑफ बियरिंग)—श्रवण सुतीक्ष्णता; सुनने की प्रखर शक्ति।

acumeter (एक्यूमीटर)—सुनने की जाँच करने का यन्त्र।

acuminate (एक्यूमीनेट)—तीक्ष्णाग्र; आगे से तेज नुकीला।

acupressure (एक्यूप्रेशर)—सुई दाब; सुई निधान से रक्त वाहिनियों का संकोचन।

acupuncture (एक्युपंक्चर)—सुई से हुआ छेद; सूचि छिद्र।

acus (एक्स)—(1) सुई (शल्यचिकित्सक-सरजन की)।
(2) सुई सदृश्य प्रवर्धन; प्रशूल।

acute (एक्यूट)—(1) तीव्र; उग्र।
(2) छिप्र· रोग; ऐसा रोग जिसके उग्र या तीव्र लक्षण (severe symptoms) होते हैं तथा अल्पकालिक (short duration) होता है।

acute disease (एक्यूट डिजीज)—तीव्ररोग; छिद्ररोग।

acuten aculum (एक्यूटन एकूलम)—सुई संलग्नक (होल्डर)।

acutorsion (एक्यूटोर्सन)—सूचि-व्यावर्तन। स्त्रावी रूधिर वाहिका की ऐंठन (मरोड़) से उत्पन्न हुआ दबाव।

acyanoblepsia, acynopsia (एसयानोब्लेपसिया, एसायनोपसिया)—नील अक्षमता; नीलअभेदता; नीले रंग को पहिचानने की असमर्थता।

acyanotic (एसायनोटिक)—श्याविक; सायनोटिक; नील रोगी।

acyesis (एसियेसिस)—(1) स्त्री वंध्यता (sterility in woman)
(2) गर्भ की अनुपस्थिति; गर्भ का न होना।

acystia (ऐसिस्टिया)—अआशयता; आकोषिता; कोषिका या आशय का जन्म से (जन्मजात) न होना।

acystinervia (एस्टनरविया)—आशय पक्षाघात।

A.D.--auris dextra (ओरिस डेक्सट्रा)—दायाँ कान।

ad--उप; समीप; अभि अर्थ का उपसर्ग।

ab--अप, परे, दूरी पर, दूर का उल्टा (विलोम-opposite)।

adactylia (एडेक्टीलिया)—अअंगुलिक; जन्मजात उंगलियों का न होना।

adamantine (एडामेन्टाइन)—इनेमल सम्बन्धी; दन्त वल्कीय।

adamanoblast (एडामेनोब्लास्ट)—इनेमल कोशिका; दन्त वल्क कोशिका।

Adam's apple (एडम्स एपिल)—टेटुआँ (गले का बाहरी उभार)।

adaptation (एडेपटेशन)—सधानता; उपयुक्तता; अनुकूलता।
(1) किसी अंगी का पर्यावरण से अनुकूल (उपयुक्त) होना। प्राणी की रचना, क्रिया और स्वभाव में परिवर्तन कर देने वाली वह प्रक्रिया (process) जिसके कारण वह अपने वातावरण (environment) या जीवन-विधि (mode of life) के अनुकूल या उपयुक्त बन जाता है।

उपयुक्ततायें निम्न हो सकती हैं—

(1) विकासीय (evolutionary)

समष्टि उपयुक्ता—जीवित अंगी का वह लक्षण जो उन्हें वातावरण के प्रति उत्तर जीविता के हेतु अधिक अवसर प्रदान करता है। ऐसे लक्ष्य संतति में भी पहुँचते हैं। अतः प्राकृतिक वरण समिष्ट में उपयुक्तता लाता है।

विशिष्ट लक्षण उपयुक्तता—जीवित अंगी का कोई ऐसा विशिष्ट लक्षण प्राप्त करना जिससे वह विनाश से बचाव कर सके।

विशेष क्रिया उपयुक्तता—जैसे उड़ान—अंगी का उड़ान जैसा लक्षण अपनाया जाना, जिससे उत्तर जीविता प्राप्त होती हो।

(2) कार्यकीय (physiological)

अंगी में ऐसे परिवर्तन जो किन्हीं वातावरणीय दशाओं के प्रति अधिक से अधिक प्रतिक्रिया करने हेतु उपयुक्त कर देवें। ऐसी उपयुक्तता कार्य की उपयुक्तता होती है।

(3) संवेदीय (sensory)—

किसी निरन्तर उत्तेजना के प्रति संवेदीय अंग का संवेदना के प्रति उदासीन या उपयुक्त हो जाना यद्यपि वही संवेदी अंग तीव्र उत्तेजना प्राप्त होने पर पुनः क्रियाशील होते हैं। जैसे स्पर्शग्राही।

adenalgia (एडिनेलजिया)–ग्रन्थि शूल, ग्रन्थि पीड़ा, किसी ग्रन्थि (gland) का दर्द।

adenase (एडीनेस)–प्लीहा (spleen), क्लोम (pancreas) और यकृत (liver) में पाया जाने वाला एन्जाइम (enzyme)। एडीनेस एन्जाइम एडीनाइन (adenine) कोशिकीय पदार्थ को जल विघटन (hydrolyse) कर हाइपोजेन्थीन (hypoxanthine) में बदल देता है।

adenasthenia (एडिनेसथेनिया)–ग्रन्थि-शैथिल्यता, ग्रन्थि न्यून-कार्य दक्षता, किसी ग्रन्थि की सक्रियता में कमी।

adendric (एडेन्ड्रिक)–अद्रुमक, बिना द्रुमुक या डेन्ड्रोन (dendron) वाला।

adenectomy (एडीनोक्टोमी)–ग्रन्थि उच्छेद, ग्रन्थिच्छेदन, किसी ग्रन्थि (gland) को काटकर बाहर निकाल देना।

adenectopia (एडिनेक्टोपिया)–ग्रन्थि स्थान भ्रंशता, किसी ग्रन्थि का स्थान से हटाना (स्थानान्तर करना)।

adenemphraxis (एडिनेइमफ्रेक्सिस)–ग्रन्थि वाहिनी बाधा (प्रतिबन्ध), किसी ग्रन्थी नलिका का रुक जाना।

adeniform (एडैनीफोर्म)–ग्रन्थि सम, ग्रन्थि जैसी आकृति वाला।

adenine (एडीनीइन)–$C_5H_5N_5$ जन्तु और वनस्पति कोशिकाओं में पाया जाने वाला एक सफेद (श्वेत) रवेदार (crystalline) क्षारक (base) पदार्थ।

adenitis (एडिनीटिस)–ग्रन्थि शोथ, ग्रन्थि की सूजन, ग्रन्थि प्रदाह।

adeno (एडिनो)–ग्रन्थि अर्थ का उपसर्ग।

adenocanthoma, or adenocarcinoma (एडिनोकेनथोमा और एडिनोकारसीनोमा)–ग्रन्थि कैंसर।

adenoblast (एडिनोब्लास्ट)–(1) ग्रन्थि कोशिका।

(2) ग्रन्थिज,–ग्रन्थि ऊतक को बनाने वाली कोशिका।

adenocellulitis (एडिनोसेल्युलाइटिस)–ग्रन्थि प्रदाह, ग्रन्थि और उसके आस-पास के ऊतकों की सूजन।

adenocyte (एडिनोसाइट)–ग्रन्थि की परिपक्व स्राविक कोशिका।

adenodynia (एडिनोडायनिया)–ग्रन्थि में दर्द।

adenogenous (एडिनोजीनस)–ग्रन्थि ऊतक से उद्भिद्।

adenography (एडिनोग्राफी)–ग्रन्थि व्याख्या, ग्रन्थि विज्ञान, वह विज्ञान जिसमें ग्रन्थि की रचना (anatomy) कार्य (physiology), ऊतक (histology) और रुग्णता (pathology) आदि का वर्णन करता है।

adenohypersthenia (एडिनोहाइपरएसथेनिया)–ग्रन्थि की अत्यधिक सक्रियता।

adenohypophysis (एडिनोहाइपोफाइसिस)–हाइपोफाइसिस सेरेब्राई (hypophysis cerebri) का अग्र या ग्रंथिल भाग।

adenoid (एडिनोइड)–

(1) ग्रन्थि सम।

(2) कण्ठशालक, नासाकण्ठ (nesopharynx) में स्थिति ग्रन्थिल ऊतकों का बढ़ा हुआ पिण्ड और जिसको कण्ठीय गुटिका या जिव्हा मूल ग्रन्थि (pharyngeal tonsil) कहा जाता है।

adenoidectomy (एडिनोइडएक्टोमी)–एडीनोइड कर्तन, एडीनौइड ग्रन्थि को काटकार बाहर निकाल देना।

adenoditis (एडिनोइड आइटिस)–एडीनौइड की सूजन।

adenography (एडिनोग्राफी)–ग्रन्थि व्याख्या।

adenoma (एडीनोमा)–ग्रंथिल ऊतकों से बनी अधिच्छेद (epithelial) गांठ या ट्यूमर (tumar)।

adenomalacia (एडिनोमलेसिया)–ग्रन्थि मृदुता, किसी ग्रन्थि का अत्यधिक मुलायम होना।

adenomatome (एडिनोमाटोम)–एडीनौइड काटने वाली कैंची।

adenomere (एडिनोमियर)–ग्रन्थि अंश; विशेषकर वर्धित ग्रन्थि की ग्रन्थिस्थल गुहा का अन्ध अत्य (terminal) अंश या भाग।

adenomyofibroma (एडिनोमायोफिबरोमा)–ग्रन्थि पेशी शोध, ग्रन्थि पेशी ट्यूमर, ग्रन्थि-पेशी गाँठ, ऐसी तन्तु ट्यूमर या गाँठ (fibroma) जिसमें ग्रन्थिल और पेशी दोनों प्रकार के तत्व सम्मिलित रहते हैं।

adenomyoma (एडिनोमायोमा)–गर्भाशय ट्यूमर (गाँठ)।

adenomyosarcoma (एडिनोमायोसार्कोमा)–ग्रन्थि पेशी मांसार्बुद।

adenomyosis (एडिनोमयोसिस)–भित्ति पेशी में ग्रन्थि ऊतकों का अतिक्रमण (invasion)।

adenomyxoma (एडिनोमिक्सोमा)–शलैष्म ग्रन्थिल शोध (ट्यूमर) शलैष्म और ग्रन्थिल ऊतकें से बना ट्यूमर (गाँठ)।

adenoneus (एडिनोनियस)–शोथ, ग्रन्थि वृद्धि या ट्यूमर, ग्रन्थि स्फीति।

adenoneure (एडिनोन्योरे)—ग्रन्थि नियन्त्रक तन्त्रिका कोशिका, ऐसी तन्त्रिका कोशिका जो ग्रन्थि की कार्यक्षमता को नियन्त्रित करती है।

adenopathy, adenosis (एडिनोपैथी, एडिनोसिस)—ग्रन्थि रोग, ग्रन्थि का कोई भी रोग।

adenopharyngitis (एडिनोफैरिन्जाइटिस)—गलकोष ग्रन्थि प्रदाह, जिव्हामूल ग्रन्थि प्रदाह; गले में जिव्हामूल स्थित ग्रन्थि अर्थात टोन्सिल का सूजन रोग।

adenophthalmia (एडिनोफ्थेलिमिया)—मीबोमियन (meibomian) ग्रन्थियों की सूजन, स्नेहिका ग्रन्थि सूजन, आँखों के लपक पर स्थित ग्रन्थियों (मीबोमियन ग्रन्थियाँ) जिनमें चिपचिपा लसदार पदार्थ निकलता है, उनके सूजने का रोग।

adenosclerosis (एडिनस्क्लीरोसिस)—ग्रन्थि कठिन्यता, ग्रन्थि का सख्त या काठिन्य हो जाना।

adenosine (एडिनोसाइन)—एक केन्द्रक (nucleus) रसायन, जिसमें एडीनाइन (adenine), पेन्टोस शर्करा (pentose sugar) और फास्फोरिक अम्ल (phosphoric acid) होता है।

adenotome (एडिनोटोम)—ग्रन्थि कर्तन यंत्र।

adenotomy (एडिनोटोमी)—(1) ग्रन्थि संरचना ज्ञान, ग्रन्थि शरीर ज्ञान।

(2) ग्रन्थि कर्तन।

adenotonsillectomy (एडिनोटोन्सिललैक्टोमी)—टॉन्सिल और एडीनौइड ग्रन्थियों को काट कर निकाल देना।

adermia (ऐडर्मिया)—त्वक्हीनता, त्वचा की अनुपस्थिति।

adermogenesis (ऐडरमोजेनेसिस)—अपूर्णत्वक् वर्धन, त्वचा का अपूर्ण वर्धन; ADH (ऐडीएच)—ऐन्टीडायूरेटिक हार्मोन।

adhesion (एड्हीशन)—आसक्ति, संसक्ति, आसंग, संलग्नता—, चिपकना, भागों का परस्पर जुड़ना।

adhesone (एडहीसोन)—चिपकने वाला।

adhesiotomy (ऐडहीसियोटोमी)—जुड़े हुए भागों की शल्य चिकित्सा (सर्जरी) द्वारा पृथक करना।

adiactinic (एडीएक्टिनिक)—अविघटनामिक किरणी, अविघटनाभिक (एक्टिनिक) किरणों के लिये अभेद्य (impervious)।

adiadochokinesis (एडियाडोकोकाइनेसिस)—अव्यवस्थित गतिकारी; असंनिधानित गतिकी; ठीक, गति करने की क्षमता न रखने वाला।

adiaphoresis (एडियाफोरेसिस)—स्वेद न्यूनता, पसीने की कमी; स्वेदाभाव।

adiaphoria (एडियाफोरिया)—समउत्तेजना उदासीनता, उसी उत्तेजना के प्रति उदासीन होना; पूर्व समान उत्तेजना का कोई प्रति उत्तर न होना।

adiapneustia (एडियान्यूस्टिया)—स्वेदन न्यूनता; पसीने की कमी।

adiastole (एडियास्टोल)—हृत्प्रसार अभाव; हृदय के प्रसार का अभाव।

adiathermancy (एडियाथरमेनसी)—ताप किरण अभेद्यता; ताप किरणों (heat rays) के लिये अभेद्यता (imperviousness)।

adicity (एडीसिटी)—संयोजकता।

adipectomy (एडीपेक्टोमी)—वसामय ऊतक (adipose tissue) का उच्छेदन (excision)

adiphenine (एडीफेनाइन)—एक दवा विशेष जिसका प्रयोग परासंवेदीय तंत्र (parasympathetic) रोधी या अंसकोचक (antispasmodic) की तरह किया जाता है।

adipic (एडीपिक)—वसा सम्बन्धी।

adipo (एडीपो)—वसा अर्थ का उपसर्ग।

adipocele (एडीपोसील)—कोई भी वसायुक्त असामान्य बढ़ा हुआ भाग, मेदोमय वृद्धि।

adipocellular (एडीपोसेल्यूलर)—कोई भी वसा और बन्धक ऊतकों से बनी संरचना, मेदोमय कोशिकीय।

adipocere (एडीपोसेरे)—वसाशिक्थ, मृत देह से निकली हुई वसा या मोम सदृश पदार्थ।

adipofibroma (एडीपोफाईब्रोमा)—वसाट्यूमर, वसायुक्त सूत्री ट्यूमर (माँसल गाँठ)।

adipogenous (एडीपोजीनस)—वसा-उत्पादक, मेदवर्धक, वसा (मेद) उत्पन्न करने वाला।

adipoid (एडीपोइड)—वसामय, मेदोमय, लिपोइड, कोशिकीय वसा।

adipokinesis (एडोपोकाइनेसिस)—वसागतिक्षमतीयता, वसा के शरीर में स्थिर न रहने देना; देह में वसा को गतिशील करना।

adipokinin (एडीपोकाइनिन)—अग्रपिट्यूटरी ग्रन्थि का एक कारक (factor) जो संचित वसा को अस्थिर या गतिक्षम करने में शीघ्रता लाता है।

adipolysis (एडीपोलाइसिस)—वसानाशक, वसापाचन, वसा

विलयता।

adipoma (एडीपोमा)—वसाट्यूमर, लिपोमा।

adiponecrosis (एडीपोनेक्रोसिस)—वसाक्षय; वसा ऊतकों का क्षय।

adipopexis (एडीपोपेक्सिस)—वसा संग्रह।

adipose (एडीपोज)—वसायुक्त, वसामय, मेदोमय।

adiposis (एडीपोसिस)—वसा रोग; वसा के एकत्रित होने अथवा वसा के ह्रास से उत्पन्न दशा।

adipositis (एडीपोसीटिस)—वसा ऊतकों की सूजन, वसा प्रदाट (inflammation)।

adiposity (एडीपोसिटी)—स्थूलता, मेदुरता।

adiposuria (एडीपोसूरिया)—वसायुक्त मूत्र, मूत्र में वसा का होना।

adipsia **(एडीपसिया)**—पानी पीने की इच्छा न होना, तृषनाहीनता, पिपासा परित्याग।

aditus (एडीटस)—छिद्र या प्रवेश स्थल, शरीर की विभिन्न आकृतियों का आने-जाने का मार्ग।

adjuvant (एडजूवेन्ट)—सहकारिक; ऐसा पदार्थ या दवा जो दूसरे पदार्थ या दवा को सहायता देती है।

adnerval (एडनरवल)—तंत्रिका समीप; तंत्रिका की ओर।

adnexa (एडनेक्सा)—(1) अवयव।

(2) सहायी अंग।

adnexogenesis (एडनेक्सोजेनेसिस)—सहायी अंगजता; सहायी अगोत्यादकता।

adnexopexy (एडनेक्सोपेक्सी)—शल्यता से डिम्बवाहिनी या अण्डवाहिनी (oviduct) और डिम्भ ग्रन्थि या अण्डाशय (ovary) का रोपण (fixation)।

adolescence (एडोलसेन्स)—किशोरावस्था; यौवनावस्था; प्रौढ़ता का आरम्भ।

adoral (एडओरल)—अभिमुखीय,

(1) मुंह के समीप स्थित।

(2) मुंह की ओर लक्षित (निर्दिष्ट)।

ADP (एडीपी)—एडिनोसाइन डाइफोस्फेट (adenosine diphosphate)। एक सह एन्जाइम, जो एटीपी (ATP) एडीनोसाइन ट्राइफोस्फेट (adinosine triphosphate) के साथ सहयोग कर जीवित प्राणियों में ऊर्जा स्थानान्तरित करता है।

adrenal (एड्रिनल)—(1) एड्रिनल ग्रन्थि।

इसे सुपरारीनल ग्लैण्ड (suprarenal gland) या उपवृक्क ग्रन्थि भी कहा जाता है। इस ग्रन्थि से एड्रीनेलिन हार्मोन निकलता है। यह हार्मोन भय या क्रोध की दशा में अधिक मात्रा में निकलता है। यह शर्करा (sugar) को बढ़ाता तथा हृदय की गति को बलिष्ठ ओर तीव्र करता है।

(2) वृक्क (kidney) के समीप।

adrenalectomy (एड्रिनलएक्टोमी)—एड्रिनल ग्रन्थि का अच्छेदन (excission)। एड्रीनल ग्रन्थि को काट कर बाहर निकालना।

adrenalin (ऐड्रीनेलिन)—एड्रिनल ग्रन्थि का हार्मोन (उद्दीपक रस), यह रस भय या क्रोध की दशा में अधिक मात्रा में निकलता, शर्करा (sugar) को बढ़ाता और हृदय की गति को बलिष्ठ तथा तीव्र करता है।

(2) एपीनेफरीन (epinephrine) एड्रिनल हार्मोन का रासायनिक या व्यापारिक नाम।

adrenalinemia (एड्रिनलीनेमिया)—एड्रिनेलिन 'रक्तरोग' रक्त में एपीनेफरीन अर्थात एड्रिनेलिन का होना।

adrenalinuria (एड्रिनलीन्यूरिया)—एड्रिनेलिन 'मूत्ररोग', मूत्र में एपीनेफराइन अर्थात एड्रिनेलिन का होना।

adrenalism (एड्रिनलीन्यरिया)-एड्रिनेलिन रोग (रुग्णता)। एड्रिनेलिन का ठीक से कार्य न करने के कारण अस्वस्थता।

adrenalitis (एड्रिनलआइटिस)—एड्रिनेलिन ग्रन्थि की सूजन; एड्रिनेलिन प्रदाह (inflammation)।

adrenergic (एड्रिनरजिक)—एड्रिनेलिन से सक्रियक (उत्तेजित) तंत्रिका सूत्र।

adrenic (एड्रिनिक)—एड्रिनेलिन ग्रन्थि सम्बन्धी।

adrenocorticomimetic (एड्रिनो-कॉर्टिकोमिमेटिक)—(रसायन विशेष), एड्रिनेलिनवल्क (cortex) के स्राव या उसके हार्मोन सदृश प्रभाव रखने वाला।

adrenocorticotropic (एड्रिनोकोर्टिकोट्रोपिक)—एड्रिनलवल्क उत्तेजनी, एड्रीनोकॉर्टिकोट्रोपिक, एड्रिनल वल्क (adrenal cortex) पर उत्तेजनात्मक (stimulating) प्रभाव डालने वाला।

adrenolytic (एड्रिनोलिटिक)—एड्रिनल-विपरीतक; एड्रिनल ग्रन्थि या एपीनेफरीन के प्रभाव को विपरीत, या उलटने (पलटने) वाला।

adrenomegaly **(एड्रिनोमिगैली)**—एड्रिनल महाकायता, एड्रिनल ग्रन्थि की असाधारण वृद्धि।

adrenopathy (एड्रिनोपैथी)—एड्रिनल-रुग्णता, एड्रिनल ग्रन्थि सम्बन्धी कोई रोग।

adrenotoxin (एड्रिनोटोक्सिन)—एड्रिनल-विष, एड्रिनल ऊतक

का इन्जेक्शन लगाने से उत्पन्न प्रतिरक्षी (प्रतिविष-antibody)।

adrenotropism (एड्रिनोट्रोपिज्म)—एड्रिनल वृत्ति (अभिवृत्ति)। अन्तः स्रावी घटन में एड्रिनल ग्रन्थि की प्रभुत्वता।

ADS (एडीएस)—एन्टीडाइयुरिटिक हार्मोन या पदार्थ, (antidiuretic substance) प्रतिमूत्रक हार्मोन।

adsorb (एडर्जोब)—तल शोषण; तल पर जब्ज करना।

adsorbent (एडजोरवेन्ट)—अवशोषक, ऐसे पदार्थ जो दूसरे पदार्थों या कणों को अपनी ओर खींच कर धारण कर लेते हैं।

adsorption (एडजोर्प्सन)—शोषण, सोखना, वह क्रिया जिससे अन्य पदार्थ अपने में शोषित या सोखे जाते हैं। अर्थात यह वह शोषण प्रक्रिया है जिसमें अंत्र शोषण में अन्य किसी पदार्थ को अपने साथ लेकर शोषित होता है।

adtorsion (एडटोरसन)—चक्षु ऐंठन (मरोड़), दोनों आँखों का अन्दर की ओर ऐंठ या घुमा लेना।

adventitia (एडवेन्टीटिया)—वाह्य कंचुक, किसी अंग या आकृति का वाह्य स्तर, मुख्तः धमनी (artery) का वाह्यस्तर।

adventitious (एडवेन्टीसीयस)—अस्वाभाविक; अपस्थानिक।

adynamtia (एडीनेमटिया)—जैवी शक्तियों का अभाव; दुर्बलता।

Aedes (एडीज)—मच्छरों का एक वंश (genus), जिसमें लगभग 600 जातियाँ (species) होती हैं।

aerenterectasia (एरनटेरक्टेशिया)—वातपूरित अंत्र, वातोच्छून वायु या गैस से अंत्र (intestine) का फूला (distention) होना।

aeriform (एरीफोर्म)—वायुसदृश; गैसीय।

aerobacter (एरोबैक्टर)—वायु जीवाणु; एक प्रकार के बैक्टीरिया जो वायु अर्थात आक्सीजन में जीवित रहता है।

aerolic (एरोलिक)—वायु जीवी; वे जीव जो वायु की उपस्थिति में जीवित रहता है।

aerobic (एरोबिक)—वायु जीवी।

aerobiology (एरोबायलोजा)—वायु जीवी विज्ञान; वायु जैविका; वायु (आक्सीजन) में जीवित रहने वाले प्राणियों सम्बन्धी विज्ञान।

aerobion (एरोबीयन)—एक वायु जीव।

aerobiosis (एरोबायोसिस)—वात-जीवन, ऐसा जीवन जिसके लिये वायु (आक्सीजन) की आवश्कता होती है।

aerocele (एरोसील)—वायु भरने से बना ट्यूमर (tumor)।

aerocolpos (एरोकोलपस)—गैस से योनि (vagina) का फूला होना।

aerocoly (एरोकोली)—गैस से वृद्धांत्र (colon) का फूला होना।

aerodontalgia (एरोडोण्टेलजिया)—वात दन्त पीड़, ऊँचाई (high altitude) पर वातावरण के दबाव में कमी आ जाने के कारण दांत में दर्द।

aerodentics (एरोडेन्टिक्स)—दन्त चिकित्सा की एक शाखा जिसके अन्तर्गत ऊँचाई पर उड़ने पर दाँतों पर प्रभाव का अध्ययन किया जाता है।

aerodromophobia (एरोड्रोमोफोबिया)—वायु मात्रा से भय।

aerodynamics (एरोडायनेमिक्स)—वायु गतिकी, वायु गतिक विज्ञान।

aeroembolism (एरोइमबोलिज्म)—वाधित रुधिर वाहिका, रक्तनलिका या रुधिर नलिका का वायु या गैस से रुक जाना।

aeroemphysema (एरोइमफाइसीमा)—वाती ऊतक, शरीर ऊतकों में वायु या गैस का होना।

aerogastrocolia (एरोगैस्ट्रोकोलिया)—आमाश्य (stomach) और वृहदंत्र (colon) में गैस या वायु का होना।

aerogen (एरोजन)—वातजन, वायु जन; वायु जन जीवाणु; वायु उत्पन्न करने वाला बेसीलस (bacillus)।

aerogenesis (एरोजेनेसिस)—वायु उत्पन्न करना; वायु जनन; वात जनन।

areogram (एरोग्राम)—वायु का इन्जेक्शन लगाकर किसी अंग का एक्सरे लिया हुआ।

aerrohydrotherapy (एरोहाइड्रोथिरेपी)—वायु और जल चिकित्सा।

aeromedicine (एरोमेडीसन)—वायुयान में उड़ने में सहायक दवा।

aerometer (एरोमीटर)—बात या गैस घनत्व मापी; गैस के घनत्व (density) को नापने वाला यन्त्र।

aeromicrobe (एरोमाइक्रोब)—वायु जीवी; अणु जीवी; वायु जीवी सूक्षमांगी।

aeroneurosis (एरोन्यूरोसिस)—वायु-तन्त्रिका विकार; हवाई जहाज में उड़ने वाले क्रियाशीलक (functional) तंत्रिका विकार (nervous disorder)।

aero-otitis (एरो-ओटाइटिस)—वायु-मध्य कर्ण प्रदाह वायु दबाव में परिवर्तन होने के कारण मध्य कर्ण (middle ear) का सूजना।

aeropathy (एरोपैथी)—दबाव रुग्णता; वायु दबाव के कारण

उत्पन्न रोग।

aeroperitonia (एरोपैरीटोनिया)–उदरास्तर या पेरीटोनियल गुहा (peritoneal cavity) में वायु या गैस का होना।

aerophagia (एरोफेजिया)–वायु भक्षकः स्वभाव से वायु को निगलने (लेने) वाला।

aerophilous (एरोफिलस)–वायु प्रेमी, उपयुक्त वृद्धि के लिये वायु की आवश्यकता रखने वाला।

aerophobia (एरोफोबिया)–वायु भय, वायु से डरने वाला, वायु से आतंकित।

aerophore (एरोफोर)–हवा भरना, अचेत उत्पन्न बच्चों के फुफ्फुस को फुलाना। नवजात बालक के फेफड़े में हवा भरना (पहुँचाना)।

aerophite (एरोफाइट)–वायुपादप; वायु सूक्ष्मांगी। ऐसा पौधा जो केवल हवा (वायु) की उपस्थिति में ही जीवित रहता है।

aeropiesotherapy (एरोपीसोथिरेपी)–वायु चिकित्सा, विरलित (rarefied) या संपीडित (compressed) वायु से इलाज (चिकित्सा)।

aeroplethysmograph (एरोप्लेथिसमोग्राफ)–उच्छवास लेखा चित्र या ग्राफ यन्त्र उच्छवासन (expiration) प्रक्रिया में निकाली हुई गैस का लेखा चित्र (graphically) द्वारा खींचने का यन्त्र; छोड़ी हुई श्वांस का लेखा चित्र या ग्राफ खींचने का यन्त्र।

aeroscope (एरोस्कोप)–वायु शुद्धता मापक यन्त्र, वायु की शुद्धता जांचने वाला यन्त्र।

aerosol (एरोसोल)–गैस घोल; गैस कलिल घोल।

पदार्थ विशेष जिनका कि सूक्ष्म कणों के रूप में छिड़काव रेल के डिब्बों आदि में रोगाणु नाशी (disinfect) करने हेतु किया जाता है। इसके सामान्य यौगिक सोडियम हाइपोक्लाराइट (sodumhypochlorite), एथीलीन (ethylene), ग्लाइकोल (glycol) और प्रोपालीन ग्लाईकोल (propyleneglycol) होते हैं। यह सब के सब निराबिषी (non-toxic) होते है।

aerostatics (एरोस्टेटिक्स)–स्थिर वायु या गैस विज्ञान, वायु परिगणन विद्या सम्बन्धी।

aerotaxis (एरोटैक्सिस)–वायु-अनुचलन; आक्सीजन (oxygen) की उपस्थिति से गतिकारी अंगों (motile organism) में अनुचलन या गति (movement)।

aerotherapy (एरोथिरेपी)–वायु चिकित्सा; वायु से बीमारी का इलाज (चिकित्सा)।

aerothermotherapy (एरोथरमोथिरेपी)–ऊष्ण वायु चिकित्सा; गर्म वायु धाराओं से इलाज।

aerothorax or pneumothorax (एरोथोरेक्स या न्यूमोथोरेक्स)–बात-वक्ष; फुफ्फुस क्षेत्रीय वक्ष (thorax)।

aeotonometer (एरोटोनोमीटर)–वायु तनाव मापक, रक्त में वायु के तनाव नापने का एक यन्त्र।

Aesculapius (एस्क्यूलेपियस)–स्वास्थ्य परमात्मा; रोमन पुराण विज्ञान (Roman mythology) में वर्णित स्वास्थ्य प्रदान करने वाला ईश्वर (God)।

पुराणों में वर्णित देव एपोलो (Apollo) और देवी कोरोनिस (Coronis) के पुत्र का नाम। ग्रीक (Greek) पौराणिक कथाओं में इसका नाम सुविख्यात चिकित्सक (physician) के रूप में इज्जत के साथ लिया जाता है और यह कहा जाता है कि यह असाध्य से असाध्य रोगों को ठीक कर देता था। इसकी प्रशंसा सुनकर देवताओं में भी ईर्ष्या हुई और जीयस (xeus) नाम के एक देवता ने इसका नाश किया। हाइजिया (Hygeia) स्वास्थ्य देवी और पेनेशिया (Panacea) इसकी दो पुत्रियाँ थीं।

aetiology, etiology (एटियोलोजी या इटियोलोजी)–रोग कारण विज्ञान।

afebrile (एफेबरिल)–ज्वरहीन; बिना बुखार के।

affect (एफेक्ट)–प्रभाव, भावना, भावात्मक ज्ञान, चेतना अनुभव।

afflection (एफेक्सन)–शारीरिक अथवा मानसिक रोग।

affective (एक्फेटिव)–प्रभावी।

afferent (एफेरेन्ट)–अन्तर्गामी, अभिवाही, किसी अंग की ओर ले जाने वाले।

affinity (एफीनिटी)–1. बन्धुता, सजातीयता, किन्हीं दो जातियों का पारस्परिक विकासी सम्बन्ध जो मुख्य अंगों की समानता से प्रकट होता है।

2. रासायनिक आकर्षण।

3. स्वाभाविक खिचाव और सम्बन्ध।

afibrinogenemia (एफाइबीनोग्नेमिया)–अफाइब्रिनोजन-रक्ता; रक्त प्रवाह में फाइब्रिनोजन (fibrinogen) की कमी।

afflux, affluxion (एफ्लक्स या एफ्लक्सन)–बहाव, प्रवाह किसी भाग की ओर रक्त या किसी तरल का बहाव।

affusion (एफूजन)–तर करना, जल से गीला करना, जैसे बुखार में सिर पर पानी डालना या छिड़कना।

after birth (आफ्टर बर्थ)–ऑवल, जेर, अपराकला, बच्चे के प्रसव के बाद ऑबल और अन्य कलाओं का बाहर निकालना।

afterbrain (आफ्टर ब्रेन)–अन्तय या पश्च मस्तिष्क, जिसमें

मस्तिष्क का सेरीबेलम (cerebellum) पोन्स (pons) तथा चतुर्थ विवर (fourth ventricle) का मध्यमिक भाग रहता है।

after care (आफ्टर केयर)–उत्तर देख-भाल, बीमारी के बाद बीमार की देखभाल।

after hearing (आफ्टर हियरिंग)–उत्तर श्रवण, उत्तेजना अर्थात् ध्वनि के बन्द हो जाने के बाद ध्वनि का सुनना।

after image (आफ्टर इमेज)–अनुबिम्ब, उत्तेजना के बन्द हो जाने पर रेटीना पर पड़ी बिम्ब की छाप का बने रहना।

after pain (आफ्टर पेन)–अनुदर्द, ऑवल गिर जाने के बाद का दर्द।

afterperception (आफ्टर परसेप्सन)–उत्तर अवगम, उत्तर बोध (ज्ञान); वेदना के बाद उसका बोध (ज्ञान)।

aftersensation (आफ्टरसेन्श्सन)–उत्तर संवेदना; संवेदना या उत्तेजना के बन्द हो जाने के बाद उसका आभास (मालूम) होना।

a function, afunctional (ए फंक्सन या ऐफन्कसनल)–क्रिया हीन, क्रिया की कमी; कार्य की कमी।

agalactia (ऐगेलेक्टिया)–दुग्ध स्राव न्यूनता; दूध के बनने में कमी या बनना बन्द हो जाना।

agamete (एगैमीट)–अजुन्य; अयुग्मक।

agamic (एगेमिक)–अलैंगिक; अयुग्मना; अनिषेंकज। बिना विषय भोग के जन्म लेने वाले (जैसे कुछ कीड़े)।

agamogenesis (एगेमोजैनिसिस)–अनिषेक जनन; अमैथुनी उत्पत्ति; अलिंगीजनन।

aganglionic (एगेन्गलियोनिक)–अगैंगलिया कोशिका का अभाव या न होना; अगुच्छिकी।

aganglionosis (एगैन्गलियोनोसिस)–गैंगलिया-कोशिका हीनता; जन्मजात परासंवेदी गैंगलिया कोशिकाओं का विद्यमान न होना।

agar (ऐगर या अगर)–आगर, एगर, लाल शैवाल (red algae) की कई जातियों से प्राप्त पदार्थ विशेष; एक सामुद्रिक खरपतवार (weed), वैज्ञानिक नाम ग्लाइडियम कार्टीलेजीनियम (Glideym cartilagineym)।

(agar-agar) ऐगर-ऐगर एक संवर्धन माध्यम (culture medium) होता है।

Agarbacterium (ऐगर-बेक्टीरियम)–यह बेक्टीरिया (agar) को पचा लेते हैं।

agastria (एगैस्ट्रीया)–आमाशय का न होना; अ-आमाशयिक; बिना आमाशय (stomach) वाले।

agastroneuria (एगैस्ट्रोन्यूरिया)–आमाशय में तंत्रिका तान (nervous tonicity) का अभाव।

age (ऐज)–आयु, वयस; जीवन-काल; पीढ़ी; युग (एतिहासिक समय)।

aged (ऐजेड)–बुड्ढा वृद्ध, जीर्ण।

agenesia (ऐजेनेसिया)–(1) अपूर्ण वर्धन (imperfect development)।

(2) नपुसंकता, बन्ध्यता, बांझपन।

agenesis (ऐजेनेसिस)–अजनन, भ्रूण (embryo) में किसी अंग का उसके आद्य या मूलांग (primordium) न होने के कारण होना।

agenitalism (ऐजेनीटेलिज्म)–हतपुंस्तकता, नपुंसकता, हिजड़ा वृषण (testes) स्राव की कमी के कारण उत्पन्न दशा।

agenosomia (ऐजिनोसिमिया)–लैंगिक अंगों का अपूर्ण वर्धन।

agent (एजेन्ट)–माध्यम, (1) प्रतिनिधि; कोई व्यक्ति या पदार्थ जिसके माध्यम से कोई कार्य पूरा किया जाता है।

(2) दूसरे के लिये कार्य करने वाला।

agensia (एजेनेसिया)–स्वाद अनुभूति का अभाव।

agger (अगर)–उपरिकर्ष; उत्सेध; उद्धिक्षेप; उत्तंगता, किसी हड्डी आदि का ऊँचा हुआ भाग।

agglutinant (अग्लूटीनेन्ट)–समूहीकृत, (1) गोंद सदृश कार्य करने वाला पदार्थ,

(2) वह पदार्थ जो दो भागों को जुड़ने के लिये प्रोत्साहित करता है।

aggglutination (अग्लूटिनेसन)–सभूहन, संयुजता; संसजता; चिपकना; पृथक कणों का पुंज या समूह बना देना विशेष जैसे बैक्टीरिया का किसी प्रतिविष के प्रभाव से इकट्ठा हो जाना।

agglutinator (अग्लूटीनेटर)–समूही कारक; एकत्रित कराने वाला।

agglutinin (अग्लूटीनिन)–समूहनिन; रक्त द्रव या रक्त-रस (सीरम) में उपस्थित प्रतिरक्षी (antibody) जो अपने समजात (homologus) प्रतिजन (antigen) से मिलकर प्रतिजन (antigen) तत्वों को आपस में मिलाकर गुच्छों में बाँध देते हैं।

यह ऊतकों (tissues) द्वारा उत्पन्न पदार्थ होते हैं जो आक्रमणकारी अंगियों (organisms) का नाश करते हैं। यह कई प्रकार के

होते हैं, जैसे विल्यात्मक या विलयकारी लाइसिंस (lysins), अवक्षेपी (prceipitins), समूहीकारक (agglutinins) और बैक्टीरिया नाशी (opsonins)।

agglutinogen (अग्लूटीनोजन)–समूहनिन उत्पादक, बैक्टीरिया में ऐसा पदार्थ जो शरीर को समूहनिन (agglutinin) बनाने के लिये उत्तेजित करता है।

agglutinophilic (अग्लूटीनोफिलिक)–समूहनिन प्रेमी, आसानी से समूहनिन होने वाले।

aggregation (एग्रीगेशन)–समुच्चय; पुंजता; संग्रहणता।
(2) राशीकृत पुंज, पदार्थ का राशीकृत (गुच्छित) पुंज।

aglaucopsia (एग्लोकोप्सिया)–हरे रंग के विभिन्न शेड (हल्के या गाढ़े) को पहचानने की शक्ति का अभाव या क्षमता का न होना।

aglobulia (एग्लोबूलिया)–रक्त कणिकाओं में अनुपात में कमी या रक्त में लाल कणों का अभाव।

aglossia (एग्लोसिया)–अजिव्हकता; जन्म जात जिव्हा का न होना।

aglossotomia (एग्लोसोटोमिया)–वर्धन विकृता जिसमें जीभ और मुख छिद्र नहीं होता है।

aglutition (एग्लूटीसन)–(1) अलेपन।
(2) निगल न सकना, ग्रास निगलने की शक्ति का न होना।

aglycemia (एग्लाइसीमिया)–शर्कराभाव; रक्त में शर्कर (sugar) का न होना।

agmatology (एग्मेटोलोजी)–अस्थि भंग विज्ञान, हड्डी टूटने सम्बन्धित समस्त ज्ञान।

agnathia (एग्नेथिया)–अधोहनु अभाव; निम्न हनु (lower jaw) का जन्म जात (congenital) न होना।

agnathus (एग्नेथस)–निर्हनु।

agnogenic (एग्नोजेनिक)–अज्ञात उद्‌गमी, जिसके उद्‌गम (origin) का पता न हो।

agnosia (एग्नोसिया)–संवेदना अक्षमता, पहचानने की शक्ति शिथिल पड़ जाना, संवेदनों के आधात को पहचानने की अयोग्यता (शक्ति का न होना),
(1) acouistic, auditotry aganosia **(एग्नोसिया)**–ध्वनि संवेदना अक्षमता, ध्वनि के महत्व को न पहिचानने की क्षमता।
(2) visual agnosia–देखकर वस्तुओं को पहचानने की अक्षमता।

agogue (एगोग या एगोग्यु)–अग्रसारक, प्रेरक, ऐसे पदार्थ या वस्तु जो किसी को अग्रसारित या प्रेरित करते हैं।

agomphiasis (एगोमफियेसिस)–दाँतों को ढीली दशा, दाँतों का ढीला होना।

agonad (एगोनड)–अजननांगी, ऐसा व्यक्ति जिसमें लिंग ग्रन्थि-ढिम्बाशय (ovary) या वीर्य ग्रन्थि (testis) न हों।

agonal (एगोनल)–अति पीड़ा या मृत्यु सम्बन्धी।

agonist (एगोनिस्ट)–विरोधी।

agony (एगोनी)–शारीरिक व मानसिक वेदना; मृत्यु यंत्रणा; संताप।

agorapholia (ऐगोरेफैबिया)–(1) खुले स्थान का भय।
(2) भीड़ से भय।

agorammatism (एगोरेमेटिज्म)–अव्याकरणता, मस्तिष्क में बोलने के क्षेत्र में अव्यवस्था होने के कारण बोलने की क्षमता का अभाव।

agranulocyte (एग्रेंनूलोसाइट)–अकणीश्वेताणु, अकणकोशिका।

agranulocytosis (एग्रेनूलोसाइटोसिस)–अकणीश्वेताणु न्यूनता, अकणकोशिकता, रक्त परिभ्रमण में कणीश्वेताणुओं का कम होना।

agranuloplastic (एग्रेनूलोप्लास्टिक)–अकणी कोशिकाओं का निर्माण करने योग्य।

agranulosis (एग्रेनुलोसिस)–अकणीश्वेताणुन्यूनता।

agraphia (एग्रेफिया)–अ आलेखता, लिखित में विचारों को प्रकट करने की शक्ति का न होना।

agria (एग्रीया)–दु:साध्य स्फोटपूर्ण नि:सरण या उत्क्षेप (an-sitinate pastular eruption)।

agrobacterium (एग्रोक्बैटीरियम)–साइजोमाइसिटीज (schizomycetes) का एक वंशज; (genus) गण–यूबैक्टेरियेलिस (Eubacteriales); कुल–राइजोबायेसी (rhizobiaceae); यह बैक्टीरिया मिट्टी में या पौधों के तने या जड़ में पाया जाता है।

ague (एग्यु)–मलेरिया बुखार, एक प्रकार का शीत ज्वर।

AHG (ए एच जी)–रक्त को थक्का बनाने वाला कारक।

atypnia (एटिपनीया)–अनिन्द्रा, नींद का न आना; (sleeplessness या insomnia)।

A. I. (ए. आई.)–कृत्रिम गर्भाधान।

A. I. D. (ए. आई० डी.)–कृत्रिम गर्भाधान हेतु वीर्य प्रदान करने वाला (artificial insemination donor)।

aichmophobia **(एक्मोफोबिया)**–तीक्षणांत्र आतंकित; तीक्ष्ण यंत्रों से भय खाने वाला।

ailurophobia (एलूरोफोबिया)–बिल्ली-आतंकित, बिल्लियों

से भय खाने वाला।

anhum (एन्हूम)–एक प्रकार की दशा जो केवल श्याम वर्ण मानव नस्लों में हाती है। इसमें चौथी या पाँचवीं पदांगुलि स्वतः जैसे चाकू से काटी गई हो, पृथक हो जाती है, यह कैसे आरम्भ होती है यह अभी तक अज्ञात है।

air **(ऐयर)**–वायु; वात; समीर; गैसों का मिश्रण (mixture) जो आकाश; गगन या वायु मंडल (atmosphere) बनाता है।

***complemental air* (कम्पलीमेंटल एयर)**–पूरक वायु, वह वायु की मात्रा जो सामान्य निःश्वसन (inspiration) के बाद भी बल लगाकर फुफ्फस में ली जा सकती है।

***factitious air* (फेक्टीसियस एयर)**–कल्पित वायु, नाइट्रस ऑक्साइड।

***reserve air, supplenental air* (रिजर्व ऐयर)**–संपूरक वायु; शेष पूरक वायु, रेचक वायु, वह वायु की मात्रा जो साधारण प्रश्वास के पश्चात भी निकाली जा सकती है।

***residual air* (रेजीड्युल ऐयर)**–अवशिष्ट वायु, साँस छोड़ने पर जो हवा फेफड़े में शेष रह जाती है।

tidal air (टाइडल ऐयर)–श्वास-प्रश्वास वायु, ज्वारीय वायु, टाइडल वायु, सामान्य साँस में जो हवा फेफड़े में ली जाती है, अर्थात् निश्वसन (inspiration) और प्रश्वसन (expiration) में ली गई वायु की मात्रा।

air cells (ऐयर सेल्स)–वायु कोशिकायें, वायुकूपिकायें या गर्तिकायें,

(1) झर्झरास्थि (एथमोडइ-ethmoid), या मेस्टोइड (mastoid) की गुहिकायें या कोटरें (cavities),

(2) फुफ्फस की बाह्य गर्तिकायें, इन्हें एल्विभोलाई (alveoli) भी कहा जाता है।

airway (ऐयरवे)–(1) वायु मार्ग, वह पथ या मार्ग जिससे वायु फेफड़े में घुसती तथा बाहर निकलती है।

(2) वायु नलिका, सामान्य संवेदनाहरण (anaesthesia) प्रक्रिया में वह नलिका जिसका प्रयोग बिना रुकावट के श्वसन (respiration) करने हेतु किया जाता है।

akaryocyte (ऐकेरिओसाइट)–रक्ताणु, लाल रक्त कण।

akatamathesia (ऐकेटामैथेसिया)–ज्ञान शक्ति अभाव, मूढ़ता, समझने की शक्ति का न होना।

akathisia (ऐकाथीसिया)–अशान्ति और चिन्ता की दशा।

akinesis (ऐकाइनेसिस)–गति शक्ति हीनता, पेशी गति की आसारण कमी या अनुपस्थिति।

akinesthesia (एकाइनेसेथेसिया)–गति अनुभूति का अभाव।

Al–'Al' (एल्यूमीनियम)–(aluminium) तत्व का रसायनिक प्रतीक (symbol)।

ala (एला)–पक्षक, पक्ष, पक्षनुमा प्रवर्धन।

alalia (एलेलिया)–वाक् शक्ति ह्रास; वाणी ह्रास, बोलने की शक्ति का ह्रास (क्षय)।

alanine (एलेनाइन)–CH_3 CH (NH_2) COOH; एक प्राकृतिक पाया जाने वाला अमीनो अम्ल (aminoacid) जिसमें NH_2 समूह होता है। यह शरीर में सरलना से ही संश्लेषित होता रहता है।

alar (एलर)–(1) पक्षकोपम; पक्षाभ; पक्षाकार।

(2) बगल (कक्ष या काँख) सम्बन्धी।

alastrim (एलास्ट्रिम)–चेचक या छोटी माता (smallpox) से मिलता-जुलता संक्रामक स्फोटन विशिष्ट (eruptive) ज्वर।

alba (एलबा)–श्वेत; सफेद; धवल।

albation (एलबेशन)–सफेद करना।

albedo (ऐलबीडो)–धवलता; सफेदी।

albicans (एलबीकेन्स)–श्वेत; सफेद।

albinism (एलबीनिज्म)–धवलता; रंगहीनता। जन्म-जात शरीर के भागों जैसे त्वचा; बाल या चक्षु में सामान्य रंगों का न होना।

albino (एलवीनो)–धवल; रंजकहीन व्यक्ति। ऐसा प्राणी जिसमें जन्म से ही त्वचा; रोम; चक्षु आदि में रंग की कमी हो।

albinuria (एलबीनूरिया)–मूत्र का सफेद होना।

albocinereous (ऐलेबोसिनेरियस)–श्वेत तथा धूसर दोनों प्रकार के प्रदार्थों से युक्त।

albuginea (एलबूजीनिया)–श्वेतसूत्रावेष्टन; दृढ़ श्वेत (सफेद) सूत्रीय ऊतकों के बने स्तर से ढँका हुआ कोई भाग या अंग।

albumen, albumin (एल्ब्यूमिन)–श्वेतक, अण्डे की सफेदी, एक सामान्य प्रोटीन पदार्थ जो पानी में घुलनशील, ऊष्मा से स्कंदित (coagulated) तथा संतृप्त घोल (saturated solution) से अमोनियम सल्फेट (ammonium sulphate) द्वारा अवक्षेपित (precipitate) होता है। यह निम्न होते हैं–

अण्डश्वेत यर्थात अण्ड की सफेदी (egg albumin), सीरम अल्बुमिन (serum albumin), दुग्ध अल्बुमिन (lact albumin), पेशी अल्बुमिन, (myo albumin) ल्यूकोसिन, (leucosin) गेहूँ में पाया जाने वाला वनस्पति अल्बुमिन।

albuminate (एल्बुमीनेट)–ऐल्ब्युमिन और क्षारक (base) का यौगिक।

albuminatutria (एल्ब्युमिनेटुरिया)–मूत्र में एल्ब्युमिनेट्रस का अधिक होना।

albuminemia (एल्ब्युमिनेमिया)–रक्त में एल्ब्युमिन का अधिक होना।

albuminiferonus (एल्ब्युमिनिफेरस)–एल्ब्युमिन रोगी।

albuminimeter (एल्ब्युमिनीमीटर)–एल्ब्युमिन के अनुपात को नापने का यंत्र।

albuminiparous (एल्ब्युमिनीपैरस)–एल्ब्युमिन उत्पादी।

albuminiocholia (एल्ब्युमिनोकोलिया)–पित्त में प्रोटीन का होना।

albuminoid (एल्ब्युनोइड)–एल्ब्युमिन सदृशः एल्ब्युमिनीयम जैसे स्क्लीरोप्रोटीन (scleroprotein)।

albominolysis (एल्ब्युमिनीलाइसिस)–एल्ब्युमिन विभक्तक। ऐसा लाइसीन (lysin) पदार्थ जो एल्ब्युमिन का विभाजन (विभक्त) करता है; एल्ब्युमिन विघटक।

albuminometer (एल्ब्युमिनोमीटर)—एल्ब्युमिन-मापक यंत्र, किसी तरल जैसे मूत्र में एल्ब्युमिन की मात्रात्मक (quantitative) मात्रा को निर्धारित या नापने का यंत्र।

albuminorrhea (एल्ब्युमिनोरहिया)–एल्ब्युमिन विसर्जन।

alabuminaria (एल्ब्युमिनेरिया)–एल्ब्युमिन का मूत्र में होना।

albuminioscope (एल्ब्युमिनोस्कोप)–एल्ब्युमिन मापक।

albumose (एल्ब्युमोस)–प्रोटीन पाचन का प्रारम्भिक उत्पाद, जो आगे पाचन से एल्ब्युमोस (albumose), पेपटोन (peptone) से बदलता है।

albumosemia (एल्ब्युमोसेमिया)–रक्त में एल्ब्युमोस का होना।

albumosuria (उल्ब्युमोसूरिया)—मूत्र में एल्ब्युमोस का होना।

alcaligenes (एल्केलीजीन्स)–एक प्रकार का बैक्टीरिया विशेष जो केशरूकों (vertebrates) के अंत्र में अथवा डेरी पदार्थों (dairy products) में पाया जाता है।

alcapton (एल्केप्टन)–नाइट्रोजन युक्त पदार्थ जो मूत्र में पाया जाता है।

alcohol (एल्कोहल)–C_2H_6O or C_2H_5OH सुरासार या सुरा, मद्य, शराब, एक रंगहीन, वाष्पीय तरल जो कार्बोहाइड्रेट (carbohydrate) के किण्वन (fermentation) से प्राप्त होता है। अर्थात् हाइड्रोकार्बन (hydrocarbon) का हाइड्रोकिस्ल (OH) युक्त एक यौगिक। इनका वर्गीकरण एक अणु में उपस्थित हाइड्रोक्सिल समूह की संख्या के अनुसार—

अ—एक हाइड्राक्सी (monohydric or monoatomic);
ब—द्विहाइड्राक्सी (dihydric or diatomic)।
स—त्रिहाइड्राक्सी (trihydric ot triatomic)
या
कार्बिनोल समूह की उपस्थिति के अनुसार—

जैसे—प्राथमिक एल्कोहॉल (primary alcohol) जिसमें केवल एक संयोजक कार्बिनोल (CH_2OH) समूह होता है।

द्वितीयक एल्कोहॉल (secondary alcohol) जिसमें दो संयोजक कार्बिनोल समूह=CHOH होते हैं।

तृतीयक एल्कोहॉल (tertiary alcohol) जिसमें तीन संयोजक कार्बिनोल समूह=COH होते हैं।

इसके पीने का प्रभाव केन्द्रीय तंत्रिका तंत्र (central nervous systems) पर अवनमन या अपकर्षण या अपसादक (depression) का होता है। पहले कम मात्रा में लेने पर आरम्भिक प्रभाव जैसे नाड़ी की गति में वृद्धि, गर्माहट का होता है। जिससे समझा जाता है कि यह उत्तेजक (stimulant) व शक्ति संचारक है जो कि केवल भ्रम होता है। अधिक मात्रा लेने से बढ़ता हुआ उत्कर्षण (exaltation), विक्षोभ (excitement) तथा पेशी असंगति (mascular in coordination) का प्रभाव होता है और अधिक मात्रा लेने पर निद्रा (नींद) मूर्च्छा या अचेतनता, उन्मन्ता या गति भ्रंश (उन्माद मस्तिष्क की विकृति) आदि प्रभाव होते हैं। किस व्यक्ति पर कितना प्रभाव होगा और कितनी मात्रा से यह उस व्यक्ति की आदत व मनोबल पर निर्भर होता है। औषधि के रूप में, पिलाकार ईंधन मान (fuel value) अर्थात् शक्ति को बढ़ाने, रक्तवाहिनियों को फैलाने तथा अस्थाई रूप से अच्छा अनुभव कराने के हेतु किया जाता है।

त्वचा पर लगा देने से इसका प्रभाव प्रतिरोधी (antiseptic) तथा कषायक (astringent) होता है। सत्तर प्रतिशत घोल (70% solution) उपकरण या औजार आदि को धोने के काम में लिया जाता है, जिससे औजार स्पर्श दोषहीन हो जाते हैं।

विभिन्न सुरायें (different alcohols)—

***absolute alcohol* (एब्सोल्यूट एल्कोहॉल)**–परिशुद्ध एल्कोहॉल; एब्सोल्यूट एल्कोहॉल; ऐसा एल्कोहॉल जो पाली तथा अन्य अपद्रव्यों (impurutues) हीन होता है।

***benzyl alcohol* (ब्रेन्जाइल एल्कोहॉल)**–$C_6H_5CH_2OH$ रंगहीन तरल, जिसका प्रयोग स्थानीय स्थल को चीड़-फाड़

के समय सुन्न करने के लिये होता है।

***cetyl alcohol* (सिटाइल एल्कोहॉल)**–$C_{16}H_{24}O$; यह ठोस (solid) एल्कोहॉल होता है, जिसका प्रयोग मलहम विलेप (ointment) बनाने में होता है।

***denatured alcohol* (डिनेचर्ड एल्कोहॉल)**–मानव के पीने अयोग्य की गई ऐल्कोहॉल, इसको विकृतीकृत स्पिरिट (methylated spirit) भी कहा जाता है।

ethyl alcohol (इथाइल एल्कोहॉल)–CH_3CH_2OH: यह सामान्य ऐल्कोहॉल होती है।

***isopropyl alcohol* (आइसोप्रोपाइल एल्कोहॉल)**–CH_3 CHOH. CH_3 पारदर्शक, रंगहीन, वाष्पीय तरल जिसका प्रयोग उपकरणों (instruments) को कीटाणु-नाशक तथा छूतनाशक करने तथा मालिश के लिये प्रयोग किया जाता है।

***stearyl alcohol* (स्ट्रीयरिल एल्कोहॉल)**–CH_3 $(CH_2)_{16}$ CH_2OH, ठोस एल्कोहॉलों का मिश्रण। इसका प्रयोग प्रसाधन सामग्री (cosmetics) तथा दवाओं (औषधि) (pharmaceutical) बनाने के लिये होता है।

wood alcohol (वुड एल्कोहॉल)–मिथैनॉल (methnol), इसे मिथाइल एल्कोहॉल (methyl alcohol) भी कहा जाता है।

alcoholase (एल्कोहॉलेस)–एक एन्जाइम जो लेक्टिक अम्ल (lactic acid) को एल्कोहॉल (alcohol) में बदल देता है।

alclholemia (एल्कोहोलेमिया)–रूधिर में ऐल्कोहॉल का होना।

alcoholic (एल्कोहोलिक)–(1) एल्कोहॉल से सम्बन्धित, मद्यसार सम्बन्धी।
(2) मद्य सेवी, मद्य या शराब या एल्कोहॉल पीने वाला।

alcoholism (एल्कोहोलाइज)–शराब पीने से उत्पन्न दशा (रोग), मद्यात्यय, मदिरोमन्तता।

alcoholize (एल्कोहोलाइज)–(1) मद्य या एल्कोहॉल से इलाज किया जाना।
(2) मद्य में परिणित करना।

alcoholomania (एल्कोहोलोमैनिया)–ऐल्कोहॉल की प्रबल इच्छा होना, मद्यपान के लिये लगभग पागल सा होना।

alcoholometer (ऐल्कोहोलोमीटर)–एल्कोहॉल मापक यंत्र, एल्कोहॉल की उपस्थिति मात्रा को नापने का यंत्र।

alcoholophilia (एल्कोहोलोफिलिया)–एल्कोहॉल प्रेमी।

alcoholuria (एल्कोहलूरिया)–मूत्र में एल्कोहॉल का होना।

alcoholysis (एल्कोहोलाइसिस)–एल्कोहॉल से किसी यौगिक का विघटन (decomposition)।

aldehyde (ऐल्डिहाइड)–एक रासायनिक यौगिक जिसमें एक संयोजक समूह (monovalent group)–CHO होता है और जो प्राथमिक एल्कोहॉल (primarty alcohol) के आक्सीकरण (oxidation) से प्राप्त होता है।
उदाहरण–acetaldehyde (acetic aldehyde)
formaldehyde (formic aldehyde)

aldosterone (एल्डोस्टीरोन)–एड्रनल वल्कुट (cortex) द्वारा स्रावित स्टीरोइड (steroid) विशेष जिसका मुख्य कार्य विद्युत-अपघट्य (elecrolyte) को नियंत्रित करना होता है।
{नोट–electrolyte ऐल्केट्रोलाइट विद्युत अपघट्य यौगिक विशेष, जो पानी में घुलने पर आयन (ion) अर्थात् विद्युत युक्त कणों (charged particles) में पृथक हो जाता है। ये कण विद्युत धारा को ले चलने की क्षमता लिये होते हैं।}

aldosteronogenesis (एल्डोस्टीरोजैनेसिस)–एल्डोस्टिरोनजनन, एल्डोस्टीरोन (aldosterone) को उत्पन्न करना।

alecithal (एलेसीथल)–डिम्बान्न हीन, योक हीन, अपीतकी।

alethia (एलीथया)–भूल न सकना।

aletocyte (एलिटोसाइट)–भ्रमण-कोशिका (wandering cell)।

aleukia (एल्युकिया)–रक्त बिम्बाणु (blood platelets) की अनुपस्थिति।

aleukocytosis (एल्युकोसाइटोसिस)–रक्त में श्वेत रक्ताणु का कम उत्पादन।

alexia (एलेक्यिा)–(1) अक्षरान्धता, अक्षरअन्धता,
(2) दृष्टि से बोले गये शब्दों को न पहचानने की क्षमता; दृश्य वाधाघात।

aleydigism (एलेडीजिस्म)–लैडिग (leydig) की अन्तराल कोशिकाओं (interstitial cells) के स्राव की अनुपस्थिति।

algae (एल्गी)–शैवाल, एल्गी, पानी में पाये जाने वाले पौधों का एक समूह विशेष।

algefacient (एल्जीफेसियन्ट)–शीतल; सुखद; तापदाह।

algesia (एलगेसिया)–पीड़ा या दर्द सहन की अक्षमता।

algesthesis (एल्जेसथेसिस)–दर्दनाक उत्तेजना।

algia (एलजिया)–पीड़ा या दर्द अर्थ का उपसर्ग।

algicide (एलजीसाइड)–एल्गी (शैवाल) नाशक।

algid (एलजिड)–शीतल, आशिशिर (chilly)।

alginate (एल्जीनेट)–एल्गीनिक (alginic) अम्ल का एक लवण, जैसे–कैल्शियम, सोडियम या अमोनियम एल्गीनेट। इनका प्रयोग शोषण शील शल्यपट्टी (surgical dressing)

में फोम (foam), फाया (gauge) या मोटी गद्दी बनाने में किया जाता है।

algo (एल्गो)–दर्द या शीतल अर्थ का उपसर्ग पीड़ाजनक।

algogenic (एल्गोजेनिक)–(1) पीड़ा जनक, दर्दकारी, दर्द पैदा करने वाला।

(2) ताप न्यूनक ताप (temperature) को कम करने वाला।

algology (एल्गोलोजी)–शैवाल विज्ञान।

algometer (एल्गोमीटर)–किसी भाग की संवेदनशील क्षमता को नापने का यंत्र।

algophobia (एल्गोफोबिया)–दर्द से भयभीत; दर्द से आतंकित।

algor (एल्गर)–शिशिर; ज्वर जनित शीत।

algor morits (एल्गर मोरटिस)–मृत्यु उपरान्त शरीर का ठंडा होना; जो क्रमशः निश्चित दर पर कुछ काल बढ़ती रहती है और जो पर्यावरण (environmental) के ताप (temperatre) तथा शरीर के रख-रखाव (सुरक्षा) पर निर्भर होती है।

alienia (एलेनिआ)–प्लीहा या तिल्ली (spleen) का अभाव या अनुपस्थित होना।

alination (एलीनेशन)–मानसिक विकृता या विकार।

alienism (एलेनिज़्म)–मानसिक विकृतियों का उपचार या अध्ययन।

alienist (एलीनिस्ट)–मानसिक विचार विशेषज्ञ।

aliform (एलीफॉर्म)–पक्षोपम (wing like)

aliment (एलीमेन्ट)–खाद्य, भोजन, पौष्टिक पदार्थ।

alimentary (एलीमेण्टरी)–अन्न सम्बन्धी, भोज सम्बन्धी।

alimentation (एलीमेन्टेशन)–पोषण देना या लेना।

rectal alimentation **(रेक्टल एलीमेण्टेशन)**–गुदा मलाशय (रेक्टम) में इंजेक्शन लगाकर भोजन पहुँचाना।

alimentology (एलीमेन्टोलोजी)–भोजन विज्ञान, पोषण विज्ञान।

alimentotherapy (एलीमेन्टोथिरेपी)–विधिवत् भोजन द्वारा उपचार।

alinasal (एलीनेजल)–नासा-पक्ष (ala of the nose) सम्बन्धी।

alophatic (एलीफेटिक)–(1) वसा सम्बन्धी;

(2) एलीफेटिक; कार्बनिक यौगिकों (organic compounds) की एक सीरीज जिनमें कार्बोहाइड्रेट का खुला अनुक्रम (open chain) होता है।

aliquot (एलीक्वाट)–गणित में ऐसी गिनती जो दूसरी गिनती को बिना किसी शेष के विभाजित कर दे, जैसे 2, 6 का एलीक्वाट होता है।

alizarin (एलीजेरिन)–$C_{14}H_8O_4$; लाल रंगने वाला यौगिक जो तारकोल (कोल तार) या डामर से प्राप्त किया जाता है।

alkalemia (एल्कालेमिया)–रूधिर या रक्त की असाधारण क्षारीयता (alkalinity)।

alkalescent (एल्कालेसेण्ट)–क्षारीयता की ओर रूझान या प्रवृति।

alkali (अल्कली या एलकली)–क्षार; ऐसे यौगिकों का एक वर्ग जो अम्ल (acid) के साथ मिलकर लवण (salt) तथा वसा (fats) के साथ साबुन (soap) बनाते हैं। इन पदार्थों के घोल लाल लिटमस (red litmus) को नीला कर देते हैं। ये घुलनशील कार्बोनेटस (carbonates) बनाते हैं तथा अल्कली धातु (alkali metal) के हाइड्रोक्साइड (hydroxide) होते हैं।

alkali reserve (अल्कली रिजर्व)–सुरक्षित क्षार; प्रत्येक 100 ml पर धमनी रूधिर (arterial blood) का ऊतक में से गुजरने पर 4 ml कार्बन डाइऑक्साइड (carbon dioxide-CO_2) को अपने में ले लेता है। इसी प्रकार 100 ml शिरा रूधिर (venous blood) जब फेफड़ों में से होकर गुजरता है तो 4 ml, कार्बन-डाइऑक्साइड (CO_2) को मुक्त कर देता है, इस प्रकार रक्त में कार्बन-डाइऑक्साइड की निश्चित मात्रा 48 ml प्रति 100 ml बनी रहती है, इसी को क्षारीय संरक्षित मात्रा (alkali reserve) कहा जाता है जो बाइ-कार्बोनेट्स (bicarbonates) के रूप में होता है।

caustic alkali **(कॉस्टिक एल्कली)**–ठोस की शक्ल में सोडियम या पोटेशियम का हाइड्रोक्साइड होता है।

alkalimeter (एल्कलीमीटर)–क्षार-मापक यंत्र।

alkalimetry (एल्कलीमीटरी)–क्षारमिति; क्षार मापन; किसी मिश्रण (mixture) में उपस्थित क्षार की मात्रा को नापना।

alkaline (एल्केलाइन)–क्षारीय; खारमय।

alkalinity (एल्कलीनिटी)–क्षारीय मात्रा; किसी यौगिक में उपस्थित क्षारीयता की मात्रा।

alkalinuria (एल्कलीनूरिया)–मूत्र की क्षारीय दशा।

alkalipenia (एल्कलीपेनिया)–न्यूनतम क्षारीयता; शरीर में क्षार की मात्रा का असाधारण तौर पर कम होना।

alkalitherapy (एल्कलीथिरेपी)–क्षार चिकित्सा; क्षार (alkali) द्वारा इलाज।

alkalization (एल्कलीजेशन)–क्षारीय करने की क्रिया; क्षारीकरण; क्षारीयन।

alkaloid (ऐल्केलॉइड)–आधारी नाइट्रोजन युक्त शाकीय पदार्थ

जो सम्भवतः नाइट्रोजन उपाचय (metabolkism) की अन्तिम उत्पाद होते हैं, जैसे स्ट्रिकनीन (strychnine), निकोटीन (nicotine); कुनीन (qiunine); मोरफीन (morphine) आदि।

alkalosis (एल्कालोसिस)–खारीयता; क्षारीयता, रक्त और शरीर ऊतकों में आरक्षित वाईकार्बोनेट (सोडियम कार्बोनेट) की मात्रा का अधिक होना, तथा कार्बन डाइऑक्साइड की मात्रा का कम होना।

respiratory alkalosis **(रेसपीरेटरी एल्कालोसिस)**–श्वसन क्षारमयता; शरीर कैसे अधिक कार्बन-डाइऑक्साइड की मात्रा का ह्रास होने से उत्पन्न दशा।

all (o) (ऑल)–'अपर' का उपसर्ग (पूर्व प्रत्यय) सामान्य से अलग या विचलित।

allachesthesia (एल्लाकेसथेसिया)–अपर स्पर्श संवेदना उत्तेजना के स्थान से अलग स्पर्श वेदना का अनुभव करना।

allantochorion (ऐलन्टोकोरियन)–ऐलेन्टोइज (भ्रूण-पोषक) और जरायु (chorion) से मिलकर एक आकृति का बना होना।

allantoid (एलेन्टोड)–(1) भ्रूण पोषक सम्बन्धी।
(2) सॉसेज (sausage) के आकार का।

allantoin (एलेन्टॉइन)–$C_4H_6N_4O_3$, एक रवेदार पदार्थ जो ऐलेन्टॉइक (altantoic) तरल तथा भ्रूण मूत्र (fetal urine) में होता है।

allantois (ऐलेन्टोइज)–भ्रूणीय कला, भ्रूण पोषक, भ्रूण में पाया जाने वाला एक झिल्लीदार आशय जिसका प्रयोजन श्वास प्रक्रिया या पोषण (nutrition) या यह दोनों होते हैं। यह आशय उच्च केशरूकों (vertebrates) में पाया जाता है और आहार नाल के पिछले भाग का वर्धित भाग होता है।

allele=allelomorph=allelomorphic characters (एलील=एलीलोर्मोफ=एलीलोर्मोफिक करेक्टर्स)–एलीली; युग्म विकल्पी, युग्मक लक्षण; मेंडल सिद्धान्त के अनुसार वंश परम्परा (inheritance) में अध्ययन किये जाने वाले वैकल्पिक (alternative) लक्षणों में से कोई सा एक लक्षण (character)।

allelotaxis (एलीलोटेक्सिस)–किसी अंग का कई एक भ्रूणिक आकृतियों से परिवर्धन (development)।

allergen (एलरजन)–एलर्जीकारक, अतिअनुभूति या प्रत्युजता (hypersensitivitv) कारक, असामान्य व्यवहार उत्पन्न करने वाले पदार्थ।

allergist (एलरजिस्ट)–अतिअनुभूतिज्ञ, ऐसा चिकित्सक या डॉक्टर जो उस शारीरिक रोग (दशा) को जानने की क्षमता रखता है जिसमें छोटी से छोटी बात, घटना या वस्तु की बड़ी उत्तेजना उत्पन्न करती है।

allergology (एलरगोलोजी)–अतिअनुभूति विज्ञान।

allergy (एलरजी)–अत्यधिक अनुभूति, एक प्रत्युर्जता प्रकार का शारीरिक रोग जिसमें छोटी से छोटी बात या घटना बड़ी उत्तेजक लगती है–यह भौतिक या रासायानिक किसी भी प्रभाव से हो सकती है। उदाहरण दमा (asthama) छपाकी (urticaria) आदि।

allocheiria (एल्लोकीरिया)–किसी संवेदना का उस स्थान के अतिरिक्त जहाँ उत्तेजना पहुँचाई गई हो, का अनुभव होना।

allochezia (एल्लोकेजिया)–गुदा द्वारा अविष्ठीय पदार्थ का निकलना या विष्ठीय पदार्थ का गुदा के अतिरिक्त किसी अन्य असाधारण स्थान से निकलना।

allochroism (एल्लोक्रोइज्म)–वर्ण विभिन्नता, रंगों में विभिन्नता (variation) होना।

allochromosia (एल्लीक्रोमोसिया)–रोम या त्वचा के रंग में परिवर्तन होना।

allocinesia (एल्लोसिनेसिया)–विपरीत गति, निर्दिष्ट दिशा के विपरीत गति का होना।

allodiploidy (ऐल्लोडिप्लोइडी)–विभिन्न पैतृक जातियों से प्राप्त दो समुच्य या सेट गुण सूत्रों (chromosomes) के होने की दशा।

allodromy (ऐल्लोड्रोमी)–हृद्ताल (rhythm of the heart) का अस्त-व्यस्त उलट-पुलट (disturb) होना।

alloerotism (ऐल्लोइरोटिज्म)–अन्य की ओर नैसर्गिक (instinctual) वृत्ति जैसे लैंगिक आकर्षण या उत्तेजना का होना।

allolalia (ऐल्लोलालिया)–वाक् शक्ति विकार।

allomorphism (ऐल्लोमोरफिज्म)–बहु आकृतिकता, अपररूपता, किसी आकृति या पदार्थ का एक से अधिक रूपों में होना।

alloplasia (ऐल्लोप्लासिया)–विषम प्रसी, अपद्रव्यी।

alloplastic (ऐल्लोप्लास्टिक)–मुक्त, अपरिवर्तित बाहर की ओर पर्यावरण में उत्तेजना का निष्पीडन (expression) अर्थात् प्रदर्शित होना।

alloplasty (ऐल्लोप्लासिटी)–मानव उतक के अतिरिक्त मानव शरीर की प्लास्टिक (plastic) मरम्मत।

allopliody (ऐल्लोप्लोइडी)–विभिन्न पैतृक जातियें से प्राप्त गुण सूत्रों (chromosomes) के समुच्चय या सेटों के होने

की दशा।

allopolypliody (एल्लोपोली प्लोइडी)–प्लोडी पर बहुगुणिता, विभिन्न पैतृक जातियों से प्राप्त दो से अधिक गुण सूत्रों (chromosomes) के समुच्च या सेटों के होने की दशा

allopsyche (ऐल्लीसाइके)–अन्य के मस्तिष्क से सम्बन्धित।

allorhythmia (ऐल्लोरिदूमिया)–नाड़ी या नब्ज (pulse) का अक्रमिक या क्रमहीन होना।

allosome (ऐल्लोसोम)–देहातिरिक्त गुण सूत्र (क्रोमोसोम), सामान्य गुण सूत्र के भिन्न गुण सूत्र।

allotherm (ऐल्लोथर्म)–विषमतापी, अमिततापी, ऐसे जन्तु जिनका तापमान वातावरण के अनुसार परिवर्तित होता है।

allotriogeustia (ऐल्लोट्रायोग्यूसटिया)–दूषित स्वाद संवेदना (sense of taste)।

allotropic (ऐलोट्रोपिक)–अन्य व्यस्ती; ऐसा व्यक्ति जो अन्य के मामलों में ज्यादा व्यस्त रहता है अपने में नहीं।

alloxan (ऐलोक्सन)–$C_4H_2N_2O_4$ यूरिक अम्ल के ऑक्सीकृत उत्पादों से प्राप्त एक पदार्थ विशेष, जिसमें प्रयोगी जन्तुओं में डाइविटीज (मधुमेह) रोग उत्पन्न करने की क्षमता होती है।

alloxazine (ऐलोक्साजीन)–$C_{10}H_6N_4O_2$; यह रासायनिक पदार्थ रिबोफ्लिेविन (riboflavin) से मिलता-जुलता होता है।

alluxaremia, alloxuria (एल्लोजेरेमिया, एल्लोक्सूरिया)–रक्त में प्यूरिन क्षारकों (purine bases) की उपस्थिति।

alioy (ऐलॉय)–मिश्रधातु एक धातु का दूसरी धातु में मिलाकर एक नई मिश्रत धातु बनी हुई।

allyl (एलाइल)–C_3H_5 or CH_2, $CHCH_2$, एक संयोजी मूलक (radical) जो लहसुन (garlic) और अन्य पौधों से प्राप्त होता है।

allyl sulphide (एलाइल सल्फाइड)–$(C_3H_5)_2S$–एक यौगिक जिसका प्रयोग हैजे (cholera) और क्षय (phthisis) में होता है।

almagacin (एल्मागेसिन)–आमाशयिक श्लैष्म, अल्मूनियम हाइड्रोक्साइड और मैगनेशियम ट्राइसिलीकेट का मिश्रण जिसका प्रयोग प्रति अम्ल (antacid) की तरह किया जाता है।

almond (आमण्ड)–बादाम, एक पौधे का बीज, Amygdala Communis. Var—dulcis–(अमिगडाला कमुनिस वेराइटी, डलसिस)–मीठा बादाम; Amygdala Communic. Var-amara–कडुवा बादाम।

aloe (अलोइ)–एलुआ, घीघुवार या (घीकुवांर)–एक प्रकार का पौधा–पूरा नाम Aloe indica, इसका प्रयोग कई दवाओं में होता है। इसकी पत्ती को पीसकार लगाने से एक्स-रे (x-ray) से जला हुआ ठीक हो जाता है। यह मुख्यतः विरेचक (न) (purgative) और शोधन (cleansing agent), की तरह कमा में लाया जाता है।

alogia (एलोजिआ)–वाक्‌रोध, मुख्यतः तंत्रिका में चोट या रगड़ आ जाने से वाक् या उच्चारण की अक्षमता आ जाने की दशा।

alopecia (एलोपेसिया)–केशकलाप, शरीर के सामान्य केश क्षेत्रों से केश का नाश हो जाना।

aloxidione (एलोक्सीडिओन)–अमूर्छक, एलोक्सीडियोन।

alpha (एल्फा)–ग्रीक वर्णमाला (alphabet) का प्रथम अक्षर, विज्ञान में प्रथमता को दर्शाने हेतु उपयुक्त।

alseroxylon (एल्सीरोजाइलोन)–रोबुलफिया सरपेनटाइना (Rauwolfia serpentina) का विशुद्ध नियस्रि (extract) या रस, जिसका प्रयोग रक्त दाब या हृदय की गति को कम करने के लिए किया जाता है।

alternation (आलटरनेशन)–एकान्तरण; विपर्यय; परिवृन्ति। दो विलोमी या भिन्न वृतांती या घटनाओं का क्रमशः एक के बाद एक होना।

alternation of generations (आलटरनेशन ऑफ जनरेशन)–उत्पत्ति विपर्यय, किसी प्राणी के जीवन में निर्लिंगी (asexual) और लिंगी (sexual) अवस्थाओं का एक के बाद एक का प्रगट होना।

alum (एल्म)–फिटकरी, एक रवेदार पदार्थ।

amnonium alum (अमोनियम एलम)–$AINH_4$ $(SO_4)_2$-$12H_2O$ पोटेशियम एलम (AIK $(SO_4)_2$ $12H_2O$. इनका प्रयोग संकोचक (astringent) की तरह होता है।

exsiecated alum (एक्सीकेटेड ऐलम)–भुनी हुई फिटकरी, सफेद गन्धहीन सफूफ या चूर्ण (powder) $AINH_4$ $(SO_4)_2$ or AIK $(SO_4)_2$.

aluminium (एल्युमिनियम)–एक रासायनिक तत्व, प्रतीक (symbol) Al, इसके दो यौगिक एल्युमिनियम क्लोराइड $AlCl_3$ $6H_2O$ और एल्युमीनियम सल्फेट Al_2 $(SO_4)_2$ के घोल का प्रयोग संकोचक (astringent) की तरह अधिकतर होता है।

alveolalgia (एलवियोलालजिया)–निकाले हुये दाँत के गर्त या गर्तिका (socket) में दर्द।

alveolitis (एलवियोलाइटिस)–गर्तिका की सूजन या प्रदाह (inflammation)।

alveolus (एलवियोलस)–कूपिका; गर्तिका; किसी आकृति का छोटा गड्ढा जैसे दाँत का गड्ढा (गर्त), गुच्छ कोष्ठक ग्रन्थि (acinar gland) का गर्त (follicle) या फुफ्फुस (lung)की पतली झिल्ली की कोशिका (pulmonary alveoli)।

alveus (एलवियस)–नाली; प्रणाली; कुल्या।

alymphia (एलिम्फिया)–लसीका हीनता।

alymphocytosis (एलिम्फोसाइटोसिस)–रक्त या रूधिर में लसीकाणुओं (lymphocytes) की कमी।

A.M. antemeridiem i. e. before noon (ए. एम. एन्टीमेरीडियम; दैट इज (अर्थात्) बिफोर नून)–दोपहर से पहले।

almacrine (एमेकराइन)–(1) सूत्राक्ष हीन, ऐसी कोशिकायें जिनमें सूत्राक्ष (axon) नहीं होता, जैसे रेटिना की कुछ एक कोशिकायें।

(2) लम्ब-प्रवर्धन हीन।

amalgam (अमलगम)–किसी अन्य धातु (metal) के साथ पारे (mercury) का यौगिक (compound); पारदधातु यौगिक; पारद संसृष्ट धातु; पारदीय खनिज योगिक।

amotional amalgam (इमोशनल अमलगम)–अशान्ति या चिन्ता को हटाने का निःसंज्ञ (unconcious) प्रयास।

amaranth (अमरेन्थ)–अमरेन्थ, गहरा लाल चूर्ण, जिसका प्रयोग दवाओं को लाल वर्ण देने के काम आता है।

amastia (एमेसटिया)–स्तन हीनता, एक या दोनों दुग्ध ग्रन्थियों का जन्मजात (congenital) न होना।

amino acid (अमीनो एसिड)–कार्बनिक यौगिक जिनमें क्षारीय (basic) अमीनो (NH_2) समूह और अम्लीय (acidic) कार्बोक्सिल (COOH) समूह दोनों होते हैं। अमीनो एसिड जीवित पदार्थों के आधारभूत तथ्य होते हैं। प्रत्येक प्रोटीन अनगिनत सैकड़ों और हजारों की संख्या में मिले हुए अमीनो अम्ल होते हैं। प्राकृतिक प्रोटीन (एल्फा) अमीनो अम्लों के बने होते हैं। इनका रासायनिक अनिवार्य सूत्र $R-CH(NH_2)-COOH$ होता है, जिसमें R परिवर्त्ती (variable) कार्बन अणुओं की मुद्रा या शृंखला होती है। अमीनो समूह सदैव ऐसे कार्बन अणु से जुड़ा होता है जो कार्बोक्सल (COOH) समूह के समीप का होता है। यह स्वपोषित जीव तथा अधिकांश हरे पौधों द्वारा संश्लेषित (synthesize) कर लिये जाते हैं। कई अनिवार्य (essential) अमीनो अम्ल सजीव पोषी (heterotrophic organisms) जैसे परजीवी पौधों द्वारा पर्यावरण से प्राप्त कर लिये जाते हैं। मानव के लिये 'आठ' अनिवार्य अमीनो अम्ल जैसे–वेलाइन (valine), ल्यूसाइन (leucine), फिनाइन एलाइन, (phenylaline), फिनाइल ट्रिपटोफान (tryptophan), लाइसिन (lysine), आइसोल्यूसाइन (isoliucine), मैन्थोनाइन (menthonine) और थिरियोनाइन (threonine) होते हैं। ऐसे अमीनो अम्ल जो अनिवार्य नहीं होते हैं, अंगियों द्वारा स्वतः संश्लेषित कर लिये जाते हैं।

amourosis (एमरोसिस)–दृष्टि नाश, चक्षु में बिना किसी प्रत्यक्ष चोट या आघात के, या बिना किसी रोग के दृष्टि का नाश हो जाना।

ambidextrous (एम्बीडेक्सट्रस)–द्विहत्थी, दोनों हाथों से अथवा कभी एक हाथ से और कभी दूसरे हाथ से काम करने वाला।

ambilateral (एम्बीलेटरल)–द्विपार्श्वी, दोनों पार्श्व (sides) को प्रभावित करने वाला या दोनों पार्श्व सम्बन्धी।

ambilevous (एम्बीलीव्स)–दोनों हाथों के इस्तेमाल के कारण भद्दा लगना।

ambiopia, diplopia (एम्बायोपिया, डिप्लोपिया)–द्विबिम्वता, एक ही वस्तु के दो बिम्ब (image) दिखाई देना।

ambisexual (एम्बीसेक्सुअल)–द्विवृत्तिक, ऐसी वृत्ति वाला जिसमें नर और मादा दोनों की वृत्ति होती है।

ambivalance (एम्बीवेलेन्स)–दोहरे विचार वाला, एक वस्तु विशेष की ओर दो प्रकार के भिन्न स्वभाव का एक चित्त में होना जैसे एक ही व्यक्ति के प्रति प्यार और घृणा दोनों का होना।

amblyacousia (एम्बिलायकोसिया)–श्रवण; अतीक्षणता, सुनने में अतीक्षणता।

amblyaphia (एम्बीलायकोफिया)–स्पर्श मन्दता; छूने में खुरदरा,

amblyguyistia (एम्बीलायग्यूस्टिया)–स्वाद आतीक्षणता।

amblyomma (एम्बिलायोमा)–आर्थोपोडा (सन्धिपादों) संघ के जन्तुओं का एक वंश (जीन्स) तथा इक्सोडिडो कुल (family)। उदाहरण चीचड़ी (ticks), इसकी लगभग सौ प्रजाति (species) होती हैं जो रोगाणु प्रसारक (vector) होती हैं।

amblyopia (एम्बलायोपिया)–दृष्टि न्यूनता (जो जैवी दोष–organic defect या किरण वक्रता के कारण नहीं आती है।)

color amblyopia (कलर एम्बिलायोपिया)–विषता या अन्य प्रभावों के कारण वर्णों (colour) का धुन्धला दिखाई देने की दशा।

amblyopia exanopsia (एम्बिलायोपिया एक्सानोपसिया)–दीर्घ अनुपयोग (long disuse) के कारण दृष्टि में कमजोरी आ जाने की दशा।

almblyoscope (अम्लायोस्कोप)–दृष्टि न्यूनता को ठीक करने का यंत्र, इस यंत्र द्वारा दृष्टि न्यूनित (amblyopic) चक्षु को अभ्यास कराया जाता है, जिससे चक्षु का प्रयोग हो और पुनः दृष्टि सामान्य हो जाये।

amboceptor (ऐम्बोसेप्टर)–उपायन, वह शरीर जिसका कि जुड़ना जन्तु कोशिका या बैक्टीरिया कोशिका प्रतिपूरक से होता है। अरलिक्ख (Ehrlich) के सिद्धान्त के अनुसार प्रतिरक्षित या रोषक्षमित जन्तुओं (immunizoed animals) के रक्त उपस्थिति प्रतिरक्षी (antibody) जिसमें विशिष्ट तत्व या टूक (elements) होते हैं, एक कोशिकीय प्रेमी समूह (cytophile group) और दूसरा प्रतिपूरक प्रेमी समूह (complementophile group), इसमें प्रथम कोशिकीय प्रतिजन (cellular antigen) से तथा दूसरा प्रतिपूरक (compliment) से जुड़ता है।

ambulance (एम्बुलेंस)–रोगी वाहन, रोगी या घायल को एक स्थान से दूसरे स्थान को ले जाने वाली गाड़ी विशेष।

ambulant (एम्बुलेन्ट)–चलन क्षय।

ambutatory (एम्बुटलेटरी)–चलन क्षम, शयन ग्रस्त नहीं।

ambutonium (एम्बुटोनियम)–रसायन विशेष जिसका प्रयोग परासम्वेदीय अवरोधक (blocker) या प्रति उद्वेष्ट की (antispasmodic) या आमाशयिक अम्ल स्राव को कम करने हुत किया जाता है।

amoeba, ameba (एमीबा)–उपसंघ सारकोडाइना (sarcodina) संघ-प्रोटोजोआ (protozoa) का एक कोशिकीय जन्तु विशेष।

amebiasis (अमीबाइसिस)–एमीबा, पेचिश, एमीबता, एमीबा द्वारा उत्पन्न रोग विशेषकर एन्टामीबा हिस्टोलिटिका संक्रामक द्वारा।

amebicide (अमीबीसाइड)–अमीबा नाशक।

amebiform, ameboid (अमीबीफार्म, एमीबोइड)–अमीबाकार, अमीबा सदृश।

amebocyte (अमीबोसाइट)–अमीबोपम कोशिका, ऐसी कोशिका जो अमीबा की तरह गति करती है।

ameboidism (अमीबाइडिज्म)–अमीबारूपी गति, अमीबा समान गति करना।

ameboma (अमीबोमा)–अमीबागाँठ, अमीबता में अंत्र में बना ट्यमर सदृश्य पुँज (mass) या गाँठ।

amebula (अमीबुला)–अमीबक, आद्यजीवी का क्षणिक पाद युक्त स्पोर समूह, मलेरिया परजीवी (parasite) की रूधिर कणिका (blood corpuscle) में स्पोर (spore) स्थिति जिसकी आकृति अमीबा सदृश होती है।

ameburia (अमीबूरिया)–मूत्र में अमीबा।

amelia (अमेलिया)–अवयवहीनता (वर्धन असंगति)।

amelification (अमेलीफिकेशन)–इनैमिल (दन्तवल्क) कोशिकाओं का इनैमिल (दन्तवल्क) में वर्धित होना।

ameloblast (अमीलोब्लास्ट)–इनैमिल (enamel) कोशिका, दन्त वल्क कोशिका।

ameloblastonia (अमीलोब्लास्टोलिया)—जबड़े का मांसाबुर्द (ट्यूमर), स्थानीय अभिघावनशील (invasive) अत्यधिक विनाशकारी जबड़े का विस्फोट मांसाबुर्द (ट्यूमर)।

amelogenesis (अमीलोजेनेसिस)–दन्त वल्क जनन, दन्त इनैमिल का निर्माण।

amenorrhea (अमेनारिहा)–ऋतु स्राव हीनता, मासिक धर्म का न होना।

amentia (अमेनटिया)–उपयुक्त मस्तिष्कीय ऊतकों के निर्माण न होने से जीवन पर्यन्त मन्द बुद्धि का हो जाना।

ametria (अमेटिरिया)–जन्म-जात गर्भाशय का न होना।

ametropia (एमेट्रोपिया)–आँख की वह दशा जिसमें समान्तर प्रकाश किरण रेटीना पर केन्द्रित या फोकस होने से रह जाती है।

amicron (एमाइक्रोन)–अणुतत्व, अतिसूक्ष्म तत्व, अति सूक्षम कण जो अतिसूक्षमदर्शी (ultra microscope)—से भी नहीं दिखाई देते हैं। {माइक्रोन (micron) एक इकाई विशेष जो मिलीमीटर का एक हजारवाँ भाग होती है इसका चिन्ह (म्यू) है}

amidase (एमाइडेस)–एक किण्व (ferment) जो अमोनिया नाशक उत्तेजक होता है।

amide (एमाइड)–कोई भी आमोनिया (ammonia) का यौगिक जो हाइड्रोजन द्वारा अम्ल-मूलक (acid radical) के हटाने से बनता है।

amide (ऐमीडो)–अम्ल मूलक (acid redical) के साथ संयुक्त एक संयोजी मूलक (monovalent radical) NH_2

amimia (अमीमीया)–असंकेतक, मस्तिष्क के वाक् केन्द्र

(speech centre) की अव्यवस्था के कारण किसी भी प्रकार का कोई संकेत (gesture) या अनुकरण करने की अक्षमता होना।

amine (एमाइन)–नाइट्रोजन युक्त कार्बनिक यौगिक (organic compound)।

amino (एमीनो)–एक संयोजी मूलक (monovalent radical) NH_2 जबकि यह अम्ल मूलक (acid radical) से संयुक्त नहीं हुआ होता है।

amino acedemia (अमीनो एसीडेमिया)–अमीनो अम्लीय रक्त; रक्त में अमीनो अम्ल का होना।

amino aceduria (अमीनो एसीडूरिया)–अमीना अम्लीय मूत्र; मूत्र में अमीनो अम्ल (amino acid) का होना।

aminobysis (अमीनोबायसिस)–एमाइन का विघटन।

aminometradine (अमीनोमेट्राडीन)–एक रसायन जिसका प्रयोग अधिक मूत्र निर्माण हेतु तथा हृदय अवरोध (रुकावट) रोग में जो मुख्यतः असाधारण तरल के इकट्ठा हो जाने के कारण आता है, होता है।

aminopentamide (अमीनोपेन्टामाइड)–एक रसायन जिसका प्रयोग प्यूपिल (तारा) को फैलाने के हेतु किया जाता है।

aminosis (अमीनोसिस)–अमीनो अम्ल का शरीर में अत्याधिक बनना।

aminuria (एमीनूरिया)–मूत्र में एमाइन (amine) का उपस्थित होना।

amitosis, amitotic division (अमाइटोसिस, एमाइटोटिक डिवीजन)–असूत्री कोशिका विभाजन; सरल या असूत्र विभाजन (कोशिका का)।

ammonia (अमोनिया)–NH_3; रंगहीन तीखी गन्ध युक्त गैस।

ammoniemia (एमोनीमिया)–रक्त में अमोनिया या उसके यौगिकों का होना।

ammoniumi (अमोनियम)–NH_4; यह रसायन क्षारीय धातुओं (akaline maetals) के अनुरूप (analogous) ही लवण बनाते हैं।

"ammonium acetate" (अमोनियम एसीटेट)–$CH_3COO.NHI_4$

"ammonium bromide" (अमोनियम ब्रोमाइड)–NH_4 Br.

"ammonium carbonate" (अमोनियम बाई कार्बोनेट)–NH_4 HCO_3

"ammonium chloride" (अमोनियम क्लोराइड)–NH_4 CI

"ammonium iodide" (अमोनियम आयोडाइड)–NH_4

"ammonium salicylate" (अमोनियम सेलीसिलेट)–C_6H_4, OH, $COONH_4$

ammoniuria (एमोनीयूरिया)–मूत्र में अधिक अमोनिया का होना।

ammonotelic (एमोनोटेलिक)–अमोनिया विसर्जन; नाइट्रोजन उपापचय (metabolism) का विसर्जन उत्पाद (excretory product) जिसमें अमोनिया मुख्य उत्पाद होता है।

amnalgesia (एमनलगेसिया)–पीड़ाहरण।

amnesia (एमनेसिया)–स्मृति या याददाशत (memory) रोग के कारण ह्रास या लुप्त हो जाना।

amniogenesis (एमनियोजेनेसिस)–जरायु जनन; एमनियोन निर्माण।

amnion (एमनियान)–उल्व; जरायु (भ्रूणावरण); स्तनी (mammals), पक्षी (birds) और सर्प (reptiles) वर्णों (classes) के भ्रूण पर पाई जाने वाली झिल्ली जिसके अन्दर जरायु-रस (amniotic fluid) होता है और जो भ्रूण को घेरे रहती है।

amniote (एमनियोट)–जरायुज; उल्वी वर्ग; कोई भी जरायु (भ्रूणावरण) युक्त जन्तु।

amniotome (एमनियोटोम)–जरायु कर्तक; भ्रूणावरण को काटने का यंत्र।

amobarbital (ऐमोबारबीटल)–$C_{11}H_{18}N_2O_3$; एक निद्राकारक या सुषुप्तिजनक (hypnotic) यौगिक जिसका अल्पकालिक प्रभाव होता है।

amoeba–देखिये ameba.

amoebobacter (अमीबोबैक्टर)–साइजामाइसिटीज (schizomycetes) जीनस (genus) का एक बैक्टीरिया।

amorphism (एमोरफिज्म)–अनिश्चताकार होने की दशा।

amorphous (एमोरफस)–(1) आकारहीन, (2) रवेहीन।

amotio (एमोसियो)–विच्छेद।

amotio retinae (एमोसियो रेटीनी)–रेटीना का विच्छेद (पृथक हो जाना)।

A.M.P. (ए. एम. पी.)–एडीनोसाइन मोनो फोस्फेट (adenosine monophosphate); कोशिका में एन्जाइम के साथ पाया जाने वाला पदार्थ जिसके द्वारा मिथाइल समूह स्थान्तरित होता है।

amphi (अम्फी)–दोनों ओर; चारों ओर; अर्थों में उपयुक्त उपसर्ग।

amphiarthrosis (एम्फीआरथ्रोसिस)–उभयसन्धिकता; ऐसी

सन्धि जिसके तल कशेरू (vertebrae) सदृश सूत्र उपास्थि (fibrocartilage) बिम्बों (disks) से जुड़े होते हैं।

amphiaster (ऐम्फीऐस्टर)–द्वितारक (सूत्री विभाजन) (mitosis) में एक आकृति विशेष।

amphibia (एम्फीबिया)–द्विघाजीवी; जल-स्थलचर; जल-थल वासी; कशेरूक (vertebrata) जन्तुओं का एक वर्ग (class); ऐसे जन्तुओं का एक क्लास जो जमीन और पानी दोनों में रहते हैं।

amphiblastula (एम्फीब्लास्टुला)–उभय एक स्तर-भ्रूण; उभयकोरक; फाइलम (संघ) पोरोफिरा का डिंभक या लारवा (larva), यह डिंभक असमान विभाजी कोशिकाओं से बनता है जबकि डिम्भ खण्डी भवन या विभाजन (segmentation) में एक से नाप वाली कोशिकायें नहीं बनती हैं।

amphibolic (एम्फीबोलिक)–(1) परावर्तक; उभयवर्तक; आगे पीछे दोनों ओर को मुड़ जाने वाली; जैसी कुछ चिड़ियों में बाहरी उंगली होती है।

(2) अनिश्चिता (uncertain); संदेहपूर्ण।

(3) दोनों वृद्धि प्रक्रिया (anabolic): और ह्रास प्रक्रिया (catabolic) क्रिया वाला।

amphicelous (vertebra) (एम्फीसीलस) (बरटीब्रा)—उभय गर्तधारी।

amphicentric (एम्फीसेन्ट्रिक)–ऐसी आकृति जिसका आरम्भ और अन्त दोनों एक ही नलिका में होते हैं।

amphichoric (एम्फीकोरिक)–उभय वर्णी; दोनों लाल और नीले लिटमस (litmus) को प्रभावित करने वाला।

amphicranic (एम्फीक्रेनिक)–सिर के दोनों ओर दर्द करने वाला।

amphicyte (एम्फीसाइट)–उभय कोशिका; स्पाइनल गुच्छिका (spinal ganglion) को घेरे हुए एक कोशिका जो संपुट (capsule) बनाती है।

amphidiarthrosis (एम्फीडाइओरथ्रोसिस)–उभय सन्धि, जैसे कि अधर हनु (lower jaw) की।

amphigastrula (एम्फीगैस्ट्रूला)–उभय द्वस्तरीभ्रूण; उभय गैस्ट्रूला; असमान विखण्डन (segmentation) अर्थात् दोनों अर्ध गोलार्द्धों (hemispheres) की भिन्न नाप वाली कोशिकाओं से बना द्विस्तरभ्रूण (gastrula)।

amphigonadism (ऍफीगोनाडिज्म)–उभय जनदता; ऐसी आकृति जिसमें डिम्बीय और वृषणीय दोनों प्रकार के ऊतक (tissue) होते हैं।

amphimixis (एम्फीमिक्सिस)–उभय मिश्रण; निषेक (fertilization) में नर और मादा पूर्ण केन्द्रकों (pronucleus) के संयोग द्वारा पैतृक (paternal) और मातृक (maternal) लक्षणों का मिश्रण।

amphithymia (एम्फीथाइमिया)–मस्तिष्क की दशा जिसमें दोनों अपकर्ष या अवनमन (depression) और उल्लास (elation) के लक्षण होते हैं।

amphitrichous (एम्फीट्राइकस)–उभय कशातन्त्री दोनों छोरों पर एक कष तंत्र (flagella) का होना।

amphocyte (एम्फोसाइट)–उभय वर्णी; ऐसी कोशिका जो अम्लीय और क्षारीय दोनों प्रकार के वर्ण से रंगी जाती है।

ampholyte (एम्फोलाइट)–उभय कणी; ऐसा कार्बनिक (organic) या अकार्बनिक (inorganic) पदार्थ जो अम्ल या क्षार की तरह कार्य करता है।

amphoric (एम्फोरिक)–बोतल या काँच कूपी से उत्पन्न ध्वनि समान ध्वनि वाला।

amphotomy (एम्फोटोमी)–उभय तन्त्रिक बलदायक; दोनों संवेदी (sympathetic) और परा संवेदी (parasympathetic) तंत्रिका तंत्रों को मजबूत करने वाला।

amplitude (एम्पलीट्यूड)–विस्तार; आयाम।

amplitude of accomodation (अम्पलीट्यूड ऑफ एकोमोडेशन)–चक्षु के अवस्थान कौशल (accomodation) की मात्रा।

ampule (एम्पूला)–लघुपलिघा; छोटी काँच की शीशी सदृश बन्द नलिका जिसमें इनजेक्शन वाली दवायें सील की जाती हैं।

ampulla (एम्पुला)–तुबिंका; पलिघाकार कोशिका; किसी आकृति के सिरे पर फूला हुआ भाग।

ampulla of vater (एम्पुला ऑफ वेटर)–वेटर की तुम्बिका; पित्त वाहिनी (bile duct) और पेन्क्रियेटिक वाहिनी (pancreatic duct) दोनों साथ मिलकर डयूडेनम (duodenum) में जिस स्थान पर खुलती हैं वह स्थान गेंद की तरह फूला हुआ होता है, जिसे एम्पुला आफ वेटर (ampulla of vater) कहते हैं।

amputation (एम्पूटेशन)–अंगच्छेदन; अंगोच्छेद; शरीर के किसी भाग मुख्यतः अवयव (हाथ या पांव) को काट कर अलहदा करना।

amusia (एमूशिया)–संगीत ध्वनि श्रवण या उत्पन्न ह्रासता; संगीत की ध्वनि निकालने या सुनने की शक्ति का ह्रास।

amyelia (एमियेलिया)–सुषुम्ना हीनता; भ्रूण में सुषुम्ना (spinal cord) का न होना।

ampelonic (एमिलोनिक)–(1) सुषुम्ना हीन।
(2) अस्थि मज्जा हीन।

amyelotrophy (एमिलोट्रोफी)–सुषुम्ना क्षीणता (atrophy)।

amygdala (एमिगडाला)–(1) बादाम।
(2) टॉसिल; गलतुण्डिका।
(3) सेरीबेलम (cerebellum) की एक पालिका (lobule)।

amyl (एमाइल)–(1) C_5H_{11}; एक मूलक (radical)।
(2) एमाइल; माड़ी (starch) अर्थ का प्रत्यय।

amylase (एमाइलेस)–एक एन्जाइम जो माड़ी के जल अपघटन (hydrolysis) को उत्प्रेरित (catalyzes) करता है।

amylene (एमाइलीन)–एमाइलीन; C_5H_{10}; एक जहरीला हाईड्रोकार्बन (hydrocarbon)–यह एक खतरनाक चेतना शून्य कारी (anaesthetic)–सुन्न करने की औषधि मानी जाती है।

amylogenesis (एमाइलोजेनेसिस)–माड़ी का निर्माण; माड़ी जनन।

amyloid (ऐमिलॉइड)–माड़ी सदृश; स्टार्चोपम।

amyloidosis (एमिलॉइडोसिस)–ऐमिलॉइड का अन्तर्कोशिका (intercellular) जमाव।

amylolysis (एमलोइसिस)–पाचन में माड़ी का शर्करा परिवर्तन।

amylolytic (एमिलालिटिक)–माड़ी को प्रभावित करने वाला; माड़ी पाचक (क्षोभक)।

amylophagia (एमिलाफेगिया)–माड़ी भक्षण।

amylopsin **(एमाइलॉप्सिन)**–स्टार्च पाचक एन्जाइम; माड़ी पाचक।

amylorrhea (एमिलोटरिया)–माड़ी पेचिस।

amylorrhexis (एमिलोटरेक्सिस)–माड़ी भज्जन; एन्जाइम द्वारा माड़ी का भज्जन (splitting)।

amylose (एमाइलोस)–ग्लूकोज (glucose) या सेकेरोज (saccharose) के अतिरिक्त कोई भी कार्बोहाइड्रेट।

amylosis (एमिलोसिस)–एल्ब्युमिनाइड क्षीणता।

amylosuria (एमिलोसूरिया)–मूत्र में एमाईलॉस के होने की दशा।

amylum (एमाइलम)–स्टार्च; माड़ी।

amyluria (एमाइलूरिया)–मूत्र में स्टार्च होने की दशा।

amyocardia (एमाइओकारडिया)–हृदपेशी (heart muscle) दुर्बलता (कमजोरी)।

amyoplasia (एमाइओप्लासिया)–पेशी वृद्धि या निर्माण में कमी।

amyostasia (एमाइओस्टेसिया)–पेशा शक्ति का (तंत्रिका) कंपन।

amyosthenia (एमाइओएस्थेनिया)–पेशी शक्ति के फेल होने की दशा; पेशी क्रिया हीनता।

amyosthenic (एमाइओसथेनिक)–पेशी स्फूर्ति न्यूनक (ह्रासक)।

amyotonia (एमाइटोनिया)–पेशी स्फूर्ति (शक्ति) वर्धक।

amyotrophy (एमाइओट्रोफी)–पेशी ह्रासता (degeneration)।

amyxia (एमिक्सिया)–शलैष्म (mucous) की अनुपस्थिति।

amyxorrhea (एमिक्सोरिया)–शलैष्म स्राव की अनुपस्थिति।

ana (एना)–'अधिक'; 'ऊपर की ओर-उर्ध्व'; 'फिर' अर्थ का पूर्व प्रत्यय (prefix)।

anabasis (एनाबेसिस)–बीमारी की दशा का बढ़ना।

anabiosis (एनबायोसिस)–प्रत्यक्ष रूप से बन्द हुई जीवन प्रक्रियाओं को पुनः प्रतिष्ठित करना।

amabolism (एनाबोलिजम)–उपचय; वृद्धि प्रक्रिया; वह प्रक्रिया जिसमें अंगी साधारण योगिकों को जीवित सुगठित पदार्थों में तबदील करता है अर्थात् सजीव प्राणियों में पाई जाने वाली वे निर्माणकारी रासायनिक प्रक्रियायें जिनके द्वारा भोजन पदार्थ प्रोटोप्लाज्म (जीवन द्रव्य) में बदलता है।

anacatharsis (एनाकैथारसिस)–निरन्तर वमन होना; लगातार प्रचण्ड वमन होने की दशा।

anachlorhydria (एनाक्लोरहाइड्रिया)–आमाशयिक रस में नमक के तेजाब (hydrochloric acid) की कमी होना।

anacholia (एनाकोलिया)–पित्त की कमी; पित्त का कम बनना।

anachronobiology (एनाक्रोनोबायोलोजी)–निर्माण-वृत्ति विज्ञान; किसी सजीव अंगी पर निर्माणकारी प्रभावों जैसे वृद्धि, वर्धन, परिपक्वता आदि का अध्ययन सम्बन्धी विज्ञान।

anacidity (एनएसीडिटी)–अम्ल न्यूनता; अम्ल की असाधरण कमी।

anacroasia (एनाक्रोएशिया)–मस्तिष्कीय विकार के कारण भाषा को समझने की अक्षमता।

anacrotic pulse (एनाक्रोटिक पल्स)–सामान्य धमनी स्प. न्दन या नब्ज (pulse) को केटक्रिटिक तथा द्वितीय लहर द्वारा उत्पन्न धमनी स्पन्दन को एनाक्रोटिक धमनी स्पन्दन (pulse) कहा जाता है।

anadenia (एनाडेनिया)–ग्रन्थि विकार।

anadipsia (एनाडिपसिया)–अत्यन्त प्यास।

anadrenalism (एनएड्रीनेलिज्म)–एड्रीनल क्रियाहीनता; एड्रीनल की क्रियाशीलता का फेल हो जाना।

anaerobe (एनऐरोब)–अवायु जीव, निऑक्सीजन जीव; वे तन्तु जो वायु या ऑक्सीजन की अनुपस्थिति में जीवित तथा वृद्धि करते हैं।

anaerobiosis (एनऐरोबायोसिस)–मुक्त ऑक्सीजन के बिना जीवन।

anaerophyte (एनएरोफाइट)–निर्वायु पादप।

anaerosis (एनएरोसिस)–श्वास क्रिया में बाधा।

anagenesis (एनएजेनेसिस)–ऊतक पुर्नुत्पत्ति।

anagocytic (एनागोसाइटिक)–कोशिका वृद्धि विलम्बन।

anaketadidymus (एनाकेटाडिडाइमस)–उर्ध्व-निम्न मुक्त जुड़वाँ; ऐसा जुड़वाँ भ्रूण दैत्य जो ऊपर और नीचे से पृथक तथा धड़ (trunk) से जुड़ा हो।

anakansis (एनाकानसिस)–तंत्रिका केन्द्रीय आघात के कारण बहरापन।

anal (एनाल)–गुदीय; गुदा सम्बन्धी।

analeptic (एनालेप्टिक)–(1) आरोग्यकारी; संजीवक।

(2) अग्निवर्धक; धातु पोषक।

(3) कोई भी आरोग्यता प्रदान करने वाली औषधि।

analgesia (एनलजेसिया)–(1) दर्द संवेदनाहीन।

(2) दर्द उत्तेजना के प्रति उत्तर (response) को लोप करना या कम करना।

analgesic (अनलजेसिक)–(1) दर्द से छुटकारा दिलाने वाली दवा।

(2) दर्द मोचक; पीड़ाहारी।

analgia (एनलजिया)–दर्दहीनता; पीड़ाहीनता।

analogous (एनालोगस)–(1) समकार्यक।

(2) समान लक्षण युक्त; समवृत्तिक।

analogy (एनालोजी)–(1) कार्य समानता।

(2) समान लक्षणता।

analysis (एनालिसिस)–विशेलषण; घटक पृथक्करण; किसी पदार्थ के घटक, लक्षण या स्वरूप का निर्धारण।

chromosome analysis **(क्रोमोसोम एनालिसिस)**–कोशिका में क्रोमोसोम की संख्या व प्रकार को निर्धारित करना।

gasometeric analyisis **(गैसोमैट्रिक एनालिसिस)**–निकाली हुई या उद्विकासित (evolved) गैस का नाप द्वारा विश्लेषण।

gravimetric analysis **(ग्रेवीमैट्रिक एनालिसिस)**–भारमितीय निर्धारण; किसी यौगिक में भार या तोल द्वारा तत्वों की मात्रा का निर्धारण।

organic analysis (**औरगैनिक एनालासिस)**–जैव विश्लेषण।

psychoanalysis **(साइको एनालिसिस)**–जन्तु और वनस्पति ऊतकों का मानसिक विश्लेषण।

qualitative analysis **(कवालीटेटिव एनालिसिस)**– घटक-विश्लेषण; गुणात्मक विश्लेषण।

volumetric analysis **(वोल्यूमैट्रिक एनालिसिस)**– आयतनी विश्लेषण।

analyser (एनालाजर)–विश्लेषण करने वाला।

anamnesis (एनअमनेसिस)–रोगी का पूर्ण विवरण।

anamnestic (एनअमनेसटिक)–(1) रोगी के पूर्व विवरण सम्बन्धी।

(2) स्मरण शक्ति की सहायता।

anamniotic (एनएमनियोटिक)–एनेमनियोन; भ्रूणहीन; वे कशेरूक (vertebrata) जिनमें जरायु (भ्रूण कलायें) नहीं होती हैं।

anandria (एनएनड्रिया)–नर लक्षण हीन; अपुंसी।

anabgioplasia (एनएनजियोप्लेसिया)–किसी भाग में रक्त नलिकाओं के अपूर्ण होने की दशा।

ananpeiratic (एनानपिरेटिक)–अधिक प्रयोग या अधिक व्यायाम के कारण उत्पन्न दशा; श्रम जनित आक्षेप जैसे लिखने वालों के बाजू की पीड़ा।

anaphase (एनाफेज)–गति स्थिति; पश्चावस्था; ह्रास विभाजन (meiosis) या सूत्र विभाजन (mitosis) में न्यूक्लियस (nucleus) विभाजन की तृतीय स्थिति जिसमें नवजनित गुणसूत्र (क्रोमोसोम) एक-दूसरे से अलग चले जाते हैं। अर्थात् विचलन (divergence) करते हैं।

anaphalantiasis (एनाफालेनटियेसिस)–पलकों का गंज।

anaphia (एनाफिया)–स्पर्श संवेदना का नाश; स्पर्श ज्ञानाभाव।

anaphoresis (एनाफोरेसिस)–स्वेद ग्रंथियों (sweat glands) की न्यूनित क्रियाशीलता; प्रस्वेदाभाव।

anaphoria (एनाफोरिया)–आगे की ओर देखते समय सिर को नीचे की ओर तथा दृष्टि अक्ष (visual axis) को ऊपर की ओर कर लेने की प्रवृत्ति (आदत)।

anaphrodisia **(एनाफ्रोडिसीया)**–सम्भोग की इच्छा का न होना; नामर्दी।

anaphylactin **(एनाफाइलेक्टिन)**–ऐसे जन्तुओं के रूधिर में पाये जाने वाला एक पदार्थ जो मादक द्रव्य के प्रभाव से प्रभावित न होकर, बचे रहते हैं और जिससे उसी विष के प्रति अधिक बर्दाश्त होती चली जाती है।

anaphylaxis **(एनाफाइलेक्सिस)**–अतिरंजित प्रतिक्रिया; किसी अंगी का विदेशी प्रोटीन या अन्य पदार्थ के प्रति अतिरंजित प्रतिक्रिया। इसको सीरम रोग (serum sickness) भी कहा जाता है। अत्यधिक अनुभूति (allergy) वाले मरीज में सीरम (serum) या प्रोटीन की एक मात्रा देने के बाद ऐसी अवस्था का हो जाना कि उसको दूसरी बार सीरम या प्रोटीन की और अधिक बरदाशत न होने के कारण न दी जा सके।

anaplasia **(एनाप्लासिया)**–कोशिका अनुक्रमणीयता; प्रौढ़ कोशिकाओं में आद्य कोशिका प्रारूपों की ओर प्रति की न पलटने वाली (irreversible) प्रकृति।

anaplasty **(एनाप्लास्ट्री)**–प्लास्टिक सर्जरी।

anapophysis **(एनोपेफाइसिस)**–कशेरूक (vertebra) का उर्ध्व प्रवर्द्धन।

anarithmia **(एमअरिथमिया)**–गिनने की अक्षमता।

anarthria **(एनारथ्रिया)**–वाक् शक्ति का ह्रास।

anasarea **(एनासारया)**–शोथ; सर्वांग शोथ; समस्त शरीर ऊतकों में अधिक तरल का इकट्ठा हो जाना।

anastate **(एनास्टेट)**–वृद्धि प्रक्रिया या उपचय प्रक्रिया के उपयुक्त कोई पदार्थ या दशा।

anastole **(एनास्टोल)**–आकुंचन, जैसे जख्म के होंठों या किनारों (lips) का।

anastomosis **(एनास्टोमोसिस)**–शाखा मिलनता।

anat **(अनाट)**–शरीर रचना सम्बन्धी अर्थ का संक्षिप्त पूर्व पद।

anatomic, anatomical **(एनाटोमिक; अनोटोमीकल)**–शरीर रचना (संरचना) सम्बन्धी।

anatomist **(एनाटोमिस्ट)**–शरीर विज्ञान वेत्ता; शरीर ज्ञानी; शरीर शास्त्री।

anatomy **(अनाटोमी या अनाटोमी)**–शरीर रचना विज्ञान; सजीव की रचना और रूप सम्बन्धी विज्ञान; शारीरिकी।

anatriptic **(एनाट्रिपटिक)**–मालिश करके लगाई जाने वाली औषधि।

anatriptic **(एनाट्रिपटिक)**–क्षय रोधक।

anaxon **(एनाऐक्सॉन)**–सूत्राक्षहीन; अक्ष सूत्रहीन तंत्रिका कोशिका।

anazoturia **(एनाअजोटूरिया)**–मूत्र में यूरिया। (urea) की मात्रा का होना।

anchlo, ankylo **(एनक्लो एनकिलो)**–(1) झुका, टेढ़ा-मेढ़ा; लूप सदृश।
(2) संसक्त (adhesion) अर्थ का प्रत्यय।

anchylosis **(एनक्लोसिस)**–संसक्ति; दो या अधिक हड्डियों का परस्पर संयुक्त होकर एक हो जाना।

ancipital **(एनसीपिटल)**–द्विधारी; दो किनारे वाला।

anconad **(एनकोनड)**–कोहनी (elbow) या कर्पूर या ऑलीक्रेनन (olecranon) प्रवर्द्ध की ओर।

ancoanitis **(एनकोनिटिस)**–कोहनी सन्धि की सूजन।

ancyclostoma **(एनसाइक्लोस्टिोमा)**–निमेटोड परजीवी का एक जीनस या वंश (genus)।

ancyroid **(एनकीरोइड)**–लंगर रूपी (anchor shaped)।

andro **(एनड्रो)**–नर; पुंस अर्थ का पूर्व प्रत्यय।

andriatrics **(एनड्रायट्रिक्स)**–पुरुष चिकित्सा विज्ञान; चिकित्सा शास्त्र की एक शाख जो पुरुषों से सम्बन्धित होती है।

andrin **(एनड्रिन)**–वृषण या शुक्र ग्रन्थि (tesits) के एन्ड्रोजन (androgen) में से कोई एक।

androcyte **(एन्ड्रोसाइट)**–वीर्याणुक (spermatid)।

androgen **(एन्ड्रोजन)**–पुंसोद्दीपक; नर हार्मोन; पुंसत्व प्रदान करने वाला पदार्थ।

android **(एन्ड्रोइड)**–नर सदृश; नर समान।

andrology **(एन्ड्रोलोजी)**–नर विज्ञान।

andromania **(एन्ड्रोमिनिया)**–स्त्री का कामोन्माद।

androphilic **(एन्ड्रोफिलिक)**–नर प्रेमी।

androphobia **(एन्ड्रोफोबिया)**–नर से भयभीत (आतंकित)।

androphonomania **(एन्ड्रोफोनोमेनिया)**–नर हत्या हेतु आवेश या अन्तःप्रेरणा।

androstane **(एन्ड्रोस्टेन)**–एन्ड्रोस्टेन; $C_{19}H_{32}$; एक रसायन; हाइड्रो कार्बन न्यूक्लियस जिससे एन्ड्रोजन (androgen) प्राप्त (बनाये) किये जाते है।

androsterone **(एन्ड्रोस्टीरोन)**–$C_{19}H_{30}O_2$ एक एन्ट्रोजनिक हार्मोन, जो मूत्र में होता है।

anelectrode **(एनलेक्ट्रोड)**–बैटरी का धन ध्रुव (positive pole)।

aneroid barometer (एनीरोयड बैरोमीटर)–द्रवहीन वायुदाब मापक; निद्रव बैरोमीटर।

anemia (ऐनीमिया)–रक्त (लाल कण) अल्पता। यह कमी अत्यधिक रक्त बहाव या लाल रक्त कणों के नष्ट होने अथवा अस्थि मज्जा में लाल रक्त कणों के ठीक-ठीक न बनने के कारण होती है। संघानिक रक्त हीनता को एनीमिया परनीशियस (anaemia pernicious) कहा जाता है।

***achrestic anemia* (एक्रेस्टिक ऐनीमिया)**–असमर्थता ऐनीमिया; ऐसा ऐनीमिया जो आवश्यक कारक (factor) के होते हुए भी उपयोग में न लाने के कारण होता है।

***aplastic anemia* (एपलास्टिक ऐनीमिया)**–अटल ऐनीमिया; ऐसा ऐनीमिया जो चिकित्सा से ठीक नहीं होता है, और लाल रक्त कणों के पुनः निर्माण से कोई भी लक्षण नहीं आ पाते हैं।

***pernicious anemia* (परनीसियस ऐनीमिया)**–घातक ऐनीमिया; ऐसा ऐनीमिया जो विनाशक या घातक हेाता है, इनमें अमाशयिक श्लैष्मक स्तर (gastric mucosa) द्वारा वह कारक (factor) जो कि रक्त निर्माण (blood formaition) के लिए नितान्त आवश्यक होता है, कम स्रावित होता है।

***primaty anemia* (प्राइमरी ऐनीमिया)**–आरम्भिक ऐनीमिया जो रक्त निर्माण व अंगों के रोगी होने के कारण हो जाता है।

***secondary anemia* (सेकैन्ड्री ऐनीमिया)**–द्वितीयक ऐनीमिया; जो रक्त निर्माणक अंगों के रोगी न होने के कारण, किसी अन्य कारण से होता है।

anemic (ऐनीमिक)–क्षीण रक्तीय (रोगी); रक्त क्षीणता सम्बन्धी रक्त न्यूनता से पीड़ित रोगी।

anemometer (ऐनीमोमीटर)–वायुवेग मापक यंत्र।

anemophilous (ऐनीमोफिलस)–वायु परागित; वे फूल जो वायु द्वारा लाये गये पराग कणों से निषिक्त होते हैं।

anemophobia (एनीमोफोबिया)–वायु से भयभीत; वायु भीरू।

anemotrophy (एनीमोट्रोफी)–रक्त का अपर्याप्त आहार या पोषण (nourishment)।

anencephaly (एनइनसिफैली)–नाड़ी ऊतकहीन वर्धन;

anepia (एनेपिया)–वाक् अक्षमता।

anergy (एनिरजी)–निष्चेष्टता।

aneroid (एनिरोइड)–निर्द्रव्य;

anerythrocyte (एनइरीथ्रोसाइट)–हीमोग्लोबीन हीन लाल रक्त कण (erythrocyte)।

anerythroplastic (एनइरीथ्रोप्लास्टिक)–लाल रक्तणुओं का निर्माण न करना।

anerythropoiesis (एनइरीथ्रोपोयसिस)–आवश्यकता से कम लाल रक्ताणुओं का निर्माण।

anerythropsia (एनइरीथ्रोपसिया)–लाल वर्णों को न पहचानने की क्षमता।

anesthesia (एनस्थेसिया)–उत्तेजना उदासीनता; असंवेदना, अनुभूतिहीनता; संज्ञा हीनता; बेहोशी; उत्तेजना के प्रति संवेदनशीलता का न होना।

anesthesiologist (एनएसथेसियोलोजिस्ट)–बेहोश करने वाला; वह विद्वान जो संज्ञाहीनता लाता है।

anesthesiology (एनएसथेसियोलौजी)–असंवेदनता विज्ञान; बेहोशी सम्बन्धी विज्ञान।

anesthesiology (एनएसथेसियोफोर)–असंवेदनता विज्ञान; बेहोशी करने वाले अणु।

anesthetic (एनएसथैटिक)–(1) असंवेदी;
(2) वह पदार्थ जो बेहोशी लाता है।

anesthetist (एनएसथेटिस्ट)–वह डाक्टर जो असंवेदी दवा देता या सुंघाता है।

anesthetization (एनएसथेटीजेसन)–उत्तेजन उदासीनता उत्पन्न करना; असंवेदनता प्रदान करना; बेहोशी लाना।

anethole (एनेथोल)–एनेथोल; $C_{10}H_{12}O$; रंगहीन, हल्के पीले रंग की दवा जिसका प्रयोग दवाओं में गंध देने के लिये किया जाता है। यह अंत्रीय परिकुंचन (peristalsis) को भी बढ़ावा देती है तथा वायु पथों में से स्रावों को बाहर निकालती है।

anetodroma (एनेटोड्रोमा)–त्वचाक्षमता; त्वचा का ढीलापन और क्षीणता।

anetic (एनेटिक)–पीड़ानाशक।

aneuploid (एन्यूप्लोइड)–भिन्न एकाकी सूत्री; भिन्न अगुणक सूत्री; अगुणक सूत्री (haploid) संख्या के गुणक (multiple) से न्यून अथवा अधिक गुण सूत्रों की संख्या वाला।

ancuria (एनकूरिया)–स्नायुविक (nervous) शक्ति की कमी; स्नायुविक दौर्बल्य।

aneurin (एनयुरिन)–एन्युरिन; थायमीन–विटामिन बी$\circ_1$;$C_{12}H_{16}ON_4S$ एक विटामिन यौगिक।

aneurysm (एन्यूरिज्म)–(1) धमनी स्फीति; धमनी का फैलना
(2) धमनी का अर्बुद के कारण फैलना उदरीय भित्ति महाधमनी

(आभाटा aorta) में उपस्थिति रक्तीय अर्बुद के कारण फैलाव एवं शूल।

aortic aneurysm **(आयोटिक एन्युरिज्म)**–महाधमनी अर्बुद; यह आमतौर पर आरोही महाधमनी (ascending aorta) में होता है जिसके कारण वहां अत्यधिक दबाव पड़ता है, कभी-कभी यह फूट भी जाता है। इसका मुख्य कारण उपदंश (आतशक-गर्मी रोगा) (syphlitic aortitis) से उत्पन्न महाधमनी स्फीति होती है।

berry aneurysim **(बेरी एन्यूरिज्म)**–जन्मजात त्रुटि (congenital defect) के कारण अनुमस्तिष्कीय धमनी अर्बुद्ध का होना, जिसके कारण अधः तंत्रछद् रक्त बहाव (subarachinoid hemorrage) होता है।

cardiac aneurysm **(कार्डिक एन्यूरिज्म)**–हत् स्फीति।

circoid aneurysm **(सिरकोइड एन्यूरिज्म)**–(a) आंशिक धमनी स्फीति।

(b) समस्त प्रकार की रक्त वाहिनियों (धमनी, शिरा, कोशिकाएं) से मिलकर स्पन्दनीय (pulsating) अर्बुद को बनने के कारण स्फीति।

congenital aneurysm **(कन्जेनीटल एन्यूरिज्म)**–वर्द्धन त्रुटि के कारण धमनी स्फीति।

consecutive aneurysm **(कोनसीक्यूटिव एन्यूरिज्म)**–क्रमानुसार धमनी स्फीति।

समस्त धमनी भित्ति के पर्तों के फूट जाने से आस-पास के ऊतकों को रक्त से घिर जाने पर धमनी स्फीति।

dissecting aneurysm **(डिफ्यूज्डग एन्यूरिज्म)**–विच्छेद धमनी स्फीति; ऐसा जिसमें रक्त धमनी भित्ति के पर्तों के मध्य बहता है।

embolic aneurysm **(इमबोलिक एन्यूरिज्म)**–अन्तर्वलन धमनी स्फीति।

endogenous aneurysm **(इनडोजीनस एन्यूरिज्म)**–अन्तर्जात धमनी स्फीति। रक्त वाहिनी की दीवार से उत्पन्न बीमारी के कारण धमनी स्फीति।

erosion aneurysm **(इरोजन एन्यूरिज्म)**–क्षति या क्षीणता के कारण धमनी स्फीति।

exogenous aneurysm **(एक्सोजीनस एन्यूरिज्म)**–बहिर्जात धमनी स्फीति।

external aneurysm **(एक्सटर्नल एन्यूरिज्म)**–वाह्य धमनी स्फीति। ऐसा अर्बुद (tumor) जिसके कोटर धमनी भित्ति की अन्दरूनी पटल (inner coat) से बिल्कुल ही अलग हो।

fusiform aneurysm **(फ्यूजीफोर्म एन्यूरिज्म)**–तर्कुआकार (spindle shaped) धमनी स्फीति।

hernial aneurysm **(हर्नियल एन्यूरिज्म)**–रक्त वाहिनी अन्तः पटल का मध्य पटल के बिना या साथ धमनी स्फीति कोष का बनाना जो वाह्य पटल में से किसी प्रकार बाहर निकल आया है।

intramural anerurysm **(इन्ट्रामयूरल एन्यूरिज्म)**–इसको dissecting aneurysm अथवा lateral aneurysm (डिसेक्टिंग एन्यूरिज्म), (लेटरल एन्यूरिज्म) भी कहा जाता है। पार्व धमनी स्फीति; किसी रक्त वाहिनी की बगल से लटका हुआ।

medical aneurysm **(मेडिकल एन्यूरिज्म)**–असाध्य धमनी स्फीति; ऐसा धमनी स्फीति जिसका कि इलाज न हो सके।

myotic aneurysm **(मायोटिक एन्यूरिज्म)**–बैक्टीरिया संक्रमण से बना धमनी स्फीति।

osteoid aneurysm **(ओसटियोइड एन्यूरिज्म)**–अस्थि अर्बुद धमनी स्फीति।

peripheral aneurysm **(पैरीफिरल एन्यूरिज्म)**–धमनी परिधि स्फीति।

racemose aneurysm **(रेसीमोस एन्यूरिज्म)**–इसे सरसोइड एन्यूरिज्म (sarsoid aneurysm) भी कहते हैं।
(आंशिक धमनी स्फीति।)

sacculated aneurysm **(सेक्यूलेटड एन्यूरिज्म)**–धमनी का कोषीय फैलाव जिसका कि सम्बन्ध एक छोटे से छिद्र से मुख्य धमनी धड़ से होता है।

traumatic aneurysm **(ट्रोमैटिक एन्यूरिज्म)**–आघातीय धमनी स्फीति।

true aneurysm **(ट्रुरु एन्यूरिज्म)**–समस्त धमनी पर्तों से बना धमनी स्फीति।

varicose aneurysm **(वेरीकोज एन्यूरिज्म)**–स्फीति शिरा धमनी स्फीति।

anfractuous **(एनफ्रेकचुअस)**–(1) संवलित या कुण्डलित (convoluted); मरोड़ या लपेट वाला।
(2) खतीकीय (sinuous)।

angi(o) **(एनजी या एनजी ओ)**–नलिका (vessel), कुल्या प्रणल या वाहिका (channel) अर्थ का पूर्व प्रत्यय।

angiasthemia **(एनजीआसथेमिया)**–रक्त संवहन तंत्र (vascular system) की शक्ति (tone) का ह्रास।

angiectasis (एनजीएक्टेसिस)–नलिका विस्त्राण (dilatation)।

angiectomy (एनजिएकटोमी)–वाहिनी उच्छेदन; रक्त या लसीका वाहिनी का उच्छेदन (excision)।

angiectopia (एनजीएकटोपिया)–रक्त वाहिनी की असाधारण स्थिति या मार्ग (course)।

angiemphraxis (ऐनजीएमफ्राक्सिस)–वाहिका अवरोधकता (रोकना)।

angitis (एनजीइटस)–वाहिका स्तरों की सूजन (प्रदाह)।

angina (एन्जाइना)–एन्जाइना; शूल, कोई रोग जिसमें आक्षेपेत्युक्त (spasmodic) या अनियमित श्वासरोधी (suffocative) दौरे (attacks) होते हैं।

***angina abedominis* (ऐन्जाइना एब्डोमीनिस)**–उदरीय रक्त वाहिनीयों के अवरोध के कारण उदरीय शूल।

***angina cordis* (एन्जाइना कोरडिस)**

or

***angina peotoris* (एन्जाइना पेवटोरिस)**–हृद् शूल।

***angina cururis* (एन्जाइना कुरुरिस)**–अग्र जंघासीय (कूल्टा) शूल जो धमनी अवरोद्धता के कारण विरामी (intermaittenlt) होता है।

***angina diphtheritica* (एन्जाइना डिपथेरीटिका)**–स्वर यंत्र लैरिंक्स (larynx) या कण्ठ फैरिंक्स (pharynx) का संक्रामय रोग कण्ठ प्रदाह (diphthena) के कारण शूल।

***angina intestinal* (एन्जाइना इन्टेसटाइनल)**–अन्त्र शूल, उदरनीय शूल; भोजन के थोड़ी देर बाद शुरू होने वाला सामान्य ऐंठन युक्त उदरीय शूल जो ऐंठन से पेशियों में रक्त इकट्ठा हो जाने के कारण होता है।

***angina maligna* (एन्जाइना मैलिगना)**–या Gangrenous angina (मैंग्रीनस एन्जाइना) गलित कण्ठ शूल।

angioblast (एन्जियोब्लास्ट)–रक्त कोरक; प्रारम्भिक निर्माणकारी ऊतक जिससे रक्त कोशिकायें तथा रक्त वाहिनी बनती हैं।

angiocardiography (एन्जियोकारडियोग्राफी)–अपार दर्शक पदार्थ का इन्जेक्शन लगाने के बाद रक्त वाहिनियों का हृदय के किसी वेषम (chamber) का एक्स-रे चित्रण करना।

angiocardiopathy (एन्जियोकारडियोपैथी)–हृदय और रूधिर वाहिनियों (रक्त नलिकाओं) के रोग।

angiocarditis (एन्जियोकारडाइटिस)–हृद-वाहिनी प्रदाह; हृदय और वाहिनियों की सूजन।

angiocholecystitis (एन्जियोकोलेसिस्टाइटिस)–पित्ताशय (gall bladder) और पित्त नलिकाओं (bile ducts) की सूजन।

angiochondroma (एनजियोकोनड्रोमा)–उपास्थि ट्यूमर, जिसमें अत्यधिक रक्त नलिकायें वर्धित हो गई हों।

angioclast (एन्जियोक्लास्ट)–बहती हुई रक्त नलिका (धमनी) को दबाने वाली चिमटी (forceps)।

angiodermatitis (एन्जियोडरमेआइटिस)–त्वचा रूधिर वाहिकाओं की सूजन।

angiodiascopy (एन्जियोडायसकोपी)–अवयव (extremities) की रक्त वाहिनयों का आंख से निरीक्षण।

angiogenesis (एन्जियोजेनेसिस)–भ्रूण में रक्त नलिकाओं का वर्धन (development)।

angioid **(एन्जियोइड)**–रक्त नलिका सदृश।

angioinvasive (एन्जियोइन्वेसिव)–रक्त नलिकाओं में घुसता हुआ।

angiolith (एन्जियोलिथ)–रक्त नलिका में कणिका या उपल; रक्त नलिका में खरिक संच्चय (lith) से बनी कणिका या उपल।

angiology (एन्जियोलाजी)–रक्त और लसीका नलिकाओं सम्बन्धी विज्ञान; रक्त नलिका विज्ञान।

angiolysis (एन्जियोलाइसिस)–रक्त नलिका ह्रास (अवनति)–जैसा भ्रूणिक वर्धन में होता है।

angiomalacia (एन्जियोमलेसिया)–रक्त नलिका भिक्तियों का मुलायम होना।

angiomegaly (एन्जियोमिगैली)–रक्त नलिकाओं का बढ़ना, विशेषकर पलकों (eyelids) की दशा जो रक्त नलिकाओं के आयतन में वृद्धि के कारण होती है।

angiometer (एन्जियोमीटर)–रक्त नलिकाओं के व्यास व तनाव (tension) को नापने का यंत्र।

angionoma (एन्जियोनोमा)–रक्त नलिकाओं में जख्म (ulceration)।

angiopathy (एन्जियोपैथी)–धमनी रोग; रक्त नलिकाओं की कोई भी बीमारी।

angioplany **(एन्जियोप्लानी)**–रक्त नलिका की स्थिति, मार्ग, तथा संरचना (आकृति) में अपसामान्यता (abnormality)।

angiopoisis (एन्जियोपोयेसिस)–रक्त नलिका निर्माण।

angiopressure (एन्जियोप्रेशर)–बहाव को दबाव डालकर बन्द करना।

angiorhigosis (एन्जियोरिहगोसिस)–रक्त नलिकाओं की

कठोरता (rigidity)।

angioscope (एन्जियोस्कोप)–रक्त केशिकाओं का निरीक्षण करने वाला सूक्ष्म दर्शी (microscope)।

angiosteosis (एन्जियोस्टियोसिस)–किसी रक्त नलिका में खरिक संचय हो जाना।

angiostrophy (एन्जियोस्ट्रोफी)–रक्त बहाव (haemorrhage) को रोकने के लिए रक्त नलिका का ऐंठना (twisting)।

angiotelectasis (एन्जियोटेलेकटेसिस)–रक्त नलिकाओं का फूलना।

angiotitis (एन्जियोटाइटिस)–कान की रक्त नलिकाओं का सूजना।

angiotomy (एन्जियोटोमी)–रक्त नलिका का कर्तन।

angiotonic (एन्जियोटोनिक)–संवहन तनाव वृद्धि। रक्त नलिकाओं में तनाव का अधिक होना।

angle (एंगिल)–(1) कोण

(2) कांटा या बंसी (जिस मछली पकड़ी जाती है।)

angstrom 'A' (एंगसट्रोम 'ए') लम्बाई या रेखा नापने की एक इकाई, जो 0·1 मिलीमाइक्रोन (10^{-7} मि० मी० (mm) होती है।

angulus (एंगुलस)–कोणक; शब्द का प्रयोग शरीर संरचनाओं (anatomical structures) के नामों में किया जाता है।

anhedonia (एनहेडोनिया)–विषय सुख (इन्द्रियों की तृप्ति) अनुभव न करने की असमर्थता।

anhematosis (एनहिमेटोसिस)–दूषित रक्त निर्माण।

anhemolytic (एनहिमोलिटिक)–रक्त कोशिकाओं के लिए अनाशकारी (नाश न करने वाला)।

anhidrosis (एनहाइड्रोसिस)–पसीने की अनुपस्थिति; स्वेदहीनता।

anhidrotic (एनहाइड्रोटिक)–(1) स्वेद अस्रावक; पसीने के बहाव को रोकने वाला।

(2) ऐसा साधन जो पसीने का शमन (दबाता) करता है; स्वेद अवरोधी।

anhydrase (एनहाइड्रेस)–जल उत्प्रेरक एन्जाइम; वह एन्जाइम (enzyme) जो यौगिक (compound) से पानी को बाहर निकालने के लिए उत्प्रेरित करता है।

anhydration (एनहाइड्रेसन)–अजलयोजन दशा; निर्जलता।

anhydremia (एनहाइड्रेमिया)–रक्त में तरलाभाव; रक्त में तरल की मात्रा का कम होने की दशा।

anhydride (इनहाइड्राइड)–निर्जली; जल अणु (molecule) के बाहर होने पर अम्ल (acid) से प्राप्त यौगिक; एन्हाइड्राइड, जलहीन यौगिक।

anhydrochloric (एनहाइड्रोक्लोरिक)–हाइड्रोक्लोरिक अम्लहीन;

anhydromyelia (एनहाइड्रोमयेलिया)–सुषुम्ना तरल की न्यूनता; सुषुम्ना तरलहीन।

anhydrous (एनहाइड्रस)–निर्जलीय; अजल; निर्जला; एनहाइड्रस।

anhypnosis (एनहिपनोसस)–अनिद्रा।

anideus (एनिडियस)–परजीवी भ्रूणिक दैत्य जो केवल आकृति हीन मांसल पुंज होता है।

anilid (एनिलिड)–एनिलोन (aniline) से बना यौगिक जो मूलक (radical) द्वारा NH_2 के हाइड्रोजन के प्रतिस्थापित होने पर बनता है।

aniline (एनिलीन)–$C_6H_5NH_2$; एक अमीन (amine) जो (coal tar) कोलतार और जुम्बुकीनील (इनुडिगो-indigo) से प्राप्त होता है।

anilism (एनिलिज्म)–एनिलीन विषता;

anility (एनिलिटी)–वृद्धा सदृश; बूढ़ी औरत की सी दशा।

anima (एनिमा)–अन्तरात्मा।

animal (एनीमल)–(1) पशु; जानवर; जन्तु;

(2) जीवधारी।

animal parasites (एनीमल पैरासाइट्स)–जन्तु परजीवी; ऐसे परजीवी (parasites) जो जन्तु के अन्दर या ऊपर किसी अन्य जीवित अंगी (living organism) में रहते हैं।

animacule (एनिमाक्यूल)–जन्तुक; छोटा जन्तु।

animation (एनिमेशन)–सजीवता; प्राण संचारण।

aninoretinosis (एनिनोरेटीनोसिस)–किसी अन्तःस्राविक दोष के कारण उत्पन्न अव्यवस्था (गड़बड़)।

anion (एनियन)–एनियन; अनियन; ऋणामन। वह तत्व (element) जो विद्युत्-अपघटन (elctrolysis) में धन ध्रुव (positive pole) की ओर आकर्षित होता है।

aniridia (एनिरीडिया)–श्वेत पटलाभाव; आइरिस (iris) का जन्मजात (congenital) न होना।

anis (एनिस)–'असमान' अर्थ का अपसर्ग।

aniseikomia (एनिसीकोमिया)–असमान प्रतिबिम्बता; दृष्टि पटल (रेटीना) पर दोनों आँखों से असमान प्रतिबिम्ब के बनने की दशा।

anisochromatic (एनिसोक्रोमेटिक)–असमान वर्णी।

anisocoria (एनिसोकोरिया)–असमान कनीनिकी; दोनों आँखों की पुतली व कनीनिका (pupils) का विभिन्न नापों का होना।

anisocytosis (एनिसोसाइटोसिस)—असमान लाल रक्ताणुक; रक्त में विभिन्न नाप के लाल रक्तणुओं के होने की असामान्य दशा।

anisodactylous (एनिसोडेक्टाइलस)—असमान आंगुलिकता; असमांगुलीय; उँगलियों का असमान लम्बाई का होना।

anisogamy (एनिसोगैमो)—असमयुग्मन; ऐसा संयुग्मन (conjugation) जिसमें संयुक्त होने वाले युग्मक या निषेकाणु (gamete) एक-सा नहीं होते।

anisognathous (एनिसौग्नैथस)—असम-हन्बी; असमान चौड़ाई के जबड़े (हनु) वाला।

anisohypercytosis (एनिसोहाइपरसाइटोसिस)—श्वेताणु वृद्धिता; ल्यूकोसाइट्स (leucosytes) की संख्या में वृद्धि।

anisohypocytosis (एनिसोहाइपोसाइटोसिस)—श्वेताणु न्यूनता; श्वेताणु (ल्यूकोसाइट्स) की संख्या में कमी।

anisokaryosis (एनिसोकेरियोसिस)—न्यूक्लियस या केन्द्रक विषमता; कोशिकाओं के न्युक्लियस के नापों में असमानता (विषमता)।

anisoleukocytosis (एनिसोल्यूकोसाइटोसिस)—श्वेताणु विषमता; रक्त में विभिन्न रूपक श्वेताणुओं के अनुपात में असाधारणता।

anisomastia (एनिसोमेसटिया)—स्तन विषमता; स्तन या कुच के नाप में विषमता।

anisomelia (एनिसोमिलिया)—युग्मी अवयवों के बीच विषमता।

anisometropia (एनिसोमेट्रोपिया)—चक्षु-वर्तन विषमता; दोनों चक्षुओं की वर्तनक शक्तियों (refractive power) में विषमता (असमानता)।

anisonormocytosis (एनिसोनोरमोइटोसिस)—बहुन्यूक्लियक श्वेताणु विषमता; विभिन्न बहु-न्यूक्लियक श्वेताणुओं (neutrophils) के असामान्य अनुपात सहित सामान्य संख्यक श्वेताणुओं का होना।

anisopiesis (एनिसोपियेसिस)—रक्त दाव विषमता; (शरीर) के दायें ओर बायें ओर के रक्त दाब के अन्तर।

anisophygmia (एनिसोफिगमिया)—नब्ज विषमता; शरीर के दायें और बायें धमनियों की नब्ज दर (pulse rate) में अन्तर (विषमता)।

anisopore (एनिसोपोर)—विषम छिद्र, ऐसा छिद्र जो दूसरे छिद्र से मिला होता है।

anisosthenic (एनिसोस्थेनिक)—विषम शक्तिक।

anisotonic (एनिसोटोनिक)—विषम परासणी दाब (osmotic pressure)।

anisotropic (एनिसोट्रोपिक)—विषम दैहिक।

ankle (एंकिल)—टखना; गुल्फ; टारसस; टांग और पाँव की सन्धि के बीच का क्षेत्र।

ankyl (o) (ऐंकिल या ऐंकिला)—"झुका हुआ" या "संयुक्त" अर्थ का उपसर्ग।

ankyloblepharon (ऐंकिलोब्लेफारोन)—पलकों का जुड़ा होना।

ankylocheilia (ऐंकिलोकीलिया)—ओष्ठ (होंठ) संलिष्ठता; होंठों का चिपकाव।

ankyloglossia (ऐंकिलोग्लोसिया)—बद्धजिह्व; जिह्वा का बँधा होना।

ankylopoietic (ऐंकिलोपोयेटिक)—संसक्ति उत्पादक।

ankyloproctia (ऐंकिलोप्रोक्टिया)—गुदा का निकोचन (stricture)।

ankylosis (ऐंकिलोसिस)—संसक्ति; किसी संधि की असाधारण सुस्थिरता (immobility)।

ankylotia (ऐंकिलोटिया)—वाह्य कर्ण कुहर (external meatus of ear) का बन्द हो जाना।

ankylotome (ऐंकिलोटोम)—बद्ध जिह्व कर्तक (चाकू) बद्ध जिह्व (tongue tie) को काटने वाला चाकू (knife)।

ankyroid (ऐंकिरोइड)—हुकोपम।

anlage (ऐंलाश)—प्राथमिक मूल; मौल; मूलांग; वृद्धिशील भ्रूण (developing embryo) में पाया जाने वाला वह कोशिका प्रवृत्ति अंग संचय (accumulation of cells) जिसको किसी रचना, अंग या भाग का प्राथमिक मूल समझा जा सकता है।

anneal (ऐनील या अनील)—तापानुशीततः किसी पदार्थ (धातु) को नियंत्रित गर्म व ठण्डा कर मुलायम करना; जिससे सरलता से इच्छानुसार आकृति दी जा सके।

annealing (एनीलिंग)—तापानुशीतन।

annectent (ऐनेक्टेण्ट)—संयोजक; संयोजी।

annelida (एनेलिडा)—एनेलिडा; बहुकोशिकीय अकशेरूक (invertebrates) का एक संघ (phylum) इन जन्तुओं का शरीर खण्डों (segments) का बना होता है, जिस कारण इन्हें खण्ड-कृमि या मुद्रा खण्डी (segmented worm) कहा जाता है जैसे जोंक (leech); केंचुआ (earth worm) आदि।

annular (एनूलर)—मुद्रोपम, वलयाकार; छल्लेदार; मण्डलाकार।

annulorrhaphy (एनूलोरेफी)—वर्ध्य या हार्निया या अंत्र

वृद्धि की सन्धि या सीवन।

annulus (**एनुलस**)—मुद्रा खण्ड; वलयाकार; वलयी; कोई भी छोटी घेर वाली आकृति।

anode (**ऐनोड**)—धनाग्र; वह इलैक्ट्रोड (विद्युदग्र) जिससे विद्युत धारा (बैटरी) या संयंत्र (apparatus) में प्रवेश करती है।

anodontia (**एनोडोसिया**)—दन्तहीनता; जन्मजात कुछ या सब दाँतों का न होना।

anodyne (**एनोडाइन**)—दर्द नाशक; पीड़ा नाशक; शामक; वेदनाहर; ऐनोडाइन।

anodynia (**एनोडाइनिया**)—दर्द से छुटकारा।

anoetic (**एनोइटिक**)—अन्तः मनोयोग का अभ्यस्त न होना।

anoia (**एनोइया**)—जड़ बुद्धिता; मूर्खता।

anomalopia (**एनोमेलोपिया**)—दृष्टि अनियमितता।

anomaloscope (**एनोमेल्सकोप**)—दृष्टि वर्ण असंगतता ज्ञापक, संयंत्र।

anomaly (**एनोमली**)—असंगति; अनियमितता; सामान्य से विचलन (हटा हुआ); नियम विरूध।

anomia (**एनोमिया**)—नाम बताने की शक्ति का ह्रास।

anonychia (**एनोनाइकिया**)—नखाभाव; नख (नाखून) का न होना।

anopheles (**एनोफिलीज**)—एनोफिलीज (मच्छर विशेष) जिसकी मादायें मलेरिया ज्वर के रोगवाहक परजीवियों को फैलाते हैं।

anophthalmos (**एनओप्थैलमोस**)—नेत्र गोलकाभाव; कोया या नेत्र गोलक (eyeball) का जन्म जात न होना।

anopsia (**एनओपसिया**)—दृष्टि दमन (एक चक्षु); एक आँख की दृष्टि का दमन (निग्रह)।

anorchid (**एनओरकिड**)—वृषण हीन; ऐसा व्यक्ति जिसमें अण्ड या वृषण शरीर से बाहर नीचे उतरे हुए नहीं होते हैं या होते ही नहीं हैं।

anorchism (**एनोओरकिज्म**)—जन्मजात एक या दोनों वृषण का न होना।

anorectic (**एनोओरएक्टिक**)—(1) भूख या क्षुधा सम्बन्धी। (2) ऐसा पदार्थ जो भूख या क्षुधा को कम कर देता है।

anorexia (**एनओरएक्सिया**)—क्षुधा ह्रास या अभाव।

anorexigenic (**एनओरएक्सीजेनिक**)—क्षुधानियंत्रक; क्षुधा उत्पादक (बर्धक)।

anorthorgraphy (**एनओरथोग्राफी**)—लेखन शक्ति क्षीणता।

anorthopia (**एनओरथोपिया**)—असममिति दृष्टि (asymmetrical) या विकृत (distorted) दृष्टि।

anortnosis (**एनओरटनोसिस**)—उत्थान (उत्थापन) अभाव।

anoscope (**एनओस्कोप**)—गुदा वीक्षण यन्त्र (speculum)।

anocopy (**एनओस्कोपी**)—गुदा वीक्षण; गुदा वीक्षण यंत्र की सहायता से गुदा नलिका का अन्तः परीक्षण (अन्दरूनी देखभाल)।

anosmia (**एनओसमिया**)—घ्राणनाश; घ्राण शक्ति का अभाव (नाश)।

anosognosis (**एनओस ओगनोसिस**)—अपने रोग या विकार की पहचान में असफल।

anostosis (**एनओस्टोसिस**)—विकृत अस्थि निर्माण।

anotia (**एनओटिया**)—कर्णभाव वर्धन असंगति।

anotus एनओटस)—कर्णहीन भ्रूण।

anovarism (**एनओवेरिज्म**)—डिम्ब ग्रन्थि-अभाव।

anovulatory (**एनओबूलेटरी**)—डिम्ब क्षरण (अण्डोत्सर्ग) से असम्बन्धित।

anoxemia (**एनओक्सेमिया**)—रक्त में पर्याप्त आक्सीजन की कमी।

anoxia (**एनोक्सिया**)—आक्सीजन अभाव या न्यूनता।

ansa (**एन्सा**)—पाशक (लूप) सद्दश आकृति; सिक्त।

antacid (**ऐन्टासिड**)—(1) प्रत्याल; अम्लका नाशक। (2) पेट की अम्लता को मिटाने वाली औषधि।

antagonist (**ऐन्टागोनिस्ट**)—विरोधक, विरोधी; प्रतिद्वन्दी। कोई पेशी या दवा जो किसी अन्य के विपरीत प्रभाव करती हो।

antalgesic-analgesic-antalgic (**ऐन्टोलजेसिक-एनलजसिक ऐन्टल-जिक**)—दर्द नाशक; पीड़ा नाशक; पीड़ाहारी।

antalakline (**एनटालएलकलाइन**)—प्रति क्षारक; क्षारअपकर्षक; क्षार या क्षारीयता (alkalinity) का प्रतिकार करने वाला।

antaphrodisiac (**एनटाफ्रोडीसियक**)—काम नाशक; सम्भोग की उत्तेजना को शान्त करने वाला।

antazoline (**एन्टाजोलाइन**)—एन्टोजोलाइन; रसायन विशेष जिसका प्रयोगप्रतिहिस्टेमिनिक (antihistaminic) सद्दश किया जाता है।

ante (**एन्टे या एन्टी**)—'अग्र, आगे' अर्थ का उपसर्ग।

anlebrachium (**एन्टीब्रेकियम**)—अग्र वाहु; प्रकोष्ठ।

antecedent (**एन्टीसीडेन्ट**)—पूर्ववर्ती; पूर्व; पूर्व वृस्त; पहले होने वाला।

antefebrile (**एन्टीफेवरिल**)—ज्वर पूर्व।

antemortem (एन्टीमोरटम)—मृत्यु पूर्व; मृत्यु से पहले।

antenatel (एन्टीनेटल)—प्रसव पूर्व; जन्म देने से पूर्व।

antenna (एन्टीना)—(ऐन्टेना) स्पर्श तन्त्रः स्पर्शक; शृंगिका कीट (insect) और क्रस्टेशिया (केकड़ा वंशी) जन्तुओं के सिर पर स्थित जोड़दार स्पर्श ज्ञानेन्द्रियाँ।

antepartal, antepartum (एन्टीपारटल या ऐन्टीपारटम)—पूर्व प्रसव, पूर्व प्रसवनः प्रसव से पहले।

antephase (एन्टीफेज)—सूत्री विभाजन (mitosis) से तुरन्त पूर्व की स्थिति'मध्यावस्थिति का एक भाग-जिसमें सूत्री विभाजन हेतु ऊर्जा उत्पन्न कर इकट्ठा की जाती है जिसका प्रयोग गुण सूत्र उत्पादन (chromosome reproduction) में किया जाता है।

anteposition (एन्टीपोजीशन)—अग्रउद्वासन (विस्थापन) जैसे गर्भाशय का आगे की ओर खिसका होना।

antepyretic (एन्टीपायरेटिक)—ज्वर से पूर्व की अवस्था।

anterior (एन्टीरियर)—अग्र; अग्रवर्ती, अग्रस्थ, अग्र भागस्थ।

antero (एन्टीरो)—'सामने' के अर्थ का उपसर्ग।

anterograde (एन्टीरोग्रेड)—आगे की ओर या दिशा में विस्तृत (फैला हुआ)।

antero inferior (एन्टीरो इन्फीरियर)—अग्राधरस्थः अग्रोधोवर्ती; आगे और नीचे की ओर।

anterolateral (एन्टीरो लेटरल)—अग्रपार्श्वीयः आगे एक पार्श्व (बगल) की ओर स्थिति।

anteromedian (एन्टीरोमीडियन)—अग्र मध्यीय।

anteroposterior (एन्टीरोपोस्टीरियर)—अग्रपश्चस्थ।

anterosuperior (एन्टीरोसुपीरियर)—अग्रोर्ध्व।

anteversion (एन्टीवरजन)—अन्तवक्रस्थः मुखावर्तनः समस्त अंग का नोंक की ओर या अन्तिम छोर की ओर टेढ़ा होना।

anthelmintic (एनथेल मिनटिक)—कृमि नाशक।

anthocyanin (एन्थोसायनिन)—एन्थोसायनिनः चुकन्दर (beet root) का लाल रंगीय पदार्थ।

anthophobia (एन्थोफोबिया)—पुष्पारूचि रुग्णता; पुष्प (फूल) की नापसन्दगी की बीमारी।

anthorisma (एन्थोरिसमा)—विस्तृत स्फीति; बिखरी हुई सूजन।

anthracemia (एन्थ्रोसमिया)—(1) श्वासावरोध।

(2) बेसीलस एन्थरेसिस (bacillus anthracis) बैक्टीरिया का रक्त में होना।

anthracene (एन्थ्रासीन या एन्थ्रसेइन)—एन्थ्रासेइन; $C_{14}H_{10}$; रवेदार हाइड्रोजन जो कोलतार (coal tar) से प्राप्त होता है।

anthracia (एन्थ्रासिया)—एक प्रकार का रोग जिसमें कारबंकल (carbuncle) फोड़ा बनने की पहचान होती हैं।

anthracin (एन्थ्रासिन)—एक विषकारी यौगिक जो एन्थेरेक्स (anthrax) जीवाणुओं की कल्चर (संवर्धन) से प्राप्त होता है।

anthracometer (एन्थ्राकोमीटर)—कार्बनडाइऑक्साइड मापक; वायु में कार्बनडाइऑक्साइड नापने का यन्त्र (मापक)।

anthraconecrosis (एन्थ्राकोनक्रोसिस)—अधःपतित ऊतक; ऊतक ह्रास (जिसमें समस्त ऊतक एक काले पुंज में बदला होता है)।

anthracosilicosis (एन्थ्रोकोसिलीकोसिस)—फुफ्फुस रोग जो सिलिका (silica) या कोयले की धूल श्वास में जाने से उत्पन्न फुफ्फुस रोग विशेष।

anthracotherapy (एन्थ्राकोथिरैपी)—चारकोल (charcoal) उपचार।

anthralin (एन्थ्रालिन)—$C_{14}H_{10}O_3$; पीला-भूरा रवेदार सफूफ (चूर्ण) जिसका प्रयोग एग्जीमा (eczema) में किया जाता है।

anthraquinone (एन्थ्राक्यूनोन)—$C_{14}H_8C_2$; पौधा पदार्थ जो एन्थ्रासिन (anthracene) से बनता है।

anthrax (एन्थ्रेक्स)—एक प्रकार का संक्रामक रोग जो बेसीलस एन्थ्रेसिस (Bacillus anthracis) से मुख्यतः चौपायों (गाय, भैंस, घोड़ा, खच्चर, भेड़, बकरी आदि) में होता है। मनुष्य में भी स्पर्श से आ जाता है। मानव में यह रोग तीन प्रकार से होता हैः (1) किसी भी जख्म में इन सूक्ष्मांगियों (bacillus) के प्रवेश करने से;

(2) श्वांस के साथ इन सूक्ष्मागियों के अन्दर पहुँचने से;

(3) अंतः प्रणाली में सूक्ष्मांगियों के दूषित या भ्रष्ट भोजन विशेषकर मांस खाने से।

anthropo (एन्थ्रोपो)—'मानव' अर्थ का उपसर्ग।

anthropocentric (एन्थ्रोपोसेन्ट्रिक)—मानव केन्द्रीय मानव केन्द्रित; मानव को ब्रह्माण्ड का केन्द्र मानकर विचार मानव केन्द्रवाद।

anthropogeny (एन्थ्रोपोजेनी)—मानव विकास या वर्धन।

anthropoid (एन्थ्रोपोइड)—मानवाकार; मानव कल्प।

anthropoidea (एन्थ्रोपोइडिया)—प्राइमेट्स (primaters) का एक उपगण, जिसमें बन्दर (monkeys), एप्स (apes);

मानव (man) रखे जाते हैं। इनका विशेष लक्षण अन्य जन्तुओं में सबसे अधिक विकसित तथा जटिल मस्तिष्क का होना होता है।

anthropokinetics (एन्थ्रोपोकोइनेटिक्स)—कर्मरत मानव का सम्पूर्ण अध्ययन; जीव वैज्ञानिक, भौतिक; मनोवैज्ञानिक तथा सामाजिक सब ही दृष्टिकोण या पहलू से।

anthropometry (एन्थ्रोपोमीटरी)—मानवमिति; मानव शरीर का नाप तौल सम्बन्धी विज्ञान।

anthropomorphism (एन्थ्रोपोमोरफिज्म)—मानवतारोपण; मानवीकरण। अमानव पर मानव लक्षणों का आरोपण (प्रदान करना)।

anthropophagy (एन्थ्रोपोफैगी)—नरभक्षण (cannibalism)।

anthropophilic (एन्थ्रोपोफिलिक)—मानव प्रेमी जैसे कुछ मच्छर जो मानव को अन्य जन्तुओं से अधिक पसन्द करते हैं।

anthropophobia (एन्थ्रोपोफोबिया)—मानवारूचि (मानव अरूचि); मानव समाज से भयभीत।

anthroposcopy (एन्थ्रोपोस्कोपी)—दृश्य रूप से (आँखों से) निरीक्षण।

anthroposomatology (एन्थ्रोपोसोमेटोलोजी)—मानवकाय समिष्ट (सम्पूर्ण) विज्ञान।

anthropozoonosis (एन्थ्रोपोअूनोसिस)—मानव-जन्तु रोग; ऐसा रोग जो मानव से जन्तु मे और जन्तु से मानव में संचारित होता है।

anthydropic (एन्टहाइड्रोपिक)—जलन्धर या जलोदर (dropsy) से मुक्त या छुड़ाने वाला।

anthypnotic (एन्टहिप्नोटिक)—नींद अवरोधक; नींद निवारक; नींद को न आने देने वाली।

anthysteric (एन्टहिप्नोटिक)—हिस्टीरिया (वातोन्माद hysteria) मुक्तक।

anti (एन्टी)—'प्रति' अर्थ का उपसर्ग।

anthropology (एन्थ्रोपोलोजी)—मानव या मानवीय विज्ञान, इस विज्ञान के अन्तर्गत मानव सम्बन्धी सब ही पहलुओं पदार्थ विज्ञान (physical), सामाजिक (social) और सांस्कृतिक (cultural), स्वास्थ्य और रोग (medical) का अध्ययन किया जाता है।

antiabortifacient (एन्टीअवोरटीफेस्यिन्ट)—गर्भपात रोधक या सगर्भता (gestation) को बढ़ावा देने वाला।

antiagglutinin (एन्टीग्लूटिनिन)—प्रति अभिश्लिण्टक; असमूहक असंश्लेषक; समूहन (agglutin) का प्रतिरोध करने वाला।

antiamebic (एन्टीअमिबिक)—प्रति अमीबक; अमीबी नाशक; अमीबा की वृद्धि को रोकने वाला या नाश करने वाला।

antiantibody (एन्टीएन्टीबोडी)—प्रतिजन प्रति कारक; प्रतिजन (antibody) का प्रतिकार करने वाला।

antibacterial (एन्टीबैक्टीरियल)—प्रति बैक्टीरिया; जीवाणुनाशक; बैक्टीरिया की वृद्धि को रोकने वाला।

antibechic (एन्टीवेकिक)—कफ शामक; कफ से छुटकारा दिलाने वाला।

antibiosis (एन्टीबायोसिस)—प्रति जैवी; दो जीव संख्याओं (population) का सह जीवन, जो किसी एक के लिए अलाभकारी होता है।

antibiotic, antibiotics (एन्टीबायाटिक, एन्टीबायाटिक्स)—प्रति जीव; प्रति जीवाणुक; प्रति जैविकी;

(1) प्रति जैवी के जीवन को नष्ट करने वाली।

(2) एक रासायनिक यौगिक जो किन्हीं सजीव कोशिकाओं से विशेषकर निम्न पादप कोशिकाओं जैसे बैक्टीरिया, ईस्ट (yeast), फफूँदी से प्राप्त किया जाता है जो किन्हीं दूसरी किस्म के जीवन के लिये विशेषकर रोगाणु या अनिष्टकारी अंगाणुओं या जीवों (organisms) के लिए प्रतिरोधी होते हैं। इनका उपयोग औषधि के रूप में संक्रामक रोगों के उपचार हेतु किया जाता है।

antibiotics (एन्टीवायोटिक्स)—प्रति जीवाणुक।

antibiotics का दूसरा नाम Antimicrobiotics भी है।

यह जीवित कोशिकाओं के वृद्धि उत्पाद (growth products) होते हैं।

प्रति जीवाणुक (antibiotics) का नाम करण कई प्रकार से किया जाता है। उसका नाम उस अंगी के आधार पर दिया जाता है जिस पर कि वह उत्पन्न होता है। जैसे पेनीसिलिन (penicillin) क्योंकि यह पेनीसिलम (penicillum) अंगी पर उत्पन्न होता है।

कुछ का नाम उस अंगी के आधार पर दिया जाता है जिस पर कि यह आक्रमण करता है जैसे स्टेफीलोमाईसिन (staphylomycin) कभी इसका नाम जिस स्थान पर इसकी खोज हुई थी उसके आधार पर दे दिया जाता है, जैसे लिंकोमाइसिन (lincomycin) क्योंकि इस की खोज लिंकोइन (Lincoin) यू. एस. ए. (U. S. A) स्थान पर हुई थी। केवल एक प्रति जीवाणुक ऐसा है जिसका नाम उस संस्था पर है जहाँ इस की खोज की थी, जैसे निसेटिन (Nystatin)— न्यूर्योक

(Newyork) स्टेट बोर्ड ऑफ हैल्थ (State Board of health) पर दिया गया है।

कुछ का नाम उन खोजियों की पत्नियों के नाम पर दिया गया है जिन वैज्ञानियों ने इनकी खोज की है, जैसे हैलीनाइन (Helinine); डोरीसिन (Doricin)/ सारामाइसेटिन (Saramycetin) नाम सास (mother-in-law) के नाम पर रख दिया गया।

कुछ नाम जैसे जिओब्रेसिन (Geobriecin), बरनामाइसिन (Vernamycin) जो मंत्री आदि ने रख दिये है।

प्रति जीवाणुक के स्त्रोत (source) :

या उत्पादन माध्यम (medium)—प्रति जीवाणुक (antibiotics) के मुख्य स्त्रोत (source), फफूँदी (moulds-fungi), एकटीनोमाइसिटीज (actinomycetes - fungi and bacteria) फंजाई और बैक्टीरिया (bacteria) है। कभी-कभी काई (algae) भी प्रति जीवाणुक उत्पन्न करता है। बाजार में बिकने वाले प्रति जीवणुक (antibiotics) बैक्टीरिया (bacteria) अथवा कुछ फन्जाई सदस्यों से बनाये जाते है।

प्रति जीवाणुक (antibiotics) अपना प्रभाव दो प्रकार से करते हैं। एक जिसको बैक्टीरियोस्टेटिक (bacteriostatic) अर्थात वृद्धि अवरूद्धक (inhititing the growth) और बैक्टीरिसीडल (bactericidal) अर्थात अंगी नाशक (micro-organism destroyer)।

प्रति जीवाणुक अपनी प्रभाव कोशिका की प्रवेश क्षमता (permeability) और कलिलता प्रवृत्ति (colloidal nature) में परिवर्तन करने से करते हैं।

प्रति जीवाणुक के प्रतिकूल प्रभाव (Side effects):

हानिकारक प्रभाव चार होते हैं :—

(1) अत्यधिक अनुभूति (allergy)

(2) विषता (toxicity)

(3) बैक्टिीरियल अवरुद्धता (bacterial resistance)

(4) पूर्ति जैवी के प्रभाव (effects of replacement flora) ऐसे अंगी जो दवा देने पर भी बढ़ते रहते है और किसी से भी प्रभावित नहीं होते हैं।

एन्टीवोयाटिक (प्रतिजीवाणु) की सूची

क्रम सं.	नाम अंग्रेजी हिन्दी	उद्गम समुदाय (Group origin)	किस पर प्रभाव करता है (active against)	खोजक (discoverer)
1.	Auromycin ओरीमाइसिन	Actinomycetales (fungi like bacteria	(i) वाइरस निमोनिया (ii) इपिंग कफ (whooping cough) कुकर खांसी	बी. एम. डुग्गर [B.M. Duggar] (1948)
2.	Terramycin टेरामाइसिन	streptomyces rimasus	(i) Rickettsias (सूखा राग) (ii) Typhoid (टाइफोइड) (मोती झरा) ज्वर। (iii) Bacillary uninary infectren (बैसीलरी यूरीनरी इन्फैकशन) मूत्र संस्थान पर संक्रमण	फिनेल होबी और अन्य [Finlay Hobby & others] (1950)
3.	Chloromy- cetin क्लारोमाइसीटिन	Streptomyces neneculae	Do	पी. एम बारकेक [P. M. Bar- keh](1947)
4.	Strepto- mycin स्ट्रेप्टोमाइसिन	Streptomyces griseus	1. ग्राम नेगेटिव बैक्टीरिया (gram negative Bacteria) 2. Clinically used in urinary infectives 3. T. B. 4. Peritonitis.	वेकमान (Wakemann] (1744)
5.	Neomycin नियोमाइसिन	Streptomyces fradine	Do	Do
6.	Penicillin पेनीसिलिन	Aseomycetes (fungi) (a) Panicillium notatum (b) Penicillium chrysogenum	(i) Bacteria (ii) इलाज के लिये प्रयोग में ली जाती है वास्ते (a) Rheumatic fever (b) Tonsilitis (c) Tetanus (d) Diptheria (e) Pneumonia	फ्लेमिंग [Flemming) (1928)
7.	Fumagillin फूमेजिलिन	Aspergillus fumigatus	Amochic dysentry	कोरजीबाकी [Korzybaki] (1961)
8.	Jawahrarne and Sorbic acid ज्वाहरन और सोरबिक एसिड	Aspergillus niger	Tumour, Bacteria Viruses	रोय [Roy] (1962)
9.	Campestric कम्पेसट्रिक	Psaltotia Campestris	Bacteria	बोस [Bose] (1955)
10.	Chrysergo- nic acid क्रहिसरगोनिक	Claviceps purporea	Micrococcus	स्ट्रोल [Stroll] (1952)
11.	Proliferin प्रोलीफरिन	Aspergillus proliferans	Tubaercle bacillus	गुप्ता और विश्वनाथन

				[Gupta and Vishwana-than] (1955)
12.	Bacitraciun बेसीट्रेसिन	Bacteria [Bacillus subtilis]	Gonecocci and gram positive Bacteria	
13.	Polymycine पोलीमाइसिन	(a) Bacteria polymyra (b) Bacteria subtilis	(i) Throat infection (ii) streptococei & other gram + bacteria	
14.	Tyrothricin टाईरोथ्रीसिन	Bacillus brenis	Gram + Bacteria Dermal infectius	आर. जे. दुबे [R. J. Dube] (1939)

antibiotin (एन्टीबायोटिन)—प्रतिएविडिन (avidin) अण्डे के श्वेत में उपस्थिति एक प्रोटीन, जो बायोटिन (biotin) से संयुक्त होकर उसे निष्क्रिय (inactive) कर देता है।

antibody (एन्टीबोडी)—प्रतिरक्षी; प्रति विष; रोग प्रतिकारक; रक्त में बनने वाला वह प्रोटीन पदार्थ जो विषों (toxin) का नाश करता है; प्रतिजन (antigen) की उत्तेजना से शरीर में उत्पन्न प्रोटीन जो विशिष्ट प्रतिक्रमक होती है और प्रतिजन का प्रतिकार करती है। प्रतिरक्षी का मुख्य कार्य परजीवियों मुख्यतः बैक्टीरिया और वाइरस के आक्रमण से रक्षा करना होता है। प्रतिरक्षी और प्रतिजन मिलकर परजीवियों का नाश करते हैं। प्रतिरक्षी रुधिर में रहते हैं तथा इनका निर्माण लसीकाणु (lymphocytes), प्लाज्मा कोशिकाओं (plasma cells) और सम्भवतः वृहत् भक्षकाणु (macrophages) में जटिल विधि से होता है। एक बार निर्मिति हो जाने पर यह रुधिर में बने रहते हैं, जिससे इसी प्रकार के परजीवी से रोग क्षमता (immunity) बनी रहती है। विषाणु रोपण (vaccination) या निवेशन (inoculation) रोगों के प्रति रोग क्षमता प्रतिरक्षियों द्वारा ही प्रदान कराते हैं।

antibrachium (एन्टीब्रोकियम)—अग्रबाहु; प्रकोष्ठ।

antibromic (एन्टीब्रेमिक)—गन्धहर।

anticalculous (एन्टीकेलकुलस)—पथरी अवरोधक; पथरी निर्माण दमन (suppress) करने वाली।

anticanitic (एन्टीकेनीटिक)—केश श्वेतता रोधक; केश को सफेद होने से रोकने वाली।

anticheriotonus (एन्टीकीरोटोनस)—अँगूठे का संस्तंभी (spasmodic) आकुंचन (नमन)।

anticholagogue (एन्टीकोलागोगु)—पित्त स्राव निरोधक; वह रसायन जो पित्त (bile) के स्राव (secretion) का निरोध करता है।

anticholinergic (एन्टोकोलीनरजिक)—उत्तेजना बाधक; कोलीनधर्मरोधी; परासंवेदी (parasympathetic) तंत्रिकाओं (nerves) में होकर जाने वाली उत्तेजनाओं के पथ में बाधा पहुँचाने वाला।

anticlinal (एन्टीक्लाइनल)—अपमत; अपनत, उल्टी दिशा में तिरछा या झुका (नत) हुआ।

anticoagulant (एन्टीकोगुलैण्ट)—प्रतिस्कन्दी; स्कन्दनरोधी; थक्कारोधी; रक्त को थक्का बनने से रोकने वाला, जैसे हिरुडिन (hirudin)।

anticoagulin (एन्टीकोगुलिन)—प्रतिस्कन्द; अथक्कीय (पदार्थ); वह पदार्थ जो रक्त को थक्का बनने से रोकता है अथवा थक्का देर से बनने देता है।

anticomplement (एन्टीकम्पलीमेण्ट)—प्रतिपूरक; प्रतिसम्पूरक; पूरक (complement) का प्रतिकार करने वाला पदार्थ।

anticonvulsant (एन्टीकनवलसैण्ट)—प्रति आक्षेपक; आक्षेपरोधी; (ऐंठन) दौरों को रोकने वाला।

anticreatinine (एन्टीक्रियेटिनिन)—क्रियेटिनिन (creatinine) से व्युत्पन्न (derived) एक एल्केलाइड (alkaloid) जो सजीव जन्तु ऊतक से प्राप्त होता है।

anticritical (एन्टीक्रीटीकल)—प्रतिभयावह स्थिति; प्रतिसंकट; प्रतिचरम बिन्दुक; संकटकाल का प्रतिकार करने वाला (दूर करने वाला)।

anticus (एन्टीकस)—अग्र; आगे की ओर।

antidepressant (एन्टीडिपरेसेण्ट)—प्रतिशमक; अवसादक; (depressive) रोग के प्रति प्रभावी; प्रत्यवसादक।

antidepressive (एन्टीडिपरेसिव)—अवसाद को दूर करने वाली।

antidiarrheal (एन्टीडायरियल)—प्रति अतिसारी; (diarrhoea) दस्त (अतिसार) को रोकने वाली।

antidinic (एन्टीडाइनिक)—घुमडी या चक्कर (vertigo) को दूर करने वाली।

antidipsia (एन्टीडिपसिया)—तरल अन्तर्ग्रहण; तरल अनिच्छा; तरल विरक्तता (घृणा)।

antidiuresis (एन्टीडइयुरेसिस)—मूत्र निग्रहता; वृक्क द्वारा मूत्र स्राव में दमन या निग्रह (suppression) होना।

antidiuretic (एन्टीडाइयुरेटिक)—मूत्र दमनक।

antidote (एन्टीडोट)—प्रतिकारक; प्रतिविष; उतार; मारक;

विषहर।

antidromic (एन्टीड्रोमिक)—प्रतिद्विक; सामान्य दशा से विपरीत दशा में उत्तेजना का संचालन (conduction)।

antidysenteric (एन्टीडिसेन्ट्रिक)—अतिसाररोधी; पेचिश (आमातिसार या रक्तविसार) को रोकने वाली।

antiecdemic (एन्टीएकडेमिक)—प्रतिशोघ; सूजन प्रतिकारक; ऊतकों में रस-संचय के कारण आई हुई सूजन (शोथ या शोफ) को दूर करने वाली।

antiemetic (एन्टीइमेटिक)—वमनरोधी; वमन प्रतिकारक; वमन (उलटी) से छुटकारा दिलवाने वाला।

antienzyme (एन्टीएन्जाइम)—प्रतिएन्जाइम; प्रतिक्षोभक; ऐसे कण (particle) या कारक (agent) जो एन्जाइम की क्रियाशीलता (activity) को अवरुद्ध, नष्ट या निष्प्रभावित (neutralise) करते हैं।

antiepileptic (एन्टीएपीलेप्टिक)—(मिरगी रोधी) अपस्मारी (मिरगी) की दवा।

antiepithelial (एन्टीइपीथीलियल)—अधिच्छद (epithelial) कोशिकाओं को नष्ट करने वाला।

antifebrile (एन्टीफेबरिल)—ज्वररोधी; बुखार को रोकने वाली दवा।

antifertilizin (एन्टीफरटीलाइजिन)—एक पदार्थ विशेष जो शुक्राणु धरातल पर होता है, और जो डिम्ब (ovum) के धरातल पर पाये जाने वाले पदार्थ (फरटीलाइजिन-fertilizin) से प्रतिक्रिया (react) कर शुक्राणु को डिम्ब पर चिपकाता है।

antifungal (एन्टीफन्गल)—कवकरोधी; फन्गस (fungus) रोधी; फफूँदी की वृद्धि को रोकने वाला पदार्थ विशेष।

antigalactic (एन्टीगेलैक्टिक)—प्रतिदुग्धस्रावक; दूध (दुग्ध) के स्राव को रोकने या कम करने वाला।

antigen (ऐंटिजन या ऐन्टीजन)—एंटिजन; प्रतिजन; रक्त में बनने वाला वह पदार्थ जो विष (toxin) या परजीवियों का नाश करता है। यह पदार्थ विशेष जो आमतौर पर प्रोटीन या प्रोटीन पोलीसैकेराइड (polysaccharide) होता है रक्त प्रवाह में विदैशिक पदार्थ होकर विशिष्ट (specific) प्रतिविष या प्रतिरक्षी (antibody) के निर्माण को उत्तेजित या प्रोत्साहित करता है, यह पदार्थ शरीर के तरल में क्रमिक कार्य की भौतिक-रासायनिक (physio-chemical) परिवर्तन लाते है; जिससे शरीर में प्रतिरक्षी (antibody) बनते हैं। प्रतिरक्षी और प्रतिजन मिलकर विष (परजीवियो) का नाश करते है।

***heterophile antigen* (हेट्रोफाइल ऐन्टीजन)**—विषमरागी प्रतिजन; इतरप्रतिजन; विजातीय प्रतिजन; ऐसा प्रतिजन (ऐंटिजन) जो ऐसा प्रतिरक्षी उत्तेजित करने की क्षमता रखता हो, जो अन्य जन्तु या पौधों से प्रतिक्रिया कर सकते हों।

***isophile antigen* (आइसोफाइल ऐन्टीजन)**—पृथक प्रतिजन; ऐसा प्रतिजन जो जाति (species) में तो पाया जाता हो, पर उस जाति के प्रत्येक व्यक्ति में नहीं, जैसे मानव का O ऐंटिजन, जो मानव में न होकर बैक्टीरिया में होता है।

antigenicity (एन्टीजेनीसिटी)—प्रतिजनकता; एंटिबोडी (प्रतिरक्षी) उत्पादन शक्ति; प्रतिरक्षी जनन क्षमता; पदार्थ की प्रतिरक्षी निर्माण उत्तेजित करने की क्षमता।

antiglobulin (ऐंटीग्लोबुलिन)—प्रतिग्लोबुलिन; {ग्लोबुलिन (globulin) जल में अघुलनशील एक प्रोटीन विशेष} इस पदार्थ से ग्लोबुलिन का अवक्षेपण (precipitation) हो जाता है।

antihelix (ऐंटीहेलिक्स)—प्रतिकुंडलिका; प्रतिकरणशष्कुली; बाह्य कान के बाह्य तट के विपरीत (opposite) या सम्मुख स्थिति मेड़ (ridge)।

antihemorrhagic (एन्टीहीमोरेजिक)—रक्त प्रवाह रोधी; रक्त प्रवाह को रोकने वाली औषधि (दवा)।

antihidrotic (एन्टीहिडीरोटिक)—प्रतिस्वेदी; पसीना रोकने की दवा।

antihistamine, antihistaminic (एन्टीहिस्टैमिन एन्टीहिस्टैमेनिक)—प्रति हिस्टामिन; वह दवा जो हिस्टामिन (histamin) के प्रभाव को अप्रभावी कर देती है।

antihormone (एन्टीहॉरमोन)—प्रतिहॉर्मोन; प्रति अन्तःस्त्रावी (उद्दीपक); अन्तःस्त्राव (हार्मोन) की क्रिया या प्रभाव को कम करने वाली दवा।

antihydropic (एन्टीहाइड्रोपिक)—प्रति ड्राप्सी (जब शोध); प्रतिजलोदर कोटर (cavities) या ऊतकों में मेदक तरल (serous fluid) का न एकत्रित होने देने वाला। अर्थात ड्राप्सी रोग का प्रतिकारक।

anti-immune (एन्टी-इम्यून)—रोगक्षमता रोधी।

anti-infective (एन्टी-इन्फेक्टिव)—प्रति संक्रमण (रोग संचारी); ऐसा पदार्थ जो रोगसंचार (infection) अर्थात छूत का प्रतिकार करता है।

antilactase (एन्टीलेक्टेज)—प्रतिलेक्टेज; लेक्टेज रोधी; ऐसा

पदार्थ जो दुग्ध शर्करा (लेक्टेज) क्षोभक से लेकटोज (lactose) से ग्लुकोज (glucose) नहीं बनने देता है।

antilethargic (एन्टीलिथारजिक)—तन्द्रारोधी; सुस्ती या त्रन्द्रा को दूर करने वाला।

antileukocytic (एन्टील्यूकोसाइटिक)—श्वेताणुनाशक; रक्त की सफेद (श्वेत) कोशिकाओं को नष्ट करने वाला।

antilithic (एन्टीलिथिक)—पथरीरोधक; पथरी न बनने देने वाला।

antilogia (एन्टीलीजिया)—वितर्क; व्याहृति; परस्पर विरोधी लक्षणों युक्त, जिससे निदान अनिश्चित बना रहता है।

antimere (एन्टीमीयर)—अरांशः शरीरांश; प्रतिखण्ड; शरीर के खण्डों (अंशों) में से कोई एक जो शरीर के लम्ब-अक्ष पर समकोण अनुक्षेपों (planoses) से घिरा रहता है।

antimetropia (एन्टीमेट्रोपिया)—प्रतिदृष्टिता; एक आँख में दूरदृष्टिता; (hyperopia) और दूसरी में निकट दृष्टिता (myopia)।

antimicrobic (एन्टीमाइक्रोबिक)—सूक्ष्मांगीरोधी; रोगाणु या सूक्ष्मांगी (microbe) की वृद्धि को रोकने वाला।

antimony (एन्टीमनी)—अंजन; सुरमा; रासायनिक तत्व जिसका प्रतीक `Sb' और आवर्त सारणी (peridoic table) में `51' वाँ स्थान होता है।

antimorphic (एन्टीमोरफिक)—प्रतिरूपक।

antimycotic (एन्टीमाइकोटिक)–कवक या फन्जाई (fungi) नाशक।

antinarcotic (एन्टीनारकोटिक)—प्रतिस्वापक; सुपुप्ति निवारक; निन्द्र लाने वाली दवा के प्रभाव को दूर करने वाली दवा।

antiauseant (एन्टीनोशियेन्ट)—प्रत्युत्क्लेशकः उबकाई या मिचली या मतली मिटाने वाला।

antineoplastic (एन्टीनियोप्लास्टिक)—अर्बुदरोधी; प्रतिदुर्दम कोशिका; दुर्दम कोशिकाओं (malignant cells) की परिपक्वता तथा प्रचुरता (proliferation) को अवरुद्ध करने वाला।

antinephritic (एन्टीनेफरेटिक)—वृक्कशोथरोधी; वृक्करोग नाशक।

antineuralgic (एन्टीन्यूरलजिक)—प्रतितंत्रिकाति; तंत्रिका-शूल (स्नायु शूल) नाशक।

antioncotic (एन्टीओनकोटिक)—गूमड़ (सूजन) हटाने वाला।

antiovulatory (एन्टीओबूलेटरी)—अण्डोत्सर्गरोधी; डिम्बक्षरणरोधी, डिम्बाशय से डिम्बों को न छूटने से रोकने वाला।

antioxidation (एन्टीओक्सीडेशन)—आक्सीकरण रोधी।

antiparalytic (एन्टीपैरालिटिक)—पक्षाघातरोधी; पक्षघात या अंगघात या लकुआ को रोकने वाली।

antiparasitic (एन्टीपैरासिटिक)—परजीवी नाशक।

antipathic (एन्टीपैथिक)—विद्वेषी; विरोधी।

antipediculotic (एन्टीपेडीकुलोटिक)—जूँ नाशक; जूऐ या जूँ (lice) को मारने वाली।

antiperiodic (एन्टीपिरियोडिक)—(1) कालिक ज्वर रोधी; बारी निरोध; मियादी मलेरिया बुखार को रोकने वाली।
(2) नियतकालिक पुनरावृत्तियों (periodic recurrences) को रोकने वाली।

antiperistalsis (एन्टीपैरिसटालसिस)—प्रतिपुरः सरण; कृमिकुंचनरोधी।

antiphlogistic (एन्टीफिलोजिस्टिक)—शोथरोधी; प्रदाह नाशक; शोथहारी; सूजन को कम या हटाने वाली।

antiplastic (एन्टीप्लास्टिक)—(1) प्रति व्याधिमुक्तक; व्याधि से मुक्त न होने देने वाली।
(2) रोपण में बाधक।

antiprotozoal (एन्टीप्रोजोबल)—प्रोटोजोआरोधी; प्रोटोजोआ (protozoa) के प्रतिकूल।

antipruritic (एन्टीप्रूरिटिक)—कंडूरोधी; खुजली नाशक; खुजली या खाज रोधी।

antipyic (एन्टीपाइक)—पीप रोधी; पीप या मवाद से छुटकारा दिलाने वाली।

antipyretic (एन्टीपाइरेटिक)—ज्वरहर।

antipyrine (एन्टीपाइरिन)—ऐन्टीपाइरिन; $C_{11}H_{12}N_2O$; एक रवेदार यौगिक जो ज्वरहर (antipyretic) और पीड़ा हर (analgesic) दोनों होता है।

antipyrotic (एन्टीपाइरोटिक)—ऐन्टिपाइरोटिक; प्रतिदाह; दाह उपचार हेतु उपयुक्त; आग के जले की दवा; जलने (burns) को ठीक करने वाली।

antirabic (एन्टीरेबिक)—ऐन्टिरेबिक; रेबीस (rabies) कुत्ते के काटे से उत्पन्न रोग को ठीक करने वाली।

antiradiation (एन्टिरेडियेशन)—ऐन्टिरेडियेशन; विकिरण के प्रभाव को दूर करने वाली।

antirheumatic (एन्टीरूक्ष्मेटिक)—आमबात वेदना नाशक; रूमेटिज्म नाशक।

antisepsis (एन्टीसेपसिस)—पूतिता रोधक; प्रतिपूयन, घाव को न पकने देने वाली।

antiseptic (एन्टीसेप्टिक)—प्रतिपूति; पूतिरोधी; रोगाणु रोधक।

antisialagogue (एन्टीसियलागोगु)—लार (थूक) अवरोधी।

antisialic (एन्टीसियालिक)—लार प्रवाह रोधक; लार स्त्राव रोधी।

antispasmodic (एन्टीस्पाज्मोडिक)—उद्वेष्टरोधी।

antisudoral (एन्टीसुडोरल)—प्रतिस्वेदी; प्रति स्वेदन।

antithenar (एन्टीथिनार)—हथेली या तलुआ के सम्मुख स्थिति।

antitoxin (एन्टीटोक्सिन)—प्रतिजीवविष; विष नाशक; ऐंटिटॉक्सिन; विष की उपस्थिति के प्रतिउत्तर (response) में एक विशिष्ट प्रकार के प्रतिरक्षी (antibody) का शरीर में बनना, जिससे विष का नाश या प्रतिकार होता है।

antiragus (एन्टीट्रेगस)—प्रतितुगिका; ज्ञान पर ट्रेगमस (tragus-तुंगिका) के सम्मुख एक प्रक्षेपण (projection)।

antitrope (एन्टीट्रोप)—प्रतिदिक्; दो समान रचनाओं में से एक, जो समान होते हुए भी विपरीत दिशाओं में घूमी होती है जैसे दायाँ दस्ताना (glove)।

antituberculotic (एन्टीटुबरकुलोटिक)—क्षयनाशक; क्षयरोधी।

antisutssive (एन्टीटूसिब)—कफरोधी; कास (खाँसी) को हीन करने वाली (दवा)।

antiviral (एन्टीवाइरल)—प्रतिविषाणु; वाइरस नाशक; वाइरसरोधी।

antivitamins (एन्टीविटामिन्स)—प्रति विटामिन; ऐसे पदार्थ जो विटामिन के उपयोग होने देने में बाध्य होते हैं। ऐसे पदार्थ तीन प्रकार से विटामिन के कार्य को रोकते हैं। (1) समान संरचना रखने के कारण : कार्य की सक्रियता (phsiological activity) नहीं कर पाते हैं। (2) ऐसे पदार्थ जो विटामिन को समूल नष्ट कर देते हैं जैसे थायमीनेज (thiaminase) थायमीन (thiamine) को नष्ट कर देता है। (3) कुछ रासायनिक पदार्थ विटामिन को अप्रभावी कर देते हैं जैसे एमीडीन (amidine) वायोटिन (biotine) को कार्य नहीं करने देता है।

antixerotic (एन्टीजीरोटिक)—खुशकीरोधी; खुशकी को दूर करने वाली।

antizymotic (एन्टीजायमोटिक)—एन्जाइम प्रति कारक; एन्जाइम रोधी।

antidentalgic (एन्टीडेन्टालजिक)—दन्तशूलनाशक; दन्तशूल रोधी।

'antro' (एन्ट्रो)—'कोटर' या 'कक्ष (कोष्ठ') अर्थ का उपसर्ग (पूर्व प्रत्यय)।

antrocele (एन्ट्रोसील)—मैक्सीलरी (उर्ध्व हनु) कोटर में तरल का जमाव।

antrodynia (एन्ट्रोडाइनिया)—ऐन्ट्रम (मैक्सीलरी कोटर) में दर्द (पीड़ा)।

antrum (एन्ट्रम)—कोटर या कोष्ठ। ऊपर के जबड़े का गड्ढा या शरीर का कोई गड्ढा।

antral-antrum of Highmore (एन्ट्रल-एन्ट्रम आफ हाईमोर)—ऊपर के जबड़े या मैक्सीलरी (उर्ध्व हनु) कोटर।

mastoid antrum (मेस्टोइड (मेस्टॉयड) एन्ट्रम)—टेम्पोरल (temporal) अस्थि के मेस्टॉइड (mastoid) भाग में स्थित वायु स्थल जिसका सम्पर्क कर्ण कुहा (tympanic cavity) और मेसटॉइड (mastoid) कोशिकाओं से रहता है।

anuclear (एन्यूक्लियर)—अकेन्द्रक; न्यूक्लियस हीन।

anulus-annulus (एनूलस-एन्यूलस)—वलय; मुद्राकार; घेरे वाली या घेरने वाली संरचना।

anuresis (एन्यूरेसिस)—अमूत्रता; वृक्क द्वारा पूर्ण रूपेण मूत्र स्राव न करना।

anus (एनस)—गुदा; वायु; मलद्वार। भोजन नली का पिछला (निचला) द्वारा जिससे विष्ठा (faeces) निकलती है।

anvil (एनविल)—निहाई (लुहार की); स्थूणा; सन्दान।

anxiety (एनक्जाइटी)—चिन्ता; फिक्र; उत्सुकता; व्याकुलता; घबराहट; अशान्ति; डर, अनिश्चितता और घबराहट की अतिरंजित (exaggerated) अनुभूति (feeling)।

aorta (एओर्टा)—महाधमनी; एओर्टा; वृहत् धमनी, वृहद्धमनी;

aortalgia (आयोटलजिया)—आयोटा क्षेत्र में पीड़ा।

aortarctia (आयोटार्कटिया)—आयोटा का संकीर्ण (तंग) हो जाना।

aortectasia (आरटेकटेसिया)—आयोटा का विस्तृत (फैल) हो जाना।

aortic (आयोरटीक या ओरटिक)—महाधमनी सम्बन्धी; आयोटा सम्बन्धी।

aortic arch (आर्योटिक आर्च)—महाधमनी चाप; वृहत् धमनी वलय।

aortitis (ओरटीटिस)—आयोटा का सूज जाना; महाधमनी प्रदाह।

aortoclasia (ओरटोक्लेसिया)—महाधमनी विस्फोरण; आयोटा

का फट जाना या टूट जाना।

aortolith (ओरटोलिथ)—आयोटा में पथरी।

aortomalacia (ओरटोमेलेसिया)—आयोटा शिथिलनः महाधमनी मृदुकरण।

aortopathy (ओरटोपैथी)—आयोटा रोग (जिसमें सूजन नहीं होती है)।

aortorrhaphy (ओरटारेहफी)—आयोटा सींवन (सन्धि)।

aortosclerosis (ओरटोस्कलेरोसिस)—महाधमनी दृढ़ी भवन (करण)।

aortostenosis (ओरटोस्टेनोसिस)—महाधमनी संकरीकरण।

aortotomy (ओरटोटोमी)—महाधमनी छेदन (चीरा लगाना)।

apallesthesia (अपालएस्थेसिया)—स्पर्श संवेदना शून्यता।

apandria (अपानड्रिया)—पुरुष से घृणा।

apanthropy (अपानथ्रोपी)—मानव समाज से घृणा।

aparalytic (एपैरेलिटिक)—पक्षाघात के लक्षणों रहित।

apathic (एपैथिक)—संवेदना या अनुभूतिहीन।

apathism (एपैथिज्म)—विरक्तता; भावशून्यता; उत्तेजना का धीमा या न्यून प्रति उत्तर देने की दशा।

apathy (एपैथी)—उदासीनता, भावशून्यता; आवेग की प्रतिक्रिया का न होना।

APC (ए. पी. सी.)—संक्षिप्त वास्ते एसीटाइलसेलीसिलिक एसिड (acetylsalicylic acid); एसीटोफिनेटिनडिन (acetophenetidin) और केफीन (caffeine), जिनका प्रयोग ज्वर हर (antipyretic) या पीड़ाहर (analgesic) के लिए होता है।

APC (group) (ए. पी. सी. समुदाय)—संक्षिप्त वास्ते एडीनोइडल (adenoidel) फेरिंजियल (pharyngeal) कन्जेक्टावल (conjunctival) विषाणु (वाहरस-virus) समुदाय के लिये होता है जो कई प्रकार अनेक श्वास सम्बन्धी संक्रामक रोग उत्पन्न करते हैं।

APE (एपीई)—संक्षिप्त वास्ते "anterior pituitary extract"।

APT (ए. पी. टी.)—alum precipitated toxoid (एलम प्रेसीपिटेटड टोक्सोयड) डिप्थीरिया रोग में लगाया जाने वाला टीका (vaccine)।

apellous (एपीलस)—त्वचा हीन, लिंगाग्र पर त्वचा न आना।

apepsia (एपेप्सिया)—पाचन क्रिया का कम या बन्द हो जानाः मन्दाग्नि।

aperient (एपेरियन्ट)—हल्का रेचक (दस्तावर); सारक; विरेचक।

aperistalsis (एपेरिसटालसिस)—परिकुंचन क्रिया की अनुपस्थिति।

apertura (अपरटुरा)—छिद्र।

aperture (अपरचर)—(1) रन्ध्रः छेद; सूराखः छिद्र। (2) द्वारक (सूक्षम दर्शक, कैमरा आदि का)।

apex (अपैक्स)—शीर्ष, शिखर, शिखाग्र, चोटी, मूर्धा, शिखाः ऊपरी (चोटी) भाग, छोर, नोंक।

apex auriculae **(अपैक्स ऑरीकुली)**—अलिन्द (हृदय कोष) के ऊपर के बिन्दु से निकलने वाला प्रलम्बक (profection) जो ऊपर और आगे की दिशा में निकला रहता है।

apex capitis fibulae **(अपैक्स कैपिटिस फिबुली)**—बहिर्जांघि का (पिंडली की बाहरी हड्डी) के शीर्ष पर निकला हुआ भाग जिसे फिबुला का स्टाइलाइड निकला हुआ भाग (styloid process of the fibula) भी कहते है। यह पेंसिल के समान लम्बा नुकीला सूच्याकार होता है।

apex cordis **(अपैक्स कोरडिस)**—जिसे हृदय शिखर (vertex cordis) भी कहते है। यह हृदय बायें अलिन्द से निकला हुआ भुथरा (blunt) उभार होता है।

apex cuspidis **(अपैक्स कस्पीडिस)**—दत्ताग्र शीर्षीय प्रलम्बक (प्रवर्धन)।

apex linguae **(अपैक्स लिंगुई)**—जिब्हाग्र प्रलम्बक (प्रवर्धन)।

apex vesice **(अपैक्स वैसीकी)**—मुत्राशय से निकला हुआ प्रलम्बक।

aphagia (एफाजिया)—निगलने की शक्ति का लोप।

aphagopraxia (अफागोपरेक्सिया)—निगलने की अक्षमता; निगरण अक्षमता।

aphakia (अफाकिया)—(चक्षु) लैंस हीनता।

aphalangia (अफेलेन्जिया)—अंगुलिहीनता; हाथ या पाँव की उँगलियों का न होना।

aphasia (अफासिया)—वाचाघात; बोलने और समझने या समझाने की क्षमता का लोप या विक्षोभ (distrubance)।

aphasiology (अफेसियोलोजी)—वाचाघात विज्ञान।

aphephobia (अफिफोबिनया)—छुए जाने का आतंक।

aphonia (अफोनिया)—अप्रकाश दृष्टि; प्रकाश संवेदना की अनुपस्थिति में भी किसी वस्तु विशेष की दृष्टव्य संवेदना।

aphotic (अफोटिक)—अन्धार; प्रकाशविहीन।

aphrasia (अफरेशिया)—वाचा-अक्षमता; बोलने की शक्ति का न होना।

apremia (अप्रेमिया)—बेहोशी; मूर्च्छा; बेसुधी।

aphrodisiac (अफरोडीसियक)—सम्भोग उत्तेजक; सम्भोग की इच्छा बढ़ाने वाली दवा।

aphtha (अफ्था)—श्वेत बिन्दु या फोड़ा (व्रण)।

aphylaxis (अफाइलैक्सि)—रोगक्षमता की अनुपस्थिति।

apicitis (अपिसाइटिस)—(1) फुफ्फुस शिखर शोथ।

(2) दन्त मूल शोथ।

apicolysis (एपीकोलाइसिस)—फुफ्फस शिखर का शक्तिहीन होना।

aplacental (एप्लेसेन्टल)—कमल (placenta) हीन।

aplasia (अपलासिया)—अंगहीनता (भ्रूण वर्धन में मूलांग-primordium की कमी के कारण)।

apnea, apnoea (अपनिया या अपनोइया)—अस्थायी श्वांसारोध; अश्वसन।

apneumia (अपन्यूमिया)—वर्धन असंगता जिसमें फुफ्फुस नहीं बने होते हैं।

apneusis (अपन्यूसिस)—अन्तःश्वांस अवरोधता।

apo (एपो)—'परे' 'पृथक' अर्थ का उपसर्ग।

apocarteresis (एपोकारटेरेसिस)—खाद्य न लेकर आत्महत्या।

apochromatic (एपोक्रोमेटिक)—वर्णीय विपथी गमन से उन्मुक्त (मुक्त)।

apocrine (एपोक्राइन)—शिखर स्रावी; अंश स्रावी; ऐसी ग्रन्थि जैसे दुग्ध ग्रन्थि (mammary gland) जो स्राविक उत्पाद को स्राविक कोशिका के मुक्तक छोर पर एकत्रित करती है जहाँ से वह स्राव उस कोशिका के अंश के साथ जहाँ स्राव एकत्रित हुआ था बाहर निकाल दिया जाता है।

apodia (एपोडिया)—पादहीन; वर्धन असंगतता जिसमें पाँव वर्धित नहीं हुए होते हैं।

apoenzyme (एपोएन्जाइम)—किसी एन्जाइम का वह प्रोटीन घटक जो उससे पृथक किया जा सकता है और जिसको क्रियाशील होने के लिए उपयुक्त सहएन्जाइम (coenyme) की उपस्थिति की आवश्यकता होती है।

apogee (एपोजी)—रोग की सबसे तीव्र (प्रचण्ड) दशा।

apolar (एपोलर)—अध्रुवी; ऐसी आकृति जिसमें न तो सिरे और न प्रवर्धन (process) होते हैं।

apolepsis (एपोलेपसिस)—प्राकृतिक स्रावारोध।

apolepsis (एपोलेपसिस)—प्राकृतिक स्रावारोध।

apomorphine (एपोमोरफीन)—$C_{17}H_{17}NO_2$; मोरफीन से प्राप्त एक एल्केलॉइड (alkaloid)। एल्केलॉइड नाइट्रोजन उपापचय (metabolism) की अन्तिम उत्पाद (product) होता है तथा अधारी नाइट्रोजन युक्त शाकीय पदार्थ होता है।

aponeurosis (एपोन्यूरोसिस)—पेशी से लगा हुआ चादरनुमा एक कण्डरा (tendon) विशेष।

apophylaxis (ऐपोफाइलेक्सिस)—रक्त में संक्रमण (infection) को रोकने की शक्ति में कमी।

apophysis (अपोफाइसिस)—अस्थिोपरि प्रवर्द्धन; अस्थि विवर्ध; अस्थि-विवर्द्धन (प्रवर्द्धन)।

apoplectoid (एपोप्लेकटायड)—रोगाक्रमणसम; रोग के दौरे सदृश।

apoplexy (एपोप्लैक्सी)—रक्ताघात; अपरक्तन्यास; अंग में रक्त नलिका के फट जाने के कारण अत्यधिक किसी रक्त का जमाव जैसे मस्तिष्क में (cerebral apoplexy)।

aposia (एपोसिया)—प्यासहीनता; अपिप्यासता; तृषाभाव।

apositia (एपोसीटिया)—खाद्यविरक्ति; खाद्य घृणा अरुचि (खाने की)।

apostasis (एपोस्टेसिस)—(1) फोड़ा; विद्रांध।

(2) छिलना।

apostema (एपोस्टीमा)—फोड़ा।

apothecaries weight (एपोथेकैरीज वेट)—एपोथेकेरीज विधि; वजन और नाप की एक विधि जिसका प्रयोग दवाओं के मिलाने में होता है।

इसमें आदर्श (मानक) 1 पौंड (pound) बराबर होता है 5760 ग्रैन (grain) के।

1 पौंड = 5760 ग्रैन

1 पौंड = 12 औंस

1 औंस = 8 ड्राम (drachms)

1 ड्राम = 3 स्क्रूप्लिस (scruples)

1 स्क्रूप्लिस = 20 ग्रैन (grain)

तरल नाप—

1 क्वार्ट (quart) = 32 तरल औंस 2 पाइन्ट के।

1 पाइन्ट = 16 तरल औंस

1 तरल औंस = 8 तरल ड्राम

1 तरल ड्राम = 60 मिनिम्स (minims)

इनके लिए निम्न चिन्ह उपयुक्त होते हैं।

my minim

* scrupulus, a csruples (20 gr)

* dramchma, a drachm (60 gr)

*	uncia, an ounce (480 gr)
ib	libra, a pound.
C	congius, a gallon.
O	octarius, a pint.
gr.	granum, a grain
ss,	semissis, one-half.

द्रव्य तरल पदार्थों की नाप तौल—

1000	सी सी (c c)	=1 क्वार्ट (quart)
750	,, ,,	=1 1/2 पाइन्ट (pint)
500	,, ,,	=1 पाइन्ट
250	,, ,,	=8 तरल औंस
200	,, ,,	=7 तरल औंस
100	,, ,,	= 3 1/2 ,, ,,
50	,, ,,	=1 3/4 ,, ,,
30	,, ,,	=1 ,, ,,
15	,, ,,	= 1/2 ,, ,, (4 तरल ड्राम)
10	,, ,,	=2 1/2 तरल ड्राम
8	,, ,,	=2 ,, ,,
5	,, ,,	=75 मिनिम्स (minims)
		= 1 • तरल ड्राम
4	,, ,,	=1 तरल ड्राम
3	,, ,,	=45 मिनिम्स (minims)
2	,, ,,	=30 ,,
1	,, ,,	=15 ,,
0.75	,, ,,	=12 ,,
0.6	,, ,,	=10 ,,
0.5	,, ,,	=8 ,,
0.3	,, ,,	=5 ,,
0.25	,, ,,	=4 ,,
0.2	,, ,,	=3 ,,
0.1	,, ,,	= 1 1/2 ,,
0.06	,, ,,	=1 ,,
0.05	,, ,,	=3/4 ,,
0.03	,, ,,	= 1/2 ,,

नोट—1 ट्राय (troy) औंस =31.1 ग्राम

1 एवरडुपाइज औंस =28.35 ग्राम

1 ,, ,, पौंड =453.7 ,,

apparatus (अपरेटस)—उपकरण; यन्त्र (संयंत्र); साधित्र (appliances) निदान, चिकित्सा या प्रयोग में काम लिये वाले औजार (यन्त्र)।

(2) किसी एक क्रिया (क्रम) में सम्मिलित रूप से काम में लिये जाने हेतु कई एक (संयंत्रों) पुरजों का समूह।

acoustic or auditory apparatus (अकॉस्टिक ओर ओडीटरी अपरेटस)—श्रवणांम; श्रवण अंश; सुनने का अंग।

Baracroft's apparatus (बारक्रोफ्टस् एपरेटस)—बारक्रोपट यन्त्र, विभेदी दाबान्तर मापी (मैनो मीटर) जिसका प्रयोग रक्त या अन्य ऊतको के प्रतिदर्श (sample) अध्ययन हेतु होता है।

***Golgi apparatus* (गौलगी अपरेटस)**—गौलगी यन्त्र या पिण्ड, जो कोशिका में पाया जाता है।

appendage (अपेन्डेज)—अनुबन्ध; अदयव; अपांग; संलग्न अनुबंद्ध; शाखा।

appendectomy (एपेनडेक्टोमी)—उण्डुक पुच्छोच्छेदन; अनुबन्ध नलिका (बर्मीफोर्म एपेन्डिक्स) का उच्छेदन (excision)।

appendicectasis (अपेन्डिकैकटेसिस)—अनुबन्ध नलिका (बर्मीफार्म एपेन्डिक्स) का वितनन (विस्तारण-dilatation)।

appendicitis (अपेनडीसाइटिस)—उण्डुकपुच्छ शोथ; उपान्त्र प्रदाह; एपेन्डीसाइटिस; अनुबन्ध नलिका शोथ; इसके प्रमुख लक्षणों में आकस्मिक उदर में पीड़ा, जो पहिले चारों ओर फैली हुई मालूम होती है, फिर दांये निचले हिस्से में स्थिर, साथ में मितली (nausea); वमन (vomiting) कब्ज (constipation); ज्वर (fever), श्वेत कोशिक बहुलता (leukocytosis), और स्थानीय कोमलता आदि लक्षण होते है।

appendicular (अपेन्डीकुलर)—अनुबन्ध सम्बन्धी, अवयव सम्बन्धी।

appendix (अपेन्डिक्स)—(1) एपेन्डिक्स (सनुबन्ध नलिका-वर्मीफोर्म एपेन्डिक्स)।

(2) परिशिष्ट; अनुपूरक; उपांग।

(3) पुच्छ-दुबली पतली, अभिवृद्धि या अवयव।

apperception (अपरसेप्शन)—आत्मबोध; आत्मचेतना; पहचान; अन्तर्दृष्टि। संवेदीय उत्तेजना का चेतनात्मक बोध; नवीन संवेदनाओं, परिस्थितियों या घटनाओं की भूत के अनुभवों के आधार पर जानकारी।

appestat (एपस्टेट)—हाइपोथैलमस (hypothalamus) में एक केन्द्र, जो भूख (appetite) का नियन्त्रण करता है।

appetite (एपीटाइट)—क्षुधा; भूख।

appliance (एपलायन्स)—संयन्त्र।

apprehension (एप्रीहेन्शन)—आशंका; भय; समझ; बोध।

approximal (एप्रोक्सीमल)—समीपस्थ।

apraxia (एप्रेक्सिया)—चेष्टा अक्षमता; एप्रेक्सिया; तंत्रिका तंत्र की एक अव्यवस्था जो मस्तिष्क के बाहरी भाग (कार्टीक्ल क्षेत्र) की क्षति के कारण आती है, जिससे अर्थपूर्ण गतियाँ नहीं हो पाती है, यद्यपि पेशीघात या संवेदीय अव्यवस्था नहीं होती है।

aprobarbital (एप्रोबारबीटल)—एप्रोबारबीटल; $C_{10}H_{14}N_2O_3$, एक रवेदार चूर्ण जिसका प्रयोग केन्द्रीय तंत्रिका तंत्र के अवनभक या शमक (depressant) अर्थात शक्तिहीन करने हेतु किया जाता है।

aproctia (एप्रोकटिया)—अछिद्र-गुदा; ऐसी गुदा जिसका छिद्र खुला न हो।

apsclaphesia (एपस्कलाफेशिया)—स्पर्श संवेदनाहीन।

aprosexia (एपरोसेक्सिया)—विचार-असमर्थता।

apsithyria (एपसीथायरिया)—फुसफुसाहट करने के आयोग्य; कानाफूसी की अक्षमता।

apsychia (एपसाइकिया)—चेतना ह्रास; चेतना लोप; अचेतनता।

apsychosis (एपसाइकोसिस)—विचार लुप्तता, विचारहीनता।

aptyalism (एपटायलिज्म)—राल की कमी; लालाभाव।

apus (एपस)—पाँव हीन दैत्य भ्रूर्ण।

apyknomorphous (एपिकनोमोरफस)—अवर्णीय तत्व; ऐसी कोशिक जिसमें रंगे जाने योग्य आकृतियाँ नहीं होती है।

apyogenus (एपायोजीनस)—मवाद (पीव) के करण नहीं।

apyretic (एपायरेटिक)—ज्वरहीन।

apyrexia (एपाईरेक्सिया)—ज्वर अभाव; ज्वर विराम काल।

apyrogenic (एपाइरोजेनिक)—ज्वर उत्पादक; ज्वर उत्पन्न करने वाली।

A. Q. (ए. क्यू)—सफलता लब्धि (भागफल)।

aqua (एक्वा)—जल; H_2O।

aquacalsis (एक्वाकेलसिस)—चूने का पानी।

aqua fortis (एक्वा फोरटिस)—शोरे का पानी मिला तेजाब।

aqua pura (एक्वा प्युरा)—शुद्ध जल।

aqua roseoc (एक्वा रोजक)—गुलाब जल।

aquaphobia (एक्वाफोबिया)—जल से भयभीत; जल आतंक।

aquatic (एक्वाटिक)—जलीय; पानी सम्बन्धी।

aqueduct (एक्युडक्ट)—पथ या नलिका; नलिका; नलिका पथ; कृत्रिम जल-प्रणाल।

aqueduct of sylvius (एक्यूडक्ट आफ सिलवियस एक नाम) नलिका पथ; तृतीय और चतुर्थ मस्तिष्क विवर (ventricle) को जोड़ने वाला नलिका पथ।

aquous (एक्युअस)—जल; जलीय।

aqueous homor (एक्युअस हुयूमर)—जलीय द्रव्य (आँखो का); चक्षु जल; नेत्रोद; ऐक्यिअस ह्यूमर।

arachnephobia (एरेकनेफोबिया)—मकड़ी भय; मकड़ी आतंक; मकड़ी (spider) से डर।

arachnidism (एरेकनीडिज्म)—मकड़ी विषाक्तता; मकड़ी (लूता) जहरवाद; मकड़ी काटे से जहरवाद।

arachnodactyly (अरेकनोडेक्टाइली)—लूतागुलिया; दुबली, पतली, लम्बी उँगलियों का होना।

arachnoiid (अरेकनायड)—(1) लूता जालाभ; मकड़ी के जाल सदृश।

(2) अरैक्नौइड; मध्यच्छद् (मस्तिष्क का); कोमलाच्छद् (pia mater), दृढाच्छद् (dura mater) और बीच का तन्त्राच्छद् (मध्यच्छद्) यह तीनों मिलकर मस्तिष्काच्छद (meninges) का निर्माण करते है।

arachnoidea (अरेकनोइडिया)—अरेक्नॉइडिया; आर्थोपोडा (सन्धिपाद) संघ जन्तुओं का एक वर्ग (class) जिसमें बारह गण (order) होते है। इसके अन्तर्गत ऐसे जन्तु जेसे मकड़ी या लूता (spider), बिच्छू (scorpion), चिचड़ी (tickes), कुटकी विमनी या बरूथी (mite) आते है।

araphia (अरेफिया)—सुषुम्ना कोटर का बन्द न होना।

arbor (आरबोर या आरवर)—वृक्ष; द्रुमक।

arbor vitae (आरवर वाइटी)—वृक्षोपम या वृक्ष सम रेखायें जो प्रमस्तिष्क (cerebellum) के मध्यस्थ काट (median section) में दिखाई देती है।

arborecent (आरबोरेसेन्ट)—वृक्षसम; वृक्षवत्; वृक्ष के समान शाखों वाला।

arborization (आरबोराइजेशन)—शाखीय—जैसे तंत्रिका कोशिका प्रवर्द्धन की अन्य शाखायें।

arc (आर्क)—चाप; वृतांश।

reflex arc **(रिफ्लेक्स आर्क)**—परावर्तन चाप; वह परिपथ (circuit) जो परावर्तित प्रक्रिया (reflex action) में उत्तेजना द्वारा लगाया जाता है। इसमें संवेदीय तंत्रिका द्वारा प्राप्त उत्तेजना का प्रतिउत्तर मस्तिष्क या सुषुम्ना से परवर्तित होकर गतिकारी तंत्रिका द्वारा पेशी में सम्पन्न होता है।

arcate (आरकेट)—(1) धनुषाकार; तोरणिका।

(2) वक्र; टेढ़ा।

arch (आर्च)—मेहराव; चाप; डाट; कोई तोरणनुमा घूती हुई आकृति।

arotic arches (आयोटिक आर्चस)—आयोटिक चापें; भ्रूण में गर्दन के क्षेत्र में पाई जाने वाली पाँच युग्म क्रमिक धमनी चापें।

***branchial arches* (ब्रेंकियल आर्चस)**—गिलतोरण; क्लोम चाप।

***costal arches* (कोस्टल आर्चस)**—पर्शु चाप।

***dental or alveolar arch* (डेन्टल आर्चस)**—दन्तचाप; सामान्य स्थिति में लगे दाँतों की शिखर द्वारा बनी चाप अथवा दाँत गिर जाने पर मसूड़ो की मेड़ जो चापसम होती है।

***hemal arch* (हीमल आर्च)**—हीमल चाप; कशरू, पर्शु, ओर वक्षास्थि द्वारा बनी चाप (तोरण)।

***hyord arch* (टायड आर्च)**—हायड चाप; द्वितीय क्लोम चाप।

***mandibular arch* (मेन्डीबुलर आर्च)**—निम्न तनु चाप; प्रथम क्लोम चाप।

***maxillary arch* (मैक्सीलरी आर्च)**—उर्ध्व हनु चाप; ताल्वय चाप।

***neural arch* (न्यूरल आर्च)**—सुषुम्ना तोरण; कशेरू में केन्द्रक (centrum) के ऊपर वाला वह महराव का भाग जो सुषुम्ना को ऊपर से ढँके रहता है।

***palmar arch* (पामर आर्च)**—करतल चाप; हस्ततली चाप।

***pharyngeal arches* (फेरिजियल आर्चस)**—क्लोम चापें।

***plantar arch* (प्लान्टर आर्च)**—पादतल चाप।

***zygomatic arch* (जाइगोमैटिक आर्च)**—जाइगोमैटिक ओर टेम्पोरल अस्थियों के प्रवर्द्धनों से बनी चाप।

arche (आरकी)—'आद्य'; प्राचीन'; अर्थ का उपसर्ग।

archebiosis (आरकेजेनेसिस)—निर्जीवोत्पत्ति' जीवों की निर्जीव पदार्थों से उप्पत्ति हो सकती है, यह मत।

archegenesis (आरकेजेनेसिस)—निर्जीव जनन; निजीवोत्पत्ति।

archencephalon (आरकेनसिफेलान)—आद्य मस्तिष्क जिससे अग्र और मध्य-मस्तिष्क वर्धित होते हैं।

archenteron (आरकेनट्रोन)—आद्यांत्र; पुरान्त्र; भ्रूण की आद्य पाचक कोटर।

archeocyte (आरकियोसाइट)—आद्यकोशिका; एक प्रकार की अमीबी (amoebiod) कोशिका।

archepyon (आरकेपियोन)—गाढ़ा मवाद (पस-पीव)।

archesporium (आरकेस्पोरियम)—प्रप्रसूतक; स्पोरमातृ कोशिका जनक।

archetype (आरकीटाइप)—आद्यप्ररूप; आदि रूप; आदर्श।

archinephron (आरकीनेफ्रोन)—आद्यावृक्क; पूर्ववृक्क।

archineuron (आरकीन्यूरोन)—आद्यतंत्रिका कोशिका; वह तन्त्रिका कोशिका जिससे अपवाही (efferent) उत्तेजना आरम्भ होती है।

archistome (आरकीस्टोम)—आद्य-छिद्र; ब्लासटो पोर; आन्त्र कन्दरा (ब्लास्टुल) छिद्र।

arcus (आरकस)—तोरण; चाप; धनुषोपम।

area (एरिया)—क्षेत्र; क्षेत्रफल; सीमित स्थल।

areflexia (एरेफ्लेक्सिया)—परावर्तित क्रियाहीन।

arenoid (एरेनायड)—बालुसदृश; रेतसम।

areola (एरियोला)—चक्कर; परिवेश; मण्डल; क्षेत्रिका; जैसे स्तन के चूचुक को घेरे हुए काला क्षेत्र।

areolar (एरियोलर)—सांछेद्र; परिवेश सम्बन्धी।

areolar tissue (एरियोलर टिशू)—छिद्र ऊतक; इस प्रकार का ऊतक अद्यः त्वचीय (sub cutaneous); अद्यः श्लैष्मक (sub mucous) और अद्यः औदिक कला (subserous) में पाया जाता है। यह मांस पेशी, रक्त वाहिनियों और तन्त्रिकाओं में भी पाया जाता है। यह अंगों के भीतर विभिन्न अंगों को बाँधने वाला भी होता है।

argentaffin (अरजेन्टाफिन)—रजतप्रेमी; रजतरागी; रजत (silver) से शीध्र रंजित होने वाला।

argentum (अरजेन्टम)—चाँदी; `silver-रजत' धातु प्रतीक "Ag"।

arginase (आरजीनेज)—आरजीनेस; यकृत (liver) का एक एन्जाइम।

arginine (आरजीनाइन)—आर्जिनिज; एक अमीनो अम्ल (amino-acid); $NH_2C(NH)_2(CH_2)_3CH.NH_2CO_2H$।

argon (आर्गन)—आरगॉन; एक रासानिक तत्व जिसका प्रतीक `Ar', तथा आवर्त सारणी में स्थान 18 (अठ्टारहवाँ) होता है।

argyria (आरगाइरिया)—रजत वर्णता; त्वचा के दाग जो चांदी के खारों के निरन्तर व्यवहार से आये हों।

argyric (आरगाइरिक)—रजत; रजत सम्बन्धी।

argyrophil (आरजीराफिल)—रजत प्रेमी; रजतरागी।

arhigosis (आरहीगोसिस)—शीत-अक्षमता; ठण्ड को महसूस न करने की क्षमता।

arhinia **(आरहीनिया)**—नाकहीनता; ऐसी वर्धन असंगतता जिसमें नाक नहीं होती है।

aridity **(अरीडिटी)**—निरसता। नाक का जन्मजात, अभाव।

arm **(आर्म)**—(1) बाँह; बाहु; भुजा; आस्तीन; कन्धे से कलाई तक का भाग।

(2) शाखिका।

armature **(आर्मेचर)**—आर्मेचर; चुम्बक के, दो सिरों को जोड़ने वाला लोहे का टुकड़ा; विद्युत उत्पादन यन्त्र तथा मोटर का एक पुरजा।

arnica **(आरनिका)**—आरनिका मोंटाना (Arnica montana) पौधे के सूखे फूल, जिनका प्रयोग औषधि के रूप में किया जाता है। मुख्यतः इनका मद्यसार (alcoholic extract) प्रयोग में लिया जाता है।

aromatic **(ऐरोमेटिक)**—सुगन्धित; मसाले की गंध युक्त।

(2) ऐसे यौगिक जो बेन्जीन (benzene) से प्राप्त किये जाते है।

arrector **(अरेक्टर)**—उत्थापक; वह पेशी जो किसी अंग या भाग को उठाये।

arrest **(अरेस्ट)**—रोकना; रोध; संरोध।

cardiac arrest **(कार्डियक अरेस्अ)**—हृत रोध' हृदय स्पन्दन का यकाकय रूक जाना।

eplphyseal arrest **(एपीफाइसियल अरेस्ट)**—एपीफाइसिस अवरोध।

maturation arrest **(मूचुरेशन अरेस्ट)**—परिपक्वता अवरोध।

arrhenic **(आरहेनिक)**—आरसिनिक (arsenic) सम्बन्धी; (arsenic=कुचला या मल्ल)।

arrheno **(अरहेनो)**—'नर' 'पुंस' अर्थ का उपसर्ग।

arrhenoblastoma **(अरहीनोब्लास्टोमा)**—डिम्बाशय का विशेष अर्बुद (गुल्म-tumor) जो नर लक्षण उत्पन्न कर देता है।

arrhythmia **(एरिहमिया)**—अतालीय; अलयी; लयहीन।

arseniasis **(आरसेनियासिस)**—मल्ल विष्ता; आरसिनिक विषता।

arsenic **(आरसेनिक)**—आरसिनिक; रासानिक तत्व प्रतीक As., आर्वत सारणी क्रम 33।

arsenic trioxide or white arsenic **(आरसनिक ट्राइओक्साइड और व्हाइट आरसनिक)**—As_2O_3, श्वेत मल्ल।

arsenoblast **(आरबीनोब्लास्ट)**—पुंसज; लैंगिक कोशिका का नर तत्व।

arsine **(आरसाइन)**—आरसाइन; H_3As; विषाक्त गैस।

artefect, artifact **(आरटीफेक्ट)**—कृत्रिम आकृति; शिल्प-तथ्य।

arterectomy **(आरटिरेक्टोमी)**—धमनी उच्छेदन।

arteria **(आरटीरिया)**—धमनी।

arterial hypoxia **(आरटीरियल हाइपोक्सिया)**—धमनी ऑक्सीजन न्यूनता; वह दशा जिसमें शरीर में ऑक्सीजन की कमी हो जाती है।

arterialization **(आरटीरियालाइजेशन)**—धमनी रक्तता; आक्सीजन शोषण द्वारा अशुद्ध खून (शिरा-रक्त) का शुद्ध खून (धमनी-रक्त) में परिवर्तन।

arteriarctia **(आरटेरी आरक्टिया)**—धमनी अन्तः स्थल (lumen) का संकुचल (सिकुड़ना)।

arteriasis **(आरटेरियेसिस)**—धमनी भित्ति का ह्रास।

arteriectasis **(आरटेरीएक्टेसिस)**—धमनी विस्तारण।

arterio **(आरटेरीओ)**—'धमनी' अर्थ का उपसर्ग।

arteriogram, arteriography **(आरटीरियाग्राम, आरटीरियाग्रफी)**—धमनी विकिरणी चित्रण।

arteriola arteriole **(आरटीरियोला)**—लघु धमनी; धमनिका। धमनी की सूक्ष्म शाखा।

arteriology **(आरटीरियोलोजी)**—धमनी विज्ञान।

arteriolonecrosis **(आरटीरियोलो नेकरोसिस)**—धमनी प्राचीर (दीवार) क्षय; धमनिका क्षय (ह्रास)।

arteriosclerosis **(आरटीरियोस्कलेरोसिस)**—धमनी प्राचीर (भित्ति) काठिनय; बृद्धावस्था में मुख्यतः धमनी की दीवार सख्त हो जाती है जिससे रक्त परिभ्रमण में कठिनाई होती है। इससे हृदय, मस्तिष्क अथवा टांग आदि में ठीक-ठीक रक्त परिभ्रण न होने से रोग की दशा उत्पन्न हो जाती है।

arteriomalacia **(आरटिरियोमेलेशिया)**—धमनी प्राचीर दुर्बलता (असक्तता)।

arteriomotor **(आरटीरियोमोटर)**—धमनी विस्तारण या संकुचन।

arteriopathy **(आरटीरियोपैथी)**—धमनी विकृति; धमनी रुग्णता; धमनी की कोई भी बीमारी।

arterioplasty **(आरटीरियो प्लास्टी)**—धमनी की प्लास्टिक मरम्मत।

arteriopressor **(आरटीरियो प्रेसर)**—धमनी रक्त दाब वर्धक।

arteriorraphy **(आरटीरियोरेहफी)**—धमनी-सीवंन।

arteriorrhexis **(आरटीरियो रहक्सिस)**—धमनी फूटन।

arteriosclerosis **(आरटीरियो स्केलरोसिस)**—धमनी प्राचीर

काठिन्य।

arteriostenosis (आरटीरियोस्टेनोसिस)—धमनी संकुचन।

arteriotomy (आरटीरियोटोमी)—धमनी कर्तन।

arteriotony (आरटीरियोटोनी)—धमनी कर्तन।

arteriotony (आरटीरियोटोनी)—रक्त दाव।

arteriovenous (आरटीरियोवीनस)—धमनी-शिरा सम्बन्धी।

arteritis (आरटेराइटिस)—धमनी शोथ।

artery (आरटरी)—धमनी; वह रक्त वाहिनियाँ जिनमें रक्त हृदय से परे बहता है।

rheumatoid arthritis (रूमेटोइड आरथराइटिस) वातरोग (गठिया से ग्रसित सन्धि रोग।)

'arthor' (आरथ्रो)—'सन्धि' अर्थ का उपसर्ग।

arthragra, arthralgia (अर्थरागरा, आरथरालजिया)—जोड़ों का दर्द; सन्धि में गठिया का दर्द।

arthral (आरथ्रल)—सन्धि सम्बन्धी।

arthrectomy (आरथरेकटोमी)—सन्धि कर्तन; सन्धि उच्छेदन।

arthritis (आरथराइटिस)—सन्धि शोथ।

acute arthritis **(एक्यूट आरथराइटिस)**—तेज (प्रबल) सन्धि शोथ।

allergic arthritis **(एर्लजिक आरथराटिस)**—प्रत्यूर्जताया अति अनुभूतिक सन्धि शोथ।

chronic arthritis **(क्रोनिक आरथराटिस)**—चिरकालिक किसी रोग के कारण सन्धि शोथ

degenerative arthrits **(डिजन्रेटिक आरथराइटिस)**—अपकर्षीय सन्धि शोथ।

fungus arthristis **(फंजस आरथराइटिस)**—क्षय सन्धि शोथ; सन्धि की एक तयेदिकीय (tubarculous) रोग।

gonorrheal arthritis **(गोनोहरियल आरथराइटिस)**—सुजाकीय सन्धि शोथ, सुजाक कीटाणुओं के संक्रमण से पीड़ित सन्धि का सन्धि शोथ।

Heberdon's arthritis **(हैवरडोन्स आरथराइटिस)**—टेवरडीन (वैज्ञानिक का नाम) सन्धि शोथ; उँगलियों अपकृष्ट सन्धि रोग के कारण आकार के बदल जाने से उत्पन्न सन्धि शोथ।

menopausal arthritis **(मीनोपोजल आरथराइटिस)**—रजोनिवृत्ति सन्धि शोथ; अपकृष्ट सन्धि शोथ; यह रोग केवल स्त्रियों में रजोवृत्ति के बाद होता है। मासिक धर्म जिसका उपचार एस्ट्रोजन (estrrogen) उद्दीपकों के द्वारा किया जाता है।

mixed arthritis **(मिक्सड आरथराइटिस)**—मिश्रित सन्धि शोथ; ऐसा सन्धि शोथ जिसमें गठिया शोथ तथा अपकृष्ट शोथ धमनी से मिले रहते है।

neurotrophic arthritis **(न्यूरोट्रोफिक आरथराइटिस)**—तंत्रिका पोषक शोथ; संधियों का पोषण संबंधी रोग।

syphilitic arthritis **(सिफीलिटिक आरथराइटिस)**—गर्मी रोग (आतशव) के कारण सन्धि शोथ।

tuberculous arthritis **(टुबरकुलस आरथराइटिस)**—क्षयरोग से ग्रसित सन्धि सोथ।

arthrobactor (आर्थवैक्टर)—आर्थोवैक्टर (बैक्टीरिया); साइजोमासिटीज का एक वंश; यह एक प्रकार के बैक्टीरिया होते हैं जो मिट्टी में पाये जाते है।

arthrocace (आर्थोकेसी)—सन्धि व्रणी भवन; सन्धि का फोड़ा।

arthrocele (आर्थोसील)—सन्धि शोथ।

arthrocentesis (आर्थ्रोसेन्टेसिस)—सन्धि कोटर का छिद्रण।

arthrochalasis (आर्थ्रोकालसिस)—सन्धि शिथिलता; आर्थोकिलेसिस।

arthrochondritis (आर्थ्रोकॉनड्राइटिस)—सन्धि उपास्थ शोथ।

arthroclasia (आर्थ्रोकलेशिया)—सन्धि परिचालन।

arthrodesis (आर्थ्रोडेसिस) सन्धि स्थरीकरण; सन्धि संसक्ति (चिकित्सक द्वारा)।

arthrodia (आर्थ्रोडिया)—संसर्पी सन्धि; ऐसी स्नेहिक (सिनोविया) सन्धि जो सरकने (वसिर्पण) की गति करती है।

arthrodysplasia (आर्थ्रोडिसयप्लासिया)—सन्धि वर्धन असंगति।

arthroempyesis (आर्थ्रोइमपायेसिस)—सन्धि में पीप (मवाद) पड़ना; जोड़ो में पीप आना।

arthrography (आर्थ्रोग्राफी)—सन्धि का स्थाई नमन; (आकुंचन)।

arthrokleisis (आथ्रोक्लेसिस)—संसक्ति; अस्थिसमेकन।

arthrolith (आर्थोलिथ)—सन्धि में चूने का जमाव।

arthrology (आर्थोलोजी)—सन्धि विज्ञान; सन्धि का वैज्ञानिक अध्ययन।

arthrolysis (आर्थोलाइसिस)—ससंक्ति; सन्धि का गतिशील करना।

arthrometer (आथ्रोमीटर)—सन्धि कोण मापक यन्त्र।

arthoneuralgia (आथ्रोन्यूरलजिया)—सन्धिवात।

arthronosos (आर्थोनोसोस)—सन्धि रोग; सन्धि विकार।

arthrophyma (आर्थोफाइमा)—सन्धि शोथ।

arthrophyte (आर्थ्रोप्लास्टी)—सन्धि की प्लास्टिक मरम्मत।

arthropoda (अथ्रोपाडा)—आथ्रोपोडा; जन्तु जगत का एक संघ (phylum); सन्धिपाद (प्राणी)। इस संघ के जन्तुओं के मुख्य लक्षण—द्विपार्श्वीय समिति (bilateral symmetry), विखंडित काया (segmeated body) तथा सन्धि पादों का होना, आदि।

arthrosclerosis (आर्थ्रोसाइनोरोसिस)—सन्धि काठिन्यता।

arthrosynovitis (आर्थोसाइनोवाइटिस)—सन्धि स्नैहिक संयुक्त अवयव (jointed appendage) कला शोथ।

arthrotomy (आर्थ्रोटोमी)—सन्धि कर्तन।

arthroxesis (आर्थ्रोएक्सिस)—सन्धि का छीलना।

artiad (आरटिअड)—समान संचयक संयोजकीय तत्व।

articular (आरटीकुरल)—सन्धि सम्बन्धी; सन्धि; सन्धिस्थ।

articulate (आरटीकुलेट)—(1) सन्धि का जुड़ना।
(2) सन्धियों से जुड़ा हुआ; सन्धि युक्त।
(3) बोलने की क्षमता लिए हुए; सवाक; स्पष्ट उच्चारण।

articulation (आरटीकुलेशन)—(1) सन्धि; जोड़।
(2) बोलना, उच्चारण।

***compound articulation* (कम्पाउंड आरटीकुलेशन)**—यौगिक अस्थि सन्धि; ऐसी अस्थि सन्धि जिसमें दो से अधिक अस्थियों का सम्बन्ध होता है।

***condyloid articution* (कोंडिलोइड आरटीकुलेशन)**—ऐसी अस्थि सन्धि जिसमें एक अस्थि का गोलाकार भाग (codule) दूसरी अस्थि के वृत्ताकार (elliptical) कुटर (cavity) से जुड़ी होती है।

***false articulation* (फाल्स आरटीकुलेशन)**—मिथ्या सन्धि, ऐसी हड्डीयों के टूकों मे सन्धि जिनकी सामानान्यतौर से गतिहीन होना चाहिऐ था।

***hinge or ginglymus articalation* (हिन्ज या जिगंलाइमस आरटीकुलेशन)**—कोर सन्धि; कब्जे सदृश सन्धि; वह सन्धि जो आगे पीछे दोनों की ओर चल सकती है। जैसे कोहनी, ऐडी, घुटना आदि की सन्धि।

***incongruent articulation* (इन्कोंगुरुऐन्ट आरटीकुलेशन)**—असंगत (बे मेल) सन्धि; यह शब्द ऐसी सन्धियों के लिये आता है जिनमें तल ठीक एवं दूसरे के अनुकूल नहीं होते है।

***irregular articulation* (इररेगुलर आरटीकुलेशन)**—अननियमित (टेढ़ी मेडी) सन्धि; ऐसा जोड जिसमें जुड़ने वाले तल, छोटे, टेढ़े मेढ़े, चपटे या हल्के घूमे हुए होते है।

***reciprocal articulation* (रेसीप्रोकल आरटीकुलेशन)**—व्युत्क्रमी सन्धि; ऐसी सन्धि जिसमें एक तल उन्नतोदर (convex) और दूसरा तल, नतोदर (concave) होता है।

***screw articulation* (स्क्रू आरटीकुलेशन)**
Or
***cochlear or spiral articulation* (कोकलीयर या स्पाइरल आरटीकुलेशन)**—कुण्डलाकार या कर्ण कम्बु आकार सन्धि।

***simple articulation* (सिमपिल आरटीकुलेशन)**—सरल या सामान्य सान्धि; या ऐसी सन्धि जिसमें केवल दो अस्थियाँ का संयोग होता है।

***trochoid articulation* (ट्रोकोइड आरटीकुलेशन)**—चक्राकार सन्धि।

articulator (आरटीकुलेटर)—जोड़ने वाला; उच्चारण करने वाला।

articulo (आरटीकुला)—संकट-स्थिति।

artifact (आरटीफेक्ट)—कृत्रिम रचना; आप्राकृतिक संरचना।

aryl (एरिल)—सुगन्धि; ऐरो (aro) अर्थ का उपसर्ग।

arytenoid (ऐरीटीनायड)—घटोपम; ऐरीटीनायड उपास्थि।

As (ए एस)—'आरसिनिक' रसायन का रासायनिक प्रतीक (symbol)।

AS (ए एस)—'संक्षिप्त वास्ते astigmatism—दृष्टि वैषम्य।

A.S. (ए. एस.)—संक्षिप्त वास्ते "auris sinistra" बायाँ कान।

ASA (ए एस ए)—एस्टिलसेलीसिलिक अम्ल, एस्प्रिन (aspirin)।

asbestoform (एसबेस्टोफोंम)—एस्बेस्टोस (asbestos) सदृश।

asbestos (एस्बेस्टोस)—रेशेयुक्त मैग्नेशियम (magnesium), कैलशियम (calcium) और सिलीकेट (silicate) से बना हुआ।

ascariasis (एस्केरियेसिस)—एस्केरिस (ascaris)क कृमि का संक्रमण (infection); एस्केरिस रोग।

ascaricide (एस्केरीसाइड)—एस्केरिस की मारने वाली दवा, एस्केरिस नाशक।

ascerid (एस्केरिड)—जीनस (वंश) एस्केरिस (ascaris) का एक कृमि (worm)।

ascaris (एस्केरिस)—एस्केरिस; गोल कृमि (नेमेटोड) वंश (जीनस) का एक परजीवी जो मानव और अन्य कशेरुकों (vertebrates) की आन्त्र (intestines) में पाया जाता है।

ascaris lumbricoides (एस्केरिस लम्ब्रीकॉइडीज)—

अत्यधिक पाया जाने वाला गोल कृमि, एक आन्त्र परजीवी।

ascariasis (एस्केरियेसिस)—गोल कृमि एस्केरिस लम्ब्रीकॉइडीज (arciars lumbricoides) द्वारा उत्पन्न रोग। यह रोग मानव में खाद्य पदार्थों अथवा उँगलियों में मल साफ करते समय लग जाते हैं। तथा परिपक्व अण्डों के निगलने से भी होता है। यह परजीवी फेफड़ों में निमोनिया (penumonia) तथा आँतों में पहुँचने पर अन्त्रीय अवरोध (intstinal obstruction) करता है।

acites (एसाइटीज)—जलोदर; उदरास्तरीय (peritoneal) कोटर में आसाधारण तरल का जमाव।

ascorbate (एस्कोंबेट)—एस्कोरबिक अम्ल का एक व्युत्पन्न (derivative)।

ascospore (एस्कोस्पोर)—एस्कस (ascus) स्पोर।

ascus (एस्कस)—एस्कस; स्पोर कोष; फन्जाई (fungi) पौधों का स्पोर कोष (sac)।

ase (ऐज)—एन्जाइम के नाम के पीछे का अन्तसर्ग (प्रत्यय-suffix)। यह तत्व (substrate) की सामान्य प्रकृति के साथ जोड़ दिया जाता है, जिस पदार्थ पर कि एन्जाइम प्रभाव डालता है। उदाहरण—प्रोटीनेस (proteinase); प्रतिक्रिया की किस्म उादहरण—हाईड्रोलेस (hydrolase-जल विघटन)। या इन दोनों का मिश्रण तत्वातरण (transaminase ट्रान्सएमिनेस) द्योतक होता है।

asemasia (ऐसेमेसिया)—शब्द, संकेत, चेष्टा को सूचित करने की शक्ति का लोप।

asepsis (एसेपसिस)—शुद्ध; पूतिक या विषाक्त पदार्थ की अनुपस्थिति अवीजाणुकता; पूर्ण रूप से रोगाणु सूक्ष्मांगियों से मुक्त पदार्थ (वस्तु)।

asepticize (एसेप्टीसाइज)—अपूतिता; अपूतिकता; रोग उत्पन्न करने वाले पदार्थ से मुक्त करना।

asexual (एसेक्चुअल)—अलैंगिक; लिंग से असम्बन्धित।

asexualization (एसेक्चुअलोइजेशन)—वधियाकरण।

asiderosis (एसीडेरोसिस)—सुरक्षित अयस (लोहा) की शरीर में कमी।

asitia (एसीटिया)—खाद्य घृणा (नफरत)।

asonia (एसोनिया)—ध्वनि वधिरता।

aspect (आस्पेक्ट)—(1) अभिमुखता; तल (पक्ष)।

(2) अवस्थिति;

dorsal aspect **(डोरसल आस्पेक्ट)**—पृष्ठ तल; शरीर का वह तल जो पीठ या ऊपर से देखा जस सकता है।

ventral aspect **(वेन्ट्रल आस्पेक्ट)**—अधर तल; शरीर का वह तल जो सामने या नीचे की ओर से देखा जा सके।

Aspergillus (ऐस्परजीलस)—एस्परजीलस; फन्जाई (fungi) का एक वंश (जीनस), जिसकी कई प्रजातियाँ (species) अन्तः परवीजी तथा रोगोत्पादक होती है।

aspermia (ऐस्परमिया)—शुक्रहीनता; शुक्र तरल (seminal fluid) या शुक्राणु की अनुपस्थिति।

asphalgesia (ऐस्फेलजेसिया)—किन्हीं वस्तुओं के छूने से ज्वलन संवेदना का अनुभव।

asphyxia (एस्फिक्सीया)—श्वासावरोध; फुप्फुस में गैस विनिमय के रुक जाने से जीवन का दिखावा मात्र या वास्तविक अन्त।

asphyxiate (ऐस्फिक्सीयेट)—आक्सीजन बंचता; ऊतकों (tissues) को आक्सीजन के प्रयोग से वंचित करना।

aspirate (ऐस्पीरेट)—महाप्राण; चूषण या ऋणात्मक दाव द्वारा तरल का बाहर निकलना।

aspiration (ऐस्पीरेशन)—चूषण; एस्पीरेटर (यन्त्र) द्वारा तरल या वायु का बाहर निकालना।

aspirator (ऐस्पीरेटर)—चूषित्र; एस्पीरेटर; चूषणीकरण; चूषण द्वारा तरल को बाहर निकालने का यन्त्र।

aspirin (एस्पीरीन)—$C_9H_8O_4$; एक सफेद रवेदार यौगिक जिसका प्रयोग दवाओं में पीड़ाहर, ज्वरहर और वात या गठिया हरण के लिये होता है।

asplenia (ऐस्पेलेनिया)—प्लीहा (स्प्लीन) हीन।

asporogenic (ऐस्पोरोजेनिक)—अस्पोरोत्पादी।

asporous (ऐस्पोरस)—अस्पोरी।

assay (ऐसे)—परखना; जाँचना; कसौटी पर कसना; विश्लेषण करना।

assimilation (एसीमीलेशन)—(1) समीकरण; स्वांगीकरण; पचे हुए खाद्य को जीवन द्रव या प्रोजोप्लाज्म में परिणत करना।

(2) विद्यमान मनोवैज्ञानिक अनुभवों के साथ नवीन अनुभवों का पूर्णरूपेण जोड़ना।

association (एसेसियेशन)—संघ; मिलाना, संयुक्त करना; समाज; संग सहवास; साहचर्य। समय और स्थान से सम्बद्ध; मनोविज्ञान में विचारों की निरन्तर वृद्धि तथा विस्तार।

assortment (एसोर्टमेन्ट)—अपव्यूहन; छटॉव; वर्गीकरण; अर्ध विभाजन में दुहिता कोशिकाओं में असमरूप गुण सूत्रों (non-homologous chromosomes) के बेतरतीब वितरण

के कारण आनुवांशिक परिणाम, अपव्यूहन।

astasia (ऐस्टेसिया)—गति असंगति।

asteatosis (ऐसटियेटोसिस)—स्नेहिक स्राव की न्यूनता या अनुपस्थिति।

aster (ऐस्टर)—ऐस्टर; ताराविन्यास; विषम कोशिका विभाजन (mitosis) में गुण सूत्रों (chromosomes) का ताराकार या तारासम विन्यास (arrangment)।

asterion (ऐस्टोरियोन)—तारक-सन्धि; आक्सीपिटल पैराइटल और टेम्पोरल अस्थियों की सन्धि।

asternal (ऐस्टरनल)—अवक्षास्थिक; उरोस्थि (sternum) से न जुड़ा हुआ।

asteroid (ऐस्टेरायड)—तारोपम; तारकाभ; तारा रूप; तारे की आकृति सदृश।

astheno (ऐस्थीनो)—'कमजोर, दुर्बल' या दुर्बलता अर्थ का उपसर्ग।

asthenia (ऐस्थीनोमीटर)—शक्ति क्षीणता।

asthenometer (ऐस्थीनोमीटर)—पेशी शक्ति क्षीणता मापक यन्त्र।

asthenopia (ऐस्थीनोपिया)—दृष्टिक्षीण्ता; दृष्टि विकार (चक्षु-पेशीयों की दुर्बलता के कारण) जिसमें आँखों में, सिर के पीछे और गर्दन में दर्द होता है।

asthma (ऐस्थमा)—दमा; ऐस्थमा; एक प्रकार का श्वांस रोग; दम (श्वांस) गुठन का रोग।

***allergic asthma* (एलर्जिक एस्थमा)**—अत्यधिक अनुभूति के कारण दमा (श्वांस घुटन)।

***cardiac asthma* (कार्डिक एस्थमा)**—हृदय गति शून्यता के कारण श्वासविरोध।

***Fuller's asthma* (फुलर ऐस्थमा)**—धूल के कारण दम घुटन (ऐस्थमा)।

***grinder's asthma* (ग्राइन्डर्स ऐस्थमा)**—पीसे-जाने से जो कारण निकलते हैं उनके कारण श्वास घुटनं

***renal asthma* (रीनल ऐस्थमा)**—वृक्क के ठीक काम न करने के कारण श्वास घुटन (दमा)।

stone arthritis (स्टोन आरथराइटिसा)—श्वास नली में पत्थरी होने के कारण श्वास घुटन (दगा)।

astigmatism (ऐस्टिग्मेटिज्म)—दृष्टि वैषम्य; आँख की बनावट में एक दोष जिसके कारण प्रकाश किरणें तारक पर केन्द्रित नहीं होतीं।

astrgalus (ऐस्ट्रेगेलस)—घुटिकास्थिरू गुल्फास्थि कशेरूकों (vertebrates) की एक गुल्फीय हड्डी (tarsal bone.

astringent (ऐस्ट्रिनजेन्ट)—संकोचक; कषाय—(स्वाद); स्तम्भक (औषधि)।

(1) ऐसी औषधि जो उन्मुक्त पदार्थों का अवरोध कर संकुचन उत्पन्न करते है।

(2) बहने को रोकने वाले पदार्थ (रसायन)।

astroblast (ऐस्ट्रोब्लास्ट)—तारकाणुप्रसु; तारिकाकोशिकज; ऐसी कोशिका जो तारिका-कोशिका (astrocyte) में बर्धित होती है।

astroblastome (ऐस्ट्रोब्लास्टोमा)—सांघातिक (malignant) तंत्रिका तंत्र का अर्बुद (tumur)

astrocyte (ऐस्ट्रोसाइट)—तारिक कोशिक; (1) तंत्रिका श्लेष्म की एक तारोपम कोशिका।

(2) अस्थि—कणिका (bone corpusele)।

astronaut (ऐस्ट्रोनॉट)—एस्ट्रोनोट; अन्तरिक्षयात्री; बाह्य आकाश में घूमने वाला व्यक्ति।

astrosphere (ऐस्ट्रोस्फीयर)—तारिका मण्डल; तारिका संरचना; कोशिका में विकिरण तन्तुओं द्वारा बनी सरंचना।

asymphytous (ऐसिमफाइटस)—पृथक; स्पष्ट।

asymptomatic (ऐसिम्प्टोमेटिक)—अलक्षणिक; बिना लक्षण वाला।

asynchronism (ऐसिनक्रोनिज्म)—विभिन्न कालिका।

asonclitism (ऐसनकलाइटिज्म)—अगर्भशीर्ष; असिन्क्लिटिज्म; प्रसव में बच्चे के सिर का तिरछा आना।

asyndesis (ऐसिन्डेसिस)—अक्रमता विचारों में; असंयुजता; विचारों का अक्रमिक आना, जिससे कोई भी विचार या बात पूरी नहीं हो पाती है।

asynechea (ऐसिनेकिया)—अन्तरालीय संरचना।

asynergia (ऐसीनरजिया)—पेशो असंगति।

asynesia (ऐसीनेसिया)—मन्द बुद्धिता।

asynovia (ऐसाइनोविया)—स्नैहिक तरल न्यूनता।

asyntaxia (ऐसिनटेक्सिया)—असंगति भ्रौणिक वर्धन।

asytole (ऐसिस्टोल)—अपूर्ण प्रकुंचन।

ataralgesia (ऐटारएजेसिया)—मानसिक विकार हर; मानिसिक कष्ट और दर्द को दूर करने वाली दवा जिसमें शमक (sedation) और पीड़ाहारी (analgesia) दोनों प्रकार के तत्व मिले होते है।

ataraxia (ऐटाराक्सिया)—शम; पूर्णविरक्ति; प्रशान्तता की विभिन्न दशा जिसमें मानसिक शक्तियों या चेतना का दमन

नहीं होता है।

atavism (ऐटाविज्म)—ऐटाएक्सफेशिया; पूर्वजता; कुलागत रोग; दूरवर्ती (remote) पूर्वजों से लक्षणों की दायता या विरासता (inhertance)।

ataxaphasia (ऐटाएक्सफेशिया)—शब्दों के उच्चारण की क्षमता।

ataxia (ऐटेएक्सिया)—गड़बड़ी; शरीर में किसी रोग के कारण गड़बड़; गतिविभ्रम; पेशीयों में सामंजस्ता का अभाव।

balbar ataxia **(बल्वर अटैक्सिया)**—मस्तिष्क के संवरक (pons) और मस्तिसकांत (medulla oblongata) में गड़बड़ी के कारण पेशी आसामंजस्यता।

cerebral ataxia **(सैरीब्रल अटैक्सिया)**—अनुमस्तिष्कीय विकार के कारण पेशी आसमंजस्यता।

diphtheritic ataxia **(डिफ्थेरीटिक अटैक्सिया)**—गलघोंटू रोग के कारण पेशी आसामंजस्यता ।

hypterical ataxia **(हिस्टेरील अटैक्सिया)**—वातोन्माद या गुल्म वायु रोग के कारण पेशी आसामज्सयता।

motor ataxia **(मोटर अटैक्सिया)**—गति शक्ति ह्रासता के कारण पेशी आसामंज्सता।

spinal ataxia **(स्पाइनल अटैक्सिया)**—सुषुम्ना विकार से पेशी आसामंज्यता।

static ataxia **(स्टेटिक अटैक्सिया)**—स्थिरता (एक स्थान पर खड़े रहने) के कारण पेशी आसामंजस्यता।

thermal ataxia **(थरमल अटैक्सिया)**—शरीर ताप मान में अत्यधिक ऊँच, नीच होने के कारण पेशी आसामंजस्मता।

vasomotor ataxia **(वासोमोटर अटैक्सिया)**—नलिका चालक या वाहिनी प्रेरक के अभाव में पेशी आसामंजसयता।

ataxophemia —वाक् पेशीयों में समन्वयन की कमी।

atebrine (ऐटेब्रीन)—मलेरिया रोग की एक दवा, इसका दूसरा नाम मेपाक्रीन (mepacrime) है।

atelo (ऐटीलो)—"अपूर्ण", 'सदोष वर्धन' "अधूरा", कच्चा अर्थ का उपसर्ग।

atelectasis (ऐटेलेक्टैसिस)—फुफ्फुस गर्तिकाओं या पाली का अपूर्ण प्रसार या संकुचन।

atelia (एटेलिया)—अपूर्ण वर्धन; अपूर्णता; पूर्ण वर्धित न हो सकने के कारण अपूर्णता।

atelocardia (एटीलोकार्डिया)—हृदय का अधूरा वर्धन।

atelocephalous (एटीलोसिफ्लैस)—अपूर्ण कपाली।

atelocheilia (एटीलोकीलिया)—होंठ का अधूरा बना होना।

ateloglossia (एटीलोग्लोसिया)—जिह्वा का अधूरा बना होना।

atelomyelia (एटीलोमायलिया)—सुषुम्ना का अधूरा बना होना।

atelorhchidia (एटीलोरेकीडिया)—मुख का अधूरा बना होना।

athelia (एथीलिया) (चूचूक (nipple) का जन्मजात न होना।

athermic (एथरमिक)—तापहीन; बिना ताप (temperature) के बढ़े हुए।

atheroma (एथिरोमा)—वसा पुंज (धमनी भित्ति में)।

atherosclerosis (एथिरोस्क्लोरोरसिस)—धमनी काठिन्य।

athetosis (एथिटोसिस)—मन्द अनैच्छिक गति।

athrombia (एथ्रोमबिया)—रक्त का ठीक से थक्का न बनना।

athyria (एथाइरिया)—थायरोइड ऊतकों की क्रिया हीनता।

atlas vertebra (एटलस बर्टीब्रा)—प्रथम कशेरूक; शीर्षधर कशेरू, मेरुदण्ड (backbone) का सबसे ऊपरी या शीर्षस्थ टूक (segment)।

atlodymus (एटलोडाइमस)—दो सिरे और एक शरीर वाला भ्रूण दैत्य।

atmiatrics (एटमियाट्रिक्स)—औषध-वाष्पों द्वारा उपचार।

atmocausis (एटमोकॉसिस)—आतितापित (super heated) वाष्प द्वारा उपचार।

atmos (एटमोस)—वायु दाब की एक इकाई—(1) वर्ग सेंटीमीटर पर 760 मि. मिटर पारे की दाब।

atmosphere (एटमोसफियर)—वायु मण्डल; परिमण्डल; वातावरण या पर्यावरण (environment);

(1) पृथ्वी को धेरे हुए समस्त गैसीय आवरण (envelope), जिसकी ऊँचाई दस मील की होती है और जिसके अन्तर्गत क्षोभ मण्डल (troposphere), क्षोभसीमा (tropopause), और समताप मण्डल (stratosphere) होते है।

(2) दाब की एक इकाई-समुद्रतल के एक वर्ग इंच पर 18 पौन्ड या 760 मि. मीटर पारे के स्तम्भ की ऊँचाई होती है।

atocia (एटोसिया)—स्त्री बाँझपन।

atom (एटम)—परमाणु; रासानिक तत्व का अन्तिम टूक (कण) जो अब तक माना जाता था। समस्त मूल तत्व (element) सूक्ष्म कणों (particles), न्यूट्रोन (nutron), प्रोटोन (proton) और इलेक्ट्रोन (elctron) के बने होते है। इनमें से न्यूट्रॉन और प्रोटोन केन्द्र में होते हैं जहाँ वे अणु न्यूक्लियस (atomic nucleus) बनाते है। इक्लेक्ट्रॉन ऋण विद्युत आवेश (negative charge) लिये हुए न्युक्यिस से कुछ फासले पर रहते हैं।

atomization (एटोमाइजेसन)—कणीकरण; अणुओं में परिणत

करना।

atomizer (एटोमाइजर)—तरल की सूक्ष्म कणों में कर देने वाला यन्त्र।

atony (एटोनी)—शक्तिहीनता।

atopic (एटोपिक)—(1) स्थान च्युति; स्थानातरित; स्थान से हटा हुआ।

(2) एलर्जी सम्बन्धी; प्रत्यूर्जता सम्बन्धी।

atopognosia (एटोपोगनोसिया)—संवेदना स्थल को ठीक जांचने की अक्षमता।

atopy (एटोपी)—(1) असामान्य स्वभाव।

(2) आनुवंशिक प्रभावों के कारण अतिसंवेदनशीतला (hypersensivity); मानव में पाई जाने वाली एक विशेष प्रकार की एलर्जी।

atoxic (एटोक्सिक)—(1) विषहीन।

(2) विष के कारण नहीं।

ATP (ए. टी. पी.)—एडीनोसाइन ट्राइफोस्फेट।

ATS (ए. टी. एस.)—(antitoxin or antiserum) एन्टीटोक्सिन और एन्टीसीरम; संक्षिप्त में इसे एन्टीटिटेनिक सीरम कहा जाता है। यह इंजेक्शन उदासीन (निष्क्रिय) रोग क्षमता (immunity) प्रदान करने हेतु किया जाता है।

atraumatic (एट्रोमेटिक)—चोट या आघात न पहुंचाने वाला।

atresia **(एट्रेशिया)**—सामान्य छिद्र या खुली जगह का न होना (हीनता)।

atreya (अत्रे—800 B. C.) एक प्रसिद्ध आयुर्वेदाचार्य तथा प्रथम भारतीय मेषज और अध्यापक। यह टैक्सीला (Taxilla) विश्वविद्यालय में थे उनके काल से ही जिसे अत्र काल (atreya period) कहा जाता है, आयुर्वेद विज्ञान ने वास्तविक उन्नति करना शुरू किया—ऐसा कहा जाता है।

atria (एट्रिया)—एट्रियम (atrium)—का बहुवचन।

atrichia (एट्रीकिया)—लोम विहीन; बालों का न होना।

atrichous **(एट्राक्स)**—(1) बिना वालों बाला; बालहीन।

(2) कषातंत्र (flagella) हीन।

atrium (एट्रीयम)—(1) अलिंदा; परिकोष्ठ; बर्हिकोटर जैसे हृदय के दोनों आरे से उर्ध्व कोष्ठ (upper chamber--atrium cordis)।

(2) प्रांगन (खुली जगह) अलिंद (प्रवेश स्थल) परिकोष्ठ (कोटर—cavity)।

atrophy (एट्रोफी)—क्षीणता; अपुष्टि; अपकर्ष; क्षय; अपक्षय; क्षीण कर देना। माप में क्षीणता।

acute yellow atrophy **(एक्यूट यलो एट्रोफी)**—प्रबल क्षयता (कमला रोग)।

brown atrophy (ब्राउन एट्रोफी)—क्षय होने वाले अंग में भूरे रंज्य पदार्थ हीतोसिडेरिन (he,mosiderin) का बाहुल्य होने के कारण हृदय, पेशी और यकृत का भूरा दिखाई पड़ना।

cardiac atrophy **(कारडियक एट्रोफी)**—हृदय क्षीरणता (क्षयता)।

chronic spinal muscular atrophy **(क्रोनिक स्पाइनल मस्कुलर एट्रोफी)**—स्थायी सुषुम्तीय पेक्षी क्षयता।

campression or pressure atrophy **(कम्प्रेशन प्रेशर एट्रोफी)**—दबाव के कारण क्षीणता।

concentric atrophy **(कोन्सेट्रिक एट्रोफी)**—अस्थि क्षयता बाहर से अन्दर की ओर।

correlated atrophy **(कोरिलेटड एट्रोफी)**—अन्योन्या क्षीणता, अस्थि और पेशी की साथ-साथ क्षीणता, जैसे हाथ या पांव का चिकित्सा द्वारा काटे जाने पर होता है।

cyanotic atrophy **(सायोटिक एट्रोफी)**—यकृत क्षयता।

disuse or inactivity atrophy **(डिस्यूज या इनएक्टिविटी एट्रोफी)**—निष्क्रियता क्षयता (क्षीणता)।

accentric atrophy **(ऐसिन्ट्रिक एट्रोफी)**—अकेन्द्रीय क्षयता; ऐसी क्षीणता जो अंग में भीतर से बाहर की ओर बढ़ती है।

halisteretic atrophy **(हेलिसेटेरेटिक ऐट्रोफी)**—अस्थिछिद्रता; चूर्ण (कैलसियम-calciam) यौगिक के अस्थि में से निकल जाने के बाद।

inaniton atrophy **(इनएनीशन एट्रोफी)**—कुपोषणक क्षीणता।

linear atrophy **(नीनियर एट्रोफी)**—रेखीय क्षीणता, त्वचा की कूटक (papillary) पर्त की क्षमता।

muscular atrophy **(मस्कुलर एट्रोफी)**—पेशी क्षीणता।

myelopathic muscular atrophy **(मायलोपैथिक मस्कुलर एट्रोफी)**—सुषुम्ना पेशी क्षमता; सुषुम्ना के अग्र शृंगों की कोशिकाओं की अपकृषता के कारण क्षयता।

myotonic atrophy **(मायोटोनिक एट्रोफी)**—जन्मजात पेशी क्षीणता।

neurotrophic atrophy **(न्येरोट्रोफिक एट्रोफी)**—तंत्रिका कुपोषण क्षयता।

nummerical atrophy **(न्यूमेरीकल एट्रोफी)**—किसी अंग

की कोशिकाओं की संख्या में कमी आ जाने के कारण क्षीणता।

olivophotocerebellar atrophy (ओलीबोफोटो-सैरीबिलर एट्रोफी)–वृद्धावस्था मस्तिष्कीय क्षीणता।

optic atrophy (ओपटिक एट्रोफी)–दृष्टितंत्रिका क्षीणता।

***pathological atrophy* (पैथेलाजीकल एट्रोफी)**–रोग क्षयता; किसी रोग या किसी असाधारणता के कारण क्षयता।

***physiologic atrophy* (फिजियोलोजिक एट्रोफी)**–कार्य की क्षयता।

***progresive muscular atrophy* (प्रोग्रेसिव मस्कुलर एट्रोफी)**–क्रमबर्द्धित पेशी क्षयता।

***red atrophy* (रेड एट्रोफी)**–यकृत क्षयता।

***senile atrophy* (सिनाइल एट्रोफी)**–वृद्धावस्था क्षयता।

***serous atrophy* (सिरस एट्रोफी)**– वसा (faf) क्षयता।

***sympathetic atrophy* (सिम्पेथेटिक एट्रोफी)**–सहानभूति क्षयता; जुड़वा अंगों में एक अंग की क्षीणता होने पर उसका दूसरा साथी भी क्षय होने लगता है ऐसी क्षयता को सहानुभूतिक क्षयता कहा जाता है।

***syphlitic aspinal muscular atrophy* (सिफलीटिक स्पाइनल मस्कुलर एट्रोफी)**–आतशक सुषुम्नी पेशीय क्षीणता।

***toxic atrophy* (टोक्सिक एट्रोफी)**–विषीय अथवा कुपोषणी क्षयता।

***trophoneurotic atrophy* (ट्रोफिन्यूरोटिक एट्रोफी) तंत्रिका सूची की क्षयता।**

***neurotrophic atrophy* (न्यूरोट्रोफिक एट्रोफी)**–तंत्रिका कुपोषणी क्षयता।

atropine (एट्रोपीन)–एक एल्केलॉइड (alkaloid) जो पौधे को संशलेषण द्वारा प्राप्त होता है।

attack (अटेक)–आक्रमण करना; आक्रान्त करना, किसी बीमारी का आरम्भ होना।

attic (ऐटिक)–मध्य कर्ण कुहर का एक भाग।

attitude (एटीट्यूड)–(1) व्यवहार, रवैया।
(2) रुख; अभिवृत्ति, मनोवृत्ति, स्वास्थ्य और बीमारी के प्रति मानव की भावना।

attraction (अट्रैक्सन)–आकर्षण; यह बल या शक्ति जिससे एक द्रव्यमान (mass) दूसरे द्रव्यमान (mass) को अपनी ओर आकर्षित करता या खींचता है।।

***capillaty attraction* (केपीलरी अटरेक्सन)**–कोशिका-आकर्षण; वह शक्ति जो कि कोशिका पुटी या अवकाशिका (lumen) में द्रव्य को खींचता है।

***chemical attraction* (केमीकल अटरेक्सन)**–रसायनिक आकर्षण, वह शक्ति जो एक तत्व अणु (atom) को दूसरे तत्व के अणु से जोड़कर यौगिक बनाता है।

***gravitation attraction* (ग्रेवीटेशन अटरेक्सन)**–गुरुत्वाकर्षण या आकर्षण, (affnity) आकर्षण; साद्दश्य आकर्षण; cohesion-संसक्तता या सम्बद्धता।

***electric or magnetic attraction* (इलैक्ट्रिक और मैगनैटिक अटरेक्सन)**–विद्युत या चुम्बक आकर्षण। प्रतिकूल आवेश या चार्ज युक्त वस्तुओं का आपस में खिंचाव।

atypia (एटीपिया)–आदर्शच्युत; आदर्श या सामान्य स्थिति से विचलित या व्यतिक्रम।

Au–रासायनिक प्रतीक "gold" "(aurum)";

AU–(1) आंग्सट्रोम (Angstrom) इकाई।
(2) दोनों कान साथ-साथ (L. aurus unitas)।
(3) प्रत्येक कान (L. auris uterque)।

audio (आडियो)–श्रवण..........।

audile (ऑडइल)–श्रवण सम्बन्धी।

audiogenic (ऑडियोजेनिक)–ध्वनि से उत्पन्न।

audiologist (ऑडियोलोजिस्ट)–ध्वनि वैज्ञानिक; ध्वनि विज्ञान का विशेषज्ञ, श्रव्य विशेषज्ञ।

audiology (ऑडियोलाजी)–ध्वनि विज्ञान; श्रवण विज्ञान।

audiometer (ऑडियोमीटर)–श्रव्य मापी।

audio visual aids (ओडियो विज्युअल एड्स)–दृश्य श्रव्य सहायी यंत्र; जैसे ब्लैक बोर्ड (black board); चार्ट्स (charts) ड्रामा; रेखाचित्र (ग्राफ) नक्शे; मॉडल; चलचित्र; चित्र (फोटोग्राफ); इश्तहार (पोस्टर) रेडियो प्रोग्राम; स्लाइड, फिल्म स्ट्रिप, भ्रमण आदि।

audition (ऑडीशन)–ध्वनि बोध (ज्ञान)।

auditory (ऑडीटरी)–(1) कान सम्बन्धी।
(2) श्रवण सम्बन्धी; श्रवण............;

augnathus (ऑगनैथस)–दुहरे निम्न हनु (निचले जबड़े) वाला भ्रूण दैत्य।

aura (ऑरा)–पूर्व विचित्र संवेदना जिसके पश्चात् निश्चित लक्षण प्रत्यक्ष होते हैं।

aural (ऑरल)–कान सम्बन्धी।

auricle (ऑरीकिल)–ग्रहिका; ग्राहक कोष; अलिन्द (हृदय); कर्णपल्लव (कान का)।

auricular (ऑरीकूलर)–कर्णिका; कर्ण या अलिन्द सम्बन्धी;

कर्णाकार।

auricular (ऑरीकुलेर)–वाह्य कर्ण कुलर (external auditory meatus) छिद्र के शिखर या शीर्ष पर एक बिन्दु।

auris (ऑरिस)–कान; कर्ण।

auriscope (ऑरिसकोप)–कान देखने का यंत्र; कर्ण दर्शी; कर्ण परीक्षक।

auristillae (ऑरिसटिली)–कान में डालने की दवा (बूंदें)।

aurotherapy (ऑरोथिरैपी)–स्वर्ण-उपचार; रोगों के उपचार में स्वर्ण-यौगिकों का प्रयोग।

aurum (ऑरम)–स्वर्ण; सोना।

aurculation (ऑरकुलेशन)–शरीर के अन्दर विभिन्न अंगों द्वारा कार्य करने में उत्पन्न ध्वनि को सुनकर बीमारी का जानना।

ausculation (ऑसकूलेशन)–फेफड़े, हृतपिण्ड, हृदावरण तथा अन्य कई स्थानों में होने वाली आवाजों को सुनने की क्रिया। इससे गर्भ निर्धारण का भी पता चल जाता है।

autarcesis (ऑटारकेसिस)–संक्रामण प्रतिरोधकशक्ति; कार्य कोशिकाओं की संक्रामण को रोकने की सामान्य शक्ति।

autism (ऑटिज्म)–स्व अभिव्यक्तता; अपने आपको या अन्य को समझाने की अक्षमता।

auto (ऑटो)–स्वयं अर्थ का उपसर्ग।

autocoid (ऑटोकॉइड)–अन्तः स्राव; एक अंग में उत्पन्न कार्बनिक पदार्थ जो रक्त द्वारा दूसरे अंग में जाकर औषध का काम करे।

autoaggutimin (ऑटोअग्लूटिनन)–स्व समूही करण।

autoantibody (ऑटोएण्टीबाडी)–स्व प्रतिरक्षी; ऐसे प्रतिरक्षी (antibody) या प्रतिरक्षी सदृश कारक जो उसी ऊतक में जिसमें यह पाये जाते हैं, कार्य करते हैं।

autoantigen (ऑटोएण्टीजन)–स्व प्रतिपिण्ड; स्व प्रतिजन; ऐसा प्रतिजन (antigen) जो उसी ऊतक जिसमें यह पाया जाता है, प्रतिरक्षी उत्पन्न करने को प्रोत्साहित करता है।

autoantitoxin (ऑटोऐंटीटोक्सिन)–स्व प्रतिविष।

autocatalysis (ऑटोकैटेलिसस)–स्व उत्प्रेरक; ऐसा उत्प्रेरक (catalysis) जिसमें प्रतिक्रिया का उत्पाद, उत्प्रेरक के प्रभाव को या तो बढ़ा देता है या घटा देता है।

autoachthonus (ऑटोएकथोनस)–स्वक्षेत्रीय; उसी क्षेत्र में उद्‌भव होना जिसमें पाया जाता है।

autoaclasis (ऑटोअकलेसिस)–स्वनाश; अन्दरूनी प्रभावों से ही किसी भाग का नष्ट होना।

autoclave (ऑओक्लेव)–भापसह पात्र; वाष्पदावी विसंक्रमण यंत्र अर्थात् माप द्वारा दाब से अबीजाणुकण (stetilization) प्रदान करने वाला संयंत्र।

autodigestion (ओटोडाइजेसन)–स्वपाचन; अपने ही स्रावों द्वारा ऊतकों का विघटन।

autoecic (ओटोएसिक)–एक ही अंगी पर बसर या निर्वाह करने वाला।

autogamy (ओटोगैमी)–स्वयं-निषेक; स्वकयुग्मन; स्वयुग्मन; स्वयुत्पत्ति।

autogenesis (ओटोजेनेसिस)–स्वयंमुत्पत्ति; स्वजननता; स्वोद्‌भवी विकास।

autograft (ओटोग्राफ्ट)–स्वनिरोप; रोगी के शरीर का ही पैबन्द एक स्थान से दूसरे स्थान पर लगाना।

autohemotherapy (औआेहीमोथिरैपी)–स्वरक्तोपचार।

autoimmunization (ओटोइम्मूनाइजेशन)–स्वप्रतिरक्षण; स्वरोगक्षमता।

autoinoculation (ओटोइनोकुलेशन)–स्वसंरोपण; अपने ही शरीर पर उपस्थित वाइरस (virus) से प्राप्त टीके (inoculation) का लगाना (रोपण)।

autointoxication (औटोइनटोक्सीकेशन)–स्वविषता; शरीर से उत्पन्न विषकारी पदार्थों का पुनः शोषण।

autokinesis (ओटोकाइनेसिस)–ऐच्छिक गति।

autolysis (ओटोलाइसिस)–स्वक्षयता; स्वगलन; स्वलयन; कोशिका या ऊतक का अपने से ही उत्पन्न एन्जाइम द्वारा क्षय।

automatic (ओटोमैटिक)–स्वसंचालित; स्वचालित; स्वचल; स्वैच्छिक; अपनी खुशी से; स्वाभाविक; स्वयंभू; स्वतः।

autonomic (ओटोनोमिक)–स्वतंत्र; स्वयंशासक; स्वयंनिर्देशक।

autonomic nervous system–स्वयं निर्देशक तंत्रः। (1) कशेरूकों में प्रेरक तंत्रिका (motor nerve) का रेखित पेशियों और ग्रन्थियों (glands) में फैला होना। मुख्य विशेषत यह होती है कि एक ही तंत्रिका सूत्र केन्द्रीय तंत्रिका तंत्र (central nervous system) से कार्य कर (effector) तक फैला हुआ नहीं होता है। पूर्व गुच्छीय तंत्रिका सूत्र (preganglionic) जो केन्द्रीय तंत्रिका तंत्र से आरम्भ होते हैं कार्यकर (effector) से कुछ पूर्व ही द्वितीय तंत्रिका कोशिका समूह से अन्तर्ग्रंथन द्वारा सूत्रों से जुड़ जाते हैं। जो पश्च-गुच्छीय कहे जाते हैं और यही कार्य कर से जुड़ते हैं। गुच्छ (गैगलिया) पश्च गुच्छीय बनते हैं।

समस्त तंत्र को दो भागों–संवेदी (sympathetic) और परासंवेदी (parasympathetic) में बांटा जाता है।

autopathy (ओटोपैथी)–स्वरोग; प्रत्यक्ष वाप्ल कारणों के बिना रोग।

autophagy (ओटोफैगी)–स्वभक्षणः स्वत; भोजी; अपने ही मांस का खाना या काटना।

autophobia (ओटोफोबिया)–स्वातंक; स्वआंतक; अकेलापन या एकान्त से भयभीत।

autoplasty (ओटोप्लास्टी)–स्वप्लास्टिकता; स्वांश संधान, किसी रुग्ण या घातक भाग का शरीर के अन्य क्षेत्र के ऊतक द्वारा मरम्मत।

autoploidy (ओटोप्लॉइडी)–स्वबहुगुणितता मूलसंख्यक (haploid) सैट के दो बार दुगुना होने के कारण दो या अधिक क्रोमोसोम सैट (गुह) के पाये जाने की दशा।

autopsy (ओटोप्सी)–शव परीक्षा।

autopsychic (ओटोसाइचिक)–स्व आत्मिकी।

autoregulation (ओटोरेगुलेशन)–स्वनियंत्रण।

autoscopy (ओटोस्कोपी)–स्वदृष्टिभ्रम।

autosepticemia (ओटोसेप्टीसीमिया)–स्वपूर्ति जीवरक्तता।

autoserum (ओटोसीरम)–स्वसीरम; रोगी के अपने ही रक्त का बनाया हुआ सीरम (serum)।

autosome (ओटोसोम)–देहक्रोमोसोम; अलिंग सूत्र, काय सूत्र, मान व में बाइस युग्म क्रोमोसाम में से कोई एक जिसका लिंग निर्धारण से कोई सम्बन्ध नहीं होता है।

autostimulation (ओटोस्टीमुलेशन)–स्वउत्तेजना, जन्तु का अपने ही ऊतकों से प्राप्त उत्तेजनात्मक पदार्थ के प्राप्त होने से उत्पन्न उत्तेजना।

autosuggestion (ओटोसजेशन)–आत्म सुझाव, स्वसम्मोहन, अपने ही मस्तिष्क से निकला हुआ विचार जो कोई मानसिक या भौतिक क्रिया या परिवर्तन ला देता है।

autotoxin (ओटोटोक्सिन)–स्वविष, शरीर के अन्दर उत्पन्न विष।

autotransfusion (ओटोट्रान्सप्लान्टेशन)–स्वप्रतिरोपण।

autotroph (ओटोट्रफ)–स्वपोषी।

autotrophic (ओटोट्रोफिक)–स्वपोषक, ऐसा सजीव जो अपना खाध स्वयं बनाने की क्षमता रखता हो यदि जल, कार्बन डाइ-ऑक्साइड, कार्बनिक लवण और शक्ति श्रोत प्राप्त हों।

autovaccination (ओटोवैक्सीनेशन)–स्वनिविश, ऑटोवेक्सीन देना।

autovaccine (ओटोवैक्सीन)–ऐसा टीका द्रव्य (vaccine) जो रोगी के अपने ही ऊतकों या स्राव से बनाया गया हो।

auto-oxidation (ओटोओक्सीडेसन)–स्वतः ऑक्सीभवन, स्वतः उपयचन, किसी यौगिक की सामान्य तापक्रम पर ऑक्सीजन के साथ स्वतः या स्वभाविक प्रतिक्रिया।

auxanology (ओक्सेनोजी)–बुद्धि-विज्ञान।

auxesis (ओक्सेसिस)–वृद्धि, नाप बढ़ोत्तरी।

auxin (ओक्सेसिस)–पौधों में पाया जाने वाला एक रसायनिक पदार्थ जिसमें कोशिकाओं की वृद्धि और गति को तीव्र करने की क्षमता होती है।

auxiometer (ओक्सीयोमीटर)--लैन्स शक्ति मापक।

auxocardia (ओक्सोकार्डिया)–(1) डायस्टोल (diastole) अनुशिथिलन, हृत्प्रसार।
(2) हृदय का विवर्धन (enlargement)।

auxocyte (ओक्सोसाइट)–अणु कोशिका, वर्धन काल में स्पोर कोशिका (sporocyte), डिम्ब कोशिका (oocyte) या वीर्याणु कोशिका (spermatocyte)।

auxodrome (ओक्सोड्रोम)–शिशु का वर्धन लेखा।

auxology (ओक्सोलाजी)–वृद्धि विज्ञान, अंगिओं का वृद्धि सम्बन्धी विज्ञान।

avicenna (एबीसिन्ना)–एक सुविख्यात ईरानी (Iranian) काय चिकित्सक (physician)। इन्होंने एक वृहत्कोश (encyclopaedia) दी केनन (The canon) के नाम से अरबी भाषा में लिखा था। इनको "Prince of Physicians" काय चिकित्सकों का सरताज के खिताब से विभूषित किया गया था।

avascular (एवास्कुलर)–रक्तहीन।

avidin (एविडिन)–अण्डे के श्वेत भाग (अल्ब्युमिन) में पाया जाने वाला प्रोटीन जो बायोटिन (biotin) के साथ मिलकर बायोटिन को निष्क्रिय कर देता है।

avirulent (एविरूलेण्ट)–अप्रचण्डी; अविषाक्त (जहरहीन), असांघातिक।

avoidance (एवायडेन्स)–बचाव, ऐच्छिक या अनैच्छिक प्रतिक्रिया विशेषतः चिन्ता, खतरा, डर, दर्द, विरोध या संघर्ष से बचने हेतु।

avoirdupos (एवरडुपाइज)–इंगलिस्तान वासियों की नाप, तोल (weight) की विधि।

avlsion (एलवजन)–चीढ़ना, किसी संरचना या भाग को चीड़ना।

ax (एक्स)–अक्ष।

axiation (एक्सियेन)–अक्ष निर्धारण।

axifugal (एक्सिफ्युगल)–अक्ष से परे।

axilla (एक्जीला)–कक्ष, काँख, बगल।

axillary (एक्जीलरी)–काँख या कक्ष सम्बन्धी।

axio (एक्सीयो)–अक्ष से सम्बन्ध बताने वाला शब्द, मुख्यतः दन्त चिकित्सा में दांत की लम्ब अक्ष के सन्दर्भ (reference) में उपयुक्त होता है।

axipetal (एक्सीपिटल)–अक्ष या सूत्राक्ष की ओर।

axis (एकसिस)–(1) अक्ष-केन्द्र के बीच में सीधी रेखा।
(2) द्वितीय ग्रैवीय केशरू।

axis cylinder (एकसिस सिलैण्डर)–सूत्राक्ष (axon)।

axon (एक्सोन)–ऐक्सान, तंत्रिकाक्ष, अक्षक तंत्रिक कोशिका काय से निकला हुआ लम्बा, प्रवर्धन जिसके मध्य से उत्तेजना में तंत्रिका कोशिका काय से दूसरी तंत्रिका कोशिका (neuron) को जाता है।

axoneme (एक्सोनीम)–अक्ष सूत्र, अक्षक सूत्र, लम्बा पतला अक्ष तन्तु जैसे क्रोमोसोम का अक्षीय सूत्र या कषा तंत्र (flagellum) सिलिया (cilium) का केन्द्रीय सार भाग (core)।

axopodium (एक्सोपोडियम)–अक्ष-पाद; एक स्थायी प्रकार का अक्षपाद या कूट पाद (pseudopodium) जो लम्बा सुई की आकृति सदृश होता है, जिसकी विशेष पहचान अक्षीय शलाका से होती है जो तन्तुक (faibrillae) के बण्डल से बनी होती है तथा कोशिकाकाय (body of the cell) के केन्द्र के समीप से अन्दर घुसी होती है।

Az--axote (एजेंड–एजोट)–नाइट्रोजन।

axeotrophy (एजियोट्रोफी)–दाब के अन्दर उबाले जाने पर मिश्रण के पदार्थों में किसी प्रकार की कोई तबदीली या परिवर्तन न होना।

azo (एजो)–शब्द के साथ नाइट्रोजन का द्योतक।

axospermia (एजोस्परमिया)–अशुक्राणुता।

azotation (एजोटेशन)–नाइट्रोजन स्थरीकरण (वायु से)।

azotemia (एजोटेमिया)–रक्त में नाइट्रोजन युक्त यौगिकों का होना।

azotenesis (एजोटेनेसिस)–शरीर में अधिक नाइट्रोजन के कारण रोग।

azotification (एजोटीफिकेशन)–नाइट्रोजन स्थरीकरण (वायु से)।

azotobacter (एजोटोबेक्टर)–नाइट्रोजन स्थरीकरण वैक्टीरिया।

azotometer (एजोटोमीटर)–पेशाब में यूरिया नापने का यंत्र।

azoturia (एजीटूरिया)–पेशाब में यूरिया की अधिकता।

axygos (एजाइगोस)–अयुग्मक।

azymia (एजीमिया)–एन्जाइमहीन।

azymic (एजीमिक)–अक्षोमक; जो किण्वन या संधान (feremention) नहीं होने देता है।

B

B--(बोरोन)–(Boron) रसायन का प्रतीक।

Ba (बेरियम)–(Barium) " " "

B complex (बी कम्पलैक्स)–सहायी खाद्य कारकों का एक समूह जिनमें निम्न कारक होते हैं।
थायमीन-बिटामीन बी$_1$; रिबोफ्लैबिन-बिटामिन बी$_2$; पैंटोथैनिक-अम्ल बी$_3$; नायसिन या पी-पी कारक; पाइरी-डोक्सिन बी$_6$; सामनोकोबला अमिन बी$_{12}$ इनोसिटोल; कोलाइन; पैरा अमीनो बैंजोइक अम्ल; और फौलिक अम्ल।
{देखिये—Vitamin=विटामिन}

Babcok, Stephen Moulton (बेबकॉक, स्टीफन मोलटन)–अमरीकन कृषि रसायन वैज्ञानिक (1843-1931) "दूध में मक्खन की प्रतिशत मात्रा परीक्षण विधि खोज के लिये सुविख्यात। इस विधि में समान मात्रा में दूध तथा गन्धक के अम्ल (sulfuric acid) लेकर साथ-साथ अपकेन्द्रित यंत्र (centrifuge) में डाल कर चलाया जाता है और वसा की मात्रा जानी जाती है। इस वैज्ञानिक ने यह विधि 1890 में दी थी।

babesia (बबेसिया)–एक कोशिकीय परजीवी का एक वंश (जीनस)।
यह परजीवी लाल रक्त कणों के द्वगुणित युग्म (pairs) अथवा चतुष्ठीय (tetrapods) बनाते हैं। यह विश्व के घरेलू जानवरों के बबेसियोंसिस, बबेसिया से उत्पन्न होने वाले रोग जिनके प्रसारक (vectors) इक्सोसिड (ixodid) या अरगासिड (argasid) परिवार (किलनी या चीचड़ी (ticks)

के होती है।

बबेसिया की अनेक प्रजातियाँ (species) होती हैं, जैसे—

(babesia argentina); बबेसिया अरजेन्टाइना;

(babesia bigemina) बबेसिया वाइजेमिना;

(babesia bovis) बबेसिया बोविस;

(babesia canis) बबेसिया केनिस;

(babesia equi) बबेसिया इक्यूई;

(babesia felis) बबेसिया फेलिस;

babesia ovis) बबेसिया ओविस आदि।

baby (बेबी)–बच्चा; शिशु; बालक; अनुभवहीन व्यक्ति; किसी वस्तु का छोटा रूप।

bacca (बक्का)–एक प्रकार का रसीला फल जो रसभरी (berry) सदृश होता है।

bacillary (बेसीलरी)–शलाकाणु (bacilli) सदृश।

bacillemia or bacteremia (बसीलेमिया और बेक्टेरेमिया)–रक्त में शालाकाणु का होना।

bacilli-bacillus (बीसलाई-बेसीलस)–शलाकाणु; दण्डाणु।

bacillicidal (बेसीलीडल)–बैक्टीरिया नाशक।

bacillogenius (बेसीलोजीनस)–वैसीलाई (वैक्टीरिया) से उत्पन्न।

bacillophobia (बेसीलोफोबिया)–सूक्ष्माणु (microbes) से भयभीत (आतंकित)।

bacillosis (बेसीलोसिस)–शलाकाणु या दण्डाणु से संक्रमित (संदूषित)।

bacillotherapy (बेसीलोथिरेपी)–दण्डाणु द्वारा उपचार।

bacilluria (बेसीलूरिया)–मूत्र (पेशाब) में दण्डाणु (bacilli)।

bacillus (बेसीलस)–शलाकाकार बैक्टीरिया;; ऐसे शलाकाकार सुक्ष्मांगी (बेसीलस) जिनके जीवन इतिहास (life history) में अंतश्चोल बीजाणु (endospore) स्थिति होते है। जैसे, क्लब्स लोफलर बेसीलस (Kiebs-Loeffler bacillus); कॉने बैक्टीरियम डिप्थीरियाई (corne bacrerium diphitheriae); डूकरे बेसीलस (ducrey bacillus); युसीलस टुबरकिल (bacillus tubercle); बेसीलस टायफोइड (bacillus typhoid) आदि।

back (बेक)–पीठ; पृष्ठ; पिछला भाग।

back ache (बेकऐक)–कमर का दर्द।

backbone (बेकबोन)–रीढ़ या रीढ़ की हड्डी; प्रधान आधार।

back flow (बेकफ्लो)–तरल का असाधारण पीछे की ओर बहाव; प्रत्यावहन; प्रतिक्षेपण।

bact-bacterium (बेक्ट-बेक्टीरियम)–बैक्टीरिया का संक्षिप्त।

bacteria (बैक्टीरिया)–बैक्टेरियम (bacterium) का बहुवचन; जीवाणु। वायुजीवी (aerobic) या अवायुजीवी (anaerobic) होते हैं। यह गतियुक्त (motile) सम्पुटिकी (capsulated) और गोलाणु निर्माणक (spore forming) होते हैं। यह गलितीय जीवी (saprophytic) या रोगोत्पादक (pathogenic) होते हैं।

आकृति के आधार पर यह तीन प्रकार के होते हैं :

(अ) गोल (round or coccal)

(ब) शलकाकार या दण्डाणु (rod like or bacillary)

(स) सर्पिल या स्तम्भित कुण्डलीय (spiral or spirochetal)

bacterial putrification (बैक्टीरियल पुटरीफिकेशन)–बैक्टीरिया द्वारा सड़न; पूयन या पूतीभवन (putrification); अंत्र (inrestine) में ट्रिप्टोफान (tryptophan) अमीनो अम्ल के कारण सड़न पैदा होती हैं जिससे कई पदार्थ इन्डोलियेक्टिक अम्ल (indoleactic acid), इन्डोल (indole), इन्डोक्सिल (indoxyle), स्केटोल (skatole) आदि निर्मित होते है। सूक्ष्म एक कोशिकीय जीवाणु जो मुख्यतः अनुप्रस्थ द्विविभाजन या द्विभंजन (transverse binary fission) द्वारा विभाजित होते हैं। इन पर कोशिका भित्ति (cell wall) होती है तथा यह आंशिक (partially) या पूर्णतया (totally)परजीवी होते हैं।

bactericidal (बैक्ट्रीसाइडल)–बैक्टीरिया नाशक; जीवाणु नाशक।

bacterid (बैक्टैरिड)–बैक्टीरिया (जीवाणु) से संक्रमति त्वचा की दशा।

bacterio diagnosis (बैक्टेरियों डयग्नोसिस)–ऊतकों या तरल का बैक्टीरिया (जीवाणु) की उपस्थिति जानने से निदान।

bacteriogenic (बैक्टीरियोजेनिक)–बैक्टीरिया (जीवाणु) से उत्पन्न।

bacterioid (बैक्टीरियोइड)–बैक्टीरियोइड; जीवाणु सदृश; बैक्टीरिया से मिलता हुआ; बैक्टीरिया सदृश।

bacteriologist (बैक्टीरियोलोजिस्ट)–जीवाणु-वैज्ञानिक।

bacteriology (बैक्टीरियोलोजी)–जीवाणु-विज्ञान। विज्ञान की वह शाखा जिसके अन्तर्गत बैक्टीरिया (bacteria) का अध्ययन किया जाता है। प्रमुख वैज्ञानिक क्लेब्स (Klebs) कौख (Koch); लिस्टर (Lister); पाश्चर (Pasteur) आदि वैज्ञानिकों ने इनका विशेष रूप से अध्ययन किया था।

bacteriolysis (बैक्टीरियोलाइसिस)–जीवाणु लयन; जीवाणुनाश।

bacteriophage (बैक्टीरियोफेज)–बैक्टीरिया-वाइरस; वैक्टीरिया मोजी; यह वाइरस वैक्टीरिया पर परजीवी होता है।

bacteriophagia (बैक्टीरियोफेजिया)–बैक्टरीरिया-विनाश; कोशिका या किसी अंगी द्वारा बैक्टीरिया भोजी का विनाश।

bacteriophobia (बैक्टीरियोफोबिया)–बैक्टीरिया का भय या आतंक।

bacteriosis (बैक्टरीरियोसिस)–बैक्टरीयिा रोग।

bacteriostatic (बैक्टीरियोस्टेटिक)–बैक्टीरिया वृद्धि रोधक; बैक्टीरिया अवरोधक।

bacterotherapy (बैक्टीरियोथिरैपी)–वैक्टीरिया से उपचार; शरीर में बैक्टीरिया को प्रवेश करा रोग से मुक्ति कराना।

bacteriotoxin (बैक्टीरियोटोक्सिन)–बैक्टीरिया नाशक जीव विष।

bacterium (बैक्टीरियम)–शलकाणु; दण्डाणु; बैक्टीरियम; अस्पोरी या अगतिक शलकाकार जीवाणु; सामान्य रूप से किसी भी सूक्ष्माणु को बैक्टीरियम (बहुवचन-बैक्टीरिया) कह दिया जाता है।

कुछ प्रमुख बैक्टीरियम (एकवचन) बैक्टीरिया (बहुवचन) के नाम–

Binn's (बिन'स); टाइफोइड (typhoid) और पैराटाइफोइड (paratyphoid) समूह; इडोटेरिक (endoteric) अन्तः विषालु पदार्थ बनाने वाले; एक्सोरिक (exoteric) वाह्य विषालु पदार्थ बनाने वाले; लाइसोजेनिक (lysogenic) लाइसिन (lysin) और अमीनो अम्ल (amino acid) उत्पन्न करने वाले।

bacteriuria (बैक्टिरीयूरिया)–मूत्र (पेशाब) में बैक्टीरिया।

bacteroid (बैक्टेरोयड)–बैक्टीरिया सम (सदृश)।

baculiform (बैकुलीफॉर्म)–शलाकाकार; दण्डोपम।

baculum (बैकुलम)–शिशनास्थि; एक स्थान भ्रष्ट अस्थि विशेष जो शिशन (penis) के तन्तुक पट (flbrous septum) में वर्धित हो जाती है। यह अस्थि कीटपक्षी (insectivorous), चिमगादड़ ((bats), बन्तकदन्ती प्राणी (रोडेन्ट-खरगोश, चूहा, गिलहरी आदि); मांसपक्षी (carnivorous) और नर वानर गण–प्राइमेट्स (primates) में मानव के अतिरिक्त पाई जाती है।

bag (बैग)–(1) थैला; बोरा; बैग; झोला;

(2) पकड़ना; हस्तगत करना।

balance (बैलेन्स)–(1) सन्तुलित होना; सन्तुलन।

(2) तराजू; तुला; काँटा।

(3) पासंग; सन्तुलन भार।

acid-base balance **(एसिड-बेस-बैलेन्स)**–अम्ल-क्षार; समतुलन-जिसकी आवश्यकता रक्त को उदासीन (neutral) रखने की होती है।

inhibition-action balance **(इन्हीबीशन-एक्शन बैलेन्स)**–क्रियानिषेध प्रतिक्रिया समतुलन; प्रत्येक व्यक्ति द्वारा भावुकता और प्रति उत्तर का समतुलन जो सामान्य रूप से कायम रखना होता है।

water balance **(वाटर डाइट)**–जल समतुलन; शरीर में जल की मात्रा लिये जाने और बाहर निकाले जाने का समतुलन।

balanced diet (बैलेन्सड डाइट)–समतुलन आहार; समतुलित आहार; समस्त पौष्टिक तत्व जैसे प्रोटीन, विटामिन, धातु लवण, वसा, कार्बोहाइड्रेट, आवश्यक कैलोरीज (calories) देने वाले होने चाहिये जिससे शरीर को समस्त कार्य करने के योग्य व स्वस्थ रखा जा सके। औसत नाप और कार्य करने वाले साधारण व्यक्ति के लिये समतुलित आहार में निम्न कारक आवश्यक मात्रा में होने चाहिये–

(1) प्रोटीन 75 से 100 ग्राम;

(2) कार्बोहाइड्रेट 400 से 500 ग्राम;

(3) वसा 75 से 100 ग्राम;

(4) अकार्बनिक लवण–सोडियम क्लोराइड 10-15 ग्राम; फॉस्फोरस 1.5 ग्राम; कैल्सियम 100 ग्राम तथा लोहा 15 मि. ग्राम; आयोडीन 150 मि. ग्राम; ताँबा 1.5 मि० ग्राम।

(5) विटामिन्स।

(6) जल 2 से 4 पाइन्ट (1.13 किलो)।

balaneutics, balaneology (बालान्यूटिक्स, बालानिओलोजी)–स्नान विज्ञान; स्नान (bath) कराने सम्बन्धी विज्ञान।

balanic (बेलानिक)–शिशन मुण्ड (glans penis) या भगनासा मुण्ड (glans clitoris) सम्बन्धी।

balanitis (बेलानिटिस)–शिशन मुण्ड शोथ।

balantidium (बैलेन्टीडियम)–एक पक्षमाभिक (ciliated) एक कोशिकीय (प्रोटोजोआ), कशेरूकों और अकशेरूकों की अंत्र में पाये जाने वाला परजीवी।

balantidium coli (बैलेन्टीडियम कोलाइ)–आदमी की बड़ी आँत या वृहांत्र (large intestine) में पाया जाने वाला परजीवी, जिससे पेचिश तथा अन्य गौण (secondary) जटिलतायें (complications) होती हैं।

ball (बाल)–गेंद; कोई भी गोल या गोलाकार आकृति; गोल वस्तु कन्दुक।

balm (बाम)–मरहम; मलहम मल कर आराम पहुँचाने वाली औषधि।

balneology (वालनियोलोजी)–स्नान व नहाने से सम्बन्धित विज्ञान।

balnecotherapeutics (वालनियोथिरेपिथुटिक्स)–स्नान से रोगोपचार।

balsam (वालसम)–सुगन्धित लेप; अर्धठोस घोल।

band (बैण्ड)–पट्टी; पट्टा; फीता; बंद; बन्धनी; तस्मा; बाँधने की पतली पट्टीनुमा वस्तु।

(2) छोटी बस्ती जिसमें एक ही प्रयोजन वाले व्यक्तियों का समूह होता है।

bandage (बैन्डेज)–पट्टी; जख्म या किसी अंग को बाँधने की पट्टी।

***barton's bandage* (बारटन्स बैन्डेज)**–वारटन-पट्टी; नीचे के जबड़े की हड्डी के टूटने पर बाँधी जाने वाली अंग्रेजी की संख्या 8 की तरह दो बार लपेटी जाने वाली पट्टी।

***capline bandage* (कैपेलाइन बैन्डेज)**–शिरस्पट्टी; छत्र पट्टी; सिर, कन्धा या किसी ठूँठ पर टोपी या छत्र सदृश बाँधी जाने वाली या पहनाई जाने वाली पट्टी।

***demigauntlet bandage* (डैमीगोन्टलेट बैन्डेज)**–अर्धहस्त पट्टी; बिना उँगली दास्ताना पट्टी; ऐसी पट्टी जो हाथ की हथेली (करतल) को तो ढक लेती है, पर उँगलियाँ खुली रहती हैं।

***Dasault's bandage* (डेसोल्ट बैन्डेज)**–डेसोलट-पट्टी; हँसली (clavicle) के टूटने पर बाँधी जाने वाली पट्टी।

***esmarch's bandage* (ऐस्मार्चस बैन्डेज)**–ऐस्मार्च पट्ट; अवयव के दूरस्थ भाग के ऊपर बाँधी जाने वाली रबड़ की पट्टी जो उस भाग से जिसमें चीरा या अस्त्र-कर्म होना है, रक्त को बाहर निकालने के लिये बाँधी जाती है।

***figure-of-8-bandage* (फिगर आफ ऐट बैन्डेज)**–अंग्रेजी की संख्या '8' की तरह बाँधी जाने वाली पट्टी।

***gauntlett bandage* (गोन्टलेट बैन्डेज)**–दस्ताना पट्टी; वह चिपकाने वाली पट्टी जो पाँव को टाँग से तिरछी दिशा में रखने के लिये पाँव व टाँग को बगल व पीछे की ओर बाँधी जाती है।

***Gibson's or Hamilton bandage* (गिग्सन और हेमिल्टन बैन्डेज)**–गिब्स्न या हेमिल्टन पट्टी; नीचे के जबड़े के टूटने पर बाँधी जाने वाली पट्टी।

***plaster bandage* (प्लास्टर बैन्डेज)**–प्लास्टर पट्टी; प्लास्टर में पट्टी को सान कर बाँधना।

***pressure bandage* (प्रेशर बैन्डेज)**–दाब पट्टी; दाब देने हेतु पट्टी।

***protecitive bandage* (प्रोटेक्टिव बैन्डैज)**–बचाव पट्टी।

***roller bandage* (रौलर बैन्डेज)**–गोल पट्टी; एक साधारण लम्बी पट्टी जिसको घुमाकर चक्राकार या सर्पिल (spirally) बाँधी जाती है।

***scultetus bandage* (स्कुलटेटस बैन्डेज)**–बहुपुच्छीय पट्टी।

***suspensory bandage* (सस्पेन्सरी बैन्डेज)**–निलम्बक पट्टी; वह पट्टी जिससे अण्डकोशों को सहारा दिया जाता है।

bank (बैंक)–जमा कराने का स्थान; वह स्थान जहां कोई समान या वस्तु इकट्ठा करके रखी जाती है जैसे blood bank (ब्लड बैंक)–रक्त बैंक या भण्डार; eye bank–चक्षु बैंक या भण्डार।

bantingism (बैनटिनजिस्म)–मोटापे का खाद्य द्वारा इलाज; पथ्य द्वारा मेद या चर्बी घटाना।

bar (बार)–(1) बाधा; रोधिका।

(2) दण्ड; शलका; छड़; डण्डा; सलाख।

(3) दाब नापने की एक इकाई। यह 750 मिलीमीटर ऊँचा पारे का भार 1 वर्ग सेन्टीमीटर पर होता है।

baragnosis (बारगनोसिस)–भार या दाब जानने की अक्षमता।

barbotage (बारबेटेज)–सिरिंज द्वारा बार-बार तरल का निकालना और इन्जेक्शन लगाना जैसा कि अधिकतर उदरीय (gastric) प्रक्षालन या अधः तन्त्रच्छद (अरैक्नायड) स्थल में असंवेदी (anaesthetic) पदार्थ लगाने के लिये करना होता है।

baresthesia (बारएस्थेसिया)–वजन या दाब के लिये संवेदनशील

barium (बेरियम)–रसायनिक तत्व; प्रतीक Ba तथा आवर्त्तन सारणी में छप्पनवाँ (56) स्थान।

barium carbonate (बेरियम कार्बोनेट)–एक रसायन जो चूहों के मारने के हेतु काम में लाया जाता है। इसके लिये इसको आटे में मिलाकर गीला करके, गोली बनाकर जगह-जगह रख दिया जाता है, जिसको चूहा खाने के लालच में निगल लेता है और पेट में उपस्थिति तेजाब (हाइड्रोक्लोरिक अम्ल) के साथ मिलने पर कार्बन डाइऑक्साइड गैस बनने से पेट फूल जाने से चूहा मर जाता है। एक गोली में लगभग 3

ग्रैन (180 मि० ग्राम) बेरियम कार्बोनेट और 6 ग्रैन आटा पर्याप्त होता है।

barium chloride (बेरियम क्लोराइड)–$BaCl_2H_2O$ सफेद, जहरीला, सुगन्धहीन, रवेदार पदार्थ, जिसका इस्तेमाल जन्तुओं के लिये रेचक (purgative) औषधि की तरह उपयुक्त होता है।

barium sulphate (बेरियम सलफेट)–$BaSo_4$; महीन, सफेद, भारी चूर्ण, जिसका प्रयोग अंत्र प्रणाली में डालकर अपार दर्शक माध्यम की तरह ऐक्स-रे (x-ray) परीक्षण के लिये किया जाता है।

bark (बार्क)–छाल; बल्क; काष्ठय वृक्षों के पुराने तने और जड़ों पर बाहर की ओर पाई जाने वाली रक्तीय, रक्षात्मक कार्क सदृश बनी तह।

barognosis (बेरोगनोसिस)–भार को जानने की योग्यता (क्षमता)।

barometer (बैरोमीटर)–वायुदाब को नापने का यंत्र; वायुदाब मापक; वायुदाब मापी।

aneroid barometer (एनिरॉयक बैरोमीटर)–निर्द्रव्य वायुदाब मापक।

barophilic (बैरोफिलिक)–वायुदाब प्रेमी; उच्च वायु दाब पर सबसे अच्छा उगने वाले या वृद्धि करने वाले।

baroceptor (बैरोसेप्टर)–दाब संवेदी; तंत्रिका; तंत्रिका अनत्स्य, जो दाब परिवर्तन के ग्राह्य होते हैं।

baroscope (बैरोस्कोप)–अतिसंवेदी वायुदाब मापी।

barotaxis (बैरोटेक्सिस)–वायुदाबन्यासी; सजीव अंगीओं का भार उत्तेजना की आरे आकर्षक या हटाव के कारण न्यास (arrangement)।

barotitis (बैरोटाइटिस)–वायु दाब भय; वायु दाब के कारण उत्पन्न भयभीत दशा।

barotrauma (बैरोट्रोमा)–वायुदाब के कारण चोट या आघात; मुख्यतः कान में उत्पन्न रोग जो ऊँचे उड़ने वाले व्यक्तियों में पर्यावरण वायुदाब और अन्तःकर्ण दाब की भिन्नता के कारण होता है।

barr body (बार बोडी)–बार पिण्ड, (बार वैज्ञानिक का नाम); लिंग-क्रोमेटिन जो सामान्य मादा की कोशिकाओं में दिखाई पड़ते हैं और जिन्हें क्रियाहीन एक्स (x) क्रोमोसोम (गुणसूत्र) का अवशिष्ट कहा जाता है।

baruria (बेरूरिया)–सूत्र का प्रवृद्ध आपेक्षिक गुरुत्व; मूत्र (पेशाब) जिसका आपेक्षित गुरुत्व (specific gravity) ज्यादा या ऊँची होती है।

barylalia (बेरीलेलिया)–अस्पष्ट वाचालता; जो केन्द्रीय तंत्रिका संस्थान की क्षति के कारण आ जाती है।

baryphonia (बेरीफोनिया)–स्वर भंग या फटी आवाज।

baryton (बेरीटोन)–विद्युत कण जो प्रोटोन (proton) से हल्का तथा इलेक्ट्रॉन (electron) से भारी होता है।

basal (बेसल)–(1) आधारिक; अधोभागीय आधार भूत।
(2) निम्न स्तरीय।

basal disc (बैसल डिस्क)–आधार बिम्ब।

basal ganglia (बैसल गैंगलिया)–आधार गण्ड।

basal plate (बैसल प्लेट)–आधार पट्टिका; आधार पट्ट।

basal metabolism (बेसल मेटाबोलिज्म)–आधारभूत उपायचय जो अंगी का आदर्श उपापचय होता है।

base (बेस)–(1) आधार; मूल; पेंदी; अधोभाग।
(2) क्षारक; वह पदार्थ जो हाइड्रोक्सिल (hydroxyl) कण अर्पित कर अम्ल के साथ मिलकर लवण और जल बनाता है।
(3) प्रधान औषधि।

basement membrane (बेसमैन्ट मैम्ब्रेन)–आधार तल की झिल्ली; किसी ग्रन्थि की सबसे निचली झिल्ली जिसमें थैलीनुमा शाखान्वित ग्रन्थि के छोर अथवा असाधारण स्रावक लगे होते हैं।

basic (बेसिक)–क्षारीय।

basidium (बेसीडियम)–किन्हीं उच्च फन्जाई की विशिष्ट कोशिका जिससे स्पोर बनते हैं।

basilad (बेसीलाड)–आधार की ओर।

basilateral (बेसीलेटरल)–आधार पार्श्वीय।

basilemma (बेसीलेम्मा)–आधारी कला (basement membrane); आधारच्छद्।

basion (बेसीयन)–फोरामन मैग्नम के अग्र तट का मध्य बिन्दु।

basiphobia (बेसीफोबीया)–टहलने या चलने से भय।

basis (बेसिस)–आधार; मूलाधार; प्रधान औषधि।

basisphenoid (बेसीस्फीनॉइड)–आधार-जतूक; कपाल की एक अस्थि विशेष।

basocyte (बेसोसाइट)–क्षारवर्णीकोशिका; ऐसे श्वेताणु (रक्त के श्वेत कण) जो क्षार रंगों को शीघ्र ग्रहण कर लेते हैं।

basocytopenia (बेसोसाइटोपेनिया)–श्वेताणु (leucocyte) अभाव।

basocytosis (बेसोसाइटोसिस)–श्वेताणु बाहुल्य।

basophil (बेसाफिल)–क्षार रंगों से शीघ्र रंगी जाने वाली कोशिकायें।

(2) एक प्रकार के माध्यम नाप के श्वेताणु जिनमें द्वि दली न्यूक्लियस (two-lobed nucleus) तथा साइटोप्लाज्म (कोशिकीय द्रव्य) वृहत्-कण गहरा नीला रंग लेने वाले होते हैं। इनकी संख्या रक्त में उपस्थित श्वेताणुओं की 0.5 प्रतिशत होती है।

bath (बाथ)–(1) स्नान; नहाना; शरीर को जल से साफ करना।

(2) छः गैलन का माप।

स्नान प्रायः प्रातःकाल के समय अथवा खाने से पूर्व प्रतिदिन शरीर की सफाई एवं स्वास्थ्य के लिये जन साधारण करते हैं। स्नान ठण्डे जल अथवा गर्म जल से किया जाता है। स्नान का वर्गीकरण जल के ताप के आधार पर निम्न प्रकार से किया जाता है–

(1) ठण्डे जल से स्नान (cold bath)–जल का तापमान .5°C से 18.3°C तक जो सामान्य ताप होता है।

(2) गुनगुने अथवा नीम गर्म जल से स्नान (tepid bath)–जल का तापमान 26°C से 33°C जो शरीर के तापक्रम के लगभग समान होता है।

(3) उष्ण गर्म जल से स्नान (warm bath) जल का तापमान 33°C से 36°C जो शरीर के तापक्रम से कुछ अधिक होता है।

(4) उग्र गर्म अथवा तीता (तेज गर्म) जल से स्नान (hot bath)–जल का तापमान 37°C से 38°C जो शरीर के तापक्रम से कुछ अधिक होता है।

व्यक्ति को स्नान से तीन प्रकार के लाभ होते हैं–

(i) कार्यकी दैहिक प्रभाव (physical effect)

(ii) मानस या मनोवैज्ञानिक प्रभाव (psychological effect)

(iii) सौंदर्य प्रदायक (सामाजिक) प्रभाव (aesthetic effect)।

***douche bath* (डूश बाथ)**–डूश स्नान; शरीर पर धारा (जेट) द्वारा पानी डालना।

***graduated bath* (ग्रेजुएटेड बाथ)**–ऐसे जल से स्नान जिसका कि तापक्रम क्रमशः कम किया जाता है।

***half bath* (हाफ बाथ)**–अर्ध स्नान; शरीर के निचले भाग व कमर तक का स्नान।

hip bath=sitz bath=hot bath (हिप बाथ=सिज बाथ=हाट बाथ)–कटि स्नान; ऐसे जल से स्नान जिसका कि तापमान 98° से 112° फारन्हीट हो। इस स्नान में केवल कमर (कटि) और जंघाएँ पानी में रहती हैं।

bathmotropic effect (बाथमोट्रोपिक इफैक्ट)–उत्तेज्यता न्यूनक प्रभाव; बेगस तंत्रिका (vagus nerve) की उत्तेजना से हृदय की उत्तेज्यता (excitability) कम होती है। इस दशा की ऋणात्मक (negative) बाथमोट्रोपिक प्रभाव (bathmotropic effect) कहा जाता है।

bathmotropism (बाथमोट्रोपिज्म)–पेशी उत्तेजना वृत्ति; पेशी ऊतक की संवेदनशीलता पर प्रभाव।

bathophobia (बाथोफोबिया)–अतिगम्यतामयः अति गहराई का डर (गिरने के डर से)।

bathy (बैथी)–'गहराई' अर्थ का उपसर्ग।

bathyanesthesia (बैथीयनेस्थिसिया)–गहराई संवेदनशीलता का लोप।

bathyesthesia (बैसीएस्येसिया)–गहरी संवेदनशीलता; शरीर के भागों में तल के नीचे संवेदन शक्ति का होना।

bathypnea (बैथीपनिया)–गहरा-श्वांस।

battery (बैटरी)–विद्युत धारा प्रदान करने वाली सेलों (cells) की माला।

BCG-Bacille Calmette-Guerin (बी सी जी बैसीले कालमेटे-ग्युरिन)–क्षय (तपेदिक) को रोकने का टीका। यह दो प्रकार का होता है, एक तरल (liquid vaccine) और दूसरा सूखा जमाया हुआ (freezed dried vaccine)। भारतवर्ष में बी सी जी का टीका डेनिस 1331 प्रमेद (Denish 1331 strain) से मद्रास स्थित प्रयोगशाला में तैयार किया जाता है।

beaker (बीकर)–चूषक; टोंटीदार पात्र; प्रयोगशालाओं में काम में लाया जाने वाला चौड़े मुंह का एक तरह का गिलास जिसमें एक छोटी-सी नोंक होती है जिसके मध्य में गड्ढा तरल को गिराने के लिये होता है।

beat (बीट)–(1) धड़कन; स्पन्दन; नब्ज।

(2) पीटना; मारना; डराना।

***anomalous beat* (एनोमेलस बीट)**–निलम विपरीत धड़कन। निलम (Ventricle) में असाधारण उत्तेजना की फैली हुई लहर।

apex beat (एपेक्स बीट)–(apex) प्रत्येक हृद् संकुचन (systole) में छाती को छूती हुई हृदय की चोटी (apex)।

***dropped beat* (ड्रोप्ड बीट)**–छोड़ती हुई धड़कन; बीच बीच में सामान्य धड़कनों में से एक या दो या अधिक का

छूट जाना।

ectopic beat (**एक्टोपिक बीट**)–स्थान च्युत (स्थान से हटी हुई) धड़कन

forced beat (**फोर्स्ड बीट**)–कृत्रिम उत्तेजना द्वारा उत्पन्न धड़कन।

premature beat (**प्रीमेच्योर बीट**)–असामयिक धड़कन।

retrograde bead (रिट्रोग्रेट बीट)–हृदय के परिकोष्ठ (atrium) का निलय द्वारा उद्गमी पश्चाद्गामी (retrograde) धड़कन।

bechic (**बेकिक**)–कफ नाशक।

bed (**बैड**)–पलंग; शय्या; चारपाई; खाट।

(2) तह; तल।

bed bugs (**बैड बग्स**)–खटमल; यह अर्धपंखी (hemiptera) गण (order) के जन्तु होते हैं। इसकी कई किस्में (varieties) साइमैक्स लेक्टूलेरियस (cimex lectularius); साइमैक्स हेमिपटिरस (cimex hemipterus); और साइमैक्स रोटेन्डेटस (cimex rotendatus) पाई जाती हैं। इसके दोनों नर और मादा काटने वाले होते हैं। इनके काटने से खुजलाहट (irritation) और झुंझलाहट होती है जिससे नींद खराब होती है। इसके अतिरिक्त कोई अन्य रोग इनसे नहीं होते हैं।

इनको मारने के लिये पलंगों या अन्य फर्नीचर पर खौलता पानी अथवा गर्म पानी में गैमेक्सीन (gemmexine), डी डी टी (DDT), या पाइरेथ्रम (pyrethrum) मिला कर छिड़का जाता है।

bedpan (**बैडपैन**)–हाजती; शय्या मल मूत्र पात्र; पलंग पर टट्टी-पेशाब करने का पात्र (बर्तन)।

bees wax (**बीज वैक्स**)–मधुमोम; मोम।

behavior (**बिहेवियर**)–बर्ताव; व्यवहार; आचार; आचरण; किसी व्यक्ति की बाहर से देखे जाने वाली विशेषतायें (लक्षण)।

behavioural sciences (**बिहेवियरल साइन्सेज**)–आचार विज्ञान; इस विज्ञान के अन्तर्गत मानव आचार संहिता से सम्बन्धित विज्ञान की शाखायें जैसे समाज-शास्त्र, समाज मनोविज्ञान तथा समाज मानव विज्ञान सम्मलित रहती हैं।

belemniod (**बैलमनोयड**)–बरछानुमा; भालेनुमा; नोंकदार अस्त्र।

belladonna (**बेलाडोना**)–एक पौधा विशेष जिससे एट्रोपीन (atropine) और हायोसायामीन (hyoscyamine) एल्कॉलोइड (alkaloids) प्राप्त होते हैं।

belly (**बेली**)–(1) उदर (abdomen)।

(2) तुंद (पेशी का मध्यांश)।

belenoid (**बेलीनोयड**)–सूक्ष्माकार; सुई के आकार का; सुई सदृश (तरह का)।

bend (**बैंड**)–झुकाव; मुड़ना; टेढ़ा होना; मोड़; घुमाव।

benign (**बिनाइन**)–भद्र; सौश्य; हितैषी; हल्का; हितकर; कोमल; लाभप्रद।

benzene (**बैनजीन**)–C_5H_6; कोलतार से प्राप्त होने वाला तरल हाइड्रोकार्बन (hydrocarbon)।

benzestrol (**बेन्जेसट्रोल**)–$C_{20}H_{26}O_2$; एक एस्ट्रोजन उत्पादक यौगिक।

benzidine (**बेन्जीडीन**)–$C_6H_4C_6H_4NH_2$; एक यौगिक जिसका प्रयोग रक्त की जांच में होता है।

benzoin (**बेन्जोइन**)–लोभान, सुगन्धित रेजीन (resin) पदार्थ; राल पदार्थ जिसका प्रयोग औषध में प्रतिरोधी (antiseptic) और कफोत्सारक (expectorant) की तरह होता है।

benz pyrenes (**बैंज पाइरिनस**)–कैंसर जनक कण; यह गन्दी वायु में होते हैं।

benzyl (**बेन्जिल**)–C_7H_7; हाइड्रोकार्बन मूलक।

benzly benzoate (**बैनजाइल बैनजोएट**)–यह रसायन खाज को मिटाने वाली दवाओं (sarcopticide) में काम आता है।

beri-beri (**बेरी-बेरी**)–एक रोग जो विटेमिन 'बी$_1$' की कमी से होता है। इस रोग में विशेष प्रकार का जलोदार (dropsy) तथा निम्न छोरों (अग्रांगों) पर शोथ (सूजन) होती है।

beta (**बीटा**)–2; ग्रीक वर्णमाला का द्वितीय शब्द।

beta (2) cells–क्षारअनुरागी कोशिकायें; पिट्यूटरी ग्रन्थि अथवा लैंगरहैन्स के द्वीपों में (2--cells)।

beta (2) granules नील हरित शैवाल (algae) में प्रोटीन के कण।

betamethasone (**बीटामिथासोन**)–$C_{22}H_{29}FO_5$ एक रवेदार एड्रीनोकोरटीकल स्ट्रेरोइड (adrenocortical steroid)।

betanaphthol (**बीटानेफ्थोल**)–$C_{10}H_8O$; रवेदार हल्की नेफ्थलीन की गंध लिये हुए।

betapropiolactone (**बीटाप्रोप्योलेक्टोन**)–मानव धमनी पैबन्दों को जीवाणु नाशक (निष्क्रीयन) करने का माध्यम।

betatron (**बीटाट्रोन**)–वह यंत्र जिससे विद्युदअणु (electrons) की गति को दस लाख वोल्ट तक चुम्बक (magnetic) प्रेरकता द्वारा वर्द्धन किया जा सकता है।

beta vulgaris (बीटा बल्गेरिस)–पालक (साग)।

betazole (बीटाजोल)–उदरीय स्राव को उत्तेजित करने हेतु हिस्टेमीन (histamine) के स्थान पर उपयुक्त किया जाने वाला रसायन।

bev (बेव)–विद्युत इकाई; एक अरब (1,000,000,000) या दस खरब (1,000,000,000) विद्युदअणु (इलेक्ट्रोन) वोल्टस (volts)।

beverages (बिवरेजस)–पेय (आनन्ददायक); ऐसे पीने के पदार्थ जो शरीर को स्फूर्ति प्रदान करते हैं। जैसे कॉफी (coffee), चाय, कोका (coca), सोडावाटर, मदिरा आदि।

bezoar (बेजोअर)–अपाच्यपुंज; अपच पदार्थों का अमाशय में इकट्ठा हुआ पुंज (mass)।

bezold and jarisch reflex (बेजोल्ड एण्ड जारिख रिफ्लैक्स)–बेजोल्ड और जारिख परावर्तित कार्य; इन दोनों वैज्ञानिकों ने एक तृतीय वैज्ञानिक हर्ट (Hurt) से यह जाना कि वीरेटाइन एल्कोलाइड (veratine alkaloid) की शिरा के भीतर सुई (intravenous injection) लगा देने से हृत-स्पन्दन में सुस्ती (bradycardia); निम्न रक्त चाप (hypotension), और क्षणिक श्वांसरोध (aponoea) परावर्तित रूप में आ जाते हैं।

BFP (बी एफ पी)–biological false-positive reaction (बायोलोजीकल फाल्स-पोजीटिव रिएक्शन)–जैविक झूठी सच्ची प्रतिक्रिया; आतशक (syphilis) पहचानने की निश्चयात्मक (स्वीकारात्मक) परख (मापदण्ड) विशेष कर जब आतशक (syphilis) का रोग नहीं होता है।

B. H. C. or (H. C. H.) (बी. एच. सी. या (एच. सी. एच.)–एक प्रमुख कीटाणुनाशक (insecticide)। अंग्रेजी में इसका पूरा नाम बैन्जीन हैक्साक्लोराइ या हैक्साक्लोरोसाइकलो हैक्सेन (hexachloro-cyclo hexane) या गैमैक्सीन (gammexine) या हैक्सीडोल (hexidol) होता है।

Bi (बी आई)–बिस्मथ (Bismuth) रसायन प्रतीक (symbol)।

bi (बाई)–'दो' या 'द्वि' अर्थ का उपसर्ग।

biarticular (बाइआरअीकुलर)–द्वि-सन्धिय; दो सन्धि को प्रभावित किये हुये।

bibliotherapy (बिलियाथिरैपी)–धर्म पुस्तक उपचार; बाइबिल (bible) या धार्मिक पुस्तकों को पढ़ कर स्नाविक रोगों को ठीक करना।

bicameral (बाइकैमरल)–द्विकोष्ठी; द्विकोटरी।

bicapsular (बाइकारबोनेट)–एक लवण जिसमें दो मूल कार्बोनिक अम्ल के और एक क्षारीय पदार्थ का होता है।

bicaudal (बाइकौडल)–द्विपुच्छीय।

bicellular (बाइसैलूलर)–द्विकोशीय।

bicephalous (बाइसिफैलस)–द्विसिरी; द्विशिरस्क; द्विसिर वाला दैत्य।

biceps (बासेप्स)–द्विशिरस्क (पेशी)।

biciliate (बाइसिलियेट)–द्विपक्षानिकी; द्वि-तन्त्र युक्त।

bicipital (बाइसीपिटल)–द्विसिर वाली (सिरे वाली) पेशी विशेष।

biconcave (बाइकोनकेव)–द्विअवतली; उभयावतल; बाइकॉनकेव।

bicontaminated (बाइकोनटेमिनेटेड)–द्विसंक्रमणक; दो विभिन्न प्रकार के अंगियों द्वारा संदूषित।

biconvex (बाइकॉन्वेक्स)–उभयोत्तल; द्विउत्तल; द्वि-उन्तोदर।

vicornate (बाइकोरनेट)–द्विश्रंगी।

bicornuate (बाइकोरनुएट)–द्विश्रंगी; दो सींग वाले।

bicorporate (बाइकोरपोरेट)–द्विपिण्डी।

bicoudate (बाइकाऊडेट)–दो बार झुका हुआ; द्विनत।

bicuspid (tooth) (बाइकस्पिड)–द्वि-कस्पी; द्वि-अग्री (दंत); द्विकस्पी जैसे पूर्व चर्बक (premolar) दांत।

bicuspid valve (बाइकस्पिड वाल्व)–द्वि-चलनी कपाट।

b. i. d. (बी. आई. डी.)–लेटिन शब्द bis in die का संक्षिप्त–दिन में दो बार।

bidermoma (बाइडरमोमा)–वैरूपिक संरचना (वृद्धि); वर्धन में ऐसी वृद्धि जिसमें केवल दो जनन स्तर (germ layers) हों।

biduous (बाइडुअस)–केवल दो दिन।

bifid (बाईफिड)–द्विभक्त; द्विशाखी; द्विशिख; दो भागों में बटी हुई (फटी हुई) लगभग मध्य रेखा तक।

biforate (बाईफोरेट)–द्विछिद्री; द्विरन्ध्रक (foramen)।

bifurcate (बाईफरकेट)–द्विशाखित; दो फांकों वाला।

bifurcation (बाइफरकेशन)–(1) दो शाखाओं में बंटा हुआ। (2) वह बिन्दु जहां से दो भागों में विभक्त होना शुरू (आरम्भ) होता है।

bilateral (बाइलेटरल)–द्विपार्श्वी; द्विपक्षी; दुतरफा; दो बगलों (sides) से सम्बन्धित।

bile (बाइल)–पित्त; यकृत का स्राव जिसका कार्य पाचन तथा विर्सजन दोनों ही होता है।

bilharzia (बिलहारजिया)–सिस्टोसोमा (schistosoma) वंश के पट्टकृमि (flukes) का पुराना नाम। यह रक्त में पाया

जाने वाला परजीवी गोल कृमि होता है इसका पूरा नाम Bilharzia haematomium या schistosoma होता है सामान्य रूप से इन्हें ट्रिमेटोड्स (trematodes) या फ्लूक्स (flukes) कहा जाता है। इनसे मानव के मूत्राशय में संताप या उद्दीपन या प्रकोपन (irritation) मूत्र में रक्त (haematurial) और पेचिश (dysentery) होती है।

bili (बिली)–'पित्त' अर्थ का उपसर्ग।

biliary (बिलियरी)–पित्त सम्बन्धी।

bilicyanin (बिलीसायनिन)–बिलीवरडीन (biliverdin) के ऑक्सीकरण से प्राप्त नीला रंग।

bilifuscin (बिलीफूसिन)–पित्त वर्ण से सम्बन्धित यौगिकों का एक वर्ग, जो विष्ठा (faeces) को मुख्यतः रंग प्रदान करते हैं।

biligenesis, biligenic (बिलीजेनेसिस, बिलीजेनिक)–पित्त जनन; पित्तज; पित्त को बनाने वाले।

bilin (बिलिन)–पित्त का मुख्य घटक जो मुख्यतः सामान्य पित्त अम्लों के सोडियम (sodium) लवणों से बना होता है।

bilirachia (बिलीरेकिया)–सुषुम्ना तरल में पित्त वर्णों का होना; पित्त यर्ण युक्त सुषुम्ना तरल।

bilirubin (बिलीरूबिन)–हीमोग्लोबिन के अवक्रमण द्वारा उत्पन्न रंज्य पदार्थ जो रक्त सीरम में पाया जाता है।

biliuria (बिलीयूरिया)–पेशाब (मूत्र) में पित्त अम्लों की उपस्थिति।

bilobate (बाइलोबेट)–द्विदली; द्विदलयुक्त।

bilobular (बाइलोबुलर)–द्विदलोपम।

bilocular (बाइलोबुलर)–द्विकोटरी; द्विकोष्ठीय।

bimanual (बाइमेन्युअल)–द्विहस्तक; दोनों हाथों से।

binary (बाइनरी)–द्विभागी; द्विअंगी; दोहरा।

binaural (बाइनॉरल)–द्विकर्ण सम्बन्धी; दोनों कानों सम्बन्धी; द्विकर्णी।

binet test (बिन्ट टेस्ट)–बिनेट (Binet) फ्रांसीसी वैज्ञानिक का नाम। बिनेट और साइमन (Binet and Simon) ने 1896 में एक बुद्धि मापक परीक्षण निर्धारित कर प्रकाशित किया था। यह परीक्षण अब भी काम में लाया जाता है। इस परीक्षण द्वारा व्यक्ति की बुद्धि सम्बन्धी आयु (mental age) निश्चित की जाती है।

binocular (बाइनोकुलर)–द्विनेत्री; दुरबीन।

binomial (बाइलोमियल)–द्विनामी; द्विपद।

binary nomenclature=binominal nomenclature (बाइनरी नोमेनक्लेचर=बाइनोमीनल नोमेनक्लेचर)–द्विपद या द्विशद्बीय नामकरण। जन्तुओं और पौधों की जाति या स्पीशीज (species) के नाम देने की वर्तमान विधि। जब किसी नवीन अंगी का पता चलता है; तो उसका वर्णन सर्वप्रथम अधिकतर लेटिन (latin) भाषा में छापा जाता है और उसका नाम भी लेटिन में ही दिया जाता है। नाम दो पदों (भागों) में होता है। एक जाति (स्पीशीज) का द्योतक तथा दूसरा वंश (genus) का द्योतक होता है। वंश का नाम बड़े अक्षर से तथा जाति का नाम बाद में छोटे अक्षर से लिखा जाता है जैसे Rana tigrina या Rana temporaria आदि। यह वैज्ञानिक नाम इटेलिक (italics) टाइप में लिखे जाते हैं। उस वैज्ञानिक का नाम अधिकतर संक्षिप्त जो जाति का वर्णन करता है द्विपद के अन्त में लिखा जाता है जैसे Rana tigrina Daud; canis lupus linn. {Daud=Daudin; & Linn=Linnaeus} नाम दिये जाने या बदले जाने की देख-भाल एक अन्तर्राष्ट्रीय कमेटी द्वारा होती है। द्विपद नामकरण विधि आरम्भिक प्राणी-विज्ञान वेत्ताओं द्वारा आरम्भ की गई थी। पर सर्वप्रथम अठारहवीं शताब्दी के मध्य में लीनियस (Linnaeus) द्वारा विधिवत् प्रयोग में लाई गई। इसी कारण लीनियस द्वारा अपनी पुस्तक Species Plantarum (1753) में प्रयोग में लाये गये नाम और Systema Naturae (1758) के दसवें संस्करण में प्रयोग में लाये गये नाम वनस्पतियों और जन्तुओं के नामों का आधार बने हुए हैं।

binovular (बाइनोबुलर)–द्विडिम्बक।

binucleate (बाईन्युक्लियेट)–द्विन्यूक्लियक; द्विकेन्द्रकी; दो न्यूक्लियस वाला।

bio (बायो)–'जैव'; 'जीवन'; 'जीवित'; 'जीव'; अर्थ का उपसर्ग।

bioastronautics (बायोएस्ट्रोनोटिक्स)–जैव-अंतरिक्षयानिकी; जैव तंत्रों पर अर्न्तउपग्रहों तथा आकाश मंडल की यात्रा के प्रभाव सम्बन्धी विज्ञान का अध्ययन।

biocatalyst (बायोकैटेलिस्ट)–एन्जाइम।

biochemical studies (बायोकैमीकल स्टडीज)–जैव रसायन अध्ययन; इसके अन्तर्गत रक्त प्रोटीन, कोलेस्ट्रोल (cholesterol) और रक्त शर्करा (blood sugar) जाने जाते हैं, जिससे रोग की वास्तविकता की जानकारी होती है।

biochemistry (बायोकैमिस्ट्री)–जैव रसायन; जीव-रसायन विज्ञान; सजीव पर रसायनिक प्रक्रियाओं सम्बन्धी विज्ञान।

biocidal (बायोसिडल)–मृत्यु कारक।

bioclimatology (बायोक्लाइमैटोलोजी)–जीवजलवायु विज्ञान।

biodigradable (बायोडिगरेडेबिल)–जैवप्रक्रियाओं द्वारा अधोगति–जैसे बैक्टीरिया या कुछ एन्जाइम प्रभावों द्वारा।

biodynamics (बायेडायनेमिक्स)–जैव-गतिकी; जीव गति विज्ञान।

bioelectricity (बायोइलेक्ट्रीसिटी)–सजीव कोशिकाओं में पाया जाने वाला विद्युत प्रति भास या प्रमेय (phenomena)।

biogen (बायोजन)–जैवज; सजीव की एक काल्पनिक इकाई जो एक या अधिक अणु की बनी होती है तथा वृद्धि जिस में और विभक्त होने की क्षमता या शक्ति होती है।

biogenesis (बायोजेनेसिस)–जीवात् जीवोत्पत्ति; (जीवात् जीव उत्पत्ति); परतन्त्रोत्पत्ति; जीव जीवों से ही उत्पन्न हो सकते हैं – यह मत।

biogeography (बायोज्योगराफी)–जैव-भूगोल; प्राणि-भूगोल; सजीव प्राणियों का भूगोलिक वितरण का अध्ययन। इसके अन्तर्गत दो शाखाएं हैं–(1) जन्तु भूगोल (zoogeogreaphy) और (2) वृक्ष भूगोल या वनस्पति भूगोल (phytogeography)।

biokinetics (बायोकाइनैटिक्स)–सजीव प्राणियों की गति सम्बन्धी विज्ञान।

biological (बायोलोजीकल)–जैविक; सजीव प्राणियों और उनके उत्पादों–सीरम, वैक्सीन प्रतिजन (antigens) और प्रति विष (antitoxin) से बनी औषध या कोई आर्युसम्पाक (medicinal preparation)।

biolysis (बायोलाइसिस)–जैव लयन; जैव-अपघटन; कार्बनिक पदार्थ का सजीव अंगियों द्वारा विघटन (अपघटन)।

biolytic (बायोलिटिक)–(1) जीवन नाशक;
(2) जैव-शमन सम्बन्धी।

biomass (बायोमास)–जेव पुंज; किसी विशेष क्षेत्र के समस्त प्राणियों का पुंज।

biomathematics (बायोमैथमैटिक्स)–जैव-गणित; सजीव प्रणियों के प्रति भास सम्बन्धी गणित।

biome (बायोम)–जैव समुदाय; एक बड़ा स्पष्ट अन्य से भिन्न अंगियों का समुदाय जो भौतिक और जैविक पर्यावरण कारकों के जटिल प्रति-क्रियाओं के कारण उभर कर आता है।

biomechanics (बायोमिकैनिक्स)–जैवक्रिया विधि विज्ञान।

biometereology (बायोमेट्रियोलोजी)–जैव मौसम विज्ञान।

biometer (बायोमीटर)–जैव निष्कासित कार्बन डाइऑक्साइड मापक यंत्र; सजीव ऊतक द्वारा कार्बन डाइऑक्साइड की निकाली जाने वाली मात्रा का नापने का यंत्र।

biometry (बायोमीटरी)–जीवमिति; जीव मापन शास्त्र; जीवविज्ञान तथ्यों का स्थैतिकी (statistical) विधियों में उपयोग।

biomutation (बायोमुटेशन)–जैव-उत्परिवर्तन; जन्तु शरीर में उत्पन्न वे उत्परिवर्तन जो अंगों में इन्जेक्शन लगाने से आते हैं।

bion (बायोन)–अनाश्रितांगी; एकल सजीव अंगी।

bionergy (बायोनर्जी)–जैव-शक्ति; वह प्राण-शक्ति जो समस्त जीवों में होती है।

bionics (बायोनिक्स)–जैवयंत्रता; सजीव के लक्षणों; प्रतिभास कार्यों आदि का अध्ययन कर मशीनों में उसका प्रयोग।

bionomics (बायोनिक्स)–परिस्थितिकी; जीव-परिस्थिति विज्ञान, प्राणी विज्ञान की वह शाखा जिसमें अंगियों के व्यवहार का, वातावरण या पर्यावरण या परिस्थिति से सम्बन्धों का अध्ययन किया जाता है।

bionomy (बायोनोमी)–जीव नियम विज्ञान।

binucleonics (बायोन्यूक्लियोनिक्स)–जीव-विकिरण विज्ञान; जीव-रेडियो-धर्मी विज्ञान।

biophore (बायोफोर)–जीव-कण; कोशिका में पाये जाने वाले ऐसे अतिसूक्ष्म कण जो विशिष्ट कार्य करते हैं।

biophylactic (बायोफोलेक्टिक)–जीवन रक्षक।

biophysics (बायोफिजिक्स)–जैव-भौतिकी; जीवन दायी प्रतिक्रियाओं की भौतिकी (physics)।

biophysiology (बायोफिजियोलोजी)–जैव-व्यापारिकी; जैव-कार्य की।

bioplasia (बायोप्लासिया)–जैव-खाद्य शक्ति; खाद्य शक्ति का एकत्रीकरण।

bioplasm (बायोप्लाज्म)–जैव-प्लाज्म; प्रोटोप्लाज्म का जीवनदायी अनिवार्य अंग।

bioplast (बायोप्लास्ट)–जैव कण।

bioplastic (बायोप्लास्टिक)–वृद्धि सहायक।

biopoiesis (बायोपोयेसिस)–निर्जीवोर्जवोत्पत्ति; निर्जीवता जीवोत्पत्ति, अकार्बनिक पदार्थ से जीवन का उद्‌गम माना जाने वाला मत।

biopsy (बायोप्सी)–जीवऊति परीक्षा; जीवोति परीक्षा; जीवन ऊतक परीक्षा, शरीर से किसी ऊतक को निदान हेतु पृथक

कर परीक्षा।

aspiration biopsy **(एस्पीरेशन बायोप्सी)**–चूषण से प्राप्त ऊतक की परीक्षा; श्वांस-निश्वास जीवोति-परीक्षा।

endoscopic biopsy **(एन्डोस्कोपिक बायोप्सी)**–अन्तःऊतक जीवोति परीक्षा।

excision biopsy **(एक्सीजन बायोप्सी)**–उच्छेदन (कर्तन) जीवोति परीक्षा।

fractional biopsy **(फ्रेक्शनल बायोप्सी)**–खंड-जीवोति परीक्षा।

biorrheology (बायोरिओलाजी)–विरूपण अध्ययन। जीवित तंत्रों से बहते हुये पदार्थ तथा विरूपता सम्बन्धी विज्ञान।

bios (बायस)–वृद्धि कारक समुदाय; एक कोशिकीय अंगियों जैसे यीस्ट (yeast) के लिये वृद्धि कारक समुदायों में से कोई एक।

bioscience (बायोसाइन्स)–जीवविज्ञान; जीव शास्त्र।

bioscopy (बायसकोपी)–जीवन-क्षय या जीवन समापन हेतु परीक्षा।

biosphere (बायोस्फीयर)–जीव-मण्डल।

biostatic (बायोस्टेटिक)–जीव-स्थिरता (गति हीनता); जीवित अंगियों (organisms) की वृद्धि तथा उत्पादन को अवरुद्ध करने वाला।

biostatistics (बायोस्टेटिस्टिक्स)–जीव-सांख्यिकी; जीवित अंगीयों सम्बन्धी संख्यात्मक सामग्री (आकड़े)।

biosynthesis (बायोसिन्थेसिस)–जीव-संश्लेषण; किसी सजीव अंगी में कार्यकी (physiological) प्रक्रियाओं (processes) द्वारा किसी यौगिक (compound) का सर्जन (रचना)।

biotaxis (बायोटैक्सिस)–(1) जीव वर्गीकरण; वर्गीकरण।

(1) जीवित कोशिकओं की शक्तियों का चयन और क्रम विन्यास (arrangement)।

biotelemetry (बायोटेलेमीटरी)–जेव-मापनता; सजीव में जीवनदायक प्रक्रियाओं का मापन शास्त्र।

biotherapy (बायोथिरैपी)–जैव-उपचार; जीवित अंगियों द्वारा उपचार (इलाज) जैसे रोगक्षम सीरम (immune serum); वेक्सीन (vaccines); रक्त आधान (blood transfusion) आदि द्वारा उपचार।

biotic (बायोटिक)–सजीव सम्बन्धी; सजीवीय।

biotics (बायोटिक्स)–सजीव लक्षण विज्ञान।

biotin (बायोटिन)–$C_{10}H_{16}O_3N_2S$; विटामिन बी कम्पलैक्स का एक अंश (भाग)।

biotomy (बायोटोभी)–जीव-विच्छेदन।

biotoxication (बायोटोक्सीकेशन)–जैव विष विज्ञान; सजीव उत्पन्न विषों द्वारा उत्तेजना।

biotoxicology (बायोटोक्सीकोलोजी)–जैव विष विज्ञान; सजीव द्वारा उत्पन्न विषों का अध्ययन।

botoxin (बायोटोक्सिन)–जैव विष; ऐसा विष (पदार्थ) जो सजीव द्वारा उत्पन्न होता है या सजीव से प्राप्त किया जाता है।

biotransformation (बायोट्रान्सफोरमेशन)–जैव-रूपान्तर (परिवर्तन); सजीव में पाये जाने वाले तत्वों का प्राकृतिक प्रक्रियाओं द्वारा परिवर्तन।

biotrepy (बायोट्रेपी)–काय-रसायन अध्ययन; रसायनिक पदार्थों की प्रतिक्रिया द्वारा शरीर (काय) का अध्ययन।

biotrupsis (बायोट्रीपांसस)–त्वचा का छीजना (विर्घषण); त्वचा का शनैः शनैः क्षीण होना।

biotropism (बायोट्रोपिज्म)–जैव-अनुवर्तन; जैव उत्तेजना के प्रति जीव को निश्चित वृत्ति विशेषकर चिकित्सीय क्रिया विधियों के परिणाम स्वरूप अंगी की विषाक्तता में वृद्धि।

biotype (बायोटाइप)–समयुग्मी; समान आधारभूत घटक वाले व्यक्तियों का समूह (समुदाय)।

bipara (बाईपारा)–(1) दो बार गर्भित स्त्री।

(2) दूसरी बार गर्भवती; दूसरा गर्भ।

biparental (बाईपैरेन्टल)–द्विपैतृक; द्विजनकीय।

biparous (बाईपैरस)–द्विप्रशु; यमशू; एक बार में दो बच्चे जनने वाली।

bipenniform (बाईपैन्नीफोर्म)–दुहरा पिच्छाकार; दुहरा पंखनुमा।

biperiden (बाईपेरीडेन)–परासंवेदीय अवरुधता को लाने वाला माध्यम।

bipolar (बाईपोलर)–(1) द्विध्रुवीय।

(2) द्विध्रुव सम्बन्धी।

bipotentiality (बाईपोटेनसियेलिटी)–अन्तः शक्ति की विभिन्न प्रकार से दो ओर बढ़ने की क्षमता।

biramius (बाईरेमस)–द्विशाखी; दो शाखों वाला।

birefractive (बाईरिफ्रेक्टिव)–द्विअपवर्तक।

birefringence (बाईरिफरिनजेन्स)–विभिन्न दशाओं में प्रकाश किरणों को असमान रूप से प्रेषित करने का लक्षण।

birth (बर्थ)–जन्म; प्रसव; शिशु का जन्म; प्रजनन; प्रारम्भ।

complete birth **(कम्पलीट बर्थ)**–पूर्ण प्रसव।

multiple birth **(मलटीपिल बर्थ)**–बहुप्रजनन; एक बार

में दो से अधिक शिशुओं को जन्म देना।

permature birth **(प्रीमेच्योर बर्थ)**–काल पूर्व जन्म।

birth mark (बर्थ मार्क)–जन्म चिह्न; जन्मजात त्वचा पर कोई चिह्न या धब्बा जो जीवन पर्यन्त रहता है।

bisection (बाईसेक्सन)–द्विविभक्तता; विच्छेदनता; दो हिस्सों में बांटना।

bisexual (बाईसेक्च्युल)–द्विलिंगी; ऐसा व्यक्ति जिसमें पुलिंग और स्त्रीलिंग लक्षण व जननेन्द्रियां विद्यमान हों।

bisferious (बाईस्फेरियस)–द्वि स्पंदनी (beats); धड़कनों वाला।

bis in die (बिस इन डाई)–दिन में दो बार दो।

bismuth (बिस्मथ)–एक रासायनिक तत्व जिसका प्रतीक (symbol) Bi और जिसका स्थान 83वां आवर्त सारणी में होता है।

bistoury (बिस्टोरी)–एक प्रकार का लम्बा चाकू जो शल्य चिकित्सकों (सर्जनों) द्वारा काम में लाया जाता है।

bite (बाइट)–(1) दांत से काटना; काट।

(2) डंक मारना (कीटों द्वारा)

(3) डसना (सर्प द्वारा); दंशन।

(4) (दांतों की) भिच्ची; दन्त चिकित्सा में दांतों की स्पर्शता, जिससे अधिकांश दन्त चिकित्सक प्लास्टिक पदार्थ में मसूड़ों अथवा दांतों की छाप लेते हैं।

close bite **(क्लोज बाइट)**–ऐसी दांतों की भिच्ची जि. समें निम्न कर्तक (इन्साइजर) उर्ध्व इन्साइजर के पीछे रहता है।

cross bite or end to end bite **(क्रास बाइट और एण्ड टु एण्ड बाइट)**–ऐसी दांतों की भिच्ची जिसमें दोनों जबड़ों के इन्साइजर (कर्तक) अपने काटने वाली सतह से मिल जाते हैं जबकि जबड़ा बन्द किया जाता है।

open bite **(ओपन बाइट)**–ऐसी दांतों की भिच्ची जि. समें दोनों जबड़ों के दांत आपस में न मिलें।

bite plate (बाइट प्लेट)–भिच्ची पट्ट; एक संयन्त्र। (appliance) जो तालु में निदान के समय पहनाया जाता है।

biterim (बिटेरिम)–भिच्ची कोर (मेंड़); अधर प्लेट पर किनारे पर रखा मोम जो नकली दांत बनाते समय दन्त चिकित्सक लगाते हैं।

bitumen (बिटूमिन)–प्राकृतिक या अप्राकृतिक पैट्रोलियम ठोस पदार्थ।

biuret (बाइयूरेट)–एक सफेद रवेदार पदार्थ; $C_2 O_2 N_3 H_5$ जिसका प्रयोग यूरिया और प्रोटीन के परीक्षण में किया जाता है।

biuret test of protein (बाइयूरेट टेस्ट ऑफ प्रोटीन)–परखनली (test tube) में 2 या 3 बूंद प्रोटीन के घोल को डाल कर बराबर आयतन (volume) संघात (concentrated) कॉस्टिक सोडा घोल और 1 या 2 बूंद 1 प्रतिशत कोपर सल्फेट (copper sulphate) घोल, मिलाया जाता है जिससे साफ बैंगनी रंग (distinct violent colour) आता है। यह प्रतिक्रिया प्रोटीन में पेप्टाइड बंध (peptide linkage) उपस्थित होने से होती है।

bivalent (बाइवेलेण्ट)–द्विसंयोजक।

biventral (बाइवेन्ट्रल)–द्विउदरीय; दो उदर (bellies) वाला।

black (बिलेक या ब्लैक)–काला; अन्धकारमय वह स्थल जो किसी भी प्रकाश किरण का परावर्तन न करे।

black flies (ब्लैक फ्लाइज)–श्याम मक्ष (मक्खी); एक प्रकार की रक्त चूसक मक्खियां, अंग्रेजी में इन्हें सिमूलिडी (simulidi) कहा जाता है। यह मक्खियां पालतू जानवरों व मानव का रक्त चूसती हैं। भारतीय जाति का पूर्व आमाशय प्रोवेन्ट्रीकुल्स (proventriculus) रुक जाता है। इस कारण इसका नाम अवरुद्ध पिस्सू (bilobed flea) रखा गया है। खाद्य के मध्यंत्र (mid gut) तक न पहुंचने से यह पिस्सू भूखा रहता है और यह और रक्त लेने का प्रयास करता है और इसके साथ ही यह बैसीलाई का निवेशन पोषक (host) की त्वचा में करा देता है।

black head (ब्लेक हैड)–काला सिर, मुर्गियों की विशेष बीमारी जिसका मुख्य लक्षण सिर की नीलिमा (साइनोसिस) होता है। यह रोग एक कोशिकीय (प्रोटोजोअन) परजीवी (parasite) के कारण होता है।

black lag (बिलेक लैग)–काली टांग, घरेलू (domestic) जन्तुओं में क्लोसट्रीडियम चोबोई (clostridium chauvoei) परजीवी के कारण होने वाला संक्रामक रोग।

blackout (ब्लैक आउट)–संज्ञा शून्यता, रक्त के परिभ्रमण की कमी के कारण क्षणिक संज्ञाहीन हो जाना, विशेषकर दृष्टि का लोप होना अथवा मस्तिष्क क्रियाहीन होना।

bladder (ब्लैडर)–आशय, मुख्यतः मूत्राशय, झिल्लीकृत आशय थैली।

blast (ब्लास्ट)–(1) विस्फोट, धमाका, झोंका, प्रकोप (बीमारी)

(2) अपरिपक्व कोशिका अर्थ का उपसर्ग।

blastemma (ब्लासटिम्मा)–अंकुर, अंग, मूलांग, या डिम्ब का निर्माणकारी।

blasto (ब्लास्टो)–कलिका या अंकुर अर्थ का प्रत्यय।

blastocaulis (ब्लास्टोकोलिस)–साइजोमाइसिटीज (schizomycetes) का एक वंश (genus)।

blastocoele (ब्लास्टोसील)–कोंरक गुहा, ब्लास्टुला कोटर, एक स्तर गुहा, विभाजन कोटर या गुहा (segmentation cavity)।

blastocyst (ब्लास्टोसिस्ट)–जनन कोशिका।

blastocytema (ब्लास्टोसाइटिमा)–अभिन्न भ्रूणीय ऊतकों से बना अर्बुद (tumor)।

blastoderm (ब्लास्टोडर्म)–कोरक-चर्म, एक स्तर पर उत्पादन बिम्ब (germinal disc)।

blastodisk (ब्लास्टोडिस्क)–वर्धित डिम्ब का जनन क्षेत्र, अपूर्ण विभाजित बिम्ब के जन्तु ध्रुव पर ब्लास्टोमियर (उत्पादन कोशिका)—द्वारा बनी उत्तल संरचना (convex structure)।

blaxtogenesis (ब्लास्टोजेनेसिस)–(1) कलिकोत्पादन
(2) जर्म प्लाज्म (जनन सत्व) द्वारा लक्षणों का हस्तान्तरण (transmission)।

blastolysis (ब्लास्टोलाइसिस)–जनन सत्व ह्रास (लय)।

blastoma (ब्लास्टोमा)–यथार्थ अर्बुद।

blastomere (ब्लास्टोमियर)–निषिक्त डिम्ब (भ्रूण कोशिका) के विभाजन में उत्पन्न कोई एक कोशिका; कोरक खण्ड; प्राथमिक कोशिका।

blastopore (ब्लास्टोपार)–कोरक रंध्र।

blastospore (ब्लास्टोपोर)–कोरक स्पोर; कवक (hypha) के कलिकोत्पादन से उत्पन्न स्पोर।

blastozooid (ब्लास्टोजूऔइड)–(1) अंकुर से वर्धित अंगी।
(2) कोरक मुकुल; अर्भक (larval) कलिका।

blastula (ब्लास्टुला)–कोरक-कन्दुक; एक स्तर भ्रूण; वर्धन क्रम की एक प्रारम्भिक अवस्था।

bleb (ब्लेब)–फफोला।

bleeding (ब्लीडिंग)–रक्त प्रवाह, खून का बहना, रक्त स्रवण।

bleeding time (बिलीडिंग टाइम)–रक्त बहाव का सामान्य औसत समय 3.25 मिनट होता है। यह ड्यूक विधि (Duke's method) से जाना जाता है। इसमें कर्ण पल्लव (ear lobule) में छेद कर रक्त को बहने दिया जाता है और प्रत्येक आधे मिनट पर सोखते से रक्त को पौंछा जाता है, जब तक कि रक्त का बहना बन्द नहीं हो जाता है। इस प्रकार जो समय रक्त को बहने और बन्द होने में लगता है, वह रक्त बहाव का समय (bleeding time) होता है।

blennadenitis (ब्लेनाडेनीटिस)–श्लैष्मा ग्रन्थि (mucous gland) शोथ (infiammation)।

blennogenic (ब्लेनोजेनिक)–श्लैष्मज, श्लैष्म उत्पादी।

blennoid (ब्लेनोइड)–श्लैष्मोपम, श्लैष्मा सदृश।

blennorrhea (ब्लेनोट्रिया)–(1) श्लैष्मा का खुलकर बहाव।
(2) सुजाक (gonorrhea)।

blenostaisis (ब्लेनोसटेसिस)–श्लैष्मा स्राव।

blennothorax (ब्लेनोथोरेक्स)–छाती में कफ (बलगम)।

belennuria (ब्लेनूरिया)–मूत्र में श्लैष्मा।

belpharo— (ब्लीफेरो)–नेत्रच्छद् या पक्ष्य या बरौनी अर्थ का प्रत्यय।

blephral (ब्लेफरल)–नेत्रच्छद् या बरौनी सम्बन्धी, पलक सम्बन्धी।

blephatectomy (ब्लेफरेकटोमी)–नेत्रच्छद् कर्तन (उच्छेदन)।

blepharism (ब्लेफारिज्म)–नेत्रच्छद् (पलक) संकुचन।

blepharitis (ब्लेफेरीटिस)–नेत्रच्छद् के तटों (किनारों) की सूजन (शोथ), पलकों की सूजन।

blepharo adenitis (ब्लेफेरो-एडीनाइटिस)–आंखों के पलक पर स्थिति ग्रन्थियां (मीवोमियन ग्रन्थि) का सूजना।

blepharo-atheroma (ब्लेफैरो-एथीरोमा)–आंखों के पलक पर स्थित (encysted) अर्बूद।

blephatochalasis (ब्लेफैरोचेलासिस)—नेत्रच्छद त्वचा क्षीणता रोग, उर्ध्व नेत्रच्छद (ऊपर के पलक की त्वचा की उपार्जित क्षीणता)।

blepharo-conjuncitivitis (ब्लेफारो कन्जैक्टाइविस)–पलक और कन्जंक्टाइवा (नेत्र श्लेष्मका) की सूजन।

blepharon (ब्लेफेरीन)–चक्षु पटल, पपोटे।

blephatonous (ब्लेफेरोनस)–पलक-अर्बुद—(tumor); नेत्रच्छद्अर्बुद।

blepharophimosis (ब्लेफेरोफाइमोसिस)–पलकों के खुलने के फासले में कमी।

blepharoblast (ब्लैफेरोब्लास्ट)–अधोपिण्ड, (1) फिलेजिलैटा (कषा तंत्रियों) के कषातंत्र (fiagellum) सरीखे किसी गति विषयक सूक्ष्मांग से संबन्धित अधोपिण्ड।
(2) कोषिका में एक पिण्ड जिससे कषातंत्र (fiagellum) निकलता है।

blepharoplasty (ब्लेफेरोप्लास्टी)–पलक की प्लास्टिक सर्जरी।

blepharoplegia (ब्लेफेरोप्लेजिया)–पलक पक्षाघात (गतिहीनता)।

blepharoptosis (ब्लेफेरोपटोसिस)–ऊपरी पलक का लटक जाना।

blepharopyaorrhea (ब्लेफेरोपायोरिहा)–पीपयुक्त नेत्र शोथ।

blepharorrhaphy (ब्लेफेरोरेफी)–पलक की सींवन।

blepharospasm (ब्लेफेरोस्पाज्म)–चक्षुकी वर्तुल पेशी (orbicular muscle) की क्षीणता।

blepharostat (ब्लेफेरोस्टाट)–पलकों को दूर रखने का संयन्त्र।

blephatosynechia (ब्लेफेरोसाइनेचिया)–पलकों की वृद्धि कर आपस में मिल जाना।

blind spot (ब्लाइंड स्पोट)–अन्धबिन्दु-अदृष्टि केन्द्र अन्धस्थल। रेटिना (retina) का वह प्रदेश जिसमें होकर नेत्र तंत्रिका (optic nerve) प्रवेश करती है।

blindeness (बिलान्डनेस)–अन्धापन, ज्योतिहीनता।

***color blind* (कलर ब्लाइन्ड)**–वर्णान्धता, रंगों को न पहचानना।

***day blind* (डे ब्लाइन्ड)**–दिवस या प्रकाश दृष्टिहीनता, दिन में अर्थात् तेज प्रकाश में दृष्टिहीनता या दिखाई न देना।

***fight blind* (फाईट ब्लाइंड)**–अंधकार किया हुआ (blackout)।

***mind blind* (माइंड ब्लाइन्ड)**–मानसिक अन्धापन।

***moon blind* (मून ब्लाइंड)**–आंधर्ती नेत्र शोथ।

***night blind* (नाइट ब्लाइंड)**–कम प्रकाश या प्रकाश के न होने के कारण दृष्टि हीनता।

blinking (ब्लिकिंग)–आंख का अनैच्छिक झपकना।

blister (ब्लिस्टर)–फफोला, छाला, त्वचा की सतह के बीच रक्तीय या जलीय तरल का इकट्ठा हो जाना, जिससे वह स्थान फूला हुआ सा दिखाई पड़ता है।

bloat (ब्लोट)–अपक्ष वायु से ढोरों का पेट फूल जाना, फूलना, फुलाना।

block (ब्लाक)–(1) रुकावट, अड़चन, रोक, बाधा।
(2) खण्ड, ढांचा।
(3) क्षेत्रीय असंवेदनता (anesthesia) या संज्ञाहीनता।

blocked (ब्लोकैड)–अवरोधन।

blocked fiea (ब्लोक्ड फिली)–अवरुद्ध पिस्सू) प्लेग फैलाने वाला एक पिस्सू। इसका वैज्ञानिक नाम अंग्रेजी में जीरोपिसील्ला कियोपसि (xeropsyllacheopsis) है। यह पिस्सू संक्रमित रक्त (infected blood) को चूसता है। तो पूर्व आमाशय प्रोवेन्ट्री कुल्स proventriculus रुक जाता है। इस कारण इसका नाम अवरुद्ध पिस्सू (blocked fleo) रखा गया है। खाद्य के मध्यात्र (mid gut) तक न पहुंचने से यह पिस्सू भूखा रहता है और यह और रक्त लेने का प्रयास करता है इसके साथ ही यह बैंसीलाई का निबेशन पोषक (host) की त्वचा में करा देता है।

blood (ब्लड)–रक्त, रुधिर, खुन, लहू, वह तरल जो हृदय, धमनियों, शिराओं तथा केशिकाओं में परिभ्रमण करता है।

***blood coagulation* (ब्लड कोयगुलेशन)**–रक्त का थक्का बनना या घनीभूत होना। जब रक्त, रक्त वाहिनियों से बाहर आता है तो वह तुरन्त जम जाता है अर्थात् थक्का बन जाता है यह विशेषता रक्त में उपस्थिति प्ररस (plasma) तत्व के कारण होती है। इस विशेषता की कार्य की उपादेयता (physiological value) जख्म या चोट के कारण जो रक्त वाहिनी में कटाव आ जाता है उसे वन्द (seal) करना होता है जिससे रक्त का बहाव बन्द हो जाता है।

***arterial blood* (आर्टीरियल ब्लड)**–धमनी रुधिर, वह रक्त जो धमनियों में बहता हुआ ऊतकों तक आक्सीजन को पहुंचाता है।

***occult blood* (ओक्लट ब्लड)**–प्रच्छन्न रुधिर, वह रक्त जो ऊतकों से अति सूक्ष्म मात्रा में छनकर बाहर आ जाता है और जिसको केवल रासायनिक परीक्षणों द्वारा ही जाना जाता है।

***venous blood* (वीनस ब्लड)**–शिरा रुधिर, वह रक्त जो अपने से आक्सीजन ऊतकों को दे चुका है और जो ऊतकों से प्राप्त कार्बनडाइऑक्साइड को वापस फेफड़ों तक पहुंचाता है।

blood plasma (ब्लड प्लाज्मा)–रुधिर-प्लाज्मा,रक्त प्ररस।

blood platelets (ब्लड प्लेटलेटस)–रुधिर थक्काकण।

blood plates (ब्लड प्लेटस)–रुधिर पट्ट, सूक्ष्म अमीबाकार प्ररस पिण्ड।

blood pressure (ब्लड प्रेशर)–रक्त भार, रुधिर भार, रक्त दाब। यह वह दाब होता है, जो रक्त, रक्तवाहिनियों में बहता हुआ रक्त वाहिनियों के दीवार पर डालता है।

blood quotient (ब्लड केसिन्ट)–वह भागफल जो रक्त में हीमोग्लोबिन की मात्रा उपस्थित को लाल रक्त कणों की संख्या से भाग देने पर प्राप्त होती है। वह संख्या सदैव सामान्य से तुलनाकर प्रतिशत (percentage) में लिखी

जाती है।

blood serum (ब्लड सीरम)–रुधिर सीरम, रक्त कण (corpuscles) और फाइब्रिन (fibrin) रहित रक्त का तरल भाग।

blood sugar (ब्लड शुगर)–रक्त शर्करा, रक्त में शर्करा (sugar) अर्थात् ग्लूकोज (glucose) की मात्रा। रुधिर में शर्करा यकृत से पहुंचती है, जहां यह ग्लाइकोजन (glycogen) के रूप में एकत्रित रहती है, ओर कोशिकाओं द्वारा खाद्य के रूप में इस्तेमाल की जाती है। मानव में इसकी स्थिर मात्रा 80-100 मि० ग्राम प्रति 100 मि० लिटर रुधर की होती है। इसका नियंत्रण मुख्यतः हार्मोन (hormone), इन्सुलिन (insulin) ग्लुकोजन (glucogen) पेंक्रियाज, एडीनेलिन (adrenalin) और ग्लुकोकोर्टीकाइड्स (glucocorticoids) एड्रीनल (adrenal) ग्रन्थि से प्राप्त होती है। यदि इसकी मात्रा कम हो जाती है, तो कोशिकायें भूखी रहती हैं और हाइपोगिलीसीमिया (hypoglycemia) की दशा होती है और इससे मस्तिष्क की कोशिकाओं को क्षति होती है यदि इसकी मात्रा अधिक हो जाती है तो हाइपरगिलीसीमिया (hypergiycemia) की दशा होती है और इसमें वृक्क (kidney) द्वारा ग्लूकोज विसर्जित कर दी जाती है जो मूत्र के साथ बाहर निकलती है।

blood type or blood group (ब्लड टाइप और ब्लड ग्रुप)–रुधिर प्ररूप (जिसका महत्व मानव आनुवंशिकता के अध्ययन में आता है)। रुधिर वर्ग, यह वर्ग लाल रुधिर कणिकाओं (red blood corpuscles) में दो समूहजन (agglutinogens) 'ए' और 'बी' (A or B) तथा दो समूहजन (agglutinins) 'a' और प्रति (auti) 'ए' और 'बी' (A or B) और प्रति (anti) (B) का सीरम 'बी', या प्लाज्मा में उपस्थित तथा अनुपस्थित होना होता है 'ए' (A) कोशिकाओं का समूहन 'बी' (B) प्रकार की सीरम कोशिकाओं के साथ होता है। 'बी', 'ए' (B, A) के साथ 'ए' 'बी' (AB) 'ए' और 'बी' (A and B) प्रकार के साथ और 'O' (ओ) किसी भी 'ए' और 'बी; (A or B) प्रकार से समूहन नहीं करता है। इस प्रकार से रुधिर वर्ग चार O, A, B, AB होते हैं। इसमें से 'O' को सार्वलौकिक रक्तदानी (universal donor) कहा जाता है। इसका खून किसी भी अन्य मानव के साथ मिलाया जा सकता है।

नवीनतम खोज जो एक जापानी प्रोफेसर फुरुकावा (Furukawa) ने की है उसके अनुसार अनुमान है कि विशिष्ट (specific) विघटन (decomposition) एन्जाइम (enzyme) की सहायता से लाल रुधिर कण की सतह से यदि शर्करा (sugar) को अलहदा कर दिया जावे तो 'ए' (A) बौर बी (वर्ग) किस्म का खून 'O' वर्ग किस्म में परिवर्तन किया जा सकता है क्योंकि 'O' दोनों किस्म के वर्ग A or B का पहला रूप (prototype) है।

blood vascular system (ब्लड वासकुलर सिस्टम)–रुधिर-संवहन-तंत्र, रक्त वाहक तंत्र।

blood vessels (ब्लड बेसिल्स)–रुधिर वाहिका, रक्त नलिकाएं, नस। रक्त नलिकाएं तीन प्रकार की होती हैं–(1) धमनियां (arteries) जो रक्त को हृदय (heart) से विविध अंगों की ओर ले जाती हैं अपवाद फुफ्फुसी धमनी (2) शिरायें (veins), जो रक्त को हृदय की ओर लाती हैं, अपवाद फुफ्फुसी शिरा और (3) कोशिकायें (capillaries) जो अत्यन्त सूक्ष्म शरीर के प्रत्येक भाग में पाई जाने वाली रक्त नलिकाएं होती हैं।

blowpipe (ब्लोपाइप)–फुकनी, पतली नलिका जिसके द्वारा हवा फूंकी जाती है।

blue (ब्लू)–नीला (रंग), नील वर्णक्रम (स्पेक्ट्रम) में नीला रंग, हरे और बैंगनी रंग के बीच में होता है तथा इसकी तरंग-दैंर्ध्य (wavelength) 437-481 μ होती है।

***Berlin blue* (बरलिन ब्लू)**–फेरिक फेरोसायनाइड (Ferricferrocyanide)।

***indigo blue* (इन्डिगो ब्लू)**–जम्बुकी नील, एक उदासीन (neutral), स्वादहीन, अनुघुलनशील गहरे नीले रंग का चूर्ण (सफूफ); $C_{16}H_{10}N_2O_2$।

***methylene blue* (मेथीलीन ब्लू)**–रवेदार, चमकीला नीला रसायन जिसका प्रयोग सायनाइड विषाक्तता को दूर करने हेतु विषहर (antidote) की तरह किया जाता है।

***prussinblue or Berlin blue* (प्रूसियन ब्लू या बर्लिन ब्लू)**–फेरिक फेरोसाइनाइड (Ferric ferrocyanide)।

body (बोडी)–काय; पिण्ड; शरीर; देह; वस्तु; तन; गात; जिस्म, लाश; किसी अंग का मुख्य भाग।

***amyloid bodies* (एमीलोइड बोडीज)**–श्वेतसार (स्टार्च) पिण्ड।

***anococygeal body* (एनोकोकसीजियल बोडी)**–असंगति या नियमित पुच्छास्थि पिण्ड।

***aortic bodies* (आयोटिक बोडीज)**–महाधमनी वलय पिण्ड; यह अधिच्छद् तत्वों के क्रमिक पिण्ड होते है जिनका

मुख्य कार्य उन रासायनिक परिवर्तनों को ग्रहण करना होता है जो रक्त में कार्बन डाइऑक्साइड (CO_2) की मात्रा में परिवर्तन आने से आ जाते हैं।

basal bodies **(बैसल बौडीज)**–आधार पिण्ड; वह अणुकण जो सिलिया (cilia) या कषा फजैजिला (flajella) के आधार (base) में पाये जाते हैं और जिनसे तंत्र (cilia) अथवा कषा फ्लैजिलम (flagellum) बनते हैं।

carotid bodies **(कैरोटिड बौडीज)**–ग्रीवा (शिरस्क) पिण्ड। यह कैरोटिड धमनी के दो भागों में बटने के स्थान पर स्थित होते हैं। इनका कार्य भी ऑपटिक पिण्डों के समान ही होता है।

cavernous bodies **(कैवरनस बौडीज)**–छिद्रिष्ठ पिण्ड; खोखले पिण्ड;

chromaffin bodies **(क्रोमाफिन बौडीज)**–वर्णरागी पिण्ड; उदरीय मकृ धमनी (abdominal aorta) के दोनों ओर छोटे कण जो क्रोमिक (chromic) अम्ल (acid) के साथ भूरा (brown) रंग देते हैं।

chromatin bodies **(क्रोमेटिन बौडीज)**–गुण सूत्र क्रोमोसोम्स chromosomes)।

ciliary bodies **(सिलियरी बौडीज)**–पक्ष्माभिकी प्रर्वधन (process) तथा पेशी (muscle)

coccygeal badies **(कोकसीजियल बौडीज)**–पुच्छास्थि (कोकक्स coccyx) पिण्ड (गोलगांठ)।

Donovan bodies **(डोनोवान बौडीज)**–लघु शलाकाकार अथवा अण्डाकार उपांग जो दीर्घ एकल न्यूक्लियर (mononuclear) कोशिकाओं में पाये जाते हैं।

epithelial bodies **(एपीथीलियल बौडीज)**–पराचुल्लिका (पैराथाइरोइड) ग्रन्थि।

foreign bodies **(फोरिन बौडीज)**–विदेशीय पिण्ड; किसी अंग अथवा ऊतक में पाया जाने वाला वह पदार्थ जो समान्यतः वहाँ नहीं पाया जाता है।

geniculate bodies **(जेनीकुलेट बौडीज)**–जानुपम (घुटने की तरह मुड़ा हुआ) पिण्ड। चेतक (थैलेमस thalamus)के पश्च अग्र (posterior anterior) तल (surface) पर पाई जाने वाली चार चपटे और गोल पिण्ड।

immune bodies **(इम्यून बौडीज)**–रक्षा प्राप्त पिण्ड; रोग अक्षमता (immunity) प्राप्त पिण्ड।

inferior quadrigminal bodies **(इन्फीरियर क्वाड्रीजेमीनल बौडीज)**–अधाचतुष पिण्ड।

ketone bodies **(कीटोन बौडीज)** या ***acetone bodies*** **(एसीटोन बौडीज)**–कीटोन (ketone) एक रसायन जिसका सबसे महत्वपूर्ण यौगिक। एसीटोन (acetone) होता है। जिसे डाइमिथाइल कीटोन की संज्ञा दी जाती है। यह पिण्ड मधुमेह के रोगी के रक्त और पेशाब में होते हैं। भूख, गर्म और बेहोशी (अचेतनता) प्रदान करने वाली औषधियों के प्रयोग से भी बढ़ जाते है।

malpighan bodies **(मालपीजियन बौडीज)**–मालयीजियन (वैज्ञानिक का नाम) पिण्ड; यह प्लीहा में लसीका (lymph) की गांठोपम आकृति युक्त कायकी होते हैं जिनका सम्बन्ध विसर्जन से होता है।

mammillary bodies **(मेमीलरी बौडीज)**–कुचाग्रोपन पिण्ड;

मस्तिष्क के अधर पर धूसित पदार्थ (gray matter) के गोलाकार कायकी होते हैं इनका सम्बन्ध ध्राण उत्तेजनाओं से होता है।

Negri bodies **(नेग्री बौडीज)**–नेग्री पिण्ड; यह रेबीज (rabies) रोग से ग्रसित जन्तुओं की परकिन्जे (purkenje) कोशिकाओं और हिप्पोकैम्पस (hippocampus) की कोशिकाओं में होते हैं।

Nissl bodies **(निसिल बौडीज)**–निस्त्ल (जर्मन वैज्ञानिक का नाम) कणिकायों (पिण्ड)। तंत्रिका कोशिकाओं का रंज्य पदार्थ।

pituirary bodies (पिट्यूटरी बौडीज)–पीयूष काय (पिण्ड); मस्तिष्क के मूल पर स्थित नली विहीन ग्रन्थि।

perineal bodies (पैरीनियल बौडीज)–मूलाधार पिण्ड; मूलाधार वृषण (testicle) और पायु के मध्य का भाग नर में और स्त्रियों में योनि (vulva) और पायु (anus) के मध्य का भाग।

polar bodies (पोलर बौडीज)–ध्रुव पिण्ड; लोपिका छोर पिण्ड; पूर्व डिम्ब कोशिका, परिपक्वता क्रम में प्रथम लोपिका (first polar body) और द्वितीय लोपिका (second polar body) का त्यागकर ही पूर्ण डिम्ब का निर्माण कर पाती है।

sammoma bodies **(सामोमा बौडीज)**–बालुका पिण्ड; यह धूल या बालू सदृश कणों का जमाव, जो एक प्रकार का मस्तिकावरण बन्धक जीवोज अर्बुद (meningeal fibrolblastoma) होता है।

purine bodies **(पूराइन बौडीज)**–पुराइन (रसायन) पिण्ड;

***restiform bodies* (रेस्टीफोर्म बौडीज)**–तंत्रिका सूत्रीय पिण्ड।

***ring bodies* (रिंग बौडीज)**–अंगुष्ठीय पिण्ड; घातक रक्त अल्पता (pernicious anemia) में लाल रक्त कणों में पाया जाने वाला अंगुष्ठीय रूपक पिण्ड।

***threshold bodis* (थ्रैस्टहोलड बौडीज)**–चरमसीमा पिण्ड; रक्त रस (plasma) में पाये जाने वाले कण जो चरमसीमा से अधिक होने पर वृक द्वारा विसर्जित कर दिये जाते हैं।

***ultimobranchial bodies* (अल्टीमोब्रैंकियल बौडीज)**–or post branchial bodies or lateral thyroids (या पोस्ट ब्रैंकियल बौडीज या लेटरल थाइकोइडिस)—पश्च गिल तोरण पिण्ड।

***vertebral bodies* (बरटीब्रल बौडीज)**–केशरूकीया पिण्ड; केशरू का अग्र अस्थि प्रवर्द्धन जिसका मुख्य कार्य वजन बर्दास्त करना होता है।

***vitreous bodies* (बिटरियस बौडीज)**–काचीय द्रव पिण्ड; यह पिण्ड चक्षु के दृष्टि पटल (रेटीना retina) और ताल (लेन्स lens) के मध्य स्थल को भरने वाले होते हैं।

boil (बोइल)–(1) फोड़ा; व्रण; सूजन से उत्पन्न गोला; फुंसी; पनसिका।

(2) खौलना; उबलना; जोश में आना।

bolometer (बोलोमीटर)–(1) हृदय स्पन्दन के दाब को नापने का यंत्र।

(1) सूक्ष्म विकिरक ऊष्मा (radiant heat) को नापने का यंत्र।

boloscope (बोलोस्कोप)–विदेशी धातु पिण्डों (कणों) को ऊतकों में स्थान निर्धारण करने का यंत्र।

bolus (बोलस)–पिण्ड; गोलाकार पुंज जैसे (1) एक बड़ी दवा की गोली (pill)।

(2) निगलक (oesophagus) में निगलने योग्य खाद्य की पिण्ड बनी मात्रा-ग्रास या कौर।

(3) अपारदर्शक माध्यम की मात्रा जो एक बार में धमनी में धमनी चित्रण हेतु डाली जाती हैं।

(4) जख्म पर दबाव डालने हेतु गोल पैड।

(5) तकिया या मसनद या गद्दी जो मरीज को सहारा देने हेतु लगाई जाती है।

bond (बोन्ड)–बद्ध; आबद्ध; बंध; रासायनिक यौगिक में परमाणु (atom) या मूलक (radicals) को बांधने वाला संयोजक बंध अथवा प्रतीक जो संयोजन (linkage) प्रदर्शित करता है तथा परमाणु या मूलकों की संयोजकता या कृर्षण शक्ति (valency) को दर्शाता है, जैसे H. O. H. or H--O--H; Ca; or Ca=O; HC; CH or HC=CH।

bone (बोन)–अस्थि; हड्डी; वह बन्धक ऊतक जिसके आधारक (ground substance) में चूने के लवण (lime salts) होते हैं; मानव में समस्त अस्थि पिंजर 206 हड्डियों का बना होता है।

bonelet (बोनलेट)—अस्थिक।

boot (बूट)—बूट; जूता; पांव को ढँकने वाला आवरक।

borax (बोरेक्स)—एक रसायन विशेष; सोडियम बोरेट (sodium borate)।

borborgymus (बोरबोरगाइमस)—उदर-वायु की आवाज।

boron (बोरोन)—बोरोन रसायन प्रतीक B; आवर्त्त सारणी में स्थान—5 पाँचवां।

boss (बॉस)—गोल उभार (उभाड़); गुलिकाधार; घुण्डी मूँठ।

booster (बूस्टर)—बूस्टर—सहायताकारी (दवा या सुई) पहले दी गई दवा या सुई को कुछ समय बाद फिर दुहराना जिससे उसका प्रभाव अधिक हो जावे तथा अधिक समय तक बना रहे, अर्थात् जो पहले प्रभाव को ऊंचा उठा दें।

bot (बॉट)—बॉट; बोटफ्लाई या गेडफ्लाई (gadfly) का अर्भक (larva)।

botryoid (बॉटरोयड)—गुच्छाकार; अंगूर के गुच्छे की आकृति सदृश।

bottle (बॉटल या बोतल)—बोतल।

botulin (बोटुलिन)—बोटुलिन; विषाक्त पदार्थ जो अधूरे सुरक्षित या बन्द डिब्बों में रखे गोस्त या सब्जियों में होता है।

bougie (बोगी)—वर्ति; शलाका; एक लम्बा यन्त्र जिसका प्रयोग शरीर के छिद्र जैसे निगलक या मूत्र मार्ग (यूरेथरा) आदि को चौड़ा करने या फैलाने के लिए किया जाता है।

***armed bougie* (आर्मड बोगी)**—ऐसी वृर्ति जिसके सिर पर कास्टिक (caustic) का टुकडा लगा होता है।

***bulbous bougie* (बलबस बोगी)**—ऐसी वर्ति जिसका सिरा बल्ब की आकृति वाला होता है।

***filifom bougie* (फिलीफार्म बोगी)**—ऐसी वर्ति जिसका व्यास (diameter) बहुत छोटा होता है।

***soluble bougie* (सोल्यूबिल बोगी)**—ऐसी वृर्ति जो घुलनशील पदार्थ की बनी होती है और जो शरीर के ताप पर घुल जाती है।

bougienage (बोगीनेज)—वर्ति मार्ग (पथ)।

bouquet (बोक्बेट)—गुलदस्ते की शक्ल वाला; फूल के गुच्छे जैसी आकृति वाला।

bouton (बाऊटन)—बाऊटन; अन्त्यकन्द; घुंडीनुमा सूजन या विवर्धन (enlargement)।

bowel (बोवेल)—आँत; अन्त्र; अंतडी।

bowleges (बाउलैग्स) झुकी या मुड़ी टाँग; टाँगें बाहर की ओर घूमी हुईं जिसमें घुटनों के बीच का फासला अधिक हो जाता है।

B. P. (बी. पी.) (1) रक्त दाब।

(2) उबाल बिन्दु (boiling point)

(3) ब्रिटिश फारमोकोपिया (British Pharmacopia)—जनरल मेडीकल कांउसिल का एक प्रकाशन जिसमें दवाओं (medicines) व अन्य यन्त्र आदि के मापक दण्ड दिए हुए हैं।

Br (बी. आर.)—प्रतीक ब्रोमीन (Bromine) रसायन।

brachi (o) (ब्रेकाई)—'बहु' या 'भुजा' अर्थ का उपसर्ग।

brachial (ब्रेकियल)—बाहु सम्बन्धी।

brachialgia (ब्रेकियलजिया)—बाँह में दर्द।

brachium (ब्रेकियम)—बाहु; प्रगण्ड; बाहुक; भुजा।

brachium conjunctivum (ब्रेकियम कन्जक्टाइवम)—अनुमस्तिष्क (cerebellum) का उर्ध्व वृन्त (superior peduncle); मस्तिष्क के विभिन्न भागों को संयुक्त करने वाला सूत्र पट्ट।

brachy (ब्रेकी)—लघु अर्थ का उपसर्ग।

brachycephalic (ब्रेकी सिफैलिक)—लघुशिरस्क, बामन शिरस्क; 80 से अधिक कपालीय निर्देशनी (cephalic index) वाला।

brachydactylia (ब्रेकी डेक्टीलिया)—लघु अंगुलिता; हाथ-पाँव की उंगलियों का असाधारण छोटा होना।

brachymetrypia (ब्रेकीमटरीपिया)—निकट दृष्टि (myopia)।

brachytherapy (ब्रेकीथिरैपी)—निकट चिकित्सा (उपचार); आयनिक विकरण से उपचार करते समय स्रोत (source) को ठीक किए जाने वाले स्थल के समीप रख कर इलाज करना।

brady (ब्राडी या ब्रेडी)—सुस्त गन्द या मन्थर (slow) अर्थ का उपसर्ग।

bradyacusia (ब्रेडी एकूसिया)—सुनने में कमी (सुस्ती); मन्द श्रवण।

bradyarthria (ब्रेडी आरथ्रिया)—बोलने में सुस्ती (मन्द गति); मन्दी वाचालता।

bradycardia (ब्रेडी कार्डिया)—हृत् स्पन्दन में सुस्ती; मन्द-स्पन्दन।

bradyecoia (ब्रेडी ईकोइया)—आँशिक बहरापन।

bradyesthesia (ब्रेडी एस्थेरिया)—प्रत्यक्ष ज्ञान में सुस्ती।

bradygenesis (ब्रेडीजेनेसिस)—मन्दोत्पत्ति; अवरुद्धोत्पत्ति; मन्दवर्धन।

bradyglossia (ब्रेडी ग्लोसिया)—मन्दवाणी या उच्चारण; बोलने में असाधारण धीमापन।

bradykinesis (ब्रेडी काइनेसिस)—मन्थर गति; मन्द गति; चलने में आसाधारण धीमापन।

bradykinin (ब्रेडी काइनिन)—ब्रेडीकाइनिन; अमीनो अम्ल की श्रृंखला से बनी काइनिन (kinin) जो ट्रिपसिन (trypsin) या किन्हीं रक्त प्लाज्मा के ग्लोबुलिन के प्रभावित होने पर मुक्त होती है।

bradylexia (ब्रेडी लेक्सिया)—मन्द पठन; मन्द अध्ययन; पढ़ने में असाधारण धीमापन।

bradymenorrhea (ब्रेडी मैनोहृरिया)—मन्दरज स्राव।

bradypepsia (ब्रेडी पेपसिया)—मन्दपाचन।

bradyphagia (ब्रेडीफेजिया)—मन्दभोजन; मन्द भक्षण।

bradypnea (ब्रेडीपनिया)—मन्दश्वास, श्वाश लेने में असाधारण धीमापन।

bradyspermatism (ब्रेडी स्परमेटिज्म)—मन्दवीर्य निष्कासन; वीर्य (शुक्र) का असाधारण मन्दगति से निष्कासन।

bradysphygmia (ब्रेडीस्फिगामिया)—मन्दस्पन्दन (नब्ज);

bradystalsis (ब्रैडी स्टालसिस)—मन्दपरिसंकुचन (peristalsis)।

bradytocia (ब्रेडीटोकिया)—मन्दप्रसवन (partution)

braduiria (ब्रेडीयूरिया)—मन्दमूत्र उन्मुक्तता।

brain (ब्रेन)—मस्तिष्क, दिमाग, बुद्धि; भेजा; मति; तन्त्रिका तंत्र का केन्द्र; बुद्धि विवेक का स्थान; मानव में तन्त्रिका ऊतकों का पुंज जो कपाल कोटर (cavity of the skull) मे पूर्ण रूप से अवस्थित होता है। इसके तीन प्रमुख भाग अग्र, मध्य और पश्च मस्तिष्क होते हैं तथा जिनसे बारह कपालीय तन्त्रिकाओं (cranial nerves) के युग्म निकलते हैं।

brain pan (ब्रेन पान)—देखिये (encephalon=मस्तिष्क) खोपड़ी।

brain sick (ब्रेनसिक)—पागल, मन्द बुद्धि, जो बात को

धीरे-धीरे समझ पाए।

brain stem (ब्रेन स्टेम)—मस्तिष्क स्तम्भ; मस्तिष्क का स्तम्भ (तने) जैसा भाग जो अन्तर्मस्तिष्क (diencephalon) मध्य मस्तिष्क (mid brain), पोन्स (pons) और मेडुला ओबलोंगेटा (medulla oblongata) का बना होता है।

brainwashing (ब्रेन वाशिंग)—मत-आरोपण।

brain wave (ब्रेन वेव)—कुशाग्र बुद्धि; मस्तिष्क तरंग।

branchial (ब्रेनकियल)—गिली; गिल सम्बन्धी।

brash (**ब्रॉश**)—(1) आमाशय में जलन (संवेदना)।
(2) टुकड़े; छर्रे।

breast (बेस्ट)—स्तन; छाती; वक्ष के ऊपरी अगले भाग में स्थित रूपान्तरित संरचना जिसकी ग्रन्थियाँ दुग्ध का निर्माण करती हैं।

breakpoint chlorination (बेकपॉइन्ट क्लोरीनेशन)—क्लोरीन का खण्डन (विच्छेद) बिन्दु; पानी में इतनी क्लोरीन मिलाना कि पानी में समस्त जैवी पदार्थ (organic material) का आक्सीकरण हो जावे और फिर भी कुछ मुक्त (free) क्लोरीन वहाँ शेष रह जावे। वह बिन्दु जिस पर क्लोरीन की उपस्थिति होने लगती है, उसे खण्डन बिन्दु (break point) कहा जाता है।

break through bleeding (ब्रेक-थ्रू ब्लीडिंग)—विच्चेदन रक्त प्रवाह, मौखिक गर्म निरोधक (oral contraceptions) के बुरे प्रभाव स्वरूप रक्त प्रवाह जो अक्सर एक या दो माह के उपचार में 10 प्रतिशत मरीज को हो जाता है।

breast feeding (बेस्ट फीडिंग)—बच्चे को स्तन से दूध पिलाना; प्रथम 6 माह तक मां का दूध बच्चे के लिये आदर्श खुराक माना जाता है। पहले 7 या 10 दिन जो दूध होता है वह प्रोटीन (coloestrum) मुख्यतः लेक्टो ग्लोग्लोबिन (lactoglubin) युक्त होता है और यह बच्चे के लिए बहुत ही पौष्टिक तथा रक्षात्मक प्रतिपिण्ड होने के कारण सुरक्षा प्रदान करने वाला माना जाता है। पहले संपुष्ट दूध की मात्रा 10 औंस के लगभग होती है जो बढ़कर स्तन्य काल (lactative period) के अन्त तक लगभग 40 औंस हो जाती है। 1 औंस माँ का दूध 20 कैलोरी (calories) ऊर्जा देने वाला होता है।

breath (ब्रेथ)—साँस; श्वाँस, दम, वक्ष (thorax) के सिकोड़ने और फैलाने पर जो वायु बाहर निकाली अथवा अन्दर ली जाती है।

breathing (ब्रीथिंग)—श्वसन; श्वाँस लेने की क्रिया।

breach—ब्रीच; (1) नितम्ब; चूतड़।
(2) जाँघिया।

breeze (ब्रीज)—समीर।

bregma (ब्रेगमा)—फ्रन्टल (frontal) और दो पेराइटल (parietal) सन्धि स्थल; कपाल का वह स्थल जहाँ फ्रन्टल और दो पेराइटल अस्थि मिली होती है।

benicollis (ब्रेनीकोलिस)—गर्दन का छोटापन।

bridge (ब्रिज)—(1) पुल; सेतु दो अंग या आकृतियों को जोड़ने वाला।
(2) नाक की हड्डी।
(3) ताश का एक खेल।

brim (ब्रिम)—किनारा; (1) पेलविस हड्डी का ऊपरी किनारा।

brimfull (ब्रिमफल)—लबालब; मुंहा-मुंह।

brisement (ब्राइजेमेन्ट)—संदलन; पिसाई, पेराई, अपघर्षण; कोल्हू की तरह पीसना।

broach (ब्रोच)—ब्रोच; बरमा; छेद करने वाला यन्त्र, दन्त चिकित्सों द्वारा प्रयोग में लाया जाने वाला महीन काँटेदार तार का बना यन्त्र, जिससे वे दाँत आदि मे फंसा गूदा या अन्य पदार्थ निकालते हैं।

broca's area (ब्रोका एरिया)—ब्रोका क्षेत्र (ब्रोका-फ्रांसीसी शल्य चिकित्सक (सर्जन)। मस्तिष्क का उपघ्राणी (preolfactory) क्षेत्र (area)।

bromatalogy (ब्रोमेटालोजी)—खाद्य और आहार विज्ञान।

bromatotherapy (ब्रोमेटो थिरैपी)—खाद्य विषाक्ततीकरण या खाद्य विषाक्तता (food poisoning)।

bromhidrosis (ब्रोमहिडरोसिस)—दुर्गन्ध-स्वेद स्रावन; बदबूदार पसीना आना।

bromine (ब्रोमीन)—ब्रोमीन; प्रतीक Br; आवर्त सारणी में पैंतीसवाँ (35) स्थान।

bromomenorrhea (ब्रोमा मेनोहूरिया)—दुर्गन्धीय रजःस्राव।

bronchadenitis (ब्रोंकएडेनाइटिस)—ब्रोकिल ग्रन्थीय शोथ; श्वाँस-ग्रन्थि शोथ।

bronchi (ब्रोंकाई)—(बहुवचन) bronchus——(एकवचन) श्वसनी; श्वाँस नलिका; कण्ठनाल (ट्रेकिया) और फुफ्फुस (lungs) को जोड़ने वाली नलिका।

bronchial (ब्रोंकिऐल)—श्वसनी सम्बन्धी।

bronchiectasis (ब्रोकिएक्टेसिस)—एक या अधिक श्वाँस नलिका का चिरकालिक (chronic) विस्तारण (dialatation), श्वाँस नलिकाओं का फैलाव।

bronchiloquy (ब्रोकिलोकुई)—फुफ्फुस संपिडन के कारण ऊंची आवाजों का छाती की दीवार से होकर प्रसारण (transmission), इसको अंग्रेजी में pectoriloquy भी कहा जाता है।

bronchiocele (ब्रांकियोसील)—उपश्वांस नलिका (bronchiole) का विस्तारण या शोथ।

bronchiocrisis (ब्रोंकियोक्राइसिस)—श्वाँस-संकट।

bronchiloe, bronchiolus (ब्रोंकीलो, ब्रोकिओलस)—श्वाँसोपनलिका।

bronchiospasm (ब्रोकियोस्पाज्म)—श्वसनी अतिसंकुचन।

bronchitis (ब्रोकाइटिस)—श्बसनी शोथ; श्वाँसनी शोथ; वायु नलिका का सूजना।

***bronchitis acute* (ब्रोंकाइटिस एक्यूट)**—तीव्र श्वसनी शोथ; श्वसनी शोथ जो तीव्र लक्षण लिये होता है तथा अल्प कालिक होता है।

***bronchitis capillary* (ब्रोंकाइटिस कैपीलरी)**—श्वसनी कोशिकाओं का शोथ (प्रदाह)।

***bronchitis catarral* (ब्रोंकाइटिस कैटेरल)**—अत्यधिक श्लेष्मा युक्त वायु नली (श्वसनी) शोथ (प्रदाह)।

***bronchitis chronic* (ब्रोंकाइटिस क्रोनिक)**—चिरकालिक श्वसनी शोथ; पुराना वायु नली प्रदाह जो बार-बार नवीन आक्रमण होने के कारण हो जाता है।

***bronchitis plastic* (ब्रोंकाइटिस प्लास्टिक)**—तेज खांसी और श्वास कष्ट के साथ वायु नली प्रदाह।

***bronchitis croupous* (ब्रोंकाइटिस क्राउपस)**—विशेष प्रकार का श्वसनी शोथ जिसमें कोयले युक्त छोटी-छोटी कोषिकायें (cysts) रहती हैं। यह बहुत ही कम पाई जाने वाली किस्म है।

***bronchitis dry* (ब्रोंकाइटिस ड्राई)**—बलगमहीन (शुष्क) श्वसनी शोथ।

***bronchitis fibrinous* (ब्रोंकाइटिस फाइब्रीनस)**—रेशेयुक्त बलगम वाली श्वसनी शोथ।

***bronchitis fugospirochetal* (ब्रोंकाइटिस फ्युगोस्पाइरोकेटल)**—अणु अंगी कीटयुक्त श्वसनी शोथ।

***bronchitis mechanical* (ब्रोंकाइटिस मिकेनीकल)**—धूल युक्त श्वसनी शोथ।

***bronchitis phthinoid* (ब्रोकाइटिस पिथीनोइड)**—यक्ष्माग्रस्तीय श्वसनी शोथ।

***bronchitis patrid* (ब्रोंकाइटिस पैटरिड)**—बदबूदार बलगम (थूक) युक्त श्वसनी शोथ।

***bronchitis secondary* (ब्रोंकाइटिस सैकेन्ड्री)**—गौण श्वसनी शोथ; ऐसा श्वास नली का प्रदाह जो किसी अन्य रोग के कारण होता है।

bronchocele (ब्रोंकोशील)—(1) श्वाँस नलिका का किसी स्थान पर फुलाव।

किसी स्थान पर फुलाव।

(2) घेंघा; गलगण्ड।

bronchodilator (ब्रोकोडाइलेटर)—श्वांस नलिका प्रसारक (यन्त्र)।

bronchogenic (ब्रोंकोजेनिक)—श्वाँस नलिका से आरम्भ होने वाला।

broncholith (ब्रोंकोलिथ)—श्वांस नलिका कणिका।

bronchology (ब्रोंकोलोजी)—श्वांस नलिका रोग विज्ञान।

bronchomotor (ब्रोंकोमोटर)—श्वांस नलिका व्यास को प्रभावित करने वाला।

bronchopathy (ब्रोंकोपैथी)—श्वांस नलिका रोग।

bronchophony (ब्रोंकोफोनी)—श्वांस नलिका ध्वनि जो परिश्रावक (स्टेथॉस्कोप) से सुनी जाती है।

bronchoplegia (ब्रोंकोप्लेजिया)—श्वांस नलिका पक्षाघात (paralysis)।

bronchopneumonia (ब्रोंकोनिमोनियाँ)—श्वांस नलिका और फुफ्फुस शोथ (ठन्ड लगने से उत्पन्न रोग विशेष)।

bronchorrhagia (ब्रोंकोरेहजिया)—श्वांस नलिका से रक्त प्रवाह।

bronchorrhaphy (ब्रोंकोरिहेफी)—श्वाँस नलिका सीवन।

bronchorrhea (ब्रोंकोरहिया)—श्वाँस नलिका शोथ जिसमें अत्यधिक कफोत्सारण (expectoration) होता है।

bronchospirometry (ब्रोंकोस्पाइरोमीटरी)—फुफ्फुस की क्रियाशीलता का मापदण्ड सम्बन्धी विज्ञान।

bronchostaxis (ब्रोंकोस्टेक्सिस)—श्वाँस नलिका भित्ति से रक्त प्रवाह।

bronchotetany (ब्रोंकोटिटेनी)—श्वांस नलिका अवरुद्धता जिसमें श्वाँस लेना कठिन हो जाता है।

bronchotomy (ब्रोंकोटोमी)—श्वांस नलिका कर्तन।

broncophobia (ब्रोंकोफीविया)—गड़गड़ाहट से भयभीत।

brown (ब्राउन)—भूरा रंग, लाल और पीले रंगों के मिश्रण से बना रंग।

B. T. U. (बी. टी. यू.), British Thermal Unit ब्रिटिश

थरमल यूनिट; ब्रिटिश ऊष्म इकाई (Btu.); एक Btu वह ऊष्मा की मात्रा होती है जो 1 पौण्ड पानी के ताप का 1°F बढ़ा देती है। व्यायाम आदि के समय शरीर से 4000 Btu (British thermal unit) से अधिक निकलती है।

brucella (ब्रूसीला)—एक अंगी विशेष जो साइजोमाइसिटीज (schizomycetes) वंश का होता है।

brucellemia (ब्रूसेलोसिस)—ब्रूसिलेमिया; रक्त में ब्रूसीली (अंगी विशेष) की उपस्थिति।

brucellosis (ब्रूसेलोसिस)—ब्रुसीला संक्रामक रोग जो चौपायों तथा अन्य पालतू जानवरों में होता है और इनसे मानव में भी पहुँचता या स्थानान्तरित होता है।

bruise—(ब्रूज़;) रगड़; चोट; गुमटा; आधात; मार से कुलचा जाना।

bruit—(ब्रूट), फुस्फुसाहट, असाधारण ध्वनि।

bruxism (ब्रूक्सिज्म)—दाँतों को घिसना या पीसना।

bubo (बूबो)—गिल्टी, गाँठ, बूबो, बढ़ा हुआ लसींका (lymph) कांड (node)।

(2) बद, संक्रामक पदार्थ के शोषण से फूली हुई गाँठ या गिल्टी।

bubonic plague (बूबोनिक प्लेग)—गिल्टी वाला प्लेग, लसीका ग्रन्थियों के शोथ से उत्पन्न प्लेग रोग। यह सबसे अधिक पाया जाने वाला रोग है, यह परसीमिया पेसटिस (persimia pestis) के कारण हेाती है जो चूहों पर पाए जाने वाले पिस्सुओं (raftlea) जीनोपसिल्ला कियोपसिस (xenospsylla cheopsis) या अन्य जातियों जैसे जीनोपिसिल्ला एसटिया (x-astia) या जोनोपसिल्ला बेसीलियनसिस (x-brasic liensis) द्वारा एक मानव से दूसरे मानव में पहुँचती है। इस प्रकार चूहे के पिस्सू प्लेग के रोगाणु फैलाने वाले परजीवी होते हैं। ऐसे चूहे जिनमें प्लेग के पिस्सू होते हैं जब मानव की टांगों के नीचे खून चूसने के लिए काटते है, उस समय यह बैसोलाई को अन्दर प्रवेश कर देते हैं, जिससे शरीर के निचले भाग में लसीका कांड (lymph glands) बढ़ते और दर्द करते हैं।

bubonelgia (बूबौनेलजिया)—उरूमूल या वंक्षण (groin) में पीड़ा।

buccal (बक्कल)—मौखिक, मुख, कपोल, मुखीय।

bucco (बुक्को)—कपोल सम्बन्धी अर्थ का उपसर्ग।

buccoclination (बुक्कोक्लाइनेशन)—कपोलनत, पश्च दाँत, (posterior tooth) का कपोल की ओर झुका (नत) होना।

bucnemia (बकनेमिया)—टांग, शोथ, टाँग की सूजन का रोग।

bud (बड)—नलिका, कली, मुकुल, उद्‌तद्धिक कलिका, पौधे या जन्तु के शरीर पर बनने वाली कली या उद्‌वृद्धि जो नये पौधे या जन्तु या अंग के रूप में परिणत हो जाती है।

bursa copulatrix (बसरा कोपूलेट्रिक्स)—जनन पुट।

bursa fabricaii (बरसा फैब्रीकाई)—फैंब्रिसीपुट।

budding (बडिंग)—कलिकोत्पादन, जिसके द्वारा पौधे या जन्तुओं में नये पौधे या जन्तु बन जाते हैं।

buffer (बफर)—प्रतिरोधक, आघात मंजक, टक्कर रोक, उभयरोधी, रसायन विज्ञान में वह पदार्थ जो घोल में अपनी उपस्थिति में अम्ल (acid) या क्षार (alkali) की मात्रा से अधिक वृद्धि कर देता है जो ph (पोएच) इकाई (unit)परिवर्तन के लिये आवश्यक होती है।

bugs (बक्स)—उडिस; खटमल।

bugs, redubid (रेड्रबिड बग्स)—रेडूबिड उड़िस (खटमल, शंकु नासकीय खटमल, यह खटमल भारतवर्ष में कोई रोग नहीं फैलाते हैं, जबकि मैक्सिको (Mexico), मध्य और दक्खिन अमरिका में (Middle and South America) में चागाज रोग (chaga's disease) फैलाते हैं।

यह रक्त चूसने वाले होते हैं और इनके काटने से अत्यधिक खुजली (itching) उबकाई (nausea), चेहरे का लाल हो आना, ह्द-स्वन्दन (heart beat) का अधिक हो जाना आदि-आदि लक्षण आते हैं :

यह खटमल दीवारों, छतों तथा अन्य दरारों में रहते हैं। ये केवल खाना लेने के लिये निकलते हैं अन्यथा छिपे रहते हैं।

इनको नियंत्रित करने हेतु बी० एस० सी० 0.5 g/m^2 या ड्रेलड्रिन (dieldrin) 1 g/m^2 का प्रयोग किया जाता है।

bulb (बल्व)—कन्द, बल्ब, लट्टू, कोई गोलाकार पुँज (mass)।

(2) मेडुला ओब्लोंगेटा (medulla oblongata) मस्तिष्क का अन्त भाग।

bulbiform (बल्बीफोर्म)—कन्दोपम, बल्व के आकार का।

bulbitis (बल्वाइटिस)—मूत्र मार्ग (urethra) के बल्व से सम्बन्धित।

bulbus—बलबस; कन्दीय, कन्दोपम।

bulla—बुल्ला, (1) कान की अस्थियों की बनी एक मोटी गाँठ, (2) जल भरा फफोला (3) मध्य कर्ण गाँठ (tympanic bulla)।

B.U.N.--Blood urea nitrogen (बी.यू.एन., ब्लड यूरिया नाइट्रोजन)—रक्त में यूरिया और नाइट्रोजन की मात्रा।

bunch (बंच)—गुच्छा, समूह।

bundle (बन्डल)–गठरी, पोटली, पुलिंदा।

bunion (बूनियान)—पांव की हड्डी मेटाटारसल (प्रपादास्थि-पांव के तलुए की हड्डी) के बढ़ने के कारण उत्पन्न विकृति।

buphthalmous (बूफथेलमस)—बचपन में चक्षुगोलक (eye-ball) का आसाधारण विस्तार (फैलाव)।

bur (बर)—बर, एक प्रकार का बरमा (drill) जो हड्डी या इसी प्रकार की सख्त वस्तु में छेद करने हेतु उपयुक्त होता है।

burette (ब्यूरेट)—तरल मापन नलिका, एक प्रकार की कांच की लम्बी नली से बना संयंत्र जो तरल की मात्रा नापने के काम में आता है।

burn (बर्न)—(1) जलना, जल जाना; झुलसना; दाह।
(2) उत्तेजित होना।

***brush burn* (ब्रुश बर्न)**—घिसट से लगी चोट।

***chemical burn* (कैमीकल बर्न)**—ऐसा दाह जो अम्ल, क्षार; जलन पैदा करने वाली गैस आदि से होता है।

***electric burn* (इलैक्ट्रिक बर्न)**—विद्युत दाह।

***flash burn* (फ्लैश बर्न)**—लपट दाह; तेज विस्फोट या किसी रगड़ से निकली हुई लपट से दाह।

***radiation burn* (रेडियेशन बर्न)**—विकिरण दाह; एक्सरे (x-ray) किरणों आदि से झुलसाहट या दाह।

***sun burn* (सन बर्न)**—सूर्य की किरणों से झुलस या दाह।

bursa (बर्सा)—पुटी, पुट, थैली या थैलीनुमा।

***Achillus bursa* (ऐकीलस बरसा)**—एकीलस टेन्डन (स्नायु) के मध्य का पुट या थैली; इसको टेनडिनी कैलसिनाई (tendinae calcinei) भी कहा जाता है।

***cystic bursa* (सिसटिक बरसा)**— कोषिकी पुट; उप जिन्हास्थिक (सबहायड—subhyoid) पुट।

***gluteal bursa* (ग्लूटियल बरसा)**—नितम्ब पुट।

***iliac bursa* (इलियक बरसा)**—इलियम (ilium) हड्डी से सम्बन्धित पुट; यह पुट इलियक पेशी के और लेसर ट्रोकैन्टर (lasser trochanter) के कन्डरा (tendon) के मध्य स्थित होता है।

***ischeal bursa* (इसचियल बरसा)**—इसचियल (श्रेणि क्षेत्र की एक हड्डी) पुट।

***olecranon bursa* (ओलीक्रेनन बरसा)**—ओलीक्रेनन प्रवर्धन के ऊपर स्थित पुट।

***synovial bursa* (साइनोवियल बरसा)**—स्नेर्हिक पुट; वह पुट जो टेन्डन (tendon) और अस्थि तल के मध्य होता है।

butane (बुटेन)—बुटेन, C_4H_{10} एक संवेदनहीनता लाने वाला हाईड्रोकार्बन।

butethamine (बुटेथामीन)—स्थानीय संवेदनशीलता लाने वाला रसायन।

butter (बटर)—मक्खन।

buttock (बुटोक)—नितम्ब; चूतड़; दोनों ओर ग्लूटियस पेशियों (gluteus muscles) द्वारा निर्मित धड़ के निचले भाग में मांसल पुँज।

button (बटन)—बटन; घुण्डी; एक गोलाकार अथवा कोई और आकृतिवाली धातु, हड्डी या लकड़ी की बनी हुई वस्तु जो कपडों पर काज में डालकर बन्द करने के लिये अथवा खूबसूरती के लिये लगाई जाती है।

butyrin (बुटिरिन)—$C_3H_5(C_4H_7O_2)_3$; पीली बसा जो मक्खन का मुख्य घटक होती है।

butyrometer (ब्यूटागरोमीटर)—बसा मापक; बुटिरो मीटर; दूध में मक्खन की मात्रा नापने का यन्त्र।

byssaceous (बाइसासिअस)—रेशों का बना हुआ।

byssinosis (बाइसीनोसिस)—एक विशेष फुफ्फुस रोग जो रूई की धूल साँस के साथ जाने से होता है।

C

C—कार्बन (carbon) रसायन का प्रतीक;।

c—कई अंग्रेजी के शब्दों का संक्षिप्त (छोटा शब्द)।

Cathode (केथोड)—ऋणम।

cervical (सरनियल)—ग्रैवीय।

closure (क्लोजर)—समीप।

contact (कोन्टेक्ट)—सम्पर्क।

contraction (कोंन्ट्रेक्शन)—सिकुड़ना।
cubic (क्यूबिक)—घनात्मक।
current (करेन्ट)—विद्युत धारा।
cylinder (सिलेण्डर)—बेलन।
C.A—कालानुक्रमिक आयु (chronological age)
Ca—(1) कैलशियम (calcium) रसायन का प्रतीक।
(2) कैथोड (cathode) का संक्षिप्त।
Cacanthrax (काकेन्थराक्स)—असाध्य या अहितकर (malignant) गिलटी रोग।
cacatory (काकाटोरी)—गम्भीर दस्तों से पीड़ित।
cacesthesia (काकेस्थेसीआ)—अक्रमिक संवेदनशीलता।
cache (काछे)—कासा, सीसे (lead) का एक त्रिकोण जो रेडियोधर्मी पदार्थ (radioactive substance) के लगाने के काम में आता है।
cachet (कैचेट)—पुटी; दवा रखने की पुटी (capsule)
cachexia (कैचेक्सिया)—कुपोषण (malnutrition) क्षीणता (emaciation) और दुर्बलता (debility) की दशा (state)।
cachinnation (कैचीन्नेशन)—उन्मुक्त हँसी या अत्यधिक हँसी।
cacodyl (काकोडिल)—काकोडिला; As $(Ch_3)_2$; विषैला आरसनिक (कुचेला) का एक यौगिक (compound)।
cacogenics (काकोजेनिक्स)—कुल ह्रास; कुल की अवनति।
cacogeusia (काकोग्यूसिआ)—वदस्वाद; खराब स्वाद वाला।
cacomelia (काकोमिलिआ)—अवयव की जन्मजात विकृति (विकलांगता)।
cacoplastic (काकोप्लास्टिक)—अक्रमिक व्यवस्था का खतरे वाला।
cacorhythmic (काकोरिथमिक)—अक्रमिक तालबद्ध।
cacosmia (काकोसमिआ)—दुर्गन्ध।
cacothenics (काकोथेमिक्स)—गन्दे वातावरण और सफाई के कारण नस्ल की अवनति।
cacothymia (काकोथेमिआ)—चिड़चिड़े मिजाज के कारण उत्साह में कमी।
cacotrophy (काकोट्रोफी)—कुपोषण।
cacumen (काकुमैन)—(1) पौधे का शिखर।
(2) केकुमैन; प्रमस्तिष्क (cerebellum) का एक भाग।
cadaver (केडेवर)—शव; मृत शरीर।
cadmium (कैडमियम)—अरगजी; एक रसायन जिसका प्रतीक 'Cd' और आवर्त सारणी में अड़तालीसवाँ (48) स्थान है।

caduceus (कैडूसियस)—(1) आयु-शास्त्रियों (व्यवसायियों) का मार्गदर्शन चिन्ह।
(2) अमरीकी फौज के चिकित्सीय निकाय (medical corps) का प्रतीक।
caelotherapy (कैलोथेरापी)—धर्म-चिकित्सा, धार्मिक उपचार।
caffeine (कैफीन)—$C_8H_{10}N_4O_2$; केन्द्रीय तन्त्रिका तन्त्र को उत्तेजित करने वाला रसायन।
cage (केज)—पिंजरा; कटघरा; कठघरा (जानवरों आदि के लिये)।
throacic cage (थोरेसिक केज)—वक्ष को घेरने वाली अस्थि संरचनायें—पर्शु (ribs) केशरूदण्ड (vertebral column) और वक्षास्थि (sternum)
cainotophobia (कैनोटोफोविया)—किसी भी नवीन वस्तु से आतंकित (भयभीत)।
caission disease (कैशन डिजीज)—अधिक वायु दबाव रोग, वायु दबाव के बढ़ने से उत्पन्न रोग; यह रोग अधिक ऑक्सीजन के शोषण हो जाने से उत्पन्न होता है। यह मुख्यतः खानों या पनडुब्बिडयों आदि में काम करने वाले व्यक्तियों को होता है। इसके प्रमुख चिन्ह कानों में दर्द, सुनने में गड़बड़; पेशियों में दर्द, वमन (उल्टी) आदि हैं। कभी-कभी सिर दर्द, चक्कर आना, पक्षाघात यहाँ तक कि अन्तःरक्त वहाब (internal hemorrhage) के कारण मृत्यु तक हो जाती है। जब तक व्यक्ति दबाब में रहता है चिन्ह कम दिखाई देते हैं; पर दबाब से बाहर आने पर तुरन्त यह चिन्ह अधिक दिखाई देने लगते हैं।
Cal (काल)—संक्षिप्त वास्ते बड़ी कैलोरी—किलो ग्राम कैलोरी।
cal (काल)—संक्षिप्त वास्ते छोटी कैलोरी—ग्राम कैलोरी।
calamine **(कैलामाइन)**—जस्ते (zinc) और आयस (लौह iron) के ऑक्साइड का मिश्रण, जिसका प्रयोग लोशन (lotion) और मरहम (ointment) बनाने में होता है।
calamus (कैलैमस)—पक्षनाल; पंख का खोखला डंठल।
calcaneitis (कैलकेनाइटिस)—ऐड़ी की हड्डी की सूजन।
calcaneus (कैलकेनियस)—ऐड़ी; पार्ष्णिका शूक उत्सेध (टांग पर)।
calcancodynia (कैलकेनकोडायनिया)—ऐड़ी में दर्द।
calcar (कैल्कैर)—नखोपम प्रवर्धन।
calcareous (कैलकेरियस)—कैल्सियममय; चूनेदार।
calcariuria (कैलकेरीयूरिया)—मूत्र में चूने के लवणों की उपस्थिति।

calcemia (कैलकेमिया या कैलसीमिया)—रक्त में अत्यधिक कैल्सियम का होना।

calcibilia (कैलसीबिलिया)—पित्त में कैल्सियम का होना।

calcic (कैल्सियम सम्बन्धी।

calciferol (कैल्सीफैरोल)—$C_{28}H_{44}O$; विटामिन डी$_2$ एक श्वेत गन्धहीन रवेदार यौगिक, यह तेल में घुलनशील एन्टीरेकीटिक (anatirachitic) विटामिन होता है। यह विटामिन स्टीरोल (sterole) होते हैं। इनकी आवश्यकता विटामिन-बी की तरह मनुष्य को होती है। इसकी कुछ मात्रा मनुष्य अपनी त्वचा में स्थित पूर्ववर्ती (precursor) से सूर्य के प्रकाश में उपस्थित परा-बैंगनी (ultra violet) किरणों से संश्लेषित कर लेता है। यह वसा में घुलनशील होता है। यकृत इसका संग्रहगार होता है। इसकी न्यूनता से रिकेट्स (rickets) तथा कभी-कभी ओंठ में अस्थि मृदुण (osteomalacia) या अस्थि सुविरता (osteoporosis) नामक रोग होते हैं। विटामिन का प्रभाव कैल्शियम और फॉस्फेट (phosphate) के अवशोषण (absorption) और विक्षेपन (deposition) पर होता है। सामान्य रूप से कॉड लिवर आयल (cod liver oil) में यह सबसे अधिक पाया जाता है। यह अण्ड पीत—योक (yolk) मत्स्य यकृत (fish liver) तथा मक्खन में भी होता है।

calcific (केलसीफिक)—चूना बनाने वाले।

calcification (कैल्सीफिकेशन)—खरिकोत्पादन; केल्सीकरण; खरिक संचय; ऊतकों (tissues) के चूने (खरिक lime) या उनके यौगिकों का उत्पादन व संचय।

calcinosis (कैलसीनोसिस)—ऊतकों में आसाधारण कैल्सियम लवणों के संचय से उत्पन्न दशा।

calciokinesis (कैलसियोकाइनेसिस)—शरीर में उपस्थित कैल्सियम का संघटन (प्रयोग)।

calcipenia (कैलसीपीनिया)—शरीर में कैल्सियम की कमी।

calcipexy (कैलसीपैक्सी)—ऊतकों में कैल्सियम का एकत्रित होना।

calciphila (कैल्सीफिला)—केल्सीकरण के लिये रूझान (झुकाव)।

calciprivia (कैलसीप्रीविया)—केल्सियम ह्रास।

calcitonin (कैलसीटोनिन)—थायरॉइड ग्रन्थि का स्राव, जिससे कैल्सियम (calcium) और फोस्फेट (phosphate) दोनों की मात्रा प्लाज्मा में कम होती है।

calcium (कैलसियम)—एक रसायनिक तत्व जिसका प्रतीक `Ca' तथा जिसका स्थान आवर्त सारणी में बीसवाँ (20) है। शरीर को बनाने वाला प्रमुख खनिज लवण जो हड्डी और दांत में पाया जाता है। इसकी कुल मात्रा शरीर के वजन की 1 1/2 या 2 प्रतिशत होती है। जन्म के समय बच्चे में 25 से 30 ग्राम कैलसियम होता है। प्रौढ़ में 850-1400 ग्राम कैलसियम होता है। इसका लगभग 99% कैलसियम हड्डियों में होता है। 10 मि० लि० केवल 10 मि० ग्राम कैलसियम होता है। इसका कार्यकी समतुलन (physiological balance) पैराथाइरोयड (parathyroid) ग्रन्थि के स्राव और विटामिन डी से शरीर में होता है।

calcoid (कैलकोइड)—दन्तमज्जा का अर्बुद (tumor)।

calculus (केलकुलस)—कणिका; केल्कुलस; शरीर के पोले अंगों या पथों में चूने से बनने वाला सख्त पुंज या कणिका।

arthritic calculus **(आरथराइटिक कैलकुलस)**—सन्धि समीप खरिक कणिका (membranous sac)।

biliary calculus **(बिलियरी कैलकुलस)**—पित्तिक कणिका।

bronchial calculus **(ब्रोंकियल कैलकुलस)**—श्वसनीय कणिका।

cystic calculus **(सिसटिक कैलकुलस)**—खरिक कणिका कोषिकीय कणिका।

dental calculus **(डेन्टल कैलकुलस)**—दन्तीय खरिकीय कणिका।

mammary calculus **(मेमेरी कैलकुलस)**—स्तनीय खरिक कणिका।

mulberry calculus **(मलवरी कैलकुलस)**—मूत्राशीय खरिक कणिका।

prostatic calculus **(प्रोसटेटिक कैलकुलस)**—पौरुष ग्रन्थिय खरिक कणिका।

renal calculus **(रीनल कैलकुलस)**—वृक्कीय खरिक कणिका।

salivary calculus **(सलाइबरी कैलकुलस)**—रालग्रन्थीय खरिक कणिका।

staghorn calculus **(सटैगर्होन कैलकुलस)**—बस्ति गह्वर (पेलविस-pelvis) का बड़ा खरिक कणिका।

tonsillor calculus **(टोन्सीलर कैलकुलस)**—जिव्हामूलीय ग्रन्थि (टोनसिल-tonsil) खरिक कणिका।

urinary calculus **(यूरीनरी कैलकुलस)**—मूत्र संस्थान खरिक कणिका।

vesical calculus **(बैसाइक कैलकुलस)**—मूत्राशय खरिक कणिका।

calefacient (केलीफैसियेन्ट)—गर्मी (warmth) या गरमाहट लाने वाला।

calf (काफ)—(1) पिंडली; घुटने के नीचे टाँग के पीछे का मांसल भाग।

(2) बछड़ा।

caliber (केलीबर)—(1) नलिका का छेद या व्यास।

(2) चरित्र बल; महत्व, शक्ति।

calices major (कैलसीसेस मेजर)—वृहद्-पालिकायें।

calices minor (कैलीससे माइनर)—लघु पालिकायें।

calices renal (केलीसेस रीनल)—वृक्कीय पालिकायें (प्याले नुमा आकृतियाँ)।

caliculi, gustatory (केलिकुली गस्टेटरी)—कोरकः छोटी कलिका या प्यालेनुमा आकृति।

calipers (केलीपर्स)—केलीपर-दो भुजा में ब्लैड वाला नापने का यन्त्र।

calisthenics (केलिस्थैनिक्स)—शक्ति और व्यक्तिव को निखारने वाली कसरतें।

calix, calyx (केलिक्स)—पुटक।

callosity (केलोसिटी)—ठेटः चर्म काठिन्य।

callus (केलस)—ढेरः ठेंट।

(1) त्वचा के दृढ़ स्तर (stratum corneum) पर लगातर यौगिक अभिघात (trauma) के कारण उत्पन्न काठिन्य।

(2) हड्डी टूटने के स्थल पर सूत्रक ऊतकों का जमाव जिससे पुनः हड्डी बन जाती है।

calmative (कालमैटिव)—शान्तीदायकः शमक।

calomel (केलोमल)—Hgcl; सफेद शफूफ या चूर्ण (powder) जिसका प्रयोग विरेचक (दस्तावर) औषधि के रूप में होता है।

calor (केलोर)—ऊष्णता; गरमी।

caloricity (केलोरीसिटी)—किसी वस्तु की ऊष्णता उत्पन्न करने की शक्ति।

calorie (केलौरी)—ऊष्णता (heat) की माप की इकाई। वह ऊष्णता की मात्रा जो 1 ग्राम पानी के वजन के ताप को 1° सेन्टीग्रेड बढ़ाने के लिये आवश्यक होती है, सामान्य केलोरी मानी जाती है। इसको ग्राम केलोरी भी कहते हैं। बड़ी कैलोरी किलोग्राम किलोरी होती है जो 1000 छोटी कैलोरी के मिलने से बनती है। इसको खाद्य कैलोरी (food calorie) या किलो केलोरी (kilo calorie) भी कहा जाता है। यह वह उष्णता की मात्रा होती जो 1 किलोग्राम पानी के तापक्रम को 1°C बढ़ा देती है। विभिन्न खाद्य पदार्थों की शक्ति जो वे शरीर को प्रदान करते हैं, केलोरी में ही नापी जाती है। 1 ग्राम कार्बोहाइड्रेट (carbohydrate) लगभग 4.1 केलोरी, 1 ग्राम वसा (fat) लगभग 9.3 केलोरी, और 1 गाम प्रोटीन (protein) लगभग 4.1 केलोरी शक्ति प्रदान करते हैं। भारतवर्ष में विभिन्न व्यक्तियों की आवश्यकतानुसार औसत कैलोरी की जरूरत निम्न मानी जाती है। प्रौढ़ नर 2600 कैलोरी, प्रौढ़ माता 2100 कैलोरी, गर्भवती स्त्री 2600 केलोरी, दूध पिलाने वाली स्त्री 3000 कैलोरी, शिशु—

4 से 5 वर्ष 1000 कैलोरी,
6 से 7 वर्ष 1300 कैलोरी,
8 से 9 वर्ष 1600 कैलोरी,
10 से 11 वर्ष 1800 कैलोरी,
12 से 13 वर्ष 2100 कैलोरी,

इसके अतिरिक्त विभिन्न प्रकार के कार्य करने वालों के लिऐ अतिरिक्त कैलोरी की आवश्यकता अनिवार्य रूप से मानी जाती है। जैसे घर का काम, क्लर्की आदि करने वालों के लिये। 0.75 केलोरी प्रति घण्टा कार्य, कृषि कार्य 75.150 कैलोरी प्रति घण्टा कार्य, भारी कार्य जैसे लकड़ी चीरना या हथौड़ा चलाना 150-300 केलोरी प्रति घण्टा, भारी कार्य जैसे खेल-कूद, खुदाई आदि 300-400 केलोरी प्रति घण्टा कार्य।

claroifacient, calorigenic (केलोरी फेसियेन्ट, कैलोरी जेनिक)—ऊष्णोत्पादक; गर्मी उत्पन्न करने वाला।

calorigenic action of foods or specific dynamic action (S.D.A.) or cost of metabolism (केलोरीन जेनिक एक्सन आफ फूड्स और स्पेसीफिक डायनामिक एक्सन (एस.डी.ए. और कोस्ट आफ मैटाबोलिज्म)—समस्त खाद्य पदार्थ निमग्नता या अन्तर्ग्रहणता (ingestion) ऊष्णता की दर को बढ़ा देते है, यह बढ़ोत्तरी आधार भूत उपापचय (basal metabolism rate)--(B.M.R.) की दर से आगे होती है। खाद्य अन्तर्ग्रहण्ता द्वारा बढ़ी हुई ऊष्णता को एस. डी.ए. (S.D.A.) या खाद्य का केलोरीजनिक प्रभाव (calorigenic action of food) या उपापचय की लागत दर (cost of metabolism) कहा जाता है।

उच्चतम एस.डी.ए. (S.D.A.) प्रोटीन द्वारा 30 प्रतिशत होता

है। कार्बोहाइड्रेट द्वारा 6 प्रतिशत तथा वसा द्वारा 4 प्रतिशत होता है।

calorimeter (कैलोरीमीटर)–ऊष्णता मापक यंत्र। कपाल गुम्बजः खोपड़ी का गुम्बद;

Calvaria (केलवेरिया)–यह गुम्बद फ्रन्टल (frontal), पेराइटल (parietal) और ऑक्सीपिटल (occipital) के उर्ध्व (superior) भागों से बना होता है।

calx (काल्क्स या केलक्स)–भस्म।

calyx (केलिक्स)–पुटकः बाह्यदल पुंज।

camera (केमरा)–कक्षः कोष्ठः कोटर जैसे camera bulbi or camera oculi; चक्षु का एक कक्ष (chamber)।

campimeter (केम्पीमीटर)–दृष्टि क्षेत्र मापक (यन्त्र)।

camptocormia (केम्पटोकोरमिया)–धड़ का आगे की ओर झुकाव।

camptodactylia (केम्प्टोडेक्टीलिया)–हाथ या पाँव की पंजेनुमा दशा।

canal (केनाल)–कुल्याः नहरः विशाखाः नालः नली; नलिका।

***alimentary canal*, digestive canal (एलीमेन्ट्री केनाल; डाइजेस्टिव केनाल)**–'अन्न प्रणाली; पाचक नाल।

***allantoic canal* (एलान्टोइक केनाल)**–भ्रूण पोषिका नाल; अपरा पोषिका नाल।

***canal of Arantius* (केनाल आफ आरन्टीयस)**–डक्टस विनोसस (ductus venosus); शिरा वाहिनी।

***archenteric canal* (आरकीएनटेरिक केनाल)**–नाड़ी अन्त्र नलिका (neurenteric canal)।

***archinephric canal* (आरकीनेफ्रिक केनाल)**–आद्य वृक्क नलिका।

***arterial canal* (आरटीरियल केनाल)**–डक्टस आर्टीरियोसस (ductus arteriosus)।

***Bernard's canal* (बरनाईस केनाल)**–पेन्क्रियाज (pancreas) की सहायी नलिका।

***birth canal* (बर्थ केनाल)**–प्रसवन नलिका।

***Braun's canal* (ब्रोन्स केनाल)**–नाड़ी अन्य नलिका (neurenteric canal)

***carotid canal* (कैरोटिड केनाल)**–शिरस्क नाल; ग्रीवा नाल; केरोटिड नलिका।

***central canal* (सेन्ट्रल केनाल)**–केन्द्रीय नाल (नलिका)।

***Haversian canal* (हैवर्सियन केनाल)**–हेवर्सियन नलिका। हड्डी के अन्दर स्थित छोटी-छोटी नलिकायें जिसमें रक्त कोशिकायें तन्त्रिका और लसीका (lymph) कोटर होते हैं।

***hepatic canal* (हिपैटिक केनाल)**–यकृती नलिका; हिपेटिक नलिका।

***hyaloid canal* (हायलॉयड केनाल)**–हायलॉयड नलिकाः आँख की विट्रियस काय (viterous body) में से गुजरती हुई नलिका जिसमें से शिशु की हायलॉयड (काचाभ) धमनी जाती है।

***incisor canal* (इन्साइजर केनाल)**–रन्दक दन्त नलिका।

***inguinal canal* (इन्वाइनल केनाल)**–जंघासा नलिका।

***medullary canal* (मेडूलरी केनाल)**–मेडुला-नलिका, मज्जा नलिका, सुषुम्ना कुहर।

canaliculus (केनालीकुलस)–नलिका, सूक्ष्म नलिका।

canalis (केनालिस)–नलिका।

canalization (केनेलाइजेशन)–नलिका निर्माण, ऊतक में कोशिकाओं की शाखाओं के लगातार विभाजन व मिलन के कारण नलिकाओं का बनना।

canavanine (केनाबेनाइन)–एक अमीनो अम्ल जो सोयाबीन में पाया जाता है।

cancellate (केन्सीलैट)–झरझरीनुमा या जालीनुमा आकृति युक्त।

cancellus (केनसीलस)–जालवत रचना वाला, पतले रेशे व पर्तों से बना हुआ, जिनके जुड़ने से जाल युक्त रचना बन जाती है।

cancer (केन्सर)–सांघातिक अर्बुद, कर्कटार्बुद, सरतान। शरीर में केन्सर कहीं भी हो सकता है। यह रोगी कोशिकाओं का समूह होता है जो कई कारणों तथा कारकों द्वारा हो सकता है। इसकी रोकथाम केवल प्रारम्भिक स्थिति में ही सम्भव होना कहा जाता है। अधिक समय हो जाने पर इसकी रोकथाम असम्भव ही कही जाती है। व्यक्तियों को केवल इसके प्रति सतर्क किया जा सकता है कि वे ऐसी कोई आदत न डालें जैसे सिगरेट का पीना, अधिक मसालों का सेवन, पान का मुँह में दबाये रहना आदि। कहा जाता है कि यह रोग इन्हीं कारणों से ही होता है। केन्सर कोशिकायें असीमित संख्या व नाप में बढ़ती रहती हैं और उनकी बढ़ोत्तरी व संख्या स्वतः नहीं रुकती है जैसा कि सामान्य कोशिकाओं में होता है।

***cancer encuirasse* (केंसर इनक्यूरेसे)**–वक्ष त्वचा का अत्यधिक फैला हुआ सांघातिक अर्बुद जो स्तनार्बुद के साथ

होता है।

cancer occultus **(केंसर ओकलटस)**—अस्पष्ट केंसर; छिपा हुआ केंसर; एक अंग से दूसरे अंग पर परिवर्ति केंसर।

claypipe cancer **(क्लेपाइप केंसर)**—होंठ और जीभ का केंसर (अर्बुद) जो हुक्के की नली से हुक्का पीने के हेतु होंठ में लगाई जाती है।

contact cancer **(कोन्टेक केंसर)**—सम्पर्क केंसर (अर्बुद)।

osteolytic cancer **(ओसटियोलिटिक केंसर)**—अस्थि क्षय अर्बुद।

primary cancer **(प्राइमरी केंसर)**—प्रमुख अर्बुद।

smoker's cancer **(स्मोकरर्से केंसर)**—धूम्रमान करने से अर्बुद अधिकतर नीचे के होंठ पर।

canceremia (केन्सेरेमिया)—केन्सर कोशिकाओं का रक्त में होना।

cancericidal (केन्सेरीसाइडल)—केन्सर कोशिका नाशक।

cancerism (केन्सेरिज्म)—केन्सर के लिये झुकाव।

cancerogenic (केन्सीरोजेनिक)—केन्सर उत्पादी।

cancerology (केन्सीरोलोजी)—केन्सर का अध्ययन, केन्सर विज्ञान।

cancerophobia (केन्सीरोफोबिया)—केन्सर से आतंकित (भयभीत)।

canceriform (केन्सेरीफोर्म)—केन्सर सदृश।

canceriod (केन्सेरोयड)—केन्सरोपम; केन्सर सदृश कम अहितकर त्वचा का केन्सर।

cancrum (केनक्रम)—कंकर।

cancrum oris (केनक्रम ओरिस)—कोथीय मुखपाक (stomatitis)।

candida (केन्डिडा)—यीष्ट (yeast) सदृश फन्जाई (कवक) जो कवक जाल तो बनाते हैं, पर स्योत स्पोर, एस्कोस्पोर (ascospore) नहीं।

candidemia (केन्डीडेमिया)—केन्डीडा कवक का रक्त में उपस्थित होना।

candle (कैन्डल)—मोमबत्ती; शमा; बत्ती; प्रकाश की इकाई जो 1/8 इंच मोटी मोमबत्ती के 120 ग्रेन प्रति घण्टे के हिसाब से जलने पर मिलती है।

international candle **(इन्टरनेशनल कैन्डल)**—अन्तर्राष्ट्रीय बत्ती; वह प्रकाश की मात्रा जो पाँच वर्ग मिली मीटर प्लैटीनम (platinum) के घनी भवन (solidification) ताप पर होती है।

canities (कैनीटीज)—प्रसृत (अविस्तृत) बालों (hair) का सफेद होना।

canker (केंकर)—मुखी श्लेष्मल (oral mucosa) या ओष्ठ (होंठ) का फोड़ा (छाला)।

cannibal (केनीबाल)—नरभक्षी; स्वजाति भक्षी।

cannula (केनूला)—नलिकाकर यन्त्र जिसका प्रयोग शरीर में डालने के लिए किया जाता है।

cantharides (कैंथेराइड्स)—सूखे हुए केन्थेरिन वेसीकेटोरिया (cantharis vesicatoria) कीट विशेष; इनका प्रयोग उत्तेजक, प्रदाहजनक (irritant) और फफोले या छाले उत्पन्न करने वाला होता है।

cantharidin (कैन्थेराइडीन)—$C_{20}H_{24}O_8$; रवेदार यौगिक जो कैन्थेरीडीज (कीटों) से प्राप्त किया जाता है।

canthectomy (कैन्थेक्टोमी)—अपांग (कैन्थस) उच्छेदन।

canthitis (कैन्थाइटिस)—अपांग शोथ।

cantholysis (केन्थोलाइसिस)—अपांग कर्तन (सर्जरी द्वारा)।

canthoplasty (केन्थोप्लास्टी)—अपांग मरम्मत (प्लास्टिक)।

canthus (केन्थस)—चक्षु कोण; चक्षु के दोनों किनारों पर चक्षु पलकों का कोशिका संयोजन (जोड़)।

caoutchouc (कोटचूक)—एक प्रकार का रबड़ (rubber) जिसका प्रयोग दन्त चिकित्सा और सर्जरी में किया जाता है।

cap (कैप)—टोपी; किसी आकृति के किनारे या सिर का आवरण (ढंकने वाली रचना)।

capacitance (केपेसीटैन्स)—विद्युतधारक (धात्रक); विद्युत-आवेश (चार्ज) रखने का लक्षण।

capacity (केपेसिटी)—क्षमता।

capillarectasia (केपीलारेक्टेसिया)—केशिका विस्तारण (फैलाव)।

capillariomotor (केपीलेरियोमोटर)—केशिकाओं के व्यास को नियन्त्रित करने वाला।

capillary (केपिलरी)—केशिका; (1) रोम सदृश; बाल की तरह।

(2) अत्यन्त सूक्ष्म पतली दीवारों वाली नलिकाएँ, जैसे रुधिर केशिकाएँ या पित्त केशिकाएँ।

capillus (केपिलस)—शिरसोपम; सिर की शक्ल या आकार की।

capitellum, capitulum (केपीटेलम, केपीटुअम)—मुंडक;

केपिटुलम।

capitular (केपीटुलर)—समुण्डिका; अस्थि के सिर सम्बन्धी।

capnohepatography (केपनोहिपेटोग्राफी)—यकृत एक्सरे चित्रण; यकृत में कार्बन डाइऑक्साइड का अन्तः शिरा इन्जेक्शन लगाकर एक्सरे चित्रण करना।

capotement (केपोटिमेन्ट)—पेट के फूलने पर छप-छप की आवाज।

cappa (कप्पा)—कपाट; चतुष्पिण्ड में घूसर पदार्थ का स्तर।

capsicum (केपसीकम)—मिर्च; लालमिर्च।

capsula (केपसुला)—सम्पुट।

capsulation (केपसूल)—सम्पुटन।

capsule (केपसूल)—सम्पुटिका; संपुट; कुहर; पात्र।

***auditory capsule* (ऑडीटरी केपसूल)**—कर्ण-सम्पुटिका; भ्रूण में उपास्थि संरचना जो वर्धन के बाद वाह्य कर्ण बनाती है।

***Bowman's capsule* (बाऊमैन्स केपसूल)**—बोमन संपुट; जिसे मैलपीजियन कैपसूल भी कहा जाता है।

***external capsule* (एक्सटर्नल केपसूल)**—बाह्य सम्पुटिका; रेखितपिण्ड अर्थात् कॉर्पस स्ट्रायटम (corpus striatum) का श्वेत सूत्रों से बना वाह्य तट।

***fibrous capsule* (फाइब्रस केपसूल)**—सूत्रीय या तन्तुकीय कुहर (सम्पुट)।

***Glisson's capsule* (ग्लिसन्स केपसूल)**—गिलीसन सम्पुटिका; बन्धक ऊतक का पिधान जिससे हिपैटिक धमनी, हिपैटिक नलिका और पोर्टल शिरा (केशिकान्तक शिरा) घिरी होती है।

***capsule of heart* (केपसूल आफ हार्ट)**—पेरीकार्डियम (हृदयावरण), हृदय को ढकने वाली झिल्ली।

***joint capsule* (जोइन्ट केपसूल)**—सन्धि सम्पुटिका; सन्धि को घेरे हुए सम्पुटिका (सम्पुट)।

***capsule of lens* (केपसूल आफ लेन्स)**—लेन्स सम्पुटिका (केपसूल)।

***renal capsule* (रीनल केपसूल)**—वृक्क सम्पुटिका (केपसूल)।

capsulectomy (केपसूलैक्टोमी)—केपसूल का उच्छेदन।

capsulitis (केपसूलाइटिस)—केपसूल शोथ।

capsuloma (केपसूलोमा)—वृक्क के केपसूल का अर्बुद।

capsuloplasty (केपसूलोप्लास्टी)—सन्धि सम्पुटिका (केपसूल) की मरम्मत (प्लास्टिक)।

capsulotomy (केपसूलोटोमी)—केपसूल कर्तन जैसे लेन्स या सन्धि आदि का।

caput (केपूट)—सिर; शिरस्क; सिरनुमा भाग।

caput epidiymis (केपूट एपीडिडाइमिस)—शिसरोपांड।

caput medusae (केपूट मैडूसी)—छत्रकशीर्ष।

caput suceedaneum (केपूट सक्सीडेनियम)—प्रसवशीर्षशोफ।

carbasus (कारबेसूस)—जाली (कपड़ा; हल्की जाली (गौज) जो अवशोषक (abrorbent) के रूप में मरहम-पट्टी आदि के काम में लाई जाती है।

carbinol (कारबीनोल)—मिथैनॉल (methanol)।

carbo (कार्बो)—कार्बन, चारकोल (charcoal) अर्थात् काठ कोयला।

carbohemia (कार्बोहिमिया)—रक्त का अपूर्ण आक्सीकरण।

carbohaemoglobin (कार्बोहीमाग्लोबिन)—कार्बन डाइ-ऑक्साइड और हीमोग्लोबिन का सम्मिश्रण।

carbohydrase (कार्बोहाइड्रज)—एक एन्जाइम विशेष जो कार्बोहाइड्रेट के जल अपघटन (hydrolysis) का उत्प्रेरित करता है।

carbohydrate (कार्बोहाइड्रेट)—कार्बोज; कार्बन, हाइड्रोजन और ऑक्सीजन का एक यौगिक जिसमें हाइड्रोजन और ऑक्सीजन का अनुपात 2 : 1 जल समान होता है। शर्करा (sugar) और स्टार्च (starch) दो मुख्य कार्बोज (carbohydrate) हैं। समस्त शर्करा चीनी और स्टार्च (माड़ी) के मुख्य श्रोंत हरे पौधे हैं। समस्त कार्बोज (कार्बोहाइड्रेट्स) को ग्लूकोज (glucose) और फ्रकटोज (fructose-फलशर्करा) में बदलकर ही शरीर के शोषण (absorption) के उपयुक्त बनाया जाता है। 1 ग्राम चीनी (कार्बोहाइड्रेट) 4; 1 कैलोरी ऊष्णता (शक्ति) प्रदान करती है। प्रत्येक दिन 400 से 500 ग्राम कार्बोहाइड्रेट की आवश्यकता मानी जाती है। कार्बोहाइड्रेट तीन प्रकार के होते हैं: (1) पौलीसैकैराइड्स (Polysaccharides); (2) डाइसैक्राइडस (disaccharides); (3)मोनोसैकेराइड्स (monosaccharides)। अंग्रेजी शब्द सैकेराइड्स (saccharide) का अर्थ माड़ी (strarch) होता है। कार्बोहाइड्रेट वह यौगिक है जो पॉलीहाइड्रिक एल्कोहोल (polyhydric alcohol) के एलडिहाइड (aldehyde) और कीटोन (ketone) के व्युत्पन्न (derivatives) होते हैं जिनमें एक से अधिक—OH समूह होता है।

carbolic acid or phenol (कार्बोलिक एसिड या फिनोल)—यह कोलतार (coal tar) के आसवन (ditstillation) से प्राप्त होता है। यह सस्ता और प्रभावी रोगाणु नाशक या संक्रमणहारी (disinfectant) होता है। इसका प्रयोग 3.5 से 5 प्रतिशत पानी में घोल बनाकर किया जाता है।

carbolism (कार्बोनिज्म)—फीनोल (phenol) विषारक्तता।

carbometer (कार्बोमीटर)—कार्बन डाइऑक्साइड मापक (यन्त्र);साँस के साथ निकाली हुई कार्बन डाइऑक्साइड गैस के अनुपात को नापने का यन्त्र।

carbon (कार्बन)—रसायनिक तत्व जिसका प्रतीक `C' तथा आवर्त सारणी में छठा (6) स्थान होता है।

carbon bisulphide (कार्बन बाइसल्फाइड)—CS_2; यह एक अत्यधिक विषाक्त यौगिक (compound) होता है। इसका प्रयोग वसा, रबड़, फोस्फोरस और गन्धक को घोलने में तथा नकली रेशम (artificial silk) बनाने के लिए किया जाता है।

carbon dioxide (कार्बन डाइऑक्साइड)—CO_2, गन्ध तथा वर्णहीन गैस। यह गैस प्रत्येक जीवित द्वारा साँस के साथ बाहर निकाली जाती है। यह खदानों (mines) कल-कारखानों (factories) में भी बाहर निकलती है। इसकी मात्रा जब 7 या 8 प्रतिशत से अधिक होती है तब इसके हानिकारक प्रभाव पड़ने शुरू होते हैं, जो मुख्यतः सिर दर्द, ठण्ड लगना, साँस लेने में कठिनाई, अधिक होने पर बेहोशी और फिर मृत्यु। इसके दूषित प्रभावों को ऑक्सीजन (oxygen) देकर दूर किया जाता है।

carbon monoxide (कार्बन मोनोऑक्साइड)—CO; कार्बन के अपूर्ण दहन (combustion) से बनती है। यह हीमोग्लोबिन के साथ एक स्थाई यौगिक बनाती है जिस कारण यह घातक (प्राणहर) होती है। इसके बुरे प्रभाव 0.1 प्रतिशत पर ही मानव पर पड़ने शुरू हो जाते हैं ओर 0.4 प्रतिशत होने पर मौत का कारण बन जाते हैं। यह रक्त के लाल रक्ताणुओं (red blood corpuscles) के हीमोग्लोबिन (haemoglobin) के साथ मिलकर कार्बोक्सी हीमोग्लोबिन (carboxy haemoglobin) का निर्माण करती है, जो स्थाई यौगिक होता है और यह ऊतकों (tissues) तक ऑक्सीजन (oxygen) नहीं पहुँचने देता है, जिससे साँस प्रक्रिया अवरुद्ध हो जाने से कुप्रभाव पड़ता है तथा मृत्यु हो जाती है। यह गैस आमतौर पर कुछ कारखानों जैसे सीमेण्ट, ईटों के भट्टे और सोडा फैक्टरियों आदि में होती है। इसके बुरे प्रभाव चक्कर आना, सिर में दर्द होना, उबकाई आना, वमन (उल्टी), हृदयगति (heart beat) का बढ़ जाना आदि होते हैं।

carbon tetrachloride (कार्बन टेट्राक्लोराइड)—यह साफ, रंगहीन द्रव्य होता है इसका प्रयोग कीटनाशक की तरह होता है।

carbonemia (कार्बोनेमिया)—रक्त में कार्बन डाइऑक्साइड की अधिकता।

carbonize (कोर्बोनाइज)—कार्बन या कोयले में परिवर्तित करना।

carbonyl (कार्बोनिल)—'CO' द्विसंयोजक (bivalent) मूलक (radical)।

carboxyhaemoglobin (कार्बोक्सीहीमोग्लोबिन)—कार्बन मोनोआक्साइड (CO) और हीमोग्लोबिन का सम्मिश्रण।

carboxyl (कार्बोक्सिल)—`COOH' एक संयोजक मूलक, जो प्रायः सभी कार्बनिक अम्लों (organic acids) में होता है।

carboxylase (कार्बोक्सीलेज)—एक एन्जाइम विशेष जो कार्बोक्सिल समूह से कार्बन डाइ-आक्साइड को विखण्डित करता है।

carbuncle (कार्बन्किल)—एक प्रकार का विस्फोटक फोड़ा, जो गुच्छाणु (staphylcoccus) संक्रामण के कारण बनता है। यह गुच्छाणु त्वचा के नीचे गहरे कई विवर खतिकाओं (sinuses) में बैठे हुए होते हैं।

carcinectomy (कारसीनेक्टोमी)—कैंसर उच्छेदन, कैंसर का काटकर बाहर निकाल देना।

carcinogen (कारसीनोजन)—कैसर कारक, कैसंरज।

carcinogenesis (कारसीनोजेनेसिस)—कैंसर उत्पादक।

carcinoid (कारसीनोयड)—कैंसरसम, कैंसरोपम।

carcinolysis (कारसीनोलाइसिस)—कैंसर नाशक, कैंसर कोशिकाओं को नष्ट करने वाला।

carcinoma (कारसीनोमा)—विषालु अर्बुद, कासरीनोमा अधिच्छद कोशिकाओं को घेरे हुए बन्धक ऊतकों से बना अर्बुद।

***epidermoid carcinoma and cylindrical cell carcinoma* (एपीडरमोइड कारसीनोमा और सिलैन्ड्रीबल सेल कारसीनोमा)**—अधिच्छद् अर्बुद और आयताकार कोशिका अर्बुद; इन दोनों प्रकार के अर्बुदों मे बहुत कुछ समानता होती है। लगभग एक-सा ही होते हैं।

अधिच्छद् अर्बुदों के कुछ प्रकारः—

squamous cell carcinoma **(स्क्वैमस सेल कारसीनोमा)**—शल्क अधिच्छद् कोशिका अर्बुद।

adeno carcenoma or glandular carcinoma **(एकीनो कारसीनोमा या ग्लैण्डुलर कारसीनोमा)**—ग्रन्थिल भ्रूणीक कोशिका अर्बुद।

basal cell carcinoma **(बैसल सेल कारसीनोमा)**—अधिच्छद् अर्बुद का एक प्रकार जो सम्भवतः आधार कोशिकाओं से बना होता है।

simplexc arcinoma **(सिम्पलैक्स कारसीनोमा)**—सामान्य या साधारण अर्बुद जिसमें कोशिकाओं में कोई विभिन्नता नहीं होती है।

carcinophilia (कारसीनोफिलिया)—कैंसर ऊतक सम्बन्धी।

carcinophobia (कारसीनोफोबिया)—कैंसर से आतंकित (भयभीत)।

carcinosis (कारसीनोसिस)—कैंसर विकीर्णक, कैंसर का विस्तार।

cardamom (कारडेमम)—इलायची, इलीटेरिया कारडामोमम (Elettaria cardamomum) का फल (fruit)।

cardi (o) (कारडी) (ओ)—हृदय अर्थ का उपसर्ग।

cardia (कारडिया)—आमाशय का उर्ध्व (ऊपरी) छिद्र।

cardiac (कार्डियक)—(1) हृदय सम्बन्धी,
(2) आमाशय उर्ध्व छिद्र सम्बन्धी।

cardialgia (कारडिएलजिया)—आमाशयिक भित्ति में दर्द।

cardianeuria (कारडीन्यूरिया)—हृदय ध्वनि में कमी।

cardiant (कारडीयेन्ट)—हृदय को प्रभावित करने वाली (दवा)।

cardiataxia (कारडीयाटैक्सिया)—हृदय गति में असंगति।

cardiectasis (कारडीएक्टेसिस)—हृदय प्रसार (फैलाव)।

cardio-accelerator (कारडीयो-एक्सीलरेटर)—हृदयक्रियाशीलता वर्धक।

cardio-angiology (कारडियो-एनजियोलोजी)—हृदय और रक्त वाहिनियों सम्बन्धी विज्ञान।

cardiocele (कार्डीयोसील)—हृदय के डायफ्राम (मध्य प्राचीर या पट) से बहिःसरण।

cardiocentesis (कार्डीयोसेन्टेसिस)—डाक्टर द्वारा हृदय चोभ (वेधन)।

cardiochalasis (कार्डीयोचेन्टेसिस)—आमाशय उर्ध्व छिद्र असमर्थता।

cardiocirrhosis (कार्डीयोसिरोसिस)—यकृत शोथ के साथ हृदय रोग।

cardiodasis (कार्डीयोडेसिस)—हृदय फटन।

cardiodynamics (कार्डीयोडाइनेमिक्स)—हृदय क्रियाशीलता से सम्बन्धित शक्तियों का अध्ययन।

cardiodymia (कार्डीयोडाइमिया)—हृदय क्षेत्र में दर्द।

cardiogenesis (कार्डीयोजेनेसिस)—हृदय वर्धन (भ्रूण में)।

cardiogenic (कार्डीयोजेनिक)—हृदय उद्भित।

cardiogram (कार्डीयोग्राम)—हृदय गति रेखांकन (ग्राफ)।

cardiograph (कार्डीयोग्राफ)—खींचने वाला संयंत्र।

cardio-inhibitor (कार्डीयो-इन्हीविटर)—हृदय गति अवरोधक।

cardiokinetic (कार्डीयोकाइनेटिक)—हृदयोत्तेजक।

cardiologist (कार्डीयोलोजिस्ट)—हृदय रोगविशेषज्ञ।

cardiology (कार्डीयोलोजी)—हृदयरोग विज्ञान।

cardiolysin (कार्डीयोलाइसिन)—हृदयपेशी पर कार्य करने वाला प्रति पिण्ड (एन्टी बोडी)।

cardiolysis (कार्डीयोलाइसिस)—हृद-ह्रासक, हृदय की परतों को पृथक करने वाला।

cardiomegaly (कार्डीयोमिगेली)—हृद-अतिवृद्धि।

cardiometer (कार्डीयोमीटर)—हृद-क्रिया शक्ति मापक (यन्त्र)।

cardiomotility (कार्डीयोमोटिलिटी)—हृद-गतिशीलता।

cardionector (कार्डीयोनेक्टर)—हृदय-स्पन्दन नियन्त्रक, साइनोएट्रियल कांड (node)।

cardionephric (कार्डीयोनेफरिक)—हृदय-वृक्क सम्बन्धी।

cardioneural (कार्डीयोन्युरल)—हृदय-तन्त्रिका तन्त्र सम्बन्धी।

cardiopalmus (कार्डीयोनपाल्मस)—हृदय की धड़कन (प्रतिस्पन्दन)।

cardiophobia (कार्डीयोफोबिया)—हृदय रोग से भयभीत।

cardiophone (कार्डीयोफोन)—हृद्पेशी ध्वनि को सुनने योग्य बनाने वाला यन्त्र।

cardioptosis (कार्डीयोप्टोसिस)—हृदय का नीचे की ओर विस्थापन (खिसका हुआ होना)।

cardiospasm (कार्डीयोस्पाज्म)—आमाशय की उर्ध्व छिद्र पर स्थित अवरोधनी (अनफिन्कटर) माँस पेशी का अति संकुचन (spasm)।

cardiosphygmograph (कार्डीयास्फिग्मोग्राफ)—हृदय और नब्ज की गति को अंकित करने वाला संयत्र।

cardiotachometer (कार्डीयोटेकोमीटर)—लगातार घण्टों या दिनों तक हृदय की धड़कन को अंकित करने वाला संयंत्र।

cardiotherapy (कार्डीयोथिरैपी)—हृद-चिकित्सा।

cardiotomy (कार्डीयोटोमी)—हृदय का सर्जरी द्वारा कर्तन।

carditonic (कार्डीयोटोनिक)—हृदय-शक्ति वर्धक।

cardiotoxic (कार्डीयोटोक्सिक)—हृद-विषाक्त (वैषिक)।

carditis (कारडाइटिस)—हृद-पेशी शोथ।

care (केयर)—परवाह, देख-रेख (मरीज की)।

caries (केरीज)—क्षय (दाँत या हड्डी की), अस्थि क्षय, अस्थि क्षरण।

carina (केरीना)—किरीच, मेंड़नुमा आकृति, कील, कूटक।

carminative (कारमीनेटिव)—अफरा या पेट के अफारा (वायु) को दूर करने वाली दवा।

carmine (कारमीन)—किरमिजी (रंग विशेष)।

carnophobia (कारनोफोबिया)—गोस्त से घृणा।

caro (केरो)—मांस या पेशी ऊतक।

carotenase (केरोटिनेज)—एक एन्जाइम (enzyme) विशेष जो केरोटीन पदार्थ को विटामिन 'ए' में बदल देता है।

carotene (केरोटीन)—$C_{10}H_{56}$, यह पूर्व विटामिन 'ए' होता है। कुछ साग-सब्जियों जैसे गाजर (carrot), टमाटर (tomatoes) आदि में तथा अण्डपीत (eggyolk), दूध वसा आदि पदार्थों में पाया जाता है। शरीर के अन्दर यह विटामिन 'ए' में बदला जा सकता है। सामान्य खाना पकाने मे यह नष्ट नहीं होता है, पर यदि अत्यधिक उबाला जाए या फिर आवश्यकता से अधिक पकाया जाऐं तो यह नष्ट हो जाता है। केरोटीन के 1.2 माइक्रोग्राम =5000 विटामिन ए-इन्टरनेशनल यूनिटों के। यह मानव की प्रतिदिन की आवश्यकता होती है। अधिक खाने से केरोटिनेमिया (carotenemia) नामक रोग हो जाता है जिसमें त्वचा पीली पड़ जाती है।

carotenosis (केरोटिनोसिस)—ऊतकों में केरोटीन का जमाव।

carotid (केरोटिड)—ग्रीवा धमनी, पिण्ड, कोटर या नाल।

carotidpenia (केरोटिडपेनिया)—केरोटिड धमनी में दबाव के कारण दर्द।

carpal (कारपल)—कलाई (wrist) की आठ हड्डियाँ जो हाथ और अग्र बाहु (fore arm) के बीच में होती हैं और जिनसे कलाई बनती है।

carpus (कारपस)—कलाई।

carrier (केरियर)—वाहक, वह माध्यम (agent) जिससे कोई चीज ले जाई जाती है, मुख्यतः वह व्यक्ति या जन्तु जिसमें रोगोत्पादक सूक्ष्मांगी आश्रित होते हैं और जिनको यह दूसरों में स्थानान्तरित करने की क्षमता रखते हैं। यह मुख्यतः दो प्रकार के होते हैं, (1) अस्थाई (temporary) जो उद्वर्धनी (incubatory or precocous) संक्रममण से लेकर रोग के लक्षण प्रकट होने की अवधि वाले जैसे डिपथीरिया, टाइफॉइड, गलसुआ (मम्पस) आदि, सुप्तक (convalscent) जैसे पेचिशें, इन्फुलैंजा आदि और संबन्धक (contact) जैसे पोलियो, हैजा (cholera) जो विरामी (intermittant) या निरन्तर (continuous) किस्म के होते हैं।

caries, dental (कोरीओस डेण्टल)—दन्तक्षय, दांत में कीड़ा लगना, दांत का सड़ना।

cart (कार्ट)—पहिये वाली गाड़ी (ठेला); अस्पतालों में कई प्रकार के समान एक स्थान से दूसरे स्थान को ले जाने हेतु काम में लाई जाने वाली पहियों पर ढुलकने वाली गाड़ी या ठेला या ट्राली।

cartilage (कार्टीलेज)—उपास्थि।

amphysial cartilage **(एमफाइसियल कार्टीलेज)**—अधिप्रवर्ध उपास्थि।

elastic fibro cartilage **(इलास्टिक फाइब्रो कार्टीलेज)**—स्थितिस्थापक रेशेयुक्त उपास्थि।

hyaline cartilage **(हायलाइन कार्टीलेज)**—काचीय उपास्थि।

cartilaginoid (कार्टीलेजीनाइड)—उपस्थि सदृश।

cartilaginous (कार्टीलेजीनस)—उपास्थियुक्त; उपास्थिक।

carver (कारवर)—गढ़ने का औजार; उत्कीर्णक; खोद कर या काटकर किसी रचना को ठीक करने का औजार-नकली दांत आदि बनाते समय अधिकतर काम में लाया जाता है।

cascara (कसकारा)—छाल; भूसा।

cascara sagrada (कसकारा सगराडा)—रहमनस पुरशियाना (Rhamnus purshiana) पौधे की सूखी छाल, जिसका प्रयोग रेचक (दस्तावर) औषधि की तरह होता है।

case (केस)—(1) किसी बीमारी की वस्तुस्थिति।
(2) आवरण, पेटी।

case history (केस हिस्ट्री)—व्यक्ति वृत; रोगी के हाल-चाल का विवरण।

casease (केसियेज)—केसियेस एक बैक्टीरियल एन्जाइम जिसमें एल्व्युमिन (albumin) के घोलने की क्षमता होती है।

caseation (केसियेसन)—ऊतक का ह्रास से बना सूखा, पनीर सदृश पुंज।

casebook (केसबुक)—रोगी की विवरण पुस्तिका।

casein (केसीन)—केसीन; दूध में पाया जाने वाला फोस्फोप्रोटीन

(phosphoprotein)।

caseinogen (केसीनोजन)–एक दुग्ध प्रोटीन, यह फास्फो प्रोटीन (phospho protein) होता है। इसमें प्रोटीन परमाणु फोस्फोरिक अम्ल के साथ जुड़े रहते हैं। यह पानी में अनघुलनशील क्षारीय वस्तुओं (alkalies) में घुलनशली होते हैं। मानव में किसीनोजन का संश्लेक्षण स्तन ग्रन्थियों (mammary glands) में प्लाज्मा के अमीनो अम्ल और प्रोटीन से होता है। इसकी मात्रा मानव स्त्री के दूध में 0.3% जबकि गाय के दूध में 2.7% होती है।

caseous (केसियस)–पनीर सदृश।

cassette (केसट)–मंजुषा; पेटी।

cast (कास्ट)–(1) निक्षेप; पक्षी कीट आदि की उतार कर फेंकी हुई त्वचा का खोल आदि।

(2) ढांचा।

casuality (केजुयलिटी)–दुर्घटना।

(2) हताहत, घायल।

casuistics (केसुइसटिक्स या केजुयइस्टिक्स)–रोगियों की गणना व अध्ययन।

carunculae (कारन्कुली)–शंकु; मांसांकुर।

carunculei hymenalis (कारन्कुली हाइमेनेलिस)–आरित्रय मासांकुर।

caranculei lacrimalis (कारन्कुली लेक्रीमेलिस)–आरित्रय मासांकुर।

catabasis (केटाबेसिस)–रोग के कम होने की स्थिति।

catobalergy (केटाबालर्जी)–अपचय (catabolism) में उपयुक्त शक्ति।

catabolim (केटाबोलिज्म)–अपचय उत्पाद; ह्रास प्रक्रिया के फलस्वरूप उत्पन्न कोई उपज (product)।

catabolism (केटाबोलिज्म)–अपचय; ह्रास प्रक्रिया, उपचय; वह प्रक्रिया जिसमें अंगी जीवित व्यवस्थित पदार्थों को पुनः सामान्य (सरल) पदार्थों में बदलता है।

catachromobiology (केटाक्रोनोबायोलोजी)–जीवित पर समय के हानि कर प्रभावों के अध्ययन सम्बन्धी जीव विज्ञान।

catadioptric (केआडायोपट्रिक)–प्रकाश के परावर्तन (reflection) और अपवर्तन (refraction) दोनों से सम्बन्धित।

catagen (कैटाजन)–कैटाजन; रोम (केश) के आधार (base) पर बल्वाकार परिवर्धन (enlargement) का बनना।

catagenesis (केटाजेनेसिस)–(1) निवर्तन; अन्तर्वलय।

(2) उलझन।

catalase (कैटालेज)–एक एन्जाइम जो हाइड्रोजन परऑक्साइड के अपगठन को उत्प्रेरित करता है और जो प्रायः सब ही कोशिकाओं में केवल बैक्टीरिया को छोड़ कर होता है।

catalepsy (कैटालेप्सी)–निस्पन्दन बात; वह दशा जिसमें समस्त शरीर या अवयव जिस दशा में भी रख दिये जाएं उसी दशा में बिना हिले-डुले बने रहते हैं।

catalysis (केटालिसिस)–उत्प्रेरणता; छोटी मात्रा के पदार्थों का रसायनिक प्रक्रिया पर प्रभाव, जिसमें छोटी मात्रा का पदार्थ प्रक्रिया में सम्मिलित नहीं होता है।

catalytic (केटालिटिक)–उत्प्रेरक।

***negative catalytic* (नेगेटिव केटालिटिक)**–रसायनिक प्रतिक्रिया अवरोधक उत्प्रेरक।

***positive catalytic* (पोजिटिव केटालिटिक)**–रसायनिक प्रतिक्रिया त्वरक या गति वर्धक उत्पेरक।

catamenia (केटामेनिया)–रजः स्राव; रजोधर्म; मासिक धर्म; ऋतुधर्म।

catamnesis (केटामनेसिस)–आर्युईतिहास; रोगी का वह समस्त विवरण जो चिकित्सक द्वारा पूछा जाता है।

cataphora (केटाफेसिया)–वाक्-असंगतता; वाक्य को बार-बार दोहराने की गड़बड़ी।

cataphora (केटाफोरा)–तन्द्रा जिसमें आवाज ओर संवेदनता का लोप रहता है।

cataphoresis (केटाफोरेसिस)–विद्युत धारा द्वारा दवा का शरीर में प्रवेश कराना।

cataplasia (केटापलासिया)–ऊतक क्षयता।

cataplasm (केटाप्लाज्म)–पुलटिस।

cataplexy (केटाप्लैक्सी)–पेशी-प्रतिष्टंभ, पेशी-तान (muscular tone) का यकायक अस्थाई रूप से लोप हो जाना, जिससे रोगी निर्जीव हो जाता है।

cataract (केटेरेक्ट)–केटेरेक्ट, मोतिया बिन्द; आंख के लैन्स (ताल) का अपारदर्शी (opaque) हो जाना, जिससे दृष्टि में बाधा (व्यतिकरण) आ जाती है।

catarrh (केटारहा)–प्रतिश्याय; नजला; सर्दी; जुकाम।

catarrh of the vagina (केटारहल, ऑफ दी वेजाइना)–प्रदर (रोग)।

catarrhal ophthalimia (केटारहल ओपथेलमिया)–सर्दी जुकाम के कारण आंख का बहना या आना।

catatropia (केटाट्रोपिया)–दृष्टि-अक्ष का नीचे की ओर घूम

जाना।

cataxia (केटक्सिया)–बैक्टीरिया संघ (assoclation) को छिन्न-भिन्न करना।

catgut (केटगट)–तांत; स्वस्थ्य स्तनी के कोलेजन (collagen) से तैयार किया हुआ शोषणशील से बना (सीने वाला) धागा जो सर्जरी में काम आता है।

catharsis (केथार्सिस)–(1) दस्त।

(2) तनाव और चिन्ता को दूर करने हेतु भावुकता को दूर करने वाला।

cathartic (केथार्टिक)–भेदक; सारक; विरेचक; दस्तावर।

cathepsin (केथेप्सिन)–अन्तर्कोशिकीय (intracellular) प्रोटीन विभेदक एन्जाइम जो अनिवार्यतः उदासीन माध्यम में ही कार्य करता है।

catheter (केथेटर)–नाल-शलाका; शरीर से मूत्र निकालने का यंत्र।

cathexis (केथेक्सिस)–भावुक मानसिक शक्ति की संलग्लनता; मनोविज्ञान शास्त्र का एक शब्द-किसी विशेष विचार या धारणा (object) पर व्यय होने वाली मेघा शक्ति।

cathode (कैथोड)–ऋणाग्र; बाहर लाने वाला। cation (केसन)–केसन; धन विद्युती (electropositive) तत्व (element)।

cauda (कोउडा)–पुच्छांग; किसी अंग का पुच्छाकार पिछला या निम्न भाग जैसे cauda equina–अश्वोमप पुच्छांग।

cauda spina (कोडा स्पाइना)–मेरुदण्ड का निम्न भाग; cauda epididymis पुच्छो-पाण्ड।

caudad (काउडाड)–(1) पूंछ; दुम।

(2) पिछली ओर की तरफ (ओर)।

caudad–पुच्छीय; पुच्छ।

caudate (काउडेट)–पुच्छ; पुच्छी युक्त; दुम वाला।

caul (कॉल या काउल)–(1) भ्रूणावरण, जरायु।

(2) उदरास्तार भांज (omentum)।

caumesthesia (कॉमएस्थिसिया)–वह दशा जिसमें निम्न ताप पर भी रोगी दहन संवेदना का अनुभव करता है।

causalgia (कॉसालजिया)–ज्वलन या दहन तीव्र दर्द।

caustic (कॉस्टिक)–(1) कास्टिक पदार्थ।

(2) दाह उत्पन्न करने वाला; जलाने वाला।

(3) तीखा, कड़ुआ।

caustic soda (कॉस्टिक सोडा)–कॉस्टिक सोडा–एक प्रकार का सोडियम हाइड्रोक्साइड।

***lunar caustic* (लूनर कॉस्टिक)**–सिलवर नाइट्रेड (silver nitrate)।

cauterant (कॉटिरेन्ट)–कॉस्टिक पदार्थ।

cauterization (कॉटीराइजेशन)–कॉस्टिक या गरम लोहे की छड़ से दागना; क्षार कर्म।

cavernous (केवरनस)–कोटरी युक्त; छिद्रिष्ठ।

cavitation (केवीटेशन)–कोटर या गुहा बनाना।

cavity (केविटी)–(1) कोटर; गुहिका; गुहा; विवर।

(2) दांतों में कीड़े के खाने से बनी खाली जगह (caries)।

***abdominal cavity* (एब्डोमीनल केविटी)**–उदरीय गुहा।

***buccal cavity* (बक्कल केविटी)**–मौखिक गुहा।

***cranial cavity* (क्रेनियल केविटी)**–कपालीय गुहा।

***dental cavity* (डेन्टल केविटी)**–दन्त गुहा।

***nasal cavity* (नेजल कैविटी)**–नासा गुहा।

***oral cavity* (ओरल कैविटी)**–मौखिक गुहा।

***pelvic cavity* (पेल्विक कैविटी)**–वस्तु गुहा।

***thoracic cavity* (थोरेसिक कैविटी)**–वक्षीय गुहा।

***tympanic cavity* (टिम्पेनिक कैविटी)**–मध्य कर्ण गुहा।

***uteri cavity* (यूटाराई कैविटी)–गर्भाशय गुहा।**

cavum (केवम)–गुफा; वेष्म।

cavus (केवस)–पोला; खोखला।

C. B. C. (सी. बी. सी.) पूर्ण रक्त कोशिका गणना।

CCM (सीसीएम)–क्यूबिक सेन्टीमीटर; वर्ग सेन्टीमीटर।

CD--curative dose **(सी. डी.-क्यूरेटिव डोज)**–आरोग्य कर मात्रा।

CD–कैडमियम (cadmium) रसायन का रसायनिक प्रतीक।

C. D. 50 (सी. डी. ५०)–अर्ध आरोग्य कर मात्रा।

ceasmic (सीसमिक)–भ्रौणिक विवरों (fissures) का प्रसव के बाद में बना रहना।

cebocephalia (सीबोसिफैलिया)–सिर की बन्दर सदृश शक्ल (विकृतता), इसमें आंखें पास-पास तथा नाक चपटी होती है।

cecal (सीकल)–सीकम सम्बन्धी।

cecectomy (सीसेकटोमी)–सीकम उच्छेदन।

cecitis (सीसाइटिस)–सीकम शोथ (inflammation)।

cecum (सीकम)–सीकम; अन्ध नलिका; बड़ी आंत का समीपस्थ भाग जो इलियम के दूरस्थ (distal) भाग से लगा रहता है।

cele (कोल)–हार्निया (hernia) अर्थ का शब्द।

celiac (सिलीयक्‍)–उदर सम्बन्धी।

celialgia (सिलियलजिया)–उदर में दर्द।

celiectasia (सिलिएक्टेसिया)–बहुत बड़े नाप की उदरीय गुहा।

celioma (सिलियोमा)–उदरार्बुद।

celiomyalgia (सिलियोमायलजिया)–उदरीय पेशियों में दर्द।

celiomyositis (सिलियोमायोसाइटिस)–उदरीय पेशी शोथ।

celiopathy (सिलियोपैथी)–उदर-रोग।

celiosite (सिलियोसाइट)–उदर परजीवी।

cell (सैल)–(1) कोशिका; जीवित की एक इकाई, जिसमें जीवद्रव्य (प्रोटोप्लाज्म) और न्यूक्लियस (nucleus) होता है एवं जो कला (membrame) या भित्ति (wall) से घिरा होता है।

(2) कोई छोटी कोठरी या वेष्म।

cell division (सैल डिवीजन)–कोशिका (सैल) विभाजन; एक कोशिका का दो दुहिता कोशिकओं (daughter cells) में बंटना ही जीवन की निरंतरता (continuity) का आधार होता है। कोशिका विभाजन तीन प्रकार से होता है–

(1) माइटोसिस (mitosis) या विषम कोशिका विभाजन (indirect cell division) इसमें न्यूक्लियस (nucleus) परम्परा सूत्रों (क्रोमोसाम) तथा अन्य अवस्थाओं के पश्चात् विभाजित होता है। इसे केरियोकाइनेइसिस (karyokinesis) भी कहा जाता है (2) एमाइटोसिस (amitosis) असूत्री विभाजन या सरल कोशिका विभाजन (direct cell division) इसमें न्यूक्लियस बीच में दब कर दो न्यूक्लिाई (nuclei) में बंटता है, फिर यह दोनों न्यक्लिाई साइटोप्लाज्म में दो ओर चले जाते हैं, फिर साइटोप्लाज्म मध्य में से सिकुड़ कर एक-एक न्युक्लिाई को लेकर बंट जाता है। इस प्रकार एक कोशिका टूट कर दो कोशिका बन जाती है। (3) मियोसिस (meoisis) ह्रास विभाजन। यह जनन कोशिकाओं (germ cells) की परिपक्वता (maturation) में होता है। इस प्रक्रिया में क्रोमोसोम की संख्या आधी अर्थात् युग्म सूत्री (diploid) संख्या से एकांकी या अयुग्मसूत्री (haploid) हो जाती है।

***adventitial cell* (एडवेन्टीसियल सैल)**–इनको पेरीसाइट (परिकेशिका) अवस्थानिक भी कहते हैं। यह कोशिकायें शाखा युक्त कोशिकायें होती हैं जो परिलसीकीय (perilymphatic) और परिवाहिका (perivascular) ऊतकों (tissues) में पाई जाती हैं, जो प्रारम्भ में जालिका अन्तःस्तर (reticuloendothelial) संस्थान (system) से सम्बन्धित थी, इसी कारण इन्हें अवस्थानिक कोशिकाओं की संज्ञा दी जाती है।

***alpha cells* (एल्फा सैल्स)**–कुछ कणिक कोशिकायें जो अग्नाशय ऊतक (pancreatic tissue) या पिप्यूटरी ग्रन्थि की ग्रन्थिल पाली (adenohypophysis) में पाई जाती है।

***amacrine cells of retina* (ऐमाक्राइन सैल्स ऑफ रेटीना)**–सूत्राक्षहीन कोशिकायें; रेटीना या दृष्टि पटल की सूत्राक्षहीन कोशिकायें।

***amoeboid cells* (अमीबोइड सैल्स)**–अमीबा सदृश कोशिकायें, अतिरचित आकार वाली कोशिकयें जो अमीबा प्राणि की तरह आपना आकार बदलती रहती हैं।

***argentaffin cells* (अरजेन्टाफिन सैल्स)**–रजतरागी कोशिकायें, जैसे द्युति कोशिकायें (iridocytes)।

***astrocyte cells* (ऐस्ट्रोसाइट सैल्स)**–तारक कोशिकायें; ताराकार कोशिकायें; यह कोशिकायें तंत्रिका तंत्र के अंगों की प्रमुख कोशिकायें अण्डाकार (oval), न्यूक्लियस युक्त (nucleated) और अनेक प्रर्वधनों युक्त होती हैं। यह वाह्य स्तर (ectoderm) से उद्‌भित (originate) होती है। यह दो प्रकार की होती हैं: (1) प्रोटोप्लाज़्मिक एस्ट्रोसाइट (protoplasmic astorcyte) अर्थात् जीवन सत्वी (protoplasmic) तारक कोशिकयें जो धूसर पदार्थ (grey matter) में होती हैं, इनमें प्रवर्धन तुलना में छोटे होते हैं; (2) सूत्रीय एस्ट्रोसाइट (filero astrocyte) जो श्वेत पदार्थ (white matter) में होती हैं। इनके प्रवर्धन सीधे, पतले और लम्बे होते हैं।

***basal cells* (बेसल सैल्स)**–आधारिक या अधोभागीय कोशिकायें; यह तहदार (स्तरिय) अधिच्छद (stratified epithelium) की सबसे गहरे स्तर में पाई जाती हैं।

***basket cells* (वास्कट सैल्स)**–टोकरी या डलिया बनाने वाली कोशिकायें। यह तीन प्रकार की होती हैं; (1) प्रमस्तिष्कीय सेरिब्रल (cerebral) वल्क (cortex)की गहरी ताराकार कोशिकायें; इनके अक्षक (axon) तंत्रिकाओं की अंत्त की वृक्षारूपी शाखायें परकंजे (purkinje) कोशिकायें, डलिया बनाती हैं। (2) राल (salivary), अश्रु (lacrimal) और स्वेद (sweat) ग्रन्थियों की पेशी और अधिच्छद (myoepithelial) कोशिकायें; (3) रक्त तैल्य (blood smears) पदार्थों की क्षीणता प्राप्त करती हुई श्वेत कणिकायें।

***beta cells* (बीटा सैल्स)**–बीटा कोशिकायें; यह दो

स्थलों पर पाई जाती हैं; (1) अग्नाशय द्वीपों (pancreatic islets) की बीटा कोशिकायें जिनमें सुरासार (alcobol) में घुलनशील कण होती हैं। (2) कोशिकायें, जिनमें क्षाररंगीय (basophilic) कण होते हैं यह कोशिकायें पिट्यूटरी ग्रन्थि की ग्रन्थिल पाली (lobe) में पाई जाती हैं।

***centroacinar cells* (सेन्ट्रोएसीनर सैल्स)**–केन्द्र असिकार (sword like) कोशिकायें, यह पेन्क्रिाज (अग्नाशय) की अन्तर वेशी (intercalated) नलिकाओं (duets) में होती हैं।

***chalice cells* (चैलिस सैल्स)**–पात्रक कोशिकायें।

***chief cells* (चीफ सैल्स)**–(1) आमाशय (stomach) की स्तम्भाकार (columnar), कणी (granular) कोशिकायें जो अंगमूल स्थित ग्रन्थियों में पाई जाती हैं। इनसे पेपसिन (pepsin) स्राव होता है। इनको पेपटिक (peptic) कोशिकयें भी कहा जाता है।

(2) पिट्यूटरी ग्रन्थि (pituitary gland) की अरंजय (chromophobe) कोशिकायें।

***chromophil cells* (क्रोमोफिल सैल्स)**–रंज्यरागी कोशिकायें; पिट्यूटरी ग्रन्थि की अेल्फा (alpha) और बीटा (beta) कोशिकायें।

***columnar cells* (कोल्मनर सैल्स)**–स्तंभाकार कोशिकायें। अधिच्छद (epithelium) की ऐसी कोशिकायें जिनकी ऊंचाई, चौड़ाई से अधिक होती हैं।

***cuboidal cells* (क्यूबोइडल सैल्स)**–घनास्थिक कोशिकायें; ऐसी अधिच्छद् (epithelial) कोशिकायें जिनकी ऊंचाई और चौड़ाई लगभग बराबर होती है।

***decidual cells* (डेसीडुअल सैल्स)**–पत्या कोशिकायें; बड़ी, गोल; परिवर्तित बन्धक ऊतक कोशिकायें जो गर्भ के समय पत्या में पाई जाती है ओर जो उसकी अविवृद्धि के लिये जिम्मेदार होती हैं।

***domilune cells* (डोमीलूने सैल्स)**–औदक (सीरस) कोशिकायें। मिश्रित ग्रन्थियों (mixed glands) में श्लौष्म नलिकाओं (mucous tubule) के सिरों पर शीर्ष (cap) बनाती हैं।

***endothelial cells* (इन्डोथीलियल सैल्स)**–अन्तःश्छद् कोशिकायें। वह अधिच्छद् कोशिकायें जो औदक कोटरी (sesous cavities) हृदय (heart), रक्त और लसीका वाहिनियों का अस्तर बनाती हैं।

***ethmoidal cells* (एथमोइडल सैल्स)**–झर्झरास्थि (ethmoid) की कोशिकायें।

***fat cells* (फैट सैल्स)**–वसा कोशिकायें।

***follicular cells* (फौलीकुलर सैल्स)**–डिम्बाशय कोषक (ovarian follice) की अधिन्छद् कोशिकयें।

***ganglion cells* (गैंगलियन सैल्स)**–ग्रन्थिल कोशिकायें; किसी भी ग्रन्थि (ganglia) की तंत्रिका कोशिका।

***germ cells* (जर्म सैल्स)**–जनन (उत्पादन) कोशिकायें; शुक्राणु (spermatozoon) या डिम्ब (ovum)। इसको पहले अंग्रेजी में गोनाब्लास्ट (gonoblast) भी कहा जाता था।

***giant cells* (जायन्ट सेल्स)**–वृहत् कोशिकायें; बड़ी, बहु अष्टिक (multinucleated) कोशिका जैसे अस्थि मज्जा (bone marrow) की वृहत् अस्थि कोशिकायें (megakryocytes) जो अस्थि नाशक (oster oclasts) होती है।

***goblet cells* (गोबलेट सैल्स)**–पात्रक कोशिकायें; स्तम्भाकार अधिच्छद् (columnar epithelium) के श्लैष्म (mucus) स्राव करने वाली कोशिकायें।

***hair cells* (हेयर सैल्स)**–केश कोशिकायें; अधिच्छद् कोशिका (epithelial cells) जिसमें रोम सदृश (hair like) प्रवर्ध्य (processes) निकले रहते हैं जैसे कोरटाई (वैज्ञानिक का नाम) अंग में जो ध्वनि लहरों की उत्तेजना का प्रति उत्तर देती है।

***interstitial cells* (इन्टरसटीशियल सैल्स)**–अन्तराली कोशिकायें; ऐसी जनन कोशिकाओं जो डिम्ब या शुक्र ग्रन्थियों के बीच में पाई जाती हैं।

***kupffer cells* (कूप्फर सैल्स)**–कूप्फर (जर्मन वैज्ञानिक का नाम) कोशिकायें; यह यकृत (hepatic) कुल्याओं (sinusoids) की तारोपम दीर्घ भक्षक कोशिकायें होती हैं।

Langham giant cells (लंघेम जाइन्ट सैल्स)–बहुअष्टिक महती कोशिकायें; यह कोशिकायें किसी कणश्वेताणु (granulomatous) रोगों जैसे क्षय (tuberculosis) कोढ़ (leprosy) आदि में पाई जाती हैं।

***Leydig cells* (लेडिग सैल्स)**–लेडिग (जर्मन वैज्ञानिक का नाम) यह कोशिकायें, वीर्य ग्रन्थि सम्बन्धी मध्यान्तर तन्तु (interistitial tissue) कोशिकायें होती हैं।

***lutein cells* (लूटेन सैल्स)**–लूटेन (डिम्बान्न का पीला रंग) कोशिकायें; यह पीतपिण्ड (corpus luteum) की कोशिकायें होती हैं।

***lymphoid cells* (लिम्फोयड सैल्स)**–लसीकाय कोशिकायें; लसीका कोशिका सदृश कोशिका।

mast cells (मास्ट सैल्स)–मेदा कोशिकायें; बन्धक ऊतकों (connective issue) में पाई जाने वाली एक विशिष्ट कोशिक जिसको क्षार रागी (basophil) विविध रंजक कणों (metachromatin granules) से पहचाना जा सकता है।

***microglia cells* (माइक्रोगलिया सैल्स)**–अणुश्लैष्मक कोशिकायें; यह छोटी श्लैष्मक कोशिका होती है जो रोग की दशा में भक्षण कोशिका (phagocytic) बन जाती है और व्यर्थ के पदार्थों को अलहदा करती है।

***motor cells* (मोटर सैल्स)**–गति प्रेरक कोशिकायें।

***myoepiyhelial cells* (मायोएपीथीलियल सैल्स)**–पेशी और अधिच्छद् सम्बन्धी कोशिकायें; स्वेद (sweat), स्तन (mammary) अश्रुर (lacrimal) और राल (salivary) ग्रन्थियों की रेखित पेशी कोशिका जो वाह्य चर्म से उद्‌भित होती है।

***nests cells* (नेस्टस सैल्स)**–नीड़ कोशिकायें; जब कभी शल्क अचिछद् (squamous epithilial) कोशिकाओं से अर्बुद (कुर्कुट) बनता है वह हमेशा त्वचा अधिच्छद से ही उद्‌गम (originates) होता है और इसका आकार नीड़ (nest) जैसा होता है जिसे अनुप्रस्थ काट में देखा जा सकता है। इसी कारण इसे अंग्रेजी में 'cell nests' की संज्ञा दी जाती है।

***parietal cells* (पैराइटल सैल्स)**–भित्तीय कोशिकायें। यह कोशिकायें स्थित आमाशय की अंगमूल ग्रन्थि (fundus glands) की भित्ती में होती हैं।

***plasma cells* (प्लाजमा सैल्स)**–प्ररम कोशिकायें। इनका दूसरा नाम plasmocyte प्लोजोमोसाइट भी है जिसका अर्थ में प्रस (जीवन सत्व) कोशिकायें ही होता है।

***parkinje cells* (परकिंजे सैल्स)**–परकिंजे (वैज्ञानिक का नाम) यह कोशिकायें प्रमस्तिष्क के वल्क (cortex) में होती हैं।

***pus cells* (पस सैल्स)**–पीप कोशिकायें; यह क्षीण श्वेताणु (degenerate leucocytes) होते हैं जो सड़न में एकत्रित हो जाते हैं।

***pyramidal cells* (पैरामिडल सैल्स)**–सूच्याकार (त्रिकोणक) कोशिकायें; यह तंत्रिका कोशिकीय प्रमस्तिष्क वल्क (cerebral cortex) में होती हैं।

***red blood cells or erythrocytes* (रेड ब्लड सैल्स या इरीथ्रोसाइटस)**–लाल रक्त कण (corpuscles)।

***reticular cells* (रेटीकुलर सैल्स)**–जालिका (जालीय) कोशिकायें; अपरिपक्व लाल रक्ताणु; अस्थि मज्जा में पाये जाते हैं।

***Schwann cells* (श्वान सैल्स)**–Schwann (वैज्ञानिक का नाम) कोशिकायें, यह कोशिकायें तंत्रिका सूत्र आच्छद (वेष्टन) में होती हैं इसी कारण तंत्रिका सूत्र वेष्टन को 'Schwan sheath' (श्वान शीथ) की संज्ञा दी जाती है।

***Sartoli cells* (सरटोली सैल्स)**–सरटोली (sertoli-वैज्ञानिक का नाम) कोशिकायें; वृषण (testes) में वर्धित शुक्राणुओं से सम्बन्धित कोशिकायें।

***sickle cells* (सिकिल सैल्स)**–अर्ध चन्द्राकार कोशिकायें; रक्तालपता (anemia) में पाई जाने वाली स्थिति जो केवल नीगरोज (negroes) में होतीं है।

***spindle cells* (इस्पिंडल सैल्स)**–तरकुटाकार कोशिकायें; यह बन्धक ऊतक कोशिकायें होती हैं जो तारकुटाकार (spindle shaped) होती हैं।

***stellate cells* (इस्टिलेट सैल्स)**–तारोपम कोशिकायें; कोई भी कोशिका जो तारेनुमा आकृति अपने विभिन्न प्रर्वधनों के कारण ले लेती है।

***unipolar cells* (यूनीपोलर सैल्स)**–एक ध्रुर्वीय कोशिका; केवल एक प्रवर्धन वाली तंत्रिका कोशिकायें।

***white blood cells* (व्हाइट ब्लड सैल्स)**–श्वेत रक्ताणु (corpuscles) कोशिकायें।

***zymogenic cells* (जाइमोजनिक सैल्स)**–एन्जाइम उत्पादक कोशिकायें।

celloidin (सिलोइडिन)–एक पदार्थ विशेष जिसका प्रयोग सूक्ष्मदर्शी कार्य में होता है।

cellular (सेल्यूलर)–कोशिकीय।

cellularity (सेल्यूलेरिटी)–संघटक कोशिकाओं से सम्बन्धित ऊतक या अंग की दशा।

cellulase (सैलुलाज)–सैलुलोस; एक एन्जाइम विशेष जो सैल्यूलोज (cellulose) को सिलोबायोस (cellobiose) में जल अपगठित कर देता है और बैक्टीरिया द्वारा स्रावित होता है।

cellule (सैलुले)–अति सूक्ष्म कोशिका।

cellulicidal (सैलुलीसाइडल)–कोशिका ह्रासक (नाशक)।

cellulifugal (सैलुलीफ्यूगल)–कोशिका से परे जाने वाले।

cellulipetal (सैलुलीपिटल)–कोशिका की ओर आने वाले।

celluoid (सूल्यूलॉयड)–पाइरोक्सीलिन (pyroxylin) और कपूर (camphor) का एक प्लास्टिक यौगिक।

celluloneuritis (सैल्यूलोन्यूराइटिस)–तंत्रिका कोशिका शोथ।

cellulose (सैल्युलोज)–सैल्युलोज; पादप ऊतकों में सहायी पदार्थ जो पोलीसैकेराइड की संरचना आकृति होती है।

celom=coelom (सीलोम)–सीलोम; देह गुहा; गह्वर; कोटर।

celoschisis (सीलोस्काइसिस)–उदर-भित्ति दरार (fissure)।

celozoic (सीलोजोइक)–(1) देह की अंत्रीय नलिका में वास करने वाले जैसे कुछ परजीवी।
(2) कोटर वासी; देह गुहा वासी।

cement (सीमेन्ट)–पदार्थ को जोड़ने वाला; संयोजक पदार्थ; (1) हड्डी से मिलता-जुलता एक रासायनिक पदार्थ; जो दांतों में पाया जाता है।
(2) कुछ जन्तुओं में एक प्रकार का स्राव, जो रचनाओं को जोड़ने का काम करता है।

cementum (सीमेन्टम)–सीमेन्टम; दांत की जड़ (दन्त-मूल) को ढंकने वाला खरिक ऊतक जिसका उद्गम मध्यजनन स्तर (mesodermal layer) से होता है।

cenesthesia (सीनेसथेसिया)–चेतना का आभास या अनुभव होना।

cenosis (सीनोसिस)–दूषित स्राव।

cenosite (सीनोसाइट)–मुक्त परजीवी; ऐसा परजीवी जो अपने सत्कारी के बिना भी रह सकता है।

cenotophobia (सीनोटोफोबिया)–नवीन वस्तु अथवा विचार से आतंकित।

cenotype (सीनोटाइप)–मूल प्ररूप; वह मूल प्ररूप जिससे अन्य प्ररूप उत्पन्न (उदित) होते हैं।

censor (सैन्सर)–नियंत्रक; सेंसर। ऐसा मानसिक प्रभाव जो अचेतन मन में आये विचारों तथा इच्छाओं को चेतनता में आने से रोकता है।

center (सेन्टर)–केन्द्र; वह बिन्दु जहां से प्रक्रिया आरम्भ होती है।

autonomic center **(आटोनोमिक सेन्टर)**–स्वनिर्देशक केन्द्र; स्वतंत्र केन्द्र। मस्तिष्क या सुषुम्ता का केन्द्र जो दैहिक प्रक्रियायों को नियंत्रित करता है।

cardioaccelerator center **(कारडियोऐसीलेटर सेन्टर)**–हृदय-गतिवर्धक केन्द्र।

center of ossification **(सेन्टर ऑफ ओसीफिकेशन)**–अस्थिकरण केन्द्र।

chondrification center **(कोंड्रीफिकेशन सेन्टर)**–उपास्थि निर्माण केन्द्र।

defecation center **(डिफीकेशन सेन्टर्स)**–मलोत्सर्ग केन्द्र; वे सभी केन्द्र जो मलोत्सर्ग परावर्तित प्रक्रिया को नियंत्रित करते हैं।

germinal center **(जरमीनल सेन्टर)**–जनन सम्बन्धी केन्द्र; लसीण्डका काण्ड (lymphatic nodule) का बहुप्रजी (proliferating) क्षेत्र (region)।

heat-regulating centers **(हीट-रेगुलेटिंग सेन्टर्स)**–ऊष्मा नियंत्रण केन्द्र; मस्तिष्क के अधश्चेतक (hypothalamus) भाग में स्थित केन्द्र जो ऊष्मा उत्पादन तथा ऊष्मा हटाने की क्रिया कर शरीर में ऊष्मा का नियंत्रण करते हैं।

spinal micturitin center **(स्पाइनल मिकटूरीशन सेन्टर)**–सुषुप्ता स्थित मूत्र विसर्जन केन्द्र; यह केन्द्र सुषुम्ना रज्जु के द्वितीय, तृतीय एवं चतुर्थ त्रिकी (सैक्रल sacral) खण्डों में स्थित होते हैं।

receptive center **(रिसेप्टिव सेन्टर्स)**–ग्राह्य केन्द्र; कार्य (physiology) और मनोविज्ञान (psycology) में ऐसे तंत्रिका केन्द्रों का निर्धारण हो चुका है जो किसी न किसी प्रकार की चेतनाओं को उत्तेजित करते हैं जिनका सम्बन्ध भावनाओं से होता है।

respiratory center **(रेसीपीरेट्री सेन्टर)**–श्वास केन्द्र; मस्तिष्क में खोखले डंठल कैलेमस इसक्रिपटोरियस (calamus scriptorius) और बैगस (vagus) तंत्रिका का एक भाग मिल कर श्वास को नियंत्रित करते हैं।

taste center **(टेस्ट सेन्टर)**–स्वाद केन्द्र; रसज्ञ संवेदीय केन्द्र जो एकल गुम्फक (solitary fasciculus) के अग्र छोर पर स्थित होते है।

trophic centers **(ट्रोफिक सेन्टर्स)**–तंत्रिका पोषकीय केन्द्र।

vasoconstrictor center **(वासोकन्सट्रिक्टर सेन्टर)**–वाहिनी संकोची केन्द्र।

vasodilator center **(वासोडाइलेटर सेन्टर)**–वाहिनी प्रसारक केन्द्र।

centesimal (सेन्टेसीमल)–सौ के हिस्सों में बंटा हुआ।

centesis (सेन्टेसिस)–पंक्चर (छेदन) और चूषण अर्थ में उपयुक्त उपसर्ग।

centi (सेन्टी)–सौ।

centigrade (सेन्टीग्रेड)–सौ में बंटा (डिग्री), जैसे सेलसियस

टेम्प्रेचर स्केल (celsius temperature scale) वाला थर्मामीटर।

centigram (सेन्टीग्राम)–ग्राम का सौवां भाग; सेन्टीमीटर; प्रयोग में संक्षिप्त तौर से अंग्रेजी में 'cgm' लिखा जाता है।

cubic centimeter (क्यूबिक सेन्टीमीटर)–घन सेन्टीमीटर; मात्रा की एक इकाई; संक्षिप्त c. cm., c³ cu. cm.

centinormal (सेन्टी नोरमल)–सामान्य शक्ति का सौवाँ भाग।

centipoise (सेन्टीपोइज)–संतुलन का सौवाँ भाग।

centrad (सेन्ट्राड)–केन्द्र की ओर।

central (सेन्ट्रल)–केन्द्रीय; मध्य बिन्दु पर स्थित।

centraphose (सेन्ट्राफोज)–अन्धकार का व्यक्ति पूरक (subjective) अनुभव।

centric (सेन्ट्रिक)–केन्द्र से सम्बन्धित।

centrifugal (सेन्ट्रीफूगल)–अपकेन्द्री; केन्द्र से दूर हटने वाला; केन्द्र त्यागी; केन्द्रापसारी।

centrifuge (सेन्ट्रीफ्यूज)–अपकेन्द्रीकरण; तेज घुमाकर अर्थात् बिलोकर ठोस पदार्थों को अलग करने का यंत्र।

centriole (सेन्ट्रीयोल)–सेन्ट्रोसोम (तारक पिण्ड) के अन्दर की छोटी कणिका; केन्द्र बिन्दु।

centripetal (सेन्ट्रीपिटल)–केन्द्राभिसारी, अभिकेन्द्र; केन्द्रगामी; केन्द्राभिमुखी।

centro (सेन्ट्रो)–केन्द्रक, केन्द्र सम्बन्धी।

centrocyte (सेन्ट्रोसाइट)–कोशिका कण।

centrokinesia (सेन्ट्रोकाइनेसिया)–केन्द्र-गति; केन्द्र पर उत्तेजना के प्रभाव से गति की शुरुआत।

centrolecithal (सेन्ट्रोलेसीथल)–केन्द्रपीतकी; केन्द्रस्थ डिम्बान्नी; ऐसा डिम्ब जिसके केन्द्र पर पीत (yolk) पिण्ड हो।

centromere (सेन्ट्रोमियर)–सेन्ट्रोमियर; गुण सूत्र बिन्दु।

centrosclerosis (सेन्ट्रोस्कलेरोसिस)–केन्द्र-काठिन्यता; अस्थि की मज्जा गुहा का कठोरपन।

centrosome (सेन्ट्रोसोम)–केन्द्र पिण्ड (1) कोशिका के न्यूक्लियस के समीप का साइटोप्लाज्मा (कोशिका द्रव्य) का विशिष्टीकरण क्षेत्र।

(2) विषम कोशिका विभाजन (mitosis) में व्यवसाय स्फूर्ति का केन्द्र विशेष, जिसमें केन्द्र बिन्दु (centriole) और आकर्षण मण्डल (attraction sphere) सम्मिलित रहते हैं।

centrosphere (सेन्ट्रोस्फीयर)–केन्द्र विन्यास; तारक परिकेन्द्र; विषम कोशिका विभाजन (mitosis) में तारा विन्यास और केन्द्रपिण्ड (centrosome) से निर्मित मध्यस्थ रचना।

centrostatic (सेन्ट्रोस्टैटिक)–गति के केन्द्र से सम्बन्धित।

centrum (सेन्ट्रम)–केन्द्रक; कशेरूक काय; कशेरू (vertebrae) का एक भाग।

cephal (किफेल या सिफेल)–शिरस्थ; सिर; कपाल।

cephalad (किफैलेड या सिफेलेड)–शीर्षदिकीय; सिर की ओर; अग्र भाग की तरफ।

cephalalgia (सिफेलेल्जिया)–सिर में दर्द (सिर दर्द)।

cephalemia (सिफेलेमिया)–मस्तिष्क या सिर में रक्त का जमाव (रक्त संकुलता); सिर में रक्त संचय।

cephalic (सिफेलिक)–शीर्षीय; सिर सम्बन्धी; सिर का।

cephalic index (सिफैलिक इन्डेक्स)–कपालीय निर्देशिनी सूत्र; वह संख्या जो खोपड़ी (skull) की अधिकतम चौड़ाई को अधिकतम लम्बाई से भाग देकर, प्राप्त संख्या को 100 गुना करने पर प्राप्त होती है।

cephalin (सिफेलिन)–किफैलिन या सिफेलिन; मस्तिष्क तथा तंत्रिका ऊतकों का रसायन (मोनएमीनोमोनो फोस्फेटा इड)–monaminomonophosphatide)।

यह रसायन अण्डे की जर्दी (yolk) में भी होता है। इसका प्रयोग रक्त को थक्का बनाने हेतु किया जाता है।

cephalitis (सिफेलाइटिस)–मस्तिष्क प्रदाह।

cephalocele (सेफेलोसील)–कपालीय अन्तर्वस्तु का बहिःसरण (बाहर को निकल आना)।

cephalodynia (सिफेलोडाइनिया)–सिर में दर्द।

cephalogyric (सिफेलोगाइरिक)–सिर के घुमाने की गति सम्बन्धी।

cephalohemometer (सिफेलोहीमोमीटर)–सिफेलोहीमोमीटर; अन्तर्मस्तिष्कीय रक्त दाब को नापने का यंत्र।

cephalmelus (सिफेलोमीलस)–ऐसा दुहरा दैत्य जिसके अवयव (limb) सिर से जुड़े होवें।

cephalometer (सिफेलोमीटर)–सिर को नापने का यंत्र।

cephalon (सिफैलोन)–सिफेलोन; सिर (आर्थ्रोपोडा का)।

cephalonia (सिफेलोनिया)–कपाल जड़मति; मस्तिष्क के कठोरपन तथा सिर की वृद्धि के कारण जड़मति।

cephalont (सिफेलोन्ट)–सिफैलोन्ट; स्पोरज; ऐसा स्पोराणु (sporozoan) जो स्पोर बनने जा रहा हो।

cephalopagus (सिफेलोपेगस)–सिर से जुड़े हुए जुड़वाँ।

cephalopathy (सिफेलोपैथी)–सिर सम्बन्धी कोई भी रोग।

cephalotomy (सिफेलोटोमी)–कपाल कर्तन।

cephalotractor (सिफेलोट्रैक्टर)–प्रसव में सिर को निकालने वाली चिमटी।

cephalotribe (सिफेलोट्रोफिक)–मस्तिष्क (ऊतक) की ओर झुकाव।

ceptor(सेप्टर)–संवेदना ग्राहक; कोशिका प्रवर्धन।

cera (सीरा)–मोम।

cera alba (सीरा एल्बा)–श्वेत (सफेद) मोम।

cera flava (सीरा फ्लेवा)–पीला मोम।

ceramics (सिरेमिक्स)–मृत्तिका शिल्प; मृत्कला; मिट्टी या इसके समान पदार्थ से किसी रचना या मूर्ति आदि का मॉडल या नमूना बनाने की कला।

cerate (सिरेट)–जैतून के तेल और सम्मिश्रण। मालिश के लिए वसा, मोम या दोनों को मिलाकर बनाया गया सम्मिश्रण।

ceratin (सिरेटिन या किरेटिन)–किरेटिन; या सिरेटिन।

ceratonosus (सिरेटोनोसस)–कोर्निया (cornea) का कोई भी रोग; चक्षुगोलक (eyeball) के अग्र भाग के पारदर्शक आवरण का कोई भी रोग।

cercaria (सरकेरिया)–पुच्छार्भक; ट्रिमेटोडों (Trematodes) में पाया जाने वाला डिंभक या अर्भक (लारवा) विशेष।

cercus (सरकस)–शूक (bristle) सदृश संरचना (आकृति)।

cerebellar (सेरेबिलर)–सेरिबेलम (cerebellum) सम्बन्धी; अनुमिस्तष्कीय।

cerebellum (सेरेबिलम या सेरीबिलम)–अनुमस्तिष्क; पश्च मस्तिष्क का वह भाग जो पोन्स (pons) और मेडुला ऑब्लोगेटा के पृष्ठ की ओर होता है। इस भाग को मस्तिष्क के मध्यीय भाग वरमीस (vermis) और सेरीविलर अर्ध गोलार्द्धों को मिलाकर संज्ञा दी जाती है।

cerebralgia (सेरीब्रालजिया)–सिर में दर्द।

cereberation (सेरीब्रेशन)–मस्तिष्क की क्रियात्मक कार्यशीलता।

cerebrifugal (सेरीब्रीफूगल)–सेरीब्रम से दूर संचालन; मस्तिष्कोपगामी; मस्तिष्क सुषुम्ना तंत्रिका सूत्र; वे तंत्रिका सूत्र (nerve fibres) जो मस्तिष्क से सुषुम्ना (spinal cord) को जाते हैं।

cerebripetal (सेरीब्रीपिटल)–सेरीब्रम की ओर संचालन।

cerebroid (सेरीब्रायड)–मस्तिष्क सदृश; मस्तिष्क के पदार्थ से मिलता-जुलता।

cerebrology (सेरीब्रोलोजी)–मस्तिष्क विज्ञान।

cerebroma (सेरीब्रोमा)–कपाल के बाहर असाधारण मस्तिष्क ऊतकों का पुंज।

cerebromeningitis (सेरीब्रोमेनिनजाइटिस)–मस्तिष्क और उसके छदों (अस्तरो) की शोथ (inflammation)।

cerebropathy (सेरीब्रोपैथी)–कोई मस्तिष्क रोग।

cerebrophysiology (सेरीब्रोफिजियोलोजी)–मस्तिष्क कार्यकी।

cerebropsychosis (सेरीब्रोसाइकोसिस)–बुद्धि भ्रंशता का लक्षण लिये मस्तिष्क विकार।

cerebrose (सेरीब्रोज या सेरीब्रोस)–सेरीब्रोस; $C_6H_{12}O_6$ मस्तिष्क का एक यौगिक।

cerebroside (सेरीब्रोसाइड)–तन्त्रिका ऊतकों का एक यौगिक।

cerebrosis (सेरीब्रोसिस)–कोई मस्तिष्क रोग।

cerebrospinant (सेरीब्रोस्पीनेन्ट)–कोई भी वस्तु या पदार्थ जो मस्तिष्क और सुषुम्ना को प्रभावित करता है।

cerebrotomy (सेरीब्रोटोमी)–मस्तिष्क अनुच्छेदन।

cerebrum (सेरीब्रम)–सेरीब्रम; प्रमस्तिष्क।

cerolysin (सीरेलाइसिन)–मोमघोलक (प्रतिरक्षी); मोम घोलने वाला लाइसिन (प्रतिरक्षी या प्रतिविष)।

cerumen (सेरूमेन)–कर्ण शिक्थ; कान में से मोम के समान निकलने वाला मैल।

ceruminous glands (सेरूमिनस ग्लैण्ड्स)–शिक्थ ग्रन्थि।

cervical (सरवाइकल)–(1) ग्रैव; ग्रीवा सम्बन्धी; गर्दन सम्बन्धी तंत्रिका, अस्थि, रक्त नलिकायें आदि।
(2) अंग-ग्रीवा, किसी अंग-विशेष का संकुचित गर्दननुमा भाग जैसे गर्भाशय अंग ग्रीवा (cervix uteri)।

cervix (सरविक्स)–गर्भाशय अंग ग्रीवा।

cesticidal (सेस्टीसाइडल)–फीता कृमि या सेस्टोड (cestode) नाशक।

cestode (सेस्टोड)–फीता कृमि (tape worm); मीवा।

chalazion (येलाजियन)–आँखों के पलक पर स्थित मिबोमियन (meibomian) ग्रन्थि, जिनसे चिपचिपा पदार्थ निकलता है, के सूजन से बना अर्बुद (tumor)।

chalcosis (चालकोसिस)–ताम्र संचयता; ऊतकों में ताँबे का जमाव।

chalk (चॉक)–खड़िया; चॉक (मिट्टी); कैल्शियम कार्बोनेट की रबेहीन किस्म।

chalone=colyone (कैलोन या कोलीयोन)–कैलोन; निषेधक; क्रिया ह्रासक (अन्तःस्राव); ऐसा पदार्थ जो एक अंग में उत्पन्न होकर रक्त द्वारा दूसरे अंग में ले जाने पर दूसरे अंग की क्रियाशीलता को कम करता है।

chalybeete (चैलीबीट)–लौह से व्याप्त (सराबोर)।

chamber (**चैम्बर**)–कोठरी; कोठा; वेश्म; कमरा; कोई भी घिरी आकृति या बन्द स्थान।

aqueous chamber of the eye (**एक्युअस चैम्बर ऑफ दी आई**)–चक्षु जल वेश्म।

chamber of the heart (**चैम्बर ऑफ दी हार्ट**)–हृदयवेश्म।

cloud chamber (**क्लाउड चैम्बर**)–संयंत्र (apparatus) जिससे आयनीकरण (ionising) किरणों का अध्ययन किया जाता है।

posterior chamber of the eye (**पोस्टीरियर चैम्बर ऑफ दी आई**)–चक्षु का पश्चवेश्म।

respiratory chamber or cavity (**रेसीपीरेटरी चैम्बर या कैविटी**)–श्वास वेश्म या कुहर।

vitreous chamber (**बिटरियस चैम्बर**)–चक्षु का काचाभ वेश्म।

chancre (**केन्करे**)–केनगकर; उपदंश (आतशक) का घाव; गरमी रोग (सिफिलिस) के घाव।

character (**करेक्टर**)–लक्षण; स्वरूप; विशेषता; गुण; स्वभाव; चरित्र; किसी व्यक्ति द्वारा प्रदर्शित विशेष स्पष्ट चिन्ह या भाव।

dominant character (**डोमीनेन्ट करेक्टर**)–प्रबल या प्रकृष्ठ लक्षण; लक्षण जो एकल जीन (gene) के माध्यम से ही वर्धित होता है।

primarysex character (**प्राइमरी सैक्स करेक्टर**)–प्रमुख (प्रधान) लैंगिक लक्षण; जो व्यक्ति के उत्पादन से सीधा सम्बन्धित होता है।

recessive character (**रिसेसिव करेक्टर**)–संवृत लक्षण; अपसरणशील लक्षण; ऐसा लक्षण जो सन्तान में प्रत्येक पितृ से लाये जाने पर स्पष्ट होता है।

secondary sex character (**सैकेण्ड्री सैक्स करेक्टर**)–गौण लैंगिक लक्षण; वह लक्षण जो लिंग के प्रारूपक (typical) होता है पर उत्पादन से सम्बन्धित नहीं होता है।

charcoal (**चारकोल**)–कोयला; वह कार्बन जो कार्बनिक (organic) पदार्थों के जलाने से प्राप्त होता है।

chart (**चार्ट**)–मानचित्र; नक्शा; सारणी; लेखा।

cheek (**चीक**)–गाल; कपोल।

cheil (**चेल या कील**)–'होंठ' अर्थ का प्रत्यय।

cheilectropian (**चेलक्ट्रोपियन**)–होंठ का पलटा हुआ होना या होंठ का पलटना।

cheilitis (**चेलाइटिस**)–होंठ की सूजन।

cheiloneus (**चेलोनियस**)–होंठ का अर्बुद।

cheiloplasty (**चेलोप्लास्टी**)–होंठ की प्लास्टिक मरम्मत।

cheilorraphy (**चेलोरहफी**)–होंठ की सींवन या सेवनी।

cheiloschisis (**चेलोस्काइसिस**)–खरहा-होंठ; होठ-कटा; ऊपरी होंठ का V शक्ल की दरार से फटा होना।

cheilotomy (**चेलोटोमी**)–होंठ-कर्तन।

cheir(o) (**चेयर या कियर**)–'हस्त' अर्थ का प्रत्यय; किसी शब्द से समास (जुड़ने पर) बनने पर 'हाथ' का अर्थ देता है।

cheirarthritis (**चेरार्थ्राइटिस**)–हाथ व उंगलियों के जोड़ों की सूजन (संधि शोथ)।

cheirology (**कीरोलोजी या चीरोलोजी**)–हस्त-संकेत विद्या।

cheiromegaly (**कीरोमिगैली**)–हाथ व उंगलियों का असाधारण रूप से बढ़ा होना।

cheiropompholyx (**कीरोपोमफोलिक्स**)–हाथ की हथेली या पाँव के तलुये या उंगलियों के बीच का एक त्वचा रोग जिसमें विशेष प्रकार के तरल युक्त छाले निकलते हैं।

chela (**कीला**)–कीला; पंजा।

chemical (**कैमीकल**)–रसायन विज्ञान सम्बन्धी; रासायनिक।

chemicogenesis (**कैमीकोजेनेसिस**)–रसायन द्वारा डिम्ब विभाजन का आरम्भ।

cheminosis (**कैमीनोसिस**)–रसायन रोग।

chemism (**कैमीज्म**)–रासायनिक क्रियाशीलता (प्रक्रिया)।

chemistry (**कैमिस्ट्री**)–रसायन विज्ञान; पदार्थ संघटन विज्ञान; पदार्थ के गुणों तथा एक पदार्थ के दूसरे पर प्रभाव का अध्ययन करने का (रसायन) विज्ञान।

biochemistry (**बायोकैमिस्ट्री**)–जैव रसायन विज्ञान।

physical chemistry (**फीजीकल कैमिस्ट्री**)–भौतिक रसायन विज्ञान।

inorganic chemistry (**इनओरगैनिक कैमिस्ट्री**)–अकार्बनिक रसायन विज्ञान।

organic chemistry(**ओरगैनिक कैमिस्ट्री**)–कार्बनिक रसायन विज्ञान।

chemokinesis (**कीमोकाइनेसिस**)–रासायनिक पदार्थ से अंगी की क्रिया-शीलता में वृद्धि।

chemolysis (**कीमोलाइसिस**)–रसायनिक विघटन।

chemomorphosis (**कीमोमोरफोसिस**)–रासायनिक क्रिया से

रूप में परिवर्तन।

chemoprophylexis **(कीमोप्रोफाइलैक्सिस)**–रासायनिक साधनों से रोगों की रोकथाम।

chemoreceptor **(कीमोरिसेप्टर)**–रसायन-ग्राही; रसवेदनाग्राही; रासायनिक उत्तेजनाओं को ग्रहण करने वाला अन्तस्थ अंग (terminal organ)।

chemoreflex **(कीमोसेन्सीटिव)**–रासायदिक संवेदी (संवेदनशील)।

chemosis **(कीमोसिस)**–चक्षु के कन्जेक्टाइवा (नेत्र श्लेष्मा) की सूजन।

chemosurgery **(कीमोसर्जरी)**–रासायनिक सर्जरी; रासायनिक विधि से संक्रामक ऊतकों, विषालु एवं कोथ (gangrenous) को हटाना।

chemosynthesis **(कीमोटैक्सिस)**–रासायनिक-निर्माण; जीवों में रासायनिक यौगिकों का बनना।

chemotaxis **(कीमोटैक्सिस)**–रसायन-अनुचलन; कोशिकाओं या स्वतंत्रगामी जीवों की रासायनिक उत्तेजनाओं से उत्पन्न प्रतिक्रिया।

chest **(चेस्ट)**–(1) छाती; वक्षस्थल।

(2) पेटी; लोहे की अलमारी।

chiasma **(कियाज्मा)**–क्रूश; व्यत्यासिका।

chicken pox **(चिकिन पौक्स)**–छोटी माता, बच्चों की एक बीमारी शीतला; (वेरीशिला वेसीकुलेरिस (Vericella vesicularis) नामक रोग।

child **(चाइल्ड)**–शिशु; बच्चा; बालक; बाल; पैदा होने के समय से प्रौढ़ होने तक–मानव का बच्चा; अल्प व्यस्क मानव।

chill **(चिल)**–कँप-कँपी; झुरझुरी; ठण्ड लगना; सिहरन; ठंडक; शरीर के हिलने (कँपकँपी) के साथ शीत संवेदना।

chimera **(चाहमीरा या काइमीरा)**–काइमीरा; द्विदेहांशी; वह रौद्र (दैत्य) जो दो भिन्न व्यक्तियों से प्राप्त मूलांश के संलय से या दो भिन्न अनुवंश व्यवस्थाओं (genotypes) के ऊतकों से निर्मित हो।

heterologous oolimera **(टैटरोलीगस काइमीरा)**–विजातीय काइमीरा।

homologous chimera **(हेटरोलोगस काइमीरा)**–सहजातीय काइमीरा।

isologous chimera **(आइसोलोगस काइमीरा)**–समजीनी काइमीरा।

chin **(चिन)**–(1) चिबुंक; ठोडी; ठुड्डी; अधेहनु का बाहर की ओर उभड़ा हुआ भाग।

(2) मेन्टम; कीटों में अग्र मेन्टम और बधः मेन्टम के मध्य का लेवियम का प्रदेश।

chir **(चिर)**–(o) 'हस्त' या 'हाथ; अर्थ का उपसर्ग।

chirognostic **(चीरोग्नौस्टिक)**–दायें और बायें को पहिचानने के योग्य।

chiropodalgia **(चीरोपोडलजिया)**–हाथ और पाँव में दर्द।

chiropractic **(चीरोप्रेक्टिक)**–कशेरू दण्ड (vertebral column) का व्यवस्थित करन, रोगों के उपचार की एक विधि।

chitin **(काइटिन)**–काइटिन; (1) कुछ केंकड़ा वंशी (crustacea) के कवचों में पाया जाने वाला नाइट्रोजन युक्त पीलोसैकराइड पदार्थ विशेष।

(2) कीटों (insects) और फन्जाई (fungi) की संरचना का एक पदार्थ।

chlamydospore **(क्लेमाइडोस्पोर)**–क्लैमीडोस्पोर; पिधानी स्पोर; द्विआवृत्त स्पोर (आवृत्त स्पोर), किन्हीं फन्जाई और कुछ प्रोटोजोआ में पाये जाते हैं।

chloral **(क्लोरल)**–क्लोरल; एक तेल तरल; Cl_3C. CHO

chloral hydrate **(क्लोरल हाइड्रेट)**–क्लोरल हाइड्रेट; $CCl_3CH(OH)_2$; एक रवेदार यौगिक इसका प्रयोग निद्रा जनक (hypnotic) अर्थात् नींद लाने वाली औषधि के रूप में होता है।

chlorate **(क्लोरेट)**–क्लोरिक अम्ल का एक लवण।

chlorcyclizine **(क्लोरसाइकिलीजीन)**–एक श्वेत (सफेद) गन्धहीन चूर्ण (सफूफ powder)–इसका प्रयोग प्रति हिस्टामिनिक (antihistaminic) की तरह होता है।

chlordiazepoxide **(क्लोरडायजेपऑक्साइड)**–एक औषधि विशेष जो प्रशान्तर (tranquilizer) हेतु प्रयोग में लाई जाती है।

chloremia **(क्लोरेमिया)**–रक्त में अत्यधिक क्लोराइड्स के होने से उत्पन्न रोग़।

chloretic **(क्लोरेटिक)**–पित्त प्रवाह वर्धक; ऐसा पदार्थ (रसायन) जो पित्त (bile) के प्रवाह को बढ़ा देता है।

chlorhydria **(क्लोरहाइड्रिया)**–आमाशय में हाइड्रोक्लोरिक अम्ल (नमक के तेजाब) का बाहुल्य (अधिक मात्रा में होना)।

chloride **(क्लोराइड)**–क्लोरीन का एक द्वि-अंगी (binary)

यौगिक (compound)।

chloridemia (क्लोरीडेमिया)–रक्त क्लोराइड का होना।

chloridimetry (क्लोरीडाइमीटरी)–किसी तरल में क्लोराइड की मात्रा का नापना।

chloriduria (क्लोरीड्यूरिया)–मूत्र में क्लोराइड का अधिक मात्रा में होना।

chlorinated (क्लोरीनटेड)–क्लोरीनयुक्त।

chlorine (क्लोरीन)–क्लोरीनी, एक रासायनिक तत्व; प्रतीक Cl; आवर्त सारणी में 17वाँ स्थान।

chloroblast (क्लोराब्लास्ट)–रक्ताणु कोरक; एरिथ्रोब्लास्ट; रक्तकणज; वे न्युक्लियस युक्त कोशिकायें जो मध्य स्तर से उत्पन्न होकर रंजक-हीमोग्लोबिन को धारण करके रक्त के लाल कण (red blood corpuscles) बन जाते हैं।

chloroform (क्लोरोफोर्म)–$CHCl_3$ मीठे; स्वाद, ईथर की सी गन्धयुक्त रंगहीन तरल, इसका प्रयोग घोलक (solvent), संवेदनाहारी (anaesthetic) तथा प्रति उत्तेजना (counter irritant) हेतु किया जाता है।

chloropexia (क्लोरोपेक्सिया)–शरीर में क्लोरीन का निर्धारण या यौगिकीकरण।

chlorophane (क्लोरोफेन)–रेटीना में पाया जाने वाला हरा-पीला रंग द्रव्य (pigment)।

chlorophenothane (क्लोरोफीनोथेन)–क्लोरोफीनोथेन; डी. डी. टी. (DDT) का एक यौगिक जिसके घोल का प्रयोग जूँ से उत्पन्न रोग (pediculosis) और खारिश (खुजली–scabies) रोग में किया जाता है।

chlorophyll (क्लोरोफिल)–पर्णहरित; क्लोरोफिल; पौधों व कुछ जन्तुओं में पाया जाने वाला रसायन जिसके कारण वे हरे दिखाई देते हैं।

chloroplast (क्लोरोप्लास्ट)–पर्णहरित कण; पौधों की कोशिका (cell) में पाई जाने वाली प्रकाश संश्लेषण (photosynthesis) की इकाई जिसमें क्लोरोफिल (chlorophyll) होता है।

chloropsia (क्लोरोपसिया)–हरित-दृष्टि; दृष्टि का विकार जिसमें वस्तुएं हरी दिखाई देती हैं।

chloruresis (क्लोर्यूरेसिस)–मूत्र में क्लोरीन यौगिकों (क्लोराइड) का उत्सर्जन (excretion)।

chloruria (क्लोर्यूरिया)–मूत्र में अधिक क्लोराइड्स (chlorides) का होना।

choana (कोअना)–पश्चनासारन्ध्र; अन्तर्नासाछिद्र।

chokes (चोक्स)–दम घुटना; श्वांसरोध।

chol (o), or chole (चोल-(ओ) और चोले)–'पित्त' अर्थ का शब्द से पूर्व लगने वाला शब्द।

cholagogue (कोलागोगु)–पित्ताशय (gall bladder) को सिकोड़ने वाला।

cholangeitis (कोलेनजाइटिस)–पित्त वाहिनियों की शोथ (सूजन)।

cholangiography (कोलेनजियोग्रोफी)–पित्त वाहिनियों का एक्स-रे चित्रण।

cholangiohepatoma (कोलेनजियो हिपेटोमा)–यकृत (liver) अर्बुद (tumor)।

cholangioma (कोलेनजियोमा)–पित्त वाहिनी का शोथ।

cholangiostomy (कोलेनजियोस्टोमी)–निकास हेतु पित्त वाहिनी कर्तन।

cholangitis (कोलेनजाइटिस)–पित्र वाहिनी शोथ (सूजन)।

cholecalciferol (कोलेकेल्सीफीरोल)–कोलकैल्सीफीरोल; एक तेल में घुलनशील विटामिन जो अस्थिक्षय को रोकता है।

cholecyst (कोलेसिस्ट)–पित्ताशय (gall bladder)।

cholecystagogue (कोलेस्टिगोगु)–ऐसा पदार्थ जो पित्ताशय के खलन में शीघ्रता लाता है।

cholecystalgia (कोलेसिस्टेलजिया)–यकृत पीड़ा (शूल)।

cholecystectasia (कोलेसिस्टेकसिया)–पित्ताशय का फूला होना।

cholecystectomy (कोलेसिस्टेकटोमी)–पित्ताशय उच्छेदन (excision) पित्त की थैली काटकर निकाल देना।

cholecysittic (कोलेसिस्टिक)–पित्ताशय सम्बन्धी।

cholecystitis (कोलेसिस्टाइटिस)–पित्ताशय शोथ (सूजन)।

cholecystogram (कोलेसिस्टोग्राम)–पित्ताशय का विकरण चित्रण।

cholecystokinin (कोलेसिस्टोकाईनिन)–कोलीसिस्टोकाइनिन; छुद्रांत्र (small intestine) स्रावित एक हार्मोन जो पित्ताशय के सिकुड़ने को प्रोत्साहित करता है।

cholecystolithiasis (कोलेसिस्टोलिथिएसिस)–कणिका युक्त पित्ताशय; पित्ताशय पथरी।

cholecystotomy (कोलेसिस्टोटोमी)–पित्ताशय कर्तन।

choledochal (कोलेडोकल)–पित्त वाहिनी सम्बन्धी।

choledocho (कोलेडोको)–पित्त वाहिनी।

choledocholithiasis (कोलेडोकोलिथिएसिस)–सामान्य पित्त वाहिनी में कणिकायें।

cholehemia (कोलेहेमिया)–रक्त में पित्त।

choleic (कोलेक)–पित्त सम्बन्धी।

cholelith (कोलेलिथ)–पित्ताशय में कणिकायें; पित्त पथरी।

cholemesis (कोलेमेसिस)–पित्त वमन।

cholemia (कोलेमिया)–रक्त में पित्त का होना।

cholera (कोलेरा)–हैजा; विसूचिका; कॉलरा; एक अतिपाती (acute) संक्रामक रोग जो विडरियो कोमा (vidrio comma) परजीवी के कारण होता है। इसके विशेष लक्षण पेचिश; चावल के पानी सदृश टट्टी (rice water stools), वमन (vomiting); पेशी ऐंठन (muscular cramps) पेशाब बन्द हो जाना (suppression of urine) आदि होते हैं। इसका स्रोत (source) मानव ही होता है और खाद्य अथवा जल से यह शरीर के अन्दर प्रवेश करता है। टीके से ही सुरक्षा प्राप्त होती है। टीका लगवा लेने से कई माह तक रोग से बचाव हो जाता है।

cholerase (कोलेरेज)–कॉलेरेज; एक एन्जाइम।

choleresis (कोलेरेसिस)–यकृत द्वारा पित्त का उत्पादन।

choleretic (कोलेरेटिक)–पित्त उत्पादन को बढ़ाने वाला रसायन।

cholerophobia (कोलेरोफोबिया)–कॉलरा रोग से आतंकित (भयभीत)।

cholerrhagia (कोलेरहेजिया)–पित्त का अधिक स्राव।

cholecrythrin (कोलेक्राईथिन)–विलीरूबिन; $C_{32}H_{36}N_4O_6$; पित्तरक्तिमा; पित्त और रक्त का आरक्त लोहित पदार्थ।

cholestasis (कोलेटेसिस)–यकृत के अन्दरूनी या बाहरी कारणों से पित्त के इकट्ठा या अवरूद्ध हो जाने की दशा। बाहरी कारकों के कारण उत्पन्न दशा को अंग्रेजी में extra-hepatic cholestasis (एक्सट्राहिपैटिक कोलेएटेसिस) या हिन्दी में यकृत बाह्य पित्तता और अन्दरूनी कारकों के कारण उत्पन्न दशा को अंग्रेजी में intrahepatic cholestasis या हिन्दी में यकृतान्तर पित्तता कहते हैं।

cholesterase (कोल्सटिरेज)–कॉलेस्ट्रोल (cholesterol) को विखण्डित कर देने वाला एन्जाइम।

cholesterol (कोलेस्ट्रोल)–$C_{27}H_{46}O$; प्रमुख स्टीरोल (sterol), जन्तु अथवा वनस्पति से प्राप्त होने वाली वसातुल्य लक्षणों युक्त ठोस मद्यसार या ऐल्कोहॉल (alcohol), यह अल्प मात्रा में कई ऊतकों में मुक्तावस्था में पाई जाती है। यह एक सफेद स्फुटित पदार्थ, पानी में अघुलनशील तथा क्लोरोफार्म व ईथर में शीघ्रता से घुलने वाला होता है। रक्त में पाये जाने वाले कोलेस्ट्रोल को रुधिर कोलेस्ट्रोल (cholesterol) कहा जाता है। इसकी सामान्य मात्रा 0.15% से 0.2% होती है, जो प्लाज्मा और रक्त कणों (corpuscles) में बराबर बँटी हुई होती है।

cholesterolemia (कोलेसटिरोलेमिया)–रक्त में कॉलेस्ट्रोल का होना।

cholesterosis (कोलेसटिरोसिस)–असाधारण मात्रा में कॉलेस्ट्रोल का जमा होना।

choletherapy (कोलेथिरैपी)–पित्त का दवा सदृश प्रयोग; पित्त में चिकित्सा (इलाज)।

choline (कोलाइन)–कोलेन (कोलाइन); $C_5H_{15}O_2N$; रंगहीन क्षार (base) जो शरीर में एसिटिल कोलाइन (acetyl-choline) के रूप में पाया जाता है। कई जन्तुओं के खाद्य में इसका होना अनिवार्य होता है। यह यकृत के किन्हीं विकारों को ठीक करता तथा रोकता है।

cholinergic (कोलीनरजिक)–तंत्रिका सूत्रों में एस्टील-कोलेन को अन्तर्ग्रन्थन (synapse) पर मुक्त करने वाला रसायन।

cholorrhea (कोलोरहिया)–अत्यधिक पित्त स्राव।

choluria (कोलयूरिया)–पित्त का मूत्र में होना।

chondro (कोन्ड्रो)–'उपास्थि' अर्थ का पूर्व पद।

chondral, chondria (कोल्ड्रल, कोन्ड्रिया)–उपास्थिक; उपास्थि सम्बन्धी।

chondralgia (कोन्ड्रलजिया)–उपास्थि में दर्द।

chondrification (कोन्ड्रीफिकेशन)–उपास्थिक-संचय; उपास्थि उत्पादन।

chondrin (कोन्ड्रिन)–कणांग; उपस्थि की एक प्रोटीन (protein); सरेस; उपास्थि (cartilage) को उबालने पर यह आहिस्ता-आहिस्ता घुलकर सरेस (glue) बन जाता है जिसमें जिलेटिन (gelatin), कोन्ड्रोम्यूको प्रोटीन (chon-dromuco proteins) और अन्य एल्बूमिन पदार्थ (albu-minous substances) होते हैं।

chondrio (कोन्ड्रियो)–'उपास्थि' अथवा 'कण' अर्थ का पूर्ण पद।

chondriokinesis (कोन्ड्रियोकाइनेसिस)–कणांग विभाजन; कोशिका के विषम और ह्रास विभाजन (mitosis and meiosis) में कणांगों (chondriosomes) का विभाजन।

chondriosome (कोन्ड्रियोसोम या कॉन्ड्रियोसोम)–कण पिण्ड; जीव द्रव्य (प्रोटोप्लाज्म) में सदैव (अवश्य) पाया जाने वाला कण (particle) जो अधिक अपवर्तकता (refractivity) के कारण सरलता से पहचाना जाता है।

chondritis (कोन्ड्राइटिस)–उपास्थि की सूजन।

chondroadenoma (कोन्ड्रोएडिनोमा)–उपास्थि अर्बुद; ऐसा अर्बुद जो उपास्थि तत्वों से बना होता है।

chondroblast (कोन्ड्रोब्लास्ट)–उपास्थि जन; उपास्थि बनाने वाली कोशिका।

chondrocalcinosis (कोन्ड्रोकैल्सीनोसिस)–गाऊट (gout) रोग की सी दशा; जो सन्धि को जोड़ने वाली प्लेट (plate) के अस्थिकरण के फलस्वरूप उत्पन्न होती है।

chondroclast (कोन्ड्रोक्लास्ट)–उपास्थि नाशक; बड़ी बहुनाभिक (multinucleate) कोशिका जो उपास्थि के आधार पदार्थ (मैट्रिक्स) का नाश करती है।

chondrocranium (कोन्ड्रोक्रेनियम)–उपास्थि कपाल; सातवें सप्ताह से तीन माह के मध्य की आयु के भ्रूण का कपाल, यह उपास्थि का पूर्ण रूप से एकीकृत पुंज होता है, और इसमें किसी प्रकार के सीमा चिन्ह भविष्य में बनने वाली अस्थियों के नहीं होते हैं।

chondrocyte (कोन्ड्रोसाइट)–उपास्थि कोशिका।

chondrodynia (कोन्ड्रोडायनिया)–उपास्थि में दर्द।

chondrogen (कोन्ड्रोजन)–उपास्थि आधार।

chondrogenesis (कोन्ड्रोजेनेसिस)–उपास्थि जनन।

chondrogenic (कोन्ड्रोजेनिक)–उपास्थि बनाने वाली।

chondroid (कोन्ड्रोयड)–उपास्थि सम; उपास्थि सदृश।

chondrology (कोन्ड्रोलोजी)–उपास्थि अध्ययन; उपास्थि विज्ञान।

chondrolysis (कोन्ड्रोलाइसिस)–उपास्थि ह्रास; उपास्थि विघटन।

chondroma (कोन्ड्रोमा)–उपास्थि अर्बुद।

chondromalacia (कोन्ड्रोमलेशिया)–उपास्थि का असाधारण मुलायम होना।

chondromatosis (कोन्ड्रोमेटोसिस)–संधियों के स्नैहिक कला; टेन्डन आदि के छोटे-छोटे टूकों का बन जाना।

chondro-osseous (कोन्ड्रो-ओसियस)–उपास्थि और अस्थि का होना।

chondropathology (कोन्ड्रोपैथोलोजी)–उपास्थि रोग विज्ञान।

chondrosis (कोन्ड्रोसिस)–उपास्थि निर्माण (बनना)।

chondrotomy (कोन्ड्रोटोमी)–उपास्थि कर्तन।

chord-cord (कोर्ड-कोर्ड)–रज्जु, कोई लम्बी, बेलनाकार, लचीली आकृति या अंग।

chorda (कोर्डा)–कोई रज्जु समान रचना; रज्जु दण्ड; पृष्ठ दण्ड (notochord)।

chorda mesoderm (कोर्डामीजोडर्म)–रज्जु मध्य जन स्तर।

chorda tympani (कोर्डाटिम्पैनाई)–कर्णपट तंत्रिका।

chordae tendinae (कोर्डा टेन्डिनी)–हृदय कपाट के रज्जु; स्नायु रज्जु।

chordata (कोर्डेटा)–जन्तु राष्ट्र का एक संघ (phylum); इसमें ऐसे जन्तु सम्मिलित किये गये हैं जिनमें पृष्ठ दण्ड (notochord) और गिल दरार (gill slits) होते हैं।

chordate (कोर्डेट)–पृष्ठ दण्ड संघ का एक व्यक्ति (individual)।

chordee (कोर्डी)–शिश्न (penis) का संक्रमण (infection) या जन्मजात असंगतता के कारण नीचे की ओर झुका होना।

chordoskeleton (कोर्डोस्केलेटन)–नोटोकोर्ड (notochord) के आस-पास बना अस्थि पंजर का भाग।

chorea (कोरिया)–एक तंत्रिकी (स्नायुविक) रोग विशेष, जिसमें अनैच्छिक (involuntary) और अक्रमिक गति क्रियायें होती हैं।

choroid (कोरोइड)–रक्तक पटल (चक्षुका); चक्षु में स्क्लीरा (बाहरी पटल) और रेटीना अन्तः पटल (retina) के मध्य का पटल जिसमें रक्त वाहिनियाँ होती हैं।

chrom, chromo (क्रोम-क्रोमो)–'रंग' अर्थ का पूर्व शब्द।

chromatid (क्रोमेटिड)–अर्ध गुण सूत्र (chromosome) ह्रास विभाजन (meiosis) में पाये जाने वाले चतुष्क (tetrad) का भाग।

chromatin (क्रोमेटिन)–कोशिका के न्यूक्लियस का अंश जिसमें गुण सूत्रीय (chromosomal) तत्व डी. एन. ए. (DNA) होते हैं।

***sex chromatin* (सैक्स क्रोमेटिन)**–लिंग क्रोमेटिन; न्यूक्लियस की परिधि पर लगा हुआ क्रोमेटिन का पुंज, जो केवल सामान्य मादाओं में होता है, पर सामान्य नर में नहीं होता है।

chromatism (क्रोमेटिज्म)–असाधारण रंग का होना।

chromatogenous (क्रोमेटोजीनस)–रंग या वर्ण उत्पादक।

chromatokinesis (क्रोमेटोकाइनेस)–कोशिका विभाजन में क्रोमेटिन (रंज्य पदार्थ) की गति।

chromatolysis (क्रोमेटोलाइसिस)–(1) कोशिका न्यूक्लियस के रंज्य पदार्थ (क्रोमेटिन) का विघटन।

(2) निस्लकण (Nissl substance) लोप; जैसा कि थकी हुई तंत्रिका कोशिका में होता है।

chromatometer (क्रोमेटोमीटर)–वर्ण मापक; दृष्टि ज्ञान (vision perception) मापक।

chromatopathy (क्रोमेटोपैथी)–त्वचा रोग जो रंजकता के अव्यवस्थिति हो जाने से होता है।

chromatophil (क्रोमेटोफिल)–रंग प्रेमी; ऐसी कोशिका या रचना जो शीघ्र रंग ले लेती है।

chronatophore (क्रोमेटोफोर)–वर्ण युक्त कोशिका। कोशिका समूह या कोशिका जिनकी आकृति या रंग में संवेदक तंत्रिका तंत्र (sympathetic nervous system) के प्रभाव से परिवर्तन हो जाता है।

chromatopsis (क्रोमेटोपसिस)–अत्यधिक रंगीन होने के कारण वस्तुओं के विकृत रूप को न देखने की इच्छा।

chromatoptometry (क्रोमेटोप्टोमीटरी)–रंग ज्ञान मापक।

chromatosis (क्रोमेटोसिस)–असाधरण रंगों का जमाव, जैसे त्वचा में।

chromaturia (क्रोमेटूरिया)–मूत्र में अत्यधिक रंग का होना।

chromesthesia (क्रोमएसथेसिया)–रंग या वर्ण संवेदना का अन्य स्वाद, श्रवण और गन्ध संवेदना से जुड़ा (सम्बद्ध) होना।

chromhidrosis (क्रोमहिडरोसिस)–रंगीन पसीने का स्राव; पसीने में रंग का होना।

chromidiosis (क्रोमाइडियोसिस)–न्यूक्लियस (nucleus) से क्रोमेटिन (रंज्य पदार्थ या अष्टि रंज्य) का कोशिका द्रव्य (साइटोप्लाज्म) में बाहर आ जाना।

chromidium (क्रोमीडियम)–क्रोमीडिया; रंज्योपकणिका; क्रोमेटिन के न्यूक्लियस से बाहर स्थित कण जो फिर न्यूक्लियस बन सकते हैं।

chromium (क्रोमियम)–प्रतीक Cr; आवर्त सारणी में 24वाँ नम्बर; एक धातु जिसका प्रयोग पोलिश आदि में होता है।

chromoblast (क्रोमोब्लास्ट)–वर्ण कोशिकज; वह भ्रूण कोशिका जो वर्ण कोशिका में वर्धित होती है।

chromoblastomycosis (क्रोमोब्लास्टोमाइकोसिस)–त्वचा का फंगस (कवक) से चिरकालिक (chronic) प्रभाव (infection)।

chromocrinia (क्रोमोक्राइनिया)–रंगीन पदार्थ का स्राव (secretion) या उत्सर्ग (excretion)।

chromocyte (क्रोमोसाइट)–रंग कोशिका; वर्ण कोशिका।

chromocytometer (क्रोमोसाइटोमीटर)–रक्ताणु (red blood corpuscles) में हीमोग्लोबिन (heamogolobin) नापने का यंत्र।

chromodacryorrhea (क्रोमोडेक्राइओरिहा)–रंगीन आंसुओं का बहना।

chromogen (क्रोमोजन)–वर्णज; रंगीन पदार्थ को उत्पन्न करने वाला।

chromogene (क्रोमोजीन)–क्रोमोसोम (गुण सूत्र) पर स्थित जीन (gene) परम्पराकण।

chromogenesis (क्रोमोजेनेसिस)–रंग जननता।

chromogenic (क्रोमोजेनिक)–वर्णोत्पादक।

chromolysis (क्रोमोलाइसिस)–रंग का विघटन करने वाला; रंग (वर्ण) विघटनकारी।

chromoma (क्रोमोमा)–निषक्त या विषालु अर्बुद जो वर्ण कोशिकाओं से बना हो।

chromomere (क्रोमोमियर)–(1) क्रोमेटिन खण्ड (टूक) जो क्रोमोसोम (गुण सूत्र) में मनका सदृश (bead like) कण होता है।
(2) कणिका खण्ड (granulomere)।

chromometry (क्रोमोमीटरी)–रंगीन पदार्थ का नापना।

chromonema (क्रोमोनीमा)–कुण्डल सूत्र; क्रोमोसोम (गुण सूत्र) की धागेनुमा आकृति; कोशिका के विषम विभाजन (mitosis) की पुरास्थिति (prophase) में पाया जाने वाला एक लिपटा हुआ बलदार सूत्र।

chromopexy (क्रोमोपैक्सी)–रंग निर्धारण (स्थायीकरण, यौगिकीकरण); यकृत द्वारा विली रूविन (bilirubin) निर्माण हेतु रंगों का यौगिकीकरण।

chromophil (क्रोमोफिल)–रंग प्रेमी; रंग ग्राही; शीघ्र जाने वाला।

chromophobia (क्रोमोफोबिया)–(1) रंगों द्वारा न जाना जाने वाला या कम रंग लेने वाला।
(2) रंगों से घृणा करने वाला; रंग से आतंकित भयभीत।

chromophore (क्रोमोफोर)–रंग कण; रंगधारी; क्रोमोफोर; वर्ण मूलक।

chromophose (क्रोमोफोज)–रंग संवेदना; रंग का वास्तविक ज्ञान।

chromoplasm (क्रोमोप्लाज्म)–रंग सत्व; कोशिका न्यूक्लियस का सरलता से रंगा जाने वाला भाग।

chromoplastid (क्रोमोप्लास्टिड)–जीवन द्रव्य वर्ण कण।

chromoscopy (क्रोमोस्कोपी)–मूत्र के रंग से वृक्क की क्रियाशीलता का जानना।

chromosome (क्रोमोसोम)–गुण सूत्र; परम्परा सूत्र; न्यक्लियस के वे सूत्राकार अंश जिनकी संख्या प्रत्येक जाति (स्पीशीज) की काय कोशिकाओं (somato cells) में निश्चित रहती है,

और जिनके द्वारा पितृ से सन्तान में पारम्परिक (hereditary) लक्षण पहुँचते हैं। मानव में सामान्य रूप से गुण सूत्रों की संख्या 46 होती है; इसमें वे दो गुण सूत्र -एक्स' और 'वाई' (x & y) भी शामिल होते हैं, जो अंगी में लिंग निर्धारण करने वाले होते हैं।

x-chromosome **(एक्स-क्रोमोसाम)**–वह सहायी क्रोमोसोम (गुण सूत्र) जो शुक्राणु (sperm) और डिम्ब (ovum) दोनों में होता है–यह 'मादा' (female) निर्धारक गुण सूत्र होता है।

y-chromosome **(वाई-क्रोमोसोम)**–वह सहायी क्रोमोसोम जो केवल शुक्राणु में पाया जाता है और यह 'नर' निर्धारक गुण सूत्र होता है।

chromosome abnormalities (क्रोमोसोम एबर्नीमेलीटीज)–गुण सूत्र (क्रोमोसोम) अप सामान्यतायें। यह अपसामान्यतायें जन्मजात अथवा भ्रष्टताओं के कारण आती हैं। जैसे–(1) क्लीनेफालटर्स सहलक्षणी (klinefalter's syndrome) जिसमें दो, तीन या अधिक एक्स (x) गुण सूत्र (chrmosome), वाइ (y) क्रोमोसोम के साथ लगते हैं; जिस कारण क्रोमोसोम की सामान्य संख्या 46 से अधिक हो जाती है और बच्चा नर होता है। इसको त्रिलिंगी (ट्राइसोमी-trisomy) प्रकार की अपसामान्यता (abnormality) कहा जाता है।

(2) टरनर्स सिन्ड्रोम (Turner's syndrome)–इसमें केवल एक एक्स (x) क्रोमोसोम होता है, बच्चा मादा होता है।

pairing of chromosomes **(पेयरिंग ऑफ क्रोमोसामस्)**–गुण सूत्रों का युग्मीकरण; भ्रूण कोशिका (zygote) निर्माण में समरचन सूत्रों (homologous chromosomes) की आकर्षण प्रक्रिया (process of attraction) द्वारा युग्मीकरण (जुटों या जोड़ों में मिलना)।

chromotropic (क्रोमोट्रोपिक)–वर्णाकर्षक; रंग को आकर्षित करने वाला।

chron (o) (क्रोन ओ)–'समय' अर्थ का पूर्व पद।

chronaxy (क्रोनैक्सी)–उत्तेजना काल; विद्युत उत्तेजना और पेशी प्रति उत्तर के बीच का अव्यक्त काल; न्यूनतम उत्तापी काल; वह समय जो निश्चित उत्तेजना द्वारा तंत्रीय अवयव को उत्तेजित करने के लिए आवश्यक होता है।

chronic (क्रोनिक)–चिरकालिक; पुराना रोग जो बहुत दिनों से हुआ हो और जिसमें कोई परिवर्तन या कम परिवर्तन न आ रहा हो।

chronobiology (क्रोनोबायलोजी)–अवधि जीवन विज्ञान।

chroniscope (क्रोनोस्कोप)–समयान्तराल या मध्यांतर मापक यंत्र।

chronotropic (क्रोनोट्रोपिक)–समय या प्रगति को प्रभावित करने वाला।

chronotopic effect (क्रोनोट्रोपिक इफैक्ट)–कालकृती प्रभाव; वैगस तंत्रिका (vagus nerve) का ऋणात्मक प्रभाव जिससे हृदय स्पंदन की दर कम या समाप्त हो जाती है।

chronortopism (क्रोनोट्रोपिज्म)–परिक्रमणता (periodical movement) का व्यतिकरण (हस्तक्षेप) करने वाला जैसे हृदय की क्रिया।

chrotoplast (क्रोटोप्लास्ट)–त्वचा की एक कोशिका।

chrys (o) (क्राइस-ओ)–'स्वर्ण (gold)' अर्थ का पूर्व पद।

chrysiasis (क्रासियेसिस)–जीवित ऊतकों में सोने (स्वर्ण) का जमाव।

chrysoderma (क्राइसोडर्मा)–स्वर्ण जमाव से त्वचा में स्थायी रंग का होना।

chyle (काइल)–पयोलस; पायस; एक प्रकार का दूध की तरह का तरल रस; अन्त्रीय पाचन का उत्पाद जो लसीका संस्थान (lymphatic system) में पायस नलिकाओं (lacteals) द्वारा शोषित होकर वक्षीय वाहिनी (thoracic duct) से शिरा संस्थान (venous system) में पहुँचता है।

chylophoric (काइलोफोरिक)–काइल ले जाने वाली।

chylopoiesis (काइलोपोएसिस)–काइल का बनना।

chymase (काइमेज)–आमाशयिक रस का एक एन्जाइम जो पेन्क्रियेटिक रस के प्रभाव को त्वरित या शीघ्र करता है।

chyme (काइम)–अर्द्ध पक्वान्न; आमाशय में परिवर्तित होने के पश्चात् भोजन।

chymification (काइमीफिकेसन)–काइमीकरण; भोजन को 'काइम' में परिवर्तित करने की प्रक्रिया।

cib (L) (सिब)–संक्षिप्त 'cibus' का, जिसका अर्थ भोजन (food) होता है।

cilia (सिलिया)–(1) सिलिया; तंत्र।

(2) पक्ष्माभिका (eye lashes); बरौनी।

ciliary (सिलियरी)–चक्षु या बरौनी सम्बन्धी।

ciliate (सिलियेट)–तंत्र युक्त; सिलियेट; एक कोशिकीय (प्रोटोजोअन) जन्तु विशेष, उपसंघ सिलियोफोरा (ciliophora) के अन्तर्गत वे जन्तु जो जीवन पर्यन्त अपने शरीर पर सिलिया (तंत्र) धारण किये रहते हैं।

cimbia (सिम्बिया)–क्रश सेरेब्राई (crus cerebri) के अधर

तल पर फैली हुई एक सफेद पट्टी (white band)।

cinchona (सिंकोना)–सिंकोना जाति के वृक्षों के तने या जड़ के ऊपर की सूखी छाल।

cinchonine (सिंकोनाइन)–सिंकोना वृक्ष से प्राप्त एल्केलॉइड (alkaloid)।

cinerea (सिनेरिया)–तंत्रिका संस्थान का धूसर पदार्थ (grey matter)।

cinereous (सिनेरियस)–भस्म वर्ण।

cingulum (सिनगुलम)–परिबन्ध; कांची; कमरबन्द; मेखला।

circadian (सिरकेडियन)–24 घंटे सामय को इंगित करने वाली।

circle (सर्किल)–वृत्त; चक्कर; परिक्रमा; गोला।

circulation (सरकुलेशन)–(1) प्रचार; प्रचलन; वितरण; प्रसार।
(2) चक्रभ्रमण; परिसंचरण; परिभ्रमण; शरीर के अन्दर रक्त या अन्य किसी तरल का निश्चित नलिकाओं में नियमित रूप से चक्र में घूमना।

circulatory (सरकुलेटरी)–परिसंचारी; रक्त परिवहन (तन्त्र)।

circulatory system (सरकुलेटरी सिस्टम)–परिसंचरण तंत्र; वाहक संस्थान।

circum (सरकम)–'परि' (around) अर्थ का पूर्व पद।

circumcision (सरकम सीजन)–खतना; सुन्नत; मुसलमानी; परिच्छेदन; शिश्न (penis) के आगे की त्वचा का काटना।

circumclusion (सरकम क्लुजन)–तार या पिन से धमनी का दबाना।

circumduction (सरकमडक्सन)–चक्षु या अवयव का गोलाकार घुमाना।

cirrhosis (सिरोह्सिस)–किसी अंग विशेषकर यकृत (liver) की अन्तरालीय सूजन (शोथ)।

***cardiac or congestive cirrhosis* (कार्डियक या केन्जेसटिव सिरोइसिस)**–हृदय की रक्त पूरित अन्तरालीय शोथ या संयोजक तंतुओं का कड़ापन।

***hypertrophic cirrotosis* (हाइपरट्रोफिक सिरोटोसिस)**–किसी अंग की रोगात्मक अति वृद्धि के कारण शोथ या कड़ापन।

juvenile cirrhosis (जुबेनाइल सिरोहसिस)–अल्प व्यस्क अन्तरालीय शोथ; जन्मजात पित्त नलिकाओं के ठीक-ठीक न बनने के कारण विकार।

***laennec's cirrhosis* (लीननेक्स सिरोहसिस)**–मद्यपान के कारण अथवा पोषण तत्वों में विकार के कारण यकृत शोथ।

***syphilitic cirrhosis* (सिफ्लीटिक सिरोहसिस)**–उपदंश (आतवशक गर्मी की बीमारी); यकृत शोथ।

***toxic cirrhosis* (टोक्सिक सिरोहोसिस)**–विषाक्त यकृत शोथ।

cirsectomy (सिरसेकटोमी)–स्फीत या ढीली (varicose) शिरा का उच्छेदन (excision)।

cistern (सिस्टर्न)–कुंडिका; वह बन्द स्थल (पात्र) जो तरल के लिये हौज या कुन्ड का कार्य करती है।

cistron (सिस्ट्रोन)–एक जीन (gene) जिसको कि कार्य (function) की आनुवंशिक इकाई माना जाता है। यह डी. एन. ए. (DNA) आकृति में प्रोटीन संरचना की अमीनो अम्ल क्रम की तीन क्षारीय स्थिति होती है।

citrinin (सिटरीनीन)–पेनीसिलीयम साइट्रीनम (penicillium citrinum) की एक संजात (derivative)।

citrulline (सिट्रूलीन)–(1) तरबूज से प्राप्त होने वाला अमीनो अम्ल $C_6H_{13}O_3N_3$;
(2) आरनीथाइन (arnithine) से यूरिया बनने के मध्य का एक रसायन।

clamp (क्लैम्प)–शिकन्जा; बाँक; सर्जरी में किसी भाग या आकृति को दबाने वाला संयन्त्र।

clasmatocyte (क्लासमेटोसाइट)–वृहृत-भक्षक कोशिका।

clasmatosis (क्लासमेटोसिस)–कोशिका के भागों का टूटना।

class (क्लास)–वर्ग, क्लास; जन्तु या वनस्पति वर्गीकरण में संघ (phylum) और गण (order) के मध्य की कोटि (category)।

classification (क्लासीफिकेशन)–वर्गीकरण; किन्हीं विभिन्न लक्षणों के आधार पर समान वस्तुओं, जन्तु या वनस्पतियों का सुव्यवस्थित क्रम विन्यास (systematic arrangement)।

clasitc (क्लासटिक)–विभाजित होता हुआ।

clastothrix (क्लासटोथ्रिक्स)–रोम भंगुरता; बालों का भुरभुरापन।

clandication (क्लैडिकेशन)–लंगड़ापन; पंगुता।

claustrophilia (क्लॉसट्रोफिलिया)–किसी बन्द जगह या स्थान में रहने की असाधारण इच्छा।

claustrophobia (क्लॉसट्रोफोबिया)–बन्द जगह से आतंकित।

claustrum (क्लास्ट्रम)–अपांडुस्तर; क्लोस्ट्रम; प्रमस्तिष्क गोलार्ध (cerebral hemisphere) में बाह्य सम्पुट (external capsule) के पार्श्व, भूरे अपांडु पदार्थ का पतला स्तर।

clava (क्लावा)–मुगदरनुमा; घुण्डीनुमा; सूत्रान्त; कुछ कीटों के

स्पर्श तंत्र (ऐंटीना) का घुण्डीनुमा अन्तिम जोड़।

clavicle (क्लैबिकिल)–जन्तुक; हंसली की हड्डी।

clavus (क्लैवस)–कीला सदृश; क्लैवस; मस्तिष्क में कील ठोंके जाने जैसी संवेदना।

cleavage (क्लीवेज)–विदलन; विभाजन; भाजन; डिम्ब विभाजन।

cleft (क्लेफ्ट)–दरार; विदर; फटन।

***branclial cleft* (ब्रैन्कियल क्लैफ्ट)**–गिल दरार।

***cleft cheek* (क्लैफ्ट चीफ)**–कपोल दरार या अनुप्रस्थ पिधान की दरार।

***cleft foot* (क्लैफ्ट फुट)**–पाँव की दरार, एक या दो उँगलियों अथवा प्रपादास्थि (metatarsal) के न होने के कारण।

***cleft hand* (क्लैफ्ट हैण्ड)**–हाथ की दरार; एक या दो उँगलियों और पोरूच की हड्डियों के न होने के कारण।

***cleft lip* (क्लैफ्ट लिप)**–उपरि ओष्ठ दरार जिसको खरहा (rarbbit) ओष्ठ (lip) भी कहा जाता है।

***cleft palate* (क्लैफ्ट पैलेट)**–तालु दरार; यह जन्मजात होती है।

***facial cleft* (फैसियल क्लैफ्ट)**–मुख मण्डल दरार।

***visceral cleft* (विसरल क्लैफ्ट)**–दैहिक दरार। कोष्ठ की दरार।

clier (क्लायर)–ग्रन्थिल शोथ (ढोरों में)।

climacteric (क्लाइमेकटेरिक)–रजोनिवृत्ति-काल; ऋतु अवसान; मादा में उत्पादनता का समाप्त होना तथा नर में वृषण की क्रियाशीलता का समाप्त होना; जन्तुओं के जीवन का एक परिवर्तन काल जो उत्पादन शक्ति के समाप्त या कम होने पर आता है।

climatology (क्लाइमैटोलोजी)–आबोहवा विज्ञान; जलवायु विज्ञान पृथ्वी पर किसी विशेष क्षेत्र की प्राकृतिक पर्यावरण की दशाओं जैसे वर्षा, तापमान आदि का वैज्ञानिक अध्ययन।

climax (क्लाइमेक्स)–पराकाष्ठा; चरम; चरमोत्कर्ष।

clinic (क्लीनिक)–दवाखाना; निदान गृह; चिकित्सालय।

clinical (क्लिनिकल)–रोग विषयक; निदानिक।

clinodactyly क्लाइनोडेक्टीली)–एक या अधिक अंगुलियों की स्थाई वक्रता (मुड़ा होना)।

clinoid (क्लीनोयड)–पलंग की शक्ल का।

clinometer (क्लाइनोमीटर)–चक्षु गोलक के घुमाव (पेंचदार ऐंठन) पर चक्षु पेशियों के पक्षाघात को नापने का यंत्र।

clitoris (क्लाइटोरिस)–भगनासा; भगशिश्न; मादा में नर के शिश्न (penis) के समरूप (homologous) अंग।

clitoritis (क्लाइटोराइटिस)–क्लाइटोरिस की सूजन (शोथ)।

clivus (क्लाइवस)–ढलान।

cloaca (क्योयका)–अवस्कर, गुदाद्वार, मलवेष्म, स्तनी के अतिरिक्त अन्य कशेरूकों में पाया जाने वाला सामान्य वेष्म (common chamber) जिसमें अन्त्र, जनन तथा मूत्र नलिकायें खुली होती हैं।

(2) अन्य जातियों के भ्रूण वर्धन में अस्थायी आकृति विशेष।

clock (क्लोक)–घड़ी, एक प्रकार का यंत्र जिससे समय मालूम होता है।

clone (क्लोन)–अनिषेकज; (1) अलिंगी (asexual) नीति से उत्पन्न व्यक्ति।

(2) किसी एक पूर्वज (ancestor) से अलिंगी रीति से उत्पन्न व्यक्ति-समूह।

(3) एक कोशिका से उत्पन्न अलिंगी संतति (संतान)।

clonus (क्लोनस)–ऐसी जकड़ (अति संकुचन) जिसकी ऐंठन में दृढ़ता (सख्ती) तथा ढीलापन एक के बाद एक आते हैं।

clot (क्लोट)–थक्का; रक्त या लसीकार का अर्ध ठोस जमा हुआ पुंज।

clotting of milk (क्लेटिंग ऑफ मिल्क)–दूध का जमना; कैल्शियम अणु (calcium ion) की उपस्थिति में रेनिन (renin) दूध का जमाव (घनीभूत) कर देता है। केसीनोजिन (दूध की प्रोटीन) पर रेनिन की प्रतिक्रिया होने से पेप्टोन सदृश पदार्थ और घुलनशील केसीन (soluble casein) पृथक हो जाते हैं। फिर घुलनशील केसीन पर कैल्शियम अणु की प्रतिक्रिया होने से ठोस कैल्शियम केसीनेट (calcium caseinate) जम जाता है, यही घनीभूत हुआ (clot) दूध होता है।

cluneal (क्लुनियल)–नितम्ब (चूतड़) सम्बन्धी।

clunis (क्लुनिस)–नितम्ब (चूतड़)।

clysis (क्लाइसिस)–ऊतक (tissue) या देह गुहा (body cavity) में तरल का प्रवेश।

cm (सेन्टीमीटर)–(centimeter) का प्रतीक।

c/min-cycles per minute; प्रत्येक मिनट के भ्रमण (चक्र)।

c.mm-cubic millimeter घन मिली मीटर।

cnemial (नीमियल)–त्वचा या टिबिया सम्बन्धी।

co--कोबाल्ट का रासायनिक प्रतीक।

coA--सह एन्जाइम 'ए' (A)।

coadaptation (कोएडेप्टेशन)–सह अनुकूलता; पारस्परिक उपयुक्ता; दो अन्योन्याश्रित (inter-dependant) अंगों (organs) में आपसी (पारस्परिक) सह सम्बन्धित (correlated) अनुकूलीय परिवर्तन।

coagglutination (कोएग्लूटीनेशन)–सह समूहीकरण; सह सपिंडता; अन्य जन्तु की रक्त कोशिकाओं का प्रतिजन (antigen) और समरूप प्रति पिण्ड (antibody) द्वारा सपिंडता।

coagulant (कोएगुलेन्ट)–जमाने वाला; गाढ़ा करने वाला; स्कन्दक।

coagulase (कोएगुलेट)–रक्त का शीघ्र थक्का बनाने वाला एन्जाइम।

coagulate (कोएगुलेट)–जमना; स्कंदित हो जाना।

coagulation (कोएगुलेशन)–जमाव; स्कंद; श्यानता; घनीभूत होना।

coagulin (कोएगुलिन)–श्यानक; घनीकारक; थ्रम्बोप्लास्टिन; प्रति पिण्ड जो अपने प्रतिजन को जमा देता है।

coagulum (कोएगुलम)–स्कन्द; श्यान; जमा हुआ पदार्थ थक्का; वह जिसे जमाया जाये।

coalescence (कोएलअसेन्स)–(1) एकत्रता; सम्मिलित होना। (2) एक साथ बढ़ने वाले।

coapt (कोएप्ट)–एक-दूसरे से मिला देने वाली।

coarctate (कोआरक्टेट)–संकुचित मध्य; संकुचन से पृथक वक्ष और उदर वाला।

coat (कोट)–आवरण; तह; परत; वह पदार्थ स्तर जो दूसरे स्तर को घेरे हो; लेप लगाना।

cobalamin (कोबालमिन)–समस्त विटामिन बी-१२ समूह में पाया जाने वाला कोबाल्ट युक्त यौगिक। कोबालएमिन बी-१२ का प्रमुख तत्व होता है। यह तीन प्रकार का होता है–(1) साइनोकोबालएमिन (बी-१२ ए); (2) हाईड्रोक्सी कोबाल एमीन (बी-१२ बी)।
(3) न्यूड्रोसे कोबाल एमिन (बी-१२ सी)। यह तीनों ही संघातिक भाररक्तता (pernicious anemia) के उपचार में उपयुक्त होते हैं।

cobalt (कोबाल्ट)–रासायनिक तत्व प्रतीक Co; आवर्त्त सारणी में २७वाँ स्थान।

coca (कोका)–(पौधा); वैज्ञानिक नाम एरीथ्रोजाइलॉन कोका (erythroxylon coca); दक्षिण अमरीका में पाई जाने वाली एक बूटी जिसकी सूखी पत्तियों से कोकीन बनाई जाती है और थकावट दूर करने के लिए खाई जाती है।

cocaine (कोकेन)–$C_{17}H_{21}NO_2$ एक एल्केलॉइड (alkaloid) विशेष जिसका प्रयोग स्थानीय (local) संज्ञाहीनता या सुन्नता (anesthetic) के लिये होता है। इसके खाने से नशा भी होता है।

cacainize (कोकेनाइज)–कोकेन से उपचार।

cocci-coccus (कोकसी-कोक्स)–बहुगोलाणु बहुवचन।

coccus (कोकस)–गोलाणु (coccus) और जीवाणु (bacillus) या जीवाण्विक के मध्य अण्डाकार बैक्टीरियल कोशिका।

coccobacteria (कोक्कोबैक्टीरिया)–गोलाकार या दण्डसम बैक्टीरिया।

coccygectomy (कोक्सीजेक्टोमी)–कॉक्सि (coccyx) का उच्छेदन।

coccygodynia (कोक्सीगोडाइनिया)–कॉकेक्स (हड्डी) में दर्द (पीड़ा)।

coccyx (कोकेक्स या कॉकिक्स)–अनुत्रिक; पूछास्थि; कशेष्दण्ड का वह भाग जो सेक्रम के पश्चात् स्थित रहता है।

cochlea (कौकलिया)–कम्बु; कर्णावर्त; अन्तःकर्ण (interal ear) की कुन्डलित या पेचदार कोटर (spiral cavity)।

cocoa (कोकोआ)–थीयोब्रोमा कोकोआ (theobroma cocoa) के पके हुए बीज।

coconscious (कोकोनशियस)–सहसचेतन; अवचेतन; चेतनता न होकर भी याददाशत में होना।

coconsciousness (कोकोनशियसनैस)–सह चेतना।

coctostabile (कोक्टोस्टेबाइल)–गर्मी के प्रभाव से परे।

code (कोड)–(1) संहिता; नियमावली; आचरण संहिता। (2) संकेत।

***genetic code* (जैनेटिक कोड)**–जैव कोशिका में निहित संकेत (ओदश) जो पोलीपेपटाइडस (polypeptides) और प्रोटीन (protein) के संश्लेषण (synthesis) को निर्दिष्ट करते हैं।

***triplet code* (ट्रिप्लेट कोड)**–न्यूक्लियोटाइड (neucleotide) के अन्दर स्थित तीन क्षारें (bases) जो अमीनो अम्ल (amino acid) को क्रम से प्रोटीन बनाने हेतु प्रेरित करते हैं।

coelenterata (सीलेन्ट्रेटा)–अकशेरूकों का एक संघ (phylum)। इस संघ के प्रमुख जन्तु हाइड्रा, जैलीफिश (jelly fish), सीएनीमोन (sea anemones) और मूंगा (corals) आदि हैं। इस संघ के जन्तुओं में केवल दो जनन

स्तर (primary germ layer) होते हैं तथा सीलोम (coelom) और पुरान्त्र (archetron) अलग-अलग नहीं होते हैं, इसी कारण संघ का नाम सीलेन्ट्रेटा अर्थात् सील+एन्ट्रोन मिला हुआ रखा गया है।

coelom (सीलोम)–देह गुहा; गह्वर; कोटर।

coenzyme (कोएन्जाइम)–सहएण्जाइम; कोएन्जाइम; ऐसा रसायन जो एन्जाइम के प्रभाव को तीव्र करे।

cofactor (कोफैक्टर)–सहकारक; कोई तत्व या रसायन जिसकी उपस्थिति अन्य की क्रियाशीलता हेतु आवश्यक होती है।

cohesion (कोहेजन)–संयुजता; सटाव; पृथक-पृथक कणों को आपस में मिलकर एक पुंज में इकट्ठा हो जाना।

coil (कोइल)–कुण्डल; पिण्डी; गोलाई में लिपटी हुई।

coitus (कोइटस)–मैथुन; सम्भोग; समागम; नर और मादा का लैंगिक मिलन।

cold (कोल्ड)–(1) ठण्डा; शीत; सर्द, ताप का अभाव।
(2) जुकाम।

colic (कोलिक)–उदर शूल।

colistin (कोलिसटिन)–मिट्टी में पाया जाने वाला एक प्रति जीवी (antibiotic)।

colitis (कोलाइटिस)–कोलन के सूजन के कारण विकार; कोलन की सूजन।

collagen (कोलजेन या कॉलाजन)–बन्धक ऊतकों (connective tissue) में उपस्थित एक प्रकार का प्रोटीन; यह सफेद सूत्रीय ऊतक (fibrous tissue) टेन्डन; अस्थि आदि में होता है। अम्ल के साथ उबालने पर जिलेटिन बनता है।

collagenase (कोलेजिनेज)–एक एन्जाइम जो कॉलाजन का पाचन प्रेरित करती है।

collagenic (कोलाजेन्कि)–कॉलाजन उत्पादक।

collapse (कोलेप्स)–अचानक बीमार पड़ना; ढह जाना; ढेर हो जाना; सन्निपात; पूर्ण शिथिलता।

collemia (कोलेमिया)–रक्त की लसदार दशा।

colliculus (कोलीकुलस)–छोटा सा उभार; पिण्डक;–(1) नेत्र चतुष्पिण्ड (corpora quadrigemina) का बद्प्राधान्य या उठान (prominence)।
(2) दृष्टि तंत्रिका (optic nerve) का रेटीना के प्रवेश-स्थल का उत्तंग (elevation)।
(3) शिश्न शीर्ष (uretheral crest) का उत्तंग।

collimation (कोलीमेसन)–सूक्ष्म दर्शक (microscope) के प्रयोग के समय प्रकाश की किरणों को समानान्तर करने की प्रक्रिया (process)।

collodion (कोलोडियन)–क्लोडियन; पाइरोक्सिलिन (pyroxylin); ईथर (ether) और अल्कोहल (alcohol) में घोल; एक रोचक तरल औषधि।

colloid (कोलॉइड)–कलिल; सरेस सदृश।

collopexia (कोलोपेक्सिया)–गर्भाशय ग्रीवा का निर्धारण।

collum (कौलम)–गर्दन (ग्रीवा) या ग्रीवा सदृश कोई भाग।

collutory (कोलूटरी)–गरारा या कुल्ला करने की दवा।

collyrium (कोलीरियम)–आँख को धोने की दवा।

colocynth (कोलोसिंथ)–कॉलोसिंथ; सिटरूलस कोलोसिन्थिस (citrullus colocynthis) फल का गूदा; इन्द्रायण।

colon (कोलोन)–कोलन; बृहद्रांत्र; बड़ी आंत; सीकम (caecum) से रेक्टम (मलाशय) तक का अन्त्र का भाग।

colon ascending (कोलेन एसेडिंग)–आरोही कोलन।

colon descending (कोलन डिसेंडिंग)–अवरोही कोलन।

colon transverse (कोलन ट्रान्सवर्स)–अनुप्रस्थ कोलन; अपूर्ण विराम; अर्ध विराम से अधिक और पूर्ण विराम से कम, किसी वाक्य के एक भाग का वर्णन करने में लगाया जाने वाला चिन्ह।

colony (कोलोनी)–(1) उपनिवेश; बस्ती, नगर।
(2) निबह; जन्तु दल।

coloptosis (कोलोप्टोसिस)–बृहदांत्र का नीचे की ओर स्थान भ्रष्ट होना (खिसका होना)।

colour (color) (कालर)–वर्ण; रंग।

colorimeter (कोलोरीमीटर)– वर्ण या रंग को नापने का यंत्र; रंग मापक।

colostrum (कोलोस्ट्रम)–माँ के जापे के बाद पहले निकले हुये दूध में पाया जाने वाला पदार्थ विशेष। प्रसवोपरान्त मादा स्तनों के प्रथम दूध में पाया जाने वाला पदार्थ जो दूध मे हरा-सा या पीला-सा रंग लाता है। यह अत्यधिक प्रोटीन और लवण युक्त होता है। इसकी कोशिकायें बड़ी कणदार (granular) होती हैं जिन्हें कोलास्ट्रम कण कोशिकायें कहते हैं।

colotomy (कोलोटोमी)–बृहदांत्र काटना।

colpalgia (कोलपेजीया)–योनि शूल।

colpatresia (कोलपेट्रेसिया)–योनि में छेद का अभाव।

colpectasia (कोलपेक्टिसिया)–योनि का फैलाव।

colpectomy (कोलेपेक्टोमी)–योनि का उच्छेदन।

colpitis (कोलपीटस)–योनि प्रदाह (सूजन)।

colpocoele (कोलपोसिल)–योनि का गूमड़ या हर्निया।

colpocysiritis (कोलपोसाइटिस)–योनि और मूत्राशय प्रदाह (सूजन)।

colpocytology (कोलपोसाइटोलोजी)–योनि कोशिका अध्ययन; योनि उपकला (epithelium) के छीलने से प्राप्त कोशिकाओं की मात्रा तथा विभिन्नता का अध्ययन।

copodynia (कोलपोडाइनिया)–योनि में दर्द (पीड़ा)।

colpoptosis (कोलपोप्टोसिस)–योनि भ्रंश (prolapse)।

colporrhagia (कोलपोरेहृजिया)–योनि से रक्त स्राव।

colporrhaphy (कोलपोरेहृपी)–योनि के घाव को सीना।

colposcope (कोलपोस्कोप)–योनि परीक्षा यंत्र।

colpospasm (कोलपोस्पास्म)–योनि अति संकुचन; योनि उद्वेष्ट (जकड़ या ऐंठन)।

colpotomy (कोलपोटोमी)–योनि कर्तन।

colpoxerosis (कोलपोजीरोसिस)–योनि और भग का असाधारण सूखा होना।

columella (कोलूमैला)–स्तम्भिका।

column (कॉलम)–(1) स्तम्भ; खम्भा; कालम।

(2) दस्ता, सैन्य दल।

(3) फल की केन्द्रीय रेखा (वनस्पति शास्त्र)।

colyone (कोलीओन)–किसी अंग में उत्पन्न पदार्थ; जब रक्त द्वारा दूसरे अंग में ले जाया जाता है तो दूसरे अंग की क्रियाशीलता का न्यूनित हो जाना।

colypeptic (कोलीपेपटिक)–पाचन विलम्बकारी या बाधक।

colyphrenia (कोलीफ्नेरिया)–मस्तिष्कीय प्रक्रियाओं की आसाधरण मन्द गति।

coma (कोमा)–(1) सम्मूर्छा।

(2) रोम गुच्छ (वनस्पति शास्त्र)।

comes (कम्स)–कोमज, संसर्गी; वह रक्त वाहिनी जो तंत्रिका के साथ-साथ रहती है।

commensal (कोमनसल)–सहभोजी; वह प्राणी जो किसी अन्य प्रकार के जीव के साथ रहकर भोजन में हिस्सा बटाए। इस प्रकार के सामान्य जीवन से प्रायः दोनों जीवों का पारस्परिक लाभ होता है।

commensalism (कॉमेसेलेज्म)–सहभोजिता; विभिन्न जातियों के दो व्यक्ति या दो जीव आबादियों (population) के मध्य जैवी सहयोग जिसमें एक को लाभ पर दूसरे को हानि नहीं पहुँचती है।

comminuted (कॉमीनुटेड)–हड्डी का कई भागों में टूटना।

comminution (कॉमीन्यूसन)–छोटे-छोटे टुकड़ों में टूटना (सूक्ष्म रगड़ से)।

commissure (कॉमीसर)–समबन्धक; संयोजक; परियोजी। तंत्रिका सूत्रों के बण्डल जो मस्तिष्क और सुषुम्ना के दायें और बाँये ओर के भागों को जोड़ते हैं।

community (कम्यूनिटी)–समुदाय; समाज; समूह, बिरादरी।

commutator (कम्यूटेटर)–दिक्परिवर्तक; विद्युत धारा की दिशा पलटने का एक यंत्र।

compathy (कमपैथी)–सहसंवेदना।

compensation (कमपेनसेशन)–क्षतिपूर्ति; हर्जाना; मुआवजा।

complaint (कम्प्लेन्ट)–(1) शिकायत; दुःख निवेदन; कष्ट; बीमारी।

(2) परिवाद; फरियाद।

complement (कम्पलीमेंट)–पूर्णता; परिपूरकता; सामान्य रक्त सीरम में एक पदार्थ जो विशिष्ट परिपूरकता मुक्त होने से कोशिकाओं; बैक्टीरिया और अन्य अनुलक्षणों का नाश करता है।

complex (कम्प्लैक्स)–(1) जटिल; मिश्रित; पेचीदा।

(2) भाव; मनोभाव।

complication (कम्पीलीकेशन)–जटिल; गहन; उलझाव; एक रोग के साथ दूसरा रोग मिला हुआ।

compound (कम्पाउन्ड)–यौगिक; विभिन्न तत्वों या घटकों का बना हुआ।

compression (कम्प्रेशन)–दबाव; खिचाव; संपीडन।

compressor (कम्प्रेशर)–दबाव डालने वाला; दबाने वालां

conarium (कोनारियम)–पिनियल ग्रन्थि।

conation (कोनेश्नन)–कार्य करने की सचेतन प्रकृति (झुकाव)।

concave (कोनकेव)–अन्दर की ओर दबा हुआ या घुसा हुआ; अवत्तल।

conceive (कनसीव)–(1) गर्म धारण करना।

(2) ध्यान में लाना।

concentration (कनसेन्ट्रेशन)–(1) केन्द्रित करना।

(2) सान्द्रण; गाढ़ापन; किसी दवा को उबालकर गाढ़ा करना।

conception (कनसेप्शन)–गर्भ; गर्भाधान, नर और मादा जन्तु का संयोजन जिससे नये जीव का आरम्भ होता है।

concha (कौंचा)–शंख; कर्ण कुहर; शंखिका; शंख–

(1) बाह्य कर्ण कुहर जो बाह्य ध्वनिपथ (meatus) में खुलती है।

(2) नासा कुहर की पार्श्व भित्ति का उर्ध्व मध्यीय और अधः

प्रवर्ध।

(3) घूर्णास्थि, टरवाइनल पिण्ड (turbinal body)।

(4) स्फीनोइडल (sphenoidal) अस्थि की एक दो-बार घूमी उर्ध्व प्लेट (plate)।

concrescence (कोनक्रिसेन्स)–सहवर्धन; सहरोहन; उद्गम से पृथक भागों का साथ-साथ वर्धन।

concretion (कोनक्रिशन)–संवहन; आघात; धक्का; विघात।

condensation (कनडेनसेशन)–संघनन; संक्षेपण; घनीकरण रोग के कारण किसी भाग का सख्त हो जाना।

condenser (कनडेनसर)–द्रवणित्र;

(1) गैस या भाप को ठंडा करने का यंत्र।

(2) सूक्ष्म दर्शी (microsope) से देखे जाने वाली वस्तु को प्रदीप्त (ज्योतित) करने की युक्ति (उपाय)।

(3) शक्ति संचय संयंत्र।

conditioned reflex (कन्डीशन्ड रिफ्लेक्स)–सशर्त परावर्ती; मानसिक परावर्ती; जैसे खट्टे को देखकर मुँह में राल का स्राव (पानी आ जाना)।

condom (कन्डोम)–समागम (मैथुन) के समय शिश्न (penis) पर पहने जाने वाली रबड़ की थैली।

conductance (कनडूक्टैन्स)–चालकत्व, संवाहकत्व;

(1) किसी शक्ति जेसे बिजली को प्रवाहक (संवाहक) करने की क्षमता।

(2) श्वसन के प्रक्रिया में यह वह वायु की मात्रा होती है, जो गतिकाओं (alveoli) में इकाई समय और इकाई दबाव में पहुँचती है। अवरोध (resistance) का व्युत्क्रम (reciprocal)।

conduction (कन्डक्शन)–शक्ति जैसे ताप, ध्वनि या विद्युत का संवाहन (संचार)।

conductivity (कन्उकटटीविटी)–संवाहकता; चालकता।

condyle (कॉनडाइल)–अस्थिद्वन्द्व; अर्बुद; गुम्मट; अस्थि के जुड़ने वाले छोर पर गोल उभार।

cone (कोन)–शंकु; (1) ऐसी ठोस आकृति या रचना जिसका अधर (base) गोल और शिखर अन्त तक क्रमशः पतला होता जाता है।

(2) अण्डे पर निषेचन से पूर्व पाया जाने वाला शंकु सदृश उठा हुआ स्थल।

(3) रेटीना की फ्लास्क (flask) सदृश कोशिका।

configuration (कोनफाइनमेंट)–(1) प्रसूतिकाल; प्रसव।

(2) कारावास; कैद।

conflict (कोनफ्लिक्ट)–(1) युद्ध; संघर्ष।

(2) विरोध; प्रतिकूल।

conformation (कनफरमेशन)–समनुरूपण; रचना; बनावट।

conformator (कनफोरमेटर)–जोड़ी की रूप-रेखा जानने का यंत्र।

confusion (कनफ्यूजन)–घपला; अस्तवयस्तता; संभ्रांति; उलझन; घबराहट।

congener (कन्जेनर)–सजातीय।

congenital (कनजेनीटल)–जन्मजात; जन्म से उपस्थिति (विद्यमान)।

congestion (कनजैशन)–रक्त संकुलता; एक रोग जिसमें रक्त की अत्यधिक मात्रा शरीर के किसी भाग में एकत्र हो जाती है।

conglobate (कोंगलोबेट)–संपीड़ित; संगोलित; गोलोपम ग्रन्थि; एक पुंज में एकत्रित हुई आकृति।

coglutinant (कोंग्ल्यूटीनेन्ट)–जोड़ को बढ़ावा देने वाला जैसे जख्म के होंठों को जोड़ने वाले।

coniosis (कोनियोसिस)–रेत के निःश्वसन से उत्पन्न रोग।

conjoin (कन्जोइन)–संयुक्त होना।

conjugation (कन्जुगेशन)–संयुग्मन; संयुजता; संगम; एक कोशिकीय (प्रोटोजोआ) में उत्पादन की एक विधि; जिसमें दो व्यक्ति अस्थाई रूप से संयुज होते हैं। इस समय में प्रत्येक से दुहिता न्यूक्लियस एक-दूसरे में पहुँचकर आपस में मिलती हैं तत्पश्चात दोनों व्यक्ति निषिक्त दो कोशिकाओं के समान पृथक हो जाते हैं।

conjunctiva (कन्जंक्टाइव)–श्वेत पटल; नेत्र श्लेष्मला; कन्जंक्टाइवा; आँख की श्लेष्म कला जो पलकों का अस्तर बनाती है तथा श्वेत पटल (स्क्लीरा–sclera) के अगले भाग पर कार्निया अधिच्छद बनाती है।

conjunctivitis (कन्जक्टीवाइटिस)–कन्जंक्टाइवा शोथ (सूजन)।

connexus (कनैक्सस)–संयोजी या संयोजी रचना।

conscience (कोनसाइन्स)–अन्तःकरण; विवेक।

conscious (कोन्ससियस)–सचेत; चेतना में; होश में; जानता हुआ; समझने तथा स्पर्श की शक्ति से पूर्ण।

consciousness (कोनसियसनेस)–चेतनता।

conservative (कनजरवेटिव)–यथा-स्थिति बनाये रखने की प्रवृत्ति वाला; परिवर्तन का विरोधी; रूढ़िवादी; प्राचीन पद्धति का रक्षक।

consolidation (कनसोलीडेशन)–इकट्ठा करके एक बनाना; मिलाकर एकीकरण करना; ठोस बनाना; दृढ़ीकरण।

constant (कोन्सटेन्ट)–दृढ़; अपरिवर्तनशील; स्थिर; अचल।

constipation (कोन्स्टीपेसन)–कब्ज; मल का अवरोध।

constitution (कोन्स्टीट्यूशन)–(1) गठन; रचना; मनोवृत्ति; मूलतत्व; बनावट।

(2) किसी देश के शासन की प्रणाली या व्यवस्था; संविधान।

constriction (कन्सट्रिक्सन)–संकुचन; संकीर्णन।

consultant (कन्सलटेन्ट)–परामर्शदाता; परामर्श लेने वाला; सलाह लेने या देने वाला (डाक्टर या मरीज)।

consultation (कन्सलटेशन)–परामर्श; मशविरा; सलाह; मंत्रणा।

consumption (कन्जम्पशन)–(1) क्षय; नाश; यक्ष्मा रोग; मृत्यु कारक रोग।

(2) उपभोग करके समाप्त करने की क्रिया।

contact (कोन्टेक्ट)–सम्पर्क; लगाव; संचार; सम्बन्ध; निकट संयोग।

contagion (कन्टेजियन)–छूत से फैलने वाला रोग या विष आदि।

contagious (कन्टेजियस)–छूत के द्वारा फैलने वाला रोग; रोग फैलाने वाला; संसर्गज।

contagium (कन्टेजियम)–छूत से फैलने वाला रोग या विष आदि।

content (कन्टेन्ट)–(1) संतुष्ट; तृप्त संतोष।

(2) परिभाषा।

(3) क्षमता; समाई।

(4) निहित वस्तुएँ।

continence (कोन्टीनेन्स)–संयम; इन्द्रिय दमन; यौन सम्बन्धी मामलों में आत्म-नियंत्रण; नैतिक पवित्रता; इच्छाओं का दमन; ब्रह्मचर्य।

contraception (कन्ट्रासेप्शन)–गर्भ निरोध, संतान उत्पत्ति को रोकना।

contraceptive (कन्ट्रासेप्टिव)–गर्भ निरोध, के लिए काम में आने वाली वस्तुएँ।

contractile (कन्ट्रेक्टाइल)–संकुचनशील।

contractility (कोन्ट्रॉकटिलिटी)–संकुचनता; प्रोटोप्लाज्म का मूलभूत लक्षण।

contraction (कोन्ट्रेक्शन)–संकुचन; आकुंचन; सिकुड़ना।

contracture (कोन्ट्रेक्चर)–विकृतता।

contraindication (कोन्ट्रान्टन्डीकेसन)–अनुपयुक्त; विरुद्ध; असंगति; वह दशा जिसमें किसी विशिष्ट उपचार का निषेध रहता है।

control (कन्ट्रोल)–नियंत्रण रखना; नियंत्रित करना; ऐसा आदर्श (मानक) प्रयोग जिसके आधार पर प्रयोगिक निरीक्षणों का मापदण्ड किया जा सकता है।

contrusion (कन्ट्रूजन)–दाँतों का इकट्ठा हो जाना या ठसाठस भरा हुआ होना।

conus (कोनस)–शंकु, कोनस; कोई भी शंकु जैसी आकृति।

convalescence (कन्वालसेन्स)–शनैः-शनैः (आहिस्ता-आहिस्ता) स्वास्थ्य तथा शक्ति को पुनः प्राप्त करने की क्रिया।

convection (कन्वेक्शन)–संवहन, मुख्यतः ताप का किसी तरल या गैस में कणों के घूमने से पहुँचना।

convergence (कन्वरजेन्स)–अभिसरण; समानीकरण; समाभिरूपता–(1) एक बिन्दु की ओर झुकने की क्रिया या प्रवृत्ति।

(2) विभिन्न समुदायों के जन्तुओं में एक से लक्षणों का उत्पादन हो जाना।

conversion (कनवरजन)–एक स्थिति से दूसरी में लाने की अवस्था; मन परिवर्तन, दल परिवर्तन या विचार परिवर्तन।

convertin (कनवरटिन)–रक्त का एक पदार्थ जो प्रोथ्रोम्बिन को थ्रोमम्बि में बदलता है।

convex (कोन्वेक्स)–उत्तल; सिरों पर दबा हुआ तथा बीच में उभरा हुआ; उन्नतोदर।

convexconcave (कोन्वेकसो कोन्वैक्स)–उत्तलावतल।

convexoconvvex (कोनवेक्सोकोन्वैक्स)–उत्तलोत्तल।

convolution (कान्वोलूशन)–तह; लपेट; ऐंठन; बल; संवलन।

convulsion (कन्वलजन)–शरीर की ऐंठन; हँसते-हँसते लोटपोट हो जाना।

cope (कोप)–दाँत जिस पर सोना चढ़ाना हो उसकी दन्तमूल पर रखी जाने वाली प्लेट; प्रावरक; बितान; ढाँकना।

copiopia (कोपियोपिया)–चक्षु थकान; पूरी शक्ति लगाकर देखना या सुनना।

copper (कॉपर)–ताँबा; रासायनिक तत्व; प्रतीक Cu; आवर्त सारणी में 29वाँ स्थान।

copercipitin (कोप्रेसिपिटिन)–ऐसा प्रतिपिण्ड (precipitin) जो एक या दो अंगियों (organisms) पर प्रभाव डालता है।

copremesis (केप्रेमेसिस)–मल वमन।

copremia (कोप्रेमिया)–कब्ज से उत्पन्न विषाक्तता।

coprohematology (कोप्रोहिमेटोलाजी)–मल में रक्त की मात्रा का जानना।

coprolith (कोपरोलिथ)–मलाश्म; अंत्र में सख्त मल के

कारण पत्थर सा बन जाना।

coprology (कोपरोलोजी)–मल विज्ञान।

coprohagia (कोप्रोहेजिया)–मल का खाना; मल भोजी।

coprophilia (कोपरोफिलिया)–मलरागी।

coprophobia (कोपरोफोबिया)–मल से भयभीत।

coprozoa (कोपरोजोआ)–मल जन्तु; मल में (शरीर से बाहर) पाया जाने वाला जन्तु।

coprozoic (कोपरोजोइक)–मलवासी।

copulation (कोपूलेशन)–मैथुन; सम्भोग; लैंगिक मिलन।

cor (कौर)–हृदय।

coracoid (कोराकॉइड)–कन्धे की हड्डी जो कौए की चोंच के आकार की होती है।

coral (कोरल)–मूंगा।

coramine (कोरामीन)–कोरामीन (रसायन)।

cord (कोड)–कोई भी रस्सीनुमा (रज्जु) आकृति; रस्सी के समान रीढ़ की हड्डी।

cordate (कोरडेट)–हृदय सम; हृदय समान आकृति वाला।

core (o) (कोर ओ)–'चक्षु तारा' या आँख की पुतली (pupil of eye) का अर्थ पूर्व पद।

corectasis (कोरेक्टैसिस)–प्यूपिल या पुतली या तारा (pupil) को काटने का एक औजार।

coreometer (कोरियोमीटर)–प्यूपिल (तारा) को नापने का यंत्र।

coreoplasty (कोरियोप्लास्टी)–कृत्रिम 'तारा' या पुतली का निर्माण।

cori cycle (कोड़ी साइकिल)–यकृत और पेशी के मध्य लेक्टिक अम्ल (lactic acid) चक्र; यह चक्र इस प्रकार का होता है :–

पेशी ग्लाईकोजन–पेशी लैक्टिक अम्ल-रुधिर लैक्टेट–रूधिर ग्लूकोज–यकृत ग्लाईकोजन––।

corium (कोरियम)–चर्म; त्वचा का रेशेदार अन्तः-स्तर; असल त्वचा; वास्तविक खाल। मानव में खाल की मोटाई 1/5 से 1/8 इंच तक की होती है। इसमें तंत्रिकायें (nerves), रक्त नलिकाएँ; रोम मूल (hair roots) स्नैहिक (sebaceous) और स्वेद (sweat) ग्रन्थियाँ होती हैं। हथेली एवं तलुए पर लकीरें (lines) होती हैं जिनका क्रम प्रत्येक व्यक्ति में अलग-अलग होता है, जिनको देखकर ज्योतिषी बहुत-सी जीवन सम्बन्धी बातें बता देते हैं।

corn (कौर्न)–(1) घट्टा; पैरों पर गोखरू (गाँठ)। (2) दाना, कन; अनाज का दाना (बीज)।

cornea (कौर्निया)–कॉर्निया; चक्षुगोलक (eye ball) के अग्र भाग का पारदर्शक आवरण।

corneous (कोर्नियस)–शृंगोपम; सींग समान; शृंगीय; शृंगमय।

corniculum (कोर्निकुलम)–छोटा सींग, शृंगिका।

cornification (कोर्नीफिकेशन)–शृंगीकरण।

cornua (कोर्नुआ)–सींग; सींग जैसे प्रवर्धन।

cornual (कोर्नुअल)–सींग सम्बन्धी; विशेषकर सुषुम्ना के प्रवर्धन (cornua)।

corona (कोरोना)–किरीट; कोरोना।

corona ciliaris (कोरोना सिलियरिस)–तंत्रमय किरीट।

corona glanspenis (कोरोना ग्लान्स पीनिस)–शिश्न मुण्ड किरीट।

corona radiata of brain (कोरोना रेडियेटार ऑफ ब्रैन)–मस्तिष्क को घेरे हुए कोशिका पंक्ति।

corona radiata of ovum (कोरोना रेडियेटा ऑफ ओवम)–डिम्बाशय (डिम्ब) को घेरने वाली कोशिकाओं की एक पंक्ति।

coronary (कोरोनरी)–रक्त नलिकाएँ; लिगामेन्ट आदि; चक्रीय मुकुट की तरह घेरे हुए।

coronary artery (कोरोनरी आरट्री)–हृद्-धमनी।

coronary ischaemia (कोरीनरी इश्चीमिया)–दन्त-पेशी में कम रक्त पहुँचने से उत्पन्न दशा। यह दशा मुख्यतः दो कारणों से आती है–(1) दन्त वाहिनियों की कठिन्यता (sclerosis)।

(2) हृदय की अति व्याप्त सक्रियता (occlusion) थक्का बनने से।

corpulency (कोरपुलेन्सी)–अनावश्यक मोटापा; स्थूलता; स्थूल शरीर।

corpora (कॉरपोरा)–पिण्ड।

corpora adiposa (कोर्पोरा एडीपोसा)–वसा पिण्ड, भेद पिण्ड; कार्पोरा एडीपोसा।

corpora albicantia (कोर्पोरा एल्बीकेन्टिया)–श्वेत पिण्ड।

corpora bigemina (कोर्पोरा बाइजेमिना)–युगल पिण्ड; नेत्र द्विपिण्ड; अक्षि द्वपिण्ड।

corpora cavernosa (कोर्पोरा केवरनोर)–कन्दरी पिण्ड; शिश्न (penis) या भग्नासा (cliroris) का उत्थान शील (erectile) ऊतक विशेष।

corpora or copora quadrigemina (कार्पोरा या कार्पस

क्वाड्रिजेमिना)–चतुष्टि पिण्ड; अक्षि चतुष्कि पिण्ड।

corpus (कोरपस या कारपस)–पिण्ड; कार्पस।

corpus callosum (कार्पस कैलोसम)–महा संयोजक पिण्ड (मस्तिष्क का); कैलोजम पिण्ड।

corpus luteum (कार्पस ल्यूटियम)–पीत पिण्ड; ल्यूटियम पिण्ड।

corpus spongiosum (कार्पस स्पनजियोसम)–स्पंजी पिण्ड।

corpus striatum (कार्पस स्ट्रायेटम)–रेखित पिण्ड।

corpuscle (कोरपसकिल)–कणिका; कोई छोटा अंग या काय; रक्त कण; कण; अणु; शरीर के सूक्ष्म अंश विशेषतः वे अंश जो रक्त उत्पादन में भाग लेते हैं।

blood corpuscles **(ब्लड कारपसकिल्स)**–रक्त कण।

colostrum carpuscles **(कोलोस्ट्रम कारपसकिल्स)**–कोलोस्ट्रम (प्रसवोपरान्त मादा स्तनों में पाया जाने वाला दूध) कण।

lemellar or pacinian corpuscles **(लेमीलर या पेसीनियन कारपसकिल्स)**–पत्रकी या पेसीनियन कण; यह त्वचा के पत्रों के मध्य अथवा तंत्रिका सूत्रों के अन्त से बने बण्डल में पाये जाते हैं।

renal corpuscles or malpighian corpuscle **(रीनल कारपसकिल्स या मालपीजियन कारपसकिल्स)**–यह वृक्क के बल्क (cortex) में पाये जाते हैं।

splenic corpuscle **(इसप्लीनक कारपसकिल)**–प्लीहा कण; प्लीहा (spleen) के लसीका कणों में होते हैं।

stellate corpuscle or langerhan's corpuscle **(स्टीलेट कारपसकिल या लैंगरहैंस कारपसकिल)**–तारोपम या लैंगरहैंस (वैज्ञानिक का नाम) कण। यह एक प्रकार के संवेदीय कण होते हैं।

tactile corpuscles **(टैक्टाइल कानसकिल्स)**–स्पर्श कण।

thymic corpuscles **(थाइमिक कारपसकिल्स)**–उण्डुक ग्रन्थि (थाइमस) सम्बन्धी कण; थाइमस (thymus) के मेडुला (medulla) भाग में पाई जाने वाली विशिष्ट गोलाकार तीव्र अम्ल रंगी (acidophil) काय जो मुख्यतः काचीय हायलीनाइज़्ड (hyalinized) कोशिकाओं की बनी होती है।

correction (करेक्शन)–संशोधन; सुधार; शोधन; सुधार क्षति-पूर्ति; दुरूस्ती; दृष्टि को सुधारने के लिये विशिष्ट लैंसों का लगाना।

correlation (कोरिलेशन)–पारस्परिक सम्बन्ध; अन्योन्य सम्बन्ध; तंत्रिका केन्द्र पर अन्तर्गामी उत्तेजनाओं (afferent impulses) का संगम, जिससे उपयुक्त प्रति उत्तर (response) आता है।

correspondence (करैसपोन्डेन्स)–अनरूपता; सादृश्य।

corrosive (कोरोसिव)–नाशवान; क्रम से नाश करने या क्षय करने की शक्ति रखने वाला।

corrugator (कोरुगेटर)–झुर्रीदार या सिकुड़नयुक्त।

cortex (कॉर्टेक्स)–बाह्य स्तर; वल्क; कॉर्टेक्स किसी अंग का बाह्य या ऊपरी भाग।

corticate (कोर्टीकेट)–छाल या वल्क युक्त।

corticoid (कोरटीकॉइड)–एड्रीनल कॉर्टेक्स का एक हार्मोन (hormone); कुछ प्राकृतिक या संश्लेषित यौगिक जिनकी क्रियाशीलता कॉरटीकॉइड हार्मोन से मिलती-जुलती होती है।

cortin (कोर्टिन)–एड्रीनल वल्क (adrenal cortex) का हार्मोन जो पोटेशियम उपाचय को प्रभावित करता है।

corundum (कोरन्डम)–कॉरिन्डम; एलूमीनियम आक्साइड; Al_2O_3।

coruscation (कारसकेशन)–चक्षु के आगे बिजली की चमक की तरह की संवेदना होना।

corybantism (कोरीबेन्टिज्म)–उन्माद मस्तिष्क की विकृति, मति भ्रंश; चित्तभ्रम; ज्ञान शून्यता प्रलाप; उन्मत्तता।

coryza (कोरीजा)–प्रतिश्याय; नाक की श्लैष्मिक कला (mucous membrane) से अत्यधिक प्रस्राव (discharge)।

costa (कोस्टा)–(1) पर्शुका; पसली की हड्डी।

(2) किन्हीं कशाधारियों (flagellates) में उत्सर्पणशील तंत्री जबनी (unadulating membrane) के आधार पर पाई जाने वाली पतली, मजबूत, छड़नुमा आकृति।

(3) एक प्रकार की हड्डीनुमा मोटी नस जो कीड़ों के पंखों को उड़ने में मदद देती है।

costive (कोस्टिव)–कोष्ठबद्धक कब्ज करने वाली; मल अवरुद्ध करने वाला।

cotton (कोटन या कॉटन)–रूई या कपास।

cotwin (कोटविन)–सहजुड़वाँ; एक ही समय में और एक साथ पैदा हुए दो व्यक्तियों में कोई भी एक।

cotyledon (कोटीलीडन)–बीजपत्र; ग्राहक गुच्छ; अंखंवा; स्तनी में आंवल या कमल (placenta) ग्राहकांकुरों (villi) का एक क्षेत्र (patch)।

cotyloid (कोटीलॉयड)–प्यालेनुमा; नितम्बास्थि का गोल गढ़ा और बन्धन।

cough (कफ)–खाँसी; कफ; फेफड़ों से आवाज के साथ वायु का निकलना।

count (काउन्ट)–संख्या; गिनने का कार्य; गिनती, गणना; घोल की किसी मात्रा में व्यक्तिगत इकाइयों जैसे रक्त कणिकायें, कोशिकायें आदि की संख्या का गिनना।

counter (काउन्टर)–(1) विपरीत दिशा में, विरुद्ध; उल्टा।
(2) मुठभेड़।
(3) गिनने वाला; संख्या बताने वाली कल या मशीन।

coup (काउप या कूप)–विनिमय करना; उलटना; घूस देना; चाल।

couple (कपिल)–(1) युग्म; जोड़ा।
(2) वर-वधू; दम्पत्ति।
(3) बन्धन; जोड़ना।

coverglass (कवर ग्लास)–ढँकना; अत्यन्त पतला काँच का विभिन्न माप का गोल या समकोणक ढक्कननुमा पट जो स्लाइड बनाने या देखने हेतु प्रयोग में लाया जाता है।

cowpox (काऊपोक्स)–गौचेचक; गौ के थनों पर निकलने वाली शीतला; वाइरस से उत्पन्न एक रोग जो गायों से मानव में पहुँचता है।

coxa (कोक्सा)–(1) नितम्ब; कॉक्सा; श्रोणी।
(2) कीटों की टाँग का समीपस्थ जोड़।

coxodynia (कोक्सोडायनिया)–श्रोणी पीड़ा; नितम्ब (hip) में दर्द।

cozymase (कोजाइमेज)–कोजीमेज; यीष्ट (yeast); पेशी और रक्त सीरम में पाया जाने वाला एक एन्जाइम।

cradle (क्रेडिल)–(1) पालना।
(2) ढाँचा, ठाठ।

cramp (क्रेम्प)–(1) ऐंठन; मरोड़; उद्वेष्ट; पेशी ऐंठन; मोच, स्नायुओं का सिकुड़ना।
(2) शिकंजा।

crani (o) (क्रेनी ओ)–खोपड़ी, कपाल अर्थ का पूर्व पद।

cranial (क्रेनियल)–कपालीय; कपाल सम्बन्धी।

cranial nerves (क्रैनियल नर्वस)–मस्तिष्कीय तंत्रिकायें (cranial nerves)। इनके युग्म होते हैं। यह कपाल के विभिन्न अस्थि छिद्रों (foramina) से निकलती है। यह तीन प्रकार की होती हैं : (1) ऐफेरेन्ट (afferent) जो संवेदीय (sensory) होती है। (2) इफरेन्ट (efferent) जो गतिकारी (motor) होती है और (3) मिश्रित (mixed)। इनको रोमन गिनती की संख्या से अथवा नाम से जाना जाता है–

यह निम्न होती है–

नाम **किस्म**
विस्तार एवं कार्य

(i) ओलफैक्टरी (olfactory) संवेदीय (sensory)
नासागुहा में श्लैष्मिक कला में गन्ध (sandl)।

(ii) ओपटिक (optic) संवेदीय (sensory)
चक्षु के दृष्टि पटल (sretina) में दृष्टि (sight)।

(iii) ओक्यूलोमोटर(oculomotor) गतिकारी (motor)
चक्षु के अधिकांश मांसपेशियों में गति (movement)

(iv) ट्रोकलियर (trochlear) गतिकारी (motor)
चक्षु के पृष्ठ तिर्यक मांसपेशी (clossal oblique muscle) में

गति (movement)।

(v) ट्राइजेमीनल (trigeminal) मिश्रित (mixed)
चक्षु और चेहरे में संवेदीय (sensory)। चर्षणपेशियों (muscles

of mastication) में गतिकारी (motor)।

(vi) ऐवडुसेन्स (abducens) गतिकारी (motor)
चक्षु के प्रत्यागामी (aetrator) और पार्श्व रेक्टस (rectus) सीधी

मांशपेशी को गति (movement)।

(vii) फेसियल (facial) मिश्रित (mixed)
संवेदीय (sensory) कान के क्षेत्र के लिये और जिम्हा के लिये

स्वाद्यहरण कराती है **गतिकारी (mixed)** चेहरे की मांशपेशियाँ

जो चेहरे को आवृत्ति प्रदान करती हैं।

(viii) ओडीटरी (auditory) संवेदीय (sensory)
कान के कोकलिया (cochlea) से सुनना और अर्ध चन्द्राकार

नलिकाओं (semi circular canals) से समतुलन (equilibrium)।

(ix) ग्लेसोफैरिंजियल (glossopharyngeal) मिश्रित (mixed)
संवेदीय (sensory) कण्ठ (phaynx) और स्वर मंत्र (laryvex);
जिव्हा को स्वाद।
गतिकारी (motor)
कण्ठ की मांसपेशियों (muscles of pharynx) में

(x) वेगस या प्राणिशा (vagus) गतिकारी (motor) कण्ठ और स्वर यंत्र पेशी; हृदय और वक्षीय और उदरीय पेशियाँ

बाह्य कर्ण छिद्र की त्वचा; मस्तिष्कीय आवरण (menniges)कण्ठ

और स्वर यंत्र की श्लैष्म कला (macous membrane) में

गतिकारी (motor)

(xi) स्पाइनल ऐससरी (spinal accessory) गतिकारी (motor) कंधे और गर्दन की मांसपेशियों में।

(xii) हाइपोग्लोसल (hypoglossal) गतिकारी (motor) गतिकारी (motor) जिव्हा (tounge)की मांसपेशियों में।

craniocele (क्रेनियोसील)–मस्तिष्क का कुछ भाग खोपड़ी में से बाहर निकला हुआ।

craniodidymis (क्रेनियोडिडाइमिस)–दो सिर वाला भ्रूण दैत्य।

craniology (क्रेनियोलोजी)–खोपड़ी विज्ञान; खोपड़ियों का वैज्ञानिक अध्ययन।

craniomalacia (क्रेनियोमलेशिया)–कपालास्थियों का असाधारण मुलायम होना।

cranioplasty (क्रेनियोप्लास्टी)–खोपड़ी की प्लास्टिक द्वारा मरम्मत।

craniotomy (क्रेनियोटोमी)–खोपड़ी का सर्जरी (ओपरेशन) हेतु खोलना।

cranium (क्रेनियम)–कपाल; क्रेनियम; मस्तिष्क कोटर।

cranat (क्रेनाट)–त्रिकोण-पट्टी।

cream (क्रीम)–एक प्रकार का स्नेहपूर्ण और तैल युक्त पदार्थ जो दूध से निकाला जाता है; किसी वस्तु का श्रेष्ठतम भाग।

creatinase (क्रियेटीनेज)–क्रियेटिन का विघटन करने वाली एन्जाइम।

creatine (क्रियेटिन)–शरीर के अन्दर संश्लेषित नाइट्रोजन युक्त रवेदार यौगिक।

creatnine (क्रियेटीनाइन)–क्रियेटीनाइन; $C_4H_7ON_3$ पेशी या अन्य ऊतकों (tissues) की ठोस या अपचय प्रक्रिया के फलस्वरूप बना रसायन जो मूत्र के साथ विसर्जित होता है।

creatinuria (क्रियेटीन्यूरिया)–पेशाब (मूत्र) में क्रियेटिन की उपस्थिति।

crenation (क्रिनेशन)–कोशिका की सतह पर कोशिका द्रव्य में से नमी खींच लेने से दन्तुरण (गड्ढे) उत्पन्न करना।

creosote (क्रियोसोट)–तारकोल से प्राप्त तरल पदार्थों जेसे कि फीनोल्स (phenols) का मिश्रण जिसका प्रयोग रोगाणुनाशी (विसंक्रांमक) की तरह होता है।

crepitant (क्रेपीटेन्ट)–सूखी, चहचहाट की आवाज जैसी हड्डी के टूटने पर उसके सिरों पर हिलाने या हिलने से होती है।

crescent (क्रिसेन्ट)–चन्द्रमा की शक्ल का; चन्द्रिका; अर्द्ध-चन्द्रकार; अर्ध चन्द्राकार चिन्ह जो चन्द्रमा की कलाओं के घटने-बढ़ने से होता है।

cresomania (क्रिसोमेनिया)–अत्यधिक दौलत के होने का भ्रम।

crest (क्रेस्ट)–शिखा; शीर्ष, शृंग, शिखर; हड्डी के ऊपर उभरा हुआ भाग; उभरा हुआ हिस्सा।

cretinim (क्रेटीनिज्म)–जड़ मानवता; बौनापन।

cretin (किरेटिन)–एक विशेष प्रकार की चित्त भ्रांति से पीड़ित रोगी।

cremaster (क्रिमास्टर)–वीर्याणु रज्जु के साथ-साथ चलने वाली पतली मांस-पेशी।

crevice (क्रेविस)–दरार; दरण।

cribriform (सिरीब्रीफोम या किरीब्रीफोर्म)–चलनी सदृश छेद युक्त।

cricoid (क्रिकॉइड)–मुदाकार; मुद्रिका; स्वर यंत्र (larynx) की एक अस्थि।

crinogenic (किरीनोजेनिक)–ग्रन्थि में स्राव उत्पन्न करने वाला।

crisis (क्राइसिस)–संकटावस्था; संकट स्थिति; संकट काल; चरम बिन्दु भयंकर रोग आदि के समय; निर्णायक क्षण; ऐसा समय या क्षण जब भय अशुभ होने का हो।

crisia (क्रिस्टा)–चोटी; शिखर; वृक्ष आदि का सबसे ऊपरी भाग।

cross (क्रॉस)–संकर; संकरज; विभिन्न नस्ल या गोत्र (breeds) का व्यक्तियों के मैथुन (mating) से उत्पन्न (organism)।

crossbite (क्रॉसबाइट)–दाँतों का तिरछा होना; दाँतों की दशा जिससे की नीचे के जबड़े (मैण्डीबुलर) के दाँत; ऊपर के जबड़े के दाँतों के बाहर होते हैं।

crossing over (क्रोसिंग ओवर)–विनिमय; जीव विनिमय; परिपाक प्रक्रिया (maturation) में किन्हीं दो गुण सूत्रों (chromosomes) के अनुरूप खण्डों की आपस में

अदला-बदली (विनिमय)।

cross matching (क्रौस मैचिंग)–रक्त आघात (blood transfusion) में दायक (donor) और ग्राह्य (recepient) की लाल कोशिकाओं और सीरम (रक्त रस) का एक-दूसरे से मिलान।

cross-section (क्रास-सेक्सन)–अनुप्रस्थ काट या अनुप्रस्थ परिच्छेद।

crotehet (क्रोचेट)–अंकुशिका; छोटे से हुक की आकृति वाला यंत्र।

crown (क्राउन)–शिखर; मुकुट; दाँत का बाहरी भाग।

crucial (क्रूसियल)–(1) क्रोशोपम (क्रास समान)।

(2) निर्णायक; अन्तिम; दृढ़ विचार-मूलक।

crucible (क्रूसीबिल)–कोठाली; घड़िया; प्रयोगशाला में उपयुक्त घड़िया जिसमें निरीक्षण किए जाने वाले पदार्थों को (उच्च तापमान तक) गर्म किया जाता है।

crura (L. crura] legs) क्रूरा–(1) स्तम्भ (2) अग्रजंघा (shank)।

(1) टाँग सदृश या स्तम्भी आकृति।

(2) मध्यप्राचीर (डायफ्राम) के वास्तिक पेशी सूत्र।

(3) शिश्न के कन्दरीपिण्ड (corpora caverhosa) का समीपस्थ प्रवर्धन।

(4) इन्कस और स्टेपीज की शाखायें।

(5) अधःत्वचीय (subcutaneous) वंक्षण मुद्रिका (inguinal ring) के स्तम्भ।

(6) चापिका (फॉनिक्स) के पश्च स्तम्भ।

(7) मध्य प्रमस्तिष्क स्तम्भ (crura cerebri)।

crura cerebri (क्रूरा सेरेब्री)–मध्य प्रमस्तिष्क; प्रमस्तिष्क स्तम्भ। मध्य मस्तिष्क (mid brain) के अधोपार्श्वीय (ventrolateral) भाग बनाने वाले दो बेलनाकार (cylindrical) पिण्ड।

crus (क्रस या क्रूस)–कोई टांगनुमा आकृति; अग्रजंघा; अधोजानु।

crutch (क्रच)–बैसाखी; एक विशेष प्रकार की लाठी या लाठियों का जोड़ा जिसका सहारा लेकर अपाहिज चलते हैं।

crux (क्रक्स)–क्रास।

cry (o) (क्राई ओ)–शीतल; ठण्डा अर्थ का पूर्व पद।

cryalgesia (क्राइएलजेसिया)–ठण्ड से दर्द।

cryanesthesia (क्राइएण्सथेसिया)–ठण्ड का अनुभव होने की संवेदना का ह्रास; ठण्ड संवेदनहीनता।

crycsthesia (क्राइएसथेसिया)–ठण्ड संवेदनशीलता।

cryobiology (क्रायोबायलोजी)–कम तापमान का जैवी तन्त्रों पर प्रभाव अध्ययन सम्बन्धी विज्ञान।

cryogenic (क्रायोजेनिक)–ठण्ड या कम तापमान उत्पन्न करने वाले।

crypt (क्रिप्ट)–(1) गुप्त; छिपा हुआ।

(2) कोटर; गुहिका; प्रगुहिका; एक सरल ग्रन्थिमय नलिका या कोटर; गर्भाशय की श्लेष्मिक झिल्ली का गर्त।

cryptogam (क्रिप्टोगेम)–निम्न प्रकार के पौधे जिनमें वास्तविक (यथार्थ) पुष्प नहीं होते हैं, और स्पोर द्वारा प्रजनन करते हैं।

cryptogenetic (क्रिप्टोजेनेटिक)–संदिग्ध उद्‌गमी; अज्ञात उद्‌गमी।

cryptogenic (क्रिप्टोजेनिक)–अज्ञातोत्पन्न।

cryptopodia (क्रिप्टोपोडिया)–निम्न टाँग और पाँव के तलुए के अतिरिक्त सूजन।

croytorchid (क्रिप्टओरकिड)–उदर; वृषणक; ऐसा व्यक्ति जिसकी शुक्र ग्रन्थि (testes) शरीर से बाहर नीचे को उतरी हुई नहीं होती है।

cryptorchism (क्रिप्टओरकिज्म)–उदर वृषणता; उदर कोटर में एक या दोनों वृषणों का रह जाना।

cryptorrhea (क्रिप्टोरोहिया)–अन्तः स्रावी ग्रन्थि की असाधारण क्रियाशीलता।

crystal (क्रिस्टल)–रवा; क्रिस्टल, निश्चित आकार का कोणीय (angular) ठोस।

crystallin (क्रिस्टेलिन)–चक्षु लैंस का प्रोठीन पदार्थ (ग्लोबुलिन)।

crystallization (क्रिस्टालाइजेशन)–क्रिस्टल निर्माण (बनाना); क्रिस्टलीकरण।

crystalluria (क्रिस्टललुरिया)–मूत्र (पेशाब) में क्रिस्टल का होना।

C. S. F. cerebrospinal fluid (सी. एस. एफ. सेरीब्रोस्पाइनल फल्यूड)–प्रमस्तिष्क-मेरू तरल।

ctenoid (क्टीनोइड)–कंकताभ।

cu–रासायनिक प्रतीक copper ताँबा।

cu–cubic घन।

cubitus (क्यूबीटस)–अग्रबाहु।

cuboid (क्युबोइड)–घनोपम; घन सदृश; घनाभ।

cucumber (कुकुमबर)–खीरा; ककड़ी; कूकूमिस (cucumis) जाति के फल।

cuff (कफ)–(1) कलाई-बन्ध; कफ; आस्तीन की मोहरी।
(2) तमाचा; थप्पड़।

cul-de-sae (कुल-डे-सी)–अन्ध थैली; बन्द नली।

culdoscopy (कुलडोस्कोपी)–गर्भाशय का सीधा परीक्षण।

culex (क्यूलैक्स)–मच्छर की जाति विशेष।

culicide (क्यूलीसाइड)–मच्छर मारने की दवा या अन्य साधन।

culicifuge (क्युलीसींफूज)–मच्छर भगाने वाला।

culling (कलिंग या कुलिंग)–चुनना या बीनना।

cultivation (कल्टीवेशन)–(1) खेती का काम; कृषि; जुताई।
(2) बढ़ावा; संवर्धन।

culture (कल्चर)–संवर्धन; कल्चर करना; अभिवृद्धि करना; किसी सूक्ष्मांगियों या ऊतकों (tissues) का विशेष बनाये हुए माध्यम में अभिवृद्धि (पोषण) करना।

cu mm–cubic millimeter (कुयीबिक मिलीमीटर)–घन मिलीमीटर।

cumulus (कुमुलस)–ढेर; कोशिका पुंज; कोशिका समुच्चय।

cuneate (कुनियेट)–पच्चट-सदृश; नोंकदार।

cuneiform (कुनीफोर्म)–पच्चटाकार; पच्चड़सम; फानाकार।

cuniculus (कुनीकुलस)–बिल; छोटी नहर की सी आकृति।

cup (कप)–प्याला; कटोरा; चषक; पोला पात्र।

cupula, cupola (कुपुला,कुपोला)–प्यालिका; कम्बु शिखर; गुम्बज।

curb (कर्ब)–रोक लगाना; घोड़े की जंजीर; वश में रखना।

cure (क्योर)–(1) रोग मुक्ति; चिकित्सा; उपचार; अच्छा या चंगा करना।
(2) सुखाकर या नमक लगाकर या धुआँ देकर बिगड़ने से बचाना; कमाना (त्वचा)।

curie (क्यूरी)–विघनाभिकता (radioactivity) या रेडियो धर्मिता की एक इकाई; यह वह मात्रा किसी रेडियोधर्मिता पदार्थ की होती है जिससे प्रति सेकण्ड $3.700X10^{10}$ वियोजन (विघटन) होता है।

curietherapy (क्यूरीथिरैपी)–रेडियोधर्मिता विकिरण चिकित्सा।

current (करैन्ट)–धारा जैसे विद्युत धारा या जल धारा।

curse (कर्स)–कोसना; सताना; बुरा भला कहना; दूसरों का बुरा चाहना।

curvature (कर्वेचर)–मोड; झुकाव; घुमाव; गोलाई।

curve (कर्व)–वक्र; वक्र रेखा; घुमाव; मोड़।

cushion (कुशन)–गद्दा; तोशक; गद्दी।

cusp (कस्प)–दन्ताग्र; शिखर; नोंक; सिरा; शीर्ष।

cuspidate (कस्पीडेट)–नोंकदार; उभयाग्री; कस्पी; तीक्ष्णांत।

cutaneous (कुटेनियस)–त्वचा सम्बन्धी; त्वचीय; खाल का।

cuticle (क्यूटिकिल)–उप त्वचा; उपचर्म।

cutis (क्यूटिस)–त्वचा; शरीर का वाह्य रक्षात्मक आवरण।

cyan (o) (स्यान ओ)–'नीला' अर्थ पूर्व पद।

cyanemia (सायनेमिया)–रक्त का नीलापन।

cyanephidrosis (सायनेफिडरोसिस)–नीलाभ स्वेद उत्सर्जन; नीला पसीना।

cyanide (सायनाइड)–सायनोजन का यौगिक।

cyanoderma (सयानोडरमा)–त्वचा का नीलापन; त्वचा नील।

cyanogen (सायनोजन)–एक विषाक्त गैस, H. CN. हाईड्रोसायनिक अम्ल (hydrocyanic acid)।

cyanophil (सायनोफिल)–नीले रंगों से शीघ्र रंगा जाने वाला; नील प्रेमी।

cyanopsis (सायनोपसिस)–दृष्टि विकार; (दृष्टि दोष) जिसमें हर चीज नीली दिखाई दे।

cyanosis (सायनोसिस)–नील रोग; नील पाण्डु; त्वचा और श्लैष्मिक कलाओं (mucous membranes) का नीला पड़ना (रक्त में अत्यधिक न्यूनित हीमोग्लोबिन की मात्रा आ जाने से)।

cyasma (सयाज्मा)–गर्भवती स्त्री की त्वचा का नीला होना।

cybernetics (साइबरनेटिक्स)–जन्तु या मशीन में संवाद या खबर सम्प्रेषण और नियन्त्रण सम्बन्धी विज्ञान; विचारों का आदान-प्रदान सम्बन्धी विज्ञान।

cycle (साइकिल)–चक्र; निरंतर परिवर्तन; आवर्तन; घटना चक्र।

cardiac cycle **(कार्डियक साइकिल)**–वह समस्त चक्र क्रियाओं का शुरू से अन्त तक जो हृदय प्रसारण तथा संकुचन में होते हैं।

cori cycle **(कोरी साइकिल)**–यकृत के अन्दर लैक्टिक अम्ल से ग्लूकोज परिवर्तन तक जो क्षोभकीय (enzymaatic) क्रियायें होती हैं उनका चक्र।

cycle of generation **(साइकिल ऑफ जेनरेशन)**–संतति चक्र।

krebs cycle(क्रेब साइकिल)–इसको साइट्रिक एसिड (citric acid) चक्र (cycle) भी कहा जाता है। यह चक्र कोशिका के गुण कणिकाओं (mytochondria) से सम्बन्धित होती है जिसमें क्षोभकों (enzymes) का तंत्र (system) होता है। इनके प्रभाव से पाइरूबिक अम्ल (pyrubic acid) आक्सीजन की उपस्थिति में कार्बन डाइऑक्साइड (Co_2) और ए. टी. पी. (एडीनोसाइन ट्राईफास्फेट) से शक्ति लेकर संश्लेषित हो जाता है।

manstrual cycle **(मेन्सटरूअल साइकिल)**–मासिक धर्म (रजोस्वला) चक्र स्त्रियों में प्रत्येक माह लगभग चार सप्ताह के व्यवधान या विराम के बाद अगर्भित गर्भाशय से रक्त स्राव का होना।

cyclodarnia (साइकिलोडेमिया)–दृष्टि समायोजन निरोध।

cyclodialysis (साइकिलोडायलिसिस)–चक्षु के अग्रकोष (anterior chamber) और उर्ध्व रक्तक स्थल (suprachordial space) के बीच सम्पर्क बनाना; मुख्यतः धुन्ध (glaucoma) रोग की दशा में।

cycloid (साइकिलॉयड)–(1) चक्रज; चन्द्राभ; साइक्लाइड। (2) मनोदशा (चित्रवृत्ति) की विभिन्न दशा में प्रसन्नता से खिन्नता तक के लक्षणों से युक्त।

cyclophobia–cyclotropia (साइकिलोफोबिया–साइकिलोट्रोपिया)–चक्षु गोलक को अग्रपश्च अक्ष (anteroposterior axis) पर घुमाने की प्रवृत्ति।

cycloplegia (साइकिलोप्लेजिया)–चक्षु पलकों का पक्षाघात।

cyclosis (साइकिलोसिस)– जीव द्रव्य भ्रमण; कोशिका के अन्दर जीवद्रव्य या प्रोटोप्लाज्म का भ्रमण।

cyclotron (साइकिलोट्रोन)–आणुविक कणों की गति मापक यन्त्र; एक यन्त्र विशेष जिससे प्रोटोन्स (protons) या ड्यूट्रोन्स (deutrons) को स्थाई चिम्बुक (constant magnet) और दोलनी विद्युत क्षेत्र (oscillating electric field) की सहायता से त्वरकता प्रदान करवायी जाती है।

cyesiognosis (साइएसियोगनोसिस)–गर्भावस्था या गर्भ का निदान; गर्भ निदान।

cyesiology (साइएसियोलोजी)–गर्भ विज्ञान।

cyesis (साइएसिस)–गर्भ, गर्भावस्था।

cyl–cylindric–(lens) (सिल)–सिलिंड्रिक (लैन्स)–सिलिन्ड्रिक लैन्स (ताल)।

cylindroid (सिलिन्ड्रोइड)–(1) बेलनाकार आकृति वाला। (2) मूत्र (पेशाब) में कृत्रिम जाली या श्लेष्मक कला का निकालना।

cylindroma (सिलिंड्रोमा)–अहितकार (malignant) अर्बुद (मुख्यतः चेहरे का)।

cyllosis (सिल्लोसिस या साइलोसिस)–पाँव की विकृता जैसे पाँव फिरा (club foot)।

cynanche (साइनानके)–गले की एक बीमारी जिसमें गला सूजता है तथा दम घुटने का डर रहता है।

cynanthropy (साइनानथ्रोपी)–भ्रम जिसमें रोगी अपने को कुत्ता समझता है।

cyniatrics (साइनियाट्रिक्स)–कुत्तों की बीमारियों का अध्ययन।

cynic (साइनिक या सिनिक)–कुत्तों के सम्बन्ध में।

cynophobia (साइनोफोबिया)–कुत्ते से भय (आतंकित)।

cyogenic (सायोजेनिक)–गर्भ धारण कराने वाला; गर्भोत्पादक।

cyotrophy (सायोट्रोफी)–भ्रूण पोषण।

cypridopathy (सिप्रोडोपैथी)–कोई यौन रोग (venereal disease)।

cyrtosis (सिरटोसिस)–मेरुदण्ड (रीढ़) का पीछे की ओर झुकाव।

cyst (सिस्ट)–(1) पुटी; सिस्ट; कोषिका; स्योति। (2) आशय (bladder)।

adventitious cyst (एडवेनटीसस सिस्ट)–अवस्थानिक पुटी; विदेशीय पिण्ड को घेरे हुए पुटी।

bluedome cyst **(ब्लूडोम सिस्ट)**–नीलापन लिये पुटी जो दुग्ध ग्रन्थियों में बीमारी के कारण बन जाती है।

bone cyst **(बोन सिस्ट)**–अस्थि कोषिका; ऐसा अस्थि अर्बुद जो अस्थि को पतले तरल से घेरे हुए हो।

branclial cyst **(बरेकिंयल सिस्ट)**–गिल सम्बन्धी कोषिका; भ्रूणिक दैहिक वलयों के असामान्य वर्धन के कारण बनी कोषिकायें।

cervical cyst **(सरवाइकल सिस्ट)**–ग्रैवीय कोषिका; दैहिक परिखा के रह जाने के कारण गर्दन के क्षेत्र में दैहिक कोषिका का निर्माण।

choclate cyst **(चोकलेट सिस्ट)**–अपकर्षित (degenerated) रक्त से भरी कोषिका।

corpus luteum cyst **(कॉरपस लूटियम सिस्ट)**–पीतापिण्ड कोषिका। (पीत पिण्ड (corpus luteum) डिम्बाशय की एक अन्तःस्रावी ग्रन्थि जो ग्रेफियन फौलीकिल (graffian follicle) के स्थान पर होती है)

dentigerous cyst **(डेन्टीजिरस सिस्ट)**–वृद्धि प्राप्त करते हुए दाँत के दन्तवल्क (enamel) अंग में पाई जाने वाली कोषिका।

dermoid cyst **(डरमोइड सिस्ट)**–स्नैहिक (sebaceous)

पदार्थ (material) बाल तथा अन्य त्वचीय अवयव युक्त जन्मजात कोषिका जिसकी भित्ति तीनों भ्रूणिक स्तरों की बनी होती है।

***extravasation cyst* (एक्सट्रा वासेशन सिस्ट)**–अतिरिक्त वाह्य प्रवाहित तरल (बहुधा तरल) को घेरे हुए कोषिका।

***follicular cyst* (फोलीकुलर सिस्ट)**–केशगर्भ कोषिका।

***inclusion cyst* (इन्क्लूजन सिस्ट)**–परिग्राही (मिलाने. वाला) कोषिका। ऐसी कोषिका (cyst) जो भ्रूण वर्द्धन में अधिच्छद् के किसी अन्य आवृत्ति में रोपण से बनी होती है।

***involutional cyst* (इनवोलूसनल सिस्ट)**–अवनति कोषिका। किसी ग्रन्थि या नलिका का वर्द्धित अवस्था से स्वभाविक अवस्था में आते समय कोषिका का बन जाना।

***multilocular cyst* (मल्टीलोकूलर सिस्ट)**–बहुकोष्ठीय कोषिका।

***sublingual cyst* (सबलिंगुअल सिस्ट)**–अधोजिव्हा कोषिका।

***unilocular cyst* (यूनीलोकुलर सिस्ट)**–एक कोष्ठीय कोषिका।

***urinary cyst* (यूरीनरी सिस्ट)**–मूत्राशय कोषिका।

eystalgia (स्टिालाजिया)–आशय (मूत्राशय) में दर्द।

cystectomy (सिस्टेक्टोमी)–(1) सिस्ट का बाहर निकाल देना। (2) मूत्राशय उच्छेदन (excision)।

cystine (सिस्टाइन)–सिस्टाइन $C_6 H_{12} O_4 N_2 S_2$; अन्ड शुक्लांश (egg albumin) और किरेटीन में पाया जाने वाला यौगिक विशेष।

cystitis (सिस्टाटिस)–मूत्राशय शोथ (सूजना)।

cystograyphy (सिस्टोग्राफी)–मूत्राशय एक्स-रे (radiogra phy)।

cystoplegia (सिस्टोप्लेजिया)–मूत्राशय पक्षाघात; मूत्राशय का अर्धांग।

cystorrhea (सिस्टोरहिया)–मूत्राशय से श्लेष्म का निकालना।

cyt (o) (साइट ओ)–'cell' कोशिका अर्थ का पूर्व पद।

cyte (साइट)–'परिपक्व कोशिका।'

cytobiology (साइटोबाइलोजी)–कोशिका विज्ञान।

cytoblast (साइटोब्लास्ट)–कोशिका न्यूक्लियस; कोशिका नाभिक।

cytochrome (साइटोक्रोम)–वायुजीवी जन्तुओं की कोशिका में पाये जाने वाले रंग।

cytocide (साइटोसाइड)–कोशिका नाशक।

cytoclesis (साइटोक्लेसिस)–कोशिका शक्ति; जो सामान्य शक्तियों जैसे–विद्युत, प्रकाश; ताप या ध्वनि से भिन्न होती है, यह केवल जीवित ऊतकों से ही उत्पन्न होती है।

cytode (साइटोड)–न्यूक्लियसहीन कोशिका।

cytogenetics (साइटोजेनेसिस)–कोशिका जनन; कोशिका निर्माण।

cytogenetics (साइटोजेनेटिक्स)–कोशिकानुवंशिकता; परम्परा कोशिका विज्ञान, वह विज्ञान जिसका सम्बन्ध आनुवंशिकता, विभिन्नता, उत्परिवर्तन; रचना विभेद तथा विकास से है।

cytogenic (साइटोजेनिक)–कोशिका निर्माणक (उत्पादी)।

cytoid (साइटोइड)–कोशिकाय; कोशिकोपम।

cytokalipenia (साइटोकालीपेनिया)–कोशिका में पोटेशियम (potassium) की कमी।

cytokinesis (साइटोकाइनेसिस)–कोशिका द्रव्य विभाजन; कोशिका विच्छेद; विषम विभाजन में होने वाले साधारण कोशिका द्रव्य (साइटोप्लाज्म) परिवर्तन; पितृ कोशिका (parent cell) के विभाजन होने पर संतति कोशिकाओं (daughter cell) का पृथक होना।

cytology (साइटोलोजी)–कोशिका विज्ञान।

cytolysis (साइटोलाइसिस)–कोशिका विघटन।

cytometry (साइटोमीटरी)–रक्त कोशिकाओं की गणना।

cytomorphology (साइटोमोरफोलोजी)–कोशिका रचना विज्ञान।

cyton (साइटोन)–तंत्रिका कोशिका (neuron) की कोशिका काय (cell body)।

cytopathology (साइटोपैथोलोजी)–कोशिका रोग विज्ञान, रोग की दशा में कोशिका का अध्ययन।

cytopenia (साइटोपेनिया)–रक्त में कोशिकाओं की कमी।

cytophagous (साटोफैगस)–कोशिका भक्षक।

cytophagy (साइटोफैगी)–अन्य कोशिका द्वारा किसी कोशिका का अवशोषण (absorption)।

cytophilic (साइटोफिलिक)–कोशिका प्रेमी (रागी)।

cytophysics (साइटोफिजिल्स)–कोशिका कार्यों की भौतिकी; कोशिका-भौतिकी विज्ञान।

cytophysiology (साइटोफिजियोलोजी)–कोशिका कार्यिकी।

cytoplasm (साइटोप्लाज्म)–कोशिका-द्रव्य।

cytoscopy (साइटोस्कोपो)–कोशिका निरीक्षण।

cytostatic (साइटोस्टैटिक)–कोशिका निर्माण निरोध।

cytostome (साइटोस्टोम)–कोशिका छिद्र (मुख); एक कोशिकीय

(प्रोटोजोआ) जन्तुओं का मुख (मुंह)।

cytotoxin (साइटोटोक्सिन)–कोशिका विष।

cytozoic (साइटोजोइक)–कोशिका से संलग्न या कोशिका के अन्दर रहने वाला जन्तु।

cytozoon (साइटोजून)–कोशिका परजीवी।

cytula (साइटूला)–निषिक्त डिम्ब।

cyturia (साइटूरिया)–मूत्र (पेशाब) में कोशिकाओं का होना।

D

D--deciduous–पतनशील।

density–धनत्व।

diopter–प्रकाश वर्तक।

dose–खुराक।

duration–समय की अवधि।

dacry (o) (डेक्री ओ)–आंसू; अश्रु।

dacryagogic (डेकरीएगोगिक)–आंसू बहाने वाला।

dacryocyst (डेकरोस्टि)–अश्रु थैली; अश्रु कोशिका।

dacryolith (डेकरालिथ)–अश्रु थैली की पथरी (कलन)।

dacryoma (डेक्रायोमा)–अश्रु वाहिनी के बन्द हो जाने पर अर्बुद सदृश फुलाव।

dacryon (डेक्रीयोन)–वह बिन्दु जहां लैक्राइमल (lacrimal), फ्रन्टल (frontal) और उर्ध्व मैक्सलरी (upper maxillary) अस्थियां मिली होती है।

dacryorrhea (डेक्रीओहिरया)–आंसुओं का अत्यधिक बहाव।

dactyl (डैक्टिल)–अंगुली; अंगुलि।

dactyl (o) (डैक्टिल ओ)–हाथ या पांव की 'अंगुलि' अर्थ का शब्द।

dactylitis (डैक्टिलाटिस)–अंगुलियों का सूज जाना; अंगुलि शोथ।

dactylography (डैक्टिलोग्राफी)–'अंगुलि छाप' का अध्ययन।

dactylology (डैक्टिलोलोजी)–'अंगुली संकेत' विज्ञान।

dactylolysis (डैक्टिलोलाइसिस)–जुड़ी हुई उंगलियों का पृथक्कीकरण।

dactylomegaly (डैक्टिलोमिगैली)–हाथ पांव की उंगलियों का बड़ा होना।

dactylosymphysis (डैक्टिलोसिमफाइसिस)–संयुक्तांगुलिकता जुड़ी हुई उंगलियों का होना।

dactylus (डैक्टिलस)–एक उंगली।

daltonism (डैल्टोनिज्म)–वर्णान्धता।

damp (डैम्प)–गीलापन, आर्द्रता।

(2) [खदानों (mines) की] अवस्थाकर वायु।

dandruff (डैन्ड्रफ)–बालों की जड़ों और त्वचा पर जमने वाली पपड़ी; रूसी।

dapsone (डेप्सोन)–C_{12} H_{12} N_2 O_2 S; एक प्रति जीवाणु (antibacterial) यौगिक जिसका प्रयोग क्षय (tuberculosis) और कोढ़ (leprosy) में किया जाता है।

Darminism (डार्विनिज्म)–डार्विन मत; डार्विन विकास मत; इस मतानुसार प्राकृतिक संकलन या वरण (natural selection) द्वारा उन व्यक्तियों का जीवन बच पाता है, जिनमें सूक्ष्म जीवनोपयोगी भिन्नतायें (variations) होती हैं। इस प्रकार निरन्तर छटाव तथा वंश परम्परा या आनुवंशिकता (heredity) के कारण जीवों में जाति (स्पीशीज) का विकास हुआ है, यही कारण है कि जीव अपनी जीवन विधि (mode of life) और वातावरण के उपयुक्त होते हैं।

dasymeter (डेसीमीटर)–गैसों के घनत्व नापने का यंत्र।

DDT (डी० डी० टी०)–डाइ-क्लोरो-डाइफिनाइल-ट्राइक्लोरो-इथेन; एक शक्तिशाली कीटनाशक।

deacidification (डिएसीडिफिकेशन)–अम्लता की उदासीनता।

deactivation (डिएक्टीवेशन)–क्रियाहीन करना या निष्क्रियता लाना।

dead (डैड)–(1) मृत; निर्जीव; मृतक; मुर्दा।

(2) बन्द।

dead space (डैड स्पेस)–निष्क्रिय भाग; वह वायु की मात्रा जो वायुपथ (nasopharynx) ट्रेकिया (trachea) और ब्रोंकिआई (bronchii) में बन्द रहती है तथा विनिमय में भाग नहीं लेती है, इसी कारण से इसे 'डैड स्पेस वायु' कहा जाता है या संक्षिप्त में केवल 'डैड स्पेस'। साधारण तौर से इसकी मात्रा 150 ml होती है।

deaf (डीफ)–बहरा; बधिर; न सुनने योग्य या सुनने को अउत्सुक या ऐसा जो सुनना नहीं चाहता।

deafness (डीफनेस)–बहरापन।

defaecation (डिफीकेशन)–मलोत्सर्ग; मलत्याग। मल का दूरस्थ वृहद्न्त्र (कोलन) से गुदा के रास्ते बाहर निकल जाना।

deaminase (डीएमीनेज)–एक एन्जाइम जो किसी यौगिक (compound) में से एमीनो समूह (amino group) को निकालने के लिये प्रोत्साहित करता है।

deamination (डीएमीनेशन)–एमीनो समूह (amino group)- $-NH_2$ का यौगिक में से निकालना। अमोनिया हरण; अमोनिया लवणों का यूरिया (urea) में परिवर्तन आंशिक रूप से यकृत (liver) में होता है।

death (डैथ)–मृत्यु; मौत; जीवन के समस्त लक्षणों (शक्तियों) का लोप।

debilitant (डेबीलीटेन्ट)–कमजोरी; लाने वाला।

debility (डेबीलिटी)–कमजोरी; शक्तिहीनता; दौर्बल्य; असमर्थता; बलहीनता।

nervous debility, neures thenia (नर्वस डेबीलिटी -न्यूरोसथेनिया)–तंत्रिका अवसाद।

deca (डेका)–'दस' अर्थ का पूर्व पद।

decacuri (डेकाक्यूरी)–रेडियोधर्मिता की एक इकाई जो 10 (दस) क्यूरी (curie) होती है।

decagram (डेकाग्राम)–दस ग्राम 154.32 ग्रेन।

decalciflcation (डिकैल्सीफिकेशन)–अकैल्सीकरणता; चूने रहित करना; खरिक विहीनता; ऊतकों (tissues) में से खरिक पदार्थों (कैल्केरियस मैटर-calcareus matter) का अपहरण या पृथकता।

decaliter (डेकालिटर)–दस लिटर; 2.64 गैलन।

decameter (डेकामीटर)–दस मीटर; 32.8 फीट।

decanormal (डेकार्नोमल)–सामान्य से दस गुना।

decantation (डिकैन्टेशन)–नितारना; निथारना; निस्तारण; उंडेल कर तरल को बैठे हुए ठोस से पृथक करना।

decapitation (डिकैपीटेशन)–सिर अलग करना।

decay (डिकै)–(1) मृत (कार्बनिक पदार्थ) का आहिस्ता आहिस्ता सड़ना;

(2) क्षीण होना; ह्रास होना; अवनति को प्राप्त होना; अवस्था (बुढ़ापे) का शरीर और मस्तिष्क पर कुप्रभाव।

decerebrate (डिसैरीब्रेट)–मस्तिष्क के प्रभाव से वंचित करना।

dece (डेसी)–'डेसी' एक का दसवां (1/10) भाग।

decibal (डेसीबल)–ध्वनि की तीव्रता की इकाई।

decidua (डेसीडुआ)–पत्या; आंवल; गर्भाशय (uterus) को पतनशील श्लैष्मिक झिल्ली (पत्या) जो प्रसव के साथ निकल जाती है। मानवों तथा अन्य मानवेतर प्राणियों के शरीर में गर्भाशय की झिल्ली जो प्रसव के पश्चात् निकलती है।

deciduate (डेसीडुएट)–पत्यायुक्त।

deciduous (डेसीडुअस)–पतनशील।

deciduous of milk teeth (डेसीडुअस और मिल्क टीथ)–दुग्ध दन्त; अस्थाई दांत; पतनशील दांत; पातुक दन्त।

decigram (डेसीग्राम)–ग्राम का दसवां (1/10) भाग; 1.54 ग्रेन।

decimeter (डेसीमीटर)–मीटर का दसवां (1/10) भाग 3.9 इंच।

decinormal (डेसीनोर्मल)–सामान्य सान्द्रता का 1/10 शक्ति वाला घोल।

decipara (डेसीपारा)–दसवीं बार प्रसव कर चुकने वाली स्त्री।

declivis (डेकलाइविस)–ढुलवां या ढलुवां तल।

decoction (डिकोक्शन)–उबाल कर बनाना; काढ़ा; क्वाथ; जोशांदा।

decoloration (डिकम्पशेसन)–क्षतिपूर्ति न कर सकना; अप्रतिकर।

decomposition (डिकम्पोजीशन)–विघटन करना; मौलिक पदार्थों में पृथक करना, अपघटन; सड़ाव; सड़न।

decompresision (डिकम्प्रेशन)–दबाव रहित करना; या अधिक दबाव को हटाना।

decongestant (डिकन्जेसटेन्ट)–शरीर के किसी भाग में अत्याधिक मात्रा में एकत्रित हुए रक्त को हटाने वाला।

decortication (डिर्कोटीकेशन)–छाल या बल्क को हटाना।

defecation (डिफीकेशन)–(1) मल त्याग; मलोत्सर्ग।

(2) शुद्धीकरण; रासायनिक प्रक्रिया जिसमें गर्म करके मिलावटें (impurities) अलहदा की जाती हैं।

defect (डिफेक्टिव)–(1) अभाव त्रुटि; कमी; न्यूनता।

(2) दोष, अवगुण, खराबी।

defective (डिफेक्टिव)–अपूर्ण; दोषयुक्त; त्रुटिपूर्ण सदोष; ऐसा व्यक्ति जो किन्हीं शारीरिक, मानसिक अथवा चारित्रिक विशेषताओं में अपूर्ण हो।

defeminization (डिफेमीनाइजेशन)–स्त्री में सामान्य गौण (द्वितीयक) लैंगिक लक्षणों की कमी हो।

defense (डिफेन्स)–बचाव; समर्थन; प्रतिरक्षा।

deferent (डिफेरेन्ट)–विशिष्ट स्थल या केन्द्र से परे ले जाने

वाला।

dificiency (डिफीसियेन्सी)–कमी; अपूर्णता; न्यूनता; हीनता।

defluxion (डिफ्लक्सन)–किसी प्रकार का अत्यधिक बहाव; किसी दोष (वात, पित्त, कफ) का बहना।

deformation (डिफोरमेशन)–कुरूपता; आकृति भ्रष्टता; विरूपण।

deformity (डिफोरमिटी)–विकृता; किसी आकृति का ठीक बना न होना; रचना विकार।

defunctionalization (डिफन्कनेलाईजेशन)–क्रियाहीनता; किसी अंग की क्रियाशीलता का नाश (नष्ट) करना।

degenerate (डिजनरेट)–अधःपतित; अपविकास होना; अपकर्ष होना; ह्रासता।

degeneration (डिजनरेशन)–अपविकास; ह्रासी विकास; अधोगति।

degeneration of muscle (डीजनरेशन आफ मसल)–पेशी ह्रास या अपकर्ष।

degeneration, anterograde (डीजन्रेशन, एन्टीरोग्रेड)–अग्रगामी ह्रास।

degeneration, autonomic (डीजनरेशन, ऑटोनोमिक)–स्वयं निर्देशीय ह्रास।

degeneration, transneuronal (डीजनरेशन, ट्रान्सन्यूरोनल)–तंत्रिका तंत्र ह्रास।

deglutition (डिग्लूटीशन)–निगलना; गले से नीचे उतारना।

degradation (डिग्रेडेशन)–नीची अवस्था; अधःपतन; नीचता; ऊँचे आचरण से नीचे आचरण पर आना।

dehiscence (डिहीशेन्स)–चटखना; फूटना; स्फुटन।

dehumidifier (डिह्यूमीडीफायर)–पर्यावरण में आर्द्रता की मात्रा को कम करने वाला यंत्र।

dehydrase (डिहाइड्रेज)–किसी यौगिक से जल के अपसरण को प्रोत्साहित करने वाला एन्जाइम।

dehydration (डिहाइड्रेशन)–निर्जलता; निर्जलीकरण; किसी यौगिक से जल को निकालना।

dehydrogenase (डिहाइड्रोजिनेस)–एक एन्जाइम जो हाइड्रोजन के स्थानान्तरण को प्रेरित करता है।

dehydrogenate (डिहाइड्रोजिनेट)–हाइड्रोजन का हटाना।

dehypnotize (डिहिप्नोटाइज)–सम्मोहन दूर करना; निद्रानिवारक।

de-ionization (डि-आयोनाईजेशन)–यौगिक से 'आयन' का हरण।

dejecta (डिजेक्टा)–मल; विसर्जित पदार्थ; विष्ठा; गोबर।

dejection (डिजेक्शन)–(1) मल त्याग।
(2) खेद; खिन्नता; उदासी; हतोत्साह।

delamination (डिलेमीनेशन)–स्तरीकरण; कोशिका विभाजन के द्वारा नवीन स्तरों का निर्माण।

deletion (डिलीशन)–आनुवंशिकता में क्रोमोसोम से अनुवंशिका का पदार्थ का ह्रास।

deligation (डिलिगेशन)–पट्टी खोलना।

delinquent (डिलिन्कुयेन्ट)–अपने कर्त्तव्य से च्युत होने वाला अपराधी; पापी।

deliquescence (डिलिक्युसेन्स)–गलना और तरल होना; हवा से पानी का शोषण कर तरल होना।

delirium (डिलीरियम)–उन्माद; मस्तिष्क की विकृति; चित्र भ्रम; उन्मत्तता; अति ज्वर या बीमारी की अवस्था में पागलपन (अनर्गल प्रलाप) या मूर्छा।

abstenence delirium **(एबसटीनेन्स डिलीरियम)**–प्रतिकार उन्माद; नशा जिसका कोई आदी हो उसे छुड़ा देने के कारण उन्माद।

alcoholic delirium **(एल्कोहोलिक डिलीरियम)**–सुरासार (मद्यपान) उन्माद।

delirium grandiosum **(डिलीरियम ग्रान्डीओसम)**–अतिशयोक्ति उन्माद। अपने ही विचारों को तूल देने के कारण उन्माद।

delirium nervosum **(डिलीरियम नरवोसम)**–मस्तिष्कीय विकार के कारण उन्माद।

delirium tremon **(डिलीरियम ट्रीमोन)**–भ्रांति, चित्त विभ्रम (माया) के कारण उन्माद।

emotional delirium **(इमोशनल डिलीरियम)**–भावनात्मक उन्माद।

exhaustion delirium **(एक्जोसन डिलीरियम)**–निस्तेजता या थकावट उन्माद।

oneiric delirium (ओनेरिक डिलीरियम)–स्वप्न उन्माद।

quiet delirium **(क्वाइट डिलीरियम)**–शान्ति उन्माद; धीमी आवाज के कारण उन्माद।

traumatic delirium **(ट्रेमिटिक डिलीरियम)**–मस्तिष्कीय क्षति उन्माद; सिर या मस्तिष्क में चोट लगने के कारण उन्माद।

deliver (डिलीवर)–(1) प्रसव कराना; बच्चा जनाना।
(2) मुक्त करना।

delivery (डिलीवरी)–प्रसव; बच्चा जनना; प्रसूति।

delle (डेले)–स्पष्ट क्षेत्र; रंगे गये रक्ताणु के केन्द्र पर का खाली, (बिना रंग वाला) क्षेत्र।

delta (डेल्टा)–(1) ग्रीक वर्णमाला का चतुर्थ शब्द (चौथा अक्षर)।

(2) नदी के मुहाने पर की विरल भूमि; नदी मुख भूमि।

(3) त्रिकोण (triangle) **सम्बन्धी।**

deltoid (डेल्टायड)–डैल्टा त्रिभुजाकार या त्रिकोणाकार रचना वाली पेशी, तंत्रिका आदि।

delusion (डिलूजन)–(1) भ्रम; भ्रान्ति; विभ्रम।

(2) बहकावट।

demantia (डिमेन्शिया)–मानसिक शक्तियों का लगातार ह्रास, मस्तिष्क में (जैव रोग)–(organic disease) के कारण।

demilune (डिमीलूने)–चन्द्राकार आकृति या कोशिका।

demogram (डीमोग्राम)–किसी क्षेत्र की आबादी का जैसे पुरुष, स्त्री संख्या आदि का विवरण चित्र।

demography (डीमोग्राफी)–जनसांख्यकी, जनआंकिकी; इस विज्ञान की शाखा में समस्त स्वास्थ्य, रोग, जन्म-मरण आदि का विवरण रहता है।

demulcent (डीमूलसेन्ट)–(1) प्रशामक; शान्त करने वाला।

(2) सौम्य; विनीत; मृदुला; उपशामक।

denarcotize (डिनारकोटाइज)–निद्राकारक औषधि के प्रभाव को दूर करना।

denatured (डिनेचर्ड)–खान के अयोग्य की हुई वस्तु जैसे; विकृत स्प्रिट।

dendraxon (डनेड्राक्सोन)–द्रमुक अक्षक (ऐक्सॉन); तंत्रिका कोशिका जिसका अक्षक (एक्सोन) कोशिका से निकलते ही पेड़ की शाखाओं सदृश बंट जाता है।

dendrite (डेनड्राइट)–द्रुमा कृति, उपद्रमुक।

dengue (डेन्यु)–बुखार; उष्ण कटिबन्ध (tropical) मुल्कों (countries) का विशेष प्रकार का एक रोग जो एडीज (Aedes) प्रकार के मच्छर द्वारा एक व्यक्ति से दूसरे में पहुंचाया जाता है। इसके मुख्य लक्षण जोड़ों, सिर, आँख, पेशी आदि में दर्द तथा गले की खराश (गल-शोथ) होते हैं।

dens (डेन्स)–दाँत; दन्त या दन्तोमप कोई अन्य आकृति।

densimeter (डेन्सीमीटर)–घनत्व मापक या आपेक्षिक घनत्व नापने का यंत्र।

density (डेनसिटी)–घनत्व; सघनता या ठोसपन (किसी पदार्थ विशेष का)।

dent (o) (डेन्ट-ओ)–'दाँत या दाँत सदृश' अर्थ का पूर्व शब्द।

dentagra (डेन्टाग्रा)–(1) दाँत का दर्द; दन्त शूल।

(2) दाँत निकालने की एक चिमटी।

dental (डेन्टल)–दन्तीय; दन्त, दाँत सम्बन्धी।

dentaliga (डेन्आलजिया)–दन्त शूल।

dentate (डेन्टेट)–(1) दनदानेदार; दाँत दार। दाँतोंपम; दन्ताकार।

denticle (डेन्टीकिल)–छोटा दाँत सदृश प्रवर्धन।

dentigerous (डेन्टीजिरस)–दन्तोत्पादक; दाँत युक्त।

dentin (डेनटिन)–दन्तीन; दाँतों को बनाने वाला एक कठोर पदार्थ विशेष।

dentist (डेनटिस्ट)–दन्त चिकित्सक।

dentistry (डेनटिस्ट्री)–दन्त चिकित्सा और उससे सम्बन्धित आकृतियों सम्बन्धी विज्ञान।

dentition (डेन्टीशन)–दन्त विन्यास; दन्तोद-भेद; दाँतों की संख्या क्रम और भेद।

denture (डेनचर)–कृत्रिम दाँतों की बत्तीसी।

denucleated (डिन्यूक्लियेटेड)–न्यूक्लियस विहीन (कोशिका)।

denundation (डिननडेशन)–नंगी करना; किसी भाग या आकृति को नंगा करना।

denutrition (डिन्यूट्रीशन)–कुपोषण; पोषण तत्व का अभाव।

deodorant, deodonizers (डिओडोरेन्ट, डिओडोनाइजर्स) दुर्गन्ध दूर करने वाले पदार्थ; गन्धहर।

deorsum (डिओरसम)–नीचे की ओर।

deossification (डिओसीफिकेशन)–अस्थि धातु पदार्थों का निकालना।

deoxidation (डिओक्सीडेशन)–ऑक्सीजन रहित (हीन) करना।

deoxiribonuclease (डिओक्सीरिबोन्युक्लियेज)–एक एन्जाइम जो डिओक्सीरिबोन्यूक्लियक अम्ल (डी. एन. ए.) की बहुलक लुप्तता (depolymerization) को प्रोत्साहित करना है।

deoxyribonucleic acid (DNA) (डी-ऑक्सीरिबोन्यूक्लियक एसिड (डी. एन. ए.)–यह अम्ल गुणसूत्रों (क्रोमोसोम) में होता है। यह अनेक न्यूक्लियोटाइड (nucleotide) का बना होता है, जिसमें न्यूक्लियोटाइड एक कतार में) लगकर लम्बी लड़ (रज्जुक) बनाते हैं। प्रत्येक न्यूक्लियोटाइड में एक ही डी-ऑक्सीरिबोज (dioxyribose) शर्करा और चार विभिन्न क्षारकों–दो पाइरीमिडीन (pyrimidine)–थाइमीन (tyhmine) और साइटोसीन (cytosine) और दो प्यूरिन (purine)–एडीनाइन (adinine) और गवानीन (guanine); में से कोई एक क्षारक (base) होता है। सामान्यतः दो

न्यूक्लियोटाइड की दो लड़े समानान्तर क्षारक युग्मों (base pairing) से जुड़ी तथा कुण्डलिनी (helix) की तरह धूमी हुई होती हैं। डी० एन० ए० द्वारा ही वंशागति (inheritance) होती है।

depersonalization (डिपरसोनेलाइजेशन)–व्यक्तित्व-लोप; निव्यक्तिकरण।

depilate (डिपीलेट)–बालों का हटना।

depilatory (डेपीलेटरी)–लोमनाशक; बालों को हटाने वाला।

depolymerization (डिपोलीमेराजेशन)–बहुलक-लुप्तता; किसी यौगिक का किसी छोटे आणविक भार (molecular weight) और प्राकृतिक लक्षणों वाले यौगिक में बिना घटकों (तत्वों) के प्रतिशत अनुताप में परिवर्तन लाये हुए बदलने की प्रक्रिया या बदलना।

deposit (डिपोजिट)–जमा; निक्षेप।

deposit fat (डिपोसिट फैट)–वसा आगार; संचित वसा; शरीर के वजन की 12% वसा होती है और इसमें से अधिक भाग संचित (जमा) रहती है और इसी को संचित अथवा 'डिपोजिट फैट' कहा जाता है।

depressed (डिप्रेसड)–पिचका हुआ; दबा हुआ; अवनत।

depression (डिप्रेशन)–(1) अवनति; अवनमन।
(2) गर्त, धसकन, खात, दबा हुआ स्थल।
(3) उदासी, ग्लानि, विवाद।

depressor (डिप्रेशर)–दबाने वाला; अधःकर्षक, अवनमनी।

depth (डैप्थ)–गहरापन या गहराई।

deradelphus (डेराडलफस)–एक गर्दन तथा दो सिर वाला जुड़वा दैत्य (monster)।

deradenitis (डिराएडीनाइटिस)–ग्रीवा (गर्दन) की ग्रन्थि की सूजन।

derarrangement (डिअरेन्जमेन्ट)–अव्यवस्था; क्रम भंग; विक्षिप्तता; अस्तव्यस्ता।

deric (डेरिक)–वाह्य चर्म सम्बन्धी।

derma, derm, dermis (डर्मा, डर्म, डरमिस)–चर्म; अन्तश्छद्; खाल के उपत्वक या बहिश्छद (epidermis) के नीचे पाया जाने वाला स्तर।

dermad (डर्माड)–त्वचा की ओर।

dermal (डर्मल)–त्वचा सम्बन्धी।

dermalgia, dermatodynia (डरमेलजिया, डरमेओडायनिया)–त्वचा की तंत्रिकाओं का दर्द।

dermatitis or dermitits (डरमेटाइटिस डरमीटाइटिस)–त्वचा शोथ (सूजन); त्वचा रोग।

***atopic dermitis* (एटोपिक डरमीटाइटिस)**–प्रत्यूर्जता (एलर्जी) त्वचा रोग।

***berloock dermititis* (वरलोक डरमीइटिस)**–सूर्य के प्रकाश के कारण त्वचा पर भूरे चक्कतों का हो जाना।

***blastomycetic dermititis* (ब्लास्टोमाइसेटिक डरमीटाइटिस)** –कवकीय त्वचा रोग; कवक (फंगस) तन्तु जाल के कारण त्वचा रोग।

***caterpillar dermitis* (कैटरपिलर डरमीटाईटिस)**– डिम्भक त्वचा रोग; तनुपक्षकी (lepiopter) केटरपिलर (तितली आदि, कीटों के रोगीय डिभवों (लारवा) के कारण त्वचा रोग।

***contact dermititis* (कोन्टेक्ट डरमीटाइसिस)**–स्पर्श त्वचा रोग।

***dermititis actinica* (डरमीटाइटिस एक्टीनिका)**–त्वचा रोग, परावैगनी किरणों अथवा एक्स-रे किरण आदि के कारण त्वचा रोग।

***dermititis calorica* (डरमीटाइटिस कैलोरीका)**–झुलसन त्वचा रोग।

***dermititis dysmenorrhica* (डरमीटाइटिस डायजमेनोरीका)** –कष्टार्वत (अव्यवस्थित एवं पीड़ायुक्त मासिक धर्म के कारण, त्वचा रोग।

***dermititis exfoliatiua* (डरमीटाइटिस एक्सफोलियेटिवा)** –शल्कन त्वचा रोग; जिसमें उपचर्म (epidermis) शल्कों (ocales) के रूप में गिरती रहती है।

***dermititis factitia* (डरमीटाइटिस फैक्टीटिया)**–कृत्रिम त्वचा रोग; जो स्नायुविकार रोगी जगह-जगह लाल चक्कतों की खुजलाहट से बना लेते हैं।

***dermititis gangrenosa* (डरमीटाइटिस गैगरीनोसा)**–त्वचा सड़न रोग।

***dermititis herpetiformis* (डरमेटाइटिस हरपेटीफोरमिस)**– विसार्गी का त्वचा रोग।

***dermititis hiemalis* (डरमेटाइटिस हीमेलिस)**–शीतकालीन त्वचा रोग।

***dermititis nodularis necrotica* (डरमेटाइटिस नोडूलेरिस नेकरोटिका)**–बहिश्चर्म गलन त्वचा रोग।

***dermititis repens* (डरमेटोइटिस रिपेन्स)**–पश्चातापी अवयवी त्वचा रोग एवं संक्रामण रोग जो अधिकतर हाथों में फफोलों के रूप में होता है। यह फफोला फूटकर त्वचा के वाह्यच्छद् के नीचे फैलते रहते हैं जिससे रोग बढ़ता रहता

है।

dermititis rhus (**डरमेटाइटिस रूस**)–सिरपेंच की लता (आइवी-ivy) के विष के सम्पर्क में आने से त्वचा रोग।

dermititis seborrhoica (**डरमेटाइटिस सिबोरिहोइका**)–स्नेहिका त्वचा रोग; यह तैल्यी त्वचा पर होता है इसमें अत्यधिक सूजन होती है ऐसा अधिक स्नेहिक ग्रन्थियों के कारण होता है।

dermititis traumatics (**डरमेटाइटिस ट्रोमेटियस**)–अवकारी त्वचा रोग।

dermititis venenata (**डरमेटाइटिस बेनीनाटा**)–पौधों के रस लगने से उत्पन्न प्रदाह के कारण त्वचा रोग।

dermatogen (**डरमेटोजन**)–किसी भी त्वचा रोग का प्रतिजन (antigen)।

dermtogenic (**डरमेटोयजेनिक**)–त्वचा उत्पादक।

dermatoid (**डरमेटोयड**)–त्वचा सदृश।

dermatologist (**डरमेटोलोजिस्ट**)–त्वचा विज्ञान का विशेषज्ञ; त्वचा वैज्ञानिक।

dermatology (**डरमेटोलोजी**)–त्वचा रोग विज्ञान।

dermatopathy (**डरमेटोपैथी**)–त्वचा रोग।

dermatozoon (**डरमेटोजून**)–त्वचा जन्तु परजीवी।

dermis (**डर्मिस**)–चर्म; बहिश्छद् (epidermis) के नीचे पाया जाने वाला त्वचा का स्तर।

derodidymus (**डीरोडाइडिमस**)–एक शरीर, दो गर्दन और दो सिर वाला भ्रूणीय दैत्य।

descensus (**डिसेन्सूस**)–नीचे की ओर खिसका हुआ या निकला हुआ।

desensitize (**डिसेन्सीटाइज**)–असंवेदी बना देना।

desexualize (**डिसेक्सुयेलाइज**)–यौन शक्ति से वंचित करना।

desiccate (**डेसीकेट**)–पूर्ण रूप से सुखाना।

desiccation (**डेसीकेशन**)–सुखाने का कार्य (प्रक्रिया); निर्जलीकरण।

desmalgia (**डेसमेलजिया**)–लिगामेन्ट (स्नायु या अस्थि बन्ध) में दर्द।

desmocyte (**डेसमीसाइट**)–बन्धक ऊतक (connective tissue) कोशिका।

desmoid (**डेसमोयड**)–रेशेयुक्त; रेशेदार।

desmology (**डेसमोलोजी**)–लिगामेन्ट (स्नायु या अस्थिबन्ध) विज्ञान।

desmosis (**डेसमोसिस**)–बन्धक ऊतक रोग।

desmotomy (**डेसमोटोमी**)–लिगामेन्ट कर्तन।

desquamation (**डेसकुयेमेशन**)–विशल्कन; निपतन; छोटी-छोटी टिकलियों (टूकों) उपत्वक् या बहिश्छद् (epidermis) का गिरना।

datachment (**डिटेचमेन्ट**)–(1) अलगाव; वियोजन; पृथक करना; अलग करना।

(2) टुकड़ी; दल।

detector (**डिटेक्टर**)–संसूचक; अभिज्ञापक; अनुवेदक; पता लगाने वाला; भापने या ताड़ने वाला।

detergent (**डिटरजेन्ट**)–साफ करने वाला; अपमार्जक; घाव आदि को साफ करने वाला रसायन विशेष; परिष्कार करने वाला।

deterioration (**डिटेरियोरेशन**)–क्षयता; अपकृष्ट होना; ह्रास; अपकर्ष; दूषण; अधोगति; गुण ह्रास; बिगाड़।

determinant (**डिटरमीनेन्ट**)–निर्धारक; कल्पित इकाई जो किसी कोशिका या कोशिका समूह का परिवर्धन निर्धारित करे।

determination (**डिटरमीनेशन**)–(1) निर्धारण।

(2) निश्चय, संकल्प, दृढ़ता।

deterrent (**डिटेरेन्ट**)–प्रतिरोधक; हतोत्साह करने वाला।

dethyroidism (**डिथाइरोइडिज्म**)–थाइरॉइड निकालने के बाद लक्षण आदि।

detoxification (**डिटोक्सीफिकेशन**)–किसी पदार्थ के विषाक्त लक्षणों को नष्ट करना; शरीर में यकृत का यह एक प्रधान (गुरुतम) कार्य होता है।

detrition (**डिट्रीशन**)–रगड़ से टूट-फूट होना।

detumescence (**डिटमेसेन्स**)–सूजन और रक्त रोध (जमाव) में सहायता देना।

deutan (**डयूटान**)–ऐसा व्यक्ति जिसकी दृष्टि में लाल हरा पहचानने की क्षमता नहीं होती है।

deuterium (**डयूटेरियम**)–द्विताणु; हैवीहाइड्रोजन; डयूटीरियम प्रतीक H^2, H^3 or D हाइड्रोजन का सम-स्थानिक (isotope) जिसका अणु भार (atomic weight) लगभग 2.0 होता है।

deuterium oxide (**डयूटेरियम ऑक्साइड**)–D_2O जिसे सामान्य रूप से 'हैवी वाटर' (Heavy water) कहा जाता है।

deuteron (**इयूटेरोन**)–इयूटेरियम अणु का न्यूक्लियस जो एक प्रोटोन (proton) और एक न्यूट्रोन (neutron) का बना होता है।

deutoplasm (**डयूटोप्लाज्म**)–डिम्बाल; डिम्ब (ovum) या अन्य

कोशिका का खाद्य पदार्थ।

deutoplasmolysis (डयूटोप्लासमोलिसिस)–पोष द्रव्य पदार्थ।

development (डिवलपमेन्ट)–वर्धन, विकास, वृद्धि; परिवर्धन; परिवृद्धि; उन्नति; व्यक्तिकरण।

deviation (डिवियेशन)–विचलन; व्यतिक्रम।

device (डिवाइस)–युक्ति; उपाय; साधन जुगत; रचना।

devitalization (डिविटेलाइजेशन)–जीवन या जीवन शक्ति अपहरण।

devolution (डिवोलूशन)–विकास का उल्टा; अवक्रमण।

devonion (डिवोनियन)–(devon शब्द का अर्थ where strata were first studied) डिवोनी कल्प; पुराजीवी महाकल्प (paleozoic era) के अन्तर्गत कार्बनमय (carboniferous) के पूर्व वाला काल या युग (cpoch)। इसका आरम्भ लगभग 40-50 लाख वर्ष पूर्व का माना जाता है। इस काल में स्थान बद्ध जन्तुओं के होने का अनुमान रहा है और जो भी प्रमाण मिले हें उनसे यह निश्चित हो सका है कि कुछ सन्धिपाद प्राणी जैसे मकड़ी (spiders), किल्ली (mites), सहस्रपादी (millipedes) और बिच्छू (scorpion) तर स्थानों पर दृष्टिगोचर हो गये थे।

dexter (डेक्सटर)–दक्षिणवर्त; दक्षिण वर्तनी; दाईं ओर।

dextr (o) (डिक्सटर ओ)–'दायाँ' अर्थ का पूर्व शब्द।

dextrad (डेक्सट्राड)–दाईं ओर सम्बन्धी।

dextrality (डेक्सट्रालिटी)–युगल अंग के दायें ओर के अंग की प्रभुत्तता।

dextrase (डेक्सट्रेज)–एक एन्जाइम जो डेक्सट्रोज (dextrose) को लैक्टिक अम्ल (lactic acid) में बदलता है।

dextraural (डेक्सट्रायूरल)–दायें कान से अधिक अच्छा सुनने वाला।

dextrin (डेक्सट्रिन)–स्टार्च माड़ी, शर्करा (suger) के जल अपघटन (hydrolysis) के दौरान बना एक कार्बोहाइड्रेट यौगिक।

dextramanual (डेंक्साट्रमैन्युअल)–दायें हत्था; दायें हाथ से काम करने वाला।

dextrpedal (डेक्सट्रोपीडल)–दायें पादी (right footed)।

dextrose (डेक्सट्रोज)–द्राक्षा-शर्करा, ग्लूकोज या ग्लूकोज शर्करा; $C_6 H_{12} O_6 H_2 O$ सफेद रवेदार।

dezymotize (डिजाइमोटाइज)–जीवाणु रहित करना।

di (डी)–'दो, द्वि' अर्थ का पूर्व पद।

diabetes (डायबिटीज)–मधुमेह; सामान्य रूप से 'diabetes mellitus' को केवल 'diabetes' ही कहा जाता है। इसमें मूत्र के साथ चीनी आती है तथा मूत्र बार-बार आता है। रक्त में भी चीनी की मात्रा बढ़ जाती है। यह रोग 'इन्सुलीन (insulin)' की कमी के कारण होता है।

diabetes chylosus (डायबिटीज काइलोसस)–बहुमूत्र, जिसमें सफेद पेशाब अधिक मात्रा में आता है।

diabetes insipides (डायबिटीज इन्सीपीड्स)–मूत्रमेह; जिसमें पेशाब अधिक मात्रा में आता है पर चीनी नहीं होती है। मूत्र साफ, पारदर्शी होता है।

diabetes mellitus **(डायबिटीज मेलीटस)**–वंशानुगत डायबिटीज जिसका कि कोई कारण अभी तक ज्ञात नहीं हुआ है। इसमें शरीर के तन्तु कार्बोहाईड्रेट पदार्थों का आक्सीकरण सामान्य गति से नहीं कर पाते हैं। ऐसा इन्सूलिन (insulin) की कमी के कारण ही होता है।

नोट–इसके अतिरिक्त अन्य डायबिटीज जो बहुधा पाई जाती हैं, अनेक हैं, जेसे बिरटिल (briltle) डायबिटीज–बिना पूर्व आभास के कार्बोहाइड्रेट का शरीर में समीकरण (assimilation) न होना। कन्जुगल (conjugal) डायबिटीज–समूहमन डायबिटीज जब दोनों पति व पत्नी को डायबिटीज होती है।

latent dibetes (लेटेन्ट डायबिटीज)–गुप्त या अस्पष्ट डायबिटीज। इसमें मरीज कोई स्पष्ट लक्षण प्रदर्शित न कर केवल रक्त में ग्लूकोज की अधिक मात्रा प्रदर्शित करता है। यह डायबिटीज मेलीटस की ही एक किस्म मानी जाती है।

diabetic (डायबिटिक)–(1) वह व्यक्ति जो 'मधुमेह' का रोगी होता है; मधुमेह रोगी।
(2) मधुमेह सम्बन्धी।

diabetogenic (डायबिटोजिनिक)–डायबिटीज कारक; मधुमेहजन; पिट्यूअरी हार्मोन जो इन्सुलीन को प्रभाव हीन करता है।

diabinese (डायबिनीज)–'क्लोरप्रोपेमाइड' (chlorpropamide) का तिजारती नाम।

diabrotic (डायब्रोटिक)–(1) दाह उत्पन्न करने वाली औषधि।
(2) कॉस्टिक, घाव बनाने वाली।

diacid (डाइएसिड)–यौगिक जिसमें दो हाइड्रोक्सिल समूह (गुट्ट) होते हैं।

diaclatia (डायक्लेशिया)–अस्थि भंग।

diacoele (डायासील)–मस्तिष्क का तृतीय विवर (third ventricle)।

diacrisis (डाइक्राइसिस)–(1) स्राव या उत्सर्जन।
(2) यह रोग जिसमें स्रावों की तब्दीली के लक्षण होते हैं।
(3) निदान।

diad (डाइएड)–द्विसंयोजक तत्व; द्विमूलक (radical); द्विक।

diaderm (डाइएडर्म)–द्व-स्तर भ्रूण; बहिश्चर्म (ectoderm) और अन्तश्चर्म (endoderm) युक्त भ्रूण।

diagnose (डायग्नोज)–रोग निदान करना; किसी रोगी के लक्षणों से रोग को पहचानना।

diagnosis--(Gk. diagnosis, discrimination) निदान; पहचान; रोग निर्णय। (1) किसी अंगी; जीव व प्राणी के सब विशिष्ट लक्षण (distinctive characters) बतलाते हुए संक्षिप्त वर्णन।
(2) किसी प्रक्रियात्मक या रुग्ण दशा (physiological or pathological condition) का उसके विशिष्ट लक्षणों (distinctive characters) द्वारा निदान।

***clinical diagnosis* (क्लीनीकल डायगनोसिस)**–किसी का रोग के लक्षणों के निदान से पहचान होना।

***differential diagnosis* (डिफरेनशियल डायग्नोसिस)**–दो या दो से अधिक रोगों के परीक्षण करते समय किसी रोग का निदान होना।

***diagnosis by exclusion* (डायग्नोसिस बाई एक्स-क्लूजन)**–अलगाव की विधि से निदान; रोगी का परीक्षण करते समय पृथकता विधि अपना कर किसी एक रोग को पकड़ना।

***laboratory diagnosis* (लेबोरेट्री डायग्नोसिस)**–प्रयोगशाला में प्रयोग करते-करते किसी रोग का निदान होना।

***pathogenic diagnosis* (पैथोजिनिक डायग्नोसिस)**–रोग के लक्षण देखकर निदान।

***physical diagnosis* (फिजीकल डायग्नोसिस)**–हाथ अथवा किसी यंत्र से देखकर निदान।

***topographic diagnosis* (टोपोग्राफिक डायग्नोसिस)**–रोग के स्थान (स्थिति) को देखकर निदान।

diagnostics (डायगनोसटिस)–रोग निदान विज्ञान।

diagnostic--(Gk. dia, through, gignoskein; to know) (डागनोस्टिक)–निदानक; निदान सूचक; रोग लक्षण सम्बन्धी।

diagram (डायग्राम)–चित्र; आरेख; रेखा-लेख।

diakinesis (डायकाइनेसिस)–सूत्र उत्तरांतावस्था (कोशिका विभाजन में) ह्रास या अर्ध सूत्री विभाजन (meiosis) की पिछली पूर्वावस्था (later prophase) जो द्वि सूत्री स्थिति (diplotene) और पुरोत्तर स्थिति या पूर्व मध्यावस्था (prometaphase) के बीच में होती है। मध्यावस्था या मेटाफेज (metaphase) और अन्त स्थिति (telophase) के बीच की अवस्था में गुण सूत्र की गति।

dialysis (डायलिसिस)–अपोहन; रक्त में से दूषित पदार्थों को छानना या पृथक करना; प्रसरण; कलिल पृथक्कीकरण; घुले हुए प्रसरणशील (crystalloids) और कलिल (colloids) पदार्थों का आंशिक प्रसरणशील (semipermeable) कला (membrane) द्वारा पृथक्कीकरण (separation)। इस विधि का प्रयोग उन मरीजों पर होता है जिनमें वृक्क (kidney) दोषपूर्ण होती है अर्थात् जो उन तत्वों को नहीं निकाल पाती है जिनको कि मूत्र से निकल जाना चाहिये था, यह तत्व रक्त में पहुँच जाते हैं जहाँ से अपोहन (dialysis) द्वारा ही यह निकाले जा सकते हैं।

dialyzer (डायलाइजर)–अपोहर यंत्र; डायलिसिस करने का यंत्र।

diameter (डायमीटर)–व्यास; वह सीधी रेखा जो बहुभुज या गोले के आमने-सामने के दो बिन्दुओं (कोणों) को मिला दे।

diapedesis (डायपेडेसिस)–श्वेताणुनिर्गम; रक्त वाहिनियों की भित्तियों में से रक्त श्वेताणुओं का पारगमन (passage)।

diaphane (डायफेन)–कोशिका-आवृत कला; कोशिका को घेरने वाली कला।

diaphanometry (डायफेनोमीटरी)–तरल की पारदर्शकता का मापदण्ड।

diaphanoscope (डायफेनोस्कोप)–सम्प्रेषित प्रकाश द्वारा बन्द कोटरों के निरीक्षण हेतु यंत्र।

diaphemetric (डायफेमेट्रिक)–स्पर्श संवेदना मापन सम्बन्धी।

diaphoresis (डायेफोरेसिस)–अति-स्वेदन।

diaphragm (डायफ्राम)–(1) किसी कोटर को विभक्त करने वाला पट्ट (septum)।
(2) मध्य प्राचीर; मध्य पट, स्तनी (mammal) में वक्षीय और उदरीय कोटरों के मध्य की दृढ़, गुम्मदाकार मोटी मांसल चादर या परत (sheet)।

diaphragma sellae (डायफ्रागमा सिल्ली)–मध्य भाग; दृढ़तंत्रिका की दृण्ढ़छद् (duramater) की मांज (fold) जिसमें पिट्यूटरी ग्रन्थि (pituitary gland) लिपटी हुई

होती है तथा जिसके एक छोटे केन्द्रीय छिद्र से (कीपक इन्फन्डीबुलम infudibulnm) गुजरता है। जो पिट्यूटरी के उर्ध्वतल (superior surface) के अग्रभाग की चक्षुतंत्रिका क्रास (optic chiasma) से पृथक करता है।

diaphysis (डायफाइसिस)–अस्थिदण्ड (shaft of a bone); अधिवर्ध (epiphyses) के बीच का अस्थि का लम्बा डन्डे सदृश भाग।

diaplasis (डायप्लासिस)–अस्थि भंग को ठीक करना या सन्धि-च्युति अस्थि की सन्धि को यथास्थान बैठाना।

diapnoic (डाएपनोइक)–हल्का पसीना लाने वाली (औषधि)।

diapophysis (डाएपोफाइसिस)–उर्ध्वानुप्रस्थ प्रवर्धन (कशेरू का)।

diarrhea (डायरिया)–अतिसार, दस्त, पेचिश; संग्रहणी; कई बार पानी सदृश दस्तों का होना।

diarthrosis (डाइआरथ्रोसिस)–चल सन्धि; ऐसा जोड़ (सन्धि) जिसमें चक्राकार गति खूब हो सके।

diarticular (डाइआरटीकुलर)–दो सन्धियों सम्बन्धी।

diastalsis (डाइएसटालसिस)–परिकुंचन; क्रमाकुंचन (अंत्र का)।

diastase (डायस्टेज)–एक एन्जाइम जो स्टार्च (माड़ी) का विघटन कर माल्टोज (शर्करा) में बदलता है।

diastasis (डाइएसटेसिस)–मध्यान्तर; अन्र्तविराम; कालावकाश।

diastema (डाइएस्टेमा)–दन्तावकाश; व्यवधान, अन्तराल; बिना दांतों वाला स्थल जो प्रायः दो दांतों के बीच में पाया जाता है।

diaster (डाइएस्टर)–द्वितारक स्थिति; विषम कोशिका विभाजन (mitosis) की वह स्थिति जिसमें नवजनित गुण सुत्र (क्रोमोसोम) तर्कुट ध्रुव (spindle poles) के नवीन न्यूक्लियस बनाने के हेतु एकत्रित हुए हों, जिससे दो तारों (द्वितारक) की सी आकृति बनती है।

diastole (डाइएस्टोल)–प्रसारण; हृद्-चक्र की अनुशिथिलन स्थिति; हत् प्रसार।

diataxia (डायटेक्सिया)–शरीर के दोनों ओर की असमन्वयता।

diathermal (डायथरमल)–ताप व्याप्य (permeable)।

diathermy (डायथर्मी)–विद्युतसेका (सिकाई), ऊष्मापार्य; विद्युत-धाराओं द्वारा शरीर के भागों को सेंकना।

diathesis (डायथेसिस)–विशेष प्रकृति; शरीर का विशेष स्वभाव जैसे किसी को गर्म जलवायु अनुकूल होती है तो किसी को सर्द।

diatom (डायटम)–डायऐटम; एक कोशिकीय सूक्ष्ममांगी (ऐलगा) विशेष, जिसकी भित्ति सिलिका (silica) युक्त होती है।

diaxon (डायएक्सोन)–द्विअक्षीय तंत्रिका कोशिका।

dibasic (डाइबेसिक)–दो हाइड्रोजन आयन परमाणु युक्त।

dicentric (डाइसेन्ट्रिक)–द्विकेन्द्री; दो गुणसूत्र बिन्दु (सेन्ट्रोमियर) युक्त।

dicephalous (डाइसिफैलस)–दो सिर वाला; द्विसिरी।

dichorial (डाइकोरियल)–दो जरायु या गर्म की बाहरी झिल्ली (chorion) वालाः द्वि चर्मिकीय।

dichotomy (डाइकोटोमी)–दो भागों में बंटा हुआ; द्विभक्त।

dichromate (डाइक्रोमेट)–एक लवण जिसका द्विसंयोजक प्रतिमूलक $Cr_2 O_7$ होता है।

dichromatopsia (डाइक्रोमोटोपसिया)–सामान्य आँख की एक दशा (रोग) जिसमें आँख द्वारा 160 में से केवल दो रंगों को देखने की क्षमता होती है।

dichromophilic (डाइक्रोमोफिलिक)–ऐसे पदार्थ जो अम्लीय (acidic) और क्षारीय (basic) दोनों रंगों से रंग जाते हैं।

dicoelous (डाइसीलस)–दो कोटर युक्त।

dicoria (डाइकोरिया)–दो प्यूपिल (तारा) युक्त।

dictyotene (डिक्टियोटीन)–जालीय विश्रामावस्था (कोशिका ह्रास विभाजन में); कोशिका ह्रास विभाजन में पूर्वा स्थिति (prophase) और उत्तर स्थिति (metaphase) के मध्य की स्थिति।

dicyclic (डाइसाइक्लिक)–द्विचक्री।

didactylism (डाइडैक्टाइलिज्म)–द्विआंगुलिकता।

didactylosus (डाइडैक्आइलोसस)–द्विआंगुलिक; हाथ या पांव में केवल दो उँगलियों वाला।

didelphia (डाइडैलफिया)–युग्ल गर्भाशयी।

didymalgia (डाइडायमेलजिया)–वृषण (testis) में पीड़ा (दर्द)।

didymous (डायडीमस)–युग्मों में होना।

diecious, diocious (डाइएसियस या डाइओसियस)–पृथक लैंगिक; पृथकलिंगी; एक लिंगी।

dielectrolysis (डाइलैक्ट्रोलिसिस)–विद्युतधारा द्वारा शरीर ऊतकों में औषधि का प्रवेश कराना।

diembryony (डाइएम्ब्रियोनी)–द्वि भ्रूणता; एक डिम्ब (अण्डे) में से दो भ्रूणों का होना।

diencephalon (डाइनसिफैलोन)–अन्तर्मस्तिष्क; अग्र मस्तिष्क का पश्च भाग जिसमें हाइपोथेलेमस (hypothalamus) थैलेमस (thalamus); मैटाथैलेमस (metathalamus) और एपीथैलेमस (epihalamous) होते हैं। थैलेमस मस्तिष्क के

अन्दर का भाग होता है, जहाँ नेत्र की नसें होती हैं। यह धूसर पदार्थ (greymatter) के पुंज होते हैं जो तृतीय विवर (third ventricle) के दोनों ओर स्थित होते हैं।

dieresis (डाइएरेसिस)–सामान्य रूप से जुड़े हुए भागों को यंत्र की सहायता से पृथक करना।

diet (डाइट)–आहार; भोजन; पथ्य; (1) समस्त खाद्य जो व्यक्ति लेता है।
(2) रोगी का पथ्य (दिया जाने वाला भोजन)।

dietary (डायिट्री)–पथ्य के नियम; दैनिक आहार; पथ्य या आहार सम्बन्धी।

dietetics (डाइटेटिक्स)–आहार विज्ञान; पोषण विज्ञान।

dietitian (डायटीसियन)–आहार वेत्ता; स्वास्थ्य और रोग की दशा में ठीक-ठीक आहार का जानने वाला।

dietotherapy (डाइटोथिरैपी)–आहार चिकित्सा।

differential (डिफ्रैंशियल)–(1) विभेदी, अन्तरीय, विशिष्ट; विभिन्नता लिये हुए; भेद करने योग्य।
(2) यंत्र विज्ञान में, ऐसा यंत्र जो दो गति शक्तियों में विभिन्नता से तीसरी गति शक्ति उसी दिशा में बनाने की शक्ति रखता हो।

differentiation (डिफ्रेनसियेशन)–भिन्नीकरण; अति विशिष्ट या जटिल किस्म में वर्धन।

diffract (डिफ्रेक्ट)–प्रकाश किरण को उसके घटकों में तोड़ना; विवर्तित करना।

diffractometer (डिफ्रेक्टोमीटर)–इरीथ्रोसाइटोमीटर;। प्रयोगशाला का एक यंत्र जिससे प्रकाश की किरणों के विवर्तन (diffraction) की सहायता से रक्त के लाल कणों या अन्य सूक्ष्म कणों को नापा जाता है।

diffuse (डिफ्यूज)–(1) व्याप्त; विस्तीर्ण; विकसित; विसरित; असंगठित।
(2) छितरी हुई; बिखरी हुई।

diffusible (डिफ्यूजिबिल)–शोषणशील; विसरणशील।

diffusion (डिफ्यूजन)–प्रसरण; विसरण; फैलाव, किसी भी पदार्थ के परमाणुओं का घूम कर फैलना (विस्तृत होना)।

digastric (डाइगैस्ट्रिक)–दो आमाशय वाला; द्वि आमाशयिक।

digenetic (डाइजेनेटिक)–द्विपोषित; वर्धन में दो स्थिति का होना, एकलिंगी परिपक्व व्यक्तियों में और दूसरी अलैंगिक अर्भकीय (larval) अवस्था में।

digestant (डाइजेसटेन्ट)–पाचन में सहायक।

digestion (डाइजेसन)–पाचन; पचना, वह प्रक्रिया जिससे भोजन के अपसरणशील अर्थात् शोषणहीन तत्व प्रसरणशील यानी शोषणशील बनते हैं।

digit (डिजिट)–उँगली या पादांगुलि।

digitalis (डिजीटेलिस)–एक बूटी जिसका प्रयोग हृदय को शक्ति पहुँचाने वाली औषधि के रूप में किया जाता है।

digitate (डिटीटेट)–अंगुल्याकार, उँगली सदृश शाखित।

digitigrade (डिजिटीग्रेड)–अंगुलि चारी; अंगुलगामी; केवल उँगलियों पर चलने वाले जैसे घोड़े, गाय, भैंस आदि।

diglossia (डिग्लोशिया)–विभक्त जिव्ही।

dilatation (डाइलेटेशन)–विस्तृत भाग; फैला या बढ़ा हुआ भाग।

dilator (डाइलेटर)–विस्तारक।

diluent (डाइल्युऐन्ट)–तनुकारक; किसी घोल को पतला करने वाला।

dilution (डाइलूशन)–किसी घोल को पानी मिलाकर पतला करना।

dimer (डाइमर)–दो समान परमाणु से मिलकर बना यौगिक।

dimorphism (डाइमोरफिज्म)–द्विरूपता।

dineuric (डाइन्यूरिक)–द्वितंत्रिका कोशिकीय।

dinitrobenzene (डाइनाइट्रोबेन्जीन)–$C_6 H_5 (NO_2)_2$ एक विषाक्त पदार्थ जिसके धुएँ या वाष्प (fumes) से सांस रुकती है।

dioecious (डाइओसियस)–(1) एक लिंगी; पृथक लिंगी।
(2) ऐसा परजीवी जो अपना जीवन चक्र पूरा करने हेतु दो पोषकों का सहारा लेता है।

diopter (डाइऑप्टर)–व्यास मापन; लैंसों के व्यास नापने का यंत्र।

dioptometer (डाइऑप्टोमीटर)–दृष्टि अपवर्तन मापक; चक्षु की अपवर्तन (refraction) शक्ति का मापक।

dioptrics (डाइओपट्रिक्स)–प्रकाश अपवर्तन विज्ञान; नजर दृष्टि नापने संबंधी विज्ञान।

diphemanil (डाइफीमेनिल)–एक यौगिक जिसका इस्तेमाल आमाशय-अन्त्र ऐंठन या संकोचन (spasm) को ढीला करने के लिये किया जाता है।

diphenadione (डाइफीनाडियोन)–$C_{23} H_{16} O_3$; एक पीला रवेदार यौगिक जिसका इस्तेमाल रक्त का थक्का न बनने देने के लिये होता है।

diphonia (डाइफोनिया)–बोलने में दो भिन्न प्रकार की आवाज निकालना।

diphtheria (डिप्थीरिया)–गलझिल्ली प्रदाह; यह संक्रामक रोग कोरीनिवेक्टीरियम डिप्थेरियाई (corynebacterium diphtheriae) परजीवी से होता है जिसमें कण्ठ में अस्थाई कृत्रिम झिल्ली आ जाती है जिससे नाक और गले में दर्द होता है तथा सांस बन्द हो जाती है यह प्राण घातक बीमारी होती है।

diphyodont (डाइफायोडोन्ट)–द्विश्रेणी दन्ती; द्वि बार दन्ती; ऐसा प्राणी जिसके जीवन काल में दो बार दांत आते हैं जैसे मानव। दांतों की दो श्रेणियां एक के बाद दूसरी आती हैं। पहले वाली श्रेणी गिरने वाले (deciduous) दांतों की होती है जिन्हें दूध के दांत (milk teeth) और दूसरे को स्थाई (permanent) दन्त श्रेणी कहा जाता है।

diplacusis (डिप्लाक्यूसिस)–एक ही ध्वनि या आवाज को दो ध्वनियों या आवाजों की तरह सुनना।

diplegia (डिप्लेजिया)–शरीर के दोनों ओर के समान भागों का पक्षाघात।

diploblastic (डिप्लोब्लास्टिक)–द्विजनन स्तरी।

diplocoria (डिप्लोकोरिया)–दो प्यूपिल (तारा) वाला।

diploe (डाइपोल)–सछिद्रस्तर डिप्लू; अस्थि की अन्तः और बाह्य ठोस स्तरों के मध्य में सछिद्र स्तर (diploe)।

diplogenesis (डिप्लोजेनेसिस)–किसी भाग का दुरावृत्ति या द्वितक (repetition or duplication)।

diploid (डप्लोयड)–आदर्श सूत्रता; द्वि गुणित (गुण सूत्र या क्रोमोसोम); किसी जाति की लक्षणिक संख्या 2n का होना जैसे आदमी में 46।

diploidy (डिप्लोइडी)–आदर्श सूत्रता; द्विगुणितता।

diplophase--(Gk. diploos; double phasis aspect)– डिप्लोफेज द्विगुणितप्रावस्था; स्थिति।

(1) अंगी के जीवन इतिहास की वह प्रावस्था जिसमें गुणूसत्र संख्या द्विगुणित होती है।

(2) बीजाणु उद्भिद (स्पोरोफाइट) स्थिति।

(3) ह्रास विभाजन (mieosis) की द्वि सूत्र स्थिति (diplotene)।

diplopia (डिप्लोपिया)–द्वि मूर्ति दृष्टव्यता; किसी एक वस्तु के दो प्रतिबिम्बों (images) का दिखाई देना।

diploscope (डिप्लोस्कोप)–दोहरी नजर के अध्ययन का यंत्र।

diplotene (डिप्लोटीन)–(Gk. diploos, double; tainia, band) द्वि-सूत्री स्थिति। अर्ध सूत्रण या ह्रास विभाजन की वह स्थिति जिसमें द्विसंगी (bivalent) क्रोमोसोम (chromosome) लम्बाकार (longitudinally) विभक्त होते हैं।

dipsesis (डिप्सेसिस)–दूषित प्यास; रोग में लगने वाली प्यास।

dipsia (डिप्सिया)–प्यास।

dipsogen (डिप्सोमेनिया)–सुरापान की अनियन्त्रित प्रबल इच्छा।

director (डाइरेक्टर)–आपरेशन के समय चाकू को सीधा रखने वाला यंत्र।

disaccharidase (डाइसेकेराइडेज)–एक एन्जाइम जो डाइसेक्राइड्स के जल अपघटन (hydrolysis) को उत्प्रेरित करता है। यह एक सरल यौगिक कार्बोहाइड्रेट (simple compound carbohydrate) जिनको ओलिगोसैकेराइड्स (oligosaccharides) कहते हैं, का एक प्रकार होता है जो दो मोनोसैकेराइड्स से मिलकर बनता है और इसके मिलने पर एक परमाणु पानी का पृथक् हो जाता है। इसका रसायनिक सामान्य सूत्र $C_n(H_2O)_{n-1}$ होता है।

disaccharide (डाइसैकेराइड)–एक शर्करा जिसका प्रत्येक परमाणु जल अपघटन होने पर दो परमाणु मोनोसेकराइड (monosaccharide) को उत्पन्न करता है।

disarticulation (डिस्आरटीकुलेशन)–विसंहिता; किसी अंग को जोड़ से काटना।

disassimilation (डिस्एसीमिलेशन)–ह्रास प्रक्रिया; अपचय प्रक्रिया।

disc=disk (डिस्क)–बिम्ब; कोई चपटी गोल आकृति।

discharge (डिस्चार्ज)–मुक्त; छोड़ देना; उन्मुक्त करना; किसी वस्तु (विसर्जन पदार्थ) अथवा शक्ति (बिजली) को निकालना या छोड़ना।

discission (डिस्सीजन)–कोंचना या छेदना; आँख के मोतिया बिन्द के ऑपरेशन में लेन्स सम्पुट का छेदन।

disclination (डिस्कलीनेसन)–दोनों आंखों का बाहर की ओर ऐंठना (खींचना)।

discoblastula (डिस्कोब्लास्टुला)–बिम्ब ब्लास्टुला; बिम्ब कोरक; बिम्ब एक स्तर; एक स्तर या ब्लास्टुला भ्रूण जो बिम्ब विभाजी (discoblastic) डिम्ब से बनता है अर्थात् ऐसा ब्लास्टुला जो पूर्ण यौकी निषिक्त डिम्ब (fertilised telolecithal ovum) के विभाजन से बनता है जिसमें अविभक्त योक तल से कोशिकीय टोपी, ब्लाटोसील (एक स्तर भ्रूण कोटर) से पृथक होती है।

discoid (डिस्कोयड)–बिम्बोपम।

discophorous (डिस्कोफोरस)–बिम्ब धारक; बिम्ब युक्त।

discoplacenta (डिस्कोप्लेसैंटा)–बिम्ब कमल; बिम्बाकार नाल;

कमल या अपरा (placenta) जिसमें ग्रह्मांकुर गोल टिकिया सदृश बिम्ब पर फैले होते हैं।

discordance (**डिस्कोरडेंस**)–जुडवां युगल (twin pair) में किसी एक जुड़वा (सदस्य) में किसी एक विशेषता का न होना।

discus (**डिस्कस**)–बिम्ब।

discus proligerus (**डिस्कस प्रोलीजेरस**)–संतति बिम्ब; संतान उत्पन्न करने वाली कोशिका पुंजों (mass of cells) से बना बिम्ब।

discutient (**डिस्कूसियेन्ट**)–छितराना या बिखेरना।

disdiaclast (**डिस्डायक्लास्ट**)–पेशी के संकोची पदार्थ में पाया जाने वाला छोटा दुहरा अपवर्तक (refracting) तत्व।

disease (**डिजीज**)–रोग, बीमारी, ब्धाधि; एक निश्चित लक्षणों युक्त दूषित प्रक्रिया (process)।

acute disease (**एक्यूट डिजीज**)–तीव्र अल्पकालिक नया रोग। कोई भी नई बीमारी जो बहुत तेजी से बढ़कर शीघ्र ठीक हो जाती है।

Adams-stokes disease (**ऐडम्स-स्टोक्स डिजीज**)–ऐडम्स-स्टोक्स रोग; नाडी की अस्वाभाविक मन्द गति, साथ में मृगी की तरह अकड़पन एवं हृद अवरूद्धता भी कभी-कभी सम्मिलित रहती है।

addison's disease (**एडीसन्स डिजीज**)–ऐडीसन रोग; एक प्रकार का त्वचा रोग जिसमें विचित्र पीतल के रंग के दाने शरीर पर निकल आते हैं, अत्यधिक सुस्ती रक्तहीनता के कारण रहती है।

Ayerra's disease (**ऐअररास डिजीज**)–Ayer (वैज्ञानिक नाम) रोग; श्वासीय धमनी में एक साथ श्वासावरोध; संयोजक तन्तु की कठिन्यता; अस्थि संयोग जैसे जटिल लक्षण हो जाते हैं।

Bang's disease (**बैंग्स डिजीज**)–बैंग्स (वैज्ञानिक का नाम)–ढोरों (cattle) में संक्रामक गर्भपात।

Banti's disease (**बैंटीस डिजीज**)–बैंटी (वैज्ञानिक का नाम)–रोग; यकृत में रक्त प्रवाह एवं काठिन्यता।

Barlow's diseas (**वारलोज डिजीज**)–शिशु शीताद रोग, वारलो रोग; शिशु में पोषण अभाव से होने वाला रोग।

Basedow's disease (**बैसीडोज डिजीज**)–बैसीडो (वैज्ञानिक का नाम) रोग; बहि; नितत चक्षु गोलक तथा हृदस्पन्दन के साथ गलगण्ड (घेंघा)।

Bell's disease (**बैल्स डिजीज**)–बेल (वैज्ञानिक का नाम) रोग; मुख मण्डली तंत्रिका का स्नायु रोग।

Bright's disease (**ब्राइट डिजीज**)–ब्राइट (वैज्ञानिक का नाम) रोग; चिरकालीन वृक्कीय शोथ।

baerges's disease (**बरगरस डिजीज**)–ब्ररगद (वैज्ञानिक का नाम) रोग; अवयय धमनीयों की काठिन्यता।

celiae diseas's (**सिलियड डिजीज**)–पक्काशय सम्बन्धी रोग; तीन-चार साल के बच्चों में पाया जाने वाला रोग जिसमें पेट का फूलना, बदबूदार मल आदि विशेष लक्षण होते हैं।

chronic disease (**क्रोनिक डिजीज**)–पुराना रोग, रोग जो धीरे-धीरे बढ़ता है तथा बहुत दिन तक चलता है।

communicable disease (**कमूनीकेबिल डिजीज**)–एक से दूसरे में फैलने वाला रोग।

camplicating disease (**कम्पीकेटिंग डिजीज**)–जटिल रोग; एक रोग के ऊपर दूसरा रोग।

congenital disease (**कन्जेनीटल डिजीज**)–जन्मजात रोग।

canstitutional disease (**कन्सटीटूसनल डिजीज**)–वंशगत रोग; जन्मजात रोग; शरीर गठन सम्बन्धी रोग।

contagious disease (**कन्टेजियस डिजीज**)–छुआछूत रोग; संक्रामक रोग।

deficiency disease (**डिफीसियेनसी डिजीज**)–न्यूनक रोग, खाद्य में किसी आवश्यक एवं अनिवार्य तत्वों की कमी।

degenerative disease (**डिजनरेटिव डिजीज**)–अधःपतित रोग, अपकर्ष विशेषकर वृद्धावस्था के कारण उत्पन्न रोग।

diffused disease (**डफ्यूजड डिजीज**)–विस्तृत रोग; सुषुम्ना के कई क्षेत्रों (tracts) का एक साथ रोगग्रस्त होना।

endemic disease (**इनडेमिक डिजीज**)–स्थानीय या स्थानिक रोग, जो न फैलता है और न व्यापक रूप धारण करता है, पर मानव समाज में सदैव रहता है।

epidemic disease (**एपीडेमिक डिजीज**)–व्यापक रोग; महामारी, जो रोग एक ही समय में एक ही स्थान पर बहुत से लोगों को होता है।

familial disease (**फैमिलियल डिजीज**)–परिवारीय रोग; ऐसा रोग जो परिवार के अधिकांश सदस्यों को हो जाता है।

foot and mouth disease (**फुट एण्ड माउथ डिजीज**)–खुर और मुँह पका रोग; एक और मुँह बाइरस (virus) रोग जो नाक और मुँह की श्लैष्म कला (mucous membrane) और खुर की त्वचा पर अपना प्रभाव डालता है। यह जुगाली करने वाले पशुओं तथा सुअरों में छूत की बीमारी की तरह (स्पर्श क्रमशः) फैलता है वहां से यह अन्य घरेलू जानवरों तथा मानव को भी लग सकता है।

fourth disease **(फोर्थ डिजीज)**–चतुष्कीय रोग; यह रोग बचपन में समस्त शरीर पर लाल-लाल धब्बों के रूप में होता है। यह क्यों होता है इसका अभी तक ठीक-ठीक पता नहीं है।

functional disease **(फन्क्सलन डिजीज)**–क्रिया विकार जनित रोग; शरीर में किसी भी क्रिया के ठीक न होने से बीमारी।

Gaucher's disease **(गऊचर डिजीज)**–गऊचर (वैज्ञानिक का नाम) रोग; एक पारिवारिक रोग जो बचपन में छोटे बच्चों को हो जाता है। इसके मुख्य लक्षण रक्ताल्पता (ऐनीमिया) तथा यकृत व प्लीहा की परिवृद्धि होती है।

Hanot's disease **(हैनोट डिजीज)**–हैनोट (वैज्ञानिक का नाम) रोग; यकृत कोशिकाओं की अति वृद्धि के कारण काठिन्यता।

Hensen's disease **(हैन्सन डिजीज)**–हैन्सन (वैज्ञानिक का नाम) रोग; एवं प्रकार का कोढ़ (leprosy) रोग।

hemorrhagic disease **(हेमोरहेजिक डिजीज)**–रक्त वाह रोग; इस रोग में किसी विकार के कारण रक्त का बहाव होता है।

hereditary disease (हेरीडिटरी डिजीज)–आनुवंशीय रोग। यह रोग पितृों से बच्चों में जीन (gene) के द्वारा आता है।

holla disease (होला डिजीज)–होला रोग; एक प्रकार का कामला (jaundice) रोग।

idiopathic disease **(इडियोपैथिक डिजीज)**–स्वानभूत रोग; वह रोग जो किसी बाहरी कारण से उत्पन्न न हुआ हो।

infectious disease **(इन्फैकसस डिजीज)**–रोगोत्पादक अंगियों द्वारा उत्पन्न रोग; संक्रामक रोग।

malignant disease **(मेलिगनैन्ट डिजीज)**–सांघातिक रोग।

Marie's disease **(मैरी डिजीज)**–मैरी (वैज्ञानिक का नाम) मेरुदण्ड गठिया रोग।

occupational disease **(ओकूपेसनल डिजीज)**–वृत्ति; किसी खास तिजारत या काम से होने वाला रोग।

organic disease **(ओरगैनिक डिजीज)**–जैवी रोग; शरीर के किसी अंग या ऊतकों में विकार आ जाने के कारण रोग।

Paget's disease **(पैगेट डिजीज)**–पैगेट (वैज्ञानिक का नाम) रोग कैलशियम (calcium) की कमी के कारण रोग।

pandemic disease **(पैंडेमिक डिजीज)**–बहुव्यापक रोग; सारे मुल्क अथवा कई मुल्कों में एक साथ फैलने वाला रोग।

parasitic disease **(पैरासिटिक डिजीज)**–परजीवी रोग; जन्तु या वनस्पति परजीवियों द्वारा फैलने वाला रोग।

Parkinson's disease **(पारकिन्सन्स डिजीज)**–सकम्प पक्षाघात; पारकिनसन रोग (पारकिन्सन्स एक वैज्ञानिक का नाम)।

periodic disease **(पिरियोडिक डिजीज)**–सामयिक रोग; ऐसा रोग जो निर्दिष्ट समय पर ही होता है।

Pick's disease **(पिक्स डिजीज)**–पिक्स (वैज्ञानिक का नाम) रोग, दल-ह्रासता रोग।

pott's disease **(पोट्स डिजीज)**–सुषुम्ना क्षय रोग।

septic disease **(सेप्टिक डिजीज)**–दूषित रोग; गलित रोग; शरीर में रोगोत्पादक अथवा सड़न पैदा करने वाले अंगीयों द्वारा उत्पन्न रोग।

sexual disease **(सेक्चुअल डिजीज)**–यौन रोग।

sporadic disease **(स्पोरेडिक डिजीज)**–व्यक्ति विशेष में उत्पन्न रोग; विकीर्ण रोग, अकस्मात रोग।

vagrant's disease **(बेगरान्ट डिजीज)**–रंज्यहीनता रोग। बुजुर्गों में पाई जाने वाली त्वचा की एक बीमारी।

venereal diseases **(विनरल डिजीज्स)**–रति सम्बन्धी रोग, जैसे सुजाक (प्रमेह) उपदंश आदि।

disease germs (डिजीज जर्म्स)–रोगाणु; बीमारी पैदा करने वाले कीटाणु आदि।

disengagement (डिस्इगैंजमेन्ट)–अव्यवस्थित् होना; भ्रूण या उसके किसी अंश का योनि नाल में से बाहर आ जाना।

disequlibrium (डिसइक्यूलिब्रियम)–अस्थिर समतुलन।

dish (डिश)–रकाबी; काँच या चीनी का पात्र जो प्रयोगशाला में विभिन्न कार्यों के हेतु काम में आता है।

disimmunity (डिस्इम्यूनिटी)–प्रतिरक्षाहीन, निरापदताहीन; उन्मुक्तिहीन.।

disimmunize (डिसइम्यूनाइज)–किसी अंगी का प्रति रक्षाहीन करना।

disinfect (डिस्इन्फेक्ट)–रोगाणुओं से मुक्त करना।

disinfectant (डिस्इफेक्टेन्ट)–रोगाणुनाशी; विसंक्रामक।

disinfection (डिस्इन्फेक्सन)–रोगाणुनाशन; विसंक्रामण।

disinfestation (डिस्इन्फेसेटेशन)–उत्पीडक जन्तु से मुक्ति।

disintegrator (डिस्इन्टीग्रेटर)–विघटनक।

disjunction (डिसजंकसन)–विचलन; अन्तस्थिति (anaphase) में युग्मित (paired) क्रोमोसोम का पृथक्करण।

disk (डिस्क)–see disc, रचना विज्ञान के नामों में disk शब्द ही प्रयोग में लाते हैं।

diskectomy (डिस्कएक्टोमी)–कशेरू मध्यीय बिम्ब (intervertebral disk) का उच्छेदन (excision)।

dislocation (डिलोकेसन)–विस्थापन; सन्धि च्युति; अस्थि जोड़ का उखड़ जाना (हट जाना)।

dismemberment (डिस्मेम्बरमेन्ट)–अवयव का काट कर अलहदा करना।

disocclude (डिस्ओक्लूड)–दांत को घिसकर इस प्रकार ठीक करना कि वह दूसरे जबड़े में स्थित अपने सामने के दांत को न छुए।

disomus (डाइसोमस)–द्विकायी दैत्य; दो शरीर वाला विरूप प्राणी (दैत्य)।

disorder (डिस्ओर्डर)–गड़बड़; क्रम भंग; शान्ति भंग, विकार; अस्त-व्यस्त होना।

disorientation (डिसोरियेन्टेशन)–स्थिति भ्रांति; समय; स्थान या व्यक्ति को न पहचानने की दशा।

dispensary (डिस्पेन्सरी)–दवाखाना; औषधालय।

dispensatory (डिस्पेन्सेटरी)–वह पुस्तक जिसमें औषधि निर्माण तथा प्रयोग का वर्णन रहता है।

dispersate (डिस्परसेट)–किसी पदार्थ के सूक्ष्म कणों का प्रलंबन (suspense)।

disperse (डिस्पर्स)–(1) बिखेरना; छिन्न-भिन्न करना।
(2) परिक्षिप्त; जैसे कलिल घोल में बिखरे हुए कण।

dispersidology (डिस्परसीडोलोजी)–कलिल (colloid) रसायन विज्ञान।

dispersion (डिस्परसन)–(1) छितराव; छिन्न-भिन्नता।
(2) विसर्जन; फैलाव।
(3) प्रकीर्णन; परिक्षेपण।

dispireme (डिस्पाइरीम)–द्विशुल्वा; विषम कोशिका विभाजन (karyokinesis) की एक स्थिति जिसमें प्रत्येक नवजनित केन्द्रक (daughter nucleus) के एक सूत्र लच्छी या शुल्वा (spireme) बन जाती है।

displacement (डिप्लेस्मेन्ट)–स्थान भ्रंश; स्थान च्युति; अपगमन; सरकाव; स्थान से हटना।

disproportion (डिस्प्रोपोर्सन)–असंगति; अनुपातहीन; बेमेल; किन्हीं दो आकृतियों का नाप की विभिन्नता के या विषमता के कारण मेल न खाना।

disruption (डिसरप्शन)–भंजन, विघटन; तोड़ना; दबाव से जबरदस्ती पृथक करना।

dissect (डिसेक्ट)–विच्छेदन करना।

dissection (डिसेक्शन)–विच्छेदन; अध्ययन हेतु किसी अंगी का काटना।

dissimilation (डिस्सीमिलेशन)–विषमीकरण; अपचय; ह्रास प्रतिक्रिया।

dissociation (डिस्सोसियेशन)–पृथक्करण; सम्बन्ध विच्छेद; अलगाव।

dissogeny (डिस्सोजेनी)–द्विपरिपक्वता; एक ही व्यक्ति में दो परिपक्व कालों; एक अर्भक (larva) और दूसरा प्रौढ़ (adult) के होने की दशा।

dissolution (डिस्सोलूशन)–(1) मृत्यु; मरण।
(2) विघटन; विलोपन।
(3) विसर्जन।

dissolve (डिजोल्व)–घुलना; लुप्त या विलीन हो जाना; द्रवीभूत होना।

distad (डिस्टेड)–दूराभिमुख।

distal (डिस्टल)–दूरस्थ; केन्द्र अथवा किसी विशेष बिन्दु से दूर।

distance (डिस्टेन्स)–फासला; दूरी; अन्तर।

***focal distance=focal length* (फोकल डिस्टेन्स= फोकल लैंथ)**–फोकस दूरी; नाभीय दूरी; किरण केन्द्र अन्तर।

***hearing distance* (हियेरिंग डिस्टेन्स)**–श्रवण दूरी; वह अधिकतम दूरी या फासला जहाँ से श्रवण उत्तेजना कान द्वारा ग्रहण की जा सकती है।

***infinite distance* (इन्फिनिट डिस्टेन्स)**–अपरिमित दूरी; प्रकाश विज्ञान में छः मीटर (20 फीट) से अधिक का फासला जहाँ से प्रकाश की किरणें चक्षु के लिए समान्तर होती हैं।

***inter-ocular distance* (इन्टर-ओकूलर डिस्टेन्स)**–चक्षु मध्य अन्तर; दो आँखों के बीच की दूरी।

***working distance* (वर्किंग डिस्टेन्स)**–कार्यान्तर; कार्य

करने वाले की आँख और वस्तु जिस पर काम करना हो, उसके बीच का अन्तर (दूरी)।

distemper (डिस्टेम्पर)–बिगड़ा हुआ स्वभाव; जन्तुओं में वाइरस (virus) संक्रमण से उत्पन्न रोग की दशा।

distichia (डिटीचिया)–आँख में बरौनी (पक्ष्म) की दो कतार का होना।

distillation (डिस्टीलेशन)–आसवन; विशेष संयन्त्र में तरल की भाप बनाकर, उसको इकट्ठा कर, ठण्डा कर पुनः तरल के रूप में प्राप्त करना, ऐसा घोल में मिले हुए अतिरिक्त पदार्थों का पृथक् करने हेतु किया जाता है।

distomia (डिस्टोमिया)–दो मुँह का होना; द्विमुखता।

distortion (डिस्टोर्शन)–विकृति; विकार; तोड़-मरोड़।

distortion of facts (डिस्टोश्न आफ फैक्ट्स)–मिथ्या वर्णन।

distraction (डिस्ट्रेक्शन)–ध्यान भंग; दूसरी आरे ध्यान आकर्षित हो जाना; अन्यमनस्कता।

distress (डिस्ट्रेस)–पीड़ा; दुख; व्यथा; कष्ट।

distrix (डिस्ट्रिक्स)–बालों का किनारों पर से फटा होना।

diuresis (डाइयूरेसिस)–बहुमूत्र स्राव; अधिक मूत्र होने की दशा।

diuretic (डाइयूरेटिक)–अधिक मूत्र लाने वाली औषधि; बहुमूत्र स्रावी।

diurnal (डाइअरनल)–दिवाचर; दिन में निकलने वाला (प्राणी)।

divagation (डाइवेगेसन)–वाणी असन्तुलन; असंबद्ध प्राणी।

divergence (डाइवरजेन्स)–अपसरण; अपसरिता; सामान्य बिन्दु से दूर घुमाव।

diverticulum (डाइवरटीकुलम)–अन्ध-नलिका; अन्ध-नली; अन्ध-थैली; वह नली या थैली जो दूर वाले सिरे पर बन्द तथा किसी नली या गुहा या कोटर से निकली हुई हो।

congenital diverticulanm **(कन्जेनीटल डाइवरही-कुलम)**– जन्मजात अन्ध नली।

esophageal diverticulum **(ईसोफेजियल डावरटी कुलम)**–श्रवण नलिका के निचले भाग पर एक छोटी थैलीनुमा विकृति आकृति।

gastric diverticulum **(गैस्ट्रिक डाइवठीकुलम)**–आमाशयिक अन्ध नली; अधिकतर यह थैली नुमा आकृति डयूडेनम या आमाशय अलसर होने पर ही बनती है।

hepatic diverticulum **(हिप्पेटिक डावरटीकुलम)**–यकृत अन्धनली; यह आकस्मिक बनावट यकृत, पित्ताशय तथा उनकी वाहिकाओं से रोग की दशा में बनती है।

intestinal diverticulum **(इन्टेस्टाइनल डाइवरटीकुलम)**–अन्त्रीय अन्धनली।

pulsion diverticulum **(पुलसिपोन डाइवरटीकुलम)**–रसनक (हाईपोफैरिंक्स) की पश्च भित्ति पर एक पतली झिल्ली की थैली जो किरीनोइड (crinoid) उपास्थि के सामने (opposite) होती है।

traction diverticulum **(ट्रेकशन डाइवरटीकुलम)**–निगर (ईसोफैगस) पर खिचाव के पड़ने से बनी अन्ध थैली।

ureteral diverticulum **(यूरीटिराल डाइवरटीकुलम)**–गर्भाशय अन्धनली।

vesical diverticulum **(वैसाइकल डाइवरटीकुलम)**–मूत्राशय अन्ध थैली।

division (डिवीजन)–विभाजन; भागों में बंटा होना।

cell division (सैल डिवीजन)–कोशिका विभाजन; प्रक्रिया जिससे कोशिकायें बनती है।

indirect cell division=mitosis **(इन्डाइरेक्ट सैल डिवीजन-माइटोसिस)**–सूत्री विभाजन विषम कोशिका विभाजन; वह कोशिका विभाजन जिनमें केन्द्रक (न्यूक्लियस) क्रोमोसोम तथा अन्य अवस्थाओं के पश्चात विभाजित होता है।

maturation division=meiosis **(मेच्यूरेशन डिवीजन= मियोसिस)**–ह्रास विभाजन; जनन कोशिकाओं के परिपक्वता में क्रोमोसोम की संख्या में कमी अर्थात युग्म सूत्री (diploid) से एकाकी या अयुग्म सूत्री (haploid) होने की प्रक्रिया।

division of labour (डिवीजन आफ लेबर)–श्रम विभाग या विभाजन; व्यापार वितरण।

divulison (डसइवलजन)–बलात; भागों का पृथक् होना।

dizenic (डाइजेनिक)–द्विजातियक; सूक्ष्म अंगियों की दो जातियों (species) से सम्बन्धित।

dizygotic (डाइजाइगोटिक)–द्विनिषिक्त डिम्बी जैसे जुड़वाँ आदि।

D. N. A. (डी. एन. ए.)–डीऑक्सीराइबोन्यूक्लीइक अम्ल (deoxyribonucleic acid) अनेक न्यूक्लिओटाइड (nucleotide) का बना यौगिक जिसमें न्यूक्लिओटाइड एक कतार में लगकर लम्बी लड़ (रज्जुक) बनाते हैं। प्रत्येक न्यक्लिओटाइड में डीआक्सीरिबोस (deoxyribose) शर्करा और चार विभिन्न क्षारकों (bases)–दो पाइरीमिडीन (pyrimidine)–थाइमीन (thymine) और साइटोसीन (cytosine) और ग्वानीन (guanine)–में से एक क्षारक (base) होता है। सामान्यतः न्यूक्लिओटाइड की दो लड़

समानान्तर क्षारक युग्मों (base pairing) से जुड़ी तथा कुंडलिनी (helix) की तरह घूमी होती हैं। अब यह निश्चित हो गया है कि समस्त जीवों में डी. एन. ए. द्वारा ही वंशानुगति (inheritance) होती है। यह गुण सूत्रों (chromosomes) में होता है।

dizziness (डिजीनेस)–चक्कर, मस्तिष्क का घुमाव; इस प्रकार की दशा रक्त में आक्सीजन की कमी के कारण होती है।

dolich (o) (डोलिक (ओ)–'लम्बा' अर्थ का पूर्व शब्द।

dolichocephalic (डोलीकोसिफैलिक)–लम्बसिरी; लिम्बशिरस्क 25 से कम कपालीय निर्देशनी वाला।

dolichoderus (डोलीकोडिरस)–लम्बी गर्दन वाला।

dolichohieric (डोलीकोहैरिक)–लम्ब त्रिकी; 100 से कम त्रिक निर्देशनी वाला।

dolichomorphic (डीलिकोमोरफिक)–लम्बा, दुबला, पतला शरीर वाला।

dolor (डोलर)–दर्द; पीड़ा।

dolorific (डोलोरीफिक)–दर्द उत्पादक।

domatophobia (डोमेटोफोबिया)–घर के अन्दर होने का डर (भय या आतंक)।

dominance (डोमीनेन्स)–प्रभुत्वशील; प्रबल, प्रधान, श्रेष्ठ।

dominant (L. dominans ruling) (डोमीनेन्ट)–प्रभावी; प्रभुत्वशील; प्रबल; प्रधान; श्रेष्ठ। जब कोई भी जीन (gene) दोनों स्थितियों अर्थात् विषम युग्मजी (heterozygous) और समयुग्मजी (homozygous) के विशिष्ट एलील (विकल्पी) के साथ समान लक्षण उत्पन्न करता है, तब उस जीन को उस एलील (विकल्पी) के प्रति प्रभावी (dominant) कहा जाता है और वह एलील (विकल्पी) जो विषम युग्मजी में अप्रभावी होता है उस प्रभावी के प्रति अप्रभावी (recessive) कहा जाता है। दो जीन (gene) में प्रभावी-अप्रभावी का सम्बन्ध आम होता है।

dominant character (डोमीनेन्ट करेक्टर)–प्रबल या प्रकृष्ठ लक्षण।

dormancy (डोर्मेन्सी)–(F. dormi, from L. dormire, to sleep) शिथिलता; सुप्तावस्था; शान्त दशा।

dormant (डोर्मेन्ट)–(L. dormire, to sleep) शिथिल; सुप्त; प्रसुप्त; निद्रित। जीवित, पर विश्रामावस्थायें, तुलना में निष्क्रिय, उपापचय युक्त। सुप्तता सम्पूर्ण उच्च जन्तु या पौधों में अथवा जनन पिण्डों जैसे विश्रामी स्पोर या बैक्टीरिया स्पोर में होती है। उच्च पौधों में प्रतिकूल परिस्थितियों जैसे निम्नताप (low temperature) या आर्द्रता से आती है। इसके दूर होते ही प्रसुप्तता भी समाप्त हो जाती है। प्रसुप्तता बहुत से पौधों और बीजों में एक नियमता है और आवश्यकता भी। इससे पौधे व बीज प्रतिकूल परिस्थितियों पर नियंत्रण आसानी से पा लेते हैं।

donor (डोनर)–(1) देने वाला; प्रदाता; दाता।
(2) जिस व्यक्ति से खून लिया जाता है उसे देने वाला या दाता (donor) और जिस व्यक्ति के शरीर में रक्त प्रवेश कराया जाता है उसे पाने वाला या ग्राही (receipient) कहा जाता है।

dormifacient (डोरमीफेसियेन्ट)–नींद लाने वाली (औषधि)।

dors (o) (डोर्स) (ओ)–'पृष्ठ' अर्थ का पूर्व शब्द।

dorsad (डोर्सेड)–पीठ की ओर।

dorsal (डोर्सेल)–पृष्ठ या पृष्ठीय; अधर का उल्टा।

dorsalgia (डोर्सलजिया)–पीठ में दर्द।

dorsalis=dorsal (डोर्सेलिस=डोर्सल)–पृष्ठ।

dorsiduct (डोर्सीडक्ट)–पीठ की ओर मोड़ना।

dorsolateral (डोर्सेलेटरल)–पृष्ठ-पार्श्वीय; पृष्ठपार्श्व।

dorsoventral (डोर्सीवेन्ट्रल)–पृष्ठ-अधरीय; पृष्ठ-अधर।

dorsum (डोर्सम)–पृष्ठ तल।

dose (डोज)–मात्रा; दवा की वह मात्रा जो एक बार में मरीज को दी जाती है।

***air dose* (ऐयर डोज)**–एक्स-रे (x-ray) विकिरण की वह मात्रा जो वायुमण्डल में किसी समय होती है।

***average dose* (ऐवरेज डोज)**–औसतन मात्रा; ऐसी मात्रा जो इलाज के लिये प्रर्याप्त होती है।

***daily dose* (डेली डोज)**–वह मात्रा जो प्रत्येक दिन 24 घंटों में दी जा सकती है।

***depth dose* (डेप्थ डोज)**–शरीर के अन्दर एक्स-रे (x-rays) रश्मियों की किसी मात्रा का होना।

***axit dose* (ऐक्जिट डोज)**–त्वचा से बाहर निकलने वाली रोन्टनजन राशियों की मात्रा।

***lethal dose* (लीथल डोज)**–प्राणान्तक मात्रा।

***maximum dose* (मैक्जीमम डोज)**–सबसे अधिक (सर्वोच्च) मात्रा।

***minimum doses* (मिनीमम डोज)**–सबसे कम (न्यूनतम) मात्रा।

***skin dose* (इसकिन डोज)**–त्वचा तल पर रोनटनजन रेज (roentengen rays) का होना।

tissue dose **(टिशू डोज)**–ऊतकों में रोन्टनजन रेंज की मात्रा।

dossier (डोजीअर)–मरीज के रोग का वर्णन रखने वाली फाइल।

douche (डूश)–शरीर के किसी अंग में विपरीत दशा से पानी की धारा डालना।

doxogenic (डोक्सोजेनिक)–स्वयं के मानसिक विचारों द्वारा उत्पन्न।

drachm=dram (ड्राम)–वजन की एक इकाई; एवरडोपाइस माप में 27.344 ग्रेन या 1.77 ग्राम के बराबर तथा एपोथेकेरीज माप में 60 ग्रेन या 3.89 ग्राम के बराबर।

drain (ड्रेन)–नाली; अपवाहिका; निष्कासन; मोरी नलिका।

drainage (ड्रेनेज)–अपवहन; निकास; किसी जख्म या गुहा से विधिवत् तरल का बाहर निकालना।

drapetomania (ड्रेपीटोमेनिया)–भागने (जाने) की तीव्र इच्छा।

drastic (ड्रासटिक)–प्रबल इच्छा; उग्र प्रचण्ड; कठोर।

drepanocyte (ड्रेपेनोसाइट)–दराँतीनुमा (हँसियानुमा) लाल रक्ताणु।

dressing (ड्रेसिंग)–बाहरी जख्म पर पट्टी बाँधना या अन्य दवा लगाना।

drip (ड्रिप)–टपकाना; बूँद-बूँदकर घोल को शरीर के बन्दर प्रवेश कराना।

dromania (ड्रोमेनिया)–घूमने की सनक; भ्रमण उन्माद।

dromotropic (ड्रोमोट्रोपिक)–तंत्रिका सूत्र की चालकता (conductivity) को प्रभावित करने वाली।

drop (ड्रॉप)–बूँद; टपक; किसी तरल का छोटा गोलाकार भाग जो किसी नलिका या बिन्दु पाती (dropper) के छोटे छेद से बाहर निकलता है। इसका नाप तरल की चिपचिपाहट (viscosity) और आपेक्षिक घनत्व (specific gravity) के अनुसार होता है। सामान्य रूप में ड्राम के 1/60 भाग को बूँद या अंग्रेजी में MINIM कहते हैं।

dropper (ड्रोपर)–बिन्दु पाती; पिपेट (pepette) या नलिका जिसका प्रयोग तरल की बूँद लेने या निकालने के लिये होता है।

dropsy (ड्रोप्सी)–जलोदर; शोथ; सीरम (कोशिकाओं में पाया जाने वाला जल सदृश तरल) का ऊतकों (tissues) या कोटरों (cavities) में इकट्ठा होने से उत्पन्न रोग।

drowning (ड्राउनिंग)–डूबना; जल मग्न होना। फेफड़ों आदि में पानी भर जाने से शरीर का पानी के अन्दर बैठ जाना।

drug (ड्रग)–दवा।

drum (ड्रम)–ढोल; कान का परदा (कर्ण-पट्ट ear drum or tympanic membrane)। किसी पोली आकृति छेद पर झिल्ली के मढ़ी होने से बनी रचना।

dualism (डुयेलिज्म)–द्वैतवाद; द्वैतता; (1) यह मत कि शरीर और मस्तिष्क स्वतंत्र इकाइयाँ हैं।

(2) यह मत कि रक्ताणु के निर्माण हेतु दो पृथक् स्तम्भ कोशिकायें (stem cells) होती हैं; एक लसीका (lymphatic) कोशिकाओं के लिये और दूसरी मज्जा (myeloid) कोशिकाओं के लिये।

duct (डक्ट)–नली; नलिका; वाहिनी।

ductless (डक्टलेस)–नली विहीन; बहिर्गामी नलिका का न होना।

ductule (डक्टयूल)–छोटी नलिका; लघु वाहिनी।

ductus (डक्टस)–नली; प्रणाली; वाहिनी।

dull (डल)–सुस्त; मन्द बुद्धि; निरुत्साह; अरुचिकर; अनुद्योगी; कुण्ठित; आघात या थपक के प्रति उदासीन।

dumb (डम्ब)–गूंगा।

duodenum (ड्यूडेनम)–पक्वाशय; पाचनान्त्र; क्षुद्रांत्र का वह भाग जो आमाशय तक संलग्न होता है।

duplication (डुप्लीकेशन)–द्विगुणन; अनुलिपिकरण; आवृति। सुजननिक विज्ञान (eugenics) में जीन का अतिरिक्त भाग या क्रोमोसाम का होना।

duramater (ड्यूरोमेटर)–दृढ़तानिका; दृढ़छच्द; मस्तिष्क-सुषुम्नीय कोटर का अस्तर बनाने वाली दृढ़ (मजबूत) कला।

dust (डस्ट)–धूल।

dwarf (ड्वार्फ)–बौना; वामन; ठिगना; नाटा।

dwarfism (डुआरफिज्म)–वामनता; असाधरण छोटापन।

dye (डाई)–रंग; ऐसा रंगीन पदार्थ जिससे दूसरा पदार्थ रंगा जा सके।

acid dye=anionic dye **(एसिडडाई=एनियोनिका डाई)**–अम्लीय वर्ण; ऐसा रंग वर्ण जो अभिक्रिया (reaction) में अम्लीय होता है और जो प्रभावित होने वाले पदार्थ के घनात्मक आयन (ion) से जुड़ कर क्रिया करता है।

amphoteric dye **(एम्फोटेरिक डाई)**–उभय वर्णी; उभय वर्ण; ऐसा रंग या वर्ण जिसमें अम्लीय और क्षारीय दोनों प्रकार के अभिकारक होते हैं और जिनसे दोनों प्रकार के तत्व रंग जाते हैं।

basic dye=cationic dye (बेसिक डाई=केटियोनिक

डाई)–क्षारीय वर्ण; ऐसे रंग का वर्ण जो क्षारीय अभिक्रिया वाला होता है और जो प्रभावित होने वाले पदार्थ के ऋणात्मक आयन (ion) से जुड़कर क्रिया करता है।

vital dye **(वाइटल डाई)**–ओजस्वी वर्ण; जैवी वर्ण; ऐसे रंग जो जीवित कोशिकाओं के अन्दर प्रवेश कर किन्हीं संरचनाओं को रंग देते हैं।

dynamic (डाइनेमिक)–गतिशील; सक्रिय; गतिक।

dynamics (डाइनेमिक्स)–गति-विज्ञान; गतिकी।

dynamism (डाइनेमिज्म)–मानसिक यंत्र रचना।

dynamization (डाइनेमाइजेशन)–घोल को पतला (तनूकृत घोल) बनाने से दवा की क्रियाशीलता या दवा के प्रभाव को बढ़ाना।

dynamogenesis (डायनेमोजेनेसिस)–ऊर्जा या शक्ति उत्पन्न करना।

dynamometer (डायनेमीटर)–पेशी शक्ति मापक यंत्र।

dyne (डाइन)–'बल या शक्ति' मापक इकाई-मीटरी पद्धति में –यह बल की वह मात्रा होती है जो प्रति सैकण्ड 1 ग्राम वजन के कण (particle) में एक सैन्टीमीटर प्रति सैकण्ड की गति वर्धन कर देता है।

dys (डिस)–'खराब' या मुश्किल' अर्थ का पूर्व शब्द।

dysadrenia (डिसएड्रेनिया)–अधिवुक्क-एड्रीनल की क्रियाशीलता की अव्यवस्था (गड़बड़)।

dysaphia (डिसएफिया)–स्पर्श संवेदना की क्षति (हानि)।

dysarthria (डिसआर्थ्रिया)–वाक् अंग क्षति।

dysarthrosis (डिसआरथ्रोसिस)–सन्धि की विकृतता।

dysaudia (डिऑडिया)–श्रवण अंग में गड़बड़।

dysharism (डिसहारिज्म)–दबाव की भिन्नता के कारण रोगविषयक लक्षण-समष्टि (clinical syndrome)।

dysbasia (डिस्बेसिया)–चलने की शक्ति की क्षति।

dysbulia (डिस्बूलिया)–'इच्छा' की कमी या कमजोरी।

dyscalculia (डिस्केलकुलिया)–मस्तिष्क की कमजोरी; चोट आदि लग जाने के कारण गणित को ठीक न कर पाना।

dyscephaly (डिससिफैली)–कपाल और चेहरे की अस्थियों का ठीक से बना न होना।

dyschezia (डिस्चेजिया)–पीड़ा युक्त मल त्याग।

dyschromia (डिस्क्रोमिया)–त्वचा के रंजक स्तर की कोई अव्यवस्था (गड़बड़)।

dyscoria (डिकोरिया)–तारा या प्यूपिल की आकृति में असाधारणपन।

dyscrinism (डिस्क्राइनिज्म)–अन्तः स्रावी ग्रन्थियों की गड़बड़।

dysentry (डिसैन्ट्री)–पेचिश, आमातिसार; रक्तातिसार; बड़ी आंत की सूजन तथा जल या रक्त मिश्रित मल त्याग (मलोत्सर्ग)।

dysesthesia (डिसएस्थेसिया)–संवेदना अव्यवस्था।

dysfunction (डिस्फंकसन)–असाधरण या अपूर्ण कार्य (व्यापार)।

dysgenesis (डिस्जेनेसिस)–त्रुटिपूर्ण वर्धन।

dysgenics (डिस्जेनिक्स)–दोषपूर्ण वंशानुगत व्यक्तियों का अन्तर्विवाह।

dysglycemia (डिस्ग्लाइसीमिया)–रक्त शर्करा (blood sugar) उपापचय (metabolism) अव्यवस्था।

dyshematopiesis (डिस्हीमेटोपाइसिस)–दोषपूर्ण रक्त निर्माण।

dyshidrosis (डिस्हाइड्रोसिस)–तलुए और हथेली में बार-बार फफोलों का निकलना।

dyskinesis (डिस्काइनेसिस)–गति करने में दर्द (कठिनाई)।

dyslogia (डिस्लोजिया)–भ्रूण वर्धन में खराबी होने से हाथ पाँव (अवयव) का ठीक-ठीक न बनना।

dysmenorrhea (डिस्मनोरहिया)–कष्टार्तव; अव्यवस्थित एवं पीड़ा युक्त रजोधर्म (मासिक धर्म)।

dysmorphosis (डिस्मोरफोसिस)–विकृतता; त्रुटिपूर्ण संरचना।

dysopia (डिस्ओपिया)–त्रुटिपूर्ण दृष्टि।

dysorexia (डिस्ओरेक्सिया)–भूख (छुदा) की गड़बड़।

dyspepsia (डिस्पेपसिया)–अपचन (रोग); अपच; अजीर्ण; बदहजमी; मन्दाग्नि।

dysphoria (डिस्फोरिया)–मुसीबत का अहसास; दुर्गति का आभास।

dysplasia (डिस्प्लासिया)–वर्धन असंगति।

dyspnoea (डिस्पनोइया)–श्वांस कठिनाई; कष्टमय श्वांस। डिस्पेनाइया शब्द का अर्थ क्लेशयुक्त श्वसन (distressed breathing) होता है। सामान्य रूप से श्वसन क्रिया बिना किसी श्रम के होती है परन्तु जब श्वसन क्रिया अत्यधिक बढ़ जाती है और उससे तकलीफ अनुभव होती है तो उस दशा को डिस्पोनाइआ (dysponea) कहा जाता है। लेकिन जब बढ़ा हुआ श्वसन बिना तकलीफ के होता है तो उसे हाइपरनोइआ (hypernoea) कहा जाता है।

dyssomia (डिस्सोमिया)–अनिद्रा।

dysspermia (डिसस्परमिया)–वीर्य (शुक्र) में गड़बड़।

dysteleology (डिस्टिलियोजी)–अवशिष्ट अंग (rudimentary organ) विज्ञान।

dysthymia (डिस्थाइमिया)–मानसिक कष्ट।

dystoica (डिस्टोइका)–कठिन प्रसव।

dystonia (डिस्टोनिया)–पेशी शक्ति में कमी।

dystrophy (डिस्ट्रोफी)–त्रुटिपूर्ण आहार (पोषण)।

dysuria (डिस्यूरिया)–पीड़ायुक्त मूत्र स्राव (मूत्र त्याग)।

dysvitaminosis (डिस्विटामिनोसिस)–विटामिन की कमी या अधिकता के कारण किसी प्रकार की अव्यवस्था (गड़बड़)।

dyszooamyalia (डिस्ज़ूएमायलिया)–यकृत द्वारा ग्लाइकोजन एकत्रित न कर पाना।

dyszoospermia (डिस्ज़ूस्परमिया)–शुक्राणु निर्माण में अव्यवस्था (गड़बड़)।

E

e--"electromotive force"--विद्युत-वाहक शक्ति।

e--"electron" --विद्युदणु; इलेक्ट्रोन।

ear (ईयर)–कान; कर्ण; श्रोत्र; कर्णेन्द्रिय; श्रवण।

earache (ईयरएक)–कान में दर्द; कर्ण पीड़ा।

earwax (ईयरवैक्स)–कान का मैल; कर्णमल।

Ebner's cementing line (एवर्न्स सीमेंटिंग लाइन)–एवनर की सीमारेखा; ठोस अस्थिओं की संरचना में हेर्वसियन तंत्र (haversian system) को घेरे हुए एक चमकीली पतली रेखा होती है जो एक तंत्र को दूसरे तंत्र से पृथक करती है। इसको एवनर की सीमेन्ट रेखा (Ebnre's cementing line) कहा जाता है।

ebonation (इबोनेशन)–किसी जख्म से हड्डी के निर्बन्ध टुकड़ों को निकालना।

ebulition (इबूलीसन)–उबलने की दशा।

eburnation (इबरनेशन)–अस्थि का दृढ़ हाथी दांत सदृश पदार्थ में बदल जाना।

eburneous (इबरनियस)–हाथी दांत सदृश।

ecaudate (इकाउडेट)–पुच्छहीन; बिना पूँछ वाला।

ecbolic (इकबोलिक)–बाह्य उत्सर्गक; बाहर निकालने को उत्तेजित करने वाला जेसे किसी ग्रन्थि का स्राव या गर्भाशय की अन्तर्वस्तुयें (contents)।

eccentric (इसेन्ट्रिक)–(1) उत्केन्द्रीय; उत्केन्द्रिक; केन्द्र भ्रष्ट; केन्द्र से दूर।

(2) सनकी, झक्की।

eccentropiesis (इसनेट्रोपाइसिस)–अन्दर से बाहर की ओर दबाव।

ecchondrosis (इकोन्ड्रोसिस)–उपास्थि ऊतक (cartilaginous tissue) की बाहर की ओर वृद्धि।

ecchymoma (इककाइमोमा)–रक्त वाहिनियों में अधिक या अतिरिक्त रक्त आ जाने से सूजन।

ecchymosis (इककाईमोसिस)–ऊतक में रक्त का फैल जाना जिससे त्वचा में काला सा धब्बा दिखाई देता है।

eccrinology (इकक्राइनोलोजी)–स्राविक ग्रन्थियों और स्रावों का अध्ययन।

eccrisis (इक्राइसिस)–विर्सजन; व्यर्थ के पदार्थों का बाहर निकालना।

eccritic (इकक्राटिक)–विसर्जन को बढ़ावा देने वाला।

eccyesis (इकसायेसिस)–गर्भाशय वाह्य गर्भ।

ecdemic (इकडेमिक)–परदेशज; बाहर से क्षेत्र में लाया हुआ या आया हुआ।

ecderon (इकडेरेन)–वहिश्चर्म; बाह्य चर्म; एपीडर्मिस।

ecdysis (इकडाइसिस)–प्रपतन; पंख गिराना; केंचुली बदलना, त्वचा मोचन।

ecdysome (एक्डाइसोम)–हार्मोन (एन्जाइम) विशेष जिसके प्रति उत्तर (response) में त्वचा बदलना या निर्भीक या मुच अर्थात् केंचुली या खोल बदलना आदि होता है।

ECG--electrocardiogram (इलैक्ट्रोकार्डियोग्राम)–विद्युत द्वारा हृदय की गति का रेखाचित्रण।

echinococcus (इकाइनोकोस)–फीताकृमि (tapeworm) का एक जीनस (genus)।

echinulate (इकीनुलेट)–छोटे कांटे या तीक्ष्ण वर्ध (prickles) युक्त।

echo (ईको)–गूंज; प्रतिध्वनि; अनुनाद।

echolalia (इकोलेलिया)–मरीज द्वारा तुरन्त उसी को दुहराना जो उससे कहा जाए।

echomimia (इकोमीमिया)–दूसरे के शब्दों को निरर्थक दुहराना।

echopathy (इकोपैथी)–दुहराने का रोग; दूसरे शब्द या गति को अपने आप (स्वतः) दुहराना।

eclampsia (इकलैंपसिाया)–गर्भ विषाक्ता (toxemia of pregnancy)।

ecmnesia (इकमनेसिया)–तुरन्त के हादसे (वाकयात) या घटनाओं को भूल जाना जबकि पिछली घटनाओं की याद बनाये रखना।

ecoid (इकॉयड)–लाल रक्त कण का खोल।

ecology (इकोलाजी)–परिस्थिति की मौलिक इकाई; जो किसी सीमित क्षेत्र में जीवित अंगियों और अजीवित तत्वों की एक दूसरे को प्रभावित करने की पारस्परिक क्रिया होती है।

ecophylaxis (इकोफाइलेक्सिस)–रक्त में प्रतिपिण्डों या रक्षित कारकों की कमजोरी।

ecophyma (इकोफाइमा)–अर्बुद।

ecrasement (इक्रेसमेन्ट)–चैन या तार के लूप द्वारा निष्कासन (पृथक्कीकरण)।

ecraseur (इकरेजर)–तार का लूप; एक प्रकार का यंत्र जिससे शरीर के किसी भाग को निकालने के लिये काम में लाया जाता है।

ectad (इकटैड)–बाहर की ओर निर्देशित।

ectal (इकटल या एकटल)–बाहरी।

ectasis (इकटेसिस या एकटेसिस)–फैलाव; फुलाव।

ectental (इकटेन्टल या एक्टेन्टल)–बहिश्चर्म (ectoderm) और अन्तश्चर्म (endoderm) से सम्बन्धित।

ecthyma (इकथाइमा या एक्थाइमा)–दृढ़ाधार के साथ प्यूस्फोटिकायें (छोटी-छोटी फुंसी) का होना।

ectiris (इकटाइसरिस या एकटाइरिस)–'आइरिस' (iris) का बाहरी भाग अन्य जन्तुओं जैसे मछली में।

ecto-antigen (एक्टो-एन्टीजन)–बाह्य-प्रतिजन; बैक्टीरिया के बाहर से लगा प्रतिजन (एन्टीजन)।

ectoblast (एक्टोब्लाट)–बाह्य स्तर।

ectocardia (एक्टोकार्डिया)–हृदय का स्थान च्युत होना।

ectocinerea (एक्टोसाइनेरिया)–मस्तिष्क का बल्कीय (cortical) घूसर पदार्थ (gray matter)।

ectocommensal (एक्टोकमेनसल)–बाह्य सहजीवी।

ectocornea (एक्टो कोर्निया)–कोर्निया का बाह्य स्तर।

ectocytic (एक्टोसाइटिक)–कोशिका (cell) के बाहर।

ectoderm (एक्टोडर्म)–बहिश्चर्म; भ्रूण की तीन जनन स्तरों में से सबसे बाहर का स्तर। इस स्तर से बहिश्चर्म और उनसे उदित होने वाली आकृतियाँ जैसे नाख़ून, बाल, त्वचा की ग्रन्थियाँ, तंत्रिका तंत्र, बाह्य संवेदी अंग (आँख, कान आदि) और मुख और गुदा की श्लैष्मिक कला (mucous membrane) बनती है।

ectodermosis (एक्टोडरमोसिस)–बहिश्चर्म से बर्धित होने वाले ऊतकों में अव्यवस्था।

ectoentad (एक्टोएनटाड)–बाहर से अन्दर की ओर।

ectoenzyme (एक्टोएन्जाइम)–बहिर्कोशिकीय एन्जाइम (क्षोभक); कोशिका के बार पाया जाने वाला एन्जाइम।

ectogenous (एक्टोजीनस)–अंगी के बाहर से आरम्भ या उत्पन्न होने वाला।

ectoglobular (एक्टोग्लोबुलर)–रक्ताणु बाह्य।

ectogony (एक्टोगोनी)–वर्धित भ्रूण का मातृअंगों पर प्रभाव।

ectolecithal (एक्टोलेसीथल)–ऐसा डिम्ब जिसमें योक पोषण खाद्य परिधि पर स्थित होता है।

ectolysis (एक्टोलाइसिस)–बाह्य स्तर का ह्रास।

ectomere (एक्टोमीयर)–बाह्य स्तर कोशिका।

ectomesoblast (एक्टमीजोब्लास्ट)–बाह्य-मध्य कोशिका स्तर; ऐसा कोशिका स्तर जिसके बाह्य और मध्य स्तर अलहदा-अलहदा नहीं होते हैं।

ectomy (एक्टोमी)–उच्छेदन; सर्जरी द्वारा किसी भाग को काटकर निकाल देना।

ectonucleus (एक्टोन्यूक्लियस)–केन्द्रक बाह्य; न्यूक्लियस के बाहर।

ectopagus (एक्टोपैगस)–वक्ष से जुड़े हुए जुड़वाँ।

ectoparasite (एक्टोपैरासइट)–बाह्य परजीवी; सत्कारी के बाहर लगा हुआ परजीवी (parasite)।

ectophyte (एक्टोफाइट)–वाह्य पादप; वाह्य वनस्पति परजीवी।

ectopic (एक्टोपिक)–स्थान च्युत; सामान्य स्थल के अतिरिक्त किसी और स्थल पर स्थिति; किसी विशेष रचना का अपनी वास्तविक स्थिति पर न होना।

ectopiacordis (एक्टोपियाकोर्डिस)–छाती की दीवार की दरार (gap) में से हृदय का वक्ष तल पद निकला होना।

ectoplasm (एक्टोप्लाज्म)–बाह्य सत्व; बाह्यद्रव्य; एक्टोप्लाज्म। कोशिका के कोशिक सत्व (cytoplasm) की बाहरी तह (स्तर)।

ectopy (एक्टोपी)–असाधारण स्थिति; विस्थापित।

ectoscopy (एक्टोस्कोपी)–किसी अंग का बाहरी निरीक्षण।

ectosteal (एक्टोस्टील)–अस्थि के बाहर स्थिति।

ectostosis (एक्टोस्टोसिस)–बहिर्स्थिकरण; हड्डी का बनना, जिसमें अस्थिकरण उपास्थि वेष्टन (perichondrium) के नीचे आरम्भ होता है ओर उपास्थि को परिवर्तित कर देता है या उसे घेर लेता है।

ectozoon (एक्टोजन)–बाह्य जन्तु परजीवी।

ectrodactyly (एक्ट्रोडेक्टाइली)–उँगलियों का जन्मजात न होना।

ectromelus (एक्ट्रोमिलस)–अर्ध (अल्प) विकसित हाथ और पाँव युक्त भ्रूण।

ectropion (एक्ट्रोपियन)–किसी अंग का बाहर की ओर पलटा हुआ होना जैसे आँख का पलक।

eczema (एकजिमा)–छाजन; एक त्वचा रोग।

edema (एडीमा)–शोफ; शरीर के कोशिकान्तर स्थलों (inter cellular spaces) में आसाधरण तरल का एकत्रित हो जाना।

effect (इफैक्ट)–प्रभाव; कार्य; नतीजा।

effectiveness (इफैकिटवनैस)–प्रभावता (प्रभाव)।

effector (इफैक्टर)–सम्पादी; निष्पादी; अंगी का वह अंग जो उत्तेजना के प्रतिउत्तर को सम्पादित करता है या सम्पादन में भाग लेता है। पेशी की गतिकारी (motor) अन्तस्थ अंग (end organ), जैसे पेशी (muscle)। मानव में विद्युत अंग (electric organ), प्रकाशांग (luminous organ), ग्रन्थियाँ (glands) आदि।

effemination (इफैमीनेशन)–आदमी में स्त्री लक्षणों का आना; स्त्रैणता; जनानापन।

efferent (इफेरेन्ट)–अपवाही; बर्हिगामी; केन्द्र या विशिष्ट स्थान से बाहर की ओर ले जाने वाला।

efflorescent (इफलोरेसेन्ट)–चूर्ण होना; प्रस्फुटित होना; रवे का जल निकलने पर चूर्ण रूप में आना।

effluvium (इफलूविमय)–बहिःस्राव का बाहर निकलना या बालों का झड़ना (shedding); दुर्गन्ध।

effusion (इफ्यूजन)–बहाव; निःसरण; उद्‌गार।

egesta (इजैस्टा)–विसर्जित; प्रस्रावी; शरीर से निकाले हुये विसर्जित (excreted) या विमुक्त (discharge) पदार्थ, जैसे मल।

egestion (इजेसशन)–खाद्य विशेष उत्सर्जन; अनपचे खाद्य पदार्थों को शरीर से बाहर निकालना।

egg (एग)–अण्डा; डिम्ब; परिपक्व मादाजनन कोशिका।

ego (इगो)–अहम।

egocentric (इगोसैन्ड्रिक)–आत्मकेन्द्रित।

egoism (इगोइज्म)–स्वयं को अन्य से अधिक महत्व; अहंभाव; अहंमन्यता।

Einthoven's law (इन्थेवन्स लॉ)–इन्थोवन का कानून; विद्युत हृद तरंग आरेख अर्थात् इ. सी. जी. (electrocardiogram) के सम्बन्ध का एक सिद्धान्त 'यदि इ. जी. सी. (E. G. C.) मानक (standard) अवयव विद्युत वाहकों (leads) के द्वारा अभिलिखित (recorded) की जावे तब कुल वोल्टेज जो विद्युत अक्ष क्यू. आर. एस. (Q. R. S.) अर्थात् निलय सम्बन्धी किलिष्ठता (ventricular control) विद्युत वाहकों I और III में दिखाई देता है वह विद्युत वाहक II के बराबर होता है। इसी को इन्थोवन का कानून (Enthoven's law) कहा जाता है।

eisodic (ईसोडिक)–अभिवादी; अन्तर्गामी; केन्द्र की ओर ले जाने वाले (तंत्रिका) सूत्र आदि।

ejaculation (इजेवनुलेसन)–उत्क्षेपण; निक्षेपण; स्खलन।

ejecta (इजेक्टा)–शरीर के बाहर निकाला हुआ पदार्थ।

ejector (इजेक्टर)–(1) निष्कासक; उत्क्षेपक।
(2) बेदखल करने वाला।

elaboration (इलाबोरेशन)–विस्तार (से समझाना)।

elastase (इलास्टेज)–एक एन्जाइम विशेष जो पैक्रियेटिक स्राव में पाया जाता है, जिससे प्रोटीन छिन्न-भिन्न होता है।

elastic (इलास्टिक)–लचीला; झुकने या खिचने के बाद पुनः अपनी पूर्ण स्थिति पर आ जाने वाला।

elasticity (इलास्टिसिटी)–लचीलापन।

elastin (इलास्टिन)–बन्धक ऊतकों में उपस्थित एक काष्ठज प्रोटीन (scleroprotein) जिसका पाचन पेपसिन (pepsin) और ट्रिपसिन (trypsin) एन्जाइम से होता है। यह उबलते हुए पानी से जिलेटिन (gelatin) में नहीं बदलता है।

elastometer (इलास्टोमीटर)–लचीलापन मापक यंत्र।

elation (इलेसन)–उल्लास; गौरव; गर्व; घमण्ड।

elbow (एल्बो)–कुहनी; कोहनी; कफोणी; हाथ की हड्डी ह्यूमेरस (humerus) का रेडियस और अलना (radius and ulna) हड्डियों के साथ जोड़ बिन्दु कोहनी कहलाता है। चतुष्पायों में यही अगली टांगों में होता है।

electric (इलैक्ट्रिक)–विद्युत लक्षणों युक्त।

electricity (इलैक्ट्रीसिटी)–बिजली; विद्युत; एक प्रकार की विशेष शक्ति (energy) जो घर्षण, प्रेरणा (induction) या रसायनिक विधियों से उत्पन्न होती है और जिससे चुम्बकीय

(magnetic) रसायनिक (chemical); उष्मीय (thermal) और विकिरण (radiating) प्रभाव होते हैं।

electrobiology (इलैक्ट्रोबायोलोजी)–विद्युत का प्राणियों से सम्बन्धित विज्ञान; विद्युत जीव विज्ञान।

electrocardiogram (इलैक्ट्रोकार्डियोग्राम)–विद्युत द्वारा खींचा गया हृदय स्पंदन रेखाचित्र, विद्युत हृदतरंग आरेख; संक्षेप में केवल इ. सी. जी. (E. C. G.)।

electrode (इलैक्ट्रोड)–विद्युदग्र; विद्युत चालक जिसके द्वारा विद्युत सेल (cell) या बैटरी मे प्रवेश करती या निकलती है।

electrogenesis (इलैक्ट्रोजेनेसिस)–विद्युत उत्पादन; बिजली का बनाना या पैदा करना।

electrology (इलैक्ट्रोलोजी)–विद्युत विज्ञान; विद्युत अध्यनन; विद्युत का प्रकार, प्रभाव तथा प्रयोग सम्बन्धी विज्ञान।

electrolysis (इलैक्ट्रिरेलिसिस)–विद्युत अपघटन।

electrolyte (इलैक्ट्रोलाइट)–विद्युत अपघट्य; ऐसे यौगिक जो पानी में घुलने पर आयन (विद्युत-कणो) में पृथक् हो जाते हैं और जिनके माध्यम से विद्युत धारा बहती है।

eletromagnet (इलैक्ट्रो मेगनेट)–विद्युत-चुम्बक; किसी धातु के टुकड़े पर तारों के गुच्छे लपेट कर उसमें विद्युत दौड़ने से धातु का अस्थाई चुम्बक बना होना।

electron (इलैक्ट्रोन)–नेगाट्रोन (negatron); विद्युदणु; वह तत्वीय (elementary) कण; जो प्रत्येक उदासीन एटम (परमाणु) का घटक (constituent) होता है और जिसको सामान्य रूप से ऋण-कण (negative particle) कहते हैं। इसको नेगाट्रोन (negatron) भी कहा जाता है।

electrophorus (इलैक्ट्रोफोरस)–विद्युतधारी एक संयंत्र जिसके द्वारा स्थिर विद्युत, (static electricity) जो घर्षण से उत्पन्न होती है प्राप्त किया जा सकता है।

electroplaxy (इलैक्ट्रोप्लेक्सी)–विद्युत प्रघात चिकित्सा।

electroprognosis (इलैक्ट्रो प्रोगनोसिस)–विद्युत-निदान; विद्युत की सहायता से पूर्वानुमान लगाना।

electroscope (इलैक्ट्रोस्कोप)–स्थिर विद्युत को जानने का यंत्र।

electroshock (इलैक्ट्रोशौक)–विद्युत प्रघात; मस्तिष्क में बिजली की धारा दौड़ाकर प्रघात (shock) पहुंचाना।

electrotaxis (इलैक्ट्रोटैक्सिस)–विद्युत-वृत्ति।

eletrotherapy (इलैक्ट्रोर्थीरैपी)–विद्युत चिकित्सा।

electrotonus (इलैक्ट्रोटोनस)–तंत्रिका या पेशी में विद्युत की धारा से उत्पन्न परिवर्तन।

eleidin (एलीडीन)–त्वचा की ग्रंथिल स्तर का रसायन; बाह्य चर्म (ectodesrm) के कणाभ स्तर (stratum granulosum) में पाया जाने वाला कणमय पदार्थ।

element (एलीमेन्ट)–(1) तत्व; मूल तत्व; ऐसा पदार्थ जो ऐसे अणु एटमों (atoms) से बना होता है जिसके केन्द्रक (nucleus) में समान संख्यक प्रोटीन होते हैं। समान संख्या प्रोटीन की होने के कारण समान संख्यक इलैक्ट्रोन उनके ग्रह पथ में चक्र लगाते रहते हैं।

(2) घटक; किसी सत्ता (entity) का अंगभूत (integral part)।

ele (o)—-'तेल' अर्थ का पूर्व शब्द।

eleoma (इलियोमा)–ऊतक में तेल का इन्जेक्शन लगाने से उत्पन्न अर्बुद।

elephantiasis (ऐलीफैन्टियासिस)–हाथी पाँव; फील पाँव; श्लीपद।

elevator (एलीवेटर)–उत्थापक; एलिवेटर; उर्ध्वकर्षक।

elimination (एलीमीनेशन)–विलोपन; निरसन; विसर्जन; बहिष्करण; उपापचय के फलस्वरूप उत्पन्न व्यर्थ के पदार्थ तथा अपचय पदार्थों तथा अपचय पदार्थों का शरीर से बाहर निकालना।

elexir (एलीक्जीयर)–अक्सीर; अमृत; मुंह से पीने वाली या पिलाई जाने वाली स्वच्छ मीठी सुरा मिश्रित तरल-दवा।

elliptocyte (इलिप्टोसाइट)–दीर्घवृताकार लाल रक्ताणु कोशिका।

elution (इलूसन)–घोलकर और अर्क निकालकर पदार्थों को पृथक करना।

emaciation (इमेसियेसन)–कृशता; क्षीणता; घुलावट।

emanation (इमानेशन)–निर्गम; निस्सरण, बहिःस्राव; विकरण पदार्थों से निकलने वाला उत्पाद।

emasculation (इमेस्कुलेसन)–पुंस्त्वहरण; नपुंसकता; शिशन (penis) या वृषण काटकर अलहदा करना।

embalming (इमबामिंग)–मृत शरीर (शव) का संलेपन; शव पर रसायन या अन्य सामग्री इस प्रकार लगाना (लेपन करना) कि सड़ न पाये।

embedding (इमबेडिंग)–अन्तःस्थापन; ऊतक का दृढ़ माध्यम (firm medium) में इस प्रकार स्थापित करना कि सूक्ष्मकाट (सेक्शन) हो सकें।

embole=emboly (इम्बोल या इम्बोली)–अन्तर्वलन; किसी रचना या वर्धन (development) में अन्दर को घुस जाना;

जैसे एक स्तर भ्रूण (blastula) की कोशिकाओं का अन्तर्वलन (अन्दर को घुसना) जिससे द्विस्तर भ्रूण (gastrula) का निर्माण होता है।

embolism (इम्बोलिज्म)–(1) क्रमवर्धन में किसी रचना का अन्दर की ओर घुस जाना; अन्तर्वलनता।

(2) रक्तवाहिनी का तन्तुमय उपादान (embole) द्वारा रक्तवाह का अवरोध।

***air embolism* (ऐयर इम्बोलिज्म)**–वायु प्रवेश के कारण रक्तवाह का अवरोध की अत्यधिक मात्रा। वायु ग्रीवा शिरा के जख्मी होने से रक्तवाहिनी में पहुँच कर हृदय तक चली जाती है जिस अवरोध के कारण हृदय का घड़कना बन्द हो जाता है।

***cerebral embolism* (सैरीब्रल इम्बोलिज्म)**–मस्तिष्कीय रक्त वाहिनी अवरोध।

***coronary artery embolism* (कोरोनरी आरटरी इम्बोलिज्म)**–हृदय की मुख्य धमनी की अवरूद्धता के कारण अवरोध।

***fat embolism* (फैट इम्बोलिज्म)**–वसा रक्तवाह अवरोध। वसा तन्तु (adipose tissue) या अस्थि के घटनाग्रस्त होने पर वसा की बड़ी मात्रा का रक्त वाहिनी में पहुँच कर अवरोध लाना।

***pulmonary artery embolism* (प्लमनरी आरटरी इम्बोलिज्म)**–फुफ्फुसीय धमनी अवरोध; फुफ्फुसीय धमनी का तन्तुमय उपादान (embole) द्वारा अवरोध।

embolus (इम्बोलस)–अनघुलन पदार्थों का पुंज जैसे रक्त घटकों से बना ठोस पुंज, जिससे रक्त प्रवाह में बाधा आती है अथवा अवरुद्ध हो जाता है।

embrocation (इम्ब्रोकेसन)–मर्दन; लेप; बाहरी प्रयोग के लिये दवा (लेप)।

embryo (इम्ब्रियो या एम्ब्रीयो)–भ्रूण; वर्धन की प्राथमिक स्थिति; मानव में निषेक के पश्चात् सात से नवें हफ्ते का बर्धित शिशु; जिसमें प्रायः सभी अंग और मुख्य (प्रधान) संरचनायें बन चुकी होती हैं।

embryogeny (एम्ब्रीयोजेनी)–भ्रूण वर्धन।

embryology (एम्ब्रीयोलोजी)–भ्रूण विज्ञान; प्राणी विज्ञान की वह शाखा जो भ्रूण (embryo) की रचना (structure) तथा वर्धन (development) का वर्णन करती है।

embryonoid (एम्ब्रीयोनोड)–भ्रूणोपम; भ्रूण सदृश।

embryotocia (एम्ब्रायोटोसिया)–गर्भपात।

embryotomy (एम्ब्रीयोटोमी)–कठिन प्रसव में भ्रूण को काटकर निकालना।

embryotroph (एम्ब्रीयोट्रोफ)–भ्रूण पोषण तत्व; वह पौष्टिक पदार्थ जिनका प्रयोग भ्रूण अपने वर्धन (development) में करता है।

emedullate (इमेडुलेट)–मज्जारहित करना।

emergent (इमरजेन्ट)–निर्गत; उद्गामी; बाहर निकलता हुआ; शरीर के किसी कोटर या अन्य भाग से निकलता हुआ।

emesis (इमेसिस)–उलटी या कै करना या वमन करना।

emetic (इमेटिक)–वमनकारी; वामक; वमन कराने वाली औषधि।

emetine (इमेटीन)–एक एल्केलॉइड।

emetine hydrochloride (इमेटीन हाइड्रोक्लोराइड)–$C_{29} H_{40} N_2 O_4$ 2HCI. H_2O–यौगिक जिसका प्रयोग अमीबा पेचिश (amoebiasis) में किया जाता है।

eminence (एमीनेन्स)–उत्सेध; टीलेनुमा आकृति; ऊँचा स्थान; उभार; उभाड़; प्रक्षेप।

***articular eminence* (आरटीकुलर ऐमीनेन्स)**–संधीय प्रक्षेप (उभाड)। ट्रेम्पोरल (temporal) अस्थि की गण्डास्थि (zygomatic) प्रबर्द्धन (process) के जुड़ने से बना प्रक्षेप (eminence)।

***frontal eminence* (फ्रन्टल ऐमीनेन्स)**–ललाट (फ्रन्टल) अस्थि का उभाड़ (प्रक्षेप); ललाटस्थि (फ्रन्टल) के दो उभाड़ो में से एक उभाड़।

***hypothenar eminence* (हाइपोथीनर एमीनेन्स)**–अधर-करतल उभाड़; हथेली अन्तः-प्रकोष्ठिका (अलना-ulna) की ओर का उभाड़ जो छिंगुनी उँगली (little finger) की पेशियों के अनुरूप (corresponding) होता है।

***inter condyloid eminence* (इन्टर कॉनडीलोइड एमीनेन्स)**–अर्बुद-मध्यस्थ उभाड़; अग्रजघास्थि (टिबिया tibia(प्रबर्द्धनों के मध्य स्थित उभाड़।

***parietal eminence* (पैराइटल एमीनेन्स)**–भित्तिकास्थि उभाड़; भित्तिकास्थि (पैराइटल अस्थि) का गोलकार भाग।

***thenar eminence* (थिनार एमीनेन्स)**–करतल–अरीय उभाड़; हथेली का अरीय (radial) दिशा की ओर का उभाड़।

emissary (इमीसरी)–बाहर निकलने के लिए स्थान होना; निकास।

emissary veins (इमीसरी वैन)–(*Lemittere,* to send out) निःसृत; उन शिराओं (veins) के लिए उपयुक्त होता है जो

कपालिका भित्ति (cranial wall) के छिद्रों से निकलकर अन्दर की कुल्याओं (sinuses) और बाहर की शिराओं में सम्बन्ध स्थापित करती हैं।

emission (एमीशन)–वीर्यपात; स्वप्न दोष; उत्सर्जन; निस्सरण; स्राव।

emmenagogue (इम्मेनागोगु)–मासिक धर्म लाने या बढ़ाने वाली दवा।

emmenia (इम्मेनिया)–मासिक धर्म; रजोधर्म।

emmenology (इम्मेनोलोनी)–रजोधर्म विज्ञान।

emmetrope (इम्मेट्रोप)–सामान्य दृष्टि वाला व्यक्ति।

emmetropic (इमोट्रोपिक)–आदर्श दृष्टि दशा।

emollient (इमोलियेन्ट)–प्रशामक (soothing) दवा; शान्त व सुखकारी दवा।

emotion (इमोशन)–मानसिक आवेग; मानसिक उत्तेजना; मनोवेग; आवेग।

empathize (इमपेथाइज)–दूसरे की भावनाओं का अनुभव करना।

emphysema (इमफाइसीमा)–शरीर ऊतक में असाधारण वायु या गैस का दबाव होना।

empiricism (इमपीरीसिज्म)–केवल अनुभव से योग्यता या ज्ञान का होना।

emptysis (इमपटाइसिस)–फुफ्फुसीय रक्त स्राव।

empyesis (इमपाइसिस)–पीपदार फुन्सियाँ।

emulgent (इमुलजेन्ट)–बाहर निकालने वाला; स्राव वर्धक।

emulsifier (इमल्सीफायर)–इमल्शन बनाने में इस्तेमाल होने वाला पदार्थ।

emulsion (इमलसन)–पायस; दो बिना मिलने वाले तरलों का मिश्रण जैसे तेल और पानी; सामान्य रूप से प्रयोग में लाने के लिए एक तेल युक्त सफेद तरल पदार्थ जिसमें 90 प्रतिशत खरिक (calcium) और मैग्नेशियम (magnesium) के लवण (salts) होते हैं।

emunctory (इमन्कटरी)–मल निस्सारक; विसर्जन अंग।

enamel (इनैनथेम)–(1) दन्त बल्क;
(2) ताम चीनी।

enanthem (इनैनथेम)–श्लैष्मिक तल पर फोड़ाफुन्सी।

enantimorphic (इनैनटीमोरफिक)–प्रतिबिम्ब रूपी; विपरीत आकृति।

enarthrosis (इनार्थ्रोसिस)–उलूखल सन्धि; वह सन्धि जिसमें एक अस्थि का गोल सिर दूसरी अस्थि के प्यालेनुमा गड्ढे में फिट (अनुरूप) होता है।

encephalo (इनसिफैलो)–"मस्तिष्क" अर्थ का पूर्व शब्द।

encephalic (इनसिफैलिक)–मस्तिष्कीय; मस्तिष्क सम्बन्धी।

encephalitis (इनसिफलाइटिस)–मस्तिष्क शोथ (सूजन)।

encephaloid (इनसिफैलायड)–मस्तिष्कोपम; मस्तिष्क सदृश।

encephalomyelitis (इनेसिफैलोमायलाइटिस)–मस्तिष्क और सुषुम्ना (spinal cord) में सूजन।

encephalon (इनसिफैलोन)–मस्तिष्क और सुषुम्ना जिनसे मिलकर केन्द्रीय तंत्रिका तंत्र (central nervous system) बनता है।

encephalopathy (इनसिफैलोपैथी)–मस्तिष्क का कोई भी रोग या गड़बड़ (अव्यवस्था)।

enchylema (इनकाइलोमा)–अतितरल; कोशिका या सेल का अधिक तरल भाग।

enclave (इनक्लेव)–दूसरे अंग से घिरा हुआ ऊतक; वह ऊतक जो अपने स्थान से हटकर दूसरे अंग से घिरा होता है।

encyesis (इनसाइएसिस)–सामान्य गर्भ।

encyst (इनसिस्ट)–पुटीभव; कोषिकावृत होना।

end (o) (एन्ड ओ)–'अन्दर की ओर' या 'अन्दर' अर्थ का पूर्व शब्द।

endamoeba (एन्डामीबा)–एन्डाबीमा; अकशेरुकों की आँत में पाया जाने वाला एक कोशकीय अमीबा परजीवी। इसको एन्टामीबा (entamoeba) से अलहदा न्यूक्लियस (nucleus) की आकृति देखकर पहचाना जाता है।

endagium (एन्डेजियम)–रक्त वाहिनियों की अस्तर कला।

end-artery (एण्ड-आट्ररी)–ऐसी धमनी जिसकी शाखायें अन्य धमनियों के साथ नहीं मिलती हैं।

end-body (एण्ड-बौडी)–पूरक।

end-brain (एन्ड-ब्रेन)–टेलनसिफैलोन; पूर्वाग्र मस्तिष्क; अग्र मस्तिष्क का अधिकांश भाग मुख्यतः सेरेब्रिल गोलार्द्धों (cerebral hemispheres) और उनके साथ तृतीय विवर (third ventricle) और हाइपोथैलेमस (hypothalamus) के अग्र भाग सम्मिलित होते हैं।

end-bud (bulb) (एन्उ-बड (बल्व)–अन्तकालिका; तंत्रिककाओं के सिरों पर गोलाकार बल्ब सदृश रचना।

end-organ (एण्ड-औरगन)–अन्तः अंग; तंत्रिका की कोई भी अन्तस्थ आकृति।

endemic (एन्डेमिक)–देशज; स्थानीय (रोग); स्थानिक मारी;

ऐसा रोग जिसकी अस्वस्थता दर तो कम होती है पर मानव समाज में सदैव रहता है।

endemiology (एन्डेमियोलोजी)–स्थानीय (स्थानिक) रोग विज्ञान।

endermic (एन्डरमिक)–ऐसी दवा जो त्वचा के द्वारा दी जाती है।

enderon (एन्डेरोन)–त्वचा का निचला भाग अर्थात् श्लैष्मिक कला (mucous membrane)।

endoblast (एन्डोब्लास्ट)–कोशिका केन्द्रक (न्यूक्लियस)।

endocrine (एन्डोक्राइन)–अन्तः स्रावी; निःश्रोत, नलीहीन (ग्रन्थि)।

endocrine glands (इन्डोक्रीन ग्लैण्ड्स)–अन्तःस्रावी ग्रन्थियाँ मानव शरीर में निम्न होती हैं।

(a) वटु या चुल्लिका ग्रन्थि (thyroid-थाइरोयड)।

(b) परावटु या पराचुल्लिका ग्रन्थि (parathyroid) पैराथाइरोयड।

(c) उपवृक्क ग्रन्थि (adrenal) एड्रीनल।

(d) पीयूष ग्रन्थि (pituitary) पिट्यूटरी।

(e) अग्नाशय याक्लिोम (panereas) पैंक्रियाज –इसके अन्तर्गत लैंगरहैंस वैज्ञानिक का नाम की द्वीपिकायें (islets of langerhans) होते हैं।

(f) अण्डाशय (ovaris) ओवरीज।

(g) वृषण (testes) टेस्टीज।

(h) कमल या नाल या जेर (placenta-प्लैसेन्टा)।

(i) शलैष्मक (mucosa-म्यूकोसा)।

(1) पाचनान्त्र एवं पक्वाशय (duodenum-डयूडेनम)।

(2) आमाशय (stomach-इसटमेक)।

(j) थाईमस (thymus)

(जो युवावस्था प्रारम्भ होने के साथ विलीन हो जाती हैं)।

endocrinology (एन्डोक्राइनोलोजी)–अन्तः स्राव विज्ञान।

endocrinosis (एन्डोक्राइनोसिस)–अन्तः स्रावी ग्रन्थि की दुष्क्रिया (dysfunction)।

endocrimotherapy (एन्डोक्राइनोथिरैपी)–अन्तः स्रावी औषधि से उपचार।

endoderm (एन्डोडर्म)–अन्तश्च्छद्; अन्तः चर्म।

endodontium (एन्डोडोनसियम)–दन्तीय पल्प (मज्जा या गूदा)।

endoenzyme (एन्डोएन्जाइम)–अंतः एन्जाइम; वह एन्जाइम जो कोशिका की कला (plasma membrane) से आबद्ध होता है और जिसको केवल कला को नष्ट कर पृथक् किया जा सकता है।

endogamy (एन्डोगैमी)–(1) सजातीय विवाह; अर्न्तजन्युता; (जन्यु-gamete)।

(2) वंश परिणय।

endogenous (एन्डोजिनस)–अर्न्तजात; प्राणी के भीतर उत्पन्न होने वाली।

endolymph (एन्डोलिम्फ)–अन्तः लसीका; अन्तर्लसीका; अन्तःकर्ण (internal ear) के अन्दर का तरल पदार्थ।

endolysin (इन्डोलाइसिन)–श्वेताणु (leucocytes) का कोशिकान्तर द्रव्य (intracellular substance) जो परिवेष्ठित (engulfed) बैक्टीरिया का नाश करता है।

endolysis (एन्डोलाइसिस)–कोशिका के कोशिका द्रव्य (साइटोप्लाज्म) का नाश।

endometrium (एन्डेमिट्रियम)–गर्भाशय अन्तः स्तर; गर्भ कला; गर्भाशय का अस्तर बनाने वाली शलैष्मिक कला (mucous membrane)।

endomitosis (एन्डोमाइटोसिस)–अन्तः सूत्री विभाजन; ऐसा सूत्री विभाजन (mitosis) जो केन्द्रक कला के विघटन (dissolution) के बिना होता है जिससे केन्द्रक (न्यक्लियस) के भीतर क्रोमोसोम की संख्या द्विगुणन हो जाती है।

endomixis (एन्डोमिक्सिस)–अन्तः मिश्रण; न्यूक्लियस पदार्थ का अन्दर ही अन्दर मिश्रण।

endomorphy (एन्डोमोरफी)–अन्तः सर्वाधिकी; शरीर का ऐसा वर्धन जिसमें अन्तश्चर्म (endoderm) में वर्धित ऊतकों का बाहुल्य और प्रभुत्व रहता है, जिस कारण शरीर की तुलना में पाचक तथा देहांग बहुत भारी होते हैं।

endomysium (एन्डोमाईसियम)–पेशी सूत्र बंधक; मांस के रेशों को बांधने वाला ऊतक।

endoparasite (एन्डोपैरासाइट)–अन्तः परजीवी; ऐसा परजीवी (parasite) जो सत्कारी (host) के शरीर के अन्दर रहता है।

endophyte (एन्डोफाइट)–अन्तः पादप परजीवी।

endophytic (एन्डोफाइटिक)–अन्दर की ओर बढ़ने वाला।

endoplasm (एन्डोप्लाज्म)–अन्तः सत्व; अन्तः प्रद्रव्य; एन्डोप्लाज्म; कोशिका में अधिक भीतर की ओर (मध्य में) स्थित अन्तः सत्व (एण्डोप्लाज्म)।

endoplast (एण्डोप्लास्ट)–कोशिका केन्द्रक (न्यूक्लियस)।

endopredator (एन्डोप्रीडेटर)–अन्तः परभक्षी; कोई व्यक्ति या जाति (species) जो दूसरी जाति के अंगी के शरीर के

भीतर रहती है तथा उसका भक्षण कर उसका नाश कर देती है।

endoscope (एण्डोस्कोप)–अन्तः दर्शक; सिरे पर प्रकाश युक्त नलिकाकार यंत्र, जिसका प्रयोग शरीर के किसी भाग में डालकर उसको अन्दर से देखा जाता है।

endoskeleton (एण्डोस्केलेटन)–अन्तः पंजर।

endosmosis (एण्डोसमोसिस)–अन्तः प्रसरण, अन्तः परासण।

endosome (एण्डोसोम)–अन्तः पिण्ड; अन्तर्पिण्ड; किन्हीं कोशिकाओं में कोषकीय केन्द्रक (vesicular nucleus) में पाया जाने वाला पिण्ड जो डिऑक्सीरिवो न्यूक्लियिक अम्ल (deoxyribonucleic acid) का बना माना जाता है।

endospore (एण्डोस्पोर)–अन्तःस्पोर; पितृ कोशिका के अन्दर बना स्पोर (गोलाणु)।

endosteal (एण्डोस्टील)–अन्तः अस्थि हड्डी के भीतर पाया जाने वाला।

endostoma (एण्डोस्टोमा)–अस्थि के अन्दर अर्बुद।

endothelium (एण्डोथीलियम)–अन्तष्छद्, अन्तः स्तर, वह उपकला (एपीथीलियम) जो औदक कोटरों (serous cavities) हृदय, रक्त और लसीका वाहिनियों का अस्तर बनाता है।

endothermy (एन्डोथरमी)–अन्तः उष्णता; ऊतकों में विद्युत धारा के प्रतिरोध (resistance) स्वरूप उत्पन्न उष्णता।

endothoracic (एन्डोथोरेसिक)–अन्तः वक्षीय।

endotoxin (एन्डोटोक्सिन)–अन्तः विषाक्ता; कोशिका के अन्दर विषाक्तता होना।

enema (एनीमा)–वक्तिकर्म; गुदावस्ति; मल आदि निकालने हेतु गुदा में होकर किसी तरल का पहुँचाना।

energy (एनर्जी)–शक्ति; उर्जा; उर्जास्विता; तेज; काम करने की क्षमता (कर्म शक्ति)। kinetic energy–गति उत्पादक शक्ति; potential energy–अन्तः शक्ति; गतिज उर्जा, स्थितिज उर्जा (static energy)।

engagement (इन्गेजमेन्ट)–(1) सगाई; वाग्दान।
(2) शिशु का सिर त्रिक नलिका में पहुँच जाना।

engine (इंजन)–शक्ति परिवर्तनक; यांत्रिक यंत्र जिससे एक प्रकार की शक्ति दूसरी प्रकार की शक्ति में बदल जाती है।

engorgement (इंगोर्जमेन्ट)–किसी अंग का अत्यधिक भरा होना

engram (एनग्राम या इन्ग्राम)–एनग्राम; लक्षण चिन्ह; अनुभव छाप।

enomania (एनोमेनिया)–सुरापान की आवर्ती (periodic) तीव्र इच्छा का होना।

ensiform (एनसीफॉर्म)–खड्गाकार; खड्ग (असि) के आकार का।

enstrophe (एन्सट्रोफे)–अन्दर की ओर मुड़ा हुआ या घूमा हुआ; प्रतिलोमी।

entad (एन्टाड)–'केन्द्र' की ओर।

ental (एन्टाल)–केन्द्रीय; आन्तरिक; अन्दुरूनी।

entamoeba (एन्टामीबा)–कशेरूकों में पाया जाने वाला अन्त्रीय परजीवी जिससे अतिसार या पेचिश होती है। इसकी कई जातियाँ होती हैं–

entamoeba coli (एन्टामीबा कोलाई)–मानव की अन्त्र में पाया जाता है। इससे कोई रोग नहीं होता है।

entamoeba gingivalis (एन्टामीबा जिजीबेलिस)–मसूड़ों में होता है, इससे 'पायरिया' नामक रोग होता है।

entamoeba histolytica (एन्टामीबा हिस्टोलिटीका)–इससे अतिसार या पेचिश होती है यह मानव की आंत में पाया जाता है।

entelechy (एन्टेलेची या एन्टेलेकी)–किसी भी चीज का पूरा होना, अन्त प्राप्ति; जीव सत्ता; जीवों के अन्तर्गत रहने वाली वह सत्ता जो उन्हें समुचित चलाती रहती है।

enter (o) (एन्टर ओ)–आंत या 'अन्त्र अर्थ' का पूर्व शब्द।

enteral (एन्टरनाल)–आंतों के अन्दर।

enteralagia (एन्टेरेलजिया)–आंत में दर्द।

enteralcosis (एन्टेरालकोसिस)–आंतों के फोड़े (व्रण) या नासूर।

enteric (एन्टेरिक)–आंत सम्बन्धी; आंत्रीय।

enteric fever=typhoid fever (एन्टेरिक फीवर=टायफायड)–टायफायड ज्वर।

enteritis (एन्टेराइटिस)–आंत की सूजन।

enterocele (एन्टीरोसील)–आंत का हर्निया।

enterodynia (एन्टीरोडायनिया)–आंत में दर्द।

enterogenous (एन्टीरोजीनस)–आंत के अन्दर उत्पन्न होने वाला।

enterohepatitis (एन्टीरोहिपेटाइटिस)–आंत और यकृत की सूजन।

enterokinase (एन्टीरोकाइनेज)–अन्त्र रस का क्षोभक (एन्जाइम) विशेष जो ट्रिपसीनोजन (trypsinogen) को ट्रिपसिन (trypsin) में बदलता है।

enterology (एन्टीरोलोजी)–आंतों का वैज्ञानिक अध्ययन;

आंत्र विज्ञान।

enteromegaly (एन्टीरोमिगैली)–आंतों का बढ़ा होना।

enteromycosis (एन्टीरोमाइकोसिस)–आंतों का बैक्टीरिया रोग।

enteron (एन्ट्रोन)–आंत; अन्त्र; आहार नाल।

enteronitis (एन्ट्रोनाइटिस)–छोटी आंत की सूजन; छुदान्त्र शोथ।

enteropathogen (एन्टीरोपैथोजन)–आंतों में रोग उत्पन्न करने वाला सूक्ष्ममांगी।

enteroplegia (एन्टीरोप्लेजिया)–आंत पक्षाघात; आंत्र अर्धांग।

enterorrhagia (एन्टीरोहिजिया)–आंतों में रक्त स्राव।

enteroscope (एन्टीरोस्कोप)–आंतों का भीतर से देखने का यंत्र।

enterospasm (एन्टीरोस्पाज्म)–(1) आंत्र शूल। (2) आंतों की ऐंठन।

enterotropic (एन्टीरोट्रोपिक)–आंतों को प्रभावित करने वाली।

enterozoon (एन्टीरोजून)–आंत्र परजीवी; आंतों के अन्दर रहने वाला; जन्तु परजीवी।

enthalpy (एन्थेलपी)–अनउपलब्ध ऊर्जा; भौतिक तंत्र (physical system) की ऊष्मा धारण शक्ति। वह ऊर्जा जो कार्य के लिये उपलब्ध नहीं होती है और न उपभोग में आती है, अनुपलब्ध ऊर्जा या एन्ट्रोपी (entropy) कहा जाता है।

enthesis (एन्थेसिस)–शरीर की विकलांगता को दूर करने के लिये अजीवित वस्तु का प्रयोग।

ento (एन्टो)–'अन्तः' अर्थ का पूर्व शब्द।

entoblast (एन्टोब्लास्ट)–अन्तश्चर्म।

entocyte (एन्टोसाइट)–कोशिका के (अन्तः) अंश।

entoderm (एन्टोडर्म)–अन्तश्चर्म।

entomology (एन्टोमोलोजी)–कीट विज्ञान; जीव विज्ञान की वह शाखा जिसके अन्तर्गत कीटों का अध्ययन किया जाता है।

entomophilous (एन्टोमोफिलस)–कीट प्रेमी; ऐसे फूल (पुष्प) जो कीटों द्वारा संसेचित कियो जाते हैं; कीट परागित।

entophyte (एन्टोफाइट)–अन्तः वनस्पति परजीवी।

entopic (एन्टोपिक)–यथा स्थानी; अपने समुचित या सामान्य या आदर्श (normal) स्थान में स्थित।

entoptic (एन्टोपटिक)–आंख के अन्दर से आरम्भ (उत्पन्न)।

entotic (एन्टोटिक)–कान के अन्दर से आरम्भ (उत्पन्न)।

entozoon (एन्टोजून)–अन्तः जन्तु परजीवी।

entropion (एन्ट्रोपियन)–अन्तर्वलन; भीतर की ओर घूमा हुआ।

environment (इनवाइरनमेन्ट)–(F. *environ,* about) वातावरण; परिस्थिति; किसी जीव पर प्रभाव डालने वाली चारों ओर की परिस्थितियां।

enzootic (एन्जूटिक)–जन्तु समुदाय में उपस्थित रोग।

enzyme (एन्जाइम)–क्षोभक; जटिल जैवी यौगिक जो अन्य पदार्थों या रसायनों को उत्तेजित करते हैं। वह पदार्थ या रसायन जो अन्य पदार्थों या रसायनों को उत्तेजित करता है। ऐसे रासायनिक पदार्थ जो केवल जीवित प्राणियों द्वारा ही बनते हैं। (ऐसा अब तक था पर अभी हाल में कृत्रिम एन्जाइम-रीवोन्यूक्लियक अम्ल का निर्माण हो गया है)। इनकी उपस्थिति के कारण विशिष्ट रासायनिक पदार्थ एक रूप से दूसरे रूप में परिणित हो जाते हैं और क्षोभक में स्वयं कुछ भी क्षति या भेद नहीं होता है। एन्जाइम जिस विशिष्ट पदार्थ की अपक्रांतिकता (reactivity) को तीव्र करते हैं उसे क्रियाधार या कार्यद्रव (सबस्ट्रेट) कहा जाता है। जीवित में उपापचय प्रक्रियायें पूर्ण रूप से एन्जाइम पर निर्भर होती हैं। इन्जाइम मिलने पर क्रियाधार आगे रसायनिक परिवर्तन करने लगता है, और जैसे ही क्रियाधार आगे रसायनिक परिवर्तन करने लगता है, वैसे ही एन्जाइम इससे पृथक् हो जाता है। इस प्रक्रिया के कारण एन्जाइम खर्च नहीं होता है और यह एन्जाइम पुनः और क्रियाधार के साथ रासायनिक क्रिया कराने हेतु प्राप्त हो जाता है। यह क्रिया बहुत कम समय में होती है, इस कारण एन्जाइम की बहुत कम मात्रा क्रियाधार की बहुत बड़ी मात्रा को सक्रिय करने की क्षमता लिए होती है। यह मापा गया है कि कैटालेस (catalase) का एक परमाणु (molecule) हाइड्रोजन परआक्साइड के 40,000 परमाणु का विघटन प्रति सैकन्ड हिमीकरण (freezing) बिन्दु पर कर सकता है।

अधिकांश एन्जाइम केवल एक प्रकार के क्रियाधार रसायन को सक्रिय कर सकते हैं अतः उपापचय की विभिन्न प्रक्रियाओं हेतु बड़ी संख्या में संगतिकारक एन्जाइम होते हैं। प्रत्येक एन्जाइम को इष्टतम (optimum) निष्पादन (performance) हेतु कुछ निश्चित प्रतिबन्धों की आवश्यकता होती है।

एन्जाइम अस्थाई रसायन होते हैं और सरलता से कई रसायनों से उच्चतम क्रियाहीन या नष्ट हो जाते हैं। यह जीवित कोशिकाओं में ही उत्पन्न होते हैं और उनके अन्दर या

बाहर कार्य करते हैं। कोशिकाओं की उपापचय प्रक्रियाओं में तथा पाचन आदि में तंत्र के रूप में कार्य करते हैं। क्योंकि एक प्रक्रिया का उत्पाद दूसरे के लिए क्रियाधार बनता है।

कोशिका के अन्दर किसी एन्जाइम की प्रभावी मात्रा दो प्रकार से नियंत्रित होती है :

(1) जीव की सक्रियता के नियंत्रण होने से—नवीन एन्जाइम के परमाणु संश्लेषित या अवरुद्ध होते हैं।

(2) किसी उत्पाद (product) के आ जाने से—यह उत्पाद या तो स्वयं एन्जाइम के परमाणु हों अथवा किसी अन्य के जो शृंखला में होते हैं।

एन्जाइम का नाम अंग्रेजी में क्रियाधार के स्वभाव को दर्शाने वाले शब्द के साथ अन्त में—ase द्रव्य लगा देने से बनता है। जैसे एमाईलेस (amylase), डिहाइड्रोजिनेस (dehydrogenase) आदि या फिर उनकी विशेषता दर्शाते हुए जैसे—

प्रोटीन अपघटक (प्रोटीनलयी) एन्जाइम (proteolytic enzyme); समएन्जाइम (isoenzyme); सहेतुक एन्जाइम (adaptive enzyme) आदि।

***adaptive or induced enzyme* (अडेपटिव या इन्डयूसड एन्जाइम)**—प्रेरित या अनुकूलक; क्षोभक ऐसा क्षोभक (enzyme) जो वर्धन माध्यम (growing medium) में पहले तो दृष्टिगोचर नहीं हो रहा था पर किसी विशेष पदार्थ के मिलने से प्रोत्साहित या प्रेरित होकर प्रगट हो जाता है।

***autolytic enzyme* (ओटिलिटिक एन्जाइम)**—स्वक्षयिक क्षोभक; कोशिका विध्वंसक क्षोभक।

ऐसा क्षोभक जो कोशिका का स्वचलय करने योग्य होता है।

***clotting enzyme* (क्लोटिंग एन्जाइम)**—धनरक्तक क्षोभक; ऐसा क्षोभक जो रक्त का थक्का बना देता है।

***debranchier or debranching enzyme* (डिब्रान्चर या डिब्रांचिग एन्जाइम)**—शाखा नाशक क्षोभक; ग्लाइकोजन की शाखाओं को नष्ट कर देने वाला क्षोभक। इस क्षोभक को पहले R-enzyme की संज्ञा दी जाती थी।

***extracellular enzyme* (एक्स्ट्रा सैल्यूलर एन्जाइम)**—बहिर्कोशिकीय क्षोभक; ऐसा क्षोभक (enzyme) जो कोशिका के बाहर क्रियाशीलता दिखाता है जैसे विभिन्न पाचक (various digestive) क्षोभक (enzyme)।

***hydrolyzing enzyme* (हाइड्रोलाइजिंग एन्जाइम)**—जल विश्लेषणिक क्षोभक।

***intracellular enzyme* (इन्टरासैल्यूर एन्जाइम)**—अन्तः कोशिकीय क्षोभक; ऐसा क्षोभक जो कोशिका के अन्दर अपना कार्य करता है।

***new yellow enzyme or D-amino acid oxidase* (न्यू यलो एन्जाइम या डी-एमीनो एसिड ओक्सीडेज)**—नवीन पीत क्षोभक, जो क्षोभक यीष्ट (yeast) में पाया जाता है वह old yellow enzyme (NADPH) dehydrogenase होता है।

***respiratory enzyme* (रेस्पीरेटरी एन्जाइम)**—श्वसीय क्षोभक; ऊतकों में उपस्थिति वह क्षोभक जो अपने आक्सीकरण ह्रास (oxidation-reduction) प्रक्रिया द्वारा क्रियाधार (substrate) को कार्बन डाइओक्साइड और पानी में तथा वहिष्कृत (removed) विद्युत कणों (electrons) को आक्सीजन तक पहुंचा देता है।

***scavenger enzyme* (स्कैवेन्जर एन्जाइम)**—इसका दूसरा नाम कैटालेज (catalase) है। शुद्धिकारक (शोधक) क्षोभक; इस क्षोभक के प्रभाव से हाइड्रोजन पैरोक्साइड (H_2O_2) का विघटन पानी और आक्सीजन में हो जाता है।

***splitting enzyme* (इसपिलीटिंग एन्जाइम)**—द्वित्रक क्षोभक; ऐसा क्षोभक जो एक परमाणु (molecule) को दो छोटे परमाणुओं में छिन्न-भिन्न बिना किसी अणु के जोड़े को हटा कर देता है, जैसे एल्डोलेस (aldolase) जो पेशियों में पाया जाता है।

enzymolysis एन्जाइमोलाइसिस)—एन्जाइम द्वारा प्रेरित अपगठन।

enzymosis (एन्जाइमोसिस)—एन्जाइम द्वारा प्रेरित किण्वन (क्षोभन)।

eonism (इमोनिज्म)—स्त्रीयता; स्त्रैणता; नर द्वारा नारीत्व को अपनाना।

eosin (इओसिन)—एक प्रकार का विशेष रंग जिससे ऊतक लाल रंग जाते हैं इसका प्रयोग अध्ययन हेतु विभिन्न निदर्श (specimen) को रंगने के लिए किया जाता है।

eosinophil (इओसिनोफिल)—ईओसिन प्रेमी; ऐसा तत्व जो ईओसिन से शीघ्र रंग जाता है।

epactal (इपेक्टल)—अधिसंख्यक; अनावश्यक।

ephebic (इफेबिक)—(1) यौवनारंभ सम्बन्धी।
(2) प्रौढ़।

ephebology (इफेबोलोजी)—यौवनारंभ विज्ञान; प्रौढ़ विज्ञान।

ephedrin (इफेडिरिन)—$C_{10}H_{15}NO$; अनुसंवेदनात्मक यौगिक

जिसका प्रयोग इफेडिरिन हाइड्रोक्लोराइड C_{10} H_{15} NO. HCI या इफेडिरिन सल्फेट $(C_{10} H_{15} NO)_2 H_2 SO_4$ के रूप में होता है।

ephidrosis (इपहिड्रासिस)–अत्याधिक स्वेदन।

epi (एपी)–'ऊपर' या 'अधि' अर्थ का पूर्व शब्द।

epiblast (एपीब्लास्ट)–अधिकोरक; बाह्य स्तर; आद्यवहिर्जन स्तर; द्विस्तर भ्रूण (gastrula) का बाहरी स्तर।

epiboly (एपीबोली)–बहिर्बलन; भ्रौणिक स्थितियों में इस प्रकार बढ़ना कि वह किसी अन्य भाग के ऊपर चढ़ता चला जाये।

epibulbar (एपीबलल्बर)–चक्षुगोलक (eyeball) के ऊपर स्थिति।

epicardium (एपीकार्डीयम)–हृद्‌बर्हिच्छद; हृदयावरण पेरीकारडियम (pericardium) का स्तर जो हृदय से सटा हुआ होता है।

epicele (एपीसील)–मस्तिष्क का चतुर्थ विवर (fourth ventricle)।

epicondyle (एपीकाफनडायिल)–अर्बुद शोफ; अधि अस्थि कंद; ह्यूमेरस (प्रगण्डास्थि) और फीमर (जंघास्थि) के दूरस्थ छोर पर स्थित एक शोफ (protruberance)।

epicranium (एपीक्रेनियम)–अधि कपाल; उपकपाल; कपाल के पास स्थित बनावटें।

epicrine gland or merocrine gland (एपीक्राइन ग्लैण्ड और मीरीक्रोइन ग्लैण्ड)–कोशिकाहीन स्राव परित्यक्ता, यह ऐसी ग्रन्थि विशेष होती है जिनके स्राव से कोई ऊतकीय परिवर्तन (histological change) कोशिका की संरचना में नहीं होता है। इनमें स्राव कोशिका कला (cell membrane) से भुक्त होता रहता है और कोशिका का विघटन नहीं होता है।

epicyte (एपीसाइट)–कोशिका भित्ति या कला।

epidemic (एपीडमिक)–मरक; महामारी; किसी बीमारी का बहुत बड़ी संख्या के व्यक्तियों में एक साथ होना।

epidemiology (एपीडेमीयोलाजी)–संक्रामक रोग विज्ञान; मरक विज्ञान; जानपदिक रोग विज्ञान।

epidermis (उपीडर्मिस)–उपत्वक अधिचर्म; बहिश्चर्म बाह्य त्वचा; त्वचा की ऊपर की तह। यह मोटाई में 1/200 से 1/20 इंच तक की होती है तथा चार स्तरों की बनी होती है—

(1) निपतन शृंगी स्तर (desquamating horny layer); जिसका पतन छोटी-छोटी टिकलियों में होता रहता है।

(2) स्पष्ट स्तर (clear layer)।

(3) कणी स्तर (granular layer)।

(4) मैल्फीजीयाई या मैल्फीजी स्तर (malpighian layer {मैलपीजीयाई (malpighi} इटली निवासी रचना वैज्ञानिक का नाम।

cpidiascope (एपीडायस्कोप)–अपारदर्शक वस्तुओं को प्रतिबिम्ब के परदे पर प्रक्षेपण (projection) करने की मशीन।

epididymis (एपीडोडायमिस)–उपांड; स्थिति वृषण के पश्चतट के साथ लम्बी, रस्सीनुमा संरचना।

epidural (एपीड्यूरल)–मस्तिष्क के दृढ़ाच्छद् के बाहर स्थित कोई आकृत विशेष।

epigaster (एपीगैस्टर)–पश्चात्र।

epigastrium (एपीगैस्ट्रीयम)–उर्ध्व उदरीय क्षेत्र, आमाशय के ऊपर का।

epigenesis (एपीगैस्ट्रीयम)–पश्च जनन; नव जननवाद; वर्धन के विषय में यह मत कि भ्रूण पूर्णतया नई निर्मित रचना होती है न कि यह मत कि भ्रूण में पूर्व रचित (preformed) बनावटें होती हैं जो केवल खुलती चली जाती हैं।

epiglottis (एपीग्लोटिस)–घाटी ढक्कन; उपकण्ठ; कण्ठाच्छादन; स्वरयंत्र (लेरिंक्स-larynx) का उपास्थि का बना ढक्कन।

epilation (एपीलेसन)–बालों का हटाना; रोम (केश) उपनयन।

epilatory (एपीलेटरी)–बालों को हटाने वाली वस्तु (औषधि)।

epilemma (एपीलेम्मा)–अन्त्य तंत्रिका सूत्र का पिधान।

epilepsy (एपीलेप्सी)–मिर्गी (रोग); अपस्मार।

***abortine epilipsy* (एबोरटिन एपीलेप्सी)**–क्षणिक (थोड़े-थोड़े समय में मृगी के दौरे पड़ने वाली) मृगी।

***epileptic* (एपीलेपटिक)**–मृगी रोग से ग्रसित।

***accelerative epilepsy or procursive epilepsy* (एसीलरेटिव एपीलेप्सी या प्रोकरसिव एपीलेपसी)**–चक्करीय मृगी; घूमने या तेज दौड़ने या चक्कर खाने से पड़ने वाली मृगी।

***acquired epilepsy* (एक्वायर्ड एपीलेप्सी)**–उपार्जित मृगी; ऐसी मृगी जो पैदा होने के बाद मस्तिष्क में आधात अथवा मस्तिष्कीय संक्रमण (infection) द्वारा हो जाती है।

***akinetic epilepsy* (एकाइनेटिक एपीलेप्सी)**–अगत्यात्मक मृगी; बेहोशी के साथ मृगी।

***atomic epilepsy* (एटोमिक एपीलेप्सी)**–पेशी गतिहीनता

मृगी; पेशी शक्ति की हीनता के कारण मृगी।

delayed epilepsy **(डिलैड एपीलेप्सी)**–प्रौढ़ावस्था में आरम्भ होने वाली मृगी।

focal epilepsy or cortical or partial epilepsy **(फोकल एपीलेप्सी या कोरटीकल या पारशियल एपीलेप्सी)**–आंशिक वल्कल या किरण बिन्दु मृगी; अनुमस्तिष्क में अलहदा से हल्की उथल-पुथल होने से मृगी का दौरा पड़ना।

generalised epilepsy **(जनरेलाइज्ड एपीलेप्सी)**–व्यापक मृगी; जिसमें याददाश्त का खोना व मेशी ऐंठन दोनों ही कई-कई बार दोहराते रहते हैं।

idiopathic epilepsy **(इडियोपैथिक एपीलेप्सी)**–अकारण मृगी।

Kojewnikott's epilepsy **(कोजेबिनीकोटस् एपीलेप्सी)**–आंशिक निस्तर मृगी।

laryngeal epilepsy **(लेरिंजियल एपीलेप्सी)**–तेज जुकाम से मृगी का दौरा पड़ना।

masked epilepsy **(मास्कड एपीलेप्सी)**–सिरदर्द अथवा वमन आदि होने से मृगी का दौरा होना।

nocturnal peilepsy **(नोक्टरनल एपीलेप्सी)**–केवल रात्रि में पड़ने वाले मृगी के दौरे।

photogenic epilepsy **(फोटोजेनिक एपीलेप्सी)**–प्रकाश उत्तेजना से मृगी होना।

post traumatic epilepsy **(पोस्टट्रोमेटिक एपीलेप्सी)**–बीमारी के बाद मृगी का दौरा पड़ना।

psychic epilepsy **(साइकिक एपीलेप्सी)**–त्वचीय उत्तेजना से मृगी।

sleep or narcolepsy epilepsy **(स्लीप या नारकोलैप्सी एपीलेप्सी)**–औंधाई या निद्रा मृगी।

thalamic epilepsy **(थैलेमिक एपीलेप्सी)**–संवेदीय मृगी।

tonic epilepsy **(टोनिक एपीलेप्सी)**–तनाव के कारण मृगी।

vasovagal epilepsy **(वैसोवेगल एपीलेप्सी)**–मध्य मस्तिष्कीय मृगी।

visceral epilepsy **(विसरल एपीलेप्सी)**–मस्तिषक के कनपटी दल (termporal lobe) के उत्तेजित हो जाने के कारण मृगी।

epileptology (एपीलेप्टोलोजी)–मृगी अध्ययन; मृगी विज्ञान।

epimere (एपीमरे या एपीमीयर)–उर्ध्ववंट; भ्रूण वर्धन में संलय करते हुए पेशी देह खण्ड का एक पृष्ठ अंश जो पेशी बनता है और जिसमें स्पाइन तंत्रिका की पृष्ठीय शाखा का तंत्रिका विन्यास होता है।

epimerite (एपीमेराइट)–एक कोशिकीय (प्रोटोजोआ) का अंग विशेष जिससे वे उपकला कोशिकाओं (epithelial cells) से चिपके रहते हैं।

epinephritis (एपीनेफाराइटिस)–एड्रीनल ग्रन्थि की सूजन।

epinephros (एपीनेफरोस)–एड्रीनल ग्रन्थि; अधिवृक्क।

epiphora (एपीफोरा)–लैक्राइमल नलिका के रुकने से अत्याधिक आंसुओं का बहना।

epiphysis (एपीफाइसिस)–(1) अधिप्रवर्ध; अस्थि का वह भाग जो प्रारम्भिक जीवन में हड्डी के मुख्य भाग के सिरे पर अलग से होता है। वर्धित अस्थि का प्रथक से अस्थि गठित (ossified) छोर (end) जो सन्धि लेता है। स्तनी की अवयव अस्थियों (limb bones) और कशेरू (vertebra) पर अधिप्रवर्ध (epiphysis) होता है। अधिप्रवर्ध का भाग शेष अस्थि (अस्थि कांड–diaphysis) से उपास्थि पट्ट (cartilage plate) द्वारा पृथक् रहता है। समस्त अस्थि की वृद्धि अस्थिकांड (diaphysis) की ओर से नवीन अस्थि द्वारा उपास्थि पट्ट पर अतिक्रमण करने से और अधिप्रवर्ध की ओर उपास्थि से होती है।

(2) पिनियल ग्रन्थि (pineal gland)।

epiphyte (एपीफाइट) बाह्य पादप परजीवी।

epiploon (एपीप्लून)–(1) वृहद् उदरा स्तर।

(2) मेदामय ऊतक (कीटों आदि का)।

episome (एपीसोम)–(Gk. *epi,* upon, *soma,* body) अधिकाय; एपीसोम; वे असंतत (discrete) आनुवंशिक (genetic) तत्व (elements) जो बैक्टीरिया कोशिकाओं में स्वायत्त दशा (autonomous condition) या समकालित दशा (integrated condition) में स्थापित हो जाते हैं। यह अधिकाय (episome) आनुवंशिक पुर्नसंयोजन (recombination) में भाग लेते हैं तथा उनके साथ ही स्थानान्तरित होते हैं। कुछ अधिकाय (episome) विषाणु (वाइरस) होते हैं और कुछ नहीं। पहले यह संज्ञा केवल संयत विभोजी (bacteriophages) को दी जाती थी पर कुछ विषाणु लक्षणों रहित अधिकाय ज्ञात हो जाने से, यह अन्य जैसे कोलन बेसीलाई (colon bacilli) में एफ (F) उर्वरक (fertility) या लिंग कारक (sex factor) को भी दी जाती है।

epistaxis (एपीस्टेक्सिस)–नाक से रुधिर बहना।

episternum (एपीस्टर्नम)–मेनूब्रियम; अधि उरोस्थि।

epistropheus=axis (एपीसट्रोफियस=एक्सिस)–अक्षक; अक्ष कशेरू; द्वितीय कशेरू (vertebra)।

epithalamus (एपीथैलेमस)–अग्रमस्तिष्क में पिनियल पिण्ड (pineal body) और उसके आस-पास की संरचनायें (structures)।

epiteric bones (एपीटेरिकबोन्स)–त्रिअस्थि संधि उपास्थिका; पैराइटल, फ्रन्टल और स्फीनोइड कपाल अस्थियों की संधि पर स्थित पंख वर्ण (epiteric bone) अस्थि।

epithelium (एपीथीलियम)–उपकला; अधिच्छद्। कोई कोशिक ऊतक (tissue) जो स्वतंत्र तल (free surface) को घेरे हुए किसी नली या गुहा को बनाती हो।

***endothelium* (इन्डोथीलियम)**–अन्तश्छद्; अन्त:स्तर; वह अधिच्छद् जो औदक कोटरों (serous cavities); हृदय (heart), रक्त और लसीका वाहिनियों का अस्तर बनता है।

***misothelium* (मीजोथीलियम)**–पेशी तन्तुज; मध्य जन (mesoderm) जो पुरा-देह गुहा (primitive croelom) को घेरे रहती है और जो पेशी व बन्धक तन्तु (connective tissue) को बनाती है।

epizoon (एपीजून)–जन्तु परजीवी; बाह्य परजीवी; दूसरे जन्तु (सत्कारी) के ऊपर या बाहर पाया जाने वाला परजीवी (parasite)।

eponym (इपोनिम)–किसी रोग या अंग या किसी अन्य सत्ता (हस्ती-entity) के साथ जुड़ा वैज्ञानिक का नाम।

epoophoron (इपूफोरोन)–डिम्बाशय (ovary) से लगी अवशिष्ट आकृति (vestigial structure)।

epulis (इपूलिस)–मसूड़े (gum) का रेशेयुक्त अर्बुद।

equator (इक्वेटर)–विषवत् रेखा।

equiaxial (इक्यूएक्सियल)–समान अक्षीय; समअक्षीय।

eqilibrium (इक्यूलिबिरियम)–समतुलन; साम्य; सन्तुलन।

equine (इक्वाइन)–अश्व सम्बन्धी; अश्विक।

equivalent (इक्यूवेलेन्ट)–तुल्य; समान; बराबर।

***combustion equivalent* (कम्बस्चन इक्यूवेलेन्ट)**–वह ऊष्मा की मात्रा जो 1 ग्राम वसा (fat) अथवा कार्बोहाइड्रेट (carbohydrate) को जलाने से प्राप्त होती है।

***mechanical equivalemt of heat* (मिकेनीकल इक्यूवेलेन्ट ऑफ हीट)**–ऊष्मा यांत्रिक समता; वह शारीरिक बल से उत्पन्न शक्ति (ऊर्जा) जो 1 ग्राम पानी के तापमान को 1°सेन्टीग्रेड बढ़ा देती है।

toxic equivalent (टोक्सिक इक्यूवेलेन्ट)–विषाक्त समता; वह विष की मात्रा जो किसी प्राणी को मारने के लिये प्रर्याप्त होती है।

erasion (इरेजन)–खरोंच; खराश; अपघर्षण।

erectile (L. *erigeve*, to raise up) (इरेक्टाइल)–उत्थानशील; हृष्य; उत्थेय।

erectile tissue (इरेक्टाइलटिशू)–ऐसा ऊतक या टिशू जो रक्त वाहिनियों (blood vossels) के भर जाने या फूल जाने से सख्त हो जायें।

erection (इरेक्सन)–उत्थापन; निर्माण।

erector (इरेक्टर)–उत्थापक; वह पेशी जो किसी अंग या भाग को उठाये।

erepsin (इरेप्सिन)–अन्त्रीय रस का एक एन्जाइम।

erg (अर्ग)–कार्य या शक्ति की इकाई $-2.4X10^{-4}$ ग्राम कैलोरीज या $0.624X10^{-12}$ इलैक्ट्रोनवोल्टस।

ergasta (अरगास्टा)–अंरगेस्थिा–(1) एक काल्पनिक पदार्थ जो शरीर की कोशिकाओं की क्रियाशीलता को प्रोत्साहित करता है।

(2) किसी व्यक्ति के कार्य और आचरण का योग।

ergastic (अरगासटिक)–स्थितिज ऊर्जा युक्त।

ergoplasm (अरगोप्लाज्म)–गति प्ररस; साइटोप्लाज्म से तरकुट सूत्रों (spindle fibres) को आरम्भ करने वाला पदार्थ।

ergostat (अरगोस्टेट)–मांस-पेशियों के अभ्यास हेतु मशीन।

ergot (अरगट)–अर्गट; किन्हीं फन्जाई (fungi जैसे clavіceps purpurea) द्वारा निर्मित दृढ़ पुंज।

erosion (इरोजन)–कटाव; क्षरण (दांत आदि का); अपरदन; काट।

erotic (इरोटिक)–प्रेम या यौन शक्ति (sexual energy) सम्बन्धी; कामोद्दीपक; रत्यात्मक; कामुक।

erotology (इरोटोलोजी)–काम विज्ञान, प्रेमशास्त्र।

errhine (इरराहिन)–नाक से छींक लाने वाला या नाक से सींड बहाने वाला।

eructation (इरकटेसन)–आमाशय से वायु गैस का मुंह से निकालना।

eruption (इरपसन)–उद्‌भेदन; उद्‌गार; फूट निकलना, फोड़ा फुंसी निकलना।

eruption of teeth (इरप्सन ऑफ टीथ)–दांत का बाहर निकलना।

erythema (इरीथीमा)–त्वचा की लालामी (लाल होना)।

erythr (o) (इरीथर ओ)--'लाल' अर्थ का पूर्व शब्द।

erythroblast (इरीथ्रोब्लास्ट)–रक्त कणज, लाल रक्त कणों को जन्म देने वाली कोशिकायें; वे न्यूक्लियस युक्त कोशिकाएं जो मध्य स्तर से उत्पन्न होकर रक्त रंजक-हीमोग्लोबीन को धारण कर रक्त के लाल कण बन जाते हैं।

erythrocyte (इरीथ्रोसाइट)–लाल रुधिर कणिका, रक्ताणु लाल रक्त कण।

erythron (इरीथ्रोन)–परिवहन करते हुए लाल रक्त कण अस्थि मज्जा (bone marrow) और परिवहन रक्त में लाल कोशिकाओं (red blood cells) का इकट्ठा होना।

erythropenia (इरीथ्रोपेनिया)–लाल रक्त कणों में कमी।

erythrophage (इरीथ्रोफेज)–लाल रक्त कण भक्षक कोशिका।

erythropoiesis (इरीथ्रोपोयसिस)–रक्त कणज, रक्त कण बनाने वाला।

erythropsia (इरीथ्रोपसिस)–आंख का एक रोग जिसमें लाल दिखाई देता है।

esculin (इसकुलिन)–विटामीन 'पी' (P) युक्त पदार्थ; यह अखरोट के समान फल, चेष्टनट (chestut) से प्राप्त किया जाता है। इसका रसायनिक नाम छः-सात डाइहाइड्रोक्सी कुमारिन-6 ग्लूकोसाइड (6, 7-dihydroxy comarins-5-gluoside) है।

eso (ईसो)–'अन्दर' अर्थ का पूर्व शब्द।

esodic (ईसोडिक)–अभिवाही; अभिकेन्द्री; केन्द्रीयगामी।

esophagus (ईसोफैगस)–निगर; आहार नाल का वह भाग जो कण्ठ (pharynx) से आमाशय तक होता है।

essence (एसेन्स)–सत्व; अरक; आसव; सारांश; सुगन्ध; परिमल; अल्कोहल (alcohol) का उड़नशील तेल के साथ मिश्रण।

ester (ऐस्टर)–पानी पृथक कर अल्कोहल और अम्ल से बना यौगिक।

esterase (ऐस्टीरेस)–ऐस्टेरेस; एक एन्जाइम विशेष जो ऐस्टर (ester) यौगिकों के जल अपगठन को उत्प्रेरित (catalyzes) करता है।

esthesiology (एस्थेसियोलाजी)–संवेदनांग और संवेदनाओं सम्बन्धी विज्ञान।

esthetics (एस्थेटिक्स)–सौन्दर्यशास्त्र; सौन्दर्य मीमांसा।

estival (एस्टीवल)–ग्रीष्मज, ग्रीष्म काल में होने वाला।

estivation (एस्टीवेसन)–ग्रीष्म निन्द्रा।

estrogen (एस्ट्रोजन)–मदोत्पादक पदार्थ।

estrone (एस्ट्रोन)–एम्टोजनिक स्टेरोइड; मदोत्पादक स्टेरोइड; $C_{18}H_{22}O_2$।

estrous (एस्ट्रस)– स्थैतिक; मादाओं का मद (सम्भोग की इच्छा)।

ether (ईथर)–(1) आकाश।

(2) एक रंगहीन; पारदर्शक; उड़नशील तरल $C_4H_{10}O$; जिसका प्रयोग सुन्नता (असंवेदनशीलता) लाने के लिए किया जाता है।

ethmoid (एथमयड)–(1) चालनी (चलनी) सदृश।

(2) कपाल की एक अस्थि।

ethnic (एथनिक)–मानव की नस्लों से सम्बन्धित; मानव जातीय।

ethnobiology=ethnology (एथनोबायोलॉजी=एथनोलोजी)–विभिन्न मानव नस्लों के भौतिक लक्षणों का वैज्ञानिक अध्ययन; मानव जाति विज्ञान; वह विज्ञान की शाखा जो मनुष्यों की भिन्न-भिन्न नस्लों का वर्णन करती है।

ethology (एथोलोजी)–आचार विज्ञान; व्यवहार शास्त्र; प्राणी के व्यवहारों का वातावरण के दृष्टिकोण से अध्ययन।

ethyl (एथिल)–ईथाइल; C_2H_5; एक संयोजन (monovalent) मूलक (radical)।

etiolation (इटियोलेसन)–पाण्डुरता; पीलापन; वर्णहीनता; अन्धकार में उगने के कारण पौधे में हरित की कमी से आया पीलापन।

etiology (इटियोलोजी)–हेतुकी; हेतु विज्ञान; निदान शास्त्र; रोगों के कारणों सम्बन्धी विज्ञान।

eu (यू)–'सामान्य (normal); अच्छा (good) स्वस्थ (well) सरल (easy) आदर्श, यथार्थ' अर्थ का पूर्व शब्द।

eubiotics (यूबायोटिक्स)–जीवीय विज्ञान; स्वस्थ सम्बन्धी विज्ञान।

eugamic (यूगैमिक)–प्रौढ़िक; प्रौढ़ या परिपक्व काल (mature period) से सम्बन्ध रखने वाला।

eugenics (यूजेनिक्स)–सुजनन-विज्ञान; वह विज्ञान की शाखा जिसके अन्तर्गत भावी संततियों की आनुवंशिक विशेषताओं में सुधार हो सके, उनका अध्ययन तथा अभ्यास।

eunuch (यूनक)–बधिया नर; हिजड़ा; खोजा।

eupepsia (यूपेपसिया)–अच्छा पाचन।

euphoria (यूफोरिया)–अच्छेपन का वास्तविक बोध (ज्ञान); सुखा भास।

euploid (यूप्लोयड)–आदर्श सूत्रक; ऐसे व्यक्ति जिनकी

कोशिकाओं में समतुल्य संख्या क्रोमोसोम (गुण सूत्रों) की होती है।

eupnea (यूपनिया)–सामान्य श्वसन।

eury (यूरी)–'दूरी' चौड़ा या प्रशस्त'; विस्तृत अर्थ का पूर्व शब्द।

eurycephalic (यूरीसिफैलिक)–चौड़े सिर वाला।

eusitia (यूसीटिया)–सामान्य भूख।

euthenics (यूथेनिक्स)–मानव समृद्धि विज्ञान।

eutrophia (यूट्रोफिया)–सुपोषण; समुचित पोषणी।

evacuant (इवाक्वेन्ट)–रेचक।

evacuate (इवाक्वेट)–मलोत्सर्ग।

evacuation (इवाक्वेसन)–मलत्याग; निर्वातन।

evagination (इवेजीनेसन)–बहिर्बलन।

eventration (इवेन्ट्रेसन)–उदरीय देहांगों का बाहर निकाल देना या निकला होना।

eversion (इबरजन)–बहिर्वतन; बाहर की ओर घूमा होना।

evoocation (इबोकेसनन)–आह्वान; बुलाना।

evocater (इवोकेटर)–रासायनिक उत्तेजक।

evolution (इवोलूसन)–विकास।

evulsion (इवलशन)–उत्पाटन; उन्मूलन; किसी अंग को जबरदस्ती शक्ति लगाकर चीर देना।

ex (एक्स)–'बाहर' 'दूर' अर्थ का शब्द।

exacerbation (एक्सएसरवेसन)–प्रचण्डता या तीव्रता में वृद्धि।

exacrinous (एक्सएक्राइनस)–किसी ग्रन्थि के बाह्य स्राव सम्बन्धी।

examination (एग्जामीनेसन)–परीक्षा या परीक्षण; जांच; किसी रोग के निदान हेतु मरीज को देखना-भालना तथा उससे पूछताछ कर हाल मालूम करना।

exangia (एक्सानजिया)–रक्त वाहिनी का फुलाव।

exanthem (एक्सएन्थम)–त्वचा पर ददोरा (फोड़ा फुंसी)।

excalation (एक्सकेलेसन)–सामान्य क्रम में से एक का न होना जैसे कशेरू (vertebra)।

excavation (एक्सकेवेसन)–खोखला करना; खुदाई करना।

excentric (एक्ससेन्ट्रिक)–उत्केन्द्रक; अपकेन्द्री।

excipient (एक्ससीपियेन्ट)–गाढ़ा गूदेनुमा चिपचिपा पदार्थ जिसमें रसायन मिलाकर गोली आदि बनाई जाती है।

excision (एक्सीजन)–कर्तन।

excitant (एक्सीटेन्ट)–उत्तेजक; उद्दीपक।

excitation (एक्साइटेसन)–उत्तेजन।

excitor (एक्साइटर)–उत्तेजक; ऐसी तंत्रिका या रसायन जो अधिक क्रियाशीलता हेतु प्रोत्साहित करता है।

excitor cells (एक्साइटर कोशिकायें)–संवेदी तंत्रिकाओं (sympathetic nerves) की उत्तेजक कोशिकायें (excitor cells) जो ऊपर, मध्य और निम्न ग्रैवीय (cervical) ग्रन्थियों में उस स्थान पर होती हैं जहां से उत्तेजनीय सूत्र उद्गम होते हैं और सीधे हृदय को जाते हैं।

exclave (एक्सलेव)–किसी अंग का पृथक् किया हुआ भाग।

exclusion (एक्सक्लूजन)–वर्जन; बहिष्कार; बहिष्करण।

excrement=excreta (एक्सीक्रीमेन्ट=ऐक्सक्रीटा)–मल, विष्ठा।

excrete (एक्सक्रीट)–विसर्जन; शरीर से मल निकालना। उपापचय (metabolism) के उत्पादों (products) को अनघुलनशील किस्म में एकत्रित करना या उनको निष्कासित करना जिसे विसर्जन या उत्सर्जन कहा जाता है। कशेरूकों (vertebrates) में मुख्य उत्सर्जन अंग वृक्क (kidney) होती है।

excretion (एक्सक्रीसन)–मल त्याग; उत्सर्जन विसर्जन।

excretory system (एक्स्क्रीअटरी सिस्टम)–(L. ex, out; *cernere,* to sift) विसर्जन संस्थान; मल-मूत्र वाहक संस्थान; मलोत्सर्ग संस्थान; उत्सर्जन तंत्र।

excursion (एक्सर्कशन)–सैर; भ्रमण; किसी भाग की ऐसी गति या क्रिया कि बारम्बार दोहरा कर उसे किया जावे जैसे चबाने में जबड़ों की गति।

exercise (एक्सरसाइज)–अभ्यास; कसरत; व्यायाम; प्रयोग।

exercise tolerance test (एक्सरसाइज टोलेरेन्स टेस्ट)–इसको हृद कार्य क्षमता परीक्षण (cardiac efficiency test) भी कहा जाता है। व्यक्ति विशेष को व्यायाम सरल अथवा भारी करने को कहा जाता है और इसके बाद हृद-स्पंदन को नापा जाता है जिससे उसके हृदय की कार्य-क्षमता का पता चल जाता है।

exeresis (एक्सइरेसिस)–किसी अंग की तंत्रिका या रक्त वाहिनी को अलहदा करना।

exergenic (एक्सआरजेनिक)–ऊर्जा मुक्तक; ऐसी रसायनिक या यांत्रिक क्रिया जिसमें ऊर्जा (energy) मुक्त होती है।

exflagellation (एक्सफ्लैजिलेसन)–एक कोशिकीय (प्रोटोजोआ) द्वारा कषा निर्माण।

exfoliation (एक्सफोलियेसन)–पर्तों का अलहदा होना जैसे किसी हड्डी या त्वचा से।

exhalation (एक्सहलेसन)–उच्छास; फुफ्फस से वायु का

बाहर निकालना।

exhaustion (एक्सोहासन)–शक्ति का कम होना (समापन); थकना।

exo (एक्सो)–'बाहर'; 'बहिं'; 'बाह्य' अर्थ का पूर्व शब्द।

exobiology (एक्सोबायोलाजी)–बाह्य जीव शास्त्र; पृथ्वी के अतिरिक्त अन्य नक्षत्रों पर पाये जाने वाले जीवों सम्बन्धी विज्ञान।

excardia (एक्सोकार्डिया)–हृदय की असाधारण स्थिति।

exocrine (एक्सोक्राइन)–बाह्य स्रावी; वहिःस्रावी; श्रोत युक्त (ग्रन्थियां)।

exodic (एक्सोडिक)–अपवाही; बहिर्गामी।

exodontics (एक्सोडोनटिक्स)–दन्त चिकित्सा की वह शाखा जो 'दांतों को निकालने या उखाड़ने' से सम्बन्धित होती है; दांत उखाड़ने' सम्बन्धी विज्ञान।

exoenzyme (एक्सोएन्जाइम)–ऐसा एन्जाइम जो जिस कोशिका से स्रावित होता है उससे बाहर क्रिया करता है।

exogamy (एक्सोगैमी)–बहिर्परिणय; विभिन्न कोशिकाओं से उद्‌मित तत्वों के संयोग से निषेक; विषम लिंगता (hetero-sexuality)।

exogenous (एक्सोजीनस)–बहिर्जन।

exopathic (एक्सोपैथिक)–बहिर्काय; शरीर के बाहर उद्‌गम होना।

exophthalmous (एक्सओपथैलमस)–चक्षु का असाधारण बाहर को निकला होना।

exophytic (एक्सोफाइटिक)–बाहर की ओर बढ़ने वाला।

exoplasm (एक्सोप्लाज्म)–बहिर्सत्व (प्रद्रव्य); कोशिका की परिधि पर पाया जाने वाला प्रोटोप्लाज्म का भाग।

exoskeleton (एक्सोस्कैलेटन)–बहिः कंकाल। शरीर को बाहर से ढके हुए कंकाल या त्वचा में स्थित कंकाल को बर्हि कंकाल (exoskeleton) कहा जाता है। आर्थोपोडा में बहि कंकाल अधिचर्म (epidermis) की सतह (superficial) पर होता है जैसे कीटो में (cuticle)। मौलस्का का बहिःकंकाल कवच (shell) भी खारिक संसेचित क्यूटिकिल होता है। अनेक कशेरूकों (vertebrates) जैसे शल्की मत्स्य (scaly fish); कच्छप (tortoise), आर्मेडिलो (armadillo) में बहिःकंकाल मुख्यतः अधिचर्म के नीचे अस्थि पट्टों bony plates का होता है। कच्छप या आर्मेडिलो में यह पट्ट अधिचर्म से बनी होती है तथा शृंगीय किरेटिन (keratin) से ढकी होती है।

exosmosis (एक्स ओसमोसिस)–बहिः परासरण; बाह्य प्रसरण।

exothermic (एक्सोथरमिक)–ताप मुक्तक; वाप बाहर निकालने वाला ऊष्मा निष्कासी।

expectation (एक्सपेक्टेसन)–अपेक्षा; प्रतीक्षा; सम्भावना।

expectorant (एक्सपेक्टोरेन्ट)–कफोत्सारक; कफनिस्सारक; कफ निकालने वाला।

expectoration (एक्सपेक्टोरेशन)–कफ निकालना; बलगम निकालना।

experiment (एक्सपेरीमेन्ट)–प्रयोग; परीक्षण।

expiration (एक्सपीरेसन)–निःश्वसन; सांस छोड़ना; उच्छावसन (प्रक्रिया)।

expire (एक्सपायर)–(1) मरना।

(2) सांस निकालना; श्वांस छोड़ना।

expression (एक्सप्रेशन)–अभिव्यक्ति; अभिव्यजन; चेहरे से भावों को व्यक्त करना।

expulsive (एक्सपलसिव)–बहिष्कारक; रेचक।

exsufflation (एक्ससफलेसन)–शरीर के किसी भाग से वायु को बाहर निकाल कर खाली करना; यत्लोच्छवास; फुफ्फुसों से बलपूर्वक सांस निकालना।

ext (एक्सट)–'बाह्य' या 'सार' अर्थ का पूर्व शब्द।

extension (एक्सटेन्सन)–विस्तार; प्रसार; फैलाव।

extensor (एक्सटेन्सर)–फैलाने वाला; प्रसारक; कोई पेशी जो किसी अंग या पेशी को फैलाये।

external (एक्सर्नल)–बाह्य; बाहर की ओर का।

extra (एक्सट्रा)–'अतिरिक्त' अर्थ का पूर्व शब्द।

extracellular (एक्सट्रासैलूलर)–बहिर्कोशिकीय; कोशिका के बाहर स्थित या होने वाला जैसे पाचन।

extract (एक्सट्रैक्ट)–निचोड़; सार; तत्व; ऐंठना।

extrauterine (एक्सायूटेराइन)–गर्भाशय से बाहर।

extremity (एक्सट्रीमिटी)–अवयव; हाथ-पांव; किसी अवयव जैसी रचना का अन्त।

extrinsic (एक्सट्रिजिक)–बाहरी; बाह्य।

extrinsic eye muscles (एक्सट्रिन्जिक आई मसल्स)–बाह्य चक्षु पेशियां, जो चक्ष गोलक (eye ball) के बाहर होती है।

***intrisic eys muscles* (इन्ट्रिजिक आई मसल्स)**–आन्तर चक्षु पेशियां, जो चक्षु गोलक में भीतर होती हैं।

extrovert (एक्ट्रोवट)–बर्हिमुखी; ऐसा व्यक्ति जिसकी दिलचस्पी बाहर की ओर अर्थात् दूसरों की ओर रहती हो।

extrusion (एक्सट्रूजन)–निष्कासन; बहिर्वर्धन।

exubation (एक्सूबेसन)–रिसाव; स्राव; किसी अंग में से तरल का बाहर आकर जमाव।

exuviae (एक्सूवियाइ)–निर्भीक; अवशेष; केंचुली।

eye (आई)–नेत्र; चक्षु; दृष्टि अंग; आंख; देखने का अंग।

eye ball (आई बोल)–चक्षु गोलक।

eye brow (आई ब्रौ)–भौं; भ्रू।

eye lash (आई लैश)–पक्ष्म; बरौनी।

eye lid (आई लिड)–पलक नेत्रछद्।

eye muscles (आई मसल्स)–चक्षु पेशियां।

eye sight (आई साइट)–दृष्टि; नजर।

eye spot (आई स्पाट)–दृष्टि बिन्दु; नेत्रिका।

eye stalk (आई स्टाक)–नेत्रवृन्त।

eye stone (आई स्टोन)–नेत्राश्म।

eye vesicle (आई वेसाइकिल)–नेत्राशय।

F

'F'–Fluorine फ्लोरीन रसायन का प्रतीक।

F–प्रतीक फाहरनहाइट 'fahernheit'।

–प्रतीक-दृष्टि क्षेत्र–field of vision.

–प्रतीक फारमूला–formula.

F_1–firist filal generation. प्रथम संतति श्रेणी (पीढ़ी)।

falella (फैबिला)–माषिका; शिम्बिका; एक सूत्रोपस्थि (fibrocartilage) का नाम।

face (फेस)–आनन; चेहरा; सिर का आगे का तल; फलक; पहल।

facet (फेसट)–सन्धि तल; योजक तल; फलिका।

facial (फेसियल)–आननी; चेहरे सम्बन्धी।

facies (फेसीज)–तल विशेष; जैसे सिर का अग्र पहलू (चेहरा)।

facilitation (फेसीलीटेसन)–सरलीकरण।

faciobrachial (फेसियोब्रेकियल)–चेहरे और बाहु सम्बन्धी।

facioplasty (फेसियोप्लास्टी)–चेहरे की प्लास्टिक सर्जरी।

factitious (फेक्टीसियस)–कृत्रिम; नकली; बनावटी।

factor (फैक्टर)–कारक; घटक; कारण; (1) उत्पादन कार्य का सम्पादन करने वाला या परिणाम निकालने वाला, (2) मेंडलीयकारक (mendelian factor) या जीन (gene), (3) निर्धारण (deteminant)।

***acceleration factor* (एक्सीलरेसन फेक्टर)**–त्वरण गुणंक; त्वरण कारक; कोई कारक जो रुधिर आंतचन (थक्का बनने) को त्वरित करता है।

***accessory food factors* (एससरी फूड फैक्टर)**–अतिरिक्त (सहायक) खाद्य कारक।

***external factor* (एक्सटनल फेक्टर)**–बाह्य कारण; अंगी के वातावरण सम्बन्धी कोई भी कारक जैसे ऊष्मा, गुरुत्व (Gravity) आदि।

***extrinsic factor* (एक्सट्रिंजिक फेक्टर)**–बाह्य कारक–देखिये विटामीन 'बी$_{12}$'।

***growth factor* (ग्रौथ फेक्टर)**–वृद्धि कारक; खाद्य के वह रासायनिक रचक (constituents) जिनकी कमी के कारण अंगी की सामान्य वृद्धि व वर्धन अवरुद्ध हो जाते हैं।

***internal factor* (इन्टरनल फेक्टर)**–आंतरिक कारक।

***intrinsic factor* (इन्ट्रिजिक फेक्टर)**–नेज कारक; आन्तर कारक; आमाशय द्वारा उत्पन्न वह पदार्थ जो खाद्य के बाह्य कारक (विटामीन 'बी$_{12}$') से मिलकर प्रति अरक्तता तत्वों (antianemic principle) को प्रदान करता है। नैज कारक की कमी से प्रणाली रक्ताल्पता (pernicious anemia) की दशा होती है।

***jarrell factor* (जैरेल फेक्टर)**–जारल कारक; प्रभावी आनुवंशिक रुधिर कारक; इस कारक की कमी के कारण प्रतिरक्षी (antibody) की उपस्थिति में कभी-कभी कैंसर की वृद्धि होती है।

***lethal factor* (लीथल फेक्टर)**–घातक कारक; यह (gene) जो युग्मक (zygote) या जन्तु के लिए घातक होता है।

factor 3 (फैक्टर 3)–कारक 3, इस कारक से जन्तुओं में यकृतक्षय (liver necrosis), पेशी द्विष्पोषण (muscular dystrophy) तथा श्वेत पेशी रोग आदि नहीं होने पाते हैं।

factorial (फेक्टोरियल)–(L. *facere*, to make) आनुवंशिक कारक; जीन्स; परम्परा कण।

facultative (फेकलटेटिव)–विकल्प जीवी; (1) विभिन्न परिस्थितियों के रहने की योग्यता रखने वाला।

(2) ऐसे परजीवी जो साधारणतया स्वावलम्बी हों परन्तु जो पूर्ण परजीवी या आंशिक परजीवी की जीवन विधि के

अनुसार भी जीवन व्यतीत कर सकें।

faculty (फैकलटी)–(1) क्षमता; योग्यता; मन; शक्ति।

(2) शक्ति; कार्य शक्ति।

(3) संकाय, प्रभाग (विश्वविद्यालयों आदि में)।

failure (फैलियोर)–असफलता; चूक।

faint (फैन्ट)–(1) मूर्च्छा; बेहाशी।

(2) मन्द; हल्का।

(3) अशक्त; दुर्बल; कमजोर।

falcate=falciform (फाल्केर=फाल्सीफोर्म)–दात्राकार; हंसिया सदृश।

falletl's tetralogy (फैलेट्स टैट्रलिजी)–फैलेट्स चर्तुविज्ञान; हृदय के निलय मध्यपट (interventricular septum) की असंगतता, जिसमें चार असाधारणतायें सम्मिलित रहती है।

false or sternal ribs (फाल्स और स्टर्नल रिब्स)–वक्षक-पर्शुकायें (पसलियों)। ऐसी पसलियां (ribs) जिनके उपास्थिमय सिरे वक्षास्थि (sternum) से नहीं जड़े रहते हैं।

falx (फाल्कस)–दात्राकार; हंसियानुमा आकृति।

familial (फैमीलियल)–पारिवारिक।

family (फैमीली)–परिवार; कुटुम्ब; कुल, घराना।

(1) ऐसा समूह जो एक ही पूर्वजों (ancestors) के वंशज हों।

(2) वर्गीकरण (classification) में गण (order) या उपगण (suborder) के बाद तथा संघ शाखा (tribe) और उपकुल (subfamily) से पहले आने वाले विभाग को 'कुल' कहा जाता है। अंग्रेजी में पौधों में कुल के नाम के अन्त में aceae या केवल ae होता है तथा जन्तुओं में नाम के अन्त में idae होता है।

fang (फेंग)–(1) विषदंत; सर्पों का जहरीला दांत।

(2) दन्त मूल।

fantasy (फेन्टेसी)–स्वप्न चित्र; भ्रान्ति; मोह; मनोकल्पना।

fascia (फेसिया)–पेशी बन्धक; पिधानक; पेशी को चारों ओर से घेरने वाला बन्धक; ऊतक (connective tissue)।

fascicle (फैसिकिल)–पूली या छोटा बण्डल; पुलिन्दा।

fasciola (फेसियोला)–चपटी पट्टीनुमा आकृति।

fast (फास्ट)–वृत; उपवास; अनशन; कुछ काल तक भोजन न लेना।

fat (फैट)–वसा; मेद; चर्बी; कार्बनिक लवण जो ग्लीसिरोल मूलक C_3H_5 और फेटी अम्ल से बना होता है।

fatigue (फैटीग)–थकावट; श्रान्ति; थकान; किसी अंग की कोशिकाओं पर किसी लम्बी उत्तेजना से उत्पन्न प्रभाव।

fatigue of skeletal muscle (फैटीग ऑफ स्केलेटल मसल)–पेशी की थकावट (श्रान्ति या कलान्ति); जब पेशी बराबर उत्तेजित होने के बाद फिर उत्तेजना पाने पर भी उत्तेजित नहीं होती है तो उसे पेशी की थकावट कहा जाता है।

fauces (फासीज)–निगलक और कण्ठ के बीच का पथ।

fauna (फोना)–जन्तु समूह; किसी देश, क्षेत्र या काल में पाये जाने वाले समस्त जन्तु (जन्तु समूह)।

faveolus (फेवियोलस)–गर्तिका।

F. D.–fatal dose (एफ. डी.–फेटल डोज)–घातक (प्राणहर) मात्रा।

Fe–रसायन प्रतीक 'ferrum=iron' लोहा, आयस।

febricide (फेबिरीसाइड)–ज्वर नाशक।

febrifacient (फेब्रीफेसियेण्ट)–ज्वर कारक; ज्वर पैदा करने वाला।

febrile (फेब्रिल)–ज्वर सम्बन्धी।

febris (फेब्रिस)–ज्वर; बुखार।

fecalith (फेकलिथ)–मल पाषाण; आंत में मल का पत्थर सा बना हुआ।

faeces (फीसीज)–मल; विष्टा; टट्टी।

fecula (फेकुला)–(1) तलछट; अवसाद।

(2) माढ़ी (starch)।

fecundation (फिकण्डेसन)–निषेक; निषेचन।

fecundity (फिकनडिटी)–जनन शक्ति; बहुप्रजता; एक दफा बहुत से तथा बारम्बार बच्चे देने की शक्ति।

feeding (फीडिंग)–खाना लेना या देना; भरण।

female (फीमेल)–मादा; स्त्री; तिरिया; नारी।

feminism (फेमीनिज्म)–नारीत्व; स्त्रीत्व; नर में नारी लक्षणों का आना।

femoral (फेमोरल)–जंघीय; फीमर (जंघास्थि) सम्बन्धी।

femur (फीमर)–जंघास्थि; जांघ की हड्डी (thigh bone); यह लम्बी हड्डी वस्ति (pelvis) से जानु या धुटने (knee) तक होती है।

fenestra (फेनेस्ट्रा)–गवाक्ष; किसी हड्डी या दो हड्डियों के बीच स्थित झिल्ली या बंधक ऊतक से ढका स्थल (space)।

ferment (फरमेण्ट)–(1) खमीर।

(2) क्षोभक, (एन्जाइम)।

fermentation (फरमेन्टेसन)–क्षोभन; निक्षोभ; किण्वन; खमीर

उठाना; एन्जाइम की सहायता से जटिल कार्बन यौगिकों को सरल कार्बन यौगिकों में बदलना जैसे गन्ने के रस से सिरका बनाना; दूध का खट्टा होना आदि। कार्बनिक पदार्थों का जीवाणुओं (organisms) विशेष कर बैक्टीरिया और यीष्ट (yeast) द्वारा अपघटन–जैसे मद्य (wine) निर्माण में यीष्ट द्वारा शर्करा (sugar) का अपघटन इथाइल अल्कोहाल (ethy alcohol) और कार्बन डाइ-आक्साइड बनकार किया जाता है या सिरका (vinegar) के निर्माण हेतु इथाइल अल्कोहल का अपघटन एसिटिक अम्ल (acetic acid) बनाकर किया जाता है।

ferricyanide (फेरीसायनाइड)–[Fe(Cn)$_6$]।

ferritin (फेरीटिन)–कांच द्रव (हायलोप्लाज्म–hyaloplasm) कोशिका के आधारक पदार्थ में कलाहीन अन्तर्निष्ठ रचनाओं में से एक।

fibulare (फिबुलेर)–अन्तगुल्फिका; गुल्फ (tarsus) की समीपस्थ पंक्ति (proximal row) का बाहरी टूक या तत्व (element)।

ferrocyanide (फेरोसायनायड)–आयस (लोहा) और सायनाइड का यौगिक; Fe $(CN)_2$।

ferruginous (फेरूजीनस)–लौह युक्त।

ferrum (फेरम)–'iron' (आइरन) का लेटिन नाम; लौहा; आयस प्रतीक Fe। इसके दो प्रकार के लवण होते हैं एक जिनमें लोहा द्विसंयोजक (bivalent) होता है। इन्हें फेरस (ferrous) लवण कहते हैं जैसे फेरस कार्बोनेट ($FeCO_3$); फेरस सल्फेट ($FeSO_4$, 7 H_2 O) आदि। दूसरे जिनमें लोहा (iron) तीन संयोजक (trivalent) होता है, इन्हें फेरिक (ferric) लवण कहते हैं जैसे फेरिक क्लोरोइड ($FeCl_3$) फेरिक ग्लिसरोफोस्फेट (C_9 H_{21} FE_2 O_{18} P_3)।

fertility (फरटिलिटी)–उपाजाऊपन; उर्वरता; जनन क्षमता; जनने की शक्ति।

fertilization (फर्टिलाइजेशन)–निषेक, निषेचन; नर और नारी पुरा केन्द्रकों (pronucleus) का संयोग (union)। निषेचन दो प्रकार का होता है। (1) स्व-निषेचन (self fertilisation) जिसमें एक ही व्यक्ति से जीन आते हैं। (2) पर निषेचन (cross fertilsation) जिसमें दो विभिन्न व्यक्ति अर्थात् पितृ से जीन आकर मिलते हैं। निषेचन में दो अभिक्रियायें (aspects) होती हैं एक तो दो अगुणित (haploid) न्यूक्लियाई (nuclei) का संयोग और दूसरे एक नवीन व्यक्ति के वर्धन का समारंभन (initiation)।

निषेचन मादा के शरीर के अन्दर या बाहर होता है। जब बाहर होता है, उसे बाह्य निषेचन (external fertilisation) कहते हैं जैसे जल स्थल चर या एकाइनोडर्मेटा में। जब निषेचन मादा के शरीर के अन्दर होता है, तब उसे आन्तर निषेचन (internal fertilisatoin) कहते हैं। जैसे, अधिकांश भौमिक जन्तुओं कीट, स्तनी आदि में।

निषेचित कला (fertilisation membrane) वह कला जो डिम्ब के निषिक्त होने पर उसको घेर लेती है।

fervescence (फरवेसेन्स)–ज्वर या बुखार का बढ़ना।

fetation (फिटेसन)–भ्रूण वर्धन; गर्भ।

feticide (फेटीसाइड)–गर्भ समापन; गर्भ मर्दन।

fetid (फेटिड)–दुर्गन्ध युक्त।

fetish (फीटिश)–(1) कामोत्तेजक वस्तु।

(2) ताबीज।

fetus&-foetus (फीटस)–माता के गर्भ में वर्धित शिशु; यह शब्द मुख्यतः मानव के शिशु के लिए प्रयुक्त किया जाता है।

fever (फीवर)–ज्वर; बुखार; शरीर का तापक्रम सामान्य 98.4·F या 37·C से अधिक होना।

***algid pernicious fever* (एलजिड परनीसियस फीवर)**–हिमांगीय सांधातिक ज्वर; एक प्रकार का मलेरिया ज्वर जिसके विशेष लक्षण अत्यधिक शीतल त्वचा, अवसन्नता (collapse) और मूर्च्छा (बेहोशी) होते हैं।

***artificial fever* (आरटीफिशल फीवर)**–कृत्रिम ज्वर; वह ज्वर जो किसी उद्देश्य से विभिन्न प्रकार से जैसे मलेरिया ज्वर के कीटाणुओं का प्रवेश करा कर या विदेशीय प्रोटीन (foreign protein) का इन्जेक्शन लगाकर, लाया जाता है।

***brain fever or cerebrospinal meningitis* (ब्रेन फीवर या सेरीब्रोस्पाइनल मेनिनजाइटिस)**–मस्तिष्कीय ज्वर अथवा मस्तिष्कावरण प्रदाह।

***bullone fever* (बुल्लोन फीवर)**–फफोले वाला ज्वर।

***camp fever or typhus fever* (कैम्प फीवर या टाइफस फीवर)**–सन्निपातिक या तन्द्रिक ज्वर, एक संक्रामक रोग जो रिकेटसिया (recketsia) प्रजाति के परजीवी से होता है। इसमें मानसिक और शारीरिक दुर्बलता आती है तथा उद्भेद निकलते हैं।

***catarrhal fever or cold* (केटेहरल फीवर या कोल्ड)**–सर्दी-जुकाम के कारण ज्वर; सर्दी जनित ज्वर।

cerebrospinal fever or cerebromeningitis fever **(सेरीब्रोस्पाइनल फीवर या सेरीबोमेनिनि जाइटिस फीवर)**–मस्तिष्कावरण ज्वर।

childhood fever or puerperal fever (**चाइल्डहुड फीवर या पुअरपीरल फीवर**)–बचपन-ज्वर; कुमारावस्था ज्वर।

cantinued fever **(कन्टीन्यूड फीवर)**–निरन्तर ज्वर; ऐसा ज्वर जो 24 घंटे में 1° या 2° से अधिक बदलता नहीं है।

doulle quartan fever **(डबल क्वारटन फीवर)**–प्रत्येक तीसरे दिन आने वाला मलेरिया ज्वर।

drug fever **(ड्रग फीवर)**–दवा के कारण ज्वर।

enteric fever or typhoid (**एन्टेरिक फीवर या टाइफाइड)**–आंत्रिक ज्वर; मियादी बुखार।

epdemic catarrhal fever or influenza (एपीडेमिक **केटाहरल फीवर या इन्फलैजा)**–शीत ज्वर; बहुव्यापक श्लेष्मा ज्वर; एक प्रकार का शीत प्रधान संक्रामक ज्वर। इसमें बहुत सुस्ती, स्नायविक और मांस पेशीय वेदना इत्यादि लक्षण होते हैं।

eruptive fever **(इरपटिव फीवर)**–चर्मोद्भेद ज्वर; ऐसा ज्वर जिसमें त्वचा पर दाने निकलते हैं।

hectic fever **(हैकटिक फीवर)**–यक्ष्मा ज्वर; क्षय रोग; ठंड और कंपकंपी के साथ प्रत्येक दिन आने वाला बुखार जिसमें सबसे अधिक ताप सायंकाल के समय होता है।

intermittent fever **(इन्टरमीटेन्ट फीवर)**–सविरामी ज्वर; एक प्रकार का मलेरिया ज्वर।

malta fever (माल्टा फीवर)–एक प्रकार का बैक्टिरिया ज्वर (बुरूसीलस प्रजाति के बैक्टीरिया द्वारा फैलाया जाने वाला ज्वर)।

miliary fever **(मिलीयरी फीवर)**–बाजरे के दाने वाला ज्वर। एक संक्रामक रोग जिसमें ज्वर, पसीना तथा त्वचा पर लाल छोटे-छोटे दाने निकलते हैं।

milk fever **(मिल्क फीवर)**–स्तन ज्वर।

puerperal fever **(प्योरपीरल फीवर)**–कुमारावस्था ज्वर; प्रसवोपरान्त जच्चा को बुखार।

relapsing fever **(रिलेपसिंग फीवर)**–पुनराक्रमण ज्वर; वह ज्वर जो ठीक हो जाने पर फिर आ जाये।

remittant fever **(रेमीटेन्ट फीवर)**–स्वल्प विराम ज्वर।

rheumatic fever **(रूमेटिक फीवर)**–गठिया ज्वर।

scarlet fever **(स्कारलेट फीवर)**–तिजारी बुखार; एक प्रकार का मलेरिया जो हर तीसरे दिन आ जाता है।

thermic fever **(थरमिक फीवर)**–लू लगने से बुखार।

traumatic fever **(ट्रोमेटिक फीवर)**–आघातजनित ज्वर; जख्म या चोट लगने के कारण बुखार।

fiber (फाइबर)–रेशा; सूत्र; तन्तु लम्बे तागे या धागेनुमा कार्बन ऊतक की बनी आकृति।

fibril (फाइब्रिल)–लघुसूत्र; सूत्रिका; तन्तुक; रेशक।

fibrin (फाइब्रिन)–एक अनघुलन प्रोटीन जो रक्त को थक्का बनाने हेतु अनिवार्य है और जो थ्रोम्बिन (thrombin) के प्रभाव से फाइब्रिनोजन (fibrinogen) से बनती है।

fibrinogen (फाइब्रिनोजन)–रक्त की घुलनशील प्रोटीन जो थ्रोमबिन (thrombin) की क्रियाशीलता से फाइब्रिन बनाकर रक्त का थक्का बनाती है।

fibrocartilage (फाइब्रोकार्टीलेज)–सूत्र-उपास्थि, सूत्रोपास्थि; ऐसी उपास्थि (cartilage) जो समानांतर, घने सटे हुए कोलेजन (collagen) सूत्रों की पूलियों से बनी होती है जो उपास्थि कोशिकाओं से जगह-जगह पर पृथक् रहते हैं।

fibrocyte (फारब्रोसाइट)–सूत्र कोशिका; ऐसी कोशिकायें जो सूत्र ऊतकों को जन्म देती हैं।

fibroid (फाइब्रोयड)–सूत्रोपम; सूत्र सदृश।

fibroid (फाइब्रोमा)–सूत्र-अर्बुद।

fibrosis (फाइब्रोसिस)–सूत्र ऊतक निर्माण; तन्तु शोथ।

fibrous (फाइब्रस)–सूत्रीय; रेशेदार; तन्तुमय।

fibula (फीबुला)–बर्हिजंघास्थी; पिंडली (shin) की छोटी और बाहरी हड्डी।

fibulare (फिबुलेर)–अन्तगुल्फिका; गुल्फ (tarsus) की समीपस्थ पंक्ति (proximal row) का बाहरी टूक या तत्व (element)।

field (फील्ड)–क्षेत्र; मैदान; खेत; सीमित स्थान (क्षेत्र); सूक्ष्मदर्शी से देखे जाने वाले स्लाइड का वह क्षेत्र जो एक दफा में लेन्स में से होकर देखा जा सके।

auditory field **(ऑडिटरी फील्ड)**–वह क्षेत्र जहां से ध्वनि कान द्वारा ग्रहण की जा सके।

figure (फिगर)–(1) रूप; आकार; आकृति; चित्र; रेखाचित्र; आरेख।

(2) अंक; राशि।

filament (फिलामेन्ट)–सूक्ष्म सूत्र या तन्तु।

filaria (फाइलेरिया)–गोलपरजीवी कृमियों के एक वंश का

नाम।

filial cell (फिलियल सैल)–संतान कोशिका।

filial generation (फिलियल जनरेशन)–संतति श्रेणी (पीढ़ी); संतातिय पीढ़ी।

filal regression (फिलियल रिग्रेसन)–संतति परावर्तन; संतानीय प्रतिक्रमण; प्रमुख पितरों (outstanding parents) से उत्पन्न संतति (offspring) की अपने लक्षणों में जाति प्रकार (species) को सामान्य अवस्था (average) की ओर लौट जाने वाली प्रवृत्ति (tendency)।

filling (फिलिंग)–भराव; भराई।

film (फिल्म)–(1) पतली तह; परत, पटल।
(2) फिल्म (सिनेमा, फोटोग्राफी)।

filter (फिल्टर)–छानना; निस्पन्दक; फिल्टर; किन्हीं तत्वों को पृथक करने की विधि, जैसे घोल में से ठोस कणों को छानकर अलहदा करना; प्रकाश पुंज में से शीशा लगाकर विभिन्न तरंग-दैर्ध्य (wave length) की किरणों को अलहदा करना।

filter passers (फिलटर पार्सस)–निस्पंदी अंगी; ऐसे अंगी जो चालनी में से निकल जाते हैं।

filterable (फिल्टरेबिल)–छानने योग्य; ऐसा घोल जो चालनी द्वारा छाना जा सके।

filtrable virus (फिलटरेबिल वाइरस)–निस्पंदी वाइरस (विषाणु)।

filum (फाइलम)–सूत्राकार; तागे जैसा महीन।

filum terminale (फाइलम टरमीनेल)–सुषुम्नांत; सुषुम्ना का अन्तिम भाग।

finfold of Gegenbaur (फिनफोल्ड ऑफ गेगनबोर)–गेगेनबारे (वैज्ञानिक) का क्षेपणीनुमा भांज; कशेरूकों के अवयवों का काल्पनिक उद्‌गम स्थल।

finger (फिंगर)–उंगली; हस्तांगुलि; हाथ की पांच उंगलियों में से एक।

fire (फायर)–आग; अग्नि।

first aid (फर्स्ट एड)–प्रथम चिकित्सा।

fisson (फिशन)–विखण्डन; भंजन किसी वस्तु या कोशिका का दो या अधिक भागों में विभक्त होना।

fissure (फिशर)–दरार; दरण; विदर; फटन।

fistula (फिस्टूला)–नासूर।

fit (फिट)–(1) दौरा; मूर्छा; आवेश।
(2) स्वस्थ

fix, fixing (फिक्स, फिक्सिंग)–दृढ़ करना; संस्थापन करना। सजीव ऊतकों को रासायनिक विधि से तैयार कर यथावत रूप से स्थापित करना।

flagellate (फ्लैजिलैट)–कशी; कशाधारी (जन्तु विशेष) कशामी।

flagellum (फलैनिलम)–कशातन्त्र; कोशिका में से सूत्राकार कोशिका प्रदव्य (cytoplasm) प्रक्षेप (projection)।

flank (फ्लैंक)–पार्श्व; बगल; बाजू।

flap (फ्लैप)–पल्ला; उत्क्षेप।

flask (फ्लास्क)–पलिधि; काँच की लम्बी गर्दन की गोल या त्रिकोणक बोतल जिनका प्रयोग प्रयोगशालाओं में अधिकतर चीजों को गर्म करने हेतु किया जाता है।

flatfoot (फ्लैटफुट)–चपटा तलुए वाला पाँव; ऐसा पाद तल जिसमें सामान्य मेहराव या चाप (arch) नहीं होती है।

flatulence (फ्लैटुलेन्स)–उदर-वायु; आमाशय या आंत में अत्यधिक गैस होने के कारण उदर का फूला होना।

flatworm (फ्लैटवर्म)–पट्टाकृमि; चपटे कृमि।

flav(o) (फ्लैव (ओ)–"पीत या पीला" अर्थ का पूर्व शब्द।

flavedo (फ्लैवीडो)–पीलापन।

flavin (फ्लेबिन)–पीले रंग के नाइट्रोजन युक्त रंजक पदार्थ जो पानी में घुलनशील होते हैं। इसका दूसरा नाम लायोक्रोम (lyochrome) भी है। जिसका अर्थ होता है कोशिकाओं का जल घुलनशी पीला रंग।

flavism (फ्लैविज्म)–बालों का पीलापन।

flavone (फ्लैवोन)–एक पीला रसायन C_{15} H_{10} O_2 जिसका प्रयोग पीला रंग देने के लिए होता है।

flaxeed (फ्लैक्ससीड)–अलसी (linseed); तीसी।

flea (फ्ली)–पिस्सू; एक छोटा पंखहीन; चुभोकर चूसने वाले मुखावयव वाला कीट, जो पक्षियों और स्तनी पर वाह्य परजीवी होता है।

flesh (फ्लैस)–(1) मांस; गोश्त; आमिष। (2) गूदा; पौधों और जन्तुओं का मुलायम ऊतक।

flex (फ्लैक्स)–मोड़ना; झुकाना।

flexibility (फ्लैक्सीबिलिटी)–लचीलापन; लचक; नमनता।

flexion (फ्लैक्सन)–मोड़; नमन, आकुंचन।

flexure (फ्लैक्सर)–वकता; घुमाव।

floccose (फ्लोकोस)–ऊन सदृश; ऊर्णाभी।

flocculent (फ्लोकुलेन्ट)–ऊर्णी; ऊनी; रोमिल।

flocculus (फ्लोकुलस)–गुच्छा, गुम्फिका; ऊर्णी सेरेबिलम (cerebellum) के प्रत्येक पार्श्वीय दल (lateral lobe) पर

स्थित एक छोटा सा गुच्छा।

flora (फ्लोरा)–वनस्पति समूह; किसी देश, क्षेत्र या काल में पाये जाने वाले समस्त पौधे (वनस्पति)।

floz (फ्लोज)–फ्लूइड औंस; 1 फ्लूइड औंस =30 ml.

fluctuation (फ्लक्चुएसन)–घटने-वढ़ने की दशा; घटाव-बढ़ाव; किसी स्थिति या दशा का बराबर बदलना या बदलते रहना।

fluid (फ्लूइड)–तरल; पदार्थ का एक रूप; जो ऐसे परमाणु का बना होता है जो सीमा के अन्दर गति कर सकते हैं तथा जिस पात्र में डाले जायें उसका आकार लेलें।

flumen (फ्लूमेन)–धारा; रेखा; अवनलिका।

fluoresein (फ्लोरोसीन)–नारंगी-लाल रंग का चूर्ण; C_{20} H_{12} O_4 ।

fluorescence (फ्लोरेसेन्स)–प्रतिदीप्ति; किसी अन्य श्रोत (source) से प्राप्त प्रकाश का शोषण कर पुनः उसका विकिरण करना।

fluorine (फ्लोरीन)–रसायनिक तत्व प्रतीक F; तालिका में 9वां स्थान। शरीर में दाँत के ऊपर की इनेमिल (enamel) में इसकी पर्याप्त मात्रा होती है। अस्थि में भी कैल्शियम फ्लोराइड (CaF_2) के रूप में होता है।

flush (फ्लश)–गर्दन व चेहरे की लालामी (लालिमा); लाल हो जाना।

flutter (फ्लटर)–छटपटाना; फड़फड़ाना; घबराहट।

flux (फ्लैक्श)–(1) अस्थायी दशा; वह प्रकार (species) जो अभी तक स्थायी (stable) न हो पाई हो। (2) निरन्तर गति या परिवर्तन। (3) स्राव (discharge) ।

fly (फ्लाई)–मक्खी; मक्षिका।

focus (फोकस)–नाभि; केन्द्र बिन्दु; किरण केन्द्र ध्वनि या प्रकाश की किरणों की अभिबिन्दुता (convergence), एक बिन्दु पर आकर मिल जाना।

foe (फो)–दुश्मन; शत्रु; बैरी।

fog (फोग)–कुहरा; कोहरा; ऐसा कलिल तन्त्र (colloid system), जिसमें गैस में तरल के कण छितरे (बिखरे) होते हैं।

foil (फोइल)–पत्रक; धातु की बहुत पतली चादर; पन्नी।

folic acid (फोलिक एसिड)–फोलिक अम्ल, इसका विस्तृत नाम टीरोग्लूटेमिक अम्ल (ptero glutamic acid) और संक्षेप में केवल पी जी ए (P.G.A), रसायनिक सूत्र C_{19} H_{19} N_7 O_6 । यह पीला, जल में आंशिक घुलनशील तथा प्रकाश से नष्ट होने वाला होता है।

fold (फोल्ड)–वलय; भाँज; सिलवट; शिकन; प्लेट; तह।

folium (फोलियम)–सेरेविलम (प्रमस्तिष्क) में एक चपटी रचना, जिसके पार्श्वीय भाग (lateral part) बढ़ कर उर्ध्व चन्द्रार्ध पाली बनाते हैं।

follicle (फोलिकिल)–कोषक; कूप; गर्त; पुटक; रोम (hair) या डिम्ब कूप।

fomes (फोमेज)–अजैविक वस्तु या पिंड जिस पर रोगोत्पादक कीटाणु (वस्तु) रखे जाते हैं।

fontanelle or fontanel (फोन्टानिल्ले और फोन्टानल)–रन्ध्र; कलाँतराल; कपाल की अस्थियों में कलायुक्त या कला से ढके हुए रन्ध्र या दरार (gap) ।

fonticulus (फोन्टीकुलस)–(1) रन्ध्र। (2) स्टर्नम के अग्रछोर का गर्त। (3) जुगुलर भंग या काट (notch) ।

food (फूड)–खाद्य; खाना; भोजन; आहार; पोषण पदार्थ; अन्न।

foot (फुट)–पाँव; पाद; पैर; चरण; गतिकारी अंग (जन्तुओं में)।

foramen (फोरामैन)–अस्थिछिद्र; रन्धक।

foramen of Monro (फोरामैन आफ मोनरो)–मोनरो (वैज्ञानिक) का छिद्र।

formen magnum (फोरामन मैगनम)–महा छिद्र (कपाल का), जिसमें होकर सुषुम्ना मस्तिष्क से मिलती है।

formen obturator (फोरामन ओबटूरेटर)–गवाक्ष; छिद्र; श्रोणि रन्ध्र।

foramen ovale (फोरामेन ओवेल)–अण्डाकार छिद्र (हृदय का)।

force (फोर्स)–शक्ति; बल; ताकत; जोर।

forceps (फोरसैप्स)–चिमटी; संदश; सदशिका।

forceps major (फेरसैप्स मेजर)–दीर्घ संदशिक तन्त्रिका सूत्र; मस्तिष्क के कलॉसम पिण्ड के पश्च घुमाव के तंत्रिका सूत्र (splenium curve) ।

forcep minor (फोरसॅप्स माइनर)–लघु संदशिका तंत्रिका सूत्र; मस्तिष्क के क्लोसम पिण्ड के अग्र तट जेनू घुमाव (genu curve) के तंत्रिका सूत्र।

forearm (फोरआर्म)–अग्रबाहु; प्रकोष्ठ; बाजू या बांह का कोहनी से कलाई तक का भाग।

forebrain (फोरब्रेन)–अग्रमस्तिष्क।

forefinger (फोर फिगर)–तर्जनी।

foregut (फोरगट)–अग्रांत्र।

forehead (फोरहैड)–ललाट; आँखों से ऊपर सिर का भाग।

foreskin (फोरस्किन)–शिश्न मुण्डच्छद; शिशनाग्र त्वचा।

formaldehyde (फोर्मएल्डीहाइड)–एक गैसीय यौगिक; CH_2O; एक अत्यधिक रोगाणु नाशक रसायन; जन्तु या वनस्पति ऊतकों को सड़ने गलने से बचाने के लिए इसके घोल (40 प्रतिशत) का प्रयोग किया जाता है जिसे फोर्मेलिन (formalin) या फोर्मोल (formol) कहा जाता है।

formation (फोर्मेशन)–निर्माण; बनाना; विरचन।

formula (फोरमूला)–सूत्र; संख्या या विन्यास बनाने हेतु सूत्र। chemical formula- रसायनिक सूत्र; dental formula- दन्त सूत्र; दन्त विन्यास सूत्र। स्थायी दांत i 2/2, c 1/1, pm 2/2, m 2/2 = 32 दूध के दांत i 2/2, c 1/1, m 2/2 = 20; digital formula उंगली या अंगुल सूत्र; हाथ की उुगली 374727571 या 372747571, पाँव की उुगली 172737475 या 27173745; vertebral formula- कशेरू सूत्र; जैसे मनव में $C_7\ T_{12}\ L_5\ S_5 = 33$ ।

fornix (फोरनिक्स)–फॉनिक्स; चापिका।

fossa (फोसा)–खात; शरीर के ऐसे गर्त (खात) के लिए यह शब्द इस्तेमाल किया जाता है यह किसी अन्य आकृति या संरचना के सम्पर्क में आते हैं।

fossette (फोसेट)–खातिका।

foulage (फाउलेज)–मालिश में पेशियों का दबाना।

foundation (फाउन्डेसन)–आधार; नींव; बुनियाद।

fovea (फोविया)–छोटा गड्ढा; अन्दर का दबा हुआ स्थल।

fracture (फ्रेकचर)–टूटना; भंजन; भंग; जैसे हड्डी का टूटना।

articular fracture **(आरटीकुलर फ्रेक्चर)**–सन्धि प्रविष्ठ अस्थि भंज्जन; ऐसी हड्डी का टूटना जो सन्धि में घुस जाये।

avulation fracture **(एवूलेशन फ्रेक्चर)**–विदीर्ण अस्थि भंजन;

chip fracture **(चिप फ्रेकचर)**–किसी हड्डी का टुकडा टूटना।

closed fracture or simple fracture **(क्लोज्ड़ फ्रेकचर या सिमपिल फ्रेकचर)**–साधारण हड्डी का टूटना।

colles fracture **(कोलिस फ्रेकचर)**–हाथ के बर्हिप्रकोष्ठास्थि; रेडियस (radius) का दूरस्थ छोर पर सन्धि तल के नजदीक से टूटना।

comminuted fracture **(कमीन्यूटेड फ्रेकचर)**–पच्चर अस्थि भंजन।

complete fracture **(कम्पलीट फ्रेकचर)**–पूर्ण अस्थि भंजन।

complicated fracture **(कम्लीकेटेड फ्रेकचर)**–पेचीदा अस्थि भंज्जन; जिसमें हड्डी के साथ आसपास के अंगों की भी क्षति हुई हो।

compound ftacture **(कम्पाउन्ड फ्रेकचर)**–संयुक्त अस्थि भंजन।

dentate ftacture **(डेन्टेट फ्रेकचर)**–दन्तुर अस्थि भंजन; हड्डी के टूटे हुए हिस्से टेढ़े मेढ़े होवें।

double fracture **(डबल फ्रेकचर)**–दोहरा अस्थि भंजन; एक ही हड्डी दो जगह से टूटी होवें।

fisured fracture **(फिशर्ड फ्रेकचर)**–दरारी अस्थि भंजन।

green stick fracture **(ग्रीन स्टिक फ्रेकचर)**–अधूरा अस्थि भंजन; किसी लम्बी हड्डी का अधूरा टूटना।

impacted fracture **(इम्पैक्टेड फ्रेकचर)**–टक्करी अस्थि भंजन; ऐसा अस्थि भंजन जिसमें एक टूटा हिस्सा दूसरे टूटे हुए हिस्से में घुसा हुआ हो।

incomplete fracture **(इनकम्पलीट फ्रेकचर)**–अपूर्ण अस्थि भंजन;

intracapsular fracture **(इन्टराकैपसूलर फ्रेकचर)**–कोषिकानतरी अस्थि भंजन।

march fracture **(मार्च फ्रेकचर)**–प्रपादास्थि (मेटाटारसस metatarsus) भंजन।

multiple fracture **(मल्टीपिल फ्रेकचर)**–बहु अस्थि भंजन; एक अस्थि का कई स्थलों से टूटना अथवा एक से अधिक अस्थियों का टूटना।

Pott's fracture **(पोट्स फ्रेकचर)**–पोट (वैज्ञानिक का नाम) टाँग की एक हड्डी टिबिको फिबुला (tibio fibula) की निचली सन्धि का टूटना।

simple fracture **(सिमपिल फ्रेकचर)**–साधारण अस्थि भंजन।

spontaneous fracture **(इसपोन्टेनियस फ्रेकचर)**–स्व अस्थि भंजन; अपने आप अस्थि का टूट जाना।

united fracture **(यूनाइटेड फ्रेकचर)**–संयुक्त अस्थि भंजन; ऐसा अस्थि भंजन जिसमें सामान्य समय व्यतीत हो जाने के पश्चात भी अस्थि जुड़ न सके।

fragility (फ्रेजीलिटी)–भुरभुरापन; तुरनत टूटने की आदत।

fragmentation (फ्रेगमेन्टेसन)–टुकड़े होना; विखण्डन।

frame (फ्रेम)–सख्त सहारा देने वाली आकृति; ढाँचा; पंजर (शरीर का)।

freckle (फ्रेकिल)–चकत्ता; त्वचा पर मेलेनिन कणों (melanin granules) के इकट्ठा हो जाने के कारण उत्पन्न धब्बा (निशान या चकता)।

freemartin (फ्रीमार्टिन)–स्वतन्त्र मादा जुड़वाँ; स्वइच्छाचारी मादा; ऐसी मादा बछिया जो नर बछड़े के साथ जुड़वाँ पैदा होती है जिससे इनमें जनने की क्षमता नहीं होती है। इनको अंग्रेजी में फ्रीमारटिन (freemartin) की संज्ञा दी जाती है।

frenulum (फ्रेनुलम)–गति अवरोधक भांज; ऐसा त्वक (integument) या श्लैष्मिक कला की भांज (fold) जो किसी अंग या हिस्से की गति को सीमित या रोक देता है।

frequency (फ्रीक्वेंसी)–बारम्बारता; आवृत्ति।

friable (फ्राइएबिल)–टूटने वाला; आसानी से टुकड़े-टुकड़े हो जाना।

friction (फ्रीक्सन)–(1) रगड़; घर्षण। (2) मनमुटाव।

frigidity (फ्रीजिडि)–निरूत्साहपन; उदासीनता; निर्मदता; मंद कामता; ऐसी मादा जिसकी रति आंशिक या पूर्णरूप से न जगाई जा सके।

frog (फ्रोग)–(1) मेंढ़क। (2) घोड़े के पाँव के तलुए पर का बटा हुआ (द्वशाखित) श्रृंगीय पदार्थ का पट्ट (band)।

frons (फ्रोन्स)–ललाट; ललाटिका।

frontal (फ्रेन्टल)–ललाट सम्बन्धी; मस्तिष्कीय।

frost (फ्रोस्ट)–कोहरा; कुहरा६ जमी हुई या वाष्प बनी ओस (dew)।

frost bite (फ्रोस्ट बाइट)–शीत दंश; हिमदाह; शीतक्षत।

fructivorous (फ्रक्टीवोरस)–फल भोजी, फल खाने वाले भक्षी; फलाहारी।

fructose (फ्रकटोज)–$C_6 H_{12} O_6$; रवेदार सफेद यौगिक शर्करा।

fruit (फ्रूट)–फल; किसी फूल पौधे की बीज युक्त परिपक्व डिम्बाशय (ovary)।

frustation (फ्रसटेसन)–नैराश्य; हार; पराजय; आशा में भंग।

FSH-follicle-stimulating hormone (एफ एस एच–फोलीकिल–स्टीमुलैटिंग हार्मोन)–पुटक उत्तेजीय हार्मोन (उद्दीपक)।

fuchsin (फुक्सिन)–लाल रंजक (जीवाणु नाशक लक्षणों युक्त)।

***acid fuchsin* (एसिड फक्सिन)**–अम्लीय फुकसिन; इसका प्रयोग जीव विज्ञान प्रयोगशालाओं के जैवी ऊतकों को रंग कर सूक्ष्मदर्शी से निरीक्षण व अध्ययन हेतु होता है।

***basic fuchsin* (बैसिक फक्सिन)**–क्षारीय फुकसिन; इस यौगिक का प्रयोग फफूँदी नाशी (antifungal) घोलों में किया जाता है।

fugacity (फुगैसिटी)–क्षणभंगुरता; पदार्थ में से गैस या तरल के रूप में बाहर निकल जाने का स्वभाव।

fulminate (फलमीनेट)–कड़कना; कौंधना; फटना; गरजना; अत्यधिक जोर से फूटना।

fumigation (फ्यूमीगेसन)–धूमन; धूम्रीकरण; धुआँ देना; किसी जीवाणुनाशक पदार्थ अथवा सुगन्धित पदार्थ का धुवां देना।

function (फंकसन)–कार्य; क्रिया; व्यापार; वृत्ति।

fundament (फंडामेन्ट) (1) आधार। (2) चूतड़, गुदा और उसके आसपास के भाग।

fundiform (फंडीफोर्म)–शिकोपम; गोफणकार।

fundus (फंडस)–अंगमूल; फन्डस; आधार या तल; जैसे fundus uteri गर्भाशय मूल; चक्षु गोलक के पीछे का अंदुरूनी भाग; मूत्राशय का पश्च भाग आदि।

fungus –(फंगस)–कवक; फफूँदी; खुमी।

funiculas (फ्यूनीकुलस)–रज्जुका; सुपुम्ना के श्वेत पदार्थ का कोई एक अधरीय; पार्श्वीय या पृष्ठीय स्तम्भ।

funnel (फनल)–कीप।

furca (फरका)–करंघ, द्विशिख, सिरे पर दो भागों में बटी हुई रचना।

furcal (फरकल)–द्विशाखित; दो भागों में बटा हुआ।

furor (फरोर)–नाराजगी; गुस्सा; प्रकोप।

furrow (फरो)–खाँच; सीता; कूँड; हल रेखा।

fused (फ्यूज्ड)–संलयित; संलीन।

fusion (फ्यूजन)–संलय; संगलन; संयोजन; विलय।

fusion nucleus (फ्यूजन न्यूक्लियस)–संयुक्तीय न्यूक्लियस।

futile (घटाइल)–व्यर्थ; निरर्थक।

future (फ्यूचर)–भविष्य; आइन्दा।

fuzz (फज)–फज या फल्की कोट (fluffy coat); कोमल आवरण; रूई सदृश कोमल आवरण जो ग्लाइको प्रोटीन (glyco protein) का बना होता है।

G

G–प्रतीक ग्राम (gram)।

gag (गेग)–मुंह को खुला रखने का यंत्र; प्रतिबन्ध; ठेंठी या ठेपी; ऐसी यांत्रिक रोक जिससे मुंह बन्द न हो सके।

gait (गेट)–चाल या चाल चलने का ढंग।

galactase (गेलकटेज)–एक एन्जाइम विशेष जो पनीर (cheese) को पकाता है।

galactic (गेलकटिक)–दूध सम्बन्धी।

galactin (गेलकटिन)–दूध में पाया जने वाला प्रमुख तत्व; दुग्धोद्दीपक।

galactocele (गेलेक्टोसील)–दुग्ध वाहिनी पुटी; कभी-कभी दुग्ध वाहिनी (lactiferrous duct) अवरूद्ध हो जाने से फूल जाती है तथा उसमें पुटी (cyst) बन जाती है, जिसे दुग्ध वाहिनी पुटी (galactocele) कहा जाता है।

galactophagus (गेलकटोफेगस)–दुग्धारी; दूध पर निर्वाह करने वाला।

galactopoietic (गेलकटोपोइटिक)–दुग्धोत्पादन से सम्बन्धित।

galactopyra (गेलकटोपाइरा)–दुग्ध ज्वर।

galactorrhea (गेलकटोरहिया)–दुग्ध ग्रन्थि द्वारा अधिक दूध का स्राव।

galactoschesis (गेलकटोस्केसिस)–दूध का स्राव कम हो जाना; दूध का बनना कम होना।

galactose (गेलकटोज)–दुग्ध शर्करा; गैलेक्टोस।

galactosis (गेलौकटोसिस)–दुग्ध निर्माण।

galactostesis (गेलकटोस्टेसिस)–(1) दूध का स्राव बन्द हो जाना। (2) आसाधारण दूध का इकट्ठा हो जाना।

galactotoxin (गेलकटोटोक्सिन)–सूक्ष्मांगी की वृद्धि से दूध में उत्पन्न विष।

galea (गेलिया)–उष्णीष; शिरस्त्राण; टोपनुमा आकृति।

galenics (गैलेनिक्स)–वनस्पति से बनने वाली औषधि दवा।

galeophilia (गैलियोफिलिया)–बिल्लियों के लिए अत्यधिक प्रेम।

gall bladder (गाल ब्लैडर)–पित्तकोष पित्ताशय; गाल ब्लैडर; यकृत (liver) के पश्चतल पर स्थित नाश-पाती के आकार की थैली जिसमें पित्त (bile) इकट्ठा होता है।

gallon (गैलन)–तरल का एक नाप जो चार कवार्टस (quarts) या 3.785 लिटर के बराबर होता है।

gallstone (गालस्टोन)–पित्त कोष या पित्त नली पथरी।

galvanometer (गालवेनोमीटर)–बिजली नापने का एक यंत्र; विद्युत मापक यंत्र।

galvanosurgery (गालवेनोसर्जरी)–बिजली द्वारा सम्पन्न सर्जरी।

galvanotaxis, galvanotropism (गालवेनोटेक्सिस, गालवेनोट्रोपिज्म)–विद्युतवृत्ति।

gamete (गैमीट)–निषेकाणु; जन्यु। वह उत्पादन कोशिका जिसका न्यूक्लियस दूसरे गैमीट (युग्मनज) बनाता हे और जो वर्धित होकर नवीन व्यक्ति का रूप लेता है। ये मादा युग्मक (डिम्ब) और नर युग्मक (शुक्राणु) होते हैं। यह संलयित होकर युग्मनज (जाइगोट) बनाते हैं। कुछ जन्तु और पौधे ऐसा युग्मक (जो मादा होता है) बनाते हैं जो बिना निषेक के, जैसे अनिषेक जनन (parthenogensis) में नवीन व्यक्ति वर्धित हो जाते हैं। ऐसे युग्मक दुगुणित (diploid) होते हैं।

gametic-(Gk, gametes, spous) **(गैमेटिक)**–जान्यव; जान्यविक; युग्मकी।

gametids-(Gk, gametes, spouse) **(गैमेटिड्स)**–प्रजन्युज; प्रमुख जन्युज जो जन्यु (gametes) बन जाता है।

gametoblast-(Gk, gametes, spouse; blastos, bud) **(गैमीटोब्लास्ट)**–जन्युज।

gametocyst (गैमीटोसिस्ट)–(Gk, gametes, spouse kys-tis, blader)–जन्यु कोषिका।

gametocyte–(Gk, gametes, spouse; kytos, hollow) **(गैमीटोसाइट)**–जनन कोषिका; जन्यु मातृ काषिका; युग्मक जनक।

gametogenic-(Gk, gametes, spouse genos, descent) **(गैमोटोजेनि)**स्वविभिन्नतायें; युग्मक के गुण सूत्रों के स्वपरिवर्तनों से आने वाली विभिन्नतायें।

gametogenesis (गैमीटोजेनेसिस)–जन्यु जनन; जन्यु उत्पादन।

gametology (गैमीटोलोजी)–जन्यु विज्ञान।

gamma (गामा)–ग्रीक वर्णमाला का तृतीय शब्द।

gamogenesis (गैमोजेनेसिस)–लैंगिक उत्पादन।

ganglion (गेंगलियन)–गुच्छिका; तंत्रिका-उपकेन्द्र; गण्डक; केन्द्रीय

तंत्रिका तंत्र के बाहर घूसर पदार्थ का बना तंत्रिका कोशिकाओं का पुंज जिससे तंत्रिका सूत्र निकलते है।

aberrent ganglion **(एबेरेन्ट गैंगलिया)**–विपथी गैंगलिया; अपने स्थान से हटा हुआ गैंगलिया; प्रथम युग्म ग्रीवा तंत्रिकाओं (cervical nerves) के गैंगलिया अनुपस्थित होते हैं, उनके स्थान पर छोटे विपथी गैंगलिया (aberrant ganglia) उर्ध्व ग्रीवा तंत्रिकाओं (upper cervical nerves) के पृष्ठ मूल (dorsal roots) पर तंत्रिका कोशिकाओं के पुंज पाये जाते हैं, जो विपथी गैंगलिया (aberrant ganglia) होते हैं।

accessory ganglia **(ऐसेसरी गैंगलिया)**–सहायी गैंगलिया (गण्ड); सहायी तंत्रिका; (accessory nerve) पर पाया जाने वाला गै ।गलिया कोशिकायें (ganglion cells) से बना गैंगलिया।

autonomic ganglia **(ऑटोनोमिक गैंगलिया)**–स्वनिर्देशक तंत्र का गैंगलिया (गण्ड)।

ciliary ganglia **(सिलियरी गैंगलिया)**–पक्ष्माभिकी गैंगलिया।

Gasserian ganglion **(गसेरियन गैंगलियन)**–गसेरियन (जर्मन वैज्ञानिक) गैंगलियन।

gangosa (गैंगोसा)–कण्ठ; नासा और चेहरे का विनाशकारी फोड़ा (व्रण—ulcer)।

gangrene (गैंगरीन)–विगलन; ऊतक नाशक; गलन।

gap (गैप)–छोटा सा फासला; दरार; अन्तराल; खाली जगह।

gape (गेप)–मुँह फैलाना; जंभाई; मुँह की फाड़; जंभ मुँह का फैलाव।

gargle (गारगिल)–गरारा; कुल्ला या कुल्ली।

gas (गैसकिन)–गैस।

gas embolism (गैस इम्बोलिज्म)–गेस अवरूद्धता; नाइट्रोजन बुलबुलों के एकत्रित होने से रक्त कोशिकाओं का पथ अवरूद्ध हो जाता हे जिससे गैस अवरूद्धता आती है। इससे रक्त परिवहन में कमी आती है तथा स्थान विशेष पर दर्द महसूस होता है।

gaskin (गैसकिन)–घोड़े की जाँघ।

gaster (गैसटर)–आमाशय।

gastro (गैस्ट्रो)–'आमाशय' अर्थ का शब्द।

gastralgia (गैस्ट्रालजिया)–पेट का दर्द।

gastrectomy (गैस्ट्रकटोमी)–पेट को काटकर बाहर निकालना।

gastric (गैस्ट्रिक)–आमाशय या पाचन सम्बन्धी; जठरीय।

gastric juice (गैस्ट्रिक जूस)–आमाशयिक रस; आमाशय के पाचक रस; जठरीय रस; इसमें कई एन्जाइम, पेपसिन (pepsin) रेनिन (renin) और लाइपैज (lipase) होते हैं। पेपसिन, हाइड्रोक्लोरिक अम्ल (नमक के तेजाब) के साथ मिलकर प्रोटीन को पेपटोन (peptone) , रेनिन दूध के कैसीनोजन को गाढ़ा और लाइपेज बसा का पाचन कराता है। आमाशयिक रस द्वारा ही कुछ विषैले पदार्थ जैसे विष, धातु, अल्केलोइड्स (alkaloides) आदि विसर्जित होते हैं।

gastric movement (गैस्ट्रिक मूव्मेन्ट)–आमाशयिक भित्तिगति; भोजन लेने के बाद अर्थात् पेट में भोजन पहुँचने पर आमाशय भित्ति में तीन प्रकार की गति होती है : (1) परिकुंचन या क्रमानुकंचन तरंग गति (peristaltic movements), (2) पाइलोरस गुहा के अन्तिम छोर का आकुंचन (systolic contractions of the terminal antrum); (3) अंगमूल (fundus) और शरीर के माप में कमी के कारण उत्पन्न गति (diminution in the size of the fundus and body) ।

gastricism (गैस्ट्रसिज्म)–जठरीय विकार।

gastrin (गैस्ट्रीन)–एक रस (उद्दीपक)—जो आमाशयिक ग्रन्थियों को थूक से उत्पन्न पदार्थों के प्रभाव से स्राव करने को उत्साहित करता है।

gastritis (गैस्ट्राइटिस)–जठर-शोथ; आमाशय का सूजना।

gastrogenic (गैस्ट्रोजेनिक)–आमाशय से आरम्भ होने वाली।

gastrorrhea (गैस्ट्रोरहिया)–आमाशय ग्रन्थियों द्वार अत्यधिक स्राव।

gastrula (गैस्ट्रूला)–द्विस्तर भ्रूण; गैस्ट्रला।

gastrulation-(Gk. gaster, stomach) **(गैस्ट्रूलेसन)**– द्विस्तर-निर्माण; गैस्ट्रूला-भवन; एक स्तर (blastula) अवस्था से द्विस्तर (gastrula) का बनना। भ्रूण वर्धन में विदलन काल (cleavage period) के अन्त होने पर कोशिकाओं का निश्चित स्थान में आना जिनसे भावी आन्तरिक अंगों का निर्माण होता है। सम्भावित आन्तरिक अंगों का द्विस्तरीकरण दो कोशिका स्तरों—अन्तः चर्म (endoderm) और मध्य चर्म (mesoderm) में अधिक होता है। बाह्य चर्म जो भावी बाह्य स्तर होता है और जो भविष्य में तन्त्रिका तन्त्र को जन्म देता है और पुनर्व्यवस्थित होकर आन्तरिक स्थान ले लेता है।

gaucher's dissease (गाऊचर्सडिजीज)–तिल्ली (स्पलीन spleen) बढ़ने का रोग; यह रोग यकृत और लसीका कांडों

(lymph nodes) में भी पाया जाता है।

gauze (गौज)–महीन छन्ना वस्त्र या जाली।

gavage (गेवेज)–पेट में नली डाल कर खिलाना।

gel (जैल)–पानी में अनघुलनशील पदार्थ का प्रलंबित हुआ गाढ़ा घोल; कलिल घोल।

gelatin (जिलेटिन)–शिलिष; पशुओं के ऊतक से प्राप्त चिपचिपा सरेससम पदार्थ।

gelation (जिलेसन)–पानी में अनघुलनशील पदार्थ के प्रलंबित हुए पतले घोल-सोल (sol) को गाढ़े घोल (जैल) में बदलना।

gemmation (गिम्मेसन)–कलिकोत्पादन, ऐसी उद्‌वृद्धि जिनके द्वारा पौधे या जन्तुओं में नये व्यक्ति बन जाते हैं।

gemmule (जेम्यूल)–दायकण।

genal (जीनल)–पोल सम्बन्धी।

gender (जेंडर)–लिंग; लिंग के आधार पर विभाजन।

gene (जीन)–परम्परा कण; क्रोमोसोम (गुणमूत्र) के अर्न्तगत विद्यमान वंश परम्परा (heredity) निर्धारित करने वाली इकाइयाँ। जीन की परिभाषा-जीन (gene) की कार्य की इकाई समपार या सिस्ट्रोन (cistron) होती है। यह वह डी एन ए की लम्बाई होती है जो आर एन ए बनाती है और यह आर एन ए विशिष्ट पोलीपेप्टाइड शृंखला (polypeptide chain) का निर्माण करती है, जिससे कोशिका या जीव की आर्थिक व्यवस्था सम्पन्न होती है। अतः जीन गुण सूत्र (क्रोमोसोम) की एक छोटी लम्बाई होती हे जो विशिष्ट लक्षणों के समुदाय को मुख्यतः प्रभावित करती है। यह गुण सूत्र की लम्बाई तथा लक्षणों का समुदाय एक इकाई बनाते हैं क्योंकि डी एन ए की लम्बाई के अंदर जो भी उत्परिवर्तन (mutation) होता है वह समस्त लक्षण समुदाय को प्रभावित करता है। डी एन ए के अन्दर इस प्रकार की कार्य की इकाई इस कारण होती है कि प्रत्येक जीन एक बड़े संरचना जीन से सम्बन्धित होता है जिससे प्रोटीन संश्लेषण में ठीक एक प्रकार के अमीनो अम्ल (amino acid) द्वारा एक विशिष्ट पोलीपेप्टाइड श्रृंखला ही बनती है। जीव का डी एन ए कई भिन्न जीन का बना होता हे वर्धन में प्रत्येक जीन बराबर पुनरावृत्ति करता है और जब जीव में उत्परिवर्तन आ जाता है तब इसकी बदली हुई आकृति पुनः पूर्व की तरह पुनरावृत्ति करती है और यदि यह एक संरचन जीन होता है तो इससे एक प्रोटीन बनता है जिसमें अमीनो अम्ल (amino acid) का अनुक्रम बदला हुआ होता है। इस प्रकार उत्परिवर्तित जीन और आदि रूपक जीन एक दूसरे के विकल्पी (एलील) होते हैं।

जीन एक आनुवंशिक कारक (hereditary factor)–कुल सम्बन्धी जीवों में पायी जाने वाली समानता अधिकतर समान वंशागत पदार्थ होने के कारण होती है। यह वंशागत पदार्थ जटिल विविध रूपक अपनी शुद्ध प्रतियाँ देने वाला होता है और यह पितृ से पुत्र में पहुँचता है। यह पदार्थ अत्यन्त स्थिर लक्षणों वाला होता है और जीव के हर पहलू पर अपना प्रभाव रखता है। प्रत्येक व्यक्ति अपना जीवन इस पदार्थ से आरम्भ करता है जो एक या दो पितृ से प्राप्त होता है। बहुकोशिकीय में पश्चातवर्ती वर्धन तथा अन्य में उत्पादन द्वारा यह पदार्थ बारम्बार अनुलिपि होता है, इसे पुनरावृत्ति (replication) प्रक्रिया कहा जाता है, यही कारण है कि कुल सम्बन्धित व्यक्तियों में समानता होती है।

इस शताब्दी की सबसे बड़ी खोज यह मानी जाती है कि वंशागति पदार्थ (material of inheritance) न्यूक्लियिक अम्ल (nucleic acid) है। अधिकांश में यह डिआक्सीरीवोन्यूक्लियिक अम्ल (डी एन ए) होता है। कुछ वाइरस आदि में रिवान्यूक्लियिक अम्ल (आर एन ए) होता है। पौधों और जन्तुओं में डी एन ए न्यूक्लियस (केन्द्रक) के सूत्रसम क्रोमोसोमों (गुण सूत्रों) में होता है, यद्यपि यह कुछ साइटोप्लाज्मिक संरचनाओं में भी पाया जाता है जिनमें प्रोटीन होता है। बैक्टीरिया में क्रोमोसोम सीधा सरल एक लम्बे डी एन ए सूत्र का होता है।

genecology-(Gk. genos, descent; oikos, household logos, discourse) आनुवंशिक परिस्थितिकी।

generation (जनरेशन)–(1) उत्पादन। (2) पीढ़ी, वंश, श्रेणी।

generative (जनरेटिव)–उत्पादन की शक्ति युक्त; जनन क्षम।

genesis (जेनेसिस)–सर्जन; किसी कोशिका अंग; व्यक्ति या जाति का बनना या वर्धन होनां

genetic (जेनेटिक)–आनुवंशिक; परम्परा सम्बन्धी।

genetics (जेनेटिक्स)–आनुवंशिकी; परम्परा विज्ञान; जीवविज्ञान की वह शाखा जो वंश परम्परा (heredity) और विभिन्नता से सम्बन्धित होती है।

genial (जेनिय)चिबुक; चिबुक सम्बन्धी।

genic (जेनिक)–जानु सम्बन्धी।

genicular (जेनीकूलर)–जानु सम्बन्धी; घुटने सम्बन्धी।

genital (जेनीटल)–उत्पादन सम्बन्धी; जनन सम्बन्धी।

genitalia (जेनीटेलिया)–जननेन्द्रियाँ; उत्पादन तन्त्र के अंग।

genoblast (जीनोब्लास्ट)–(1) निषिक्त डिम्ब (impregnated

ovum) का केन्द्रक (न्यूक्लियस)। (2) परिपक्व जनन कोशिका।

genoceptor (जीनोसेप्टर)–कोशिका का उत्पादीय तत्व (सत्व)।

genocide (जीनोसाइड)–जाति संहार; नस्ल के कारण व्यक्तियों का सामूहिक संहार।

genome (जीनोम)–न्यूनतम सूत्री; क्रोमोसोम (गुण सूत्रों) के द्विगुणित (diploid) दल (set) में सम्पूर्ण आनुवंशिक कारकों के दलों (sets) का होना।

geniculum (जेनीकुलम)–घुटने सदृश मुड़ी हुई तंत्रिका।

genoneme (जीनोनीम)–क्रोमोसोम (गुणसूत्र) को अक्षीय सूत्र जिस पर जीन (gene) लगे होते हैं।

genotype (जीनोटाइप)–समजीनी; अनुवंश व्यवस्था; किसी व्यक्ति की आनुवंशिक या परमपरा सम्बन्धी बनावट।

genu (जेनू)–घुटना; जानु।

genus (जीनस)–वंश; वर्गीकरण में कई जाति मिलकर "वंश" बनाती है।

geobiology (जीयोबायलोजी)–भू जीवविज्ञान; भूतल (पृथ्वी) पर पाये जाने वाले जीवों का विज्ञान।

geobotany (जीयोबोटेनी)–भू-वनस्पति विज्ञान।

geology (जियोलोजी)–भू-विज्ञान; भौमिकी।

geotropism (जियोट्रोपिज्म)–गुरुतत्व वृत्ति।

geratic (जिरेटिक)–बुढ़ापा सम्बन्धी; जरा सम्बन्धी; वृद्धावस्था सम्बन्धी।

gereology, geratology, gerontology (जिरियोलोजी, जिराटोलोजी, जिरोन्टोलोजी)–वृद्धावस्था सम्बन्धी विज्ञान; वयोवृद्धता (oldage) और अवसाद (decadence) के कारकों (factors) का अध्ययन।

geriatrics (जिरियाट्रिक्स)–जरा चिकित्सा; वयोवृद्धता और अवसाद (decadence) के कारकों का अध्ययन।

germ (जर्म)–जीवाणु; रोगोत्पादक सूक्ष्मांगी, रोगाणु; जर्म; भ्रूण का आद्य-आरम्भ; भ्रूणारम्भ।

germ cell (जर्म सैल)–जनन कोशिका; उत्पादन कोशिका।

germ centre (जर्म सेन्टर)–जनन केन्द्र। लसीका ग्रन्थियों के ऊतक (lymph gland tissue) में पाया जाने वाला लसीका कणों (lymph corpuscles) का विभाजन क्षेत्र (area of division)।

germ disc (जर्म डिस्क)–जनन-बिम्ब।

germ layer (जर्म लेयर)–जनन-स्तर।

germ-nucleus (जर्म न्यूक्लियस)–जननाष्टि; जनन न्यूक्लियस; जनन केन्द्रक।

germ plasm (जर्म प्लाज्म)–जनन सत्व। एक विशेष प्रकार का जीवन सत्व (प्रोटोप्लाज्म) जो वीजमैन (Weismann) वैज्ञानिक के मतानुसार उत्पादन कोशिकाओं (germ cells) द्वारा एक संतति से दूसरी संतति में अपरिवर्तित पहुँचता रहता है और जो प्रत्येक व्यक्ति में शरीर कोशिकाओं (soma) को जन्म देता है पर स्वयं किसी भी प्रकार व्यक्ति के वातावरण से प्रभावित नहीं होता है इसको जीवन सत्व निरन्तर मत (theory of continuity of the germ plasm) कहा जाता है।

germicidal (जर्मीसाइडल)–जीवाणु-नाशी; रोगाणु नाशी।

germination (जर्मीनेशन)–अंकुरण; बीज का उगना।

gerocomia (जीरोकोमिया)–वृद्धावस्था स्वास्थ्य विज्ञान।

geroderma (जीरोडर्मा)–झुरियाँ (त्वचा पर वृद्धावस्था में)।

gerontal (जीरोन्टल)–वृद्धावस्था सम्बन्धी।

gestation (गैसटेशन)–गर्भाधान; गर्भपात और प्रसव के बीच का समय या भ्रूण का गर्भ के भीतर वर्धन का समय।

ghost (घोस्ट)–भूत; प्रेत; छाया; प्रेतात्मा।

gigantism (गाईगैन्टिज्म या जाईजैन्टिज्म)–दीर्घकायता।

gibbosity (गिब्बोसिटी)–कुबड़ेपन की दशा।

gibbous (गिब्बस)–(1) कुबड़ा। (2) उभरा हुआ।

ginger (जिन्जर)–अदरक; जिन्जीवर ऑफीसिनेल (zingiber officinale) का सूखा प्रकन्द (rhizome)।

gingive (जिन्जीव)–मसूड़ा।

gingivitis (जिन्जीवाइटिस)–मसूड़ों का फूला होना।

girdle (गर्डिल)–मेखला; वलय।

pelvic girdle (पेल्विक गर्डिल)–श्रोणि वलय।

shoulder girdle (शोल्डर गर्डिल)–अंसवलय।

gizzard (गिजर्ड)–चर्बाशय; पेषणी; पक्षीयों, कीटों, मछली आदि में पाया जाने वाला मांसल द्वितीय आमाशय (second stomach)।

glabella (ग्लेबेल्ला)–भौं के बीच का फासला; गाल।

gland (ग्लैण्ड)–ग्रन्थि; अंग जो विशिष्ट स्राव अथवा उत्पाद (product) पैदा करता है।

gland, ductless or endocrine gland (ग्लैंड; डक्टलैस और एन्डोक्राइन ग्लैंड)–नलीविहीन ग्रन्थि; निःस्रोत ग्रन्थि।

accessory glands (असेसरी ग्लैण्डस)–सहगामी ग्रन्थियाँ।

acid glands (एसिड ग्लैण्डस)–अम्लीय ग्रन्थियाँ; आमाशय की वे ग्रन्थियाँ जो अम्ल स्राव करती हैं।

acinotubular gland **(एसीनोटूबूलर ग्लैण्ड)**–गुच्छीय कोष एवं नलिका ग्रन्थि; ऐसी ग्रन्थि जिसमें नलिकायें एवं गुच्छीय कोष दोनों प्रवार की रचनायें होती हैं।

adipose glands **(एडीपोज ग्लैण्डस)**–भेदोमय या वसामय ग्रन्थि।

adrenal gland **(एड्रीनल ग्लैण्ड)**–एड्रीनल ग्रन्थि; उपवृक्क ग्रन्थि; यह ग्रन्थि वृक्क के ऊपर या पास स्थित होती है। यह अन्तः स्रावी ग्रन्थि एड्रीनेलिन उद्दीपक रस स्राव करते हैं। यह रस भय या क्राध की दशा में अधिक मात्रा में निकलता है,सर्करा (sugar) को बढ़ाता है और हृदय की गति को वलिष्ठ तथा तीव्र करता है।

anal gland **(ऐनल ग्लैण्ड)**–गुदीय ग्रन्थि; कोई भी गुदा (anus) के क्षेत्र में स्थित ग्रन्थि विशेष।

apocrine glands **(एपोक्राइन ग्लैण्डस)**–अंश स्रावी ग्रन्थियाँ; ऐसी ग्रन्थियाँ जो केवल कोशिका के आंशिक तत्वों का निर्माण करती हैं। इनसे विशेष गन्धयुक्त पसीने का स्राव होता है। यह सामान्य स्वेद ग्रन्थियों से गहराई पर स्थित होती है।

areolar glands **(एरिओलर ग्रन्थियाँ)**–सछिद्र ग्रन्थियाँ; यह ग्रन्थियाँ स्त्री के स्तन मण्डल चूचक (nipple) के समीप स्थित होती हैं।

axillary glands **(एक्सीलरी ग्लैण्डस)**–कक्षीय ग्रन्थियाँ; बगल (कक्ष) की लसीका वाहिनी ग्रन्थियाँ।

Bartholin's glands **(बारथोलिन ग्लैण्डस)**–बारथोलिन (वैज्ञानिक का नाम) ग्रन्थियाँ; यह ग्रन्थियाँ उपकोटरों के पथ में स्थित होती है।

Blandin's gland **(ब्लैनडिन्स ग्लैण्ड)**–ब्लैनडिन्स (वैज्ञानिक का नाम) ग्रन्थि; यह ग्रन्थियाँ जिव्हा के अग्रभाग के निम्नतल पर स्थित होती हैं।

Bowman's glands **(वाऊमेन्स ग्लैण्डस)**–वाउमेन (वैज्ञानिक का नाम) ग्रन्थियाँ। यह औदक ग्रन्थियाँ ध्राण सलैष्म कला में पाई जाती हैं। इन्हें ध्राण ग्रन्थियाँ (olfactory glands) की संज्ञा भी दी जाती है।

bronchial glands **(ब्रोंकियल ग्लैण्डस)**–श्वास नली ग्रन्थियाँ; यह ग्रन्थियाँ श्वास नली की श्लैष्म कला में स्थित होती हैं।

Brunner's glands **(बुरूनर्स ग्लैण्डस)**–बुरूनर्स (वैज्ञानिक का नाम) क्षुद्रान्त (small intestine) की भित्ति में पाई जाने वाली अंगूर की तरह की ग्रन्थियाँ।

buccal glands **(बकल ग्लैण्डस)**–कपोल ग्रन्थियाँ।

bulbo-urethral glands **(बल्वो–यूरीथ्रल ग्लैण्डस)**–कन्द मूत्रमार्गी ग्रन्थियाँ; नर में पौरूष ग्रन्थि के आगे मूत्रजननीय मध्यपेशी (urogenital diaphragmu) में स्थित एक या दो ग्रन्थि विशेष। मादा में बार्थोलिन ग्रन्थियाँ जो मूत्रमार्ग के कन्दकी स्थल पर खुलती है।

cardiac glands **(कार्डिक ग्लेण्डस)**–आमाशय उर्ध्व छिद्र सम्बन्धी ग्रन्थियाँ।

carotid glands **(कैरोटिड ग्लैण्डस)–or (ceruminous glands) (सेरूमिनस ग्लेण्डस)**–कान की मैल का तरल भाग बनाने वाली स्वेद ग्रन्थियाँ।

cervical glands **(सरवाइकल ग्लैण्डस)**–ग्रीवा की लसीकीय ग्रन्थियाँ।

ciliary glands **(सिलियरी ग्लैण्डस)**–पक्ष्नाभिकी (चक्षुपलक) ग्रन्थियाँ।

circumanal glands **(सरकमएनल ग्लैण्डस)**–गुदीय ग्रन्थियाँ।

coccygeal gland **(कोक्सीजियल ग्लैण्ड)**–पुच्छास्थि शीर्ष ग्रन्थियाँ;

compound gland **(कम्पाउण्ड ग्लैण्ड)**–यौगिक या मिश्रित ग्रन्थियाँ; नलिकाओं और उनकी शाखओं से बनी ग्रन्थियाँ।

conglomerate glands **(कोन्गलोमिरेट ग्लैण्डस)**–गुच्छीय ग्रन्थियाँ।

conjunctival glands **(कन्जेन्कटाइवल ग्लैण्डस)**–नेत्र श्लैष्मिक ग्रन्थियाँ; आँख की श्लैष्म कला जो पलकों का अस्तर बनाती है तथा शुक्ला (स्कलीरा–sclera) के अगले भाग के पारदर्शक आवरण कोर्निया (cornea) –अधिच्छद्र पर पायी जाने वाली ग्रन्थियाँ।

convoluted glands (कन्वोलूटेड ग्लैण्डस) or (sweat-glands)—(स्वेट ग्लैण्डस)–स्वेद ग्रन्थियाँ।

cutaneous glands **(कुटेनियस ग्लैण्डस)**–त्वचीय ग्रन्थियाँ।

cytogenic glands **(साइटोजेनिक ग्लैण्डस)**–कोशिका निर्माणक (उत्पादी) ग्रन्थि; ऐसी ग्रन्थियाँ जैसे वृषण (testis) और डिम्बाशय (ovary) जो जीवित कोशिकायें बनाती हैं।

ductless glands **(डक्टलेस ग्लैण्डस)–or (endocrin glands—इन्डोक्राइन ग्लैण्डस)**–नली विहीन ग्रन्थियाँ; निःस्रोत ग्रन्थियाँ; वाहिनी हीन ग्रन्थियाँ।

duodenal glands (डयूडेनल ग्लैण्डस)–पक्वाशय (डयूडेनम) ग्रन्थियाँ।

Ebner's glands **(एवनर्स ग्लैण्डस)**–एवनर (वैज्ञानिक का नाम) ग्रन्थियाँ; यह औदकी (serous) ग्रन्थियाँ जिव्हा के दबे हुए कूटकों (vallate papellae) की पतली दरारों (trenches) में खुलती है।

endocrine glands **(इन्डोक्राइन ग्लैण्डस)**–नली विहीन ग्रन्थियाँ, स्रोत हीन ग्रन्थियाँ, वाहिनीहीन ग्रन्थियाँ।

epicrine glands **(एपीक्राइन ग्लैण्डस)**–एपीक्राइन ग्रन्थि; कोशिकाहीन स्राव परित्ययक्ता; ऐसी ग्रन्थियाँ जो स्राव को बिना कोशिका विघटन के निकालते हैं।

epethelial glands **(एपीथीलियल ग्लैण्डस)**–अधिच्छद्रीय ग्रन्थियाँ।

exocrine glands **(एक्सोक्राइन ग्लैण्डस)**–बर्हिस्रावी ग्रन्थियाँ; श्रोतायुक्त ग्रन्थियाँ; वह ग्रन्थि जो अधिच्छद स्राव पर खुलती हैं।

Fracnkal's glands **(फ्रेन्कालस ग्लैण्डस)**–फ्रेन्कालस (वैज्ञानिक का नाम) ग्रन्थियाँ; वाक् वलयों के ठीक नीचे स्थित छोटी छोटी मिश्रित ग्रन्थियाँ।

fundic glands **(फनडिक ग्लैण्डस)**–आमाशय मूल ग्रन्थि; आमाशय के मूल अंग की अम्ल (acid) ग्रन्थियाँ।

gastric glands **(गैस्ट्रिक ग्लैण्डस)**–आमाशयिक ग्रन्थियाँ। आमाशय की उर्ध्वछिद्र (कार्डिक–cardiac) ग्रन्थियाँ; अम्ल (acid) ग्रन्थियाँ तथा पक्वाशयिक (pyloric) ग्रन्थियाँ सबकी आमाशयिक ग्रन्थियों में गणना की जाती है।

hair glands **(हेयर ग्लैण्डस)**–बाल ग्रन्थियाँ; बालों की तैल्य ग्रन्थियाँ।

holocrine glands **(होलोक्राइन ग्लैण्डस)**–पूर्ण स्रावी ग्रन्थि, वह ग्रन्थि जो अपनी कोशिकायों के लय से ही अपना स्राव बनाते हैं।

lacrimal glands **(लेकराइमल ग्लैण्डस)**–आश्रय (अश्रु) ग्रन्थियाँ; आँसू स्रावी ग्रन्थियाँ।

Lieberkuhn's glands **(लीवरखुन ग्लैण्डस)**–लीवरखुन (वैज्ञानिक का नाम) ग्रन्थियाँ; छुद्रांन्त (small intestine) की नलिकाकार (tubular) ग्रन्थियाँ (glands) ।

Littere's glands **(लिटरोस ग्लैण्डस)**–लिटरास (वैज्ञानिक का नाम) ग्रन्थियाँ; नर मूत्र मार्ग श्लैष्म ग्रन्थियाँ।

Lunchka's glands **(लुंचकाज ग्लैण्डस)**–लुंचकाज (वैज्ञानिक का नाम) ग्रन्थियाँ, पित्ताशय की भित्ति में आदर्श च्युत पित्त नलिकाओं द्वारा निर्मित ग्रन्थियाँ।

mammary glands **(मैमेरी ग्लाण्डस)**–दुग्ध ग्रन्थियाँ।

Meibomian glands **(मीवोमियम ग्लैण्डस)**–मीवोमियन (वैज्ञानिक का नाम) ग्रन्थियाँ; स्नेहिकी ग्रन्थियाँ; आँखों के पलक पर स्थित ग्रन्थियाँ जिनसे चिपचिपा लसदार पदार्थ निकलता है।

merocrine glands **(मीरोक्राइन ग्लैण्डस)**–मीरोक्राइन ग्रन्थियाँ; यथार्थक्रमी ग्रन्थियाँ; वह ग्रन्थियाँ जिनमें स्राविक कोशिकायें कार्य करने के उपयुक्त होती रहती हैं तथा जिनमें ग्रन्थियाँ और कोष यथार्थक्रम से रस उत्पन्न तथा स्राव करते हैं।

Naboth's glands **(नाबोथस ग्लैण्डस)**–नावोथ (वैज्ञानिक का नाम) ग्रन्थियाँ; गर्भाशय अंग कण्ठ (cervix uteri) के संकुचित भाग की श्लैष्म ग्रन्थियाँ।

Nuhn's glands **(नुहनस ग्लैण्डस)**–नुहन (वैज्ञानिक का नाम) ग्रन्थियाँ; अग्र जिव्ही ग्रन्थियाँ।

parotid glands **(पैरोटिड ग्लैण्डस)**–पैरोटिड ग्रन्थियाँ; उपकर्ण राल ग्रन्थि; राल ग्रन्थियों (alivary glands) की एक ग्रन्थि विशेष।

peptic glands **(पेपटिक ग्लैण्डस)**–पाचक उद्दीपक ग्रन्थियाँ; पेपसिन सम्बन्धी ग्रन्थियाँ, आमाशय में स्थित पाचक रस निर्माणक ग्रन्थियाँ।

preputial glands **(प्रीपूसियल ग्लैण्डस)**–श्रोणि अग्र ग्रन्थियाँ; नर में शिश्नाग्र त्वचा (prepuce) में स्थित स्नेहिक ग्रन्थियाँ।

pyloric glands **(पाइलोकि ग्लैण्डस)**–पाक्वाशय दक्षिणांश ग्रन्थियाँ; आमाशय के जठर निर्गम (pyliric) भाग में स्थित ग्रन्थियाँ।

racemose glands **(रेसीमोस ग्लैण्डस)**–गुच्छीय ग्रन्थियाँ।

salivary glands **(सलाइवरी ग्लैण्डस)**–राल ग्रन्थियाँ।

serous glands **(सीरस ग्लैण्डस)**–औदिक ग्रन्थियाँ।

Skene's glands **(स्केनेज ग्लैण्डस)**–स्केने (वैज्ञानिक का नाम) ग्रन्थियाँ; स्त्रीयों में मूत्रमार्ग स्थित ग्रन्थियाँ।

sublingual glands **(सबलिगुअल ग्लैण्डस)**–अधोजिव्हा ग्रन्थियाँ; छोटी राल ग्रन्थियाँ का जुट्ट जो जिव्हा के नीचे मुख फर्श (oral floor) पर स्थित होती है।

sudoriferous glnads **(सुडोरीफेरस ग्लैण्डस)**–स्वेद (sweat glands) –ग्रन्थियाँ।

thyroid glands (थइरोइड ग्लैण्डस)–फलकाभ (थाइरोइड–thyroid) अन्तःस्रावी ग्रन्थि; चुल्लिका ग्रन्थि; टेंटुए के ऊपर की एक प्रणाली विहीन ग्रन्थि।

***tubular glands* (ट्युबुलर ग्लैण्ड)**–नालकाकार ग्रन्थि।

***Tyson's glands* (टाइसन्स ग्लैण्डस)**–टाइसन (वैज्ञानिक का नाम) ग्रन्थियाँ; यह ग्रन्थियाँ नर में शिश्नाग्रच्छद्र के अग्र भाग में स्थित होती हैं जो इसमिगमा (ismegma) प्रसेव जो तवचा के नीचे स्रावित साबुन जैसा पदार्थ होता है, स्राव करती है।

***urethral glands* (यूरथरल ग्लैण्डस)**–मूत्र मार्ग ग्रन्थियाँ।

***vestibular glands* (वैस्टीबुलर ग्लैण्डस)**–मादायोनि ग्रन्थियाँ।

glandula, glandule (ग्लैंडुला; ग्लैंडूल)–लघु ग्रन्थि।

glans (ग्लांस)–छोटा गोलाकार पिण्ड या ग्रन्थि सदृश संरचना; लिग की टोपी; मुण्ड।

glans clitoris (ग्लांस किलोटोरिस)–भगनासा मुण्ड।

glans penis (ग्लांस पेनिस)–शिश्न मुण्ड।

glass (ग्लास)–काँच; शीशा।

glasses (ग्लासेज)–चश्मा; ऐनक।

glaucoma (ग्लोकोमा)–सबलवाय (काला पानी) एक नेत्ररोग।

glaze (ग्लेज)–चमक; चमकाना।

glenoid (ग्लीनॉइड)–गड्ढा या गर्त; उलूखल कूप; सोकिट।

glission's capsule (ग्लीसन्स कैम्पूल)–यकृत (liver) के अन्दर पाया जाने वाला एक सूत्रमय कुहर (fibrous capsule) जिसके अन्दर हिपेटिक धमनी (hepatica rtery), पोर्टल शिरा (portal vein), लसीका वाहिनियाँ (lymphatic vessels), और पित्त नली (bile ducts) रहती हैं।

globin (ग्लोबिन)–हीमोग्लोबिन की एक प्रोटीन।

globules (ग्लोबूल्स)–गोलिका; छोटा गोलाकार पुन्ज; विशेषतः लाल रक्त कण।

globulin (ग्लोबुलिन)–सरल प्रोटीन का एक वर्ग जो हल्के नमक के घोल में धुलनशील तथा जल में अनघुलनशील होते हैं। यह सीरम (serum) और ऊतकों (tissues), बीजों (seeds) गिरी, फलों या काष्ठ फलों (nuts) में पाये जाते हैं; एक प्रकार की बहुतलीय (polyhedral) कोशिकायें।

globus (ग्लोबस)–गोलाकार; गेंदनुमा।

glomerulus (ग्लोमेरूलस)–केशिका गुच्छ; केशिका जाल; मुख्यतः वृक्क के अन्दर रक्त वाहिनियों (केशिकाओं) का जाल जो प्रत्येक मूत्र उपनलिकाओं के बने सम्पुट में होता है।

gloss(o) (ग्लोस ओ)–"जिह्वा" अर्थ का शब्द।

glossal (ग्लोसल)–जिह्वा सम्बन्धी; जिह्विकीय; जीभकीय या जीभ सम्बन्धी।

glossina (ग्लोसीना)–ग्लोसीना; काटने वाली मक्खियों का एक जीनस (वंश) उदाहरण टीसीटीसी या त्से त्से (tsetse) मक्खी।

glossocele (ग्लॉसोसील)–जिह्वा शोथ तथा बहिःसरण जीभ का सूजा होना तथा बाहर को निकला होना।

glossology, glostology (ग्लोसोलोजी, ग्लोस्टोलोजी)–(1) जिह्वा विज्ञान। (2) नामावली (nomenclature) पुस्तक।

glossolysis, glossoplegia (ग्लोसोलाइसिस, ग्लोसोप्लेजिया)–जिह्वा पक्षाघात।

glossopathy (ग्लोसोपैथी)–जिह्वा रोग।

glottis (ग्लोटिस)–कण्ठद्वार; घांटी; स्वर यन्त्र मुख।

glucagon (ग्लूकेगोन)–पेक्रियाज (pancreas) का एक स्राव जो रक्त में शर्करा की सान्द्रता (concentration) को बढ़ा देता है।

glucagon hydrochloride (ग्लूकेगोन, हाइड्रोक्लोराइड)–ग्लूकेगोन हाइड्रोक्लोराइड; एक दवा जिसका प्रयोग रक्त में ग्लूकोज की मात्रा अधिक (hyperglycemia) हो जाने पर किया जाता है।

glucokinin (ग्लूकोकाइनिन)–एक पदौर्थ विशेष जो वनस्पति ऊतकों से प्राप्त किया जाता है और जिसका इन्जेक्शन जन्तुओं के रक्त में ग्लूकोज की मात्रा अधिक (hyperglycemia) करने के लिए लगाया जाता है।

glucose (ग्लूकोज)–ग्लूकोज; $C_6 H_{12} O_6$; शर्करा विशेष जिसमें मुख्यतः डेक्सट्रोज (dextrose), डेक्सट्रिन, माल्टोज (maltose) और पानी होता है।

glucosuria (ग्लूकोसूरिया)–मूत्र में शर्करा की असाधारण उच्च मात्रा।

gnat (नैट)–मच्छड़; मच्छर, डाँस।

gnath(o) (ग्नाथ ओ)–"हनु या जबड़ा" अर्थ का पूर्व शब्द।

gnathology (ग्नाथोलोजी)–चर्वण विज्ञान।

gnotobiota (ग्नोटोबायोटा)–प्रयोगशाला में पाये जाने वाले जन्तु से सम्बन्धित पूर्ण सूक्ष्म जन्तु समूह एवं वनस्पति समूह।

gnotobiotics (ग्नोटोबायोटिक्स)–प्रयोगशाला में पाये जाने वाले जन्तु सम्बन्धी विज्ञान।

goblet cell (गोब्लेट सेल)–पात्रक कोशिक; श्लैष्मज कोशिका; स्तम्भाकार अधिच्छद (columnar epithelium) की शलैष्म (mucus) पैदा करने वाली कोशिका।

goiter (गौइटर)–घेंघा; गलगण्ड; थाइरोइड ग्रन्थि की आकार

वृद्धि (फैलाव) के कारण गर्दन के अग्र भाग में फुलाव।

gold (गोल्ड)–स्वर्ण; गोल्ड; रासायनिक तत्व प्रतीक Au (aurum); आवर्तक सारणी में 79वाँ स्थान।

golgi bodies (गौलगी बौडीज)–कोशिकाओं के साइटोप्लाज्म (cytoplasm) में पायी जाने वाली एक विशेष संरचना। इलेक्ट्रोन सूक्ष्मदर्शी (electron microscope) से देखने पर यह युग्मिक कलाओं का एक समूह दिखाई देता है जो कई चपटे कोषों जिनहें कुडिकायें (cistern) कहते हैं, का बना होता है। केशरूकों (vertebrates) में इस प्रकार की संरचना केवल एक होती है।

gomphiasis (गोमफियासिस)–दाँतों का ढीला होना।

gomphosis (गोमफोसिस)–अनर्गल संयोग; किसी गर्त में शंकु जैसे प्रवर्धन के घुसने से बनने वाली सन्धि; उदाहरण स्तनियों के दांत।

gonad (गोनेड)–गोन्ड; जननांग; जनन ग्रन्थि या लिंग ग्रन्थि–डिम्बाशय (ovary); वीर्य ग्रन्थि (testes); डिम्ब-शुक्र-ग्रन्थि (ovotestis)।

gonadectomy (गोनाडेक्टोमी)–जननांग कर्तन; लिंग ग्रन्थि को काट कर हटाना; नर में बधिया करना अर्थात् शुक्र ग्रन्थि का नाश करना या निकाल देना तथा मादा में डिम्ब ग्रन्थि (ovary) को निकाल देना (spaying)।

gonadotropic (गौनाडोट्रोपिक)–गौनेडोट्रोपिन; अग्रपिट्यूरी (anterior pituitary) का एक हार्मोन –इससे जनन ग्रन्थियों पर उत्तेजनात्मक प्रभाव होता है। अग्रपिट्यूरी के दो होर्मोन होते हैं– (1) प्रोलान-ए-थाइलाकेन्ट्रिन (thylakentrin); (2) प्रोलान-बी-मेटाकेन्ट्रिन (metakentrin) जिसे ल्यूटेनाइजिंग (luteinising) हार्मोन भी कहते है।

gonadotrophic (गोनाडोट्रोफिक)–जननांग प्रभावक।

gonalgia (गोनलजिया)–घुटने में दर्द gonepoiesis **(गोनेपोइसिस)**–वीग्र (रस) का निर्माण या उत्पादन।

goniometer (गोनियोमीटर)–गोनियोमीटर; कोण मापक यन्त्र; कोण मापी; कोण (angle) नापने का यन्त्र।

gonion (गोनीयन)–गोनियन; हनु का कोण बिन्दु।

gonioscopy (गोनियोस्कोपी)–चक्षु के अग्र कोष के कोण की परीक्षा।

gonorrhea (गोनोनिया)–ग्नोरिया; सूजाक; सुजाक; मूत्र नलिका का एक रोग जो नसेलिया गोनोरही (Neisseria gonorrrhoeae) परजीवी से होता है।

gouge (गोज)–गौज; हड्डी काटने का एक यंत्र।

gout (गाऊट)–गठिया; सन्धि शोध।

gracile (ग्रेसाइल)–दुर्बल; नाजुक; कोमल।

graduated (ग्रेडुटेड)–अंशांकित; बराबर के निशान लगा या चिन्हित।

graft (ग्राफ्ट)–कलम; पैबन्द; उपरोपण (transplantation) त्वचा या अन्य ऊतक का।

grain, granum (ग्रेन, ग्रेनम)–(1) ग्रेन। (2) दाना। (3) अनाज; धान्य ग्रेन (वजन) `gr' बराबर 68.4 मिलीग्राम के।

gram (ग्राम)–(1) मात्रा (mass) अर्थात् वजन की इकाई; प्रतीक G or gm. बराबर 15.432 ग्रेन। (2) चना।

granular (ग्रेनूलर)–कणी; दनदानेदार; दानेदार।

granule (ग्रेनूल)g–कण; दाना; कनी; कणिका; छोटा गोल दन दाना।

granulocyte (ग्रेनूलोसाइट)–कणिका रक्त कोशिका; कोई भी रक्त कोशिका जिसमें कण हों; कणीश्वेताणु।

granulocyte, acidophil (ग्रेनूलोसाइट, एसीडोफिल)– तीव्र (शीघ्र या गूढ़) अम्ल रंगी कणी श्वेताणु।

granulocyte, basophil (ग्रेनूलोसाइट, बेसोफिल)–क्षाररागी कणीश्वेताणु।

granulocyte, eosinophil (ग्रेनूलोसाइट; इओसीनोफिल)–इओसीन (वर्ण) रागी कणीश्वेताणु।

granulocyte, heterophil (ग्रेनूलोसाइटए हेट्रोफिल)–विष्मरागी कणी श्वेताणु; ऐस कणी श्वेताणु जो विभिन्न रंगों से रंग जाते हैं।

granulocyte, neutrophil (ग्रेनूलसोइट; न्यूट्रोफिल)–उदसीन कणीश्वेताणु; बहु न्यूक्लियस युक्त कणी श्वेताणु।

graph (ग्राफ)–विभिन्न कारकों का तुलनात्मक सम्बन्ध प्रदर्शित करने वाला लेखाचित्र या ग्राफ।

gravid (ग्रेविड)–गर्भित।

gravida (ग्रेविडा)–गयावन या ग्यावन स्त्री।

gravimetric (ग्रेविमेटरिक)–भारातमक; भारमितीय; तोल और नाप से निश्चित करना।

gravity (ग्रेविटी)–गुरूत्व।

green (ग्रीन)–हरा; हरित।

grid (ग्रिड)–चार्ट; आँकड़ों का सारिणी युक्त चित्रण।

grip (ग्रिप)–पकड़।

groin (ग्रोइन)–ऊरू; जंघासा; उदर; और जांघ के जोड़ वाला भाग।

groove (ग्रूव)–परिखा; लीक; खाँचा।

group (ग्रुप)–समूह; समान इकाइयों का समुच्चय; समुदाय; यून।
growth (ग्रोथ)–वृद्धि, अभिवृद्धि; प्रौढ़ता; उत्पत्ति।
Gt.–लेटिन शब्द `Guta' अर्थ बूंद।
guanase (ग्वानेज)–ग्वानेस; एक एनज़ाइम विशेष जो थाइमस एड्रीनल और पेंक्रियाज में पाया जाता है।
G.D.P. जी डी पी; (गवानोसाइन 5 –डाइफास्फेट)–यह जी डी पी ग्वोनासाइन–५–स ट्राइफास्फेट से संश्लेषित होता है।
gubernaculum (गुबरनेकुलम)–लांगल; निर्देशक रचना; पथ दर्शक संरचना।
guide (गाइड)–दिखाने वाला; निर्देशक।
gullet (गलैट)–निगरण; निगलक; ग्रास नली; ग्रसिका।
gum (गम)–(1) गोंद। (2) मसूड़ा।
gustatory (गसटेटरी)–रसज्ञ; स्वादुक; रस संवेदी।
gustatory cells (गसटेटरी सेल्स)–स्वादुक कोशिकायें।
gustatory calyculs (गसटेटरी कैलीकुलस)–रसज्ञ कौरक।
gustatory pores (गसटेटरी पोर्स)–रसज्ञ छिद्र; स्वादु छिद्र।
gut (गट)–आंत्र; अंत्र; अन्त्र प्रणाली। (2) ताँत (catgut)।
gymnocyte (जिमनोसाइट)–कोशिका भित्ति हीन कोशिका; अभित्तिक कोशिका।
gymnospore (जिमनोस्पोर)–आवृत स्पोर (जीवाणु)।
gynaecic (गायनैसिक)–नारी सम्बन्धित।
gynaecoid (गायनैकॉयड)–नारी सदृश।
gynecologist (गायनेकोलोजिस्ट)–स्त्री रोग विशेषज्ञ।
gynaecology (गायनेकोलोजी)–स्त्री रोग विज्ञान।
gyniatrics (गाइनियाट्रिक्स)–स्त्री रोग चिकित्सा।
gynandrism (गाइनेनड्रिज्म)–उभयलिंगता।
gynandromorph (गाइनेनड्रामोफ)–नरनारी खचित, नर और नारी लक्षणों से युक्त व्यक्ति।
gynandromorphism (गाइनैनड्रोमोर्फिज्म)–नर नारिता।
gypsum (जिप्सम)–जिप्सम; कैलशियम सल्फेट।
gyroma (गाईरोमा)–डिम्बाशय अबुर्द्ध।
gyrus (गाइरस)–घुमेड़; प्रमस्तिष्क में पाई जाने वाली घुमावदार मेड़ जो दो सीताओं (sulci) के बीच में होती है।

H

H- प्रतीक Hydrogen हाइड्रोजन।
habena (हबेना)–पिनियल ग्रन्थि का वृन्त।
habit (हेबिट)–स्वभाव; आदत; मिजाज; प्रवृत्ति दोहराते रहने के कारण क्रिया या कर्म का बार-बार एक ही प्रकार से होना।
habitat (हेबीटेट)–वास, आवास, किसी प्राण का, निवास स्थल (locality) या वातावरण (environment)।
habituation (हेवीच्युसन)–अभ्यास।
haem (हीम)–हीम रूधिर में पाये जाने वाला रसायन विशेष।
haematic (हीमेटिक)–रक्त; रक्त सम्बन्धी।
haematin (हीमेटिन)–हीमेटिन (रसायन विशेष) रक्त में पाया जाने वाला $C_{34}H_{33}O_5N_4Fe$। जो रक्त रंजक (हीमोग्लोबिन) के विघटन (decomposition) से उत्पन्न होता है।
heamatobium (हीमेटोबियम)–रूधिर वासी; खून में रहने वाला जीव या अंगी।
haematogen (हीमेटोजन)–न्यूक्लियस में पाया जाने वाला प्रोटीन विशेष।
haemachrome (हीमोक्रोम)–रूधिरवर्ण।
haematogenesis (हीमेटोजेनेसिस)–रूधिर जनन; रूधिर उत्पादन।
haematology (हीमेटोलोजी)–रूधिर विज्ञान।
haemoglobin (हीमोग्लोबीन)–(Gk. haima, blood; globos, sphere) श्वांस रंजक; हीमोग्लोबीन। लौह (iron) युक्त रूधिर को लाल बनाने वाला पदार्थ। कशेरूकों की लाल रूधिर कोशिकाओं में तथा कुछ अन्य जन्तुओं में जैसे केंचुआ (earth worm) के रक्त में तथा गोल कृमि (round worms) की पेशियों में पाया जाने वाला श्वास-रंजक (respiratory pigment) पदार्थ। यह सेम वंशीय (leguminous) पौधों में नाइट्रोजन स्थिरीकरण (nitrogen fixing) करने वाली मूल ग्रन्थियों (root nodules) में भी पाया जाता है। यह पदार्थ आक्सीजन मिश्रित चमकीला लाल तथा आक्सीजन-हीन नीला होता है। प्रत्येक जन्तु प्रजाति में भिन्न हीमोग्लोबिन होता है। यहाँ तक कि स्तनी की मादा के गर्भ में स्थति शिशु और प्रौढ़ में भी यह भिन्न होता है।
haematophagous (हीमेटोफैगस)–रक्ताहारी; रूधिर भोजी।

haematozoon (हीमेटोजून)–रक्तजीवी (परजीवी)।

haemophilia (हीमोफिलिया)–अधिरक्त स्राव।

haemocyte (हीमोसाइट)–रक्त कोशिका।

haemocytoblast (हीमोसाइटोब्लास्ट)–मूल रक्त कोश्किज; वह मूल या आद्य मातृ केशिका (primitive germ cell) जिससे सब रक्त कोशिका बनते हैं।

haemopoieses (हीमोपोयसिस)–रूधिर निर्माणाक; रक्तोत्पादक।

haemorrhage (हेमेरेज)–रक्त स्राव; रक्त प्रवाह; खून का बहना।

haemorrhoids (हीमोरोहइड्स)–बाबासीर; अर्स।

hair (हेयर)–बाल; केश (सिर के बाल); कुच; लोम; रोयाँ; रोंगटा।

hair bulb (हेयर बल्ब)–केशकन्द या बल्ब।

hair follicle (हेयर फोलिकल)–केशकोषक; केशकूप।

halation (हेलेसन)–प्रभावीकिरण; गलत दिशा से प्रकाश के आने के कारण दृष्टि का अस्पष्ट या धुँधला होना।

halide (हेलाइड)–हैलोजन (halogen) यानी क्लोरीन, आयोडीन, ब्रोमीन या फ्लोरीन का एक यौगिक।

halitosis (हेलीटासिस)–दुर्गन्धमय साँस।

hallucination (हेलूसीनेशन)–भ्रान्ति; मतिभ्रम; दृगविभ्रम; चित्त पर ऐसी संवेदीय छाप (दृष्टि, स्पर्श, ध्वनि, गन्ध, स्वाद) जिसका बाह्य उत्तेजना में कोई अस्तित्व न हो।

hallux (हैलक्स)–पाँव का अंगूठा; प्रथम पादांगुली।

halmatogenesis (हेलमैटोजेनेसिस)–प्ररूप (type) का एक संतति से दूसरी संतति में यकायक परिवर्तन।

halo (हेला)–प्रभामण्डल; तेजोमण्डल; परिवेष; सूर्य या चन्द्रमा के चारों ओर का ज्योति मण्डल।

halophil (हेलोफिल)–लवणरागी; ऐसा सूक्ष्मांगी जो अपनी सर्वोत्तम वृद्धि के लिए लवण की उच्च सांन्द्रता की आवश्यकता रखता है।

hammer (हेमर)–हथौड़ा; घन; हेमर; कान की मैलियस (malleus) अस्थिक (ossicle) जो हथौड़े की शक्ल की होती है जिस कारण इसको "हेमर (hammer)" भी कहा जाता है।

hamster (हेमस्टर)–खरगोश की जाति का एक छोटा जन्तु।

hamulns (हमूलस)–हुक सदृश प्रवर्धन।

hand (हैण्ड)–हाथ; हस्त; बाहु का अन्तस्थ भाग।

hapalonychia (हेपेलोनाइकिया)–नाखून का अत्याधिक मुलायम होना।

haphalgia (हेपेलजिया)–वस्तुओं को छूने से दर्द।

haploid (हेपलायड)–एकाकी-सूत्री; अर्ध-सूत्री अगुणित; जनन कोशिकाओं (germ cells) में पाई जाने वाली न्यूनित (आधी) संख्या। (1) ऐसी स्थिति (condition) जिसमें परम्परा सूत्रों (chromosomes) की संख्या उतनी ही हो जितनी की परिपक्व जनन-कोशिकाओं (mature germ cells) में पाई जाती है।

(2) ह्रास विभाजन (meiosis) के पश्चात जनन-कोशिकाओं (germ cells) में पाई जाने वाली परम्परा सूत्रों (chromosomes) की न्यूनित संख्या वाला।

Hard palate (हार्ड पैलेट)–खरहा-हौंठ; ऊपरी होठ का v की शक्ल की दरार से जन्म जात फटा होना।

hartmann, pouch of (हार्टमान, पाउच ऑफ)–हार्टमान (वैज्ञानिक) की थैली।

पित्तशय (gall bladder) की ग्रीवा (neck) की दांयी भित्ती (right wall) से नीचे और पीछे की ओर निकलती हुई एक छोटी थैली सदृश आकृति।

harmony (हारमोनी)–सामंजस्य; संगीत; सुमेल; समन्वय; साथ-साथ करने की दशा।

Haversian canal-C. havers, English anatomist–हैबर्सियन नलिका। हड्डी के अन्दर स्थित छोटी-छोटी नलिकायें जिनमें रक्त कोशिकायें (blood capillaries), तंत्रिका या नाड़ी (nerve) और लसीका कोटर (lymph spaces) आदि होते हैं।

Hb–प्रतीक हीमोग्लोबीन (haemoglobin)।

head (हैड)–(1) सिर; शीर्ष, मुण्डक, सर (2) बुद्धि किसी अंगी या आकृति का अग्र या ऊर्ध्व भाग।

***after coming head* (आफ्टर कमिंग हैड)**–भ्रूण (जन्म लेने वाले बच्चे) का सिर श्रोणि (चूतड़) स्थित में।

***floating head* (फ्लोटिंग हैड)**–भ्रूण (fetus) का स्वतंत्र रूप से वस्ति (pelvis) के किनारे पर झूमता हुआ।

***locking head* (लोकिंग हैड)**–जुड़वा बच्चों के सिर आपस में उलझे हुए।

***scald head* (स्कैल्ड हैड)**–घाव युक्त सिर; सिर त्वक की किसी भी बीमारी से पीड़ित रोगी को घाव युक्त सिर वाला कहा जाता है।

headache (हैडेक)–सर दर्द; सिर पीड़ा।

healing (हीलिंग)–स्वस्थ होना; व्याधि या पीड़ा से मुक्त होना; घाव का भरना।

health (हैल्थ)–स्वास्थ्य; आरोग्य।

hearing (हियरिग)–सुनना; श्रवण।

heart (हार्ट)–हृदय; दिल; रक्त परिवहन तन्त्र की वह मांसल रचना जो रक्त को परिवहन हेतु पम्प करती है।

heart-black (हार्ट-ब्लाक)–हृदय अर्न्तबाधा; हृदय के निलय (वैन्ट्रीकिल —ventricle) और आलिंद (auricle) के बीच सम्पर्क न रहने से अर्न्तबाधा का आ जाना जिससे दोनों अलहदा-अलहदा स्पन्दन करने लगते हैं।

heart failure (हार्ट फेल्योर)–हृदय गति का रूक जाना; हृदयपात।

heart rate (हार्ट रेट)–स्पन्दन गति (दर); प्रौढ़ नर में 70-80 प्रति मिनट तथा प्रौढ़ नारी में पुरूष से कुछ अधिक; हृदय स्पन्द दर उम्र के प्रति लोम (inversely) अनुपात में होती है। हृदय गति और श्वांस गति समानान्तर (parallel) होती है।

heat (हीट)–(1) गर्मी; ताप। (2) मद।

heat rigor (हीट राइगर)–उष्ण-कम्पन; गर्मी के कारण कँपकपी; शरीर में 42°C से ऊपर ताप होने पर पेशी में उपस्थित प्रोटीन के स्कंदन (coagulation) के कारण कँपकपी आ जाती है, जिसे 'ऊष्ण कम्पन' (heat rigor) कहते हैं।

hebetic (हेवेटिक)–यौवनारंभ सम्बन्धी।

hecto (हेक्टो)–"सौ"; "शत" अर्थ का पूर्व शब्द।

hectogram (हेक्टोग्राम)–हेक्टोग्राम; सौ ग्राम बराबर 3.53 औंस।

hectoliter (हेक्टोलिटर)–हेक्टोलिटर; सौ लिटर बराबर 26.12 गैलन।

hectometer (हैक्टोमीटर)–हैक्टोमीटर, सौ मीटर बराबर 109.36 गज।

hedonism (हीडोनिज्म)–सुखवाद; आनन्द और सुख को अर्पित।

heel (हील)–एड़ी; पाँव का सबसे पिछला और निचला भाग।

height (हाइट)–ऊँचाई, तल से लम्बरूप (perpendicular) ऊपर की ओर का फासला।

helcology (हेल्कोलोजी)–फोड़ा विज्ञान; व्रण (ulcer) विज्ञान।

helcosis (हेल्कोसिस)–फोड़ों का बनना या होना।

heli(o) (हेली ओ)–"सूर्य" अर्थ का पूर्व शब्द।

helianthin (हेलेएन्थिन)–नारंगी-पीला रंग; एनीलीन (aniline) से प्राप्त।

helicine (हेलीसाइन)–पेंचदार; स्पाइरल; सर्पिल; चक्राकार।

helicoid (हेलीकॉयड)–पेंचदार; सर्पिल।

helicopod (हेलीकोपॉड)–किन्हीं पक्षाघातियों की विचित्र घिसटवां चाल।

helicotrema (हेलीकोट्रमा)–भ्रमरक छेद; कम्बु (cochlea) में शिखर के पास एक छोटा छेद।

heliophobia (हिलीयोफोबिया)–प्रकाश से डर (आतंकित)।

heliotaxis (हिलीयोटेक्सिस)–प्रकाशभिमुखी वृत्ति; प्रकाशोत्तेजना का गति द्वारा या अन्य किसी प्रकार से प्रत्युत्तर (response) देने की प्रवत्ति।

heliotherapy (हिलीथैयोरैपी)–सूर्य चिकित्सा।

heliotropism (हिलीयोट्रोपिज्म)–सूर्यानुवर्तन; प्रकाशनुवर्तन।

helium (हीलियम)–प्रतीक He एक रासायनिक तत्व आवर्त-सारणी में द्वितीय (दूसरा) स्थान।

helix (हेलिक्स)–कोई भी पेंचदार घूमी हुई बनावट; वाह्य कान का वाह्य तट।

helminth (हैलमिन्थ)–हैलमिन्थ; कृमि समान परजीवी।

helminthology (हेलमिन्थोलोजी)–कृमि विज्ञान।

heloma (हेलोमा)–ढेंठ; घट्ठा; पाँव की उँगलियों के जोड़ों के ऊपर दृढ़ शृंगिक गाँठ (घट्ठा)।

hemachrome (हीमाक्रोम)–रक्त को लाल रंग देने वाला पदार्थ।

hemacytometer, hematimeter (हीमासाइटोमीटर; हीमाटी मीटर)–एक यन्त्र जिससे रक्त कोशिकाओं की संख्या गिनी जाती है।

hemacytozoon (हीमासाइटोजून)–रक्त में कोई भी कोशिकीय सूक्ष्म परजीवी।

hemad (हीमेड)–अधर ओर।

hemagglutinin (हीमाग्लूटीनिन)–लाल रक्त कणों को इकट्ठा कर देने वाला प्रति पिण्ड (antibody)।

hemagogne (हीमागोजन)–रक्त प्रवाह को बढ़ाने वाला।

hemal (हीमल)–रक्त या रक्त वाहिनियों से सम्बन्धित।

hemanalysis (हीमएनालीसिस)–रक्त विश्लेषण।

hemangioma (हीमएनजियोमा)–रक्त वाहिनियों का बना अबुर्द।

hemase (हीमेज)–हीमेस; रक्त में पाया जाने वाला एक एन्जाइम।

hemat (o) (हीमेट ओ)–'रक्त' अर्थ का पूर्व शब्द।

hematachometer (हीमेटाकोमीटर)–रक्त—रक्त, धारा की चाल नापने का यन्त्र; रक्त चाल मापक।

haemation (हीमेसन)–हीमाटेन; हीमेटोक्सिलिन (hematoxylin) वर्ग का रंजक तत्व; C_{16} H_{12} O_6; धातु की चमक वाला भूरे रंग का पदार्थ।

hematemesis (हीमाटेमेसिस)–रक्त वमन; खून की कै होना।

hematherapy (हीमाथैरेपी)–रक्त देकर रोग का उपचार।

hemathermous (हीमाथरमस)–परिमित तापी (warm blooded); ऐसे जन्तु जिनके शरीर का ताप निश्चित तथा समीप के वातावरण से ऊँचा रहता है।

hematic (हीमेटिक)–रक्त सम्बन्धी।

hematin (हीमेटिन)–पदार्थ जो हीमोग्लोविन पर तेज अम्लों या क्षारों के प्रभाव से बनता है, सामान्य रूप से इसका निर्माण शरीर के अन्दर नहीं होता है।

hematinic (हीमेटिनिक)–रक्तोत्कर्षक, रक्त के स्वभाव को बढ़ाने वाला; रक्त में हीमोग्लोबिन तथा लाल रक्ताणुओं की संख्या को बढ़ाने वाला।

hematoblast (हीमेटोब्लास्ट)–लाल रक्त कण बनाने वाली कोशिका।

hematogenesis (हीमेटोजेनेसिस)–रक्त जनन या निर्माण।

hematoid (हीमाटॉयड)–रक्त सदृश।

hematology (हीमेटोलॉजी)–रक्त विज्ञान।

hematorrhea (हीमेटोरहिया)–रक्त का प्रचुर (बहुत अधिक) बहाव।

hematozoon (हीमेटोजून)–रक्त परजीवी (सूक्ष्मांगी)।

hemi (हेमी)–"अर्ध"; "आधा" अर्थ का पूर्व शब्द।

hemianopia (हेमियानोपिया)–हाइपोफाइसिस (अस्थि) की वृद्धि के कारण आंशिक अन्धापन।

hemiatrophy (हेमीअट्रोफी)–अर्धक्षीणता; शरीर के एक ओर की क्षीणता (अपुष्टता)।

hemic (हेमिक)–रक्त सम्बन्धी।

hemicranic (हेमीक्रेनिक)–(1) आधे सिर का दर्द। (2) अर्ध विकसित कपालीय (भ्रूण)।

hemipagus (हेमीपैगस)–वक्ष से जुड़े जुड़वाँ।

hemiplegia (हेमीप्लेजिया)–अर्ध पक्षाघात; अर्धांग।

hemisphere (हेमिस्फियर)–गोलार्ध।

hemo (हीमो)–"रक्त" या "रूधिर" अर्थ का पूर्व शब्द।

hemochrome (हीमोक्रोम)–रक्त का वर्ण (रंग) जो ऑक्सीजन लेकर चलता है।

hemocidal (हीमोसाइडल)–रक्त कोशिका नाशक।

hemocyanin (हीमोसायनिन)–नीला हरा रक्त वर्ण जिसमें लोहे के बजाय ताँबा (copper) होता हैं।

haemoglobin (हीमोग्लोबिन)–रक्त रंजक; लौह युक्त पदार्थ जो रक्त को लाल रंग प्रदान करता है।

hemorrhage (हीमोरेज)–रक्त स्राव; खून का बहना।

Henle's loop (हेनलेज लूप)–हेनले (वैज्ञानिक) शिक्थ; वृक्क की मूल उपनलिका (uriniferous tubules) का घुमाव।

Hensen's cell (हेनसेन्स सेल)–हेनसेन (वैज्ञानिक) कोशिका।

Hensen's line (हेनसन्स लाइन)–हेनसेन (जर्मन वैज्ञानिक) रेखा; यह रेखा पेशी खण्ड या सार्कोमियर (sarcomere) के गहरे भाग को दो खण्डों में विभक्त करती है।

hepar (हीपार)–यकृत (liver)।

heparin (हिपेरिन)–सान्द्र ऊतक (areolar tissue) में पायी जाने वाली मेदा मास्ट कोशिका (mast cells) में पाया जाने वाला यौगिक जिसका कार्य प्रति स्कंदन (anticoagulation) का होता है।

hepat(o) (हिपेट ओ)–"यकृत" अर्थ का शब्द।

hepatic (हिपैटिक)–यकृत सम्बन्धी।

hepatic portal vein (हिपैटिक पोर्टल वेन)–यकृत केशिकान्तक शिरा।

hepatitis (हिपैटाइसिस)–यकृत शोथ (सूजन)।

hepatadynia (हिपैटाडायनिया)–यकृत में दर्द (पीड़ा)।

hepatology (हिपैटोलोजी)–यकृत विज्ञान।

hepatose (हिपाटोज)–सात कार्बन शर्करा; सिडोहेप्टूलोज (sedoheptulose)।

hepatotoxin (हिपैटोटोक्सिन–यकृत विष, ऐसा विष जो यकृत कोशिकाओं को नष्ट कर देता है।

hepta (हैप्टा)–"सात" अर्थ का पूर्व शब्द।

heptad (हैप्टाड)–ऐसा तत्व (element0 जिसकी संयोजन शक्ति "सात" की होती है।

herb (हर्ब)–झाड़ी; क्षुप।

hereditary (हेरेडीटरी)–पारम्परिक; आनुवंशिक; पंश परम्परा सम्बन्धी।

heredity (हेरेडिटी)–वंश परम्परा; आनुवंशिकता।

Hering breuer reflex (हेरिंग ब्रूयर रिफ्लेक्स)–वेगस तंत्रिका द्वारा सम्पनन परावर्तित कार्य (reflex action)। फेफड़ों की ताल (rhythm) अर्थात् दर (rate) तथा श्वांस की गहराई वेगस तंत्रिका द्वारा उत्पन्न परावर्तित कार्यों द्वारा नियंत्रित होती हैं, इसी को हेरिंग ब्रूयर रिफ्लेक्स (hering breurer reflex) कहा जाता है।

hernia (**हर्निया**)–किसी अंग का शरीर गह्वर से बाहर निकला होना। जैसे अण्डकोष में आँत का उतरा होना रोग या अन्त्रवृद्धि।

acquired hernia (**एक्वायर्ड हर्निया**)–उपात्रित हर्निया; ऐसा हर्निया जो जीवन काल में अधिक बडान उठाने; रिक्वाव पड़ने या फिर शल्य कर्म में किसी कमी रह जाने के कारण होता है।

bladder hernia (**ब्लैडर हर्निया**)–मूत्रशय हर्निया; मूत्रशय के किसी भी भाग का उदरीय गह्वर (abdominal cavity) में आगे को बढ़कर लटक जाना।

cerebral hernia (**सैरीब्रल हर्न्यिा**)–अनुमस्तिष्कीय हर्निया; अनुमस्तिष्क (cerebellum) का कपाल में निकलना होना।

complete hernia (**कम्पलीट हर्निया**)–पूर्ण हर्निया; ऐसा हर्निया जिसमें सम्पूर्ण हर्निया के भाग जैसे जंघासा हर्निया में बाहर की ओर निकल पड़ते हैं।

cancaled hernia (**केन्सील्ड हर्निया**)–गुप्त हर्निया; ऐसा हर्निया जो हाथों से देखने पर न मालूम किया जा सके।

congenital hernia (**कन्जेनीटल हर्निया**)–जन्म जात हर्निया; बच्चे में प्रसव के समय से ही हर्निया का होना।

diaphragmatic hernia (**डायफ्रेग्मेटिक हर्निया**)–मध्यपेशी हर्निया; मध्यपेशी में से होकर वक्ष गह्वर (thoracic cavity) में आमाशय, क्षुद्र अंत्र, कोलन (colon) आदि लटका हुआ होना। यह दशा जन्मजात अथवा जीवन काल में किन्हीं कारणों से हो सकती है। ज्यादातर इसको मिथ्या हर्निया (false hernia) माना जाता है।

direct hernia (**डाइरेक्ट हर्निया**)–जंघासीय हर्निया; ऐसा हर्निया जिसमें थैली सहित लटकने वाले अंग सीधे आन्तरिक मुद्रा (internal ring) से न निकल कर किसी विकृति के कारण त्रिकोण से निकले होते हैं।

diverticulam hernia (**डाइवरटीकुलम हर्निया**)–अन्धकोषिकीय अथवा खिसका हुआ हर्निया; ऐसा हर्निया जिसमें मूत्राशय से निकली हुई अन्धकोषिकीय भाग होता है।

epigastric hernia (**एपीगैस्ट्रिक हर्निया**)–उर्ध्वजठर हर्निया; यह हर्निया आमतौर पर जबान प्रौढ़ नर में पाया जाता है।

false hernia (**फाल्स हर्निया**)–मिथ्या हर्निया; ऐसा हर्निया जिसमें कोष (sac) नहीं होता है।

foraminal hernia (**फोरामिनल हर्निया**)–मेडुला का फोरमन मैगनम में हर्निया आकृति।

hernia of the lungs (**हर्निया ऑफ दी लंग्स**)–फुफ्फुसीय हर्निया; प्रत्येक उच्छवास के साथ फुफ्फुस के सूजे हुए भाग के एक अंश का निकलना।

hiatus hernia (**हायटस हर्निया**)–प्रच्छिद्र हर्निया; इसोफेगस (esophagus) की दरार में से निकलता हुआ आमाशय का हर्निया।

incarcerated hernia (**इनकारसिरेटेड हर्निया**)–अधरोधित हर्निया; संकोचित हर्निया।

incistonal hernia (**इनसिस्टोनल हर्निया**)–कर्तन हर्निया; शल्य कर्म (operation) अथवा दुर्घटना (accident) में कट जाने से हर्निया।

incomplete hernia (**इनम्पलीट हर्निया**)–अपूर्ण जंघासा हर्निया; जिसमें कोष (sac) जंघासा नलिका (inguinal canal) में पूरी तरह से उतरी हुई नही होती है।

infantile hernia (**इनफैनटाइल हर्निया**)–शिशु सम्बन्धी हर्निया; जन्मजात शिशु में पाया जाने वाला जंघासा हर्निया।

internal hernia (**इन्टरनल हर्निया**)–आन्तरिक हर्निया; उदर कुहर के अन्दर पेरीटोनियम से सम्बन्धीत हर्निया।

irreducible hernia (**इररिडूसियेबिल हर्निया**)–असुधारनीय हर्निया; ऐसा हर्निया जिसको फिर से यथास्थान न बैठाया जा सकें।

labial hernia (**लेबियल हर्निया**)–भृगोष्ठीय हर्निया।

masked hernia (**मास्कड हर्निया**)–छिपा हुआ या ढका हुआ हर्निया।

mesenteric hernia (**मिसेन्ट्रिक हर्निया**)–अन्त्रयुजी (mesentry) हर्निया।

perineal hernia (**पैरीनियल हर्निया**)–मूलाधारीय हर्निया।

rectal hernia (**रेक्टल हर्निया**)–गुदीय हर्निया।

retrovesical hernia (**रेट्रोवेसाइकल हर्निया**)–अधोआशय हर्निया। मुत्राशय के पीछे स्थित हर्निया।

scrotal hernia (**इसक्रोटल हर्निया**)–अण्डकोष स्थित हार्निया।

synovial hernia (**साइनोवियल हर्निया**)–स्नैहिक हर्निया।

true hernia (**ट्रूरू हर्निया**)–यथार्थ हर्निया; ऐसा आंत्र युज (पैरीटोनियम) से बना कोष जो हर्निया को घेरे होता है।

umbilical hernia (**अम्बीलाइकल हर्निया**)–नाभीय

हर्निया।

vaginal hernia (**वैजाइनल हर्निया**)–योनि हर्निया।

ventral hernia (**वैन्ट्रल हर्निया**)–अधरतल हर्निया; उदरभित्ति के किसी भी भाग में स्थित हर्निया।

herpes (हरपीज)–परिसर्प; एक संक्रामक रोग जिसमें यकायक अल्पकालिक ज्वर हो जाता है तथा कोमल तालु और कण्ठ के आस-पास फफोले और फोड़े कोक्ससेकाई (coxsackie) ए समूह (group A) वाइरस के कारण होते हैं।

hesperidin (हेस्पेरीडिन)–विटामिन 'पी' (P) । इसके अन्य नाम साइट्रिन (citrin), रूटिन (rutin) भी हैं। इस विटामिन का नाम पेपरीका (paprika) है, इसी कारण इसको विटामिन पी की संज्ञा दी गयी है। यह पारगम्य कारक (permeability factor) होता है।

heter (o)–"असमान" या "विषम" अर्थ का पूर्व शब्द।

heterodont (हेटरोडोन्ट)–विषम दन्ती।

heterogametic sex (हेटरीगैमेटिक सैक्स)–विषम जन्युक लिंग; नर में एक्स (x) और (y) क्रोमोसोम होते हैं; जिस कारण नर को विषम युग्मिक लिंगी कहा जाता है।

heterogamy (हीटरोगैमी)–विषम जन्युता; लिंगोत्पत्ति-विपयर्य; दो लिंगी पीढ़ियों का विपयर्य (alternation) जिनमें से एक निषेकज और अनिषेकज (parthenogenetic) होती है; भिन्न जन्यु संयुजता।

heterogenesis (हेटरोजेनेसिस)–उत्पत्ति विपयर्य; स्वत; जनन; स्वतन्त्रोत्पादन।

heterokinesis (हेटरोकाइनेसिस)–विषम वितरणता; लिंग क्रोमोसोम का विषम जन्युक अंगी के वर्धित जन्यु में विभिन्न वितरण।

heteromorphosis (हेटरोमोरफोसिस)–विषम रूपता; विषमोत्पत्ति; किसी अंग या संरचना के पुनरूत्पत्ति में नये भाग का पुराने नष्ट हुए भाग से भिन्न होना, किसी अंग का असाधारण (अनियमित) स्थान पर उत्पन्न होना।

heteromorphous (हेटरोमोरफस)–विषमाकृतिक।

heteronomous (हेटरोनोमस)–भिन्न नियमी; वृद्धि के भिन्न नियमों से बद्ध।

heteronymous (हेटरोनीमस)–असमान खण्डी; भिन्न खण्डी।

heteroplasia (हेटरोप्लाजिया)–विषम तन्तुजता; किसी टिशू (तन्तु या ऊतक) का अन्य प्रकार के ऊतक से उत्पन्न होना।

heteroploid (हेटरोप्लोइड)–विषम गुणी; असमान संख्यक गुणसूत्री व्यक्ति या कोशिका जिसमें क्रोमोसोम (गुणसूत्र) की असाधारण संख्या होती है।

heteropsia (हेटरोपसिया)–असमान दृष्टि; दोनों आंखों में असमान दृष्टि (vision) का होना।

heterosexual (हेटरोसैक्सुयल)–विपरीत लिंगी सम्बन्धी इतरलिंगी; ऐसा व्यक्ति जिसकी रुचि विपरीत लिंगी (opposite sex) की ओर हो।

heterosis (हेटरोसिस)–(1) पर-निषेक।

(2) संकरज की प्रथम संतति में पितृ से अधिक ओज का होना।

heterotaxia (हेटरोटैक्सिया)–देहांगों (viscera) का असाधारण स्थान पर होना।

heterotherm (हेटरोथर्म)–भिन्न्तापक्रमी; अंगी जो विभिन्न समय या विभिन्न दशाओं में भिन्न तापक्रम दिखाये।

heterotopia (हेटरोटोपिया)–भागों का विस्थान; भागों का गलत स्थान पर होना।

heterotrichosis (हेटरोट्राइकोसिस)–शरीर पर विभिन्न रंगों के बालों का होना; विभिन्न रोमी।

heterotropia (हेटरोट्रोपिया)–एक आंख की अक्ष (axis) का इस प्रकार का होना कि दोनों आंखों से एक प्रतिबिम्ब न बने।

heterozygote (हेटरोजाइगोट)–विभिन्न विकल्पी; विषम युग्मज; ऐसा व्यक्ति जिसमें माता-पिता से प्राप्त परम्परा कण (जीन) भिन्न प्रकार के हों।

hex (a) (हेक्स आ)–'षट' या 'छः' अर्थ का पूर्व शब्द।

hexachromic (हेक्साक्रोमिक)–छः रंगों वाला; षटवर्णी।

hexaploid (हेक्साप्लोइड)–छः गुणसूत्री; ऐसी कोशिका जिसमें छः सेट क्रोमोसोम के हों।

hexavitamin (हेक्सा विटामिन)–छः विटामिन युक्त; कोई दवा जिसमें विटामिन 'ए', विटामिन 'डी', एस्कोर्बिक अम्ल; थायमीन हाइड्रोक्लोराइड; रिवोफ्लेबिन निकोटिनिमाइड विटामिन मिले होते हैं।

hexicology (हेक्सीकोलोजी)–जन्तु व्यवहार विज्ञान (bionomics)।

hexose (हेक्सोज)–छः कार्बन युक्त मोनोसैकेराइड (monosaccharide) जैसे ग्लूकोज या डेक्साट्रोज, फ्रकटोज (fructose या levulose) फल शर्करा (fruit sugar); गेलेक्टोज (galactose) जो लेक्टोज (lactose) दुग्ध शर्करा का घटक होता है, स्वतंत्र नहीं पाया जाता है, मेन्नोज

(mannose), यह भी स्वतंत्र नहीं पाया जाता है। यह किन्हीं जन्तु प्रोटीन का घटक (constituent) होता है।

hexylresorcinol (हेक्सिलरिसोंसीनोल)–C_{16} H_{18} O_2 एक रसायन जिसका प्रयोग पेट में पाये जाने वाले कृमियों को मारने के लिये किया जाता है।

hibernation (हाइबरनेसन)–शीततन्द्रा, अमिततापी (cold blooded) जन्तुओं की शीत-ऋतु में होने वाली विश्राम दशा।

hiccough, hiecup (हाइकफ, हीकफ)–हिचकी।

hidr (o) (हिडर ओ)–पसीना; स्वेद; अर्थ का पूर्व शब्द।

hidropoiesis (हिडरोपोइसिस)–पसीने का बनना।

hidrorrhea (हिडरोरहिया)–अत्यधिक पसीने आना।

hidrosis (हिडरोसिस)–(1) पसीना आना।
(2) स्वेद ग्रन्थियों का एक रोग।

hill's method (हिल्स मेथड)–परासरणहीन या अभिसरणीयदाब (cosmotic pressure) नापने की एक विधि; इसमें ऊष्मा-विद्युत तत्वों के ताप पुंज (thermopile) का प्रयोग होता है, जिसमें तारों के जोड़ों के गर्म होने से विद्युत तथा ताप उत्पन्न होते हैं।

Hilus, hilum (हाइलस, हाइलम)–किसी अंग पर छोटा-सा गढ़ा या छेद जिसमें होकर रक्त वाहिनियां और तंत्रिकायें अन्दर या बाहर जाती हैं। यह आकृति वृक्क, प्लीहा या फेफड़ों आदि पर पाई जाती है।

hind (हाईन्ड)–पश्च; पिछला; पीछे का।

hindgut (हाईन्डगट)–पश्चांत्र; आहार नाल का पिछला भाग।

hip (हिप)–कूल्हा; पुट्ठा; नितम्ब श्रोणी।

hippus (हिप्पस)–आंख की पुतली का स्वतः तलीय फैलाव व सिकुड़न।

hircus (हिकस)–बगल के बाल।

hirsute (हिरसूट)–बालयुक्त; रोमीय।

histamine (हिस्टेमिन)–C_5 H_3 N_9; एक यौगिक जो दैहिक मांस पेशियों को सिकोड़ता तथा आमाशयिक स्राव को बढ़ावा देता है।

histoblast (हिस्टोब्लास्ट)–ऊतक विज्ञान।

histoclastic (हिस्टोक्लास्टिक)–ऊतक नाशक।

histogenesis (हिस्टोजेनेसिस)–ऊतक जनन; ऊतकों का निर्माण और वर्धन।

histology (हिस्टोलोजी)–ऊतक विज्ञान।

histones (हिस्टोन्स)–एक सरल प्रोटीन जो थाइसस ग्रन्थि और हीमोग्लोबिन में पाया जाता है।

hitch (हिच)–आकस्मिक रुकावट; गांठ।

holandric (होलेन्ड्रिक)–केवल नर से प्राप्त।

holistic (होलिस्टिक)–सम्पूर्ण से सम्बन्धित।

holoblastic (होलोब्लास्टिक)–पूर्ण-विभाजी (डिम्ब)।

holocrine (होलोक्राइन)–सम्पूर्ण स्रावी ग्रन्थि; इन ग्रन्थियों में स्राव कोशिका के अन्दर पूर्ण भाग में एकत्रित होता है। कोशिका अन्तः मृत होकर विघटित होती है जिससे स्राव विसर्जित होता है। साथ ही दूसरी कोशिका बढ़कर क्षय हुई कोशिका का स्थान ले लेती है।

holophytic (होलोफिटिक)–पूर्ण-पादप (पादप); पूर्ण रूप से वनस्पतियों जैसा आहार ग्रहण करने वाले।

holozoic (होलोजाइक)–पूर्ण-जन्तुसम भोजी; जन्तुओं के समान आहार ग्रहण करने वाले।

homeo-homo (होमिया-होमो)–समान, समरूप, अपरिवर्तित; तुल्य; सदृश अर्थ का पूर्व शब्द।

homeopathy (होमियोपैथी)–एक प्रकार की चिकित्सा पद्धति (प्रणाली); सम चिकित्सा; अत्यअल्प मात्रा में दबायों का प्रयोग। इस सिद्धान्त पर आधारित कि वही दवा जो रोग जेसे लक्षण उत्पन्न कर सकती है रोग को ठीक कर सकती है।

homergy (होमरजी)–सामान्य उपापचय।

homogamy (होमोगैमी)–सगोत्र परिणय; किसी प्रकार के पृथक्करण के कारण एक ही वंश या गोत्र के व्यक्तियों का परस्पर निषेक द्वारा जनन (उत्पादन) करना।

homogenesis (होमोजेनेसिस)–समजनन; किसी जनन का वह प्रकार जिसमें किसी भांति के व्यक्तियों से उसी भांति के व्यक्ति उत्पन्न होते हैं।

homohemotheraphy (होमोहीमोथिरैपी)–सम रक्तोपचार; उसी जाति के दूसरे व्यक्ति के रक्त का इन्जेक्शन लगाकर उपचार (इलाज)।

homoiotherm (होमोइओथर्म)–मिततापी; स्थिर तापी; ऐसे जन्तु जिनकी देह का तापक्रम वातावरण के कारण प्रायः बहुत कुछ स्थिर रहता है।

homologous (होमोलोगस)–समरूप; समरचना; रचना और उद्‌गम (origin) में सादृश्य रखने वाले।

किसी एक जन्तु का कोई अंग दूसरे जन्तु के किसी अंग के 'समरूप' (homologous) होता है जबकि वे दोनों अंग रूप की मौलिक समानता लिये होते हैं। यह समानता भ्रूणीय

वर्धन में अधिक स्पष्ट होती है। जैसे स्तनी के कर्ण अस्थिकायें (ossicles) मत्स्यों के हनु लगाव (jaw attachment) की अस्थियों के समरूप होते हैं। यह समरूपता केवल उन व्यक्तियों में होती है जिनके पूर्वज एक होते हैं। वैज्ञानिकों की यह धारणा है कि वर्धन में ही यह परिवर्तन दो भिन्न दशाओं में हो जाता है जिससे वंशज (descendent) प्रजातियों में यह समरूपता दृष्टिगोचर हो जाती है। इस प्रकार अंगों की समरूपता उन अंगियों के आनुवंशिक सम्बन्ध को बतलाती है।

homologue (Gk. homologos' agreeing) (होमोलोग)–समरूप; समरचना; ऐसी बनावटों में से एक जो रचना (structure) और उद्‌गम (origin) में एक-सी हों।

homology (होमोलोजी)–समरूपता; समरचनता; अंगों या भागों की रचना और वर्धन में समानता का होना।

homomorphosis (होमोमोरफोसिस)–समपुनरुत्पति; पुनरुत्पन्न (regenerated) भाग का नष्ट हुए भाग के समान होना।

homonomous (होमोनोमस)–समवर्धी; एक सी स्थितियों या प्रक्रिया में होकर वर्धन या वृद्धि करने वाले।

homosexual (होमोसैक्सुअल)–समलिंग कामी।

homozygosis (होमोजाइगासिस)–समयुग्मजनता; समयुग्मता; किसी पारस्परिक कारक का द्विगुण दशा में होना और कारक की दृष्टि से केवल एक प्रकार के जन्यु उत्पन्न करना।

hook (हुक)–हुक; कांटा, अंकुश।

hook worm (हुक वर्म)–हुक वर्म; अंकुरा कृमि; चुनने; एन्साइलौस्टोमिडी (ancylostomidae) वंश के कृमि।

horismology (होरिसमोलोजी)–शब्द परिभाषा विज्ञान।

horizon (होराइजन)–(1) क्षितिज; दिगन्त।

(2) एक कोशिका से शिशु बनने तक की दशायें।

horizontal section (होरीजोन्टल सेक्शन)–क्षितिज काट या कर्तन; क्षितिज पर लम्बी काट, एक पार्श्व से दूसरे पार्श्व तक जाने वाली लम्बी काट।

hormone (होर्मोन)–होर्मोन; उद्दीपक; क्रिया वर्धक अन्तः स्राव; शरीर के अन्दर एक प्रकार के रासायनिक पदार्थ जिनका विशिष्ट प्रभाव किन्हीं अंगों के क्रिया-कलाप पर होता है। जन्तुओं में हार्मोन अंतःस्रावी ग्रन्थियों से स्रावित होते हैं और ग्रन्थि कोशिकाओं से निकल कर रुधिर धारा में पहुंचते हैं। जैसे एड्रीनल ग्रन्थि से एड्रीनेलिन (adrenalin), पिट्यूटरी (pituitaty) से पिट्यूटरीन (pituitarin), पैंक्रियाज (pancreas) से इन्सुलिन (insulin) और थाइरोइड (thyroid) से थाइरॉक्सिन (thyroxin) आदि अन्तःस्राव या हार्मोन स्रावित होते हैं। कशेरुकों (vertebrates) में तो यह होते ही हैं। अशेरूकों (invertebrates) में भी जैसे कीटों में कारपोरा अलेटा (corpora allata) से हार्मोन स्रावित होता है जिसे यौवन (juvenile) हार्मोन कहते हैं, जिससे निर्मोचन के पश्चात् भी लारवा (larva)—लारवा लक्षणों को धारण किये रहता है और प्रौढ़ में नहीं बदलता है। वनस्पतियों के हार्मोन को पादप हार्मोन या फाइटो हार्मोन (phyto hormones) कहा जाता है। यह पादप की वृद्धि में मुख्य भाग लेते हैं। कुछ पादप हार्मोन आक्सिन्स (auxins), साइटोकाइनिन्स (cytokinis), जिब्रेलिन (Gibbrelin), फ्लोरीजिन (florigen) आदि हैं। यह हार्मोन पादप में किस प्रकार अभिगमन करते हैं ठीक-ठीक पता नहीं है। तरुण तनों में आक्सिन या अभिगमन जीवित कोशिकाओं द्वारा नियंत्रित होता है न कि सामान्य अभिसरण प्रक्रिया द्वारा। आक्सिन के अभिगमन की दशा सदैव एक अर्थात् तने की अग्रशीर्ष (tip) से दूर तलाभिसारी (basipetal) गति होती है। यह देखा गया है कि तने के कटे हुए तल पर यदि आक्सिन को लगा दिया जाये तो यह अग्रशीर्ष (tip) तल तब ही गति करता है जबकि प्रति आक्सिन (antiauxin) जैस—2, 3, 5 ट्राई-आयोडो बैंजोइक अम्ल (tri & iodo-benzoic acid) से उपचार कर दिया जाता है।

***adrenal cortical hormone* (एड्रीनल कोरटीकल हार्मोन)**–उपवृक्क (एड्रीनल) वल्क (cortex) से जो उद्दीपन (हार्मोन) स्रावित होते हैं उनके मुख्य कार्य निम्न माने जाते हैं—जीवनपोषण (maintenance of life); कार्बोहाइड्रेट (carbohydrate) और प्रोटीन (protein) पदार्थो के उपापचय (metabolism) पर प्रभाव; तनाव (stress) से बचाव; पेशी कार्यों को कुशलता से चलाना; लगभग छः सक्रिय उद्दीपक उपवृक्क वल्क से अब तक जाने जा चुके हैं जिनका प्रभाव जीवन पर सीधा पड़ता है। एक उद्दीपक एल्डोस्टीरोन (aldosteron) इससे स्रावित होता है जिसका मुख्य कार्य सोडियम और पोटेशियम लवणों के अनुपात में समतुलन रखना होता है इससे कोशिकायें सक्रिय रह पाते हैं। और इनमें आदान-प्रदान सुचारू रूप से हो पाता है जो जीवन के लिये अत्यन्त आवश्यक होता है।

***adrenal medullary hormone* (एड्रीनल मेडुलरी हार्मोन)**–यह एपीनेफरीन (epinephrine) यौगिक का निर्माण

करता है। यह सफेद या भूरा सफूफ (powder) होता है, जो या तो सुपरा रीनल ग्लैण्ड (suprarenal gland) से प्राप्त होता है या फिर इसका निर्माण होता है।

***adrenotropic hormone* (एड्रीनोट्रोनपिक हार्मोन)**

or

***carticotropic hormone)* (कोर्टीकोट्रोपिक हार्मोन)** संक्षिप्त में एसीटीएच (ACTH) यह **हाइपोफाइसिस** (hypophysis) के अग्रदल का हार्मोन होता है। यह एड्रनल ग्रन्थि (adrenal gland) के वल्क (contex) की पुष्टि तथा इसकी वृद्धि करता है।

hormonology (हार्मोनोलोगी)–हार्मोन विज्ञान।

horn (होर्न)–(1) सींग; श्रृंग।

(2) भोंपू।

horror (होरर)–डर; भय; संत्रास; वीभत्सता।

hospital (होस्पिटल)–चिकित्सालय, होस्पिटल; वह संस्था जहां मरीजों की देखभाल व उपचार होता है।

host (होस्ट)–सत्कारी; आतिथ्य करने वाला; मेजवान।

human body, composition of (ह्यूमन बौडी कम्पोजीशन ऑफ)–मानव शरीर के घटक (विभिन्न तत्व)। औसतन मानव शरीर के अन्दर निम्न संघटक होते हैं : आक्सीजन 65%; कार्बन 18%; हाइड्रोजन 10%; नाइट्रोजन 3%; कैलशियम 1.25%; फास्फोरस 1.00%; पोटाश 0.15%; क्लोरीन 0.15%; मैगनेशियम 0.05%; आइरन (लौह) 0.004%; और आयोडीन 0.00004% इनके अतिरिक्त मैंगनीज, तांबा; जस्ता; फ्लोरीन; सिलिका; मोलीबिडनम और कुछ अन्य तत्व सूक्ष्म मात्रा (traces) में होते हैं।

humidity (ह्यूमिडिटी)–आर्द्रता; वायु में नमी की मात्रा।

humor (ह्यूमर)–द्रव; शरीर में पाया जाने वाला तरल या अर्धतरल जैसे आंख के जलीय व कांचीय (vitrous) द्रव।

hunger (हंगर)–भूख; क्षुधा; खाने की अभिलाषा।

hunger centre (हंगर सेन्टर)–खाद्य (भोजन) लेने का केन्द्र; मानव में मस्तिष्क की संरचना अधश्चेतक हाइपोथैलेमस (hypothalamus) में स्थिति केन्द्र से नियंत्रित होती है। यह पार्श्विक (lateral) तथा अधोमध्यीय (ventro-medial) हाइपोथैलेमिक क्षेत्र (hypothalamic area) होते हैं।

Huxley's layer of hair (हक्सलेस लेयर ऑफ हेयर)–हक्सले (वैज्ञानिक) का रोम स्तर; रोम की मूलाच्छद् की बहुभुजीय कोशिकाओं से बना मध्य स्तर।

hyaline (हायलाइन)–काचीय।

hyalogen (हायोलोजन)–जन्तु ऊतकों में पाये जाने वाले अघुलनशील पदार्थ।

hyaloid (हायलॉयड)–काचोपम; कांच की तरह का पारदर्शक पदार्थ; काचाभ।

hyaloplasma (हायलोप्लाज्मा)–काचद्रव; कोशिका का आधारक पदार्थ; कोशिका द्रव (साइटोप्लाज्मा) का अधिक तरल भाग जिसमें कोशिका के अन्य सूक्ष्मांग सन्निहित (embedded) होते हैं।

hybrid (हाइब्रिड)–संकर; वर्ण संकर; दोगला विभिन्न जाति के पितृ की संतान।

hydatid (हाइडेटिड)–जल कोशिका; स्वच्छ जल सदृश से भरी हुई कोई थैली या कोषिका।

hydr (o) (हाइडर ओ)–'हाइड्रोजन' या 'जल' अर्थ का पूर्व शब्द।

hydraulics (हाइड्रोलिक्स)–गतियुक्त द्रव विज्ञान, द्रव इन्जीनियरी।

hydrocarbon (हाइड्रोकार्बन)–ऐसा कार्बनिक यौगिक जिसमें केवल हाइड्रोजन और कार्बन तत्व होते हैं।

hydrocele (हाईड्रोसील)–ऐसा रोग जिसमें वृषण (testis) या फोतों में जल भर जाता है।

hydrogen (हाइड्रोजन)–उदजन रासायनिक तत्व, प्रतीक H; आवर्त सारणी में स्थान प्रथम (एक)।

hydrolase (हाइड्रोलेस)–एन्जाइम विशेष जो यौगिक के जल अपघटन (hydrolysis) को उत्प्रेरित करता है।

hydrology (हाइड्रोलोजी)–जल-विज्ञान।

hydrolysis (हाइड्रोलिसिस)–जल अपघटन; पानी डालने से किसी यौगिक का इस प्रकार भंग होना कि हाइड्रोक्सिल (OH) मूलक एक अंश से तथा हाइड्रोजन परमाणु दूसरे अंश में जुड़े।

hydormeter (हाइड्रोमीटर)–हाइड्रोमीटर; तरल का आपेक्षिक घनत्व (specific gravity) मापने का यंत्र।

hydropathy (हाइड्रोपैथी)–जल चिकित्सा।

hydrophalmia (हाइड्रोफालमिया)–आंख से पानी बहने के कारण चक्षुगोलक (eyeball) का फैलना।

hydroponics (हाइड्रोपोनिक्स)–जल में वनस्पतियों की खेती।

hydroposia (हाइड्रोपसिया)–पानी का पिया जाना।

hydroscope (हाइड्रोस्कोप)–पानी की उपस्थिति जानने का यंत्र।

hydrostat (हाइड्रोस्टेट)–तरल की ऊंचाई को नियंत्रित करने

का यंत्र।

hydrostatics (हाइड्रोस्टेटिक्स)–द्रव स्थैतिकी।

hydrotherapy (हाइड्रोथिरैपी)–जल उपचार।

hydroxycobalamin (हाइड्रोक्सीकोबालामिन)–विटामिन बी।

hygiene (हाइजीन)–हाईजीन; स्वास्थ्य विज्ञान।

hygro (हाइग्रो)–'नमी'; 'आर्द्र' अर्थ का पूर्व शब्द।

hygroma (हाइग्रोमा)–तरल का एकत्रित हो जाना, कोष या स्योति (cyst) आदि में।

hygrometer (हाइग्रोमीटर)–आर्द्रता मापक।

hygroscopic (हाइग्रोस्कोपी)–आद्रकर्षी; नमी का सोख लेने वाला; आर्द्रता ग्राही।

hyl (o) (हाइल ओ)–'पदार्थ' अर्थ का पूर्व शब्द।

hyle (हाइले)–आद्य पदार्थ, जिससे समस्त पदार्थ का प्राप्त होना माना जाता है।

hylotrophy (हाइलोट्रोफी)–पदार्थ रूप परिवर्तन; जैसे ठोस से तरल और तरल से गैस।

hymen (हाइमन)–हाइमन; योनिच्छद्।

hymenology (हाइमेनोलोजी)–झिल्ली (कला membrane) विज्ञान।

hyoid (हॉयड)–हायड; जिव्हास्थि।

hypacusia (हाइपाकूसिया)–श्रवण शक्ति में अत्याधिक कमी।

hypalgesia (हाइपालजैसिया)–दर्द संवेदना का कम अनुभव (महसूस) होना।

hypaxial (हाइपएक्सियल)–केशरू दण्ड (vertebral column) के अक्ष के नीचे; अक्षाधर (पेशी); निम्नाक्ष (पेशी)।

hyper (हाइपर)–'अति' अर्थ का पूर्व शब्द।

hyperacidity (हाइपरएसिडिटी)–अति अम्लता।

hyperactivity (हाइसरएक्टीविटी)–अतिक्रियाशीलता।

hyperadiposis (हाइपरएडीपोसिस)–अतिमेदता; अतिमोटापन।

hyperalgesia (हाइपरएलजेशिया)–अतिपीड़ा (दर्द)।

hyperaphia (हाइपरएफिया)–अतिस्पर्शता।

hyperbulia (हापरबुलिया)–अति दुराग्रह (हठ)।

hyperchylia (हाइपरकाईलिया)–आमाशयिक रस का अति स्राव।

hyperemia (हाइपरएमिया)–अति रक्तता, किसी भाग में रक्त का अधिक होना।

hyperenergy (हापरएर्नजी)–अतिक्षमता; किसी उत्तेजना का प्रति उत्तर देने की अधिक क्षमता (capacity)।

hyperfunction (हाइपरफन्कसन)–अतिक्रिया; किसी अंग या भाग का ज्यादा कार्य करना।

hypergalactia (हाइपरगैलेक्टिया)–अतिदुग्ध स्राव।

hypergenesis (हाइपरजेनेसिस)–अतिजनन।

hyperglycemia (हाइपरग्लाइसीमिया)–अति शर्करा; रक्त में ग्लूकोज का अति (अधिक) होना।

hyperhidrosis (हाइपरहाइड्रोसिस)–अतिस्वेदन।

hyperhydration (हाइइपरहाइड्रोसन)–अतिआर्द्रता।

hyperkeratosis (हाइपरकिराटोसिस)–अति शृंगता; त्वचा की शृंगिक (horny) स्तर का मोटा होना।

hypermetabolism (हाइपरमेटाबोलिज्म)–अति उपापचय।

hypermorph (हाइपरमोंफ)–अतिरूप; आनुवंशिकी (genetics) में विच्छिन्न जीनी (mutantgene)।

hyperparasite (हाइपरपैरासाइट)–अति परजीवी अर्थात् परजीवी पर परजीवी।

hyperplasia (हाइपरप्लासिया)–अतिकोशिकीयता।

hypersalivation (हाइपरसलाइवेसन)–अतिलारता।

hypersecretion (हाइपरसिक्रीसन)–अतिस्राव।

hypersensiblity (हाइपरसेन्सीविलीटी)–अति संवेदनता।

hypertenison (हाइपरटेन्सन)–अति रक्तचाप; उच्च रक्त चाप।

hyperthyroidism (साइपरथाइरोइडिज्म)–थायराइड (अवटु) अतिक्रियता।

hypertrichosis (हाइपरट्राकोरसिस)–अति रोमता।

hypertrophy (हाइपरट्रोफी)–अति वृद्धि।

hypervitaminosis (हाइपरविटामिनोसिस)–विटामिन की अधिकता के कारण उत्पन्न तकलीफें; जैसे विटामिन ए (A) की अधिकता से मानव में सोयापन (drowness) सुस्ती (sluggishnes) तीव्र सिर दर्द (sener headache), वमन (Vomiting), मुंह या अन्य स्थलों की त्वचा का छिलकों की तरह उतरना आदि रोग होते हैं।

hypn (o) (हिप्न ओ)–'निन्द्रा' या 'नींद' अर्थ का पूर्व शब्द।

hypnagogoc (हिप्नोगोजिक)–नींद लाने वाला; निन्द्राजनक।

hypnology (हिप्नोलोजी)–नींद विज्ञान; निद्रा विज्ञान।

hypnosis (हिप्नोसिस)–सम्मोहन।

hypnotic (हिपनोटिक)–निद्राजनक।

hypnotize (हिपनोटाइज)–सम्मोहित करना।

hypo (हाइपो)–अल्प; अध; अन्त; अर्थ का पूर्व शब्द।

hypoacidity (हाइपोएसिडिटी)–अल्प अम्लता।

hypoblast (हाइपोब्लास्ट)–अन्तर्जन; अन्तः स्तर।

hypochondria **(हाइयोकॉन्ड्रिया)**–रोग भ्रम; काल्पनिक रोगों के डर से अपने ही स्वास्थ्य से चिन्तित।

hypochondrium **(हाईपोकोन्ड्रियम)**–अधः उपस्थिकी; उर्ध्व जठर एपीगैस्ट्रिक (epigastric) का पार्श्व और कटि (lumbar) के ऊपर का क्षेत्र।

hypodermic **(हाइपोडरमिक)**–अधोजठर।

hypogenesis **(हाइपोजेनेसिस)**–निविपर्ययता; उत्पत्ति विपर्यय (alternation of generatoin) रहित वर्धन।

hypoglossal **(हाइपोग्लोसल)**–अधेजिव्ही; अधोजिव्हक; बारहवीं मस्तिष्क तंत्रिका जो जिव्हामूल में वितरित होती है।

hypoglottis **(हाइपोग्लोटिस)**–अधो-कण्ठीय।

hypoglycemia **(हाइपोग्लाइसीमिया)**–रक्त में ग्लूकोज की कमी।

hypohidrosis **(हाइपोहिड्रोसिस)**–अल्पस्वेदन।

hypohypnotic **(हाइपोमिहिपोनोटिक)**–अल्प सम्मोहन।

hypomaenia **(हाइपोमिनिया)**–अल्पोत्माद।

hypomastia **(हाइपोमेस्टिया)**–दुग्ध-ग्रन्थियों का छोटा होना।

hypomere **(हाइपोमीयर)**–अधोवट; पार्श्व पट्ट।

hyponychium **(हाइपोनाइकियम)**–नखाकार; बहिच्छद् (epidermis) का वह स्तर (layer) जिस पर नख स्थित होते हैं।

hypophysis **(हाइपोफाइसिस)**–हाइपोफाइसिस; पिट्यूटरी पिण्ड का दूसरा नाम।

hypopharynx **(हाइपोफैरिक्स)**–अधोकण्ठ; रसनक।

hypoplasia **(हाइपोप्लासिया)**–ऊनवृद्धि; अल्प वृद्धि।

hyporeactor **(हाइपोरियेक्टर)**–अल्प प्रति उत्तरी।

hypotension **(हाइपोटेन्शन)**–निम्न रक्त चाप; अल्प रक्त दाब।

hypothalamus **(हाइपोथैलेमस)**–अध:श्चेतक, थैलैमस के नीचे का क्षेत्र तथा तृतीय विवर वैन्ट्रीकिल; (ventricle) के भू तल को बनाने वाली संरचना।

hypothesis **(हाइपोथीसिस)**–परिकल्पना; अनुमान।

hyps (o) **(हिप्स ओ)**–'ऊंचाई' अर्थ का पूर्व शब्द।

hypsophobia **(हिप्सोफोबिया)**–ऊंचाई से आतंकित।

hysteria **(हिस्टीरिया)**–हिस्टीरिया; फिट पड़ना; वातोन्माद; मुख्यतः स्त्रियों में होने वाला वात रोग जिसमें मूर्च्छा होती है।

hysterology **(हिस्टीरोलोजी)**–गर्भाशय (uterus) विज्ञान।

hyzone--H_3; **(हाइजोन)**–हाइड्रोजन की त्रिपरमाणु अवस्था।

I

I–प्रतीक **Iodine**–आयोडीन।

ianthinosia **(आयएमथीनोसिया)**–वर्ण भ्रष्टता; जिसमें धातुयें बैंगनी (violet) दिखाई देती है।

iatera **(आयट्रोरिया)**–चिकित्सा विधान।

iatr (o) **(आयटर ओ)**–ग्रीक शब्द दवा या चिकित्सा के लिये प्रयुक्त।

iatrochemistry **(आयट्रोकैमिस्ट्री)**–(1) रसायन चिकित्सा विज्ञान; रोगों की रसायनों द्वारा चिकित्सा (इलाज)।
(2) रसायन मत; यह प्रारम्भिक मत कि समस्त प्राणाधार तथ्य या घटना रसायनिक होते हैं।

iatrogenic **(आयट्रोजेनिक)**–चिकित्सक के आचरण या व्यवहार से उत्पन्न दशा।

iatrology **(आयट्रॉलोजी)**–औषध-विज्ञान।

iatrophysics **(आयोट्रोफिजिक्स)**–(1) भौतिक या बल (यांत्रिक) विज्ञान, समस्त रोगों का उपचार भौतिक या यांत्रिक विधि से होना।
(2) भौतिक मत, प्रारम्भिक मत कि समस्त प्राणाधार घटना या तथ्य भौतिक विज्ञान के नियमों से ही नियंत्रित होते हैं।

iatrotechnics **(आयट्रोटेकनिक्स)**–चिकित्सा विज्ञान (therapeutic) के सिद्धान्तों (principles) का व्यावहारिक प्रयोग।

ichor **(आयकोर)**–जल सदृश (पतला) घावों से निकलने वाला स्राव।

ichthyismus **(इक्थाईसमस)**–सड़ी या जहरीली मछली चखाने से उत्पन्न रोग।

ichthyoid **(इक्थाओयड)**–मछली सदृश (समान)।

ichthyology **(इक्थियोलोजी)**–मत्स्य विज्ञान।

ichthyosis **(इक्थियोसिस)**–शल्क रोग; श्रंगीय या शल्कीय पदार्थों के न अलहदा (पृथक) होने से उत्पन्न त्वचा का रोग, जिसमें त्वचा खुरदरी, सूखी और खड़पल्ली (scaly)

होती है।

icterogenic (इक्टीरोजेनिक)–पीलिया (कमल या कामला) रोग उत्पादक।

icterohepatitis (इक्टीरोहिपेटाइटिस)–पीलिया सहित यकृत शोथ (सूजन)।

icterus (इक्टीरस)–पीलिया; कमल; कामला।

ictus (इक्टस)–प्रहार; आघात; वज्रपात; दौरा।

id (इड)–इड।

(1) एक काल्पनिक रचनात्मक इकाई।

(2) किसी व्यक्ति की स्वयं को सुरक्षित रखने की भावनायें या नैसर्गिक प्रवृत्तियां।

(3) त्वचा विस्फोट (skin eruptions), किसी ऐसी प्रतिक्रिया के कारण उत्पन्न जिसकी प्रारम्भिक अत्यधिक अनुभूति (allergic reaction) अन्यत्र (कहीं और) होती है।

idant (इडेण्ट)–इडन्ट; डडों (ids) के समूहीकरण से बनी इकाई। वह क्रोमोसोम जो आनुवंशिकता (heredity) का कारक माना जाता है।

idea (आइडिया)–(1) विचार; मत; धारणा।

(2) योजना।

(3) अनुमान।

***compulsive idea* (कम्पलसिव आइडिया)**–वाध्य-विचार; दुराग्रही विचार; ऐसा विचार जो तर्क और इच्छा के बिना भी दृढ़ रहता है।

***dominant idea* (डोमीनेन्ट आइडिया)**–प्रमुख (प्रभावी) विचार; ऐसा विचार जो प्रत्येक क्रिया तथा बुद्धि व्यापार को नियंत्रित करता है।

***fixed idea* (फिक्सड आइडिया)**–निश्चित (निश्चल) विचार; ऐसा विचार जो कि तर्क से भी न बदला जा सके।

ideal (आइडियल)–आदर्श; अभीष्ट; पूर्णता का प्रतिमान।

idealization (आइडियलाइजेशन)–आदर्शीकरण; सचेतन प्रक्रिया जिसके द्वारा व्यक्ति पूर्ण आदर्शता अपना लेता है।

ideation (आइडियेसन)–स्वच्छ प्रतिबिम्बता; स्पष्ट चित्रण (मस्तिष्क द्वारा)।

identical--(L. *idem*, the same) आइडैन्टी, एक ही; अभिन्न; सम। देखिये (similar) समान जब दो भिन्न आभास होने वाली वस्तुएं एक ही हों तो 'सम' या 'अभिन्न' शब्द का प्रयोग करना उचित है। दो या अधिक वस्तुओं का सादृश्य होने पर 'समान' शब्द का प्रयोग करना चाहिये।

identification (आइडेन्टीफिकेसन)–पहचान; एकरूपता; समीकरण।

ideogenous (आइडियोजीनस)–विचारोत्पन्न; भावोत्पन्न।

ideology (इडियोलाजी)–वैचारिकी; सिद्धान्त शास्त्र; विचार पद्धति; विचारधारा; भावना शास्त्र; आदर्शवाद; कल्पना विज्ञान।

ideomotion (इडियोमोसन)–मानसिक शक्ति द्वारा उत्पन्न पेशी प्रक्रिया (क्रिया)।

ideomotor (इडियोमोटर)–मनश्चालित; मानसिक प्रतिमा के प्रत्युत्तर स्वरूप उत्पन्न अनैच्छिक गति।

idio (इडियो)–'स्वयं' अर्थ का पूर्व शब्द।

idioblast (इडियोब्लास्ट)–मूलकण; कोशिका में पाये जाने वाले अतिसूक्ष्म कण का आदि नाम।

idiocy (इडियोसी)–बुद्धिहीनता; मूढ़ता; मूर्खता; जड़ता; जड़ बुद्धिता; मानसिक शक्ति का इतना अधिक कम हो जाना कि रोगी अपने आपको सामान्य खतरों से भी न बचा पाये।

idiopathic (इडियोपैथिक)–मूलभूत भावी; किसी अनजाने कारण से उत्पन्न दशा।

idioplasm (इडियोप्लाज्म)–जनन तत्व; कोशिका (cell) का जनन क्रिया से सम्बन्ध रखने वाला भाग।

idiosome (इडियोसोम)–तत्वात्मक पिण्ड।

(1) सजीव पदार्थ का एक काल्पनिक अन्तिम पिण्ड।

(2) वीर्याणु कोशिका (spermatocyte) का केन्द्र पिण्ड (centrosome)।

idiosyncrasy (इडियोसिनक्रेजी)–स्वाभावगत विलक्षणता; स्वभाव विशेषता।

idiot (इडियट)–मूर्ख; निर्बुद्ध; विकृत-मस्तिष्कीय व्यक्ति; ऐसा व्यक्ति जिसका बुद्धिमाप (I. Q.) 21 से कम होता है।

idiotrophic (इडियोट्रोफिक)–अपना खाना स्वयं छांटने की क्षमता रखने वाला।

ignipuncture (इगनीपन्कचर)–अग्नि छिद्रन; गर्म सुई से चिकित्सा हेतु छेदना।

igneous (इगनियस)–आग सम्बन्धी; अग्नि युक्त।

ileac, iliac (इलियक)–इलियम (ileum) सम्बन्धी।

iliocolic sphincter–इलियोकोलिक स्फिक्टर, छुद्रांत्र और वृहदांत्र (small and large intestine) के बीच के छिद्र पर लगी गोल जिद्रावरोधक पेशी।

ilium (इलियम)–इलियम; छुद्रांत्र का दूरस्थ भाग जो सीकम (caecum) तक होता है।

ileum (इलियम)–एक हड्डी; श्रोणि फलक; वस्ति हड्डी का पार्श्वीय उभरा हुआ भाग।

ill (इल)–बीमार; रोगी; अस्वस्थ; रूग्ण।

illness (इनलैस)–बीमारी; रोग; सामान्य स्वरूप दशा से हटी हुई या बिगड़ी हुई दशा।

illumination (इल्यूमीनेशन)–ज्योति; प्रकाश; प्रदीप्ति; किसी भाग या अंग को निरीक्षण हेतु प्रकाश की सहायता से चमकना।

illusion (इलूजन)–भ्रम, धोखा, भ्रांति; माया; वास्तविक संवेदीय उत्तेजना के गलत समझने के कारण उत्पन्न प्रभाव (असर)।

image (इमेज)–(1) चित्र; प्रतिबिम्ब; रूपक; छाया।

(2) धारणा।

imago (इमेगो)–(1) प्रौढ़ (कीटों का); पूर्ण कीट।

(2) प्रिय जन स्मृति।

imbalance (इम्बैलेन्स)–अतुल्यता; असमतोलन; असन्तुलन।

imbecile (इम्बेसाइल)–अल्पबुद्धि; जड़बुद्धि; अशक्त; बलविहीन; अल्पमति; मानसिक विकृतीय व्यक्ति जिसका बुद्धिमाप (I. Q.) केवल 21-50 तक होता है।

imbibition (इम्बीबीसन)–तरल शोषण; निपान; निपीति।

imbricated (इम्बीकेटिड)–तटोपरितटी; एक के किनारे दूसरे पर चढ़े हुए।

imid (इमआइड)–आइमिड; एक क्षारकी अम्ल अमोनिया (monobasic acid ammonia) जिसके दो हाइड्रोजन परमाणु अम्लमूलक (acid radical) से बदले हुए होते हैं।

immersion (इमरशन)–डुबोना; निमज्जन; द्रव में डुबाना (गोता लगाना)।

immiscible (इम्मीसिबिल)–अमिश्रणीय; बिना मिलने वाले दो द्रव।

immobinization (इम्मोबीनईजेसन)–गतिहीन करना।

immune (इम्मयून)–असंक्राम्य; परिमुक्त; आक्रमण से मुक्त।

immunity (इम्यूनिटी)–प्रतिरक्षा; असंक्राम्यकता; रोग क्षमता; निरपदता; उन्मुक्ति।

यह वह क्षमता होती है जो जन्तु या पौधे को परजीवी संक्रामण से प्रतिरोधता (सहन करने की शक्ति) प्रदान करती है।

जन्तुओं को यह रोगक्षमता कई प्रकार से प्राप्त होती है जैसे त्वचा का अभेदनीय या अप्रवेशय (impervious) होना, अम्ल के कारण आमाशय का रोगाणु नाशक होना, भक्षक कोशिकाओं का सक्रिय होना, रासायनिक रक्षण प्रतिरक्षी (antibody) या इन्टरफीरोन (interferon) द्वारा प्राप्त होना आदि। कुछ विदेशीय पदार्थ प्रतिजन (antigen) जिनमें परजीवी भी सम्मिलित किये जा सकते हैं, के प्रवेश से भी रोगक्षमता प्राप्त की जाती है। इस प्रकार रोगक्षम प्रतिक्रिया में वह विशिष्ट पदार्थ उत्पन्न होते हैं जो प्रतिजन से मिलकर संक्रमण को नष्ट कर देते हैं। वह जन्तु जो प्रतिरक्षियों द्वारा संरक्षण प्राप्त करता है रोगक्षमय (immunised) कहा जाता है। जो रोगक्षमता प्रतिजन (antigen) प्राप्त होती है उसे सक्रिय रोगक्षमता (active immunity) कहा जाता है। निष्क्रीय रोगक्षमता (passive immunity) वह रोगक्षमता होती है जो किसी अन्य जन्तु के प्रतिरक्षियों को स्थानान्तरित करने से प्राप्त होती है।

पादप किसी भी प्रकार के प्रतिरक्षी उत्पन्न नहीं करते हैं। इनमें रोगक्षमता कई कारणों से आती है। जैसे (1) संरचन विशिष्टताओं (structural features) के कारण – जैसे तल का मोमी (waxy) होना, जिससे तल गीला नहीं हो पाता और रोगजनक (pathogens) विकसित हो जाते हैं।

(2) प्रद्रव्य या प्रोटोप्लाज्म का रोगजनक न होना।

(3) उपार्जित रोगक्षमता वाइरस आदि के होने से।

immunization (इम्युनाईजेसन)–प्रतिरक्षण; रोग क्षमता लाना।

immunocyte (इम्यूनोसाइट)–रोगाक्षम कोशिका; ऐसी कोशिका जो रोगक्षमता या प्रतिरक्षा (immunity) प्रदान करती है।

immunogenic (इम्यूनोजैनिक)–रोगक्षमता उत्पन्न करने वाला।

immunologist (इम्यूनोलोजिस्ट)–प्रतिरक्षा वैज्ञानिक।

immunology (इम्यूनोलोजी)–प्रतिरक्षा विज्ञान।

impaction (इम्पेक्सन)–कस कर भरा जाना।

impar (इम्पार)–असमान; एकल; अयुग्मी।

impedance (इम्पीडेन्स)–अवरोध; प्रतिबाधा।

implant (इम्प्लान्ट)–रोपना; कोई अंग या भाग जो किसी अन्य असाधारण स्थान पर रोपित (निर्धारित) कर दिया जाय।

implantation (इम्प्लान्टेशन)–आरोपण या रोपण; एक स्थान से दूसरे स्थान पर स्थापित करना।

impotence (इम्पोटेन्स)–आंशिक या पूर्ण नामर्दगी; नपुंसकता; नामर्दी।

impregnation (इम्प्रीगनेशन)–(1) गर्भाधान; वीर्याणुओं का नर से मादा में पहुँचने की क्रिया, जिसके द्वारा वीर्याणु डिम्ब से संकलित होकर भ्रूण कोशिका बनते हैं।

(2) संतृप्ता (saturation)।

impression (इम्प्रेशन)–प्रभाव; बाह्य पदार्थों का मस्तिष्क या संवेदनांगों पर असर।

impulse (इम्पल्स)–आवेग; प्रेरणा; अंतः प्रेरणा; धक्का।

अतः-प्रेरणा (impulse) तंत्रिका-सूत्र (nerve fibres) के साथ संचालित (conduct) होते हैं। यह समस्त तंत्रिका सूत्रों में मौलिक रूप से समान होती है। यह एक रासायनिक और भौतिक (physical) वृत्तधारा होती है जो मुख्यतः सूत्र की सतह कला को प्रभावित करती है। इसकी गति जन्तु प्रजाति (species) ताप (temperature), व्यास (diameter) तथा माइलिन (myelin) की मात्रा तथा कुछ अन्य परिस्थितियों पर निर्भर होती है जो सामान्य रूप से 1 से 1000 मीटर प्रति सैकिन्ड तक हो सकती है। प्रेरणा को शक्ति तंत्रिका सूत्र के रास्ते पर स्थानतः (locally) प्राप्त होती है, न कि उस उत्तेजना (stimulus) से जो प्रेरणा को आरम्भ करती है। अतः उत्तेजना की मात्रा या प्रवृति का प्रेरणा के लक्षणों पर कोई प्रभाव नहीं होता है। इसे पूर्ण या शून्य नियम (All-or-non law) कहा जाता है अर्थात् तंत्रिका कोशिकाओं पर मानक परिस्थितियों में केवल दो प्रतिक्रियाएँ होती हैं–पूर्ण (all) या शून्य (none)। प्रेरणा तंत्रिका सूत्र पर बिना शक्ति क्षीण किये चलती है तथा चाहे कहीं से उत्तेजना मिले; वह सम्पूर्ण तंत्रिका कोशिकाओं में पहुँचती हैं।

inalimental (इनएलीमेन्टल)–अपौष्टिक।

inanition (इनएनीसन)–खाद्य की कमी; भुखमरी।

inappetence (इनएपीटेन्स)–भूख की कमी।

inarticulate (इनआरटीकुलेट)–(1) अव्यक्त; मूक; गूँगा। (2) सन्धिहीन; बिना जोड़ वाला।

inbreeding (इनब्रीडिंग)–अन्तः प्रजनन; सगोत्र परिणय; नजदीकी सम्बन्धियों की शादी।

incarcenation (इनकारसीनेशन)–आसाधारण प्रसव।

incest (इनसेस्ट)–समीपी रक्त सम्बन्धियों में शादी न होने का सामाजिक बन्धन।

incidence (इन्सीडैन्स)–घटना-क्रम, आपात क्रम।

incineration (इन्सीनरेशन)–राख करना; ऐसा जलाना कि राख हो जाये।

incision (इन्सीजन)–कर्तन; जख्म; भेदन; टुकड़े-टुकड़े करना।

incisor (इन्साइजर)–इन्साइजर, कर्तक (दाँत)।

inclination (इन्क्लाइनेशन)–झुकाव; अभिनमन; नति।

incompatible (इन्कम्पेटीबिल)–असंगत; बेमेल; स्वभावतः प्रतिकूल; विभिन्न। ऐसे दो रसायन या दवायें जिन्हें साथ-साथ न दिया जा सके।

incompetent (इन्कम्पेटीटेन्ट)–अयोग्य; असमर्थ।

incontinence (इन्कोन्टीसेन्स)–असंयम; व्यभिचार।

incoordination (इनकोरडीनेसन)–असमन्वय; संव्यवस्था से रहित, संयोग या मेल न कर सकना, जैसे पेशी गति।

increment (इन्क्रीमेन्ट)–(1) वृद्धि; लाभ। (2) विस्तार, बढ़ाव।

incretion (इन्क्रीसन)–अन्तः स्राव।

incrustation (इन्क्रसटेसन)–परत चढ़ना; तह जमना; पर्पटी छादन।

incubate (इन्कूबेट)–अण्डे सेना।

incubation (इन्कूबेशन)–(1) अण्डे सेने का कार्य; डिम्बपोषण। (2) संक्रामक अवधि; निदान अवधि; उद्वर्धन; संक्रमण (infection) से लेकर रोग के लक्षण प्रकट होने तक की अवधि।

incubator (इन्कूबेटर)–वृद्धि और वर्धन हेतु उचित (आदर्श) दशायें जैसे तापक्रम आर्द्रता आदि दे सकने वाला यंत्र; इन्कूबेटर; अण्डे सेने की मशीन।

inculus (इन्कूलस)–(1) दुःस्वप्न। (2) भारी मस्तिष्यकीय बोझा।

incurable (इन्कूरेबिल)–असाध्य रोग से पीड़ित व्यक्ति वह रोगी जो ठीक न हो सके।

incus (इन्कस)–इन्कस; स्थूणा; तीन कर्ण अस्थिकाओं (ear ossicles) में से एक।

indeciduate (इन्डेसीडूयेट)–अपतनशील; ऐसा कमल या जेर (placenta) जिसका मातृ-अंश बच्चा पैदा होने पर बाहर नहीं निकलता।

index (इन्डेक्स)–(1) हाथ की दूसरी उँगली; निर्देशिनी।
(2) सूची; तालिका; अनुक्रमणिका। (3) कोई संख्या या सूत्र जो एक परिमाण का अन्य परिमाण से अनुपात बताती है।

***cephalic index* (सिफेलिक इन्डैक्स)**–कपालीय निर्देशिनी (सूत्र); वह संख्या जो खोपड़ी (skull) की अधिकतम चौड़ाई का अधिकतम लम्बाई से भाग देकर प्राप्त संख्या से 100 गुना करने पर प्राप्त होती है।

***chemotherapeutic index* (कीमोथिराप्यूटिक इन्डैक्स)**–यह वह सूत्र होता है जो यौगिक की विषाक्तता (toxicity)

शरीर के वास्ते प्रदर्शित करता है।

$$\text{रोगोपचार रसायन सूत्र (C. I.)} = \frac{\text{अधिकतम सहनशक्ति की मात्रा प्रत्येक किलोग्राम शारीरिक वजन के वास्ते (maximal tolerance dose per kg. boy weight)}}{\text{न्यूनतम स्वस्थ प्रदान करने वाली मात्रा प्रत्येक किलोग्राम शारीरिक वजन के वास्ते (minimal curatine dose per kg. boy weight)}}$$

***inhibition index* (इन्हीविसन इन्डैक्स)**–निरोधसूत्र; यह वह मात्रा होती है जो उपापचय उत्पादों को रोकने (निरोध) वाली मानी जाती है।

***opsonic index* (ओपसोनिक इन्डैक्स)**–वैक्टीरिया नाशक सूत्र; यह वह अनुपात होता है जो रोगी के रक्त रस (सीरम) और सामान्य सीरम की तुलना कर प्राप्त किया जाता है।

***parasite index* (पैरासाइट इन्डैक्स)**–परजीवी सूत्र; किसी एक जगह रहने वाली जनता (community) और किसी एक व्यक्ति में पाई जाने वाली परजीवियों की संख्या का अनुपात।

***pelvic index* (पेलविक इन्डैक्स)**–श्रोणिवलय सूत्र; श्रोणी की अग्रपश्च लम्बाई और अनुप्रस्थ व्यास (diameter) का अनुपात।

indicator (इन्डीकेटर)–(1) संकेतक; सूचक। (2) ऐसा रसायन जो घोल की दशा–अम्लीय या क्षारीय बताता है, या प्रतिक्रिया का अन्त बिन्दु (end point) बताता है।

indigestible (इन्डाइजैस्टिबिल)–अपाच्य; न पच सकने योग्य।

indigestion (इन्डाइजेसन)–अपचन; पाचन क्रिया का असफल होना।

indole (इन्डोल)–एक रसायन जो प्रोटीन के सड़ने से बनता है–इसी के कारण विष्टा (मल) में विशेष प्रकार की दुर्गन्ध होती है।

indoxyl (इन्डोक्सिल)–तैल पदार्थ; $C_6 H_7 NO$, जो मूत्र में पाया जाता है।

induction (इन्डकसन)–प्रेरणा; प्रेरित करना; प्रेरण (विद्युत) वह वाह्य उत्तेजना जो किसी अंगी (organism) या अंग (organ) की वृद्धि पर प्रभाव डाले।

inductive stimulus (इन्डक्टिव स्टीमुलस)–प्रेरक उत्तेजना; वह वाह्य उत्तेजना (stimulus) जो किसी अंगी (organism) की वृद्धि (growth) या व्यवहार पर प्रभाव डालता है।

indusium (इन्डूशियम)–कीट अर्मक की तरह का कोष (case) जो किसी आकृति को घेरे हुए हैं।

inert (इनर्ट)–निश्चल; गतिहीन; आलसी; क्रियाहीन; सुस्त; शक्तिहीन।

inertia (इनसिया)–क्रियाहीनता; निश्चलता।

in-extremis (इन-एक्सट्रीमिस)–मृत्यु के कगार पर; मृत्यु के नजदीक।

infancy (इनफैन्सी)–आरम्भ की अवस्था जीवन के प्रथम दो वर्ष; शिशुकाल; बालकपन।

infant (इन्फैन्ट)–शिशु, बच्चा; बालक।

***immature infant* (इम्मेच्युर इन्फैन्ट)**–अपरिपक्व शिशु; ऐसा बच्चा जो पैदा होने के समय सिर्फ 500 से 999 ग्राम अथवा 17 औंस से 2 1\2 पौंड के बीच के वजन का होता है तथा जिसके जीवित रहने के कम आसार होते हैं।

***mature infant* (मेच्योर इन्फैन्ट)**–परिपक्व शिशु; –ऐसा बच्चा जो पैदा होने के समय 5 1\2 पौंड (2500 ग्राम) से अधिक वजन का होता है और इसके जीवित रहने के अधिकतम आसार होते हैं।

infantile (इन्फेन्टाइल)–शैशव; बालोचित; शिशु; बाल्यावस्था सम्बन्धी।

infantilism (इन्फेन्टीलिज्म)–बाल लक्षणों का प्रौढ़ावस्था में भी उपस्थित होना; शिशुता; बर्धन में किसी भी अंग का आरम्भिक लक्षणों या अवस्था में ही बने रहना।

infection (इन्फेक्शन)–संक्रमण; स्पर्श रोग; संदूषण; दूषण; छूत का रोग।

inferior (इन्फीरियर)–निम्न, निचला, अधर; न्यून; अधोदेशीय।

infertility (इन्फरटीलिटी)–अनुर्वरता; बंजड़ता; बच्चे पैदा करने की क्षमता का न होना।

infestation (इन्फेस्टेसन)–कष्ट; दुःख; क्लेश पीड़ा; जन्तु बाधा; उत्पीड़न; शरीर पर कुछ सन्धि पादों (आथ्रोपोड़ा) जन्तुओं जैसे कीट, किलनी और चीचड़ी (ticks) का बहुत संख्या में लगा होना।

infiltration (इन्फिल्ट्रेसन)–(1) छानने की क्रिया। (2) घुस पेंठ; घुसना; किसी ऊतक (tissue) में दूषित (रूग्ण) तरल या ठोस का अन्दर पहुँचा होना, अन्तः संचरण।

infermary (इन्फरमरी)–रोगियों के देखभाल की जगह; रोगी शाला।

inflammation (इन्फ्लेमेशन)–सूजन; शोथ; सोजिश; प्रदाह;, जलन, शरीर के किसी भाग का सूजा होना।

***acute inflamation* (एक्यूट इन्फ्मेशन)**–तुरन्त तथा

क्षणिक सूजन; ऐसी सूजन जो बहुत शीघ्रता से आती है तथा कुछ देर बाद ही मिट जाती है।

adhesive inflamation (**एडीहीसिव इन्फ्लेमेशन**)–संलग्नशील शोथ (सूजन)।

bacterial inflamation (**बैक्टीरियल इन्फ्लेमेशनग**)–बैक्टीरिया (अणु जीवियों) के एकत्रित हो जाने के कारण सूजन।

caterrhal inflamation (**कैटेरहल इन्फ्लेमेशन**)–सर्दी जुकाम के कारण श्लैष्म कला (mucous membrane) में आयी सूजन।

chronic inflamation (**क्रोनिक इन्फ्लेमेशन**)–चिरकालिक सूजन; तन्तुओं में आयी पुरानी सूजन।

exudative inflamation (**एक्जूडेटिव इन्फ्लेमेशन**)–रिसार्बिये सूजन; ऐसी सूजन जिसमें से रिसाव होता हो।

fibrinous inflamation (**फाइब्रिनस इन्फ्लेमेशन**)–अनघुलनशील प्रोटीन के एकत्रित हो जाने के कारण सूजन।

granulomatus inflamation (**ग्रैनूलोमैटस इन्फ्लेमेशन**)–कणमय सूजन; ऐसी सूजन जिसमें कणयुक्त (granular) रिसाव होता है।

hemorrhagic inflamation (**हीमेरोहजिक इन्फ्लेमेशन**)– रक्त स्राव सहित सूजन।

hyperplastic inflamation (**हाइपरप्लास्टिक इन्फ्लेमेशन**)–वृद्धिबाहुल्य शोथ (सूजन)।

interstitial inflamation (**इन्टरसटीसियल इन्फ्लेमेशन**)–अन्तरस्थानीय शोथ (सूजन)।

parachymatous inflamation (**पैराकाइमैटस इन्फ्लेमेशन**)– अधिच्छद तत्वों के प्रभावित होने के कारण सूजन।

purulent or suppurative inflamation (**पूरूलेन्ट या सुपरेटिव इन्फ्लेमेशन**)–पीप एकत्रित हो जाने के कारण सूजन।

reactive inflamation (**रियेक्टिव इन्फ्लेमेशन**)–विदेशीय पिण्ड अथवा मृत ऊतकों के एकत्रित हो जाने के कारण सूजन।

serous inflamation (**सिरस इन्फ्लेमेशन**)–तन्तुओं में सीरस (औदक तरल) एकत्रित हो जाने के कारण सूजन।

specific inflamation (**स्पेसिफिक इन्फ्लेमेशन**)–किसी विशिष्ट जीवाणु के कारण सूजन।

subscute inflamation (**सवस्कूट इन्फ्लेमेशन**)–अधःप्रशल्कीय सूजन।

toxic inflamation (**टोक्सिक इन्फ्लेमेशन**)–विषालु शोथ।

traumatic inflamation (**ट्रोमेटिक इन्फ्लेमेशन**)–चोट या आघात के कारण सूजन।

ulcerative inflamation (**अल्सेरेटिव इन्फ्लेमेशन**)–अन्त्र नली के फोड़े के कारण सूजन।

inflation (**इन्फ्लेशन**)–(1) गैस या तरल से फूला होना; फुलाव; वात स्फीति। (2) मुद्रा स्फीति।

inflection (**इन्फ्लेक्सन**)–अन्दर की ओर मुड़ा हुआ या घूमा हुआ होना; अन्दर की ओर घुमाने की क्रिया।

influenza (**इन्फुलैंजा**)–निस्पंदी वाइरस (filterable virus) द्वारा उत्पन्न संक्रामक महामारी (epidemic) रोग, जिसमें उदासी (depression); कष्टदायक ज्वर, स्नायुविक तथा पेशी दर्द, आमाशय-अंत्रीय विकार, नाक, कण्ठ श्वांस नली की सूजन आदि लक्षण होते हैं।

infra (**इन्फ्रा**)–'नीचे' 'अधः' अर्थ का पूर्व शब्द।

infracostal (**इंफ्राकोस्टल**)–पर्शु (पसली) के नीचे।

inframaxillary (**इन्फ्रामैक्सीलरी**)–जबड़े (jaw) के नीचे।

infrared (**इन्फ्रारेड**)–इन्फ्रारेड (किरणों); अवरक्त; प्रकाश के वर्णक्रम (स्पेक्ट्रम) में लाल किरणों वाला छोर, जिसमें 7700 से 1, 20, 000 ऐंग्स्ट्रम (angstrom) मात्रक के बीच तरंग गति (तरंग-दैर्ध्य = wave length) वाली किरणें (रश्मि) होती हैं।

longwave infrared (**लोंगवेव इन्फ्रारेड**)–लम्ब तरंगी इन्फ्ररेड, जिसमें 15, 000 से 12, 0,000 ऐंग्स्ट्रम मात्रक किरणें होती हैं। यह रंज्य पुँज से फासले पर होती हैं।

shortwave infrared (**शौर्टवेव इन्फ्रारेड**)–लघुतरंगी इन्फ्रारोड, जिसमें 7700 से 15000 ऐंग्स्ट्रम मात्रक किरणें होती हैं। यह रंज्य पुँज के नजदीक होती हैं।

infundibulum (**इन्फण्डीबुलम**)–(1) कीपक; कीप की शक्ल का कोई अंग विशेष। (2) धमनी शंकु (conus arteriosus)।

infusion (**इन्फ्यूजन**)–फेंट, आधान; निषेक मिलावट; (1) जल या द्रव में भिगोकर पदार्थ के घुलनशील अंश को प्राप्त करना। (2) पानी या द्रव में पदार्थ को मिलाकर घोल बनाना।

ingesta (**इन्जेस्टा**)–अन्तर्ग्रहण पदार्थ; निमग्नी; शरीर के अन्दर लिया हुआ खाद्य ग्रहण करने की क्रिया।

ingravescent (**इन्ग्रेवीसेन्ट**)–क्रमशः तेज होते जाना।

inguen, groin (इन्गुइन, ग्रोइन)–ऊरू; जंघासा; उदर और जांघ के बीच का दबा हुआ भाग।

inhalant (इन्हेलेन्ट)–निर्क्षेपक; आवाही; वह गैसीय पदार्थ जो श्वांसतन्त्र (respiratory system) द्वारा शरीर में लिया जाता है।

inhalation (इन्हेलेसन)–अन्तःश्वास; अभिश्वसन, फेफड़ों में वायु या अन्य वाष्प (vapour) का लिया जाना।

inherent (इन्हेरेन्ट)–अन्तर्वर्ती; स्वाभाविक।

inheritance (इन्हेरीटेन्स)–वंश परम्परा; दाय; बपौती; विरासत; वंशागति; पितृ से संतति में लक्षण प्राप्ति।

inherited (इन्हेरीटेड)–वंशानुगति; पैतृक; वंशागत।

inhibition (इन्हीवीसन)–संदमन; निरोध, निषेध।

inhibitor (इन्हीवीटर)–रोधक; निषेधक।

inhibitor nerve (इन्हीवीटर नर्व)–निषेधक तंत्रिका; ऐसी तंत्रिका जो किसी कार्य जैसे गति या स्राव का निरोध या नियन्त्रण करे।

inion (इनियन)–बाह्य ओक्सीपिटल प्रक्षेप (protuberance); ओक्सीपिटल (occipital) शोफ; ओक्सीपिटल हड्डी की बाह्य गाँठ या शोफ (प्रक्षेप)।

iniopagus (इनियोपैगस)–कपाल के पीछे के भाग (ओक्सीपिटल) से जुड़े हुए जुड़वाँ।

iniops (इनियोप्स)–दो चेहरे वाला जुड़वाँ, जिनमें चेहरे का पश्च भाग अपूर्ण होता है।

initis (इनिटिस)–पेशी शोध (सूजन)।

injected (इन्जेक्टड)–सुई लगाई गयी; इंजेक्शन लगा दिया गया।

injection (इंजेक्शन)–अन्तःक्षेपण; सुई; शरीर में सीधा सुई द्वारा तरल का प्रवेश कराना।

(2) वह तरल या घोल (रसायन) जिसका कि सुई द्वारा शरीर में प्रवेश कराना होता है।

intramuscular injection **(इन्ट्रामस्कुलर इंजेक्शन)**–अन्तःपेशी इंजेक्शन।

intravenous injection **(इन्ट्रावीनस इंजेक्शन)**–अन्तःशिरा (vein) इंजेक्शन।

subcutaneous injection **(सबक्टेनियस इंजेक्शन)**–अधस्त्वचा इंजेक्शन।

injury (इन्जरी)–क्षति; चोट; अभिघात; आघात; अनिष्ट; हानि। शरीर रचना या व्यापार की किसी भी बाह्य कारक से पहुँचने वाली किसी भी प्रकार (भौतिक, रसायनिक या मानसिक) की क्षति।

inlay (इन्ले)–जड़न; जड़ना।

(1) वह कलम या निरोप (graft) जो किसी भी पदार्थ या अंग या अन्य शरीर में लगायी जाती है।

(2) दन्त चिकित्सा में दाँत के गड्ढे में भरे जाने वाले पदार्थ का टुकड़ा जिसको गड्ढे में भरा जाता है।

inlet (इन्लेट)–प्रवेशिका; अर्न्तगम; प्रवेशमार्ग।

innate (इन्नेट)–नैसिर्गिक; पैतृक; वंशानुगत; परम्परागत।

innervation (इनरवेसन)–तन्त्रिका विन्यास; तन्त्रिका विवरण।

innidiation (इनीडियेसन)–किसी भाग में ले जायी गयी कोशिकाओं का वर्धन।

innocent (इन्नोसेन्ट)–निर्दोष; निरपराध; शुद्ध; निष्कपट; सरल; नुकसान न करने वाली।

innominate (इन्नोमिनेट)–(1) इन्नोमिनेट; अनामिका; नामरहित; अनामी। (2) सर्वीय या सह (common)।

inoculable (इनोकुलेबिल)–टीके द्वारा देय; संपेषण रोग के प्रति असंक्राम्य (immune)।

innoculation (इनोकुलेसन)–टीका; निरोपण; शरीर के अन्दर रोगोत्पादक सूक्ष्मांगियों का प्रवेश (निरोपण) करा कर निरापदकता (immunity) और प्रति पिण्डों (antibodies) को उत्पन्न करने हेतु शरीर को प्रोत्साहित करना, जिससे शरीर रोग के आक्रमण से मुक्त हो जाता है।

inocyte (इनोसाइट)–सूत्र-ऊतक कोशिका।

inogenesis (इनोजेनेसिस)–सूत्र ऊतक निर्माण।

inoperable (इनौपरोबिल)–ओपरेशन (सर्जरी) के अयोग्य।

inorganic (इनऔरगेनिक)–(1) अकार्बनिक रसायन। (2) बिना अंग वाला।

inositol (इनोसीटोल)–एक यौगिक जो अनेक पौधों, सूक्ष्मांगियों और जन्तु ऊतकों में पाया जाता है, जिससे यकृत में से वसा सुगमता से निकाली जा सकती है।

इस रसायनिक यौगिक का रासायनिक सूत्र $(CH_2O)_6$ होता है। इसका रासायनिक नाम हैक्सा हाइड्रोक्सी साइकिलोहैक्सेसाइन (hexahydroxy cyclohexacine) है। चूहों में यह वसा उपापचय के काम आता है। मानव मे यह किस काम आता है इसका ठीक ठीक पता नहीं है।

inovo (इनोवो)–डिम्ब में (के अन्दर)।

insalurious (इनसालूरियस)–अस्वास्थ्य कर; स्वास्थ्य को हानि पहुँचाने वाली।

insane (इनसेन)–पागल; विकृत-मस्तिष्क; विक्षिप्त; ज्ञान शून्य;

भ्रान्ति।

insanity (इनसेनिटी)–पागलपन; मानस रोग।

inscription (इन्सक्रिप्सन)–(1) लेख; अन्तलेख। (2) स्मारक पर खुदा हुआ लेख। (3) नुस्खा या नुस्खे (prescription) के ऊपर का लेख, जिसमें नाम, नाप, आयु आदि का लेखा-जोखा होता है।

insect (इन्सेक्ट)–कीट; षटपाद; वे अकशेरूक जन्तु जिनका शरीर तीन स्पष्ट भागों–सिर, वक्ष और उदर में बँटा होता है और जिनके तीन युग्म (छः) टांगों के होते हैं।

insecticide (इन्सेक्टीसाइड)–कीटनाशक; कीटनाशी।

insectivore (इन्सेक्टीवोर)–कीट भक्षी; कीट (insect) खाने वाले जन्तु, जैसे छोटे भूवासी, रात्रि चर स्तनी।

insemination (इन्सेमिनेसन)–शुक्रसेचन; वीर्याणु रोपण; मादा जनन मार्ग में वीर्य का जमाना (प्रवेश कराना)।

artificial insemination **(आरटीफिशियल इन्सेम. निसन)**– कृत्रिम वीर्याणु रोपण; यंत्रों की सहायता से वीर्य का मादा जनन मार्ग में प्रवेश किया जाना।

insensible (इन्सेन्सीबिल)–(1) चेतन्यताहीन; संज्ञाहीन। (2) अति दुर्बल उत्तेजना जो संवेदीय अंगों द्वारा ग्रहण न की जा सके।

insertion (इन्सरसन)–निषेध; असक्तता; अन्तर्न्यास; माँस-पेशी का हड्डी में लगा होना (insertion of muscle)।

insight (इन्साइट)–सूक्ष्म दृष्टि; अर्न्तदृष्टि; तीक्ष्ण दृष्टि।

insitu (इन्सीटू)–स्वस्थान; अपने स्थान पर।

insoluble (इन्सोल्युबिल)–अनघुलनशील; अविलेय; वह जो घुले नहीं।

insoluble (इन्सोल्युबिल)–अनिद्रा; नींद न आना।

insomnia (इन्सोमनिया)–अवशोषण; अन्तःशोषण; पाचक नाल से पदार्थों का रक्त में पहुँचना।

insorption (इन्सोर्प्सिन)–निरीक्षण, पर्यवेक्षण; जाँच करना, सूक्ष्म रूप में आँखों द्वारा सावधानी से देखकर लक्षणों यानी गुण-दोष का जानना।

inspection (इन्सपेक्सन)–निरीक्षण, पर्यवेक्षण, जाँच करना, सुक्ष्म रूप में आँखों द्वारा सावधानी से देखकर लक्षणों यानी गुण दोष का जानना।

inspiretion (इन्सपीरेशन)–पाउडर छिड़कना।

inspersion (इन्सपरेशन)–प्रश्वसन; अन्तः श्वास; भीतर या अन्तर को साँस लेना।

inspissated (इन्सपीसेटड)–घनीभूत; गाढ़ा; सघन।

instability (इनस्टेबिलिटी)–अस्थिरता; अस्थायितव।

instillation (इन्सटीलेसन)–द्रव डालना जैसे आँख में या शरीर की अन्य कोटरों में।

instinct (इन्सटिन्कट)–नैसर्गिक या मूल प्रवृत्ति; सहजवृत्ति; जन्म संगत ज्ञान।

insufficiency (इन्सफीसिएन्सी)–अयोग्यता; कमी।

insufflation (इन्सफलेसन)–प्रधवन; किसी कोटर या कुहर (cavity) में पाउडर, वाष्प या गैस को अन्दर फूँकना (डालना)।

insuffiation method (इनसफलेसन मैथड)–वक्ष शल्य क्रिया के समय ऑक्सीजन का फैफड़ों में सीधा प्रवेश करा कर व्यक्ति की श्वांस प्रक्रिया को निरन्तर चलते रखने की विधि। इस विधि में एक पतली लचीली नलिका को श्वांस की नली (ट्रेक्रिया) में जहाँ तक वह दो शाखाओं में बंटी होती है प्रवेश कर ऑक्सीजन की निरनतर धारा फेफड़ों में पहुँचाई जाती है, जिससे फेफड़े थोड़े फूले रहते हैं और श्वांस प्रक्रिया बिना व्यक्ति के हलचल के लगातार होती रहती है।

insula (इसूला)–रक्त द्वीप; जैसे लैगरहैन्स के द्वीप; रील के द्वीप–टेम्पोरल (कनपटी) पालि (lobe) के पार्श्व दरार (lateral cleft) में स्थित एक त्रिकोणक उच्च स्थान जिसे रील (Reil-वैज्ञानिक) द्वीप कहते हैं।

insulation (इन्सूलेसन)–अवरोधन; पृथक्करण; विसंवाहन; ध्वनि ताप, विद्युत, थरथराहट, नमी आदि से वस्तुओं या शरीर को बचाने वाली क्रियायें या पदार्थ।

insulin (इन्सुलिन)–$C_{14}H_{69}O_{14}N_{11}S, H_2O$; पैंक्रियाज में स्थिति लैंगरहैनस के द्वीपों की कोशिकाओं द्वारा स्रावित प्रोटीन हार्मोन जिसके रक्त में मिलने से कार्बोहाइड्रेट उपापचय (carbohydrate metabolism) होता है–डायबिटीज (मधुमेह) रोग में इंसुलीन (insulin) का ही प्रयोग कर रक्त में चीनी (शर्करा) की मात्रा को नियंत्रित किया जाता है।

amorphous insulin **(एमोरफस इन्सुलीन)**–सामान्य दानेहीन इन्सुलीन; अस्फाटिक (रवेहीन) इन्सुलीन।

crystalline insulin **(क्रिस्टेलाइन इन्सुलीन)**–रवेदार या स्फाटिक इन्सुलीन।

globin insulin **(ग्लोविन इन्सुलीन–विध जिंक)**– अण्डश्वेती और जिंक क्लोराइड रक्तकणों से प्राप्त मिश्रित इन्सुलीन।

histone insulin **(हिस्टोन इन्सुलीन)**–हिस्टोन बेसिक प्रोटीन (basic protein) सहित इन्सुलीन।

Insulin allergy **(इन्सुलीन एलर्जी)**–रोगी की इन्सुलीन के प्रति अति अनुभूति (allergy)।

Insulin shock **(इन्सुलीन शौक)**–इन्सुलीन से अकस्मात सहम जाना (धक्का सा लगना)।

Insulin tolerance **(इसुलीन होलेरेन्स)**–इन्सुलीन की मात्रा की सहनशक्ति।

isophane insulin **(आइसोफेन इन्सुलीन)**–प्रोटामीन (protamine) और इन्सुलीन का एक निश्चित अनुपात 0.5 mg प्रोटामीन प्रत्येक 100. U.B.P. इन्सुलीन के साथ मिलाकर तैयार किया हुआ मिश्रण जिसे समजात (isophane) इन्सुलीन की संज्ञा दी जाती है।

lente insulin (लिन्टे इन्सुलीन)–लिन्टे इन्सुलीन; एक विशेष प्रकार के घोल में निर्मित इन्सुलीन का इन्जेक्सन।

N.P.H. insulin **(एन् पी एच् इन्सुलीन)**–न्यूटरल प्रोटामीन· हेगेडोर्न इन्सुलिन (Neutral Protamine Hegedorn) एक समजात इन्सुलिन इन्जेक्सन जो विशेष रूप से विशेष मात्राओं में मिलाकर तैयार किया जाता है।

pectin insulin **(पेकटिन इन्सुलिन)**–पेकटिन इन्सुलिन–इसका शोषण बहुत आहिस्ता-आहिस्ता होता है।

intake (इन्टेक)–अन्तर्ग्रहण; किसी वस्तु का अन्दर लेना (मुँह या त्वचा से)।

integration (इन्टीग्रेसन)–समाकलन; सम्पूर्णता या अखण्डता प्राप्त करना; एकीकरण, संघटन।

integument (इन्टेगूमेन्ट)–त्वक्; अध्यावरण; शरीर को ढँकने वाला प्राकृतिक आवरण।

intela (इन्टेला)–ऊतक में (के अन्दर)।

intellect (इन्टेलेक्ट)–ज्ञान; समझ; बुद्धि; मस्तिष्क; प्रतिभाशाली व्यक्ति।

intelligence (इन्टेलीजेन्स)–समझने व विचारने की शक्ति; बुद्धि; समझ।

intention (इन्टेन्सन)–जख्म भरने में किनारों का मिलना (जुड़ना)।

inter (इन्टर)–'मध्य' में; 'बीच में' अर्थ का पूर्व शब्द।

interbreed (इन्टरब्रीड)–भिन्न जाति के पशुओं का परस्पर जोड़ा मिलाना या सम्बन्ध स्थापित करना।

intercadence (इन्टरकेडेन्स)–दो नाड़ी धड़कन (स्पन्दन) के बीच एक अतिरिक्त नाड़ी धड़कन का कभी-कभी आ जाना।

intercalary (इन्टरकेलरी)–मध्य निविष्ट; बीच में घुसेड़ा हुआ।

intercalated disc (इन्टरकेलेटेड डिस्क)–अर्न्तविष्ट बिम्ब; हत् माँस-पेशी में विस्त्रीर्ण (extensive) कोशिका सम्पर्क स्थलों में पाये जाने वाले क्षेत्र।

intercellular (इन्टर सेल्युलर)–कोशिकान्तर; कोशिकाओं के बीच।

intercentral (इन्टरसेन्ट्रल)–दो तंत्रिका केन्द्र के बीच; दो तंत्रिका केन्द्र को जोड़ने वाला।

intercelium (इन्टरसिलियम)–भौं के मध्य का स्थल; पक्ष्म मध्य।

intercoastal (**इन्टर कोस्टल**)–दो पर्शु (पसली) के बीच।

intercourse (इन्टरकोर्स)–(1) सम्पर्क; संसर्ग; परस्पर व्यवहार। (2) मैथुन; समागम; समभोग।

interdigital (इन्टर डिजीटल)–दो उँगलियों के बीच (हाथ की या पाँव की)।

interferon (इन्टरफेरोन)–एक विशेष प्रकार का प्रोटीन जो जन्तु कोशिकाओं और वाइरस के बीच क्रिया होने से बनता है और जिसमें वाइरस के बढ़ने को रोकने की क्षमता होती है।

intermuscular (इन्टर मसुलर)–अंतःपेशी; पेशी के बीच में।

internal (इन्टरन)–आन्तरिक; आन्तर; भीतरी; अन्तः।

internist (इन्टरनिस्ट)–अन्तर-अंगों (internal organs) के रोगों का विशेषज्ञ।

interoceptive (इन्टरोसेप्टिव)–देहाँगों (viscera) या शरीर के अन्दर से उत्तेजना (impulse) प्राप्त करना।

interoceptor (इन्टरोसेप्टर)–अन्तर्वेदनांग; अन्तग्राही; ऐसे ग्राह्य वेदनांग जो शरीर के अन्दर से उत्तेजना ग्रहण करते हैं।

interogestate (इन्टरोगैस्टेट)–गर्भाशय के अन्दर बर्धित होना।

interosseous (इन्टरओसियस)–अस्थि मध्य।

interparital bone (इन्टरपैराइटल बोन)–कपाल की एक अस्थि पैराइटल्स (parietals) और सुप्रा औवसीपिटल (supra-occipital) के मध्य लगी अस्थि।

interphase (इन्टरफेज)–मध्यावस्थिति; अन्तराप्रावस्था; कोशिका जीवन में मध्य की स्थिति।

intersection (इन्टरसेक्सन)–बीच का स्थान; वह स्थान जिस पर दो आकृतियाँ एक-दूसरे को काटती हैं; प्रतिच्छेदन; कटान।

intersex (इन्टरसेक्स)–नर नारी मिले हुए; मिश्रित लिगीं; नर और नारी लक्षणों युक्त व्यक्ति।

intersexuality (इन्टरसेक्युयेलिटी)–उभय लिंगता।

interstice (इन्टरस्टाइस)–मध्य स्थल; अन्तराल; किसी भी ऊतक या संरचना में मध्यान्तर (अन्तराल)।

interval (इन्टरवल)–अन्तराल; मध्यान्तर।

intervascular (इन्टरवास्कुलर)–रक्तवाहिनियों के मध्य।

intestine (इन्टेस्टाइन)–अन्त्र; आँत; अन्तड़ी; पाचक नलिका या आहार नलिका का आमाशय (stomach) के पाइलोरिक छोर (pyloric end) से लगाकर पायु (anus) तक का भाग।

intima (इन्टाइमा)–रक्तवाहिनी का अन्दुरूनी पर्त (स्तर); अन्तः पर्त (स्तर)।

intoxication (इन्टौक्सीकेसन)–मादकता; मुख्यतः सुरापान से उत्पन्न नशा।

intra (इन्ट्रा)–अन्तः; अन्तस्थ; भीतरी ओर; अन्तर्गत अर्थ का पूर्व शब्द।

intracellular (इन्ट्रासैल्युलर)–अन्तः कोशिका; कोशिकान्तर्गत।

intrad (इन्ट्राड)–अन्दर की ओर।

intragastric (इन्ट्रागैस्ट्रिक)–आमाशय (stomach) के अन्दर।

intraictal (इन्ट्राइकटल)–बीमारी के बीच में होने वाला।

intramural (इन्ट्रामूरल)–अंग की भित्ती के अन्दर।

intraocular (इन्ट्राओकुलर)–आँख के अन्दर।

intraoperative (इन्ट्राओपरेटिव)–ऑपरोशन के मध्य में घटित होने वाला।

intrinsic factor (इन्ट्रिसिक फैक्टर)–स्वभाविक कारक, निहित या नैज कारक।

intromission (इन्ट्राओमिसन)–एक भाग का दूसरे भाग में घुस जाना।

introspection (इनट्रोसपैक्सन)–अन्र्तदर्शन; अन्तः दृष्टि; आत्मपरीक्षण; अन्तरावलोकन; आत्मविश्लेषण; आत्मनिरीक्षण।

introversion (इन्ट्रोवर्जन)–अन्तर्मुखता; अन्दर का बाहर की ओर घूमा होना; अपनी समस्त शक्ति और स्वत्व को अपने में ही लगा देना।

introvert (इन्ट्रवर्ट)–अन्तर्मुखी।

intuition (इन्टूसन)–अन्तर्बोध; सहज बुद्धि; अन्तः प्रेरणा; अन्तर्ज्ञान; सहजोपलब्धि।

inulin (इनूलिन)–यह एक कार्बोहाइड्रेट योगिक होता है जो जल विघटित होकर लेवुलोज (levulose) बनाता है।

inunction (इनअन्कसन)–त्वचा पर मलहम लगाकर घिसना; त्वचा पर मलहम लगाना।

in utero (इन यूटिरो)–गर्भाशय के अन्दर।

invagination (इनवेजीनेसन)–अन्तर्वलन।

invasion (इनवेजन)–आक्रमण; प्रसार।

inversion (इनवर्जन)–व्युत्क्रम; उल्टा करना; उलटाव; विपरीत करना।

invertase (इन्वरटेज)–एक एन्जाइम जो गन्ने की शर्करा को डेक्सट्रोज और लेबुलोज (levulose) में बदल देता है।

invertebrate (इनर्वीब्रेट)–अकशेरूक; रीढ़ की हड्डी रहित जन्तु; अपृष्ठवंशी।

investing bone (इन्वेस्टिंग बोन)–झिल्लीकृत अस्थियाँ; तन्तुकास्थि।

investment (इन्वेस्टमेन्ट)–पिधान; खोल, वाह्यवरण।

inveterate (इन्वेटीरेट)–पुराना रोग; चिरकालिक रोग; ऐसा रोग जिसको ठीक करना कठिन होता है।

invitro (इनविट्रो)–अन्तःपात्र; शरीर से पृथक कर ऊतक आदि का अध्ययन।

invivo (इनवाइवो)–अन्तर्जीव; शरीर में लगे-लगे ही ऊतक आदि का अध्ययन।

involution (इनवोल्यूशन)–(1) अन्तर्वलय; निवर्तन। (2) जटिल।

iodine (आयोडीन)–रसायनिक तत्व प्रतिक 'I' आवृत सारणी में 53वाँ स्थान। दवाओं में काम में आने वाला एक तरल बैंगनी रंग का रासायनिक तत्व। मानव को इस तत्व की 0.5 ग्राम मात्रा प्रति दिन के हिसाब से आवश्यक होती है। बालक को कुछ अधिक। शरीर के अन्दर 25 मिली ग्राम के लगभग होता है, जिसमें से आधी मात्रा थाईरॉइड (thyroid) ग्रन्थि में रहती है और उसी से यह नियन्त्रित होती है। इसकी कमी से घेंघा (goitre) नामक रोग होता है।

iodoform (आयोडोफोर्म)–चमकीला हरा-पीला चुर्ण या रवेदार पदार्थ; CHI_3; एक स्थानीय प्रयोग हेतु प्रति जीवाणु (antibacterial) दवा।

ion (आयन)–विद्युत आविष्ट परमाणु अथवा परमाणु समूह।

ionization (आयोनाइजेसन)–आयनन; अणु (molecule) का अपने घटक विद्युत आविष्ट परमाणु में विघटन; आयन में टूटना।

ipsi (इप्सी)–"समान" "सम" "स्वयं" अर्थ का पूर्व शब्द।

ipilateral (इपीलेटरल)–सम पार्श्वीय; समपार्श्विक; एक ही ओर (बगल में) स्थिति।

I.Q. (आई० क्यू०)–बुद्धिमाप; बुद्धि लब्धि।

iridal (इरीडल)–आइरिस सम्बन्धी; परितारिका सम्बन्धी; उपतारा सम्बन्धी; अक्षितारा से सम्बन्धित।

iridalgia (इरीडेलजिया)–आइरिस में दर्द।

iridemia (इरीडेमिया)–आइरिस में से रक्त प्रवाह।

iris (आइरिस)–परितारिका; अक्षितारा; उपतारा; आँख की पुतली (pupil) को घेरे हुए ताल (lens) और कनीनिका (कौर्निया) के बीच में स्थित रक्तीय बिम्ब (vascular disc)।

iron (आइरन)–आयस; लोहा; रसायनिक तत्व; प्रतीक "Fe" आवृत सारणी में 26वाँ स्थान। शरीर के लिए एक आवश्यक तत्व। समस्त जन्तु खाद्यों जैसे गोश्त, अण्डा आदि में यह होता है। वनस्पतियों जैसे मटर, हरे साग (पत्तियों वाले) में भी यह पाया जाता है। मानव को इस तत्व की प्रतिदिन लगभग 10 से 20 मिलीग्राम की आवश्यकता होती है।

irradiate (इररेडियेट)–विकरण शक्ति (radiant energy) से उपचार।

irradiation (इररेडियेसन)–प्रकिरणता; चिकित्सार्थ या निदानार्थ विकिरण शक्ति (ताप, प्रकाश, रेडियम) का प्रयोग।

irrigation (इररीगेसन)–सिंचन; सिंचाव; धावन; शरीर के किसी भाग या जख्म आदि का पानी से धोना।

irritability (इररीटेबलिटी)–उत्तेजनता; चिड़चिड़ाहट; क्रोधता।

irritation (इररीटेसन)–संताप, उद्दीपन; उत्तेजना; प्रदाह जलन, क्रोध; खुजलाहट; क्षोभण; चिड़चिड़ाहट; चिढ़।

ischemia (इस्चीमिया)–रूधिर न्यूनता; स्थानिक अरक्तता; शरीर के किसी भाग में रक्त वाहिनियों में अवरूद्धता आ जाने से अथवा क्रियात्मक सिकुड़न से रक्त प्रवाह में कमी हो जाने से रक्त की कमी का होना।

ischium (इश्चियम)–इश्चियम; कशेरूकों में मत्स्यों के अतिरिक्त श्रोणिवलय (pelvic girdle) के प्रत्येक अर्ध भाग में पायी जाने वाली पश्च व अधर अस्थि विशेष।

ischo (इश्चो)–"न्यूनता"; "दमन"; अर्थ का पूर्व शब्द।

ischochymia (इश्चोकाइमिया)–पाचन का दमन; पाचन में कमी (न्यूनता) होना।

ischomenia (इश्चोमेनिया)–रजोस्राव में कमी; रजोधर्म में कमी।

islet of Langerhans (आइसूलैट ऑफ लैंगरहैन्स)–लैंगरहैन्स (एक वैज्ञानिक का नाम) के द्वीप जो पेंक्रियाज (अग्नाशय) में होते हैं जिनसे कार्बोहाइड्रेट का उपापचय होता है।

iso (आइसो)–बराबर "समान", "तुल्य", 'सम' अर्थ का पूर्व शब्द।

isoantibody (आइसोएन्टीबोडी)–सम प्रति पिण्ड; ऊतकों में उपस्थित किन्हीं प्रतिजन (antigen) से संयुक्त होने वाला प्रतिपिण्ड।

isoantigen (आइसोएन्टोजन)–सम प्रतिजन जैसे मानव जन्तुओं के रूधिर समूह (blood group) के प्रतिजन।

isocortex (आइसोकोर्टेक्स)–समवल्कल; मस्तिष्क वल्कल (cortex) के तंत्रिका कोशिकाओं के छः स्तर।

isodont (आइसोडोन्ट)–समदन्ती।

isogamete (आइसोगैमीट)–समजन्यु।

isogametic (आइसोगैमेटिक)–समजन्युक।

isogamy (आइसोगैमी)–समजन्युता; समपिण्ड सम्भोग।

isogeneic (आइसोजैनिक)–समान आनुवंशिक अंगीभूत का होना; पैतृक संघटकी।

isogenesis (आइसोजेनेसिस)–समान वर्धी; वर्धन में समान।

isograft (आइसोग्राफ्ट)–सम निरोप; ऐसे दाता (donor) का ऊतक निरोप (tissue graft) जो प्राप्तकर्ता (recipient) के समजीनी (genotype) हो।

isolate (आइसोलेट)–अलग, पृथक, विलग; विच्छेदन करना, व्यक्ति समूह भूगोलिक, आनुवंशिक, परिस्थितिक या अन्य सामाजिक बाधाओं के कारण अपने अन्य सजातीय व्यक्तियों से सम्बन्ध स्थापित अर्थात उत्पादन न कर पाते हों।

isolateral (आइसोलेटरल)–सम पार्श्विक।

isolation (आइसोलेशन)–अलगाव; विच्छेद; पृथकत्व; पृथक्करण, एक कलन।

isomorphism (आइसोमोफिज्म)–समाकृतिकता; समरचनता।

isopathy (आइसोपैथी)–रोग उत्पन्न करने वाले जीवाणु (माध्यम) को प्रवेश कराकर उपचार।

isopodus (आइसोपोडस)–समपादी।

isosexual (आइसोसैक्युअल)–समलिंगी।

isospore (आइसोस्पोर)–ऐसा स्पोर जो सीधा प्रौढ़ बन जाता है।

isotelic (आइसोटैलिक)–समप्रभावी; एक ही प्रकार का प्रभाव डालने वाले।

isothermal (आइसोथरमल)–समतापी।

isotonic (आइसोटोनिक)–समओजी; समशक्तिक; समपुष्टि कारक या स्फूर्तिकारक।

isotropic (आइसोट्रोपिक)–समवृत्तिक।

isthmus (इस्थमस)–संयत; वह संयत आकृति जो दो वृहत्

भागों को संयुक्त करे।

itch (इच)–खुजली; खाज; एक विशेष प्रकार का त्वचा रोग जिसमें खारिश (खुजली) होती है।

iter (आइटर)–नलिकाकार पथ; वीथि; मध्य मस्तिष्क में पाया जाने वाला नलिका पथ।

iteroparity (इटिरोपैरिटी)–जीवन काल में एक दफा से ज्यादा या कई बार उत्पादन करने की दशा।

ixodic (इक्सोडिक)–किलनी (tick) सम्बन्धी।

ivy (आइवी)–सिरपेचे की लता।

iwis (आइविस)–निश्चित रूप से; अवश्य।

J

jab (जैब)–कोंचना; चुभाना; गड़ाना; किसी नुकीले पदार्थ से यकायक भोंकना।

jack (जैक)–(1) ढीठ मनुष्य (2) भारी बोझा उठाने का यन्त्र। (3) मूर्ख। (4) कटहल का वृक्ष (5) एक प्रकार की मछली का बच्चा।

jackson's membrane (जैकसन्स मैम्ब्रेन)–अनत्र वेष्टनी (peritoneum) की एक पतली चादर को जैक्सन (वैज्ञानिक) कला कहा जाता है। यह रक्त वाहिनियों युक्त आरोही बृद्धांत्र (ascending colon) और बृद्धांत्र (colon) के सामने होती हुई, बृहद्उदरास्तर भांज (greater omentums) से मिली होती है।

jacket (जैकिट)–बाहरी वस्त्र (जाकिट); मिजंई; बण्डी; पुस्तक आदि का ढीला कागज का कवर (मुख्य पृष्ठ); वक्ष (thorax) को ढकने वाला (वस्त्र, प्लास्टर ढाँचा आदि)।

jacobson's cartilage (जैकबसन्स कार्टीलैज)–जैकवसन (वैज्ञानिक) उपास्थि।

jacobson's organs (जैकबसन्स ओरगन)–जैकवसन (वैज्ञानिक-डेनिस) अंग; बोमर (vomer) और नासा अस्थि (nasal bone) के मध्य स्थित अंग।

jactitation (जैक्टीटेशन)–तेज बीमारी में मरीज का बैचेनी के कारण उछलना कूदना; तड़पन; व्याकुलता।

jaundice (जौंडिस)–कामला; पीलिया; पाण्डु रोग; कमल; पित्त वर्ण के कारण त्वचा व आँखों पर पीलापन होना।

acholuria jaundice **(एक्कोलूरिया जोंडिस)**–ऐसा पीलिया जिसमें पेशाब में पित्त दिखायी नहीं देता है।

arsenical jaundice **(आरसेनीकल जोंडिस)**–संख्या (आरसनिक) खाने से यकृत शोथ के कारण पीलिया।

black jaundice **(ब्लैक जोंडिस)**–काला पीलिया; अतिशय (अत्यधिक) पीलिया।

catarrhal jaundice **(कर्टेहरल जोंडिस)**–पित्त नली के शोथ के कारण पीलिया।

clinical jaundice **(क्लीनिकल जोंडिस)**–निदानिक पीलिया; ऐसा पीलिया जिसमें त्वचा व आँख दोनों पीले रहते हैं।

congenital jaundice **(कन्जेनीटल जोंडिस)**–जन्मजात (जन्म से) पीलिया। पैदा होने के साथ या फिर कुछ ही समय बाद पित्त वाहिनियों के ठीक-ठीक काम न कर सकने के कारण पीलिया।

constitutional jaundice **(कन्सटीटयूशनल जोंडिस)**–शरीर गठन का पीलिया; कार्य की यकृत शोथ के कारण पीलिया।

dissosiated jaundice **(डिसोसियेटेड जोंडिस)**–पित्त रूक जाने के कारण पीलिया।

green jaundice **(ग्रीन जोंडिस)**–पीलिया जिसमें त्वचा का रंग हरा रहता है।

hemolytic jaundice **(हीमोलिटिक जोंडिस)**–रक्तकणों के विघटन के कारण पीलिया। चिरकालिक रक्त शीणता के कारण ऐसी दशा आती है।

hepatocellular jaundice **(हिपेटोसेलूलर जोंडिस)**–यकृत कोशिकाओं के नष्ट होने से उत्पन्न पीलिया।

homologous serum jaundice **(होमोलोग्स सीरम जोंडिस)**–समरचित रक्त पीलिया; यह रोग यकृत रोग के कारण होता है।

infectious jaundice **(इन्फैकसियस जोंडिस)**–इसको एपीडेमिक हिपेटाइटिस (epidemic hepatitis) भी कहा जाता है। यह व्यापक यकृत शोथ पीलिया होता है।

newborn jaundice **(न्यू बोर्न जोंडिस)**–नवजात शिशु का पीलिया।

malignant jaundice **(मैलिगनैन्ट जोंडिस) या इक्टीरस नियोनट्रम (ecterus nenatrum)**–संघानिक पीलिया।

parenkymatous jaundice **(पैरनकाइमेट्रस जोंडिस)**–यकृत कोशिका पीलिया।

***retention jaundice* (रिटेन्शन जोंडिस)**–पित्त के रुक जाने के कारण पीलिया।

***spirochetal jaundice* (स्पाइरोचीटल जोंडिस)**–स्पाइरो कीट (परजीवी) के कारण पीलिया।

***toxic jaundice* (टोक्सिक जोंडिस)**–विषाक्त पीलिया। विषालु पदार्थों द्वारा यकृत शोथ उत्पन्न होने के कारण पीलिया।

jaw (जौ)–हनु; जबड़ा; मुँह को घेरे हुए सख्त रचना जिसमें जन्तु खाने को पकड़ता, काटता व चबाता है। यह दो होते हैं एक ऊपर का जबड़ा (ऊर्ध्वहनु), दुसरा नीचे का (अधोहनु)।

jawbone (जौबोन)–जबड़े की हड्डी; हन्वस्थि।

jejunum (जैजूनम)–छद्रांत्र का डयूडेनम (duodenum) और इलियम (ileum) के बीच का भाग।

jelly (जैली)–किसी पदार्थ का लसलसा, लचीला समरूप पिण्ड।

jelly of Wharton (जैली आफ व्हार्टन)–व्हार्टन (वैज्ञानिक) की जैली (श्लैष्मिक तन्तु)।

joint (जौइंट)–(1) संधि; जोड़; संयोग स्थान। (2) जोड़ना; मिलना; संयोजित करना।

***arthrodial joint* (आर्थ्रोडियल जौइंट)**–सामान्य चल सन्धि।

***ball and socket joint* (बाल एण्ड सौकेट जौइंट)**–उलूखल सन्धि; ऐसी सन्धि जिसमें एक हड्डी का गोल सिर दूसरी हड्डी के प्यालेनुमा गढ़े में लगा होता है।

***biaxial joint* (बाइएक्सियल जौइंट)**–द्वि-अक्षीय सन्धि; ऐसी जिसमें दो मुख्य अक्ष (axis) समकोण पर लगी होती हैं।

***bilocular joint* (बाइलोक्युलर जौइंट)**–द्विकुहर सन्धि; दो गड्ढों वाला जोड़।

***cartilaginous joint* (कार्टीलेजीनस जौइंट)**–उपास्थि सन्धि; ऐसी सन्धि जिसमें अस्थि (हड्डी) उपास्थि द्वारा जुड़ी होती है।

***composite, compound joint* (कम्पोजिट, कम्पाउंड जौइंट)**–यौगिक सन्धि; ऐसी सन्धि जिसमें कई हड्डियाँ जुड़ी होती हैं।

***diarthrodial joint* (डाइआर्थ्रोडियल जौइंट)**–विशिष्ट चल सन्धि जिसमें गति खूब हो सके।

***enarthrodial joint* (एन आर्थ्रोडियल जौइंट)**–गोलाभ चल सन्धि।

***false joint* (फाल्स जौइंट)**–मिथ्या सन्धि; ऐसी हड्डियों के टूकों में सन्धि जिनको सामान्य रूप से गतिहीन होना चाहिए था।

***fibrocartilaginous joint* (फाइब्रोकार्टीलेजीनस जौइंट)**–सूत्रोपास्थि सन्धि; युग्मास्थि सन्धि; सिम्फाइसिस; किसी जोड़ में युग्म (pair) की दाहिनी और बायीं दोनों ओर के भागों की अस्थियों का परस्पर मिला होना।

***flail joint* (फिलाइल जौइंट)**–असाधारण गति सन्धि।

***gonefosis or peg & socket joint* (गोनेफोसिस और पैग एण्ड सोकेट जौइंट)**–कीलगर्त सन्धि; अंर्गल संयोग; किसी गर्त (socket) में शंकु (conical) जैसे प्रबर्धन (process) के घुसने से बनी सन्धि या जोड़ (articulation) उदाहरणार्थ; स्तनियों (mammals) के दाँत।

***hinge joint* (हिज जौइंट)**–कोर सन्धि।

***hip joint* (हिप जौइंट)**–श्रोणी सन्धि; फीमर (femur) और पेलविस (pelvis) अस्थियों की सन्धि।

***immovable joint* (इम्मूवेबिल जौइंट)**–अचल सन्धि; गतिहीन सन्धि; जैसे कपाल की अस्थियों की सन्धि।

***knee joint* (नी जौइंट)**–जानु (घुटना) सन्धि; वह सन्धि फीमर (femur) चापी (patella) और टिबिया (tibia) की यौगिक सन्धि होती है।

***mixed joint* (मिक्सड जौइंट)**–मिश्रित सन्धि; विभिन्न सन्धियों के लक्षण युक्त सन्धि।

***multiaxial joint, polyaxial joint* (मल्टीएक्सियल जौइंट; पौलीएक्सियल जौइंट)**–बहु अक्षीय संधि, ऐसी सन्धि जो तीन अक्ष पर गति कर पाती है।

***pivot joint, rotary joint* (पिवट जौइंट; रौटरी जौइंट)**–धुराग्र सन्धि; चूल सन्धि; ऐसी सन्धि जिसमें खड़ी अक्ष (vertical axis) पर गति होती है।

***plane joint* (प्लेन जौइंट)**–समतल सन्धि।

***saddle joint* (सैडिल जौइंट)**–पर्याण सन्धि; काठीनुमा सन्धि; ऐसी सन्धि जिसमें दोनों अस्थियाँ आपस में गद्दीनुमा जुड़ी होती हैं।

***schindylesis* (शिनडाईलेसिस)**–विदीर्ण-पच्चड़ी सन्धि।

***suture* (शूचर)**–सींवनी या सेवनी सन्धि।

***symphysis* (सिमफाइसिस)**–समवाय; युग्मस्थि संभोग; किसी जोड़ या सन्धि जिसमें दाहिनी और बायीं दोनों ओर की समान अस्थियाँ आपस में मिली हों।

syndesmosis joint **(सिनडेसमोसिस जौइंट)**–संयुजता; स्नायु सन्धि।

synovial joint **(साइनोवियल जौइंट)**–स्नैहिक सन्धि; ऐसी सन्धि जिसमें स्नेहिक (synovial) तरल होता है।

uniaxial joint **(यूरनएक्सियल जौइंट)**–एक अक्षीय सन्धि।

unilocular joint **(यूनीलौकुलर)**–एक कुहर सन्धि।

joule **(जूल)**–कार्य और शक्ति की इकाई; वह शक्ति जो 1 एम्पीयर (ampere) विद्युत धारा द्वारा 1 सैकण्ड में 1 ओम (ohm) प्रतिरोध (resistance) में खर्च होती है। वह कार्य शक्ति जो किसी पिण्ड को १ मीटर के फासले तक १ न्यूटन (newton) दबाव पर खींचती है।

jugal **(जुगल)**–कपोल (गाल) की अस्थि।

jugular **(जुगुलर)**–ग्रीवा (neck) सम्बन्धी।

jugum **(जूगम)**–दो आकृतियों को जोड़ने वाला गढ़ा या मेड़।

juice **(जूस)**–यूष; रस; सार; शाक फलादि का रस; शरीर का तरल पदार्थ।

gastric juice **(गैस्ट्रिक जूस)**–आमाशयिक रस; आमाशय की भित्ति में स्थित ग्रन्थियों के स्राव।

intestinal juice **(इन्टेसटाइनल जूस)**–अन्त्र रस; अन्त्र स्तर में स्थिति ग्रन्थियों के स्राव।

pancreatic juice **(पैन्क्रियेटिक जूस)**–पेक्रियाज-रस।

junction **(जंक्शन)**–दो आकृतियों के मिलने का स्थान; संगम; सन्धि।

juvenile **(जुवेनाइल)**–तरूण; किशोर नवयुवक; बाल।

juvenile hormone **(जुवेनाइल हारमोन)**–अल्प व्यस्क हार्मोन; किन्हीं कीटों में कॉपर्स एलेटम (corpus alatum) का स्राव जिसके प्रभाव से प्रौढ़ लक्षणों का विकास अवरूद्ध हो जाता है।

juxta **(जक्सटा)**–पास; नजदीक।

juxta-articular **(जक्सटा-स्पाइनल)**–सन्धि के क्षेत्र में |**juxta-spinal** **(जक्सटा-स्पाइनल)**–सुषूम्ना दण्ड के पास।

K

K–पोटेशियम (potassium) रसायन का प्रतीक।

Kn–कैथोड (kathode-cathode) का ऋण (negative) ध्रुव (pole) या ऋणाग्र।

kainophobia **(केनोफोबिया)**–नवीन वस्तुओं से भयभीत होना।

kakidrosis **(केकीड्रोसिस)**–दुर्गन्ध स्वेदन; बदबूदार पसीने का आना।

kakosmia **(काकोसमिया)**–दुर्गन्ध; बदबूदार; घृणास्पद गन्ध।

kala-azar **(काला-अजार)**–उष्णकटिबन्ध (tropical) मुलकों का जानलेवा महामारी के रूप में फैलने वाला ज्वर, जो लैशमेनिया डोनोवानी (Leishmania donovani) परजीवी से होता है।

kalemia **(कालेमिया)**–पोटाश (पोटेशियम) का रक्त में होना।

kali **(काली)**–पोटेशियम।

kalioperia **(कालीयोपेनिया)**–शरीर में पोटेशियम की कमी।

kaliuresis **(कालीयूरेसिस)**–मूत्र में पोटेशियम का जाना।

kallikrein **(केलीक्रेन)**–एक एन्जाइम जो पेंक्रियाज, लार, मूत्र, रूधिर प्लाज्मा आदि में होता है। यह अन्य रसायन केलीडिन (kallidin) को मुक्त करता है और व्यक्ति स्वास्थ का अनुभव करता है।

kanamycin **(कानामाइसिन)**–अत्यधिक विस्तृत प्रभावी प्रति जैवी (antibiotic) रसायन जो स्ट्रेप्टोमाइसिस कानामिक्टीक्स (streptomyces kanamyceticus) से प्राप्त किया जाता है।

kansasiin **(केनासासइन)**–एक उत्पाद जो माइकोवैक्टीरियम कानसासाआई (mycobacterium kansasii) से प्राप्त किया जाता है और जिसका प्रयोग अतिसंवेदनता (hypersesitivity) जानने हेतु त्वचा परख (cutaneous test) में किया जाता है।

karyo **(केरियो)**–"केन्द्रक" अर्थ का पूर्व शब्द।

karyoblast **(केरियोब्लास्ट)**–केन्द्रकज; केन्द्रक युक्त कोशिका का उत्पन्न करने वाली कोशिका।

karyochrome **(केरियोक्रोम)**–आसानी से रंग जाने वाले केन्द्रक युक्त तंत्रिका कोशिका।

karyoclasis **(केरियोक्लासिस)**–केन्द्रक (न्यूक्लियस) अपघटन।

karyocyte **(केरियोसाइट)**–केन्द्रक-कोशिका; केन्द्रक (nucleus) युक्त कोशिका।

karyogamy **(केरियोगैमी)**–केन्द्रक संयुजता; केन्द्रक संयुग्मन;

दो कोशिकाओं का न्यूक्लियस (केन्द्रक) सहित संयोग (union)।

karyogenesis (केरियोजेनेसिस)–कोशिका केन्द्रक का निर्माण; केन्द्रक निर्माण।

karyokinesis (केरियोकाइनेसिस)–विषमकोशिका विभाजन; दुहिता कोशिका निर्माण में कोशिका केन्द्रक (न्यूक्लियस) का विभाजन; माइटोसिस; सूत्री विभाजन।

karyology (केरियोलोजी)–न्यूक्लियस (केन्द्रक) विज्ञान।

karyolymph (केरियोलिम्फ)–केन्द्रक द्रव्य; केन्द्रक प्ररस; कोशिका के केन्द्रक (न्यूक्लियस) का तरल भाग जिसमें अन्य तत्व छितरे (बिखरे) हुए होते हैं।

karyomegaly (केरियोमिगैली)–केन्द्रक वृहतकायता; कोशिका केन्द्रक का असाधारण बढ़ा हुआ होना।

karyomere (केरियोमीयर)–केन्द्रकटूक; क्रोमोमियर; केन्द्रक खण्ड; रंज्य कण, आसाधारण सूत्र विभाजन में वह कोषक (vesicle) जिसमें प्रतिरूप केन्द्रक का केवल थोड़ा सा भाग (टूक खण्ड) होता है।

karyomint (केरियोमिन्ट)–क्रोमोसोम; गुणसूत्र।

karyon (केरियोन)–कोशिका का केन्द्रक (न्यूक्लियस)।

karyoplasm (केरियोप्लाज्म)–केन्द्रक सत्व (द्रव्य, प्ररस)।

karyosome (केरियोसोम)–कोशिका केन्द्रक (न्यूक्लियस) में क्रोमेटिन पदार्थ का गोलाकार पिण्ड।

karyotheca (केरियोथीका)–केन्द्रकावरण; केन्द्रक कला।

kata (केटा)–"अव" "निम्न" प्रतिकूल अर्थ का पूर्व शब्द।

katabolism (केटाबोल्जिम)–अपचय।

kerato (किराटो)–श्रृंगीय ऊतक; कौर्निया (cornea)।

keratalgia (किरेटलजिया)–कौर्निया में दर्द।

keratectasia (किरेटकटेसिया)–कौर्निया का बाहर की ओर निकला हुआ होना।

keratiasis (किरेटियेसिस)–त्वचा पर श्रृंगीय उभारों (मस्सों) की उपस्थिति।

keratic (किरेटिक)–श्रृंगीय।

keratin (किरेटिन)–कई जन्तु ऊतकों जैसे सींग, नाखून, खुर और पंख में उपस्थित स्कलीरो प्रोटीन पदार्थ।

keratitis (किरेटाइटिस)–कोर्निया शोथ; कनीनिका प्रदाह;

***annular or marginal keratitis* (एनूलर या मारजीनल किरेटाइटिस)**–कोर्निया की परिधि अर्थात चारों ओर किनारे पर की सूजन।

***band shaped keratitis* (बैंड शेपड किरेटाइटिस)**–पट्टाकार कोर्निया शोथ।

***dendritic keratitis* (डेन्डराइटिस किरेटाइटिस)–or *furrow or herpetic keratitis* (फरो या हरपेटिक किरेटाइटिस)**–हरपीज वाइरस के कारण कोर्निया शोथ। इसका आकार कपाल रेखानुमा अथवा वृक्षाकार होता है।

***exposure keratitis* (एक्सपोजर किरेटाइसिस)**–कोर्निया शोथ; विकृति अत्यधिक खुशकी मानसिक आघात अथवा विदेशीय कण आ जाने के कारण कोर्निया का सूजन।

***fasicular keratitis* (फैसीकुलर किरेटाइटिस)**–रक्त वाहिनीय का गुट्ट बन जाने के कारण कोर्निया प्रदाह (शोथ)। रक्त वाहिनी गुच्छक कोर्निया शोथ।

***interstitial keratitis* (इन्टरसटीशियल किरेटाइटिस)**–सांतर कोर्निया प्रदाह। इस प्रकार की विकृति आने पर समस्त कोर्निया पर धुंधलापन आ जाता है जिससे कोर्निया धुंधले काँच की तरह दिखाई पड़ता है।

***keratitis bullosa* (किरेटाइटिस बुल्लोसा)**–फफोले या बुलबुले युक्त कोर्निया प्रदाह।

***keratitis hypopyon* (किरेटाइटिस हाइपोपाइओन)**–पीपयुक्त कोर्निया प्रदाह।

***keratitis neuroparalytics* (किरेटाइटिस न्युरोपेरालिटिकस)**–तंत्रिका पक्षाघात कोर्निया प्रदाह।

***keratitis punctata* (किरेटाइटिस पंकटेटा)**–धब्बेदार कोर्निया प्रदाह।

***keratitis rosaces* (किरेटाइटिस रोजेसेस)**–लाल बिन्दु (धब्बे) युक्त कोर्निया प्रदाह।

***ingophthalmic keratitis* (इनगओपथैलमिक किरेटाइटिस)**– पलकों के बन्द न होने के कारण कोर्निया प्रदाह का होना। यह विकृति (exposure) कोर्निया शोथ का एक प्रकार होता है।

***sclersing keratitis* (एक्लीरोसिंग किरेटाइटिस)**–चक्षुगोल के श्वेत पटल से संलग्न कोर्निया प्रदाह।

***traumatic keratitis* (ट्रोमेटिक किरेटाइटिस)**–कोर्निया के जख्मी या चोटीले होने के कारण प्रदाह।

keratoid (किरेटोयड)–श्रृंगोपम; सींग जैसा।

kerato-iridoscope (किरेटो-इरीडोस्कोप)–चक्षु का निरीक्षण करने हेतु उपयुक्त यौगिक सूक्ष्म दर्शक यन्त्र।

keratoleukoma (किराटोल्यूकोमा)–कोर्निया की श्वेत अपारदर्शकता।

keratolysis (किराटोलाइसिस)–बहिश्चर्म (epidermis) की

श्रृंगीय स्तर का पृथक्कीकरण।

keratoma (किराटोमा)–श्रृंगाबुर्द; श्रृंगिय ऊतक की कोई अविवृद्धि।

keratome (किराटोम)–कोर्निया कर्तक; कौर्निया को काटने वाला चाकू।

keratonyxis (किराटोनिक्सिस)–कोर्निया छेदन।

keratoplasty (किराटोप्लास्टी)–कोर्निया प्लास्टिक सर्जरी।

keratoscope (किराटोस्कोप)–कोर्निया को देखने का यंत्र।

keratosis (किराटोसिस)–श्रृंगीय ऊतक का निर्माण।

kerectomy (किरेक्टोमी)–कौर्निया के कुछ अंश को काटकर बाहर निकाल देना।

ketogenic hormone (कीटोजैनिक हार्मोन)–वसा उपायचय को प्रभावित करने वाला प्रीपिट्यूटरी (prepituitary) का तत्व।

ketone (कीटोन)–ऐसे रसायनिक यौगिक जिनमें द्विसंयोजी कार्बोनिल समूह >C : O होता है।

ketose (कीटोस)–कीटोन युक्त एक विशेष प्रकार का शर्करा।

ketosis (कीटोसिस)–शरीर ऊतकों अथवा तरल में कीटोन कणों का एकत्रित होना।

kev (कीव)–एक इकाई; 1000 इल्कट्रोन वोल्ट या 3.82410-17 ग्राम कैलोरीज या 1.6410—9 अर्गस (ergs)।

kg–kilogram–किलाग्राम का संक्षिप्त; तौल की इकाई।

kg.m.–kilogram metter–किलाग्राम मीटर का संक्षिप्त; कार्य (work) की इकाई।

kilo–किलो, तरल नापने की एक इकाई।

kilogram–किलोग्राम मैट्रिक सिस्टम में तौल की इकाई—बराबर 1000 ग्राम या 15,432 ग्रेन (grain) या 2.205 पौंड (एवरडूपोइज) या 2.679 पौंड (एपोथेकेरीज)

kilogram meter–किलोग्राम मीटर; कार्य (work) की इकाई। यह वह शक्ति होती है जो 1 मीटर ऊँचा गुरुत्व (gravity) में विपरीत उठाने के लिए जरूरी होती है।

यह बराबर हाती है 7.2 फुट पौंड या 1000 ग्राम मीटर के।

kiloliter (किलोलीटर)–1000 लीटर =264 गैलन तरल का नाप।

kilomegacycle (किलोमैगासइकिल)–किलो मैगासाइकिल-इकाई जिससे विद्युत-चिम्बुक तरंग आवृत्ति (frequency) बताई जाती है।

kilometer (किलोमीटर)–लम्बाई की इकाई = 1000 मीटर = 5/8 मील के।

kidney (किडनी)–वृक्क; गुर्दा।

kinase (काइनेज)–एक एन्जाइम विशेष जो जाइमोजन (zymogen) को क्रियाशील करती है। (जाइमोजन एक निष्क्रिय पदार्थ होता है जिसको कि अम्ल (acid), दूसरे एन्जाइम या किसी अन्य प्रकार के एन्जाइम में बदला जा सकता है—इसको प्रोएन्जाइम (proenzyme) माना जाता है।

kine (काइन)–"गति" अर्थ का पूर्व शब्द।

kinematics (काइनेमेटिक्स)–गतिकी; यांत्रिकी (mechanics) की एक शाखा जो पदार्थ की गति से सम्बन्धित होती है।

kinemia (काइनेमिया)–हृदय की निर्गत रक्त मात्रा।

kinesalgia (काइनेसालजिया)–पेशी गति से दर्द।

kinesia (कोइनेसिया)–गति रूग्णता; गति करने से बीमारी।

kinesiology (काइनेसियोलोजी)–शरीर के भागों की गति सम्बन्धि विज्ञान या वैज्ञानिक अध्ययन; गति संवेदन।

kinesthesia (काइनेस्थेसिया)–गति वेदनांग; वह वेदनांग जिससे शरीर के अलग 2 भागों की गति व स्थिति का बोध होता है।

kinaesthesis (काइनेसथेसिस)–प्रतिबोध।

kinetics (काइनेटिक्स)–बल गति विज्ञान; बल गतिकी। शरीर के अन्दर विशिष्ट कारक या परिवर्तन की दर सम्बन्धी विज्ञान।

kinetochore (काइनेटोकोर)–क्रोमोसोस के दबाब, गाँठ या सिकुड़न। सिकुड़नों (constrictions) के स्थान के अनुसार गुणसूत्र तीन प्रकार के माने गये हैं :

(1) शिखस्थ केन्द्री गुणसूत्र या अग्रबिन्दुक गुणसूत्र (acrocentric chromosme)।

(2) अधः मध्य केन्द्री गुणसूत्र (submetacentric chromsome)।

(3) मध्य केन्द्र गुणसूत्र (metacentric chromosome)।

kinetogenesis (काइनेटोजेनेसिस)–गतिज-रचनावाद, इस मतानुसार यह माना जाता है कि जन्तुओं की शरीर रचनाओं का विकास उनकी विविध प्रकार की गतियों के द्वारा हुआ है।

kinetogenic (काइनेटोजेनिक)–गति उत्पादक; गति कारक।

kinetomeres (काइनेटोमीयर्स)–गति-परमाणु।

kinetoplasm (काइनेटोप्लाज्म)–गति-प्ररस; तंन्त्रिका तन्त्र में पाया जाने वाला रंगीन पदार्थ।

Kupffer cells (कुप्फर सेल)–कुप्फर कोशिकायें; यकृत कुल्याओं (sinus) की तारोपम (starlike) दीर्घ भक्षक कोशिकायें।

kinetoplast (काइनेटोप्लास्ट)–गति-कण; कई प्रोटोजोआ में

पाया जाने वाला सहायी पिण्ड जिसको कभी-कभी लघु केन्द्रक (micro-nucleus) भी कहते हैं। इसमें दो भाग-अधोपिण्ड (blepheroblast) और अनुमूलक पिण्ड (para-basal body) महीन सूत्रक से जुड़े होते हैं, यह जन्तु को गति प्रदान करने वाले अंग के सहायी अंग होते हैं।

kingdom (किंगडम)–राष्ट्र; जगत; राज्य; वर्गीकरण में प्राकृतिक वस्तुओं को तीन मुख्य राष्ट्रों में बाँटा जाता है; जन्तु (animals); वनस्पति या पौधे (plants) और अजैविक पदार्थ (substances and objects without life)।

kink (किक)–ऐंठन।

kinoplasm (काइनोप्लाज्म)–तुर्क सूत्रों को जन्म देने वाला प्रारस या द्रव्य (प्लाज्म)।

kinotoxin (काइनोटोक्सिन)–श्रम (थकान) विष; थकावट के कारण उत्पन्न विष।

kinship (किनशिप)–रिश्तेदारी; एक ही परिवार के लोग; सगोत्रता।

km-kilometer–किलोमीटर।

kMe-kilomegacycle–किलामैगासाइकिल।

knee (नी)–घुटना; जानु।

knife (नाइफ)–चाकू।

knock-knee (नोक-नी)–एक विकृतता जिसमें दोनों घुटनों के बीच का फासला कम हो जाता है तथा टखनों के बीच का फासला अधिक।

knot (नोट)–गाँठ।

knotty (नोटी)–(1) गाँठ से भरा हुआ; गाँठदार। (2) विषम; पेचीदा।

knuckle (नुक्लि)–पोर; अंगुली का जोड़; अंगुली के सन्धि की अस्थि।

kulchitsky cell (कुल चिटस्काई सैल)–आमाशय के पिण्ड में पायी जाने वाली विशेष कोशिकायें। इनको रजत रागी (argentaffin) या अंत्रवर्णीय (अंत्ररंजक) रागी (enterochromeffin) कोशिकायें भी कहा जाता है।

kv–किलोवोल्ट (kilovolt)।

kw–किलोवाट (kilowatt)।

Kreb's cycle (cytric acid cycle) (क्रेब साइकिल-साइट्रिक एसिड साईकिल)–यह चक्र कोशिका के सूत्र कणिका (mitochondria) से सम्बन्धित होता है। जिसमें एन्जाइम का तंत्र (systems) होता है। इनके प्रभाव से पाइरूविक अम्ल (pyruvic acid) ऑक्सीजन की उपस्थिति में कार्बन डाई-ऑक्साइड (Co_2) और ए० टी० पी० (A.T.P. Adenosinetriphosphate) जो शक्ति का स्रोत होता है, संश्लेषित हो जाता है।

kwashiorkar (क्वाशीओरकर)–प्रोटीन न्यूनता के कारण उत्पन्न संलक्षण, जिसमें विशेष प्रकार की त्वचा व वालों के रंग में परिवर्तन आ जाता है।

kymoscope (काइमोस्कोप)–रूधिर धारा देखने का यंत्र।

kyogenic (कायोजेनिक)–गर्भ धारण कराने वाली औषधि।

L

L–लेटिन (latin); बायाँ (left); लिवरा (livra); पौण्ड आदि।

L = 50, रोमन संख्या में 50 के लिए संकेत।

labia (लेबिया)–होंठ।

labia cerebri (लेबिया सेरेब्राई)–प्रमस्तिष्क-ओष्ठ, प्रमस्तिष्क गोलार्ध (cerebral hemisphere) का तट जो होंठ की तरह आगे को निकला होता है और जो महासंयोजक पिण्ड (corpus callosum) को ढके होता है।

labialism (लेबियेलिज्म)–त्रुटिपूर्ण उच्चारण; जिसमें केवल होठों को हिलाकर आवाज की जाती है, होठों से बोलना।

labile (लेबाइल)–अस्थायी, परिवर्ती, शीघ्र बदलने वाली।

labiograph (लेबियोग्राफ)–होठों की हलचल को खींचने वाली मशीन।

labiology (लेबियोलोजी)–औष्ठ विज्ञान; होठों की ध्वनि से समझना।

labium (लेबियम)–(1) प्रत्योष्ठ; लेबियम; निचला ओष्ठ। (2) तट या किनारा।

labium majora (लेबियम मेजोरा)–बृहत् भगोष्ठ।

labium minora (लेबियम माइनोरा)–क्षुद्र भगोष्ठ।

labium pudendi (लेबियम पुडेन्डी)–योनि ओष्ठं

labis (लेबिस)–चिमटी।

labor, labour (लेबर)–प्रसव; वह प्रक्रिया जिसमें मादा जनेन्द्रियाँ गर्भ की वस्तु को योनि मार्ग से बाहर निकालती

हैं।

artificial labour **(आर्टिफिशल लेबर)**–अनुमानित प्रसव।

dry labour **(ड्राई लेबर)**–शुष्क प्रसव; जिसमें गर्भाशय सिकुड़न आरम्भ होने से पहले ही उल्वकोष (amniotic sac) फट जाता है और उल्वीय तरल बाहर शिशु के साथ निकल जाता है।

false labour **(फाल्स लेबर)**–मिथ्या प्रसव; जिसमें सामान्य प्रसव में समय से पूर्व ही गर्भाशय की सिकुड़न शुरू होने से पीड़ा होती है पर प्रसव नहीं होता है।

induced labour **(इन्ड्यूरड लेबर)**–प्रेरित प्रसव, जिसमें प्रसव यन्त्रों की सहायता के अतिरिक्त अन्य बाह्य साधनों की सहायता से होता है।

instrumental labour **(इन्स्ट्रूमेन्टल लेबर)**–यन्त्रीय प्रसव; जिसमें प्रसव यन्त्रों की सहायता से होता है।

missed labour **(मिस्ड लेबर)**–चूका हुआ प्रसव; जिसमें प्रसव काल पूर्ण हो जाने पर भी मृत भ्रूण गर्भ में बना रहता है।

postponed labour **(पोस्टपोन्ड लेबर)**–स्थगित या विलम्ब प्रसव, सामान्य समय से न होकर देर से (विलम्ब) प्रसव का होना।

premature labour **(प्रीमेच्युर लेबर)**–काल पूर्व प्रसव सामान्य समय (due date) से पूर्व प्रसव का होना।

laboratory (लैबोरेटरी)–प्रयोगशाला; प्रयोग करने का स्थान।

labrale (लेबरेल)–ओष्ठ चिन्ह (बिन्दु)।

labrum (लेबरम)–किनारा, तट, ओष्ठ (होठ) हौंठ; अग्रोष्ठ।

labyrinth (लेबिरिन्थ)–(1) काचीय पिन्ड, गहन; लैबिरिन्थ। (2) आन्तरिक कर्ण।

lac, lacta (लेक-लेक्टा)–(1) दूध। (2) लाक, लाक्षा, लाख कीटाणुओं द्वारा उत्पन्न पदार्थ विशेष।

laceration (लेसीरेसन)–विषमाच्छन्न, निभिद; विदीर्ण; चीरा; विदारण; चीरकर जख्म बनाया हुआ।

lacertus fibrous or aponeurosis (लेसरटस फाइब्रस और एपोन्यूरोसिस)–समीभूकंडरा; कुछ पेशीयों का चपटा कंडरा (tendon)।

lacrimal (लेक्राइमल)–आँसू सम्बन्धी; आश्रव; अश्रु सम्बन्धी; लैक्राइमल।

lacrimation (लेक्रीमेसन)–आँसू बहाना या निकालना।

lactalase (लेक्टालेज)–वह एन्जाइम जो डेक्सट्रोज (dextrose) को लेक्टिक अम्ल (lactic acid) में बदलती है।

lactase (लेकटेज)–दुग्धशर्करा; वह एन्जाइम जिससे लेक्टोज (lactose) ग्लूकोज (glucose) में बदलता है।

lactation (लेक्टेसन)–दुग्ध निर्माण (स्राव); (1) स्तन्य काल; वह काल या समय जिसमें माताओं में दूध का स्राव होता है। (2) स्तन ग्रन्थियों द्वारा दूध का स्राव (secretion)।

lacteal (लेक्टियल)–दूध सम्बन्धी; दुग्ध वाहिनी।

lactescence (लेक्टीसेन्स)–दूध समान; दूधोपम; क्षीर स्रवण।

lacticemia (लेक्टीसीमिया)–रूधिर में लेक्टिक अम्ल के होने की दशा।

lactiferous (लेक्टीफेरस)–(1) दुग्ध वाहिनी; क्षीरवाही। (2) दूधार; दूधधारी।

lactifuge (लेक्टीफूज)–दूध स्राव को कम करने वाला।

lactigenous (लेक्टीजीनस)–दूध बढ़ाने वाला; दुग्ध वर्धी।

lactivorous (लेक्टीवोरस)–दुग्धहारी; दूध सेवन करने वाला।

lactogenic (लेक्टोजेनिक)–दुग्ध वर्धी; दूध बढ़ाने वाली औषधि अथवा पदार्थ; ऐसे रसायन आदि जिनसे मादाओं के स्तनों में दूध की मात्रा अधिक होती है।

lactobacillus cesei (लेक्टोसीलस केसाई)–इसको विटामिन एम (M) विटामिन बीइ (Be) अथवा फोलिक अम्ल (folic acid) भी कहा जाता है।

lactolase (लेक्टोलेज)–लैक्टिक अम्ल उत्पन्न करने वाला एन्जाइम।

lactometer (लेक्टोमीटर)–दुग्धमापी; दूध का आपेक्षित घनत्व नापने वाला यन्त्र।

lactoprotein (लेक्टोप्रोटीन)–दुग्ध प्रोटीन।

lactose (लेक्टोज)–दुग्ध शर्करा; $C_{12} H_{22} O_{11}$ ।

lactosuria (लेक्टोसूरिया)–मूत्र में दूग्ध शर्करा (लेक्टोज) का होना।

lactotherapy (लेक्टोथिरैपी)–दुग्ध उपचार; दूध पिलाकर इलाज करना

lacuna (लेकूना)–(1) कोशिकान्तर; कोशिका मध्यस्थ स्थल; अन्तराल।

(2) रिक्त स्थान; वह क्षेत्र या कोटर (cavity) या गड्ढा (pit) जिसमें पदार्थ (substance) नहीं होता है।

laevulose (लेवुलोज)–फल शर्करा; फ्रकटोज $C_6 H_{12} O_6$ ।

lag (लेग)–मन्द; पीछे रह जाना; पिछड़ना; देर लगाना; वह काल जो उत्तेजना देने और सम्बन्धित प्रतिक्रिया होने के बीच का होता है।

lagena (लेजीना)–अपान्त कर्ण, कान का एक भाग।

lageniform (लेजेनीफोर्म)–फ्लास्क सदृश; फ्लास्क की सी शक्ल (आकृति) वाला।

lagnosis (लेगनासिस)–अत्यधिक सम्भोग की इच्छा का होना, मुख्यतः नर में।

lagophthalmous (लेगओफ्थैलमस)–आँखों को पूर्णरूप से बन्द न कर सकना।

laiose (लेओस)–एक शर्बती यौगिक (syrupy compound) $C_6 H_{12} O_6$; जो डायबिटीज (मधुमेह) के रोगियों के पेशाब में पाया जाता है।

lake (लेक)–झील; अन्तराल; खुश्की से घिरा तरल स्थान; चक्षुपलकों के किनारे पर वह स्थल जिसमें अश्रुग्रन्थियों से स्रावित तरल भरा रहता है।

lalognosis (लेलोगनोसिस)–वाणी (speech); कथन बोली, भाषा को समझना।

lalopathology (लेलोपैथोलोजी)–वाणी विकार विज्ञान; चिकित्सा विज्ञान की शाखा जिसमें वाणी विकारों (disorders of speech) का अध्ययन किया जाता है।

lalopathy (लेलोपैथी)–कोई भी वाणी विकार।

lalophobia (लेलोफोबिया)–बोलने की नापसन्दगी; बोलने में भय।

laloplegia (लेलोप्लेजिया)–वाणी अंगों का पक्षाघात।

Lamarckism (लेमारकिज्म)–लेमार्क मत; वह विकास मत जिसमें उपार्जित लक्षण वंश परम्परा के द्वारा संतति में पहुँचना सम्भव मानते हैं; और इस प्रकार ऐसे लक्षणों द्वारा ही प्राणियों का विकास होना सिद्ध करते हैं।

lame (लेम)–लंगड़ा।

lamella (लेमिला)–फलक; पत्रक; पटल; आँख के पलकों के नीचे दवा में भीगी जिलेटिन की पतली पर्त का रखना जिससे आँख में दवा पहुँचती रहती है।

lamina (लेमिना)–पत्र दल; फलिका; पत्रिका; स्तरिका।

laminar, laminated (लेमीनर, लेमीनेटेड)–पर्त का बना होना।

lamination (लेमिनेसन)–पतली पर्त लगाना।

lamp (लैम्प)–दीपक; लैम्प; दीवा; चिराग; कृत्रिम प्रकाश देने वाला।

lampblack (लैम्प ब्लैक)–काजल।

lancet (लेन्सेट)–छुरिका; नश्तर; छोटा; नुकीला दोनों ओर धार वाला चाकू, जिसका प्रयोग सर्जरी में होता है।

lanolin (लेनोलिन)–शुद्ध बसोपम पदार्थ जिसका प्रयोग मलहम बनाने में किया जाता है।

anhydrous lanolin **(एन्हाइड्रस लेनोलिन)**–शुष्क (अजल) लेनोलिन जिसमें पानी की मात्रा 0.25 प्रतिशत से अधिक नहीं होती है।

lanugo (लेनूगो)–उर्णा-वह; कोमल रोम; गर्भरोम; ऊन या उर्ण सदृश भ्रूणावरण जिसका जन्म से पूर्व ही पतन प्रारम्भ हो जाता है।

laparo (लैपारो)–उदर; कटि–; कमर (कूल्हा) अर्थ का पूर्व शब्द।

lapis (लेपिस)–अश्म; पाषाण; गुठली; पथरी।

lard (लार्ड)–चर्बी; सूअर की चर्बी।

larva (लार्वा)–अर्भक; लारवा, अण्डे जनने वाले; प्राणियों की वह जीवन अवस्था जिसमें भ्रूण प्रौढ़ बनने से पूर्व स्वतन्त्र जीवन व्यतीत करता है।

larval (लार्वल)–अर्भकीय।

larvate (लार्वेट)–छिपा हुआ; ढका हुआ।

larvicide (लारवीसाइड)–अर्भक नाशक; लार्वानाशी।

larvivorous (लार्वीवोरस)–अर्भकभोजी; अर्भकआहारी। यह शब्द मुख्यतः ऐसे जन्तुओं के लिये उपयुक्त होता है जो मच्छरों के अर्भकों का भक्षण करते हैं।

laryng (o) = larynx (लेरिन्ग ओ)–(लेरिंक्स)–स्वर यंत्र अर्थ का पूर्व शब्द।

laryngalgia (लेरिंजालजिया)–स्वर यंत्र में दर्द।

laryngeal (लेरिंजियल)–स्वर यंत्र सम्बन्धी; स्वर यंत्र।

laryngectomy (लेरिंजेक्टोभी)–स्वर यंत्र उच्छेदन; स्वरयंत्र काट कर बाहर निकाल देना।

laryngismus (लेरिंजिसमस)–स्वर यंत्र उद्वेष्ट (spasm)।

laryngitis (लेरिंजाइटिस)–स्वर यंत्र शोथ (सूजन)।

larynx (लेरिंक्स)–ध्वनि रज्जु (vocal cords) युक्त कण्ठ (लैरिंक्स) और वायु नलिका (ट्रेक्रिया) के बीच का पथ।

laser (लेसर)–रश्मि एकीकरण यंत्र; एक यांत्रिक विधि जिससे एक भाव (phase) की समस्त एकवर्णी विघटनाविक प्रकाश किरणों के एकत्रित होने से तीव्र भेदी रश्मिपुंज बनता है और जिनका पराश्रव्य (ultrasonic) यन्त्रों के निर्माण में तथा अन्य यन्त्रों में किया जाता है।

latent (लेटेन्ट)–गुप्त, अव्यक्त; अप्रकट; अन्तर्हित; प्रच्छन्न।

laterad (लेटिराड)–पार्श्व (बगल) की ओर।

lateral (लेटरल)–पार्श्वीय; बगल में स्थिति या बगल सम्बन्धी।

lateral appendage (लेटरल एपैन्डेज)–पार्श्व अवयव (अनुबन्ध-शाखा)।

lateral fold (लेटरल फोल्ड)–पार्श्व भांज।

lateral lobe (लेटरल लोब)–पार्श्व दल।

lateral ventricte (लेटरल वैन्ट्रीकिल)–पार्श्व विवर।

laterality (लेटरेलिटी)–पार्श्वीयता; एक ही ओर के अंगों, हाथ, पाँव, कान, आँख आदि को काम में लाने की प्राथमिकता।

latex (लेटैक्स)–कुछ पौधों द्वारा स्रावित गाढ़ा, दूधिया रस; वनस्पति दूध।

latissimus (लेटीसिमस)–प्रशस्त; सुविस्तृत।

latus (लेटस)–(1) चौड़ा; विस्तृत। (2) बगल; बाजू, पार्श्व भाग। (3) कोख (घोड़े आदि की)।

laugh (लाफ)–हँसना; प्रसन्न होना; हास्य; चेहरे की माँस पेशियों को इस प्रकार घुमाना कि मनोविनोद (amusement) की स्थिति आए; चेहरे की आकृति तथा आवाज इस प्रकार विचित्र बनाना कि हँसी आवे।

lavage (लेवेज)–पानी से धोना; धावन; आँत या वृक्क आदि को जिससे उनमें जमा मलवा या दूषित पदार्थ पानी के साथ बाहर निकल जावे।

lavoline (लेवोलाइन)–यह कोलिस्ट्रोल पामीटेट (cholosterol palmitate) स्ट्रीयरेट (stearate) और ओलियेट (oleate) का मिश्रण होता है।

law (लॉ)–कानून; नियम; विधि; सिद्धान्त; संहिता।

law of acceleration (लॉ आफ एक्सीलरेसन)–त्वरण मत; यह कि अधिक महत्व के अंगों का सवर्धन अधिक तीव्रता से होता है।

lax (लेक्स)–शिथिल; ढीला।

laxative (लेग्जेटिव, या लेक्जेटिव)–विरेचक; सारक; रेचक औषधि, दस्तावर; जुलाब लाने वाली दवा।

laxator (लेक्सेटर)–वह जो शिथिलता या ढीलापन लाये।

layer (लेयर)–स्तर; पर्त; सतह।

lb (लिबरा)–(libra); पौंड।

lead (लैड)–(1) लेड; रासायरनिक तत्व; प्रतीक Pb; आवर्त सारणी में 82वाँ स्थान; सीसा।

(2) लीड; विद्युत परिचालन हेतु विद्युत के दो (युगल) वाहक–धनाग्र व ऋणाग्र, जिनसे होकर विद्युत आती व जाती है।

(3) प्रथम स्थान; श्रेष्ठता; नेतृत्व।

lethal (लीथल)–प्रणान्तक, ऐसी मात्रा दवा आदि की जो प्राण ले सके।

lecithin (लेसीथिन)–योक; डिम्बान्न, अनेक जन्तु या वनस्पति ऊतकों में पाया जाने वाला फोस्फोलिपिड (phospholipid) यौगिक जो कोलाइन (choline) के साथ मिले हुए ओलिक (oleic) स्टीयरिक (stearic) या अन्य फैटी अम्ल (fatty acid) का बना एस्टर (ester) होता है।

Lee and White method (ली एण्ड व्हाइट मैथड)–ली और व्हाइट वैज्ञानिकों द्वारा निर्धारित रक्त के थक्का बनने के नापने की एक विधि।

leech (लीच)–जोंक; जलीय जन्तु; जिसका प्रयोग किन्हीं लोगों द्वारा रक्त को बाहर निकालने के लिये किया जाता है। वैज्ञानिक नाम हिरूडो मेडीसिनेलिस (Hirudo medicinalis)।

leg (लैग)–(1) टाँग; निम्न अवयव, घुटने से टखने तक का भाग।

(2) क्रिकेट के खेल में सीधी रेखा के पीछे बाईं ओर का मैदान।

leiodermia (लीओडरमिया)–त्वचा पर असाधारण चिकनाहट व चमक होने की दशां

leipbemia (लीपबेमिया)–रक्त का पतलापन।

leishmania (लेशमनिया)–एक कोशिकीय परजीवी का वंश (जीनस)।

L. donovoni (लेशमेनिया डोनोवोनी)–कालाजार रोग का परजीवी।

lemic (लेमिक)–महामारी; कोई महामारी (epidemic) बीमारी जैसे प्लेग (plague)।

lemology (लेमोलोजी)–महामारी रोग विज्ञान; विशेषतः प्लेग (plague)।

length (लैन्थ)–लम्बाई; दैर्ध्य; दूरी; दीर्घ काल; विस्तार; एक सिरे से दूसरे सिरे तक की दूरी।

lens (लैन्स)–ताल, वीक्ष। दोनों तरफ गोलाई में कटा हुआ शीशा जिससे प्रकाश की किरणों को इकट्ठा या पृथक किया जाता है।

***achromatic lens* (एक्रोमैटिक लैन्स)**–अवर्णिक लैन्स; वर्ण विपथन (chromatic aberration) को ठीक करने वाला लैन्स।

***artificial lens* (आर्टीफिशल लैन्स)**–कृत्रिम लैन्स; चक्षु के प्राकृतिक लैन्स के नष्ट हो जाने पर किसी उपयुक्त पदार्थ का बना हुआ लैन्स जो प्राकृतिक लैन्स के स्थान पर लगाया जाता है।

biconcave lens **(बाइकोन्केव लैन्स)**–उभयावतल लैन्स।

biconvex lens **(बाइकोवैक्स लैन्स)**–उभ्योतल लैन्स।

bifocal lens **(बाइफोकल लैन्स)**–द्विखण्डाशी लैन्स; द्विकेन्द्री लैन्स; दो सेग्मेन्ट्स में बना लैन्स; ऐसा लैन्स जिसमें दो खण्ड (segments) होते हैं एक ऊपर का जो दूर की वस्तु देखने के लिए होता है और दूसरा नीचे का जो पास की चीज देखने अथवा पढ़ने के लिये होता है।

concave lens, dispersing lens **(कोन्केव लैन्स; डिस्परसिंग लैन्स)**–अवतल लैन्स, नतोदर लैन्स; परिक्षेपी किरणों को इधर उधर छितरा देने वाला लैन्स।

contact lens **(कोन्टेक्ट लैन्स)**–संपर्क (संसर्गी) लैन्स; बहुत पतला शीशे या प्लास्टिक का लैन्स जो आँख के कोर्निया पर सीधा दृष्टि की त्रुटि को ठीक करने हेतु रख दिया जाता है।

converging lens, **convex lens (कन्वरजिंग लैन्स; कोन्वैक्स लैन्स)**–उत्तल लैन्स; अभिसारी लैन्स। एक बिन्दु पर किरणों को मिला (केन्द्रित) देने वाला लैन्स।

crystalline lens **(क्रिस्टैलाइन लैन्स)**–स्फुटिक लैन्स, आंख के तारे (pupil) के पीछे स्थित लैन्स।

cylindrical lens **(सिलेन्ड्रिकल लैन्स)**–ऐसा लैन्स जिसका एक तल सपाट (plane) और दूसरा तल नत्तोदर (concave) या उत्तल होता है।

magnifying lens **(मैगनीफाइंग लैन्स)**–आवर्धक लैन्स।

spherical lens **(स्फेरीकल लैन्स)**–गोलाकार या वर्तुलाकार लैन्स।

trifocal lens **(ट्राइफोकल लैन्स)**–त्रिकेन्द्री लैन्स; ऐसा लैन्स जो त्रिखण्डांशी (सेग्मेन्टस) वाला होता है। एक ऊपर का दूर की वस्तु देखने का, मध्य का मिला हुआ दूर व पास देखने का; तथा तीसरा नीचे का समीप की वस्तु देखने वाला।

lentitis (लेन्टाइटिस)–चक्षु लैन्स की सूजन।

leotropic (लियोट्रोपिक)–चक्राकार दांयें से बांये घूमा हुआ।

leper (लेपर)–कुष्ठ रोगी; कुष्ठी; कोढ़ी।

lepidic (लेपिडिक)–शल्कों (scales) का बना।

lepocyte (लेपोसाइट)–कोशिका भित्ति युक्त केन्द्रीय कोशिका।

lepothrix (लेपोथ्रिक्स)–वह दशा जिसमें बाल शल्कों से ढक जाते हैं।

leperology (लेपरोलोजी)–कुष्ठ विज्ञान।

leprosy (लेपरोसी)–कोढ़; कुष्ठ; यह संचारणशील (communicable) रोग माइकोबैक्टीरियम लेपराई (Mycobacterium leprae) के द्वारा होता हैं यह बैक्टीरिया अम्ल स्थाई (acid fast) होता है और इसके घाव शरीर के अनेक भागों में स्पष्ट दिखाई देते हैं।

lepto (लेप्टो)–पतला, दुर्बल, कृश, तनु, अर्थ का पूर्व शब्द।

leptocephalus (लेप्टोसिफैलस)–तनुशिरी; बहुत छोटे सिर वाला भ्रूण।

leptodactyly (लेप्टोडैक्टाइली)–तनु-आंगुलिकता।

leptodermic (लेप्टोडरमिक)–तनु त्वकीय।

leptophonia (लेप्टोफोनिया)–मन्द (क्षीण) आवाज का होना।

leptoscope (लेप्टोस्कोप)–पतलेपन को नापने का यन्त्र।

leptotene (लेप्टोटीन)–तनु पट्ट; क्रश सूत्री; तनु सूत्री, ह्रास विभाजन (meiosis) की वह प्रारम्भिक पुरास्थिति (prophase) जिसमें क्रोमेटिन (chromatin) सूक्ष्म सूत्रों के रूप में रहता है।

lesion (लेसन या लेजन)–विक्षति; क्षत; चोट, घाव, हानिं

lethal (लीथल)–प्राणघातक; प्राणाहर, मृत्युकारक।

lethargy (लीर्थाजी)–आलस्य; आलस; निश्चेष्टता; तन्द्रा; सुस्ती; निर्जीवता।

leucine (ल्यूसाइन)–ल्यूसन एक अमीनो अम्ल जो मानव में उपपाचय के लिये अनिवार्य होता है।

leucism (ल्यूसिज्म)–ध्वल पक्षता; ध्वल रोमता; जन्तुओं में रंगीन चक्षु व त्वचा होते हुए भी ध्वल पक्ष या रोम का होना।

leuko or leuco (ल्यूको)–श्वेत, सफेद, निरंग अर्थ का पूर्व शब्द।

leukemia (ल्यूकेमिया)–श्वेतरक्तता; रक्त में श्वेत कोशिकाओं (leukocytes) की अधिकता (बाहुल्यता) से उत्पन्न प्राण घातक रोग।

leukocyte (ल्यूकोसाइट)–श्वेत कोशिका रक्त के सफेद कण। श्वेत रक्त कण, श्वेताणु; रक्त के श्वेत कण (white blood corpuscles) निम्न प्रकार के होते हैं–(1) कणी श्वेताणु (granular leucocytes), यह भी तीन प्रकार के होते हैं (a) उदासीन श्वेताणु (neutrophil) या बहु अष्टिक (polymorph); (b) ईओसीन रागी (eosinophil); और (c) क्षार रागी (baosophil)।

(2) लसीका कोशिकायें (lymphocyte); (3) अन्तर्जन श्वेत कोशिकायें या एक केन्द्राणु (monocytes)।

leukocytology (ल्यूकोसाइटोलोजी)–श्वेत कोशिका विज्ञान।

leukocytophagy (ल्यूकोसाइटोफैगी)–श्वेत कोशिका भक्षण; श्वेत कोशिकाओं का जलीय अन्तः कला (reticulo endothelial) तन्त्र (system) द्वारा अन्तर्ग्रहण तथा नाश।

leukocytoplania (ल्यूकोसाइटोप्लानिया)–श्वेत कोशिका भ्रमण।

leukocytopoiesis (ल्यूकोसाइटोपोयेसिस)–श्वेत कोशिका निर्माणं

leukocytosis (ल्यूकोसाइटोसिस)–रूधिर में श्वेत कणिकाओं की वृद्धि; श्वेत कोशिका बाहुलता।

leukoderma (ल्यूकोडर्मा)–श्वित्र; धवल रोग; श्वेत कुष्ट; त्वचा का स्थानिक वर्ण ह्रास;।

leucokinesis (ल्यूकोकाइनेसिस)–श्वेताणु गति; संवाहन तंत्र (circulatory system) में श्वेत कणिकाओं की गति।

leucokoria (ल्यूकोकोरिया)–श्वेताभ; एक नेत्र रोग जिसमें तारा क्षेत्र में ताल के पीछे श्वेत पुंज (white mass) आ जाता है।

leukoma (ल्यूकोमा)–कोर्निया पर अपारदर्शक श्वेतता (सफेदी)।

leukopenia (ल्यूकोपेनिया)–रूधिर में श्वेताणु (श्वेत कणिकाओं) की कमी।

leukopoiesis (ल्यूकोपोयेसिस)–श्वेताणु निर्माण; श्वेत कोशिका जनन।

leukorrhea (ल्यूकोरिरहया)–श्वेत प्रदर; स्त्रीयों का एक रोग जिसमें योनि से श्वेत तरल निकलता रहता है।

leukosis (ल्यूकोसिस)–श्वेताणु निर्माण ऊतक में वृद्धि।

leukotoxin (ल्यूकोटोक्सिन)–श्वेताणु विष; श्वेत कोशिकाओं को नष्ट करने वाला विष।

leukotrichia (ल्यूकोट्राइकियाग)–बालों की सफेदी।

levator (लीवेटर)–उत्थापिका; लेबेटर किसी अंग या भाग को ऊपर उठाने वाली मांस पेशी।

levigation (लेवीगेसन)–नम पदार्थों का पसीना।

levo (लीवो)–"बायाँ" अर्थ का पूर्व शब्द।

levoduction (लीवोडक्सन)–चक्षु का बाई ओर को घुमाना।

levogyrous (लीवोगाइरस)–बायीं ओर घुमाने वाला।

levophobia (लीवोफोबिया)–शरीर के बाईं ओर स्थित वस्तुओं से डर।

levorotation (लीवो रोटेसन)–बाईं ओर को घूमना।

levulose (लेवुलोस)–एक शर्करा, $C_6 H_{12} O_6$ जो फलों, शहद तथा अंत्र में होता है।

Leydig's cell (लेडिग सेल)–लेडिग (जर्मन वैज्ञानिक) कोशिका; वीर्य ग्रन्थि (testis) की मध्यान्तर तन्तु (intestinal tissue) कोशिका।

libido (लिबिडो)–काम लिप्सा; यौन सम्बन्धी विशेष चेष्टा या इच्छा।

libra (लिबरा)–(1) पौंड (pound)। (2) तुला (balance)।

lichen (लाइकिन)–(1) नवीन अंगी (organism) जो शैवाल (algae) और कवक (fungus) के घनिष्ठ मिश्रण से बना होता है।

(2) कई प्रकार के दाने (फुन्सी) वाला त्वचा रोग।

lidocaine (लीडोकेन)–एक यौगिक जिसका प्रयोग स्थानिक असंवेदनता (local anaesthetic) प्राप्त करने के लिए किया जाता है।

lemniscus (लेमनिस्कस)–बंधन, बंध, केशाना; प्रमस्तिष्क के वृन्त (pedunculus) के दोनों ओर के सूत्र (बन्ध)।

lemnocyte or schwanncells (लेम्बोसाइट और श्वान सेल)–शौन या श्वान (वैज्ञानिक) कोशिकायें; यह एक प्रकार की भ्रूणिक कोशिकायें होती हैं।

lien (लीन)–प्लीहा (spleen)।

lienomalacia (लीनोमलेशिया)–प्लीहा का मुलायम होने का रोग।

lienopathy (लीनोपैथी)–प्लीहा का कोई भी रोग।

life cyle (लाइफ साइकिल)–जीवन वृत; जीवन चक्र।

life history (लाइफ हिस्ट्री)–जीवन इतिहास।

ligament (लिगामेंट)–स्नायु रेशे युक्त बन्ध; अस्थि या देहांगों को बांधने वाला सख्त सूत्रीय बन्ध।

***alar ligament* (ऐलर लिगामेंट)**–पंख सदृश स्नायु बन्ध।

***alar odontoid ligament* (ऐलर ओडोनटोइड लिगामेंट)**–कोई भी मजबूत चौड़े स्नायु बन्धों मे से एक जो ओडोनटोइड (odentoid) प्रर्यद्धन (process) की शिखर से उद्गम कर द्वितीय केशरू (axis) के केन्द्रक से जुड़ा होता है जिसके सहारे प्रथम केशरू (atlas) घूमता है।

***abical dental or (odentoid)ligament* (ऐबीकल डेन्टल या ओडोन्टोइड लिगामेंट)**–शिखाग्र (apical) ओडोन्टोइड (odontoid) दन्तीय (dental) रेशेयुक्त स्नायु बन्ध, जो द्वितीय केशरू के दन्ताकार प्रवर्द्धन से कपाल गुम्बट अस्थि (occipital leone) के अग्रतट से कपाल महाछिद्र (foramen magnum) से लगा होता है।

***aronate ligament of diaphragm* (एरोनेट लिगामेन्ट आफ डायफ्राम)**–मध्यपर (diaphragm) का महरावदार स्नायु

बन्ध जो मध्य पट के पिण्ड से अन्तिम पसली (पर्शुका-rib) से प्रथम कटि केशरू (lumbar vertebrae) के अनुप्रस्थ प्रवर्द्धन तक फैला हुआ होता है।

broad ligament of uterus **(ब्रोड लिगामेन्ट आफ यूटेरस)**–गर्भाशय का चौड़ा स्नायु बन्ध; अन्त्रवेष्टनी (peritoneum) का एक वलय जो अन्दर की ओर से गर्भाशय से श्रोणि भित्ति (pelvic wall) तक फैला हुआ होता है, और जिसमें होकर गर्भाशयी रक्त वाहिनियाँ बहती हैं।

capsular ligament **(कैपसूलर लिगामेंट)**–कुहर (capsular) स्नायु बन्ध; यह बन्ध चौडा मजबू., स्नायु बन्ध चलसन्धि (diarthrosis) और स्नैहिक कला को जोड़ता है।

coronary ligament **(कोरोनरी लिगामेन्ट)**–अन्त्र वेष्टनी (peritoneum) का एक घूमा हुआ भाग जो यकृत तथा मध्य पट तक फैला हुआ होता है।

deltoid ligament **(डेल्टोइड लिगामेन्ट)**–त्रिभुजाकार स्नायु बन्ध; गुल्फ सन्धि (ankle joint) का मध्यीय सहगामी स्नायु बन्ध।

dentate ligament **(डेन्टेट लिगामेन्ट)**–दाँवेदार स्नायु बन्ध; एक संकीर्ण रेशेदार बन्ध जो सुषुम्ना रज्जु को पृष्ठीय और अनुप्रस्थ शाखाओं को समस्त शरीर की लम्बाई में पार्श्वीय तट से पृथक करता रहता है।

falciform ligament of liver **(फैलसीफोर्म लिगामेन्ट आफ लिवर)**–यकृत का दान्त्राकार बन्ध।

fundiform ligament of penis **(फन्डीफोर्म लिगामेन्ट आफ पीनिस)**–शिशन का गोफणाकार स्नायु बन्ध।

gastrocolic ligament **(गैस्ट्रोकोलिक लिगामेन्ट)**–आमाशय शोषणान्निक स्नायु बन्ध।

gastrohepatic ligament **(गैस्ट्रोहिपैटिक लिगामेन्ट)**–आमाशय यकृतिक स्नायु बन्ध।

gastrosplemic ligament **(गैस्ट्रोस्पलीनिक लिगोन्ट)**–आमाशय प्लीहिक स्नायु बन्ध।

iliofemoral ligament **(इलियोफेमोरल लिगामेन्ट)**–इलियम फीमर सम्बन्धी स्नायु बन्ध। एक मजबूत स्नायु बन्ध जो इलियम (अस्थि) के अग्र निम्न कूट से छुद्र शिखरक (lesser trochanter) तक लगा हुआ होता है।

inguinal ligament **(इंग्वाइनल लिगामेन्ट)**–जंघासा स्नायु बन्ध।

inciniate ligament **(इनसीनियेट लिगामेन्ट)**–गुल्फ वर्ध से ऐंडी तक का स्नायु बन्ध; एक मजबूत स्नायु बन्ध जो मध्य गुल्फ वर्ध (malleolus) से ऐडी (calcaneous) तक फैला होता है।

lateral ambilical ligament **(लेटरल अम्बीलाइकल लिगामेन्ट)**–पार्श्व नाभीय स्नायु बन्ध; यह बंध मूत्राशय से नाभी तक फैला होता है।

median ambilical ligament **(मीडियन अम्बीलाइकल लिगामेन्ट)**–मध्याक्षी नाभीय स्नायु बन्ध।

nuchal ligament **(नूकल लिगामेन्ट)**–ग्रीवापश्च स्नायु बंध। यह लचीला बंध कपाल गुम्बर की मेड़ सातवें ग्रीवा केशरू तक लगा होता है।

patellar ligament **(पटेलर लिगामेन्ट)**–चपनी (घुटने की टोपी) स्नायु बंध। यह घुटने की टोपी (चपनी) से अर्न्त जंधिका (tibia) के अर्बुद (tuberosity) तक लगा होता है।

pectinate ligament **(पेकटीनेट लिगामेन्ट)**–कंकताकार स्नायु बंध; यह बंध शहतीर या घसी के आकार को ऊतकों से बना लचीले पश्च पत्रकोपम (lamina) ऊतकों से बना आइरिस (आँख का उपतारा) के पिण्ड के अन्दर घुसा हुआ होता है।

sacrostinous ligament **(सैक्रोस्वाइनस लिगामेन्ट)**–त्रिक-शुषुम्नीय स्नायु बंध। एक पतला त्रिकोपक पट जो इशचियम (ischium) की मेड से त्रिकास्थि (सैक्रम-sacrum) और पुच्छास्थि (coceyx) से लगा होता है।

stylohyoid ligament **(स्टाइलोहायड लिगामेन्ट)**–शिफा अस्थि (सूचि-हायड) स्नायु बंध; एक रेशेदार पट जो कनपटी हड्डी के कोशिका-अस्थि (stylohoid) प्रबर्द्धन से लगा होता है।

suspensory ligament of ovary **(सस्पेन्सरी लिगामेन्ट आफ ओवरी)**–डिम्बाशय का निलम्बक स्नायु बंध।

suspensory ligament of penis **(सस्पेन्सरी लिगामेन्ट आफ पीनिस)**–शिशन का निलम्बक स्नायु बंध।

uterosacral ligament **(युट्रोसैक्रल लिगामेन्ट)**–गर्भाशय त्रिक स्नायु बंध; अन्त्रवुष्टनी (peritoneum) का एक केन्द्रक (concentric) वलय जिसमें अत्यधिक रेशेयुक्त ऊतक होते हैं गर्भाशय की ग्रीवा (cervix of the uterus) से पीछे की ओर होता हुआ मलाशय (rectum) की दायें ओर होकर श्रोणी (pelvis) की पश्च भित्ति से लगा स्नायु बंध।

ligase (लाइगेस)–एन्जाइम जो दो परमाणुओं को आपस में जुड़ने हेतु उत्प्रेरित करता हैं

ligature (लिगेचर)–(1) बाँधने वाला सूत्र या तार। (2) ऐसी गांठ या बांध जो किसी आकृति को सिकोड़ने हेतु बांधी जाती है।

light (लाइट)–प्रकाश; रोशनी; उजाला; वह शक्ति जिससे पदार्थ दृष्टिगोचर होता है; किसी उज्जवल प्रकाशवान पदार्थ से निकलती हुई किरण (रश्मियाँ)।

lightening (लाइटनिंग)–(1) चमकदार होना; बादलों की गरज में बिजली का चमकना।

(2) नीचे उतरना या सरकना; अपरोहण; किसी अंग का नीचे को खिसक आना।

(3) हल्का होना या बनाना।

lingula (लिंगुला)–उपजिव्हा; लिंगुला; कोई जीभ सदृश आकृति।

limb (लिम्ब)–अवयव; हाथ पाँव; किसी वस्तु की सीमा या किनारा।

limbus (लिम्बस)–तल या किनारा।

limbus sclenae (लिम्बस स्केलैनी)–शुक्लतट; श्वेत पटल तट; अक्षि गोलक (eye ball) का दृढ़ अपारदर्शक तथा रेशेदार सबसे ऊपर की पर्त या तट।

lime (लाइम)–(1) चूना; कैल्शियम ऑक्साइड। (2) नीबू, सिटरस आरन्टी फोलिया (citrus aurentifolia) वृक्ष का फल।

limen (लाइमन)–(1) सीमा; जागृति (चेतना) की सीमा। वह चरम बिन्दु जहाँ चेतना प्रति उत्तर देती है। (2) देहली; प्रवेश मार्ग।

limitation (लिमीटेशन)–सीमा; असमर्थता।

limosis (लिमोसिस)–क्षुधा; भूख।

limp (लिम्प)–(1) लंगड़ाती चाल। (2) शिथिल; ढीला।

line (लाइन)–(1) रेखा; लाइन। (2) इंच का बारहवाँ भाग। (3) वंश।

lingua (लिंगुआ)–जीभ; जिव्हा।

lingula (लिगुला)–जिव्हाकार प्रवर्धन।

liniment (लिनीमेन्ट)–एक पतला मलहम; लेप।

linin (लाइनिन)–ललित सूत्र; कोशिका अवर्णी केन्द्रक सूत्र जाल।

linkage (लिंकेज)–संयुज लक्षण; ऐसे पैतृक गुण जो कई एक संततियों तक साथ-साथ रहे।

linseed (लिसीड)–अलसी; तीसी; लाइनम यूसीटेटिसीमम (linum usitatissimum) का सूखा पका बीज।

lint (लिन्ट)–कपास की पट्टी जो जख्म बाँधने के काम आती है।

lip (लिप)–(1) होंठ; होट; ओष्ट; अधर। (2) किनारा; चोंच (प्याले आदि की), दाँतों के आगे का ऊपर और नीचे का मांसल भाग।

lipase (लाइपेज)–वसा विदलन क्षोभक (एन्जाइम); वह एन्जाइम जिससे वसा (चर्बी) ग्लीसिरोल (glycerol) और फैटी अम्ल (fatty acid) में विघटित हो जाती है।

lipemia (लाइपेमिया)–रक्त में वसा होने की दशा।

lip (o) लिप (ओ)–वसा, चर्बी, मेद अर्थ का पूर्व शब्द।

lipocyte (लिपासाइट)–वसा कोशिका।

lipodieresis (लिपोडाईरेसिस)–वसा विघटन।

lipofuscin (लिपोफस्किन)–रक्त पेशी में पाया जाने वाला वर्ण या रंजक पदार्थ, जिसके न्यूक्लियस (nucleus) के समीप जमाव हो जाने पर हृदय भूरा सा दिखाई देने लगता है। इस दशा को "हृदय की भूरीक्षीणता" (brown atrophy of the heart) कहा जाता है।

lipogenesis (लिपाजेनेसिस)–वसा निर्माण (उत्पादन)।

lipogenic (लिपोजेनिक)–वसा पैदा करने वाले; मेदोत्पादी।

lipoid (लिपोयड)–वसासम; चर्बी समान।

lipoma (लिपोमा)–वसा-अबुर्द (tumor)।

lipophil (लिपोफिल)–वसा-रागी।

lipping (लिपिंग)–अस्थि वृद्धि; अस्थि में से होठ सदृश प्रवर्धन का निकल आना।

liquefaction (लिक्यूफेक्सन)–द्रवण; द्रवीकरण; तरल करना।

liquor (लिकर)–(1) सुरा; मदिरा; शराब; आसव मद्य; लिकर (2) तरल। (3) जल में अवाष्पीय पदार्थ का घोल।

liter (लीटर)–मैट्रिक प्रणाली में तादाद की इकाई। एक लिटर वह आयतन (घनफल) होता है जो 1 किलो ग्राम शुद्ध-जल 4°C और 760 mm दबाव पर रखता है। यह बराबर होता है 1.0567 क्वार्टस (quarts) के।

lith (o) लिथ (ओ)–पाषाण; अश्म; उपल; पत्थर का छोटा कण।

lithagogue (लिथागोगयू)–पथरी को निकाल देने वाला।

lithemia (लिथेमिया)–रक्त यूरिक अम्ल की बहुलता (अधिक होना)।

lithogenesis (लिथोजेनेसिस)–पथरी का बनना।

lithology (लिथोलोजी)–पथरी विज्ञान।

litholysis (लिथोलाइसिस)–पत्थरी को घोलना।

litmus (लिटमस)–वनस्पति से निकला हुआ रस जो रसायन

द्वारा लाल या नीला हो जाता है; अम्ल (pH) संकेतक।

litter (लिट्टर)–(1) स्ट्रेचर; मरीज को ले जाने वाली टिकटी (गाड़ी)। (2) एक दफा में पैदा होने वाले बच्चे।

little finger (लिटिल फिगर)–कनिष्ठा; छिगुली अँगुली; छोटी उंगली।

livedo (लिविडो)–त्वचा पर निरंग धब्बा (चकत्ता)।

liver (लिवर)–यकृत।

livid (लिविड)–नीलम; चोट आदि लगने से त्वचा पर नीला निशान।

lobe (लोब)–पाली; किसी अंग या ग्रंथि का सुस्पष्ट सीमायुक्त खण्ड (पाली)।

lobopodium (लोबोपाकडियम)–मुथरापाद; एक कोशिकीय जन्तुओं का मुथुरा अस्थिरपांद (blunt pseudsopodia)।

loboustomy (लोबसटोमी)–फुसफुस से किसी दल का कर्तन।

lobulated (लोबुलेटड)–दलों का बना हुआ।

lobule (लोबूल)–दलिका; दल का छोटा खण्ड जो स्वयं दल की आकृति लिए होता है।

lobus (लोबस)–दल।

localization (लोकेलाइजेसन)–स्थापन; किसी स्थान पर सीमित कर देना; किसी विशेष स्थान पर जमा देना।

localization of function (लोकेलाइजेशन ऑफ फंकसन)–व्यापार स्थानीकरण।

localization of sensation (लोकेलाइजेशन ऑफ सैनशेसन)–संवेदना स्थिरीकरण या स्थिरता।

locator (लोकेटर)–शरीर के अन्दर विदेशीय वस्तुओं को निर्धारित करने की विधि (यन्त्र)।

locomotion (लोकोमोशन)–चाल, गति, चलन; एक स्थान से दूसरे स्थान को बढ़ना (चलना)।

locus (लोकस)–बिन्दु; स्थल; स्थान; आनुवंशिकी में क्रोमोसोम पर जीन की स्थिति या स्थान (site)।

logadectomy (लोगाडेक्टोमी)–कन्जैक्टाइवा के किसी अंश का उच्छेदन (excision)।

logaditis (लोगाडाइटिस)–आँख के श्वेत पटल (sclere) की सूजन (शोथ)।

logagnosis (लोगागनोसिस)–वाचाघात; शब्दों के उच्चारण में विकार।

lochia (लोचिया)–सूति स्राव; प्रसवोत्तर स्राव; बच्चा पैदा होने के बाद योनि मार्ग से तरलों का रिसन (प्रस्राव)।

lockjaw (लोकजॉ)–दाँत बन्द हो जाना; भिच्ची बन्ध जाना; जबड़ों का बन्ध जाना अर्थात आपस में मिलकर बन्द हो जाना जैसे कई रोगों टिटनेस (tetanus) आदि में होता है। [टिटनेस–प्राण घातक रोग क्लोसट्राइडियम टिटेनाई (clostridium tetani) नामक परजीवी के कारण होता है, जिसका मुख्य लक्षण ऐच्छिक मांस पेशियों का संकुचन तंत्रिकाओं के उत्तेजित हो जाने के कारण होता है]।

logogram (लोगोग्राम)–मरीज द्वारा बोले गये शब्दों का रेखाचित्र।

logoklony (लोगोकलोनी)–शब्दों के अन्तिम पद का उच्चारण।

logokophosis (लोगोकोफोसिस)–शब्दों का बहरापन; शब्दों का न सुना जाना।

logopedics (लोगोपेडिक्स)–वाक् शक्ति लोप।

logoscope (लोगोस्कोप)–किन्हीं रोगों के देखने और पहचानने का पैमाने सदृश यन्त्र।

loin (लोइन)–कटि; कमर, कूल्हा; वक्ष (thorax) और वस्ति (pelvis) के पीछे का भाग।

longiradiate (लोंगीरेडियेट)–लम्ब विकिरणी।

longissimus (लोंगीसीमस)–सबसे लम्बी (लम्बा); आयत; लोंगीसीमस (पेशी)।

longitudinal section (लोंगीटयूडीनल सेक्सन)–लम्ब काट (कर्तन); अनुदैर्ध्य काट।

longitudinalis (लोंगीट्रयडीनेलिस)–लम्ब-रूप से; अनुदैर्ध्याकार।

longus (लोंगस)–लम्बा।

loop (लूप)–फन्दा; चक्कर; पाश; छल्ला; परिपथ (विद्युत)।

lophotrichous (लोफोट्राइकस)–गुच्छित केशी; गुच्छ सूत्री।

lotion (लोसन)–घाव धोने की दवा; दो तरलों का निलम्बन (suspension) जिनका प्रयोग घाव आदि धोने में होता है;

louse (लाउस)–जूँ; जुआँ; पंखहीन छोटा कीट जो बालों, मुर्गियों के पंखों, कपड़ों, घोड़ों आदि पर पाया जाता है। मानव शरीर पर कपड़ों में पाई जाने वाली जूँ–Padiculus humanus var. corporis; मानव सिर पर पाई जाने वाली जूँ–pediculus humanus. var. capitis; मुर्गी में पाई जाने वाली जूँ Dermanyssu;. घोंघे पर पाई जाने वाली जूँ–trichodectes pilosus.

Loven reflex (लोवन रिफ्लेक्स)–अक्षीय परावर्तित कार्य; जब किसी नलिका का कोई भाग फुलाया जाता है या फूल जाता है तो इसके पड़ोस का दूसरा भाग सिकुड़ जाता है। इसको सर्वप्रथम लोवन (Loven) वैज्ञानिक ने देखा तथा बताया। इसलिये इसको लोवन परावर्तित कार्य या प्रक्रिया

कहा जाता है।

loxoscelism (लोक्सोस्केलिज्म)–मकड़ी से काटने से फैला जहर।

loxotic (लोक्सोटिक)–ढालू; तिरछा।

loxotomy (लोकसोटोमी)–तिरछा अंगच्छेदन (oblique amputation)।

L T H–luteotropic hormone (एल टी एच–लूटियोट्रोपिक हार्मोन)। पिट्यूटकी (pituitary) ग्रन्थि का एक हार्मोन।

lucifugal (ल्यूसीफूगल)–प्रकाश प्रतिकर्षता; प्रकाश से हटने वाला।

lucipetal (ल्यूसीपिटल)–प्रकाशकर्षता; प्रकाश की ओर खिंचने वाला।

lumbago (लुम्बैगो)–कटिवात; लमबेगी; कमर में गठिया (वात) का दर्द।

lumen (लूमन)–(1) कुहर; कोटर। (2) प्रकाश प्रवाह (light flux) की इकाई-जिसको मीटर कैंडिल (meter candle) भी कहते हैं।

lunate (लूनेट)–नव चन्द्राकार; अर्ध चन्द्राकार, आंशिक चन्द्राकार।

lung (लंग)–फुफ्फुस; फेफड़े।

lung buds (लंग बड्स)–फुफ्फुस कलिकायें; लेरिंग्स श्वाँस नलिका (laryngeotracheal tube) के निम्न भाग से दो पार्श्वीय (lateral) अभिवृद्धि (outgrowths) आरम्भ होती है, जिसमें से एक उपश्वांस नलिका दण्ड (stem of bronchi) और दूसरी दाईं और बाईं फुफ्फुस कलिकायें (right & left lung buds) बनाती हैं।

lunula (लूनूला)–नख चन्द्रिका; अर्धचन्द्रकार आकृति।

lanulae of nails (लेनूली आफ नेल्स)–नख चन्द्रिकायें।

lanulae of valves (लेनूली आफ वाल्वस)–कपाट चन्द्रिकायें।

lupus (लूपस)–त्वचा की तपेदिक–वैज्ञानिक नाम lupus vulgaris।

luteal (ल्यूटियल)–लूटियल (1) एक एन्जाइम विशेष; कॉरपस लूटियम (corpus luteum) की कोशिका सदृश लूटेन (lutein) और पैरालूटेन (paralutein) कोशिकायें।

lutein (लूटेन)–लूटेन; डिम्बान्न का पीला रंग; $C_{40}H_{56}O_2$.

luteinising hormone (ल्यूटेनाइजिग हार्मोन)–प्रोलान बी (पिट्यूटरी हार्मोन); (LH); कशेरूकों में पिट्यूटरी के अग्रदल द्वारा स्रावित जनन ग्रंथि प्रेरक हार्मोन (gonadotrophic hormone)। मादाओं में अंडाशयों (ovaries) के ऑइस्ट्रोजन उत्पादक (oestrogen producing) ऊतक को उत्तेजित करता है तथा अंडाशयी पुटकों (ovarian follicles) के अन्तिम वर्धन स्थितियों को प्रोत्साहित कर अण्डोत्सर्ग कराता है। स्तनी में कॉर्पस ल्यूटियम (corpus luteum) अर्थात पीतपिण्ड के अभिवर्धन का सूत्रपात करता है। नर में वृषाणु (testes) के एन्ड्रोजन उत्पादक (androgen producing) ऊतक को सक्रिय करता है और कुछ कशेरूकों में वीर्याणु को वृषण से वीर्याणु वाहिकाओं तक पहुँचाता है।

lux (लक्स)–चमक की इकाई, जो एक ल्यूमन–मीटर कैंडिल प्रति वर्ग मीटर होती है।

luxation (लक्सेसन)–हड्डी जोड़ से हटना या अपनी जगह से उखड़ जाना।

lycopodium (लाइकोपोडियम)–क्लैवेटम (lycopodium clavatum) के स्पोर (बीजाणु या गोलाणु)।

lymph (लिम्फ)–लसीका; शरीर से स्राव होने वाला श्वेद तरल; रक्तसदृश सफेद द्रव।

lymphatic (लिम्फैटिक)–लसीका सम्बन्धी; लिम्फ (लसीका) वाहिका।

lymphocyte (लिम्फोसाइट)–लसीका कोशिका।

lymphoid (लिम्फोयड)–लसीका सदृश।

lymphology (लिम्फोलोजी)–लसीका तन्त्र विज्ञान।

lysin (लाइसिन)–प्रतिपिण्ड जो कोशिकाओं का विघटन करता है।

lysine (लाइसीन)–मानव उपापचय हेतु आवश्यक अमीनो अम्ल।

lysis (लाइसिस)–अपघटन।

lysol (लाइसोल)–फिनोल (phenol) युक्त घोल जिसका रोगाणु नाशक औषधि की तरह घाव आदि धोने के काम में आता है; संक्रामकता नष्ट करने वाला घोल।

lyssa (लिस्सा)–रेबीज (rabies) पागल कुत्ते के काटने से उत्पन्न रोग। (2) लिस; कृमि सम संरचना; स्तनी की जिह्वा के नीचे पेशी ऊतक अथवा उपास्थिका प्रवर्धन।

lytta (लिट्टा)–उपास्थि शलाका; मांसाहारी (carnivorous) जन्तुओं की जिह्वा में पाई जाने वाली सूत्रक उपास्थि शलाका (fibrous cartilaginous rod)।

M

M factor (एम फैक्टर)–एम कारक; लाल रक्ताणुओं में पाया जाने वाला एक प्रतिरक्षी (antigen)।

macerate (मेसीरेट)–आद्रिकता; (1) अंग या ऊतक के भागों को पृथक करना (2) भिगो कर नरम या गलाना। (3) भागों को पचाकर (रसायन द्वारा) या अन्य किसी प्रकार छिन्न-भिन्न करना अथवा गलाना।

machine (मशीन)–साधन, कल, यन्त्र; औजार; कार्य या शक्ति पैदा करने हेतु यांत्रिक विधि।

macies (मेसीज)–क्षयी; नष्ट करने वाला, क्षीण कारक।

macro (मेक्रो)–"वृहत्" "दीर्घ" "नाप में बड़ा" अर्थ का पूर्व शब्द।

macroanalysis (मेक्रोएनालिसिस)–अधिक मात्रा लेकर रासायनिक विश्लेषण।

macrobiota (मेक्रोबायोटा)–किसी क्षेत्र के दीर्घकायी सजीव।

macroblast (मेक्रोब्लास्ट)–वृहत् कोशिका; वृहत्-केन्द्रीय लालरुधिर कोशिका।

macrocephalous (मेक्रोसिफैलस)–वृहत्-सिरी।

macrocephaly (मेक्रोसिफैली)–वृहत् कपालता; कपाल का असाधारण बड़ा होना।

macrocheilia (मेक्रोकायेलिया)–होठों का बड़े नाप का होना।

macrocheiria (मेक्रोकाइरिया)–हाथों का बड़े नाप का होना।

macrocytase (मैक्रोसाइटेज)–वृहत् भक्षक कोशिका एन्जाइम।

macrocyte (मेक्रोसाइट)–वृहत् कोशिका; वृहत् लोहित कोशिका; रक्त के लाल रक्ताणु जो सामान्य नाप के कोशाणुओं से बड़े होते हैं।

macrodactylous (मैक्रोडैक्टाइलस)–वृहतआंगुलिक; बड़ी व लम्बी उँगलियों वाला।

macrodont (मैक्रोडोन्ट)–वृहत्-दन्ती।

macrodontia (मेक्रोडोन्शिया)–दाँतों के नाप में असाधारण वृद्धि।

macrodystrophia (मेक्रोडिस्ट्रोफिया)–अभिवृद्धि; किसी भाग का बड़ा होना।

macroecology (मेक्रोइकोलोजी)–परजीवी और वाह्य पर्यावरण सम्बन्धी अध्ययन।

macrofauna (मेक्रोफोना)–क्षेत्र के वृहत्कायी जन्तु समुदाय।

macroflora (मेक्रोफ्लोरा)–क्षेत्र के वृहत्कायी वनस्पति समुदाय।

macrogamete (मेक्रोगैमीट)–वृहत्-जन्यु; नारी जन्यू; दो संयुग्मियों में से बड़ा संयुग्मी (conjugant)।

macrogametocyte (मेक्रोगैमीटोसाइट)–वृहत्-जनन कोशिका।

macrolecithal (मेक्रोलेसीथल)–वृहत् डिम्बान्नी।

macromastia (मेक्रोमेस्टिया)–वृहत् स्तनी।

macromelia (मेक्रोमेलिया)–वृहत् अवयव वृद्धि।

macromere (मेक्रोमीयर)–वृहत्-खण्ड; वृहत्-कोशिका।

macronucleus (मेक्रोन्यूक्लियस)–वृहत्केन्द्रक; दीर्घ-केन्द्रक; एक कोशिकीय जन्तुओं में दो केन्द्रकों में से एक बड़ा केन्द्रक जिसका मुख्य कार्य कोशिका का पोषण होता है।

macronychia (मेक्रोनाइकिया)–बड़े नाखूनों का होना।

macrophage (मेक्रोफेज)–वृहत्-भक्षक कोशिका। वृहत् भक्षकाणु। कशेरूकों के शरीर में विस्तार से वितरित वृहत्-भक्षक कोशिकायें। ये समस्त बन्धक ऊतकों में होते हैं जहाँ ये चोट के बाद अवशेष या मलवे (debris)को हटाने हेतु सक्रिय हो जाती हैं। बन्धक ऊतक में पाई जाने वाली विश्रामित वृहत् भक्षक कोशिकाओं को ऊतक कोशिका (histiocytes) कहा जाता है। ये जालिका अंतःस्तर तंत्र (reticulo-endothelial system) में लसीका के साथ लसीका ग्रन्थियों में तथा रुधिर (अस्थि मज्जा, प्लीहा या यकृत) में से भक्षकाणु क्रिया (phagocytosis) द्वारा विदेशीय पदार्थों को बाहर निकालती हैं। ये कला सदृश पादाभ (pseudopodia) द्वारा गति करती है।

macrophthalmia (मेक्रोफ्थैलमिया)–असाधारण चक्षुगोलकों का बड़ा होना।

macroscopic (मेक्रोस्कोपिक)–दीर्घकायी; स्थूल; चक्षुओं से सामान्य रूप से दिखाई देने वाला।

macula (मेकुला)–(1) धब्बा; चिन्ह; रंग का धब्बा। (2) गर्त या गड्ढ़ा। (3) अपाण्ड (tubercle)।

macula adherens (मैकुलला एडोहरेन्स)–आसंजित चिन्ह।

macula cibrosa of labyrinth (मैकुला सिवरोसा आफ लेबिरिन्थ)–अन्तःकर्ण का चालनी चिन्ह या गर्त।

macula germinitina (मैकुला जरमीनीटाइना)–जनन बिन्दु, डिम्ब की उपाष्टि (nucleolus)।

macula lutea (मैकुला लूटिया)–पीत बिन्दु (रेटीना का)।

madarosis (मैडरोसिस)–भौं या बरौनियों का नष्ट हो जाना।

maggot (मैगट)–कीटार्भक; मैगट; कुछ एक कीटों जैसे मक्खी का कृमि रूप अर्भक।

magma (मैगमा)–लिपलिपा पदार्थ; जैविक या कार्बनिक पदार्थ का बना पतला पेस्ट (paste)।

magnesia (मैगनेशिया)–MgO; मैगनेशियम ऑक्साइड; प्रतिअम्ल (antacid) की तरह प्रयोग में लाया जाने वाला यौगिक; एक प्रकार का सफेद चूर्ण।

magnesium (मैगनेशियम)–प्रतीक Mg; आवर्त सारणी में बारहवाँ स्थान; जलने पर तेज रोशनी देने वाला खनिज।

magnet (मैगनेट)–चुम्बक; लोहे को आकर्षित करने वाला।

magnification (मैगनिफिकेसन)–आवर्धन।

maim (मेम)–जख्म; धान; वृण; लंगड़ापन; शरीर के किसी आवश्यक अंग का भंग होना।

main (मेन)–(1) मुख्य; प्रमुख; प्रधान। (2) हाथ।

mal (माल)–"बीमारी"; "बुरा" अर्थ का पूर्व शब्द।

mala (माला)–गाल; कपोल।

malacia (मलेशिया)–(1) किसी भाग का मुलायम होना। (2) अत्यधिक मसालेदार खाने की प्रबल इच्छा का होना।

malady (मलेडी)–रोग की अवस्था; बीमारी।

malaise (मेलैज)–बैचैनी; घबराहट; वे आरामी।

malalignment (मालएलाइन्मेन्ट)–सामान्य स्थान से हटकर अलग पास में लगा होना।

malaria (मलेरिया)–मलेरिया बुखार जो मादा एनोफिलींज मच्छर के काटने के साथ प्लासमोडियम (plasmodium) परजीवी के प्रवेश हो जाने के कारण होता है।

malar (मैलर)–गाल या कपोल क्षेत्र में स्थिति।

malariologist (मलेरियोलोजिस्ट)–मलेरिया विज्ञान का विशेषज्ञ।

malariology (मलेरियोलोजी)–मलेरिया विज्ञान।

malassimilation (मालएसीमिलेसन)–दूष्ति समीकरण या स्वांगीकरण।

malaxate (मालएक्सेट)–गूँथना; तरल मिलाकर ठोस को सानना जैसा गोली बनाने हेतु किया जाता है।

male (मेल)–नर; पुरुष जातीय; पुल्लिंग।

male pronucleus (मेल प्रोन्यूक्लियस)–नर पूर्याष्टि; नरपुराष्टि (पूर्वन्यूक्लियस)।

malformation (मालफोरमेसन)–विकृत रचना; कुरचना।

malignancy (मेलिगनैन्सी)–विषालु; सांघातिक।

malingering (मेलिनजरिंग)–बीमारी या तकलीफ को बढ़ा-चढ़ा कर कहना।

malleolus (मैलियोलस)–गुल्फबर्ध; मैलियोलस।

malleus (मेलियस)–मुगद्रास्थिक। कर्ण अस्थिकाओं में से सबसे बड़ी अस्थिक (ossicle)।

malnutrition (मालन्यूट्रीशन)–कुपोषण; पोषण (nutrition) सम्बन्धी कोई भी विकार; पोषण तत्वों का अभाव।

malpighian (मैलिपीजियन)–मैल्फीगी; मैलपीजियन या मैलपिजियाई (malpighii) इटली निवासी एक रचना वैज्ञानिक।

malpighian bodies of spleen (मैलयीजियन बोडीज आफ स्प्लीन)–प्लीहा (तिल्ली) की मैलपीजियन (विसर्जन सम्बन्धी) काय (पिण्ड)।

malpighian corpuscles of kidney (मैलपीजियन कारपसकिल्स आफ किडनी)–वृक्क के मैलपीजियन (विसर्जन सम्बन्धी) कण।

malpighian layer of skin (मैलपीजियन लेयर आफ स्किन)–त्वचा का मैलपीजियन (विसर्जन सम्बन्धी) स्तर।

malpighian tubule (मैलपीजियन ट्यूबूल)–मलपीजियन (विसर्जन सम्बन्धी) नलिकायें।

malposition (मालपोजीशन)–कुस्थिति, त्रुटिपूर्ण स्थान।

malpractice (मालप्रेक्टिस)–अनाचार; अपराध; दुराचार; गलत उपचार।

maltase (मालटेस)–एक एन्जाइम विशेष जिसके प्रभाव से मालटोस (माल शर्करा) अंगूर चीनी (grape sugar) या ग्लूकोज में बदल जाती है।

malum (मेलम)–बीमारी; कोई रोग।

malunion (मालयूनियन)–गलत जोड़ (टूटी हुई हड्डी का)।

mamilla (मैमिला)–स्तनवृन्त; कुचाग्र; चूचुक; स्तन का अगला भाग।

mamilliform (मैमीलीफोर्म)–कुचाग्रोपम; चूचुक जैसी आकृति वाला।

mamma (मैमा)–स्तन; मादा की दूध स्रावी ग्रन्थि; दुग्ध ग्रन्थि।

mandible (मैन्डिबिल)–नीचे का जबड़ा; मैंडिबिल; अधोहनु।

mandrin (मैंड्रिन)–नालशलाका अगुआ टूक; लचीली नाल शलाका (कैथीटर) में लगी धातु की अगुआ नाल।

manoeuver (मैनोवर)–कुशलता, चतुराई से कार्य करने की विधि।

manganese (मैंगनीज)–प्रतीक Mn; रासायनिक तत्व जिसका आवर्त सारणी में 25वाँ स्थान है। इसके यौगिक मैंगनीज सल्फेट (manganese sulphate) का प्रयोग रेचक औषधि

के रूप में किया जाता है।

mange (मेंज)–घरेलू जन्तुओं की त्वचा का खुजली रोग जो किलनी (mites) के कारण होता है और जिससे जानवरों के पपफड़ पड़ जाते हैं।

mania (मेनिया)–उन्मत्तता; पागलपन; झक।

maniac (मेनियक)–सनकी, पागल, बड़बड़ाने वाला; पागल व्यक्ति।

manikin (मेनीकिन)–मॉडल; प्रतिरूप; प्रतिमा; एक रूप; सर्जन द्वारा अभ्यास करने के लिए बनाया गया प्रतिरूप।

manipulation (मेनीपुलेसन)–हाथ से दक्षतापूर्वक काम करना; दक्षता युक्त हस्त क्रिया।

manometer (मैनोमीटर)–दबावमापक; तरलों (liquids) का दबाव नापने का यन्त्र।

mantle (मैन्टल)–(1) मस्तिष्क का बल्क कॉरटैक्स (cortex)। (2) गैस लैन्टर्न की बत्ती। (3) ढीला जामा या चोगा। (4) पिधान; प्रावर; देहभित्ति के ऊपर का आवरण।

manubrium (मैनूब्रियम)--हैण्डिल सदृश अस्थि रचना। (1) स्टर्नम हड्डी का सबसे ऊपर का भाग। (2) कर्ण की मुग्द्रास्थि (मेलियस) का हैण्डिलनुमा भाग।

manus (मैनस)–हाथ, हस्त।

map (मैप)–नक्शा, मानचित्र; खाका; ढाँचा; केवल लम्बाई और चौड़ाई दिखाते हुए किसी वस्तु या स्थान का खाका (मानचित्र)।

Marey's reflex (मेरेस रिफ्लेक्स)–इसको हृदविरोधक परावर्ती (cardio-inhibitory reflexes) या शिराधमनी (sino aortic) परावर्ती भी कहा जाता है। यह हृदस्पन्दन की दर और रक्त चाप का विलोम सम्बन्ध होता है। एक के बढ़ने या घटने से दूसरा स्वतः परावर्ती कार्य करता है और इसी को मेरेस-परावर्ती (Marey's reflex) कहा जाता है।

margarine (मारगेरीन)–एक खाद्य जिसमें लगभग 80 प्रतिशत वसा (चर्बी) होती है–मुख्यतः यह सोयाबीन (soyabean) या बिनौले (cotton seed) के तेलों को शुद्ध कर तथा विटामिन 'ए' को मिलाकर बनाया जाता है।

margin (मार्जिन)–तट, किनारा, हाशिया, पुस्तक या कापी के पृष्ठ का किनारा (हाशिया) छोड़ा हुआ।

maritonucleus (मैरीटोन्युक्लियस)–परिणय केन्द्रक; वीर्याणु कोशिका के प्रवेश के पश्चात डिम्ब (ovum) का केन्द्रक (न्यूक्लियस)।

mark (मार्क)–चिन्ह; धब्बा; दाग।

marosmus (मेरोसमस)–मरणासन्न (रोग); सूखारोग (बच्चों का) जिसमें शक्ति के नष्ट होने (क्षीणता) के कारण रोग बढ़ता ही रहता है।

marrow (मैरो)–अस्थि मज्जा; मज्जा।

marsupium (मारसूपियम)–धानी; शिशुधानी; वृषणकोष (scrotum)।

Martinotte cell (मारटीनोटी सैल)–मारटीनोटी (वैज्ञानिक) बहुध्रुवीय तंत्रिका कोशिकायें, जो सेरीब्रल बल्क में पाई जाती हैं।

masculation (मेस्कुलेसन)–नर लक्षणों का वर्धन; पुंस्त्वता आना।

masculine (मेस्कुलाइन)–नर सम्बन्धी।

masculinization (मेसकुलीनाइजेसन)–पुंसत्व भवन; नारी (मादा) में नर गौण लक्षणों को प्रेरित करना।

masculine (मेसकुलिन)–नारी में नर लक्षणों को उत्पन्न करना।

maser (मेसर)–लेसर; रश्मि एकीकरण यंत्र; एक यांत्रिक विधि जिससे एक भाव (phase) की समस्त एक वर्णी विधनामिक प्रकाश किरणों के एकत्रित होने से तीव्र भेदी रश्मि पुंज बनता है और जिसका प्रयोग पराश्रव्य (ultrasonic) यंत्रों के निर्माण में तथा अन्य यन्त्रों में किया जाता है।

mask (मास्क)–अवगुंठन; मास्क; मुखावरण, नाक और मुंह को ढकने का नकाब; अभिनेताओं द्वारा पहनने का चेहरा।

masochism (मेसोचिज्म)–दिल की पीड़ा से प्रेमानन्द लेना।

mass (मास)–पदार्थ; ढेर; समूह; पुंज, मात्रा, द्रव्यमान।

massage (मैसेज)–अंग मर्दन; मालिश मलना; बदन पर मालिश करने का काम।

masseter (मेसेटर)–चर्वण पेशी; मेसेटर पेशी; वह मांस पेशी जो निचले जबड़े को उठाती है तथा चबाने में सहायता देती है।

masseur (मेश्यूर)–मालिश करने वाला (आदमी)।

masseuse (मेशयूज)–मालिश करने वाली (औरत)।

massotherapy (मेसोथिरैपी)–मालिश उपचार।

mastadenitis (मास्टएडीनाइटिस)–दुग्ध ग्रन्थि शोथ (सूजन)।

mast cells (मास्ट सेल्स)–मेदा कोशिकायें।

mastalgia (मास्टएल्जिया)–स्तनों में दर्द।

mastatrophy (मास्टएट्रोफी)–स्तनों की क्षीणता (atrophy)।

mastectomy (मास्टएक्टोमी)–छातियों का बाहर निकाल देना; स्तन या कुच उच्छेदन।

mastication (मैस्टीकेसन)–चबाना; चर्वण; दाँतों से पीसना; दाँत द्वारा खाद्य के चबाने की प्रक्रिया जिससे खाना मशीन तथा लुग्दी की शक्ल का हो जाता है।

mastitis (मैसटाइटिस)–स्तन या वक्ष स्थल शोथ; छातियों की सूजन।

mastocyte (मैस्टोसाइट)–मास्ट कोशिका; मेदा कोशिका।

mastoid (मैसटॉयड)–(1) कुचोपम; स्तनोपम; स्तन के आकार का। (2) कर्णमूल, मेस्टॉइड; टेम्पोरल अस्थि (temporal bone) का प्रवर्धन (process) जो कर्ण कुहर (meatus of the ear) के पीछे स्थित होता है।

Mauthner's cells (मोथनर्स सैल्स)–मोथनर (वैज्ञानिक) कोशिकायें; तंत्रिका तन्तु के सूत्रच्छद (neurolemma) और मेडुलरी पिधान (medullary sheath) के बीच का स्तर।

mastology (मैस्टोलोजी)–स्तन विज्ञान; दुग्ध ग्रन्थियों का अध्ययन।

masturbation (मासटरबेसन)–हस्तमैथुन; अप्राकृतिक ढंग से वीर्यपात करना।

matching (मैंचिग)–तुलना करना; समानीकरण।

matching of blood (मैचिंग आफ ब्लड)–रुधिर की समानता ज्ञात करना कि देने वाले और लेने वाले व्यक्ति के खून का समूह (blood group) एक ही है या नहीं।

materia (मेटीरिया)–पदार्थ।

materia-medica-pharmacology (मेटीरिया-मैडिका–फारमैकोलोजी)–भेषजगुण विज्ञान; फॉर्मकॉलोजी; वह चिकित्सा विज्ञान की शाखा जिसके अन्तर्गत दवाओं की उत्पत्ति (source) बनाने की विधि (preparations) और रोगों की निदान चिकित्सा (therapeutic) आदि का वर्णन होता है।

material (मैटीरियल)–पदार्थ; द्रव्य; वह द्रव्य (सामान) जिससे कोई वस्तु बनती है।

maternal (मैटरनल)–मातृक; मातृ;

mating (मैटिंग)–संगम; विभिन्न यौन के व्यक्तियों का उत्पादन हेतु सम्भोग।

matrix (मैट्रिक्स)–आधारक; आधात्री; (1) जननक्षम संरचना जैसे अंग (organs) जिनसे बाल या नख (नाखून) उगते हैं। (2) गर्भाशय (uterus)।

matter (मैटर)–द्रव्य, वह भौतिक पदार्थ जो सामान्य गुरुत्व (gravity) की दशा में आकृति और वजन लिये होते हैं।

maturation (मैचूरेसन)–प्रौढ़ता; परिपाक।

mature (मेचुयोर)–प्रौढ़।

maxilla (मैक्सिला)–ऊपरी जबड़े (उर्ध्व हनु) की एक हड्डी।

maxillary (मैक्सीलरी)–उर्ध्व हनु सम्बन्धी।

maximum (मैक्सीमम)–अधिकतम; उच्चतम; महत्तम; सबसे अधिक; सबसे ऊपर; सबसे अधिक मात्रा, संख्या अथवा कीमत।

maze (मेज)–भूल भूलैया; कुटिल मार्ग; दुर्गम स्थान।

Mc Burney's point (मैकबरनीज पाइन्ट)–मैकबरनीज (वैज्ञानिक) बिन्दु; वह स्थल होता है जहाँ नाभि (ambilicus) का अग्रोर्ध्व इलियक हड्डी का तेज नुकीला प्रवर्धन निकला होता है और जो अंध नलिका (appendix) के पार्श्व और मध्य के मिलने वाली जगह के ठीक सामने होता है।

meal (मील)–(1) आहार; भोजन की मात्रा जो एक दफा में ली जाती है। (2) आटा।

mean (मीन)–औसतन; मध्य।

mean corpuscle diameter (M.C.D) (मीन कारपस्किल डायमीटर)–औसत कणिका व्यास। इसका संक्षेप में एम० सी० डी० (M.C.D.) कहा जाता है। लाल रक्त कणिका का औसत व्यास 7.2—7.3 υ होता है।

mean corpuscle volume (D.C.V.) (मीन कार्पस्फिल वोल्यूम)–औसत कणिका आयतन, इसको संक्षेप में एम० सी० वी० (M.C.V.) कहा जाता है। औसत आयतन 8.7 χυ (क्यूबिक म्यू) होता है।

measles (मीजिल्स)–चेचक; छोटी माता, खसरा।

***black measles* (ब्लैक मीजिल्स)**–काली माता; एक भयंकर किस्म की माता जिसमें शरीर पर निकलने वाले दनदाने (चर्मोदभेद) रक्तीय, और समस्त लक्षण गम्भीर होते हैं।

***German measles or rubella* (जरमन मीजिल्स या रूवेला)**–रूवेला (संक्रामक रोग); एक विशेष प्रकार की माता जो अल्पकालीन तथा हल्के लक्षणों वाली होती है। इसका उद्वर्धन काल (inuleation period) अर्थात संक्रमण से लेकर रोग के लक्षण प्रकट होने तक अवधि एक से तीन सप्ताह की होती है। इसके समाप्त होने पर कण्ठ दोष (sore throat) तथा हल्का जवर आदि के लक्षण आ जाते हैं। त्वचा पर दनदाने पहले दिन बाद ही दिखाई देने लगते हैं और फफोलों के रूप में होते हैं और तीन दिन में बिना किसी प्रकार का निशान छोड़े साफ हो जाते हैं।

meatus (मीटस)–(1) नलिका पथ जैसे कान या नाक का। (2) कुहर, (3) द्वार।

mechanics (मैकेनिक्स)–यांत्रिकी, यंत्र विज्ञान, मैकेनिक्स।

mechanocyte (मिकैनीसाइट)–सूत्र-कोशिका; अन्योन्य कोशिका; अस्थि, उपास्थि, बन्धक ऊतक या मांस पेशी से बनी हुई कोशिका।

mechanology (मिकैनोलोजी)–मशीन विज्ञान; यंत्र विज्ञान।

mechanoreceptor (मिकैनोरिसैटर)–अन्योन्य ग्राही; विशिष्ट आकृति जो स्पर्श, दबाव तथा गुरूत्व के लिए विशेष रूप से सूक्ष्मग्राही हो।

mechanotherapy (मिकैनोथिरैपी)–यन्त्र-उपचार।

Meckel's cartilage (मैकिल्स कार्टीलेज)–मैकिल (वैज्ञानिक) उपास्थि; वह अधर जिस पर जबड़े की हड्डियाँ जमती हैं।

meconism (मिकोनिज्म)–अफीम विषात्तता।

meconieum (मिकोनियम)–भ्रूण स्राव; भ्रूण का कोषाकार विसर्जन रस; स्तन पायीयों में नवजात शिशु के अंत्रीय पदार्थ।

media (मिडिया)–माध्यम।

mediad (मिडयाड)–मध्यीय।

median (मीडियन)–मध्याक्ष पर स्थित; बीच में; मध्य में।

mediastinum (मिडियासटीनम)–मध्य जवनी; मध्यस्थानिका; मध्यावकाश।

mediator (मीडीयेटर)–मध्यक (तंत्रिका); ऐसी तंत्रिका कोशिका जो ग्राहक (receptor) तथा प्रभावक (effector) का सम्बन्ध स्थापित करते हैं।

medical (मेडीकल)–चिकित्सा सम्बन्धी; औषधि तथा चिकित्सा करने के ढंग से सम्बन्धित; रोग दूर करने वाला; डाक्टरी।

medication (मेडीकेसन)–औषधि देना; (प्रयोग)।

medicinal (मेडीसिनल)–औषधि लक्षणों से युक्त; दवा।

medicine (मेडीसन)–(1) औषध। (2) आर्युविज्ञान; रोग को दूर करने की विद्या।

medicus = physician (मेडीकस=फिजीशियन)–काय चिकित्सक; चिकित्सक; हकीम, डाक्टर, भिषक; वैद्य।

medium (मीडियम)–(1) माध्यम; बीच का। (2) औसत, सामान्य। (3) वह पदार्थ जो सूक्ष्मांगी की वृद्धि के लिये उपयुक्त आधार प्रदान करता है।

medulla (मैडुला)–मज्जा, हड्डी के बीच का मुलायम भाग। (2) मध्यांश, मध्य भाग।

medulla oblongata (मेडुला ऑवलोगेटा)–मस्तिष्कांत; मस्तिष्क का पश्च या पश्चात्य भाग; मस्तिष्क तथा सुषुम्ना के मध्य की आकृति।

medullary (मेडुलरी)–मेडुला सम्बन्धी।

medullary sheath (मेडुलरी शीथ)–मेडुलरी पिधान।

medullated nerve fibres (मेडुलेटड नर्व फाइवर्स)–मज्जावृत तंत्रिका सूत्र; मस्तिष्क और सुषुम्ना के तंत्रिका सूत्र। इन तंत्रिका सूत्रों में आद्य तन्तुओं से रचित (बना हुआ) तंत्रिका सूत्राक्ष (neuraxis) होता है जो मज्जा पिधान (medullary sheath) तथा तंत्रिकाच्छद् (neurilemma) से ढका होता है।

mega (मैगा)–(1) "दीर्घ" "बड़ा" अर्थ का पूर्व शब्द। (2) नाप की इकाई-10^6 एक लाख (million) गुना; जिस इकाई के साथ मेगा (mega) शब्द लगा दिया जाता है वह "एक लाख गुना" हो जाती है जैसे मैगा कयूरीज (mega curies) = 10^6 क्यूरीज के; प्रतीक M.

megabacterium (मेगाबैक्टीरियम)–बड़ा बैक्टीरिया;

megacurie (मेगाक्यूरी)–विधानाभिकता या रेडियो धार्मिकता (radioactivity) की इकाई जो 106 क्यूरीज (curies) होती है; संक्षिप्त Mc.

megadont (मेगाडोन्ट)–दीर्घ दंत्ती; बड़े दाँत वाला।

megalgia (मेगालजिया)–अत्यधिक दर्द (पीड़ा), प्रचण्ड या कठोर पीड़ा।

megalocyte (मेगालोसाइट)–बहुत बड़े नाप की लाल रुधिर कोशिका।

megavolt (मेगा बोल्ट)–एक लाख वोल्ट—विद्युत इकाई।

megohm (मेगोम)–एक लाख ओम (ohm)।

meiogenic (मियोजेनिक)–ह्रास विभाजन को प्रोत्साहित करने वाला; केन्द्रक (न्युक्लियस)—विभाजन को प्रोत्साहित या उत्कर्ष करने वाला।

meiosis (मीओसिस)–अर्ध सूत्री विभाजन; जनन कोशिकाओं के परिपक्वता में परम्परा सूत्रों (क्रोमोसोम) की संख्या में कमी अर्थात् युग्म सूत्री (diploid) से एकाकी या अयुग्म सूत्री (haploid) होने की प्रक्रिया। द्विगुणित कोशिका (diploid cell) के दो प्रकार के क्रमिक कोशिका विभाजन, जिनसे दुहिता कोशिकाओं में गुणसूत्रों की संख्या आधी हो जाती है। इस प्रकार का अर्ध विभाजन या ह्रास विभाजन (meiosis) लैंगिक उत्पादी जीवों के जीवन चक्र में अनिवार्य होता है क्योंकि इसी से जनन कोशिकाएँ पुनः निषेचन में संयुक्त होकर युग्मनज में द्विगुणित स्थिति में आती हैं।

जन्तुओं में और कुछ शैवाल (एल्गी) में यह प्रक्रिया युग्मक निर्माण (gamete formation) के समय होती है। कई

फन्जाई (fungi) हरे शैवाल (green algae) और स्पोरोजोआ में यह निषेक के तुरन्त पश्चात् या युग्मनज (zygote) के अंकुरण (germination) पर होती है। अधिकांशतः अन्य पादपों में यह निषेक के पश्चात् और कभी युग्मकों (gemete) के निर्माण से पूर्व, स्पोर बनने से पहले होती है।

mel (मेल)–शहद।

melalgia (मेलालजिया)–अवयवों में तंत्रिकाओं का दर्द।

melan (o) (मेलन ओ)–'काला' 'श्याम' का अर्थ का पूर्व शब्द।

melancholia (मेलनकोलिया)–विषाद रोग; खिन्नता।

melanin (मैलेनिन)–श्याम कण; बाल तथा त्वचा को काला रंग प्रदान करने वाला पदार्थ।

melanism (मैलेनिज्म)–कालापन (त्वचा का)।

melanocyte (मेलेनोसाइट)–श्याम कोशिका; काले रंग वाली कोशिका।

melanosome (मेलेनोसोम)–श्याम पिण्ड।

melanosis (मैलनोसिस)–कालेपन की दशा; श्यामलता।

melanotrichia (मैलानोट्राइकिया)–बालों का असाधारण कालापन।

melitemia (मेलेटेमिया)–रक्त में शर्करा (चीनी) की प्रचुर मात्रा।

melitaria (मेलीटेरिया)–डायविटीज मेलीटस (diabetes mellitus)।

meloplasty (मैलोप्लास्टी)–(1) खाल की प्लास्टिक सर्जरी। (2) अवयव की प्लास्टिक सर्जरी।

melotia (मेलोटिय)–कान के कर्ण पल्लव (auricle) का पैदाइशी स्थान से हटा होना।

membrana (मेम्ब्रेना)–झिल्ली; पतला पर्त, कोशिका या अंग ढकने वाला पतला पर्त।

membrana dorsalis (मेम्ब्रेना डोरसेलिस)–प्रष्ठीय कला।

membrana elastica externa (मेम्ब्रेना इलास्टिका एक्सटरना)–बाह्य प्रत्यास्थ कला।

membrana fenestra (मेम्ब्रेना फेनेस्ट्रा)–गवाक्ष कला।

membrana granulosa (मेम्ब्रेना ग्रेनुलोसा)–कणिकामय कला।

membrane (मेम्ब्रेन)–कला; झिल्ली; परदा; ऊतक का पतला स्वर जो तल को ढंके होता है अथवा अंग को विभाजित करता है।

membranous (मेम्ब्रेनस)–झिल्लीदार; झिल्ली से ढका।

membranous cranium (मेम्ब्रेनस क्रेनियम)–मस्तिष्क कला; झिल्लीदार कपाल।

membranous labyrinth–आन्तरिक कर्ण; अन्तः कर्ण; मेम्ब्रेन्स लेबिरिन्थ; कलागहन। कशेरूकों का संवेदीय अंग जिससे जन्तु को गुरूत्व (gravity), गति (speed) और ध्वनि का ज्ञान होता है। यह अंग खोपड़ी की श्रवण कोटर (auditory capsule) में स्थित होता है तथा मस्तिष्क से श्रवण तंत्रिका द्वारा जुड़ा होता है। यह आपस में मिले दो कोषों का होता है जिनमें कणाभ (otolith) होते हैं। एक कोष यूट्रीकिल (utricle) से अर्ध चन्द्राकार नलिकायें लगी होती हैं तथा दूसरे सेकूलस (sacculus) से श्रवण अंग, जो कुछ चतुष्पाद (tetrapod) में कोकलिया (cochlea) के सदृश वर्धित हुआ होता है। समस्त अंतकर्ण में अन्दर तरल भरा रहता है जिसे अन्तः लसीका (endolymph) कहते हैं। अंतःकर्ण के बाहर और खोपड़ी के बीच भी तरल होता है जिसे परिलसीका (perilymph) कहते हैं।

membranoid (मेम्ब्रेनायड)–कला सदृश।

membrum (मेम्ब्रम)–शरीर का अंग; समूची टाँग या बाँह।

menacme (मेनाकमे)–स्त्री के जीवन का रजस्वला काल या आतर्वकाल।

menarche (मेनारके)–रजोस्वला का आरम्भ।

mendelian (मेन्डलियन)–मैन्डलीय लक्षण।

mendelism (मेंडल-सिद्धान्त)–मेंडलवाद; मेंडल के नियम; वह वंश-परम्परा विधि जो ग्रिगर मेंडल (Gregor Mendel) द्वारा बताई गई है। यह सिद्धान्त प्राणियों के एकांकी लक्षणों का दिग्दर्शन कराता है और यह बतलाता है कि यह लक्षण किस प्रकार विशेष मान के दम्पत्ति (parents) से संतति में पहुँचते हैं।

[***dominant characters*** –प्रबल या प्रधान लक्षण।
recessive characters –अवरुद्ध लक्षण]

meningeal (मेनिनजीयल)–(Gk. *meninges* membrane) मस्तिष्कावरण; मेनिनजीय तंत्रिका; मस्तिष्कावरण सम्बन्धी; मेनिनजीस (मस्तिष्कावरण) के प्रदेश में पाई जाने वाली आकृतियाँ जैसे धमनी, शिरा या तंत्रिका आदि।

meninges (मेनिनजीस)–मस्तिष्क सुषुम्नाच्छद्; तानिका; मस्तिष्क और सुषुम्ना को ढके हुए तीनों आवरण दृढाच्छद् (duramater) तन्त्राच्छद (arachnoid) और कोमलाच्छद्; (piamater) सामूहिक रूप से।

meningitis (मेनिनजाइटिस)–मस्तिष्क की झिल्ली की सूजन; मस्तिष्क-सुषुम्नाच्छद् शोथ (सूजन)।

meningocyte (मेनिगोसाइट)–कलाकोशिका; विभक्षक कोशिका; उपतंत्राछद स्थल (subarachnoid space) की एक विभक्षक कोशिका।

meninx (मेन्निक्स)–मेनिनजीस-meninges का एक वचन। तीनों मे से कोई एक मस्तिष्क का आवरण।

meniscus (मैन्सकस)–नवचन्द्रक; मेनिस्कस (1) तरल का अन्दर की ओर दबा हुआ या ऊपर की ओर उभरा हुआ तल जो किसी काँच की नली जैसे पिपेट (pippet) या ब्यूरेट (burret) में दिखाई देता है।

(2) घुटने की सन्धि पर लगी हुई चन्द्राकार सूत्रोपास्थि (fibrocartilage)।

meno (मीनो)–रजस्वला; मासिक धर्म, ऋतुस्राव, आर्तव अर्थ का पूर्व शब्द।

menolipsis (मीनोलिपसिस)–अस्थाई मासिक धर्म का बन्द हो जाना।

menopause (मीनोपोज)–मासिक धर्म का बिल्कुल बन्द हो जाना; रजोनिवृत्ति।

menorrhagia (मोनोरहाजिया)–अत्यधिक मासिक धर्म का होना; अतिरज।

menorrhalgia (मीमोरहालजिया)–मासिक धर्म में दर्द होना।

menostaxis (मीनोसटेकसिस)–मासिक धर्म का अवधि से अधिक जारी रहना।

mensa (मेन्सा)–चर्बण तल; दाँत का चबाने वाला तल; मेन्सा।

mensal (मेन्सेल)–महावारी।

menses (मेनसेस)–मासिक धर्म।

menstruation (मेन्सट्रयूएसेन)–मासिक धर्म; आर्तव; ऋतुस्राव; रजस्वला; स्त्रीयों में प्रत्येक माह लगभग चार सप्ताह के व्यवधान या विराम के बाद अगर्भित गर्भाशय से रक्त स्राव का होना।

mensuration (मेन्सूरेशन)–विस्तार कलन, मेन्सूरेशन, क्षेत्रमिति, गणित की वह शाखा जिसका सम्बन्ध नापने से होता है।

mental (मेन्टल)–(1) मानसिक; मनोगत; बुद्धि सम्बन्धी। (2) चिबुक सम्बन्धी; चिबुकीय।

Merkl's corpuscle (मरकल कारपसकिल)–मरकल (वैज्ञानिक) कण; स्पर्श ज्ञापक (त्वचा और मुँह में)।

mephitic (मेफिटिक)–(1) दुर्गन्धीय। (2) हानि कर; अनिष्ट कर; वीभत्स।

meralgia (मिरालजिया)–जाँघ में दर्द।

mercury (मरकरी)–(1) मर्करी; पारा; पारद। (2) बुधग्रह।

megakaryocyte (मैगाकैरियोसाइट)–बृहत् न्यूक्लियस कोशिका; अस्थि मज्जा (bone marrow) की अमीवाकार (amoeboid) बृहत् न्यूक्लियस युक्त कोशिका।

mere (मीयर या मेरे)–खण्ड; अंश।

megamere (मैगामीयर)–बृहत् खण्ड; वर्धित डिम्ब (developing ovum) की एक बृहत् कोशिका; मेक्रोकोशिका (macrocyte)।

meganucleus (मैगान्यूक्लियस)–बृहत् या पोषण (nutritive) न्यूक्लियस।

meridian (मेरीडियन)–(1) मध्याह्निक-वृत; मध्याह्न रेखा; किसी गोले या ग्लोब (पृथ्वी का नक्शा खिंचा हुआ गोला) पर अक्षों के ध्रुवों को मिलाती हुई खींची गई काल्पनिक रेखा। (2) चरम, पराकाष्ठा।

meroblastic (मीरोब्लास्टिक)–अंश डिम्बान्नी डिम्ब।

meibomian gland (मीबोम्यिन ग्लैण्ड)–मीबोमियन ग्रन्थियाँ; स्नेहिक ग्रन्थियाँ; आँखों के पलक पर स्थित ग्रन्थियाँ जिनमें से लिपलिपा लसदार पदार्थ निकलता है।

meiocyte (मीयोसाइट)–अणु कोशिका, ह्रास विभाजन से पूर्व उत्पादक कोशिका; [देखिये auxocyte— ओक्सोसाइट]।

merocrine (मोरोक्राइन)–अंश स्रावी; ऐसी ग्रन्थियाँ जैसे लार ग्रन्थियाँ और अग्नाशय (पैंक्रियाज), जो स्राविक उत्पादन को बाहर निकालती है और स्राविक कोशिकाएँ यथास्थान बनी रहती हैं।

meropia (मीरोपिया)–आंशिक अन्धापन।

merotomy (मीरोटोमी)–खण्डों में काटना; खण्डन; अंश कर्तन।

merozoite (मीरोजोइट)–खण्डज; अंशाणु; स्पोरोजोआ (sporozoa) जन्तुओं के जीवन चक्र में पोषक के शरीर के अन्दर स्फोटी (schizont) के खण्डन से बने हुए अंशाणु (merozoites)।

merycism (मेरीसिज्म)–रोमन्थन; आमाशय में पहुँचे हुए खाद्य को पुनः वापिस मुँह में लाना और चबाना।

mesaxon (मीजैक्सोन)–मध्य अक्ष; पाँव को बीच की अँगुली तक बाँटने वाली रेखा (अक्ष)।

mesencephalon (मिजेनसिफैलोन)–मध्य मस्तिष्क।

mesenchyma (मिजेनकाइमा)–मध्योतक; उपकला हीन; मध्य जन स्तर; द्विस्तर भ्रूण (gastrula) के बहिर्जन तथा अन्तर्जन के मध्य में स्थित ऊतक विशेष; मध्य जन स्तर

(mesoderm) से श्रोणिक बन्धक ऊतक तथा रुधिर और लसीका वाहिनियाँ बनी होती हैं।

mesenteron (मिजेनट्रोन)–(1) मध्यांत्र। (2) अन्न नली का वह भाग जो फुफ्फुस, फेफड़े पेंक्रियाज (अग्नाशय) तथा अन्न प्रणाली का मध्य भाग–जो अन्तर्जन से बनता है। (3) सीलेन्ट्रैटा जन्तुओं की मुख्य पाचक कोटर।

mesentery (मिसेन्ट्री)–आंत्र योजनी; आँतों को बाँधने वाली कला (योजनी); अंत्राधार; गह्वर वेष्ट (peritoneum) की वह सिलवट जो अंत्रियों को बाँधे हुए होती है।

mesiad (मिजियाड)–मध्य समीप; मध्य तल (median plane) की ओर या समीप।

mesial (मीजियल)–मध्य में स्थित।

mesion (मीजियन)–मध्य तल; वह अनुविक्षेप जो शरीर को दो बराबर-बराबर दायें और बायें सममित हिस्सों में बाँट देता है।

mesmerism (मिसमेरिज्म)–सम्मोहन विद्या, मूर्च्छन।

mesoappedix (मीजाएपिन्डिक्स)–मध्यानुबंध अंत्रयुज; अंत्राधार गह्वर वेष्ट (peritoneum) की त्रिकोणक भांज जो अनुबन्ध नलिका (एपेन्डिक्स) को घेरे हुए होती है।

mesoblast (मीजोब्लास्ट)–मध्यजन स्तर।

meocardium (मीजोकारडियम)–मध्य हृत्युज; मध्य हृद योजिनी।

mesoderm (मीजोडर्म)–मध्यजन स्तर; अंतर्जन और बहिर्जन स्तरों के मध्य का स्तर जिससे शरीर की पेशियाँ, बन्धन ऊतक (connective tissue), अस्थि मज्जा (bone marrow) रूधिर, लसीका ऊतक, अधिच्छद (उपकला) ऊतक, सन्धि कुहर, रक्त वाहिनियाँ आदि वर्धित होती हैं।

mesometrium (मीजोमेट्रियम)–गर्भाशय युज; गर्भाशय (uterus) और उससे सम्बन्धित नलिकाओं (connecting tubes) की मिसेन्ट्री या बन्धक कला या भुज।

mesonephros (मीजीनेफरोस)–मध्य वृक्क (kidney); वृक्क का मध्य भाग। कशेरूकों के वृक्क का वह भाग जो भ्रूण वर्धन में प्राक्वृक्क (pronephros) के बाद और इसके पश्च से वर्धित होता है और प्राक्वृक्क वाहिनी (pronephric duct) में खुलती है। यह प्रौढ़ अनुल्वी वर्ग (anamniotes) की क्रियाशील वृक्क होती है और उल्वी वर्ग (amniotes) में केवल भ्रूण में ही वृक्क का यह कार्य करती है बाद में यह अपह्रासित (degenerate) हो जाती है। केवल नर में वृषण के साथ कुछ भाग लगा रहता है।

mesorchium (मीजोरकियम)–वीर्याणु ग्रन्थि युज; वृषण युज; वृषणाधार।

mesosalpinx (मीजोसालपिक्स)–मध्य तर्यक; फैलोपी योजनी; गर्भाशय नलिका को घेरने वाले चौड़े लिगामैन्ट का भाग।

mesothelium (मीजोथेलियम)–पेशी तन्तुजन; मध्यजन (mesoderm) जो मांस व बन्धक तन्तु को बनाती है।

Mesovarium (मीजोवेरियम)–डिम्बाशय युज।

messenger-RNA (मेसेन्जर)–आर. एन. ए. दूत; न्यूक्लियस आर. एन. ए. का निर्माण करता है। संक्षेप में इसे अंग्रेजी में m-RNA (एम.आर.एन.ए.) लिखा जाता है। यह न्यूक्लियस छिद्रों में से आनुवंशिक (genetic) सूचनाओं को सांकेतिक चिन्हों (code) द्वारा साइटोप्लाज्म (कोशिका द्रव्य) में स्थित प्रोटीन संश्लेषक केन्द्र (protein-synthesizing centre) रिबोसोम (ribosome) को ले जाई जाती है; जिससे प्रोटीन का संश्लेषण होता है।

met (मेट)–उपापचय उष्णता (metabolic heat) की नाप की इकाई।

meta (मेटा)–(1) 'परिवर्तन' 'विनिमय'। (2) "बीच में साथ" अर्थ का उपसर्ग।

metabolism (मेटाबोलिज्म)–उपापचय, परिणित प्रक्रिया; समष्टि प्रक्रिया; शरीर की वह क्रियायें जिनसे भोजन जीवन तत्वों में परिणित होता है। अथवा सजीव पदार्थों के समस्त रासायनिक परिवर्तनों का योग होता है।

***constructive metabolism=substance metabolism=anabolism* (कन्सट्रकटिव मेटाबोलिज्म= सबसटेन्स मेटाबोलिज्म=एनाबोलिज्म)**–निर्माणकारी उपचय; वृद्धि प्रक्रिया; सजीव में पाई जाने वाली वे निर्माणकारी रासायनिक प्रक्रियायें ज़िनके द्वारा भोजन पदार्थ प्रोटोप्लाज्म में बदलता है।

***destructive metabolism=retrograde metabolism-catabolism* (डिस्ट्रकटिव मेटाबोलिज्म=रिट्रोग्रेड मेटाबोलिज्म=केटाबोलिज्म)**–अपचय, ह्रास प्रक्रिया, सजीव में पाई जाने वाली वे ह्रास प्रक्रियायें जिनके द्वारा जटिल पदार्थ सरल यौगिकों में ऊर्जा मुक्त करने हेतु बदलते हैं।

metabolite (मेटाबोलाइट)–उपापचय उत्पाद; उपापचय; समष्टिज; उपापचय द्वारा उत्पन्न कोई वस्तु विशेष वह पदार्थ जो उपापचय प्रक्रिया में भाग लेता है। अधिकांश उपापचयज (metabolite) उपापचय के दौरान अंगी द्वारा बनाये जाते हैं। स्वपोषित जीव (autotrophic organisms)

केवल अकार्बनिक उपापचयज जैसे पानी, कार्बन डाई आक्साइड, नाइट्रेट्स और कई सूक्ष्म मात्रक तत्व (trace elements) पर्यावरण से लेते हैं। परपोषित जीव (heterotrophic organisms) अकार्बनिक तथा कार्बनिक उपापचयज कुछ विटामिन और अमीनो अम्ल सहित पर्यावरण से लेते हैं।

metacarpal (मेटाकारपल)–करमास्थि; करभ; हथेली की हड्डी कलाई और उँगलियों के बीच की हड्डियाँ जो प्रधानतः पाँच श्लाकाकार (rod like) हड्डियाँ होती हैं।

metachromosome (मेटाक्रोमोसोम)–वीर्याणु कोशिका विभाजन में दो में से एक छोटा क्रोमोसोम (गुण सूत्र) जो सबसे अन्त्य स्थिति में संयुज होते हैं।

metacronal waves (मेटाक्रोनल वेव्स)–कोशिकाओं के तंत्रों (cilia) में उत्पन्न तरंग।

metacrosis (मेटाक्रोसिस)–जन्तुओं में रंग परिवर्तन; रंजक कोशिकाओं के प्रसार या संकुचन द्वारा त्वचा के रंग या वर्ण में परिवर्तन।

metacoele (मेटासील)–अनुसील; मेटासील; मस्तिष्क के चतुर्थ विवर का अग्र प्रवर्धन।

metagenesis (मेटाजेनेसिस)–उत्पत्ति विपर्ययः किसी प्राणी के जीवन में निलिंगी और लिंगी अवस्थाओं का क्रमशः प्रकट होना।

metakinesis (मेटाकाईनेसिस)–कोशिका विभाजन मध्यावस्था; विषम कोशिका विभाजन (mitosis) की मध्यावस्था या मध्य स्थिति जिसमें परम्परा सूत्र या क्रोमोसोम विषुवत तल (equatorial plane) में होते हैं।

metal (मेटल)–(1) धातु। (2) जीवट, हिम्मत, साहस।

metalloid (मेटालॉयड)–(1) अधातु पदार्थ; उपधातु। (2) धातुओं के कुछ लक्षणों युक्त।

metallurgy (मेटालरजी)–धातु विज्ञान।

metanephros (मेटानेफ्रोस)–पश्च वृक्क। उल्वी कशेरूकों (amniote vertebrates) के वृषक का भाग जो भ्रूणिक वर्धन में मध्य वृक्क के पश्च और बाद में विकसित होता है। यह उत्तरार्ध भ्रूण और प्रौढ़ की क्रियाशील वृक्क होती है।

metamere (मेटामीयर)–अनुखण्ड।

metamerism (मेटामेरिज्म)–अनुखण्डता; समखण्डता।

metamorphosis (मेटामोरफोसिस)–(1) रूपान्तर। (2) कायान्तरण; किन्हीं जन्तुओं विशेषकर कीटों के जीवन इतिहास में डिम्भ (egg) के प्रौढ़ बनने तक की विभिन्न अवस्थायें।

metanephros (मेटानेफरोस)–पश्च वृक्क; वृक्क का वह भाग जो भ्रूणिक वर्धन में मध्य वृक्क के पश्च और बाद में विकसित होता है।

metaphase (मेटाफेज)–उत्तर स्थिति; विभाजी स्थिति; कोशिका विभाजन में न्युक्लियस विभाजन की मध्य स्थिति जिसमें परम्परा सूत्र या क्रोमोसोम विषुवत् पट्ट (equatorial plate) पर लगते हैं।

metaplasia (मेटाप्लासिया)–कोशिका स्थानान्तरण; ऐसा उत्क्रमक परिवर्तन जिसमें शरीर की एक प्रकार की प्रौढ़ कोशिका दूसरे प्रकार की प्रौढ़ कोशिका से सर्जरी द्वारा परिवर्तित कर दी जाती है।

metamyelocyte (मेटामायलोसाइट)–पश्च मज्जाणु; श्वेताणु (leucocyte) में परिवर्तित होने से पूर्व अश्व पादाकार (horse-shaped) न्यूक्लियस युक्त मज्जा कोशिका (myelocyte)।

metaplasm (मेटाप्लाज्म)–प्रोटोप्लाज्म के अजीवित कण (निर्जीवांश)।

metastable (मेटास्टैबिल)–परिवर्तन की क्षमता लिये हुए।

metastatis (मेटास्टेसिस)–किसी एक अंग या शरीर से दूसरे में रोग का परिवर्तन।

metatarsus (मेटाटारसस)–प्रपदास्थि; पाँव के तलुवे की पाँच हड्डियाँ।

metathalamus (मेटाथैलेमस)–अनुथैलैमस; अनुपात्र; अन्तर्मस्तिष्क (thalamencephalon) की जानुनत (geniculate) काय (body)।

metaembryo (मेटाएम्ब्रीयो)–द्वि स्तर भ्रूण; गैस्ट्रूला।

metancephalon (मेटनसिफैलोन)– अन्त्य या पश्च मस्तिष्क, जिसमें मस्तिष्क का सैरीबिल्म (cerebellum) पोन्स (pons) तथा चतुर्थ विवर (fourth ventricle) का माध्यमिक भाग रहता है।

matazoa (मेटाजोआ)–बहुकोशिकीय जन्तुओं का एक संघ जिसके अन्तर्गत केवल एक कोशिकीय जन्तुओं (प्रोटाजोआ) को छोड़कर शेष समस्त जन्तु रखे गये हैं।

metathorax (मेटाथैरेक्स)–पश्च वक्ष।

metatype (मेटाटाइप)–प्रसार; प्रतिरूप; अनुप्ररूप।

meter (मीटर)–(1) लम्बाई नापने की एक इकाई, 39.371 इन्च के बराबर होती है। (2) लम्बाई नापने का पैमाना

(scale)।

methane (मीथेन)–सड़ने वाले जैविक पदार्थों से निकलने वाली गैस; मार्स गैस; गोबर गैस।

methanol (मिथैनोल)–एक रसायन जिसका प्रयोग घोल बनाने में अत्यधिक होता है।

method (मेथड)–विधि; पद्धति; तरीका; कार्य करने की रीति (ढंग)।

methodology (मेथोडोलोजी)–कार्य विधि विज्ञान।

methylene blue (मैथीलीन ब्लू)–प्रयोगशालाओं में काम में लाया जाने वाला नीला वर्ण (रंग) जो रोगाणुओं वैक्टीरिया आदि को रंगने के काम में आता है।

metoceious (मीटोसियस)–भिन्नीय जीवी।

metoxenous (मेटोक्सिीनस)–ऐसा परजीवी जो अपना जीवन चक्र दो सत्कारियों पर पूरा करता है।

metra (मेट्रा)–गर्भाशय।

metralgia (मेट्रालजिया)–गर्भाशय में दर्द।

metratonia (मेट्राटोनिया)–गर्भाशय की शक्ति की कमी।

metatrophia (मेट्राट्रोफिया)–गर्भाशय का क्षय होना; गर्भाशय क्षीणता।

metritis (मेट्राइटिस)–गर्भाशय का सूजना (शोथ)।

metrocele (मेट्रोसील)–गर्भाशय का हार्निया (नीचे की ओर खिसका होना या लटका होना)।

metrocyte (मेट्रोसाइट)–मातृ-कोशिका।

metrology (मेट्रोलोजी)–नाप से सम्बन्धित विज्ञान; नाप विज्ञान।

metroparalysis (मेट्रोपैरालिसिस)–गर्भाशय पक्षाघात।

metropathia (मेट्रोपाथिया)–गर्भाशय रोग (विकार)।

metroptosis (मेट्रोपटोसिस)–गर्भाशय प्रालम्बन; गर्भाशय का बाहर की ओर निकला हुआ होना।

metrorrhagia (मेट्रोओरजिया)–गर्भाशय से रक्तपात (खून का बहना)।

metrorrhea (मेट्रोरहिया)–गर्भाशय से असाधारण स्राव का निकलना।

metrorrhexis (मेट्रोओरेक्सिस)–गर्भाशय का फट जाना।

metrorthosis (मेट्रोओरथोसिस)–हटे हुए गर्भाशय का पुनः स्थान पर ठीक से पहुँचना; गर्भाशय स्थापन।

metroscope (मेट्रोस्कोप)–गर्भाशय को देखने का यन्त्र।

metrostaxis (मेट्रोसटेक्सिस)–गर्भाशय से आहिस्ता-2 रक्त का निकलना।

mication (मिकेसन)–द्रुतगति; किसी अंग का जल्दी-जल्दी चलना जैसे पल्कों का झपकना।

micro (माइक्रो)–"लघु", "सूक्ष्म" अर्थ का पूर्वशब्द; नापने की इकाइयों के पहले लगा देने से इकाई की मात्रा लाखवाँ भाग (10^{-6}) गुना कम हो जाती है अर्थात् दस लाखवाँ भाग सूचक उपसर्ग।

microaerobic (माइक्रोएरोबिक)–अल्पवायवी; ऑक्सीजन (वायु) की कम (अल्प) मात्रा में ही अच्छी प्रकार रह सकने वाले।

microanalysis (माइक्रोएनालिसिस)–रसायनों की सूक्ष्म मात्रा से विश्लेषण।

microanatomy (माइक्रोएनाटोमी)–सूक्ष्म संरचना विज्ञान, ऊतक विज्ञान (histology)।

microbar (माइक्रोबार)–दबाव की इकाई जो सामान्य इकाई की दस लाखवाँ (10^{-6}) भाग होती है।

microbe (माइक्रोब)–सूक्ष्म जीव; जीवाणु। ऐसे जीव या अंगी जो सूक्ष्मदर्शक यंत्र (microscope) की सहायता से ही देखे जा सकते हैं।

microbicidal (माइक्रोबिसीडल)–माइक्रोव नाशी; सूक्ष्म जीव नाशी।

microbiologist (माइक्रोवायोलोजिस्ट)–सूक्ष्म जीव वैज्ञानिक।

microbiology (माइक्रो बायोलोजी)–सूक्ष्म जीव विज्ञान; जीवित सूक्ष्म अंगियों जैसे बैक्टीरिया, फफूँदी (moulds) और रोगोत्पादक एक कोशिकीय (प्रोटोजोआ) आदि का अध्ययन।

microbiota (माइक्रोबायोटा)–सूक्ष्मांगी समुदाय (किसी क्षेत्र का)।

microbody (माइक्रोबोडी)–सूक्ष्मकाय; किन्हीं कोशिकाओं के साइटो-प्लाज्म (कोशिका द्रव्य) में पाई जाने वाली सूक्ष्म गोलाकार या अण्डाकार आकृति विशेष।

microcalorie (माइक्रो कैलोरी)–सूक्ष्म कैलोरी; वह ऊष्मा जो 1c.c. आसुत जल (distilled water) की मात्रा का 0^0 से 1^0c ताप बढ़ा देती है।

micrococcus (माइक्रोकोकस)–सूक्ष्म गोलाणु; विशेष प्रकार के बैक्टीरिया जो मिट्टी, पानी में पाये जाते हैं।

microdont (माइक्रोडोन्ट)–सूक्ष्मदन्ती; बहुत छोटे नाप के दांतों वाला।

microecology (माइक्रोइकोलोजी)–सूक्ष्मांगी परिस्थिति विज्ञान (ecology) की वह शाखा जिसमें परजीवों, सत्कारी (hosts)

और उनके द्वारा उत्पन्न पर्यावरण का अध्ययन किया जाता है।

microecosystem (माइक्रोइकोसिस्टम)–सूक्ष्मांगी तन्त्र।

microfauna (माइक्रोफोना)–किसी स्थान विशेष का सूक्ष्म जन्तु समुदाय।

microfilament (माइक्रोफिलामैन्ट)–सूक्ष्म सूत्र।

microfilm (माइक्रोफिल्म)–सूक्ष्म फिल्म; ऐसी खींची हुई फोटो-फिल्म जो किताबों, दस्तावेजों आदि की नकल को कम स्थान में रखने के लिये खींची जाती है। यह फिल्म 16 या 35 मि०मी० नाप की होती है।

microflora (माइक्रोफ्लोरा)–किसी स्थान विशेष का सूक्ष्म वनस्पति समुदाय।

microgamete (माइक्रोगैमीट)–नर जन्यु; अणु जन्यु, दो संयोगार्थी (conjugant) जन्युओं (gametes) से छोटा जन्यु जिसको नर जन्यु कहा जाता है।

microgametocyte (माइक्रोगैमिटोसइट)–नर जन्यु कोशिका, वह कोशिका जो नर जन्यु उत्पन्न करती है।

microgenitalism (माइक्रोजेनीटेलिज्म)–वाह्य जननेन्द्रियों का जन्मजात छोटा होना।

microglia (माइक्रोगलिया)–अणुश्लेष, सूक्ष्म तन्त्रिका बन्ध।

microgram (माइक्रोग्राम)–जो ग्राम का एक लाखवाँ हिस्सा (10^{-6}) या मिलीग्राम का एक हजारवाँ हिस्सा (10^{-3}) होता है।

microgram (माइक्रोग्राम)–सूक्ष्म आलेखन; सूक्ष्मदर्शी से देखकर किसी वस्तु का रेखाचित्र खींचना।

microlecithal (माइक्रोलैसीथल)–अभियोकी; अल्पडिम्बानी।

microleucocyte (माइक्रोल्यूकोसाइट)–सूक्ष्म श्वेताणु।

micrology (माइक्रोलोजी)–सूक्ष्मदर्शी विज्ञान; सूक्ष्मदर्शी (microscope) की सहायता से अध्ययन; अणु विज्ञान; सूक्ष्मदर्शी जीवों और वनस्पतियों सम्बन्धी ज्ञान।

micrometry (माइक्रोमीटरी)–सूक्ष्म पदार्थों का नापना।

micro-micro (माइक्रो-माइक्रो)–शब्द किसी इकाई से पहले लगा देने से यह इकाई 10^{-6} (एक लाखवां) भाग और अधिक छोटी हो जाती है अर्थात् micro 10^{-6} और micro micro 10^{-6} का भी 10^{-6} अर्थात् 10^{-12} गुना कम।

micro-microgram (माइक्रो-माइक्रोग्राम)–माइक्रोग्राम का (10^{-6}) एक लाखवां भाग या 10^{-12} वां भाग।

micromicron (माइको माइक्रोन–माइक्रोन)–का एक लाखवाँ भाग।

micromillimeter (माइक्रोमिलीमीटर)–माइक्रोमिलीमीटर। (1) मिली मीटर का एक लाखवां भाग। (2) 1 माइक्रोन।

micromolecular (माइक्रो मोलीकुलर)–बहुत छोटे परमाणुओं का बना हुआ।

micron (माइक्रोन)–लम्बाई के नापने की एक इकाई, बराबर 10^3 मिलीमीटर = 10^4 आंग्सट्रोम (angstrom)।

micronucleus (माइक्रोन्युक्लियस)–लघु केन्दक; सूक्ष्म केन्द्रक; एक कोशिकीय अंगियों में पाये जाने वाले दो केन्द्रकों में से एक छोटा केन्द्रक (smaller nucleus) जिसका कार्य कोशिका उत्पादन का होता है।

micronutrients (माइक्रोन्यूट्रीयेन्ट्स)–अणु खाद्योज; लघुपोषक; ऐसे खाद्यान्न या खाद्योज (nutrients) जो अंगियों (organisms) के स्वास्थ्य के लिये अति आवश्यक होते हैं तथा इनकी आवश्यकता अल्प मात्रा में ही होती है।

microorganism (माइक्रोओरगेनिज्म)–सूक्ष्मांगी; बहुत छोटे नाप का जन्तु या वनस्पति जो केवल सूक्ष्मदर्शी (माइक्रोस्कोप) से ही देखा जा सके।

microparasite (माइक्रोपैरासाइट)–अणु परजीवी।

microphallus (माइक्रोफैलस)–अति सूक्ष्म शिशनीय; बहुत छोटे शिशन (penis) वाला।

microphobia (माइक्रोफोबिया)–सूक्ष्मांगीयों से भयभीत (आतंकित)।

microphone (माइक्रोफोन)–वर्धक ध्वनि प्रसारक; माइक्रोफोन; एक यन्त्र जो आवाज को तेज व ऊँची कर देता है।

microphotograph (माइक्रो फोटोग्राफ)–बहुत छोटे नाप की फोटोग्राफ।

microphthalmus (माइक्रोफ्थेलेमस)–चक्षुगोलक का आसाधारण छोटापन।

microphyte (माइक्रो फाइट)–अतिसूक्ष्म पादप जो सूक्ष्मदर्शी (microscope) से ही देखा जा सकता है।

micropsia (माइक्रोपसिया)–वास्तविक नाप से छोटा दिखाई देने का रोग।

microphyle (माइक्रोफाइल)–अणु क्षिद्र; अणुद्वार; अण्डे (डिम्ब) का वह छिद्र जिसमें से वीर्याणु (spermatozoan) प्रवेश करता है।

microrrhinia (माइक्रोराहिबिया)–नाक का बहुत छोटा होना।

micropus (माइक्रोपस)–टाँग का स्वाभाविक रूप से छोटा रह जाना।

microscope (माइक्रोसकोप)–सूक्ष्मदर्शी; अणु वीक्षण यन्त्र।

binocular microscope **(वाइनोकुलर माइक्रोसकोप)**–दोनों आँखों से साथ-साथ देखे जाने वाला माइक्रोस्कोप; द्विनेत्र सूक्ष्मदर्शी; (binocular=दोनों आँखों से)।

binoculars **(वाईनोकुलर्स)**–दूरबीन या खुर्दबीन सूक्ष्म परीक्षा तन्त्र।

compound microscope **(कम्पाउन्ड माइक्रोस्कोप)**–दो लेन्स तंत्र युक्त (two lens system) सूक्ष्मदर्शी (माइक्रोस्कोप)।

electron microscope **(इलैक्ट्रोन माइक्रोस्कोप)**–विद्युत कण (इलैक्ट्रोन) सूक्ष्मदर्शी।

simple microscope **(सिम्पिल माइक्रोस्कोप)**–एक लेन्स वाला माइक्रोस्कोप।

stereoscopic microscope **(स्टीरीयोस्कोपिक माइक्रोस्कोप)**– त्रिपरिणामी (three dimensional) माइक्रोस्कोप; लम्बाई; चौड़ाई और मोटाई तीनों से किसी वस्तु को दिखा देने वाला माइक्रोस्कोप।

microscopic (माइक्रोस्कोपिक)–सूक्ष्म; ऐसी वस्तु या जीव जो केवल सूक्ष्मदर्शी से ही देखे जा सकते हैं।

microscopic anatomy (माइक्रोस्कोपिक एनाटोमी)–सूक्ष्म शारीरिकी (कायकी)।

microscopy (माइक्रोस्कोपी)–माइक्रोस्कोप से अध्ययन।

microsome (माइक्रोसोम)–अणुकण; अणुपिण्ड; माइक्रोसोम; कोशिका के साइटोप्लाजम (cytoplasm) में पाया जाने वाला छोटा कण।

microsphygmia (माइक्रोस्फीगमिया)–नब्ज की वह दशा जो उँगलियों से कठिनता से अथवा न महसूस की जा सके।

microtia (माइक्रोटिया)–कानों का स्वाभाविक छोटा होना (छोटापन)।

microtome (माइक्रोटोम)–सूक्ष्मदर्शी के देखने हेतु किसी वस्तु के छोटे-छोटे टुकड़े काटने का यन्त्र।

microtraumia (माइक्रोट्रोमिया)–बहुत छोटी चोट, कटाव या घाव।

microvillus (माइक्रोविलस)–लघु ग्राह्य आंकुर, आंतों के भीतरी स्तर पर स्थित छोटी-छोटी प्लेटें।

microvolt (माइक्रोवोल्ट)–वोल्ट का एक लाखवां भाग।

microwave (माइक्रोवेव)–विद्युत चिम्बुकीय विकिरण तरंग; माइक्रोवेव; सूक्ष्मतरंग; ऐसी तरंग जिसकी तरंग दैर्ध्य या लम्बाई (wave length) 1 मिलीमीटर से 30 सेन्टी मीटर 1 mm to 30 cm होती है।

micturition (मिकट्र्यूरीसन)–मूत्र विसर्जन।

mid (मिड)–मध्य का; बिचोला; बीच का।

midbody (मिड बौडी)–(1) मध्य काय। (2) कोशिका के सूत्री विभाजन (mitosis) के पश्चावस्था (anaphase) में तर्कु के मध्य में स्थित कोशिका पट्ट, समूह या कण।

midbrain or mesencephalon (मिजनसिफैकीन)–मध्य मस्तिष्क।

midgut (मिडगट)–मध्यांत्र।

midwife (मिड वाइफ)–दाई; धानी; वह औरत जो दूसरी औरत की प्रसव काल में सहायता करती है।

migraine (माइग्रेन)–आधे सिर का दर्द; आधा सीसी दर्द; यह दर्द प्रासंगिक या आकस्मिक (episodically) केवल एक ओर सिर में होता है।

milieu (मिलीयू)–पर्यावरण; वातावरण।

milium (मिलियम)–त्वचा पर सफेद या पीलापन लिये हुए एक छोटी गांठ।

milk (मिल्क)–दूध, दुग्ध; 100 ग्राम मानव व गाय के दुग्ध में निम्न तत्व होते हैं–

	प्रोटीन,	वसा,	कार्बोहाइड्रेट,	राख,	और पानी
मानव	1.2-1.8	3.6	6.80.	2-0.25	88.0
गाय	3.3	3.5	4.7	0.75	88.0

milk teeth (मिल्क टीथ)–दुग्ध दन्त, अस्थाई दांत; दूध के दांत; स्तनी (mammal) में दाँतों की प्रथम श्रेणी।

milk (मिल्ले)–दूध, दुग्ध; क्षीर; दुग्ध ग्रन्थि का स्राव; पौष्टिक तरल जो बहुत से जन्तुओं द्वारा अपने बच्चों के पिलाने के लिये उत्पन्न किया जाता है।

milli (मिल्ली)–एक हजारवां भाग; किसी इकाई से पहले मिली (milli) शब्द लगा देने से वह इकाई 10^{-3} गुना कम हो जाती है।

milligram (मिलीग्राम)–.001 ग्राम (ग्राम का एक हजारवाँ भाग = 015431 ग्रेन)।

millilitre (मिली लिटर)–लिटर का एक हजारवाँ भाग –16.23 मिनिम, मिनिम (minim) आयतन की एक इकाई = 0616 सी०सी०।

millimeter (मिली मीटर)–मीटर का एक हजारवाँ भाग = 0.039 इंच।

millum (मिलम)–एक त्वचा रोग।

milt (मिल्ट)–(1) वीर्य द्रव। (2) मत्सयों की वीर्य ग्रन्थि।

mimic (मिमिक)–अनुकारक।

mimicry (मिमीक्री)–अनुसरणता; रक्षा के हेतु रंग या आकृति

को धारण करना।

mind (माइन्ड)–मन; मानस; चित्त; बुद्धि, मनो वृत्ति; मनोदशा, वह क्षमता या योग्यता जिससे प्रत्येक व्यक्ति अपनी परिस्थितियों को जान पाता है तथा याददाशत और तर्क के आधार पर निर्णय लेने योग्य होता है।

mineral (मिनरल)–धातु; खनिज; खानों से खोद कर निकाला जाने वाला पदार्थ।

mineral metabolism (मिनरल मेटाबोलिज्म)–धातु उपापचय; अकार्बनिक पदार्थों का पाचन उतना ही आवश्यक और अनिवार्य है जितना कि कार्बनिक पदार्थों का, यद्यपि यह कोई शक्ति (उर्जा) प्रदान नहीं करते हैं।

minim (मिनिम)–अति अल्प, ड्राम का 60वां भाग।

miocardia (मायोकार्डिया)–हृदय संकुचन; प्रकुंचन (systole) हृदय का संकोचन (contraction)।

miosis (मियोसिस)–चक्षु तारा (pupil) का अत्यधिक सिकोड़ना।

mirror (मिरर)–दर्पण; आईना, शीशा, कोई चमकीली सतह जो प्रकाश को परावर्तित कर सके।

miscarriage (मिसकैरिज)–गर्भपात; (प्रसव) अवधि से पहले जन्म हो जाना।

miscible (मिस्सिबिल)–मिलने वाली या मिल जाने वाली; किसी भी अनुपात में घुल जाने वाली या मिल जाने वाली।

misocainia (मिजोकेनिया)–नवीन विचारों से घृणा।

misogamy (मिजोगैमी)–शादी से घृणा।

misopedia (मिजोपेडिया)–बच्चों की नापसन्दगी या नफरत।

mite (माइट)–किल्ली; किलनी (जन्तु विशेष)।

miticide (मिटीसाइड)–किल्ली नाशक।

mitochondrion (माइटोकोन्ड्रियन)–कणांग; माइटोकोड्रिया; कोशिका द्रव्य (साइटोप्लाज्म) का कणीय अंश जहाँ कोशिका के अन्दर वह प्रक्रियायें होती हैं जिससे खाद्य के आक्सीकरण से उत्पन्न शक्ति, कोशिका कार्यों के लिये प्राप्त होती है। आकृति में यह बाहर से दोहरी कला (double membrane) से घिरे होते हैं अन्दर घना आधारक (मैट्रिक्स) होता है। दोहरी कला बीच-बीच में अन्दर की ओर आधारक में वलन लिये होती है, इस आकृति को क्रिस्टी (cristae) कहते हैं। यह क्रिस्टी प्रारम्भिक कण (elementary particles) से युक्त होते हैं जिनमें आक्सीकरण एन्जाइम तत्व के घटक होते हैं। क्रिस्टी भिन्न संख्यक, भिन्न रूपक एवं समकोणक या समानान्तर होते हैं। कोशिका कार्यों के लिए यह शक्ति श्रोत होते हैं और एटीपी (ATP) के रूप में शक्ति उत्पन्न करते हैं। हरे पौधों में पाये जाने वाले प्लास्टिड या लवक कण (plastids) माइटोकोन्ड्रिया से सम्बन्धित होते हैं।

mitochondrial sheath–काणांग पिधान; सूत्र कणिका आच्छद।

mitogen (माइटोजन)–सूत्री विभाजन (mitosis) को प्रेरित करने वाला साधन (agent)।

mitosis (माइटोसिस)–सूत्री विभाजन, विषम कोशिका विभाजन कोशिका विभाजन जिसमें न्युक्लियस (केन्द्रक) परम्परा सूत्रों (क्रोमोसोम) तथा अन्य अवस्था के पश्चात विभाजित होता है।

mitral valve (माइट्रल बाल्व)–माइट्रल कपाट; हृतद्विदली कपाट; वह हृदय का कपाट जो बायें अलिन्द (ऑरिकिल) और निलय (वैन्ट्रीक्लि) के बीच में होता है।

mitral stenosis (माइट्रल स्टीनोसिस)–माइट्रल संकुचिता; इस संकोचन या संकुचिता में बायें अलिन्द (left auricle) से बांयें निलय (ventricle) में अवरुद्धता आती है।

mixotrophic (मिक्साट्रोफिक)–भिन्न पुष्टि; मिश्र जीवी; ऐसा जीव जो तरुसम भोजी (वनस्पतियों सदृश भोजन लेने वाला) तथा जन्तु सम भोजी (जन्तु सदृश भोजन लेने वाला) दोनों प्रकार से भोजन लेता है।

mixture (मिक्सचर)–मिश्रण पदार्थों का ऐसा मिला होना कि मिलने वाले पदार्थ अपना गुण बनाये रखते हैं।

moat (मोट)–खाई, परिखा।

mobilization (मोबीलाइजेसन)–किसी स्थित हुए भाग को गतियुक्त करना; गतिशील करना।

mock-knee (मॉक-नी)–जानु शोथ; घोड़े, गाय, बैल आदि के घुटनों की सूजन, जो चोट लगने से आती है।

mode of life (मोड आफ लाइफ)–जीवन विधि।

modification (मोडीफिकेसन)–रूपांतर; रूप परिवर्तन; वातावरण (environment) या व्यापार (function) विशेष के कारण रूप में अस्थाई परिवर्तन।

molar (मोलर)–चर्बक (दाँत); चर्बण दन्त; दाढ़; पीसने या चबाने वाला दाँत।

mold-mould (मोल्ड)–(1) साँचा; ढाँचा। (2) फफूँदी।

mole (मोल)–(1) तिल, मस्सा। (2) छछूँदर। (3) गर्भाशय में बढ़ा मांसल पिण्ड, जो डिम्ब के खिसकने या गर्भच्युत होने से बनता है।

molecule (मोलीक्यूल)–अणु; पदार्थ का बहुत छोटा कण (अणु)।

molecular layer (मोलीकुलर लेयर)–परमाणु स्तर; (1) प्रमस्तिष्क (cerebrum) और अनुमस्तिष्क (cerebellum) के वल्कल (cortex) का बाह्य स्तर। (2) घ्राण कन्द (olfactory bulb) का स्तर। (3) जालोपम (plexiform) स्तर।

molluscum (मोलसकम)–मुलायम वृद्धि; मुलायम बड़ी हुई त्वचा की गाँठ।

molt (मोल्ट)–प्रपतन, मोचन; केंचुली बदलना।

momentum (मोमेन्टम)–संवेग; बल, जोर, गति मात्रा।

monad (मोनाड)–(1) एक कोशिकीय (प्रोटोजोआ)। (2) एक संयोजीमूलक (radical)।

monarthritis (मोनआरफ्रिइटिस)–केवल एक सन्धि की सूजन (शोथ)।

monaster (मोनस्टर)–एक तारक आकृति (कोशिका विषम विभाजन में)।

monaxon (मोनएक्सोन)–एकाक्ष; एक अक्ष (axis) वाला।

monecious, monoecious (मोनेएसियस मोनोएसियस)–(1) उभयलिंगी; ऐसे जन्तु जिनमें नर और मादा उत्पादक अंग (जननेन्द्रियाँ) दोनों ही होते हैं। (2) ऐसे परजीवी (parasite) जो केवल एक सत्कारी (host) पर ही अपना जीवन चक्र (life cycle) पूरा कर लेते हैं।

mongolism (मोनगोलिज्म)–जन्मजात विकृत दशा जिसमें खोपड़ी व नाक चपटी, छोटी तथा मस्तिष्कीय शक्ति अवरुद्ध होती है।

monilethrix (मोनीलेथ्रिक्स)–रोग जिसमें बाल भुर-भुरे टूटने वाले और गठीले हो जाते हैं।

monitor (मोनीटर)–प्रबोधक; मोनीटर; शरीर की किसी दशा या संवृत्ति (phenomenon) जैसे रक्त चाप, हृदय गति या श्वांस गति को लगातार ठीक करने वाला।

mono (मोनो)–"एक" अर्थ का पूर्व शब्द।

monoblepsia (मोनोब्लेप्सिया)–केवल एक रंग को छोड़कर (एक रंग) के अतिरिक्त अन्य सब ही रंगों को न देख पाना।

monocellular (मोनोसैल्यूलर)–एक कोशिकीय।

monocular (मोनोकूलर)–एक आँख से सम्बन्धित।

monoculus (मोनोकुलस)–एक आँख की पट्टी।

monocyte (मोनोसाइट)–सबसे बड़ी श्वेताणु (leucocyte)।

monodactylism (मोनोडैक्टाइलिज्म)–एक आंगुलिता; हाथ या पाँव में केवल एक उँगली का होना।

monodactylous (मोनोडैक्टाइलस)–एकांगुलिक।

monodiplopia (मोनोडिप्लोपिया)–एक आँख में दुहरी नजर।

monogenesis (मोनोजेनेसिस)–(1) आलिंगिक जनन। (2) एक जनन; यह वर्धन मत कि समस्त अंगी एक कोशिका से ही बने हैं।

monogenic (मोनोजेनिक)–एक लिंगज; एक जीनी; केवल एक ही लिंग की सन्तान या बच्चे पैदा करने वाला।

monogenous (मोनोजीनस)–एक लिंगक; आलिंगिकी उत्पन्न।

monolocular (मोनोलोकूलर)–एक कोष्ठीय; केवल एक कोटर (cavity) युक्त।

monomelic (मोनो मेलिक)–केवल एक अवयव (limb) को प्रभावित करने वाली।

monomyoplegia (मोनो मायोप्लेजिया)–केवल एक पेशी का पक्षाघात।

mononuclear (मोनोन्यूक्लियर)–एक केन्द्रकी; केवल एक-न्युक्लियस युक्त।

monoplegia (मोनोप्लेजिया)–केवल एक अंग का पक्षाघात।

monorchic (मोनोरकिक)–एक वीर्याणु ग्रन्थि वाला।

monorchis (मोनोरकिस)–केवल एक शुक्र ग्रन्थि (testis) का अण्ड कोष (scrotum) में होना।

monosaccharide (मोनोसैकराइड)–एक शर्करा; मोनोसैकेराइड; इनमें एक साधारण इकाई सरल शर्करा (चीनी) की होती है जैसे ग्लूकोज; फ्रकटोज, गैलेक्टोज आदि। इनका रसायनिक सूत्र $C_n (H_2O)_n$ होता है।

monosexual (मोनोसेक्चुयल)–एक लिंगी; केवल एक लिंग (sex) की विशेषतायें होना।

monosome (मोनोसोम)–एक पिन्डी; एक युग्म (unipaired) सहायी (accessory) गुण सूत्र विशेष।

monostratal (मोनोस्ट्रेटल)–एक स्तरीय; एक स्तर या तह से सम्बन्धित।

monoxenous (मोनोजीनस)–एक सत्कारी; जीवन चक्र को केवल एक सत्कारी पर पूरा करने वाला।

monozygotic (मोनोजाइगोटिक)–एक निषिक्त डिम्बी; एक निषिक्त डिम्ब (fertilized ovum) से वर्धित जैसे समान जुड़वाँ (identical twins)।

mons (मोन्स)–मुंड।

monspubis (मोन्स प्यूबिस)–स्त्री बाह्य जननेन्द्री का ऊँचा उठा हुआ भाग।

monster (मोनस्टर)–दैत्य; रौद्र; विकृतांग; विरूप प्राणी; भीमकाय जानवर।

monstrosity (मोन्सट्रोसिटी)–अतिविरूपता; विकृतांँग; जन्तु; विलक्षणता।

mood (मूड)–भाव, मनकी अवस्था; सनक; मिजाज; मनोदशा; चित्त; क्रियावाद की अवस्था बताने वाली मनःस्थिति।

morbid (मोरबिड)–(1) रोगी; दूषित; बीमार; अस्वस्थ; रूग्ण। (2) वीभत्स।

morbidity (मोरबिडिटी)–रुग्णता।

morbific (मोरबीफिक)–रोगोत्पादक; रोग कारक बीमारी को पैदा करने वाला।

morbus (मोरबस)–रोग; बीमारी।

mordant (मोरडेन्ट)–रंगस्थापक; रंग बंधक; ऐसा रसायन जिसमें पहले भिगो देने से रंग अच्छा चढ़ता है।

moribund (मोरीबन्द)–मरणासन्न; मरणावस्था; मृतप्राय; मरने की अवस्था (दशा) में।

Morison's pouch (मोरीसन्स पाउच)–मौरीसन (वैज्ञानिक) की थैली जो अंत्र वेष्ठनी (peritoneum) और यकृत (liver) के बीच में होती है।

morphene (मोरफीन)–सुनी जाने लायक ध्वनि (आवाज)।

morphine (मोरफीन)–अफीम का सत।

morphogenesis (मोरफोजेनेसिस)–अंग जनन; अंगोद्भव; संरचना विकास; अंग का उद्भव (origin) एवं वर्धन (development)।

morphology (मोरफोलोजी)–आकारिकी; आवृति विज्ञान; रूप विज्ञान।

morsal (मोरसल)–ग्रास, कौर, निवाला।

mors (मोर्स)–मृत्यु; मौत।

mortal (मोलटल)–विनाशी; नश्वर; मृत्यु को प्राप्त होने वाला; नष्ट होने वाला; प्राण घातक।

mortality (मोरटेलिटी)–(1) मृत्यु; नाश; मरण। (2) मृत्यु संख्या।

mortar (मोरटार)–(1) खरल; ओखली; ऊखल, ओखली। (2) गारा चूना।

mortuary (मोरटुअरी)–मुरदाघर; शवगृह।

morula (मोरूला)–(1) कोशिक पुंज; मोरूला; डिम्ब विभाजन में प्रथम ठोस गोलाकार आकृति। (2) वीर्याणु पुंज।

mosaic (मोजेक)–पच्चीकारी; चितकबरा; खचित। आनुवंशिक विज्ञान (genetics) में विचित्रोतिकी या काइमीरा (chimaera) एक-दूसरे के पर्यायनाम (synonym) हैं। ऐसे जन्तु जिनके ऊतक दो या अधिक प्रकार की आनुवंशिक भिन्नता लिये होते हैं, सामान्य रूप से मोजेक (mosaic) कहे जाते हैं। पौधों को काइमीरा कहा जाता है। जन्तु विज्ञान में मोजेक परिवर्धन (mosaic development) होता है। इस परिवर्धन में निर्धारण (determination) क्रियात्मक विभिन्नता आरम्भ होने से पूर्व ही हो जाता है। भ्रूण का प्रत्येक क्षेत्र स्वतन्त्र रूप से विभिन्नता लाने लगता है। कशेरूकों (vertebrates) में यह द्विस्तरता (gastrulation) के पश्चात् तथा अनेक अकशेरूकों में प्रारम्भिक विदलन (cleavage) स्थितियों में, –जो मोजेक परिवर्धन प्रदर्शित करते हैं, में आता है।

mosquito (मोस्क्युटो)–मच्छर; द्विपंखीकीट; मुख्यतः ऐडीज (Aedes); एनोफिलीज (Anopheles); क्यूलेक्स (culex) या स्टीगोमिया (stegomyia) वंश (genus) के।

mosquitocide (मोस्किटोसाइड)–मच्छर नाशी।

motor (मोटर)–गति सम्बन्धी; चालक; गतिकारी (पेशी, तंत्रिका या मस्तिष्क केन्द्र आदि।)

motor area (मोटर एरिया)–चालक क्षेत्र, गति क्षेत्र (मस्तिष्क में)।

motor end organ or plate (मोटर एण्ड ओरगन ऑर प्लेट)–प्रेरक अन्तः अंग और प्लेट; धारीदार पेशी (striated muscle) के अक्षक सूत्र (axis cylinder) का अन्तस्थ (terminal) शाखा का न्यास (semification)।

motor nerve (मोटर नर्व)–चालक तंत्रिका।

motor neurons (मोटर न्यूरोन्स)–चालक तंत्रिका कोशिकायें; वह तंत्रिका कोशिकायें जो गति (movement) को व्यवस्थित (regulate) करती हैं।

mottling (मोटलिंग)–बदरंग; चितकबरा, अक्रमिक ढंग से रंग का बदरंग होना।

moulage (मोलेज)–किसी आकृति का मोम का ढाँचा या कोडल।

mount (माऊंट)–किसी पदार्थ विशेष को काँच की पट्टी आदि पर लगाकर अध्ययन हेतु तैयार करना; मढ़ना।

mouse (माउस)–चूहा या चुहिया; मूसा।

mouth (माउथ)–मुँह; मुख; पाचक नली (अन्न प्रणाली) का अग्र द्वार।

movement (मूवमेन्ट)–गति; चाल; बढ़ने की रीति।

mucilage (म्यूसीलेज)–लसदार पदार्थ; श्लैष्म; मयूसिलेज, सरेस श्लेष्मक।

mucen (म्यूसिन)–प्रोटीन का मिश्रण जो म्युकस (mucus)–श्लैष्मपदार्थ का मुख्य घटक (chief constituent)

होता है।

mucinase (**म्यूसीनेज**)–मूसीनेज; एन्जाइम विशेष जो म्यूसिन (mucin) पर प्रभावी होती है।

mucoprotein (**म्यूकोप्रोटीन**)–प्रोटीन विशेष जो गर्दन की मुख्य कोशिका से स्राव होती है तथा बी$_{12}$ (B_{12}) विटामिन का ठीक-ठीक शोषण कराने लिए जिम्मेदार होंती है।

mucosa (**म्यूकोसा**)–श्लैष्म कला।

mucus (**म्यूकस**)–श्लैष्म; चिकना, लिपलिपा, चमकीला लसदार पदार्थ विशेष।

mucus membrane (**म्यूकस मैम्ब्रेन**)–श्लैष्म कला; श्लैष्मछद्।

Mullerian ducts (**मुलेरियन डक्ट्स**)–मुलेरियन (जर्मन वैज्ञानिक) नलिकायें। मध्य वृक्क नलिकाओं (Wollfian ducts) के पार्श्व भाग (lateral portion) से आरम्भ होने वाली नलिकायें।

multi (**मल्टी**)–'बहु' 'अनेक', 'बहुत' अर्थ का पूर्व शब्द।

multicellular (**मल्टीसैलूलर**)–बहुकोशिकीय; बहुत सी कोशिकाओं का बना हुआ।

multicontaminated (**मल्टीकनटेमीनेटड**)–बहुदूषित, कई संक्रात्मक सूक्ष्मांगियों से दूषित।

multicuspid (**मल्टीकसपिड**)–बहुकस्पी (दांत); बहुदंताग्र।

multiform (**मल्टीफोर्म**)–बहुरूपक।

multinuclear (**मल्टीन्यूक्लियर**)–बहुकेन्द्रक (न्युक्लियस युक्त)।

multipara (**मल्टीपारा**)–बहुप्रसवा, ऐसी स्त्री जो दो दफा से अधिक बच्चा जन चुकी हो।

mural (**मूरल**)–भित्तिक।

muralium of liver (**मुरेलियम आफ लिवर**)–यकृत की पत्रक या पटलों की बनी दीवार सद्दश आकृति।

murmur (**मरमर**)–(1) गुनगुनाना; बँड़बड़ाना; फुसफुसाना। एक प्रकार की हवा फूँकने अथवा सास लेने की हल्की-हल्की आवाजें।

aneuryamal murmur (**ऐन्यूरियामल मरमर**)–नाड़ी-स्फीति अथवा धमनी अर्बुद से उत्पन्न मरमराहट।

apex murmur (**अपेक्स मरमर**)–हृदय शीर्ष पर सुनी जाने वाली मरमराहट।

attrition murmur (**एट्रीशन मरमर**)–आयोटिक धमनी द्वारा उत्पन्न मरमराहट।

cardiac murmur (**कार्डिक मरमर**)–हृत्-क्षेत्र में सुनी जाने वाली कोई भी मरमराहट।

cardiopulmonary murmur (**कार्डियोपलमनरी मरमर**)–हृदय के किसी भी भाग के फुफ्फुस (फोफडों) पर पड़ने वाले दबाव से उत्पन्न मरमराहट या फुसफसाहट।

direct murmur (**डाइरेक्ट मरमर**)–रक्त वाहिनी में रुकावट आने के कारण उत्पन्न मरमराहट (फुसफसाहट) की ध्वनि का होना।

endocardial murmur (**इन्डोकारडियल मरमर**)–हृत् कोटरों में उत्पन्न मरमराहट।

exocardial murmur (**एक्सोकार्डियल मरमर**)–हृत्-वाहय मरमराहट; ऐसी मरमराहट जो हृदय से तो सम्बन्धित होती है पर उसका हृत्-कोटरों से कोई सम्बन्ध नहीं होता है।

friction murmur (**फ्रिकशन मरमर**)–दो औदक (serous) कलाओं का आपस में रगड़ने से उत्पन्न मरामराहट।

functional murmur (**फन्कशनल मरमर**)–कार्य की मरमराहट; हृदय (वाल्व-valves) एवं बहिर्द्वारों (orifices) की अनुपस्थिति के कारण उत्पन्न मरमराहट।

Graham steell murmur (**ग्राहम स्टील मरमर**)–फुफ्फुसीय कपाट (pulmonary valve) की क्रियाशीलता में कमी के कारण उत्पन्न मरमराहट।

heart murmur (**हार्ट मरमर**)–हट् मरमराहट।

inorganic murmur (**इनओरगैनिक मरमर**)–ऐसी मरमराहट जो हट्-कपाटों की कमजोरी अथवा और किसी क्रिया की कमी के कारण न हो।

machinery murmur (**मैशीनरी मरमर**)–किसी मशीन सद्दशय लगातार जोरदार हृदय की मरमराहट।

muscular murmur (**मस्कुलर मरमर**)–(1) हृदय की प्रथम धड़कन की मरमराहट।

(2) किसी भी मांस पेशी की रगड़ से उत्पन्न मरमराहट।

gamic murmur (**गैमिक मरमर**)–हृदय की किसी भी आकृति में कमी के कारण उत्पन्न मरमराहट।

paradox murmur (**पैराडोक्स मरमर**)–विरोधास्मक मरमराहट; भुलावे में डालने वाली मरमराहट; हृदय से उत्पन्न वह हृदय के सिकुड़ने (systolic) मरमराहट जो ऐसी प्रतीत हो कि प्रद्प्रसारण (diastolic) की मरमराहट है।

pericardial murmur (**पैरीकाडियल मरमर**)–हृद्याकरण की मरमराहट।

regurgitant murmur (**रिगरजीटेंट मरमर**)–प्रत्यावहन मरमराहट; रक्त का हृदय कपाटों में होकर वापस होने के

कारण उत्पन्न मरमराहट।

***respiratory murmur* (रेसपीरेटरी मरमर)**–श्वास-प्रश्वास मरमराहट; श्वास-प्रश्वास में वायु के अन्दर जाने और बाहर निकलने में उत्पन्न मरमराहट।

***to and fro murmur* (टू एण्ड फ्रो मरमर)**–हृदय संकुचन तथा प्रसारण में निकलने वाली मरमराहट।

***vesicular murmur* (वेसीकुलर मरमर)**–सामान्य श्वास क्रिया में छाती के अंदर से सुनी जा सकने वाली मरमराहट।

***whiffing murmur* (भिफिन्ग मरमर)**–रक्तालाप में शिराओं में भिनभिन्नाहट की ध्वनि का होना।

(2) असंतोष प्रकट करना।

musca (मस्का)–मक्खी वंश; जिसमें घरेलू मक्खी (musca domestica) भी आती है।

muscle (मसल)–पेशी; माँस पेशी; वह अंग जो अपने संकुचन से जन्तु में गति लाता है।

musculature (मस्कूलेचर)–पेशी समूह; पेशी विन्यास। शरीर का पेशी संस्थान या किसी क्षेत्र विशेष की पेशियाँ।

musicotherapy (म्यूजीकोपैरैपी)–संगीत परिचिरिया या उपचार; संगीत द्वारा किसी रोग का इलाज।

musophobia (मूसोफोबिया)–चूहों का भय।

mustard (मस्टर्ड)–सरसों; ब्रेसीका नाइग्रा (brassica nigra) या ब्रेसीका जुनसिया (brassica juncea) के पके सूखे बीच।

mutant (मूटेन्ट)–उत्परिपर्तीनक; विच्छित्र भिन्नी, वह व्यक्ति जो कि पितृ लक्षणों से भिन्न लक्षण युक्त हो।

mutation (म्यूरैसन)–उत्परिवर्तन; विच्छिन्न मित्रता; जीन (gene) में ऐसा परिवर्तन जिसके कारण आगे की सन्ततियों के अंगियों में परिवर्तन उत्पन्न हो जाता है। गुणसूत्रीय डी एन ए (DNA) में आकस्मिक परिवर्तन (mutation) कहे जाते हैं। सबसे महत्वपूर्ण उत्परिवर्तन वे होते हैं जो युग्मक या उनके पूर्वगामियों में होते हैं क्योंकि ये उन अंगियों में जो इनसे वर्धित होते हैं लक्षणों में आनुवंशिका परिवर्तन उत्पन्न कर सकते हैं। इस प्रकार का प्रत्येक परिवर्तन विकास का आधारभूत होता है। बहुसंख्यक उत्परिवर्तन व्यक्तिगत जीन के परिवर्तन होते हैं, केवल कुछ ही ऐसे होते हैं जो गुण सूत्रों की सकल संरचना में परिवर्तन लाने वाले होते हैं, ऐसा स्थानान्तरण या व्युत्क्रमण (translocation या inversion) से होता है। जब किसी केन्द्रक की गुण सूत्रों की संख्या में परिवर्तन आता है, तो उसे बहुगुणिता (polyploidy) कहा जाता है। उत्परिवर्तन सामान्य रूप से अनित्य (infrequent) होते हैं।

जो उत्परिवर्तन कार्य-कोशिकाओं में होते हैं उन्हें दैहिक उत्परिवर्तन (somatic mutation) कहा जाता है।

mute (मूट)–गूँगा; मौनी; ऐसा व्यक्ति जो बोलने की शक्ति न रखता हो या न बोल सके।

mutualism (म्यूच्युएलिज्म)–सहजीवनता; दो समुदायों, जन्तुओं या व्यक्तियों का साथ-साथ रहना। जिससे दोनों को लाभ पहुँचे (पारस्परिक लाभ हो)।

myalgia (मायलजिया)–पेशीय पीड़ा; पेशी में दर्द।

myasthenia (मायएस्थेनिया)–पेशी दुर्बलता (कमजोरी)।

myatrophy (मायएट्रोपिया)–पेशीक्षीणता; पेशियों का घुलना या क्षय होना।

mycelium (माइसीलियम)–कवक (fungus) तन्तु (filament)।

mycodermatitis (माइकोडरमेटाइटिस)–श्लैष्म कला शोथ (सूजना)।

mycologist (माइकोलोजिस्ट)–कवक विज्ञान वेत्ता।

mycology (माइकोलोजी)–कवक विज्ञान; कवक (fungi) और उनसे उत्पन्न रोगों के अध्ययन सम्बन्धी विज्ञान।

mycosis (माइकोसिस)–कवक रोग; कवक (fungi) द्वारा उत्पन्न कोई भी रोग।

mycostatis (मोइकोस्टेसिस)–कवक वृद्धि रोधक।

mycotoxicosis (माइकोटोक्सीकोसिस)–कवक विषाक्तता; कवक जहरवाद।

mydriatic (माइड्रियेटिक)–प्यूपिल (तारा) को फैलाने वाली दवा।

myectomy (मायइकटोमी)–पेशी कर्तन (उच्छेदन)।

myel (o) (माइल (ओ)–"अस्थि मज्जा" (bone marrow), सुषुम्ना (spinal cord) अर्थ का पूर्व शब्द।

myelalgia (माइलेलजिया)–सुषुम्ना में दर्द।

myelapoplexy (मायइलापोप्लैक्सी)–सुषुम्ना में रक्त स्राव।

myelatelia (मोयइलाटेलिया)–सुषुम्ना का अपूर्ण वर्धन।

myelencephalon (मायइलेनसिफैलोन)–केन्द्रीय तंत्रिका तन्त्र का भाग जिसमें मेडुला ओब्लोंगेटा (medulla oblongata) और चतुर्थ विवर (fourth ventricle) शामिल होते हैं।

myelin (माइलिन)–प्रोटीन पदार्थ जो पिधानी तन्त्रिका सूत्र (medullated nerve fibre) के सूत्राक्ष (axon) को घेरे

होता है।

myelination (मायेलीनेसन)–मज्जाजन।

myelitis, osteomyelitis (माइलाइटिस, आस्टियोमाइलाइटिस) –सुषुम्ना या अस्थि मज्जा की सूजन; अस्थि शोथ।

myelocyte (मायलोसाइट)–मज्जा कोशिका।

myeloid (माइलॉयड)–(1) मज्जा सदृश; मज्जाभ। (2) सुषुम्ना सम्बन्धी।

myenteric plexus (माइएन्ट्रिक फ्लैक्सेस)–अंत्रीय पेशी तन्त्रिका जालक; पाचन पथ (digestive tract) के तन्त्रिका तन्त्र के निहित भाग (intrinsic part) में कई क्रमिक तन्त्रिका जालक होते हैं; उनमें से दो जालक भित्तिमध्य (intramural) अंत्रीय दीवार के अनुदैर्ध्य (longitudinal) और वर्तुल (circular) मांस पेशी स्तरों के बीच के संकीर्ण स्थल में स्थित होते हैं। इसको माइएन्ट्रिक प्लेक्सेस आफ आरवॉक (Myeenteric plexus of Auerbach) कहा जाता है। आरवॉक (Auerbach) एक वैज्ञानिक का नाम।

myiasis (माइयेसिस)–शरीर के किसी भी भाग पर मक्खियों के अर्भकों का आक्रमण।

myitis (माइआइटिस)–पेशी शोथ; माँस पेशी की सूजन।

myo (मायो)–'पेशी'-अर्थ का पूर्व शब्द।

myoblast (मायोब्लास्ट)–पेशी कोरक; वह कोशिका जिससे माँस पेशी के रेशे बनते हैं।

myocardium (मोयाकारडियम)–हृतपेशी; मध्यहृत स्तर।

myocoel (मायोसील)–पेशी खण्ड गुहा; दैहिक गुहा का वह भाग जो पेशी खण्ड (myotome) में होता है।

myocommata (मायोकोम्माटा)–पेशीखण्ड जननी (अंतरापेशी पट्ट)।

myocyte (मायोसाइट)–पेशी कोशिका; पेशी ऊतक की एक कोशिका (cell)।

myoepicardial (मायोएपीकार्डियल)–अधिहृद स्तर पेशी।

myoepithelium (मायोएपीथीलियम)–पेशी अधिच्छद् (एपीथीलियम)।

myofibril (मायोफाइब्रिल)–पेशी आंकुचन सूत्रक।

myofilament (मायोफिलामैन्ट)–पेशी सूत्र।

myogenesis (मायोजेनेसिस)–पेशी जनन; भ्रूण में पेशी ऊतक का निर्माण।

myoid (मायोइड)–पेशी सदृश।

myology (मायोलोजी)–पेशी विज्ञान।

myomere (मायोमीयर)–पेशी खण्ड (टूक)।

myometrium (मायोमैट्रीयम)–गर्भाशय भित्ति।

myoneme (मायोनीम)–पेशी सूत्र; पेशी संकुचक।

myopathy (मायोपैथी)–पेशी की कोई भी बीमारी; पेशीरोग।

myopia (मायोपिया)–अल्प दृष्टिता; दूर के पदार्थ या वस्तु का न दीखना; निकट दृष्टिता; विकृत दृष्टि। दृष्टि की वह दशा जिसमें प्रकाश की समानान्तर किरणों रेटीना (दृष्टि पटल) से पहले ही केन्द्रित (focus) हो जाती है; जिससे दृष्टि समीप की वस्तुओं के लिए दूर की वस्तुओं की अपेक्षा में अच्छी रहती है।

myosin (मायोसिन)–पेशी थक्का; पेशी ऊतक का मृत ग्लोबुलिन (globulin)।

myospasm (मायोस्पाज्म)–पेशी ऐंठन।

myotome (मायोटोम)–आदि पेशी खण्ड; पेशी देह खण्ड; मायोटोम।

myotomy (मायोटोमी)–पेशी कर्तन।

myotonia (मायोटोनिया)–पेशी तनाव (खिंचाव) का अच्छा होना।

myotubes (मायोट्यूब्स)–मज्जा नलिकायें, मज्जा कोशिकज (myoblasts) आपस में छोर से छोर मिलाकर बहुन्यूबिलयक (multinucleate) बेलनाकार (cylindrical) संरचना बनाते हैं जिन्हें मज्जा नलिकायें कहा जाता है।

myria (मिरिया)–सहस्त्र; नाप की इकाई से पहले इस शब्द के लग जाने से वह इकाई 10^4 गुना अधिक हो जाती है।

myriapoda (मिरियापोडा)–अयुतपादी (जन्तु विशेष); सन्धि पादों (आर्थ्रोपोडा) संघ के जन्तुओं का एक वर्ग जिसके अन्तर्गत सहस्त्रपादी, कन खजुरा (millipedes) और कांतल (centipedes) आते हैं।

myringa (मिरिन्गा)–कर्णपटल; टिम्पैनिक मैम्ब्रेन।

myx (o) मिक्सो (ओ)–"श्लैष्मा" अर्थ का पूर्व शब्द।

myxocyte (मिक्सोसाइट)–श्लैष्मा ऊतक की एक कोशिका।

myzorhynchus (माइजोर्रिकस)–मच्छरों का एक वंश।

N

N–नाइट्रोजन (nitrogen)–रसायनिक प्रतीक।

n–(1) सामान्य सूचक प्रतीक। (2) तंत्रिका का संक्षिप्त।

Na–सोडियम (Sodium) रसायनिक प्रतीक।

N.A.D (एन०ए०डी०)–पूरा नाम निकोटिनेमाइड एडिनाइन डाइन्यूक्लियोटेइड (Nicotinamide adenine dinucleotide) है। इसको सह-एन्जाइम I (coenzyme I) पहले कहा जाता था, बाद में कुछ समय तक इसे डी.पी.एन. (D.P.N. diphosphopyridine) की संज्ञा दी गई और अब इसे एन. ए.डी. कहा जाता है।

nacreous (नेक्रीयस)–मोती (pearl) की सी चमक वाला; मुक्तास्फोटी; शुक्तिपुट।

nagana (नगाना)–घोड़े और पशुओं की एक बीमारी (ज्वर) जो ट्रिपनासोम (trypanosome) परजीवी के कारण होती है। यह मध्य अफ्रीका में सबसे अधिक होती है।

nail (नेल)–(1) नाखून, नख, नह, नखर; हाथ की उँगली या पाँव की उँगली के सिरे पर पृष्ठ और श्रृंगीय प्लेट। (2) कीलों से जड़ना कील ठोंकना।

naked (नेकिड)–नग्न; नंगा; अभूषित; अलोमी; अरक्षित।

nanism (नेनिज्म)–बौनापना।

nano (नानो या नैनो)–(1) "बोना", "छोटा" अर्थ का पूर्व शब्द।

(2) जिस नाप की इकाई से पहले यह शब्द लगा होता है वह इकाई 10^{-9} अर्थात दस खरब (one billionth 1,000,000,000,000) गुना कम जानी जाती हैं।

nanocephalous (नेनोसिफैलस)–बहुत ही छोटे सिर वाला।

nanocormia (नेनोकोरमिया)–शरीर या धड़ का बहुत ही छोटा होना।

nanocurie (नेनोक्यूरी)–रेडियो विघटनामिकता की एक इकाई जो 10^{-9} क्यूरी होती है। यह वह रेडियो विघटनाभिकता पदार्थ की मात्रा होती है जिससे न्यूक्लियस विघटनात्मकता 3.7 x 10 या·37 प्रति सैकण्ड होती है।

nanogram (नेनेग्राम)–ग्राम का दस खरबवाँ भाग।

nanus (नेनस)–(1) बौना। (2) अविकसित; अवरूद्ध।

nape (नेप)–गुद्दी, मन्या; गर्दन का पिछला भाग।

naphtha (नेफ्था)–बेनजीन (benzene); नैफ्था।

naphthalene (नेफ्थेलीन)–नैफ्थालीन, कोलतार से प्राप्त हाइड्रोकार्बन (hydrocarbon); रोगाणु या कीट वृद्धि की रोकने वाली औषधि।

naphthol (नेफ्थोल)–नैफ्थोल; रबेदार कीटाणु वृद्धि को रोकने वाला पदार्थ, जो दो प्रकार के यौगिकों के रूप में होता है, एक ऐल्फानैफ्थोल; और दूसरा बीटानैफ्थोल।

narcissism (नारसीसिज्म)–आत्ममोह; आत्मरति; आत्मासक्ति; स्वरूप कामुकता; अपने में ही अत्यधिक दिलचस्पी होना।

narcissus (नारसीसस)–(1) आत्म प्रेम में फँसा हुआ युवक। (2) एक प्रकार का नरगिस जाति का पौधा या फूल।

narcolepsy (नारकोलेप्सी)–नींद के लिए बार-बार बेकाबू इच्छा का होना; निद्रारोग।

narcosis (नारकोसिस)–निद्रावहन; पीनक; अचैतन्य, सुषुप्ति।

narcotic (नारकोटिक)–नींद लाने वाली दवा; निद्राकारी; स्वापक।

narcotism (नारकोटिज्म)–नींद लाने वाली औषधि खाने का आदि (अभ्यस्त) होना।

narcotize (नारकोटाइज)–नींद लाने वाली औषधि खिलाकर अचेतनता (बेहोशी) लाना।

naris, nares (नेरिस, नेरीज)–नासा छिद्र, नाक का छेद; नथुना; नासा रन्ध्र।

nares external (नेरीज एक्सटर्नल)–वाह्य नासा छिद्र, अग्र (anterior) नासा छिद्र।

nares internal (नेरीज इन्टरनल)–अन्तर्नासा छिद्र; पश्च (posterior) नासा छिद्र।

nasal (नेजेल)–नासा सम्बन्धी; नाक से सम्बन्धित; नासीय; अनुनासिक।

nasal bone (नेजल बोन)–नासास्थि।

nasion (नेसियन)–नासा ललाट से बनी मध्य बिन्दु।

nasal, conchae or turbinal (नेजल कोन्की और टरबाइनिल)–घूर्णास्थि।

Nasmyth's membrane (नेसमिथ मैम्ब्रेन)–नेसमिथ (वैज्ञानिक) कला या झिल्ली; दाँतों के बाहरी भाग के इनेमिल के ऊपर की पारदर्शक कला।

nascent (नेसेन्ट)–नवजात; उगने वाला; बढ़ने वाला उदीयमान।

nasitis (नेसीटिस)–नाक की सूजन; नासा शोथ।

nasopharynx (नेजोफैरिक्स)–नासाकण्ठ; नासाग्रसनी

पश्चनासिका (posterior nares) से अनुबन्ध या साथ; लगता हुआ कण्ठ (pharynx) का भाग।

nasus (नेसस)–नाक; नासिका।

natal (नेटल)–प्रसव का; प्रासूतिक; जनन का; जन्म सम्बन्धी।

natality (नेटेलिटी)–जन्मदर।

natch (नेच)–पूँछ का भाग।

nates (नेटस)–नितम्ब; चूतड़; पुट्ठा।

natremia (नटरेमिया)–रक्त में सोडियम (sodium) की उपस्थिति।

natrium=sodium (नेट्रियम=सोडियम)–सोडियम रसायन; प्रतीक Na।

natriuresis (नेट्रीयूरेसिस)–मूत्र (पेशाब) में सोडियम का विसर्जन (जाना)।

natron (नेट्रन)–सोडियम कार्बोनेट; Na_2CO_3; सज्जी; खाद।

natural (नेचुरल)–प्राकृतिक; स्वाभाविक; नैसर्गिक।

natural selection (नेचुरल सलेक्ससन)–प्राकृतिक छटाँव (संकलन)। इस मत को कि विकास प्रकृति व संकलन (natural selection) से होता है, डार्विन ने 1859 में प्रतिपादित किया था।

इस मतानुसार यह स्वीकार किया जाता है कि अगली संतति में वंशज का अंशदान पूर्णतया संयोगिक या अनियमित नहीं होता है अपितु परिवर्तनशीलता से पारस्परिक सम्बन्ध लिए होता है। कुछ परिवर्त (variant) व्यक्ति अन्य से अधिक सफल जीवन व्यतीत करने की दृढ़ योग्यता रखते हैं और ये सफल परिवर्त और उनकी संतति 'प्राकृतिक प्रक्रिया' द्वारा संकलित कही जाती है। दूसरे शब्दों में विभिन्न परिवर्त में भिन्न अतिजीविता मान (survival value) होता है। इन विभिन्नताओं में वही विभिन्नतायें महत्वपूर्ण मानी जाती हैं, जो वंशानुगत होती हैं। इस प्रकार प्राकृतिक संकलन समय काल में किसी समष्टि (population) के गठन को नियंत्रित करने का मुख्य कारक होता है। इसके द्वारा कुछ परिवर्त पृथक् हो जाते हैं और वे परिवर्तन नहीं ला पाते हैं तथा कुछ परिवर्त प्रभुत्त्वशील हो जाते हैं और वे विकास सम्बन्धी परिवर्तन ला देते हैं।

naturopath (नेचुरोपैथ)–प्राकृतिक चिकित्सा।

naturopathy (नेचुरीपैथी)–प्राकृतिक चिकित्सा; भौतिक विधियों से बिना दवाओं के इलाज करना।

nausea (नॉसिया)–(1) जी मिचलाना; मिचली; मितली; उबकाई; वमन की इच्छा। (2) अरूचि; घृणा।

nauseant (नॉसियेन्ट)–वमन की इच्छा पैदा करने वाला।

nauseus (नॉसियस)–वमनकारी।

navel (नेवल)–नाभी; ढूँडी; तुन्दिका; तुन्दी; ढ़ोढी।

navicular (नेवीकुलर)–नौका सदृश; नौका रूपी; नाव की शक्ल (आकार) का।

Ne–नियोन (neon) रसायन का प्रतीक।

nearsightedness (नियरसाइटेडनैस)–निकटदर्शिता; निकटदृष्टि; समीप दृष्टि; अल्पदृष्टि, दूर के पदार्थ न देख पाना।

nearthrosis (निआरथ्रोसिस)–कृत्रिम या छद्म सन्धि।

nebula (नेबुला)–नेबुला।

(1) चक्षु की अल्प अपारदर्शकता; कार्निया (cornea) की सफेदी; हल्की फुल्ली।

(2) पेशाब में धुन्धलापन।

neck (नेक)–गर्दन (गरदन); ग्रीवा; गला; किसी वस्तु का संकीर्ण भाग; सिर और वक्ष के बीच का भाग।

necro (नेक्रो)–"मृत", "मृतशरीर" अर्थ का उपसर्ग।

necrobiosis (नेक्रोबायोसिस)–कोशिकाओं की कार्यकी मृत्यु; (शरीर में) मृत्यु पूर्व परिवर्तन।

necrocytosis (नेक्रोसाइटोसिस)–कोशिका क्षीणता; कोशिका क्षय; कोशिकाओं का ह्रास; कोशिकाओं की मृत्यु।

necrology (नेक्रोलोजी)–मृतक गणना; मृत्यु संवाद; मृतक तालिका; निधन सूचना; मृत्यु लेखा; मृत्यु रजिस्टर; मृत्यु स्थिति विज्ञान।

necromania (नेक्रोमेनिया)–मृत्यु अथवा मृत व्यक्तियों में दिलचस्पी।

necroparasite (नेक्रोपैरासाइट)–मृत ऊतकी परजीवी।

necrophagous (नेक्रोफैगस)–मुर्दा मांस भोजी।

necrophilia (नेक्रोफीलिया)–मृत शरीर प्रेमी।

necropneumonia (नेक्रोनिमोनिया)–फुफ्फुस कोथ (gangrene-गलित फोड़ा)।

necropsy (नेक्रोप्सी)–मृत शरीर परीक्षण; शव परीक्षा।

necrosis (नेक्रोसिस)–रोग या चोट से कोशिका की मृत्यु; कोशिका या ऊतक क्षय।

necrotomy (नेक्रोटोमी)–शव विच्छेदन।

needle (नीडिल)–सुई; सूची; नोकीला यन्त्र।

negative (नेगेटिव)–(1) नकारात्मक; निषेधात्मक; ऋणात्मक; 'ना' सूचक; विरोधात्मक; विलोम। (2) ऋण, जीरो (शून्य) से कम की संख्या।

negatron (नेगाट्रोन)–ऋण आयन (इलैक्ट्रोन)।

nematoblast (निमेटोब्लास्ट)–(1) दंशक कोशिका। (2) वीर्याणुक (spermatid)।

neo (नियो)–"नवीन" "नव" अर्थ का पूर्व शब्द।

neocyte (नियोसाइट)–नवनिर्मित श्वेताणु; अपरिपक्व श्वेताणु।

neo-daarwinism (नियोडार्विनिज्म)–यह मत कि विकास का मुख्य कारक (factor) प्राकृतिक छटाव (natural selection) है जो कि जनन भिन्नताओं (germinal variations) के कारण होता है न कि उपार्जित लक्षणों (acquired characters) के कारण जैसा कि अभी तक विचार (मत) था।

neodiathermy=shortwave diathermy–(नियोडायथर्मी= शोर्ट वेव डायथर्मी)–लघु तरंग ऊष्मा पार्य; लघु विद्युत धाराओं द्वारा शरीर के भागों को सेकना।

neogenesis (नियोजेनेसिस)–ऊतक ह्रास।

neo-lamarckism (नियोलेमार्किज्म या वाद)–लेमार्क विकासवाद मत का पुनरूद्धार, कि परम्परा प्राप्त (inherited) उपार्जित विशेषताओं (acquired characters) से विशिष्ट भिन्नतायें (specific differences) आरम्भ होती हैं।

neologism (नियोलोगिज्म)–नवीन शब्द प्रयोग; नववाद; मनोविकार सम्बन्धी शब्द, जिसका अर्थ केवल प्रयोग करने वाले मरीज को ही मालूम होता है।

neology (नियोलोजी)–नवमत; नवीन मत; विलक्षण मत।

neomembrane (नियोमेम्ब्रेन)–मिथ्या कला; नवनिर्मित कला।

neomycin (नियोमाइसिन)–नियोमाइसिन; जीवाणु नाशक दवा, जिसका प्रयोग अन्त्रीय रोगाणुओं की वृद्धि को रोकने के लिए किया जाता है।

neonatal (नियोनेटल)–नवजात शिशु सम्बन्धी।

neonate (नियोनेट)–नवजात शिशु (दो से चार सप्ताह की आयु का)।

neonatology (नियोनाटोलोजी)–नवजात शिशु विज्ञान; नवजाता शिशु के रोगों के निदान व चिकित्सा सम्बन्धी विज्ञान।

neopallium (नियोपैलियम)–नवाच्छादन; नवप्रावार।

neopathy (नियोपैथी)–नवीन रोग अथवा किसी रोग में नवीन वस्तुओं से अत्यधिक प्रेम या लगाव।

neophobia (नियोफोबिया)–नव-आतंकित (भयभीत); नवीन वस्तुओं से भय।

neoplasia (नियोप्लासिया)–नव निर्माण; नवीन अर्बुद (tumor) का बनना।

neoplasm (नियोप्लाज्म)–नवीन या नवतन्तु; नवद्रव्य; साधारणतः रोग के कारण नया या जुड़ा हुआ तन्तु।

neoplasty (नियोप्लास्टी)–प्लास्टिक सर्जरी से खोये या नष्ट हुए भाग को बदलना।

neostomy (नियोस्टोमी)–नवछिद्र निर्माण; किसी अंग या दो अंगों के बीच में नये छिद्र या खुली जगह का बनाना।

neoteny (नियोटेनी)–आयत कौमारता; निरूध वर्धन; अर्भक लक्षणों का सामान्य काल से अधिक प्रौढ़ में पाया जाना, जैसा कुछ एम्फीबिया (amphibia) जन्तुओं में होता है।

nephelometer (निफीलोमीटर)–गंदलापन मापक (यन्त्र)।

nephralgia (नेफ्रालजिया)–गुर्दे या वृक्क (kidney) में दर्द।

nephrectomy (नेफ्रेकटोमी)–वृक्क उच्छेदन; वृक्क को काटकर बाहर निकाल देना।

nephrelcosis (नेफरेलकोसिस)–वृक्क नासूर; गुर्दे का फोड़ा।

nephremphraxis (नेफरिमफ्रेक्सिस)–वृक्क वाहिनियों का अवरुद्ध (रुका हुआ) होना।

nephric (नेफरिक)–वृक्कीय; वृक्क सम्बन्धी।

nephridium (नेफ्रीडियम)–उत्सर्गांग [विशेषतः अकशेरूक (invertebrates) जन्तुओं का]; उत्सर्गिका।

nephrism (नेफरिज्म)–गुर्दे या वृक्क के रोग के कारण उत्पन्न अपुष्टता (दुर्बलता-कमजोरी)।

nephritis (नेफराइटिस)–वृक्क शोथ; गुर्दे की सूजन।

nephrocele (नेफरोसील)–वृक्क का अपने स्थान से हटकर नीचे को लटका होना।

nephrolith (नेफरोलिथ)–पृक्क में पत्थरी।

nerve plexlus caeliac (नर्व प्लैक्सेज सिलियक)–उदरीय तंत्रिका जाल।

nerve root (नर्व रूट)–तंत्रिका मूल (आधार, उद्‌गम)।

nephrology (नेफरोलोजी)–वृक्क विज्ञान; वृक्क का वैज्ञानिक अध्ययन।

nephrolysis (नेफरोलाइसिस)–वृक्क का घुलना।

nephroma (नेफरोमा)–वृक्क ऊतक का अबुर्द (tumor); वृक्काबुर्द।

nephromegaly (नेफरोमिगैलो)–वृक्क का नाप में बढ़ा होना।

nephron (नेफरोन)–वृक्कांग; वृक्क की रचनात्मक और क्रियात्मक इकाई; जिनकी अरबों की संख्या में मिलने से वृक्क बनता है।

nephropathy (नेफरोपैथी)–वृक्कों के रोग।

nephropyelitis (नेफरोपायलाइटिस)–वस्ति और वृक्क दोनों

का सूजा होना।

nephrorrhagia (नेफरोरिहाजिया)–वृक्क से रक्त का बहाव।

nephrosclerosis (नेफरोस्क्लेरोसिस)–वृक्क का सख्त होना।

nephrosis (नेफरोसिस)–वृक्क की कोई भी बीमारी।

nephrostome (नेफरोस्टोम)–वृक्क मुख; उत्सर्ग छिद्र।

nephrotomy (नेफरोटोमी)–वृक्क कर्तन; वृक्क का काटना।

nephrotoxicity (नेफरोटोक्सीसिटी)–वृक्क कोशिकाओं के लिये विषाक्तता (विषैला होना)।

nerve (नर्व)–तन्त्रिका; विशेष प्रकार के ऊतकों से बनी रस्सीनुमा आकृति जिनमें होकर आवेग या प्रेरणायें केन्द्रीय तन्त्रिका तन्त्र (central nervous system) मस्तिष्क और सुषुम्ना में से या शरीर के अन्य भागों से ले जाई जाती हैं।

nerve canal (नर्व कैनाल)–तंत्रिका पथ (नलिका); दन्त मज्जा तक तंत्रिका का पहुँचने का रास्ता (मार्ग या पथ)।

nerve cell (नर्व सैल)–तंत्रिका कोशिका।

nerve centre (नर्व सेन्टर)–तंत्रिका केन्द्र।

nerve cord (नर्व कोर्ड)–तंत्रिका रज्जु।

nerve eminence (नर्व एमीनेन्स)–तंत्रिका स्पष्टता (श्रेष्ठता)।

nerve ending (नर्व एन्डिग)–तंत्रिका अन्त।

nerve fibre (नर्व फाइबर)–तंत्रिका सूत्र; पतली पतली धागे नुमा आकृतियाँ जिनसे तंत्रिका बनती है।

nerve foramina (नर्व फोरामिना)–अस्थि छिद्र जिसमें से होकर तंत्रिका जाती है।

nerve ganglion (नर्व गैंगलिया)–तंत्रिका गण्ड (गैंगलिया)।

nerve impulse (नर्व लम्पल्स)–तंत्रिका प्रेरणा (उत्तेजना)।

nerve plexus (नर्व प्लैक्सेज)–तंत्रिका जाल।

nerve plexus, brachial (नरवी नरवोरम)–तंत्रिका संवेदी मूत्र, तंत्रिका के मुख्य धड़ में भी संवेदीय तंत्रिका सूत्र (nervi nerorum) होते हैं, जो परितंत्रिका सूत्र (perineurium) में फैले हुए तथा वहीं अन्त होने वाले होते हैं।

nervous (नर्वस)–(1) तंत्रिकीय; तंत्रिका सम्बन्धी। (2) जल्दी से घबड़ा जाने वाला व्यक्ति; धैर्यहीन; विकल; अधीर।

Nervous system (नर्वस सिस्टम)–उच्चकोटि के जन्तुओं (मानव सहित) तंत्रिका यंत्र (nervous system) जो बाह्य चर्म (ectoderm) से उद्‌भित (origin) होता है।

तंत्रिका तंत्र में मस्तिष्क (brain), सुषुम्ना (spinal cord); मस्तिष्कीय (cranial) और परिधीय (peripheral) तंत्रिकायें और गैंगलिया (ganglions) सम्मिलित होते हैं। मानव (स्तनियों–mammals) के तंत्रिका तंत्र को निम्न भागों में बाँटा जाता है।

(1) केन्द्रीय तंत्रिका तंत्र (central nervous system) मस्तिष्क (brain) और सुषुम्ना (spinal cord)।

(2) परिधि तंत्रिका तंत्र (peripheral nervous system) –मस्तिष्कीय (cranial) तंत्रिकायें; सुषुम्नीय (spinal) तंत्रिकायें।

(3) स्वचालित तंत्रिका तंत्र (autonomus nervous system) –रेखिय मांस पेशी, हृद-मांसपेशी और ग्लैण्डस (glands) की तंत्रिकायें।

(4) सहानुभूतिक तंत्रिका तंत्र (sympathetic nervous system)–वक्षीय (thoracic) और कटि (lumbar) भागों की तंत्रिकायें।

(5) पराअनुकंपी तंत्र (para sympathetic nervous system) –मस्तिष्कीय (cranical) और त्रिकी (sacral) भागों की तंत्रिकायें।

nervousness (नर्वसनैस)–अधीरता।

nervuration (नर्बूरेसन)–तंत्रिका का विस्तार (व्यवस्था)।

net work (नेट बर्क)–जाल, जाली, पाश।

neural (न्यूरल)–तन्त्रिका सम्बन्धी।

neuralgia (न्यूरेलजिया)–तंत्रिका में दर्द; तंत्रिका शूल; वात शूल।

neuralgia, trigeminal (न्यूरलजिया, ट्राइजेमीनल)–त्रिशाखीय (ट्राइजेमीनल) तंत्रिका प्रदाह (शूल)।

neurasthenia (न्यूरसथेनिया)–तंत्रिका (नाड़ी) रोग के कारण थकावट; तंत्रिकावसाद; मनः श्रान्ति।

neuration (न्यूरेसन)–तंत्रिका विस्तार।

neuraxitis (न्यूरेक्सीटिस)–मस्तिक शोथ (सूजन)।

neurectasia (न्यूरेक्टेसिया)–तंत्रिका का दर्द हटाने हेतु खींचा जाना; तंत्रिका प्रसार (फैलाव या खिंचाव)।

neurectomy (न्यूरेक्टोमी)–तंत्रिका उच्छेदन (काटकर बाहर निकालना)।

neurexeresis (न्यूरेक्सरेसिस)–तंत्रिका की उग्रता (तेज हो जाना)।

neuricity (न्यूरीसिटी)–तंत्रिका गुण (विशिष्ट लक्षण)।

neurilemma (न्यूरीलेम्मा)–तंत्रिकाच्छद; तंत्रिका सूत्र के ऊपर की चादर (पर्त)।

neurility (न्यूरीलिटी)–तंत्रिका क्षमता; तंत्रिका की उत्तेजना भेजने या ग्रहण करने की शक्ति।

neuritis (न्यूराइटिस)–तंत्रिका शोथ या वर्ध (सूजन)।

neurobiology, neurology (न्यूरोबायोलोजी, न्यूरोलोजी)–तंत्रिका विज्ञान।

neurobiotaxis (न्यूरोबायो टैक्सिस)–तंत्रिका जीवन वृत्ति; तंत्रिका सूत्र या तंत्रिका कोशिकाओं के पिण्ड की उत्तेजना उद्‌गम (origin of stimulus) की ओर स्थानान्तरित होने की प्रकृति (taxis)।

neuroblast (न्यूरोब्लास्ट)–तंत्रिका कोशिका जन; तंत्रिका को जन्म देने वाली भ्रूण कोशिका।

neurocanal (न्यूरोकैनाल)–सुषुम्ना की केन्द्रीय नलिका (कुल्या)।

neurochemistry (न्यूरोकैमिस्ट्री)–तंत्रिका रसायन विज्ञान; तंत्रिका तंत्र में होने वाली रसायनिक प्रक्रियाओं का वैज्ञानिक अध्ययन।

neurocranium (न्यूरोक्रेनियम)–तंत्रिका कपाल; उपास्थि (cartilage) या अस्थि (bone) खोल या पेटी, जिसमें मस्तिष्क व मुख्य ज्ञानेन्द्रियाँ (brain and special sense organs) निहित रहते हैं।

देखिये—viscera-cranium–देहांग कपाल।

neurocyte (न्यूरोसाइट)–तंत्रिका कोशिका।

neurocytology (न्यूरोसाइटोलोजी)–तंत्रिका कोशिका विज्ञान।

neurodynia (न्यूरोडायनिया)–तंत्रिका में दर्द।

neurofibrils (न्यूरोफाइब्रिल्स)–सूक्ष्म तंत्रिका सूत्र, अति सूक्ष्म सूत्र जिनसे सूत्रच्छद या पिधान युक्त तंत्रिका सूत्र (medullated nerve fibres) बनते हैं।

neuroglia (न्यूरोग्लिया)–तन्त्रिका श्लैष्म।

neurohistology (न्यूहिस्टोलोजी)–तन्त्रिक तन्त्र ऊतकी।

neurokeratin (न्यूरोकिराटिन)–तंन्त्रिका श्रृंग पदार्थ; तन्त्रिका किरेटिन।

neurology (न्यूरोलोजी)–तन्त्रिका विज्ञान।

neuron (न्यूरोन)–तन्त्रिका कोशिका।

neurone theory (न्यूरोन मत)–यह मत कि तन्त्रिका तन्त्र असंख्य विविक्त (descrete) तन्त्रिका कोशिकाओं (nerve cells) का बना होता है। प्रत्येक कोशिका भ्रूणिक तन्त्रिकीय ऊतक (embryonic neural tissue) की एकल कोशिका से उद्‌भित होती है जो आपस में अतग्रंथन (synapse) पर सम्पर्क करती है।

पूर्वमत कि समस्त तन्त्रिका तंत्र में प्रोटोप्लाज्मिक तारतम्यता होती है अब अमान्य कर दिया गया है।

neurophage (न्यूरोफेज)–(Gk. *neuron*, nerve; *phageim*, to eat.) नाड़ी कोशिका भक्षी; भक्षक कोशिकायें (phagocytic cells) जो वृद्धावस्था (old age) में नाड़ी कोशिकाओं का ह्रास कर देते हैं।

neuropathy (न्यूरोपैथी)–तन्त्रिका तन्त्र का कोई भी रोग; स्नायु रोग।

neurophags (न्यूरोफेग्स)–तन्त्रिका कोशिका भक्षी, भक्षक कोशिकायें जो वृद्धावस्था में तन्त्रिका कोशिकाओं का ह्रास कर देती हैं।

neuropotential (न्यूरोपोटैंशियल)–तन्त्रिका शक्ति।

neuropsychosis (न्यूसाइकोसिस)–मानसिक विकार सहित तन्त्रिका (स्नायु) रोग।

neurosecretion (न्यूरोसेक्रीसन)–तन्त्रिका स्राव।

neurosis (न्यूरोसिस)–विक्षिप्त दशा; अत्यधिक चिन्ता में उत्पन्न मानसिक विकार।

neurotomy (न्यूरोटोमी)–तन्त्रिका विच्छेदन; तन्त्रिका कर्तन।

neurotrauma (न्यूरोट्रोमा)–तन्त्रिका का जख्मी होना।

neurotripsy (न्यूरोट्रिप्सी)–तन्त्रिका का घिस जाना या कुचल जाना।

neurotrophy (न्यूरोट्रोफी)–तन्त्रिका पोषण।

neurotropism (न्यूरोट्रोपिज्म)–तंत्रिका वृत्ति; तन्त्रिकानुवर्तन।

neutral (न्यूट्रल)–(1) उदासीन, न अम्ल (acid) और न क्षार (base); क्रिया शून्य। (2) नपुंसक प्राणी।

neutron (न्यूट्रोन)–अविद्युत कण; विद्युत रहित कण।

neutrophil (न्यूट्रोफिल)–उदासीन; बहुकेन्द्रक श्वेताणु; तीन या पाँच दलीय केन्द्रक या न्यूक्लियस (nucleus) युक्त श्वेताणु (ल्यूकोसाइट)।

nexus or gap junctions (नेक्सूस और गैप जंक्सन)–दरार संगम स्थल या प्लाज्मा कला के घनिष्ठ लगाव स्थल।

Ni—निकिल (nickel) रसायन का प्रतीक।

niacin (नियासिन)–निकोटिनिक अम्ल। यह जल घुलनशील विटामिन होता है; इसको निकोटिनिक अम्ल भी कहते हैं। इसका रसायनिक सूत्र $C_6H_5O_2N$ है। इसका नया नाम पिरीडीन 3 कार्बोक्सिलिक अम्ल (pyridine 3 corboxylic acid) है।

niche (निके)–निलय; छोटी दरार।

nickel (निकिल)–निकिल, एक रसायनिक तत्व, प्रतीक Ni, आवर्त सारणी में 28वाँ स्थान, एक प्रकार की धातु।

nicotine (निकोटीन)–तम्बाकू की पत्तियों से प्राप्त विषैला क्षारीय पदार्थ; तम्बाकू-सत्व।

nictitation (निकटीटेशन)–पलक मारने की क्रिया।

nidation (निडेसन)–गर्भ कला परावर्तन; डिम्ब निविष्टता।

(1) स्त्रियों में मासिक धर्म के बीच में गर्भाशय स्तर का बदलना।

(2) निषिक्त डिम्बों (fertilised ovum) का गर्भाशय श्लैष्म कला (urerine mucous memberane) में निदिष्ट (embedd) होना।

nidus (निडस)–(1) घोंसला; नीड़। (2) किसी प्रक्रिया का केन्द्र अथवा उद्गम स्थान।

nightshade (नाइटशेड)–बेलाडोना (belladonna) का पौधा।

nigrities (निगरीटीज)–श्यामलता; कालापन।

niemann-pick disease (नीमान-पिकडिसीज)–गैंगलियोसाइड्स (gangliosides) रचना सदृश्य ही होती है।

nit (निट)–जूँ (louse) का अण्डा; लीख।

nitrobacteria (नाइट्रोबैक्टीरिया)–वे बैक्टीरिया (जीवाणु) जिनमें आमोनिया (NH_3) का आक्सीकरण कर नाइट्रोजन अम्ल (nitrogen acids) बनाने की क्षमता होती है।

nitro-cobalamin (नाइट्रोकोवालामिन)–बिटामिन बी$_{12}$ सी; बिटामिन बी$_{12}$ से सम्बन्धित एक नाइट्रोजन युक्त यौगिक।

nitrogen (नाइट्रोजन)–रसायनिक तत्व, प्रतीक N; आवर्त सारणी में 7वाँ स्थान।

Nitrogen cycle (नाइट्रोजन साइकिल)–नाइट्रोजन अणुओं का चक्र; नाइट्रोजन चक्र; मुख्यतः जीवित द्वारा नाइट्रोजन अणु का परिसंचरण अर्थात् स्वपोषित पादप मिट्टी और जल से अकार्बनिक नाइट्रेट्स यौगिक मुख्यतः नाइट्रेट्स का अवशोषण कर कार्बनिक यौगिक बनाते हैं। इनके मृत होकर सड़ने पर या जन्तुओं के खाने पर यह पुनः कार्बनिक यौगिक के रूप में मिट्टी और जल में पहुँच जाता है और बैक्टीरिया के प्रभाव से अकार्बनिक नाइट्रोजन यौगिक में बदल जाता है। कुछ नाइट्रोजन वायुमण्डल में गैस के रूप में मिल जाता है और यह फिर नाइट्रोजन यौगिकीकरण (nitrogen fixation), बैक्टीरिया या नीले हरे शैवाल द्वारा वायुमण्डल से खींच लिया जाता है। यही नाइट्रोजन चक्र होता है।

noci (नोसी)–"हानि", "चोट", "क्षति" अर्थ का पूर्व शब्द।

nociceptor (नोसीसेप्टर)–क्षति ज्ञापी; हानि ग्राह्यांग; ऐसे ज्ञापक (receptor) जो हानि या क्षति पहुँचाने वाली उत्तेजनाओं के प्रति अति संवेदनशील (sensitive) होते हैं।

nocturnal (नोक्टरनल)–रात्रिचर, रात्रि में बाहर निकलने वाले जन्तु।

nocuity (नोक्यूटी)–हानिकारकता।

node (नोड)–गाँठ; काण्ड; नोड, फूला हुआ भाग; तने का जोड़ जहाँ से पत्तियाँ निकलती हैं।

nodule (नोड्यूल)–छोटी गाँठ; लोष्ट; छोटी गाँठ सदृश आकृति।

noma (नोमा)–ऊतक क्षति दशा।

nomenclature (नोमनक्लेचर)–नामकरण; नाम पद्धति; पौधे, जन्तु या अंग आदि को नाम देने की विधि।

nomev (नोमेव)–नाम।

nonan (नोनान)–नवाँ दिन दुहराने वाला; प्रत्येक नवें दिन आने वाला।

nonconductor (नोनकन्डक्टर)–अचालक; अपरिचालक; वह पदार्थ जिसमें होकर विद्युत (बिजली), प्रकाश या ऊष्मा (heat) न बह सके या संवाहन न हो सके।

non-disfunction (नोन-डिस्फन्कसन)–क्रोमोसोम (गुणसूत्र) अपृथकता; क्रोमोसोम (गुणसूत्रों) का ह्रास विभाजन (meiosis) में अलहदा या पृथक न हो सकना।

nonelectrolyte (नोनइलैक्ट्रोलाइट)–ऐसा यौगिक जिस घोल में होकर विद्युत की धारा न बह सके; अविद्युत घोल।

nonsecretor (नोनार्सक्रीटर)–अस्रावी; 'ए' या 'बी' प्रकार के रक्त वाला व्यक्ति जिसके शरीर के स्रावों में ए व बी प्रकार के पदार्थ नहीं होते हैं।

nonunion (नोनयूनियन)–असन्धि; टूटी हुई हड्डी के किनारों की न जुड़ने की दशा।

norm (नोर्म)–निश्चित या आदर्श नियम (मापदण्ड)।

norm (o) (नोर्म (ओ)–'सामान्य' अर्थ का पूर्व शब्द।

nonmedullated nerve fibre (नॉन मेडुलेटड नर्व फाइवर)–पिधानहीन तन्त्रिका सूत्र।

normoblast (नोर्मोब्लास्ट)–सामान्य लाल रक्तणुज; लाल रक्तज; रक्ताणु के वर्धन में वह उत्तर स्थिति जिसमें संघनित (pyknotic) केन्द्रक (nucleus) होता है तथा कोशिका द्रव्य (cytoplasm) में बड़ी मात्रा में हीमोग्लोबिन (haemoglobin) होता है।

normocapnia (नोर्मोकेपनिया)–रक्त में कार्बनडाइऑक्साइड की सामान्य मात्रा।

normocyte (नोर्मोसाइट)–सामान्य कोशिका (लाल रक्ताणु)।

nos (o) (नोस ओ)–'रोग' अर्थ का पूर्व शब्द।

nose (नोज)–नाक; नासिका; नासा; घ्राण ज्ञानेन्द्रिय; सूँघने का

अंग।

nose piece (नोज पीस)–सूक्ष्मदर्शी (माइक्रोस्कोप) में नासा अभिदृश्यक; नलिका (tube) के नीचे के सिरे पर लगे अभिदृश्यक (objective or objectives) जो "नाक सदृश्य" आकृति के लगे होते हैं जिस कारण लेन्सों (lenses) को अंग्रजी में नोज पीस (nose piece) कहा जाता है।

nosocomial (नोजोकोमियल)–अस्पताल (होस्पिटल) से सम्बन्धित।

nosogeny (नोसोजेनी)–रोगजन; रोगोत्पादक।

nosography (नोजोग्राफी)–रोगों का वर्णन।

nosology (नोजोलोजी)–रोग वर्गीकरण विज्ञान।

nosomania (नोजोनिया)–बीमारी का भ्रम; किसी व्यक्ति का यह विश्वास या भ्रम कि वह बीमार न होते हुए भी बीमार है।

nosophobia (नोजोफोबिया)–बीमारी से आतंकित (भयभीत)।

nostril (नेस्ट्रिल)–नथुना; नासारन्ध; नासाविवर।

nostrem (नोस्ट्रेम)–अप्रकट या गुप्त दवा।

notal (नोटल)–पृष्ठीय (dorsal)।

notalgia (नोटालजिया)–पीठ में दर्द।

notch (नोच)–दनदाना; दाँत; भंग; कटाव; दर्रा।

notochord (नोटोकोर्ड)–पृष्ठ दण्ड; नोटोकार्ड।

noxa (नोक्सा)–नुकसान पहुँचाने वाला पदार्थ या कार्य।

noxious (नोक्सियस)–हानिकर; अनिष्टकर।

nucleated (न्यूक्लियेटेड)–केन्द्रक (nucleus) युक्त।

nuclein (न्यूक्लियेन)–केन्द्रक में पाया जाने वाला प्रोटीन।

necleolus (न्यूक्लियोलस)–उपकेन्द्रक; न्यूक्लियोसस; न्यूक्लियस के अन्दर अधिक आर.एन.ए. (ribonueleic acid) युक्त गोलाकार पिण्ड।

nucleopetal (न्यूक्लियोपीटल)–न्यूक्लियस (केन्द्रक) की ओर आने वाला।

nucleic acid (न्यक्लियक एसिड)–न्यूक्लियक अम्ल; इसका पूरा नाम डी ओक्सीरिबोन्यूक्लिक एसिड (डी. एन. ए.) है। साइटोप्लाज्म में निबोन्यूक्लियक एसिड आर.एन.ए. (R.N.A.) होता है।

nucleus (न्यूक्लियस)–केन्द्रक; न्यूक्लियस; कोशिका के भीतर अधिकतर बीच में पाई जाने वाली विशिष्ट आकृति।

nucleus ambigus (न्यूक्लियस एम्बीगस)–मैडुला ऑबलोंगेटा (medulla oblongata) की कोशिकायें जिनसे गतिसूत्र (motor fibres) उद्‌भित (originate) होते हैं।

nudomania (न्यूडोमेनिया)–नंगे होने का दिमाग; नंगे होने का पागलपन; नंगेपन का उन्माद।

nulliparity (नलीपेरिटी)–बाँझ।

nurse (नर्स)–परिचारिका, नर्स, उपचारिका।

nursery (नरसरी)–बाल कक्ष; नर्सरी।

nurture (नरचर)–पालन-पोषण करना; धायता।

nutrient (न्यूट्रीयेन्ट)–पुष्टि कारक।

nutrition (न्यूट्रीसन)–पोषण; आहार।

nutritive (न्यूट्रीटिव)–पौष्टिक।

nyctalgia (निकटलजिया)–केवल नींद में होने वाला दर्द।

nyctalopia (निक्टेलोपिया)–रतौंधी; रात्रि अन्धता (night blindness)।

nymph (निम्फ)–शिशु कीट।
कीट के जीवन इतिहास के कायांतरण (metamorphosis) में प्रौढ़ से पहले की अवस्थायें जिनमें जननांग नहीं बने होते हैं।

nyxis (निक्सिस)–सुई चुभोना या छेदना।

nucleolus (न्युक्लियोलस)–उपकेन्द्रक, न्यूक्लियस के अन्दर छोटे न्यूक्लियस जो संख्या में एक या दो होते हैं।

nucleosidase (न्यूक्लियोसीडेज)–न्यूक्लियस का एक एन्जाइम।

O

O–आक्सीजन रसायनिक तत्व का प्रतीक।

O–"आँख" का प्रतीक।

O_2–"दोनों आँख" का प्रतीक।

O_3–ओजोन का प्रतीक।

oath–शपथ, सौगन्ध, कसम।

O.B.–प्रसूति विज्ञान (obstetrics)।

obdormition (ओबडोरमीसन)–तन्त्रिका पर दबाव के कारण स्थानीय सुन्नता (numbness)।

obelion (ओबेलियन)–छिद्रान्तर; छिद्र मध्य स्थल; पैराइटल (parietal) मध्य सेवनी (suture) के अस्थि छिद्रों के मध्य का स्थान।

obesity (ओबेसिटी)–मोटापन; स्थूलता।

objective (ओबजेक्टि)–(1) पदार्थ सम्बन्धी; (2) बाह्य इन्द्रियों से देखा जा सकने वाला पदार्थ; (3) माइक्रोस्कोप से देखे जाने वाले पदार्थ के नजदीक वाला लैंस-नासा अभिदृश्यक।

obligate (ओब्लीगेट)–अविकल्प; अपरिहार्य; पूर्ण; विभिन्न परिस्थितियों में अपने आप को उपयुक्त बनाने के अयोग्य।

obligatory parasite (ओब्लीगैटरी पैरासाइट)–अविकल्प परजीवी; ऐसे परिजीवी जो केवल पोषक (host) के सहारे ही जीवित रह पाते हैं।

oblique (ओब्लीक)–तिरछा; टेढ़ा; वक्र; तिर्यक।

obliterate (ओबलीरेट)–अस्पष्ट; धुँधला।

oblongata (ओब्लोंगेटा)–मेडुला ऑबलोंगेटा; मस्तिष्क का पश्च या अन्तिम भाग; मस्तिष्क और सुषुमना के मध्य की आकृति।

obsession (ओवसेशन)–प्रस्तता; आवेश; प्रेतबाधा; चेतना में बार-बार किसी अनावश्यक विचार या प्रेरणा का लगातार आ जाना।

obstetrician (ओब्सटेट्रीशियन)–प्रसूति वैज्ञानिक; प्रसूति विशेषज्ञ।

obstetrics (ओब्सटेट्रिक्स)–प्रसूति विज्ञान; धात्री विद्या; दाई का कार्य।

obstruction (ओब्सट्रकसन)–रुकावट; बाधा; अटकाव; अड़ंगा।

obstruent (ओब्सट्रूयेन्ट)–रुकावट डालने वाला; कब्ज पैदा करने वाली दवा; संकोचक।

obtund (ओवटून्ड)–(1) मुथरा करना; कुन्द करना; (2) मन्द बुद्धि; कुण्ठित करना।

obturator (ओब्टूरेटर)–गवाक्षी; किसी छिद्र को बन्द या ढकने वाली झिल्ली या बिम्ब।

obtusion (ओब्ट्यूजन)–मन्द होना; कुण्ठित होना; कुन्द होना।

occipital bone (ओक्सीपिटल बोन)–ऑक्सीपिटल अस्थि (कपालकी); अनुकपालास्थि।

occipitalization (ओक्सीपिटेलाइजेसन)–प्रथम ग्रैवीय कशेरूक (first cervical vertebra) का कपाल से संयुज (fusion) हो जाना।

occiput (ओकसीपुट)–ओक्सीपटल प्रदेश; पश्च कपाल।

occlude (ओक्ल्यूड)–एक दूसरे में ठीक प्रकार से भिच जाना जैसे दांतों की भिच्ची; जोर से बन्द करना।

occlusion (ओक्ल्यूजन)–निरोधन; भिच्ची; दांतों का भींचना; अवरोधन।

occult (ओकल्ट)–दृष्टि से छुपा हुआ; ओझल; गुप्त।

ocellus, occelli (ओसिलस, ओसिलाई)–नेत्रिका; अक्षिका। (1) निम्न जन्तुओं में पाई जाने वाली साधारण आँख। (2) कीटों, मत्स्यों में चक्षुसम आकृति विशेष। (3) यौगिक नेत्र (compound eye) की एक इकाई।

ochrodermatosis (ओकरोडरमेटोसिस)–त्वचा के पीलेपन की एक दशा।

ochrodermia (ओकरोडरलिया)–त्वचा का पीला होना; त्वचा पीतता।

ochronosis (ओक्रोनोसिस)–निरंगता; शरीर के ऊतकों का विशेष प्रकार से नीरंग या बदरंग हो जाना।

octa (ओक्टा)–"आठ" अर्थ का पूर्व शब्द।

octad (ओक्टेड)–आठ की संयोजकता (valency) वाला।

octan (ओक्टन)–आठवें दिन दोहराने वाला।

octaploidy (ओक्टाप्लोयडी)–आठ की संख्या में गुणसूत्र (क्रोमोसीम) का होना।

octapora (ओक्टापोरा)–ऐसी स्त्री जो आठ बार प्रसव कर चुकी हो।

ocul (o) (ओकल) (ओ)–"आँख", "चक्षु" अर्थ का पूर्व शब्द।

ocular (ओकूलर)–(1) आँख से सम्बन्धित; चक्षु सम्बन्धी। (2) चक्षु अभिदृश्यक (eye piece)।

oculocutaneous (ओकुलोकुटेनियस)–दोनों आँखों तथा त्वचा सम्बन्धी।

oculofacial (ओकूलोफेशियल)–आँखों तथा चेहरे सम्बन्धी चक्षुगोलक (eyeball) की गति।

oculomotor, oculomotorius (ओकूलोमोअर, ओकूलोमोटोरियस)–चक्षुचालक तन्त्रिका।

oculonosal (ओकूलोनोजल)–आँख और नाक सम्बन्धी।

oculus, oculi (ओकूलस, ओकूलई)–आँख, अक्षि, नयन।

O.D.=oculus, dexter (ओकूलस, डेक्सटर)–दायीं आँख।

oddi's sphincter (ओडीस स्फिक्टर)–पित्त नलिका छिद्रावरोधक पेशी; आगे की संवरणी (पेशी); सामान्य पित्त नली (common bile duct) और डयूडेनम के बीच स्थित छिद्रावरोधक पेशी।

odonto (ओडोन्टो)–"दाँत" "दन्त" अर्थ पूर्व शब्द।

odontalgia (ओडोन्टालजिया)–दांत का दर्द।

odontectomy (ओडोन्टैक्टोमी)–दाँत का बाहर निकालना; दन्त उच्छेदन।

odontexesis (ओडोन्टेक्सिस)–दांतों की सफाई, खुरचना तथा

चमक देना।

odontic (ओडोन्टिक)–दांतों सम्बन्धी।

odontitis (ओडोनटाइटिस)–दांतों की सूजन।

odontoblast (ओडोन्टोब्लास्ट)–दन्तोत्पादक कोशिका; डेन्टीनोत्पादक कोशिका।

odontoclasis (ओडोन्टोक्लासिस)–दांत का टूटना।

odontoclast (ओडोन्टोक्लास्ट)–दन्तनाशक; दन्तमूल शोषणी।

odontogenesis (ओडोन्टोजेनेसिस)–दन्त जनन।

odontogeny (ओडोन्टोजेनी)–दन्तजनन; दाँत का उद्‌गम (origin) और वर्धन (development)।

odontoid (ओडोन्टोयड)–दन्तोपम; दन्त सदृश।

odontoid process (ओडनटोयड प्रोसिस)–ओडनटोयड प्रोसिस)–ओडनेटोयड प्रवर्धन; द्वितीय कशेरू के केन्द्रक (centrum) का प्रवर्धन जिसके सहारे प्रथम कशेरू (atlas) घूमता है।

odontology (ओडोन्टोलोजी)–दन्त विज्ञान।

odontopathy (ओडोन्टोपैथी)–दांत की कोई भी बीमारी; दन्तरोग।

odontorrhagia (ओडोन्टोरेहजिया)–दांत निकाले जाने के पश्चात रक्त का बहाव।

odontoscope (ओडोन्टोस्कोप)–दांतों को देखने वाला शीशा; दन्त दर्पण।

odontotomy (ओडोन्टोटोमी)–दन्त कर्तन।

odontotrypy (ओडोन्टोट्रिपी)–दांत में वर्मी से छेद करना।

odynia (ओडीनिया)–"दर्द" अर्थ का पूर्व शब्द।

odynometer (ओडाइनोमीटर)–दर्द मापक; दर्द नापने का यन्त्र।

odynophagia (ओडाइनोफेजिया)–खाद्य का कठिनाई से दर्द के साथ निगला जाना; खाना निगलने में दर्द।

oesophagus (Gk. *oisphagos*, gullet.) (इसोफैगस)–ग्रास नली; निगर; निगलक; पाचन लनी में गले और आमाशय के मध्य की नलिका।

oestradiol (Gk. *oistros*, gadfly, *dislov*, together) (आस्ट्राडियोल)–एस्ट्रड्राइऑल, आंडाशय हार्मोन; $C_{18}H_{24}O_2$।

oestrin (ऑस्ट्रिन)–एस्ट्रोन; $C_{18}H_{22}O_2$: आस्ट्रिन और एस्ट्रोन एक ही हार्मोन माने जाते हैं–पुटक (follicular) द्वारा यह मदोत्पादक (ऑइस्ट्रोजन) हार्मोन स्रावित किया जाता है।

oestrogen–(Gk. *oistros*, gadfly *genos*, offspring) **(एस्ट्रोजन)**–मदोत्पादक; एस्ट्रोजन का उद्दीपक रस। एक रसायन जो मादा लैंगिक अंगों में उसी समान परिवर्तन उत्पन्न कर देता है जैसे कि कशेरूक डिम्बाशय से उत्पन्न प्राकृतिक आस्ट्राडियोल (oestradiol) हार्मोन से उत्पन्न होते हैं। आस्ट्राडियोल हार्मोन एक स्टेरॉयड (steroid) होता है और मादा उत्पादक तन्त्र की वृद्धि और कार्य को प्रभावित करता है। इसी से मादा के गौण लैंगिक लक्षण भी वर्द्धित होते हैं। यह रसायन कम मात्रा में एड्रीनल वल्क (adrenal cortex) और वृषण (testis) से भी उत्पन्न होता है। संश्लेषित एस्ट्रोजन (oestrogens) अनिवार्य रूप से स्टेरॉयड (steroid) नहीं होते हैं।

oestrogenic –(Gk. *oistros* gadfly; *gennaein,* to produce) मद-प्रोत्साहक–मद को प्रोत्साहन देने वाली।

oestrual–(Gk *oistros,* gadfly.) (पशुओं का) मद; मैथुन (सम्भोग की इच्छा; स्यतिक; मद चक्र। [A cow in heat वृष स्यैती]

oestrous (estrous) cycle मद चक्र (वृत)–कई स्तनी प्रजातियों (species of mammal) में गर्भ की अनुपस्थिति में पाया जाने वाला उत्पादन चक्र। यह प्रजाति के अनुसार पाँच से सात दिन के बाद लैंगिकता परिपक्व मादाओं में आता है। कुछ में केवल प्रजानन काल में ही यह चक्र आता है। प्रत्येक चक्र केवल एक या दो दिन का होता है और इसी समय मादा नर से सम्भोग करती है। यह चक्र अण्डोत्सर्ग (ovulation) के साथ ही घटित होता है। इससे पूर्व और पश्चात् गर्भाशय में भी कई परिवर्तन होते हैं, जो गर्भ धारण हेतु उसमें आते हैं। समस्त परिवर्तन हार्मोन से नियंत्रित होते हैं। मद चक्र की विभिन्न स्थितियों की रूपरेखा निम्न होती है :

(i) पुटक (follicular)–इसमें डिम्बाशय के ग्रेफियन फोलिकल्स (Graffian follicles) की वृद्धि होती है। गर्भाशय अंतः स्तर (endometrium) में वृद्धि, जिससे एस्ट्रोजन (oestrogen) हार्मोन भी अधिक स्रावित होता है।

(ii) अण्डोत्सर्ग (ovulation)–सम्भोग प्रतिवर्त (reflex) के आ जाने से।

(iii) पीत पिण्ड (luteal)–अण्डाशय में कार्पस ल्यूटियम (corpus luteum) के निर्माण से–जिससे प्रोजेस्ट्रोन का स्राव अधिक और एस्टोजन का कम हो जाता है।

(iv) पीत पिण्ड का ह्रास, जिससे पुटक वृद्धि पुनः आरम्भ हो जाती है। यदि गर्भाधान हो जाता है तो चक्र यहीं समाप्त हो जाता है। यदि गर्भ स्थापित नहीं होता है तो पुनः यह चक्र प्रारम्भ हो जाता है। कुछ प्रजातियों में यह चक्र जनन

काल में केवल एक बार ही आता है। यह चक्र पिट्यूटरी ग्रन्थि द्वारा स्रावित जननग्रंथि प्रेरक (gonadotrophic) हार्मोन के कारण आता है जिससे अण्डाशय के परिवर्तन नियन्त्रित होते हैं और ये डिम्बाशय के परिवर्तन एस्ट्रोजन और प्रोजेस्ट्रोन के उत्पादन को नियन्त्रित करते हैं जिनके कारण यह चक्र आता है।

offspring (आफस्प्रिग)–सन्तान।

ohm (ओम)–"ओम", विद्युत प्रवाह रोधक (resistance) इकाई।

ohmmeter (ओममीटर)–विद्युत रोधक यन्त्र।

oil (आइल)–तेल, तैल, ऐसा तरल जो पानी के साथ नहीं मिलता है ईथर (ether) में घुलनशील होता है।

ointment (ऑइन्टमेन्ट)–मरहम; विलेप; लेप; किसी उपयुक्त आधारक में किसी दवा को मिलाकर अर्धठोस तैयार की हुई वस्तु जिसको चोट, घाव अथवा सूजन आदि में लेपा जाता है।

olecranon (आलीक्रैनन)–कुहनी; कूर्यर; अलना (अस्थि) के ऊपरी सिरे पर का एक बड़ा प्रवर्धन।

oleotherapy (ओलियोथिरैपी)–तैल-उपचार; तैल का इन्जेक्शन लगाकर अथवा मलकर इलाज करना।

oleovitamin (ओलियोविटामिन)–विटामिन का तेल में घोल।

oleum (ओलियम)–तैल।

oleum (ओलियम)–तैल।

olfactin (ओलफैक्टिन)–घ्राण संवेदना; सूँघना।

olfactology (ओलफैक्टोलोजी)–घ्राण विज्ञान।

olfactory (ओलफैक्टरी)–घ्राण सम्बन्धी।

oligamnios (ऑलीगैमनियोज)–उल्व तरल (amniotic fluid) की कमी।

hydromnios (हाइड्रोमनियोज)–उल्व तरल की अधिकता।

oligo (ओलीगो)–न्यून; कम; ऊन अर्थ का पूर्व शब्द।

oligemia (ओलीगेमिया)–रक्त की मात्रा में कमी।

oligidria (ओलीगि

डरिया)–पसीना आने में कमी।

oligochromemia (ओलीगोक्रोमेमिया)–रक्त में होमोग्लोबिन की कमी।

oligocholia (ओलीगोकोलिया)–पित्त bile की कमी।

oligochylia (ओलीगोकायलिया)–पायस लसीका (chyle) में कमी; पायस नलिकाओं (lacteals) में पाये जाने वाले लसीका (लिम्फ) में कमी।

oligocythemia (ओलीगोसायेथेमिया)–रक्त में लाल रक्ताणु (red corpuscles) की कमी।

oligodactylia (ओलीगोडेक्टाइलिया)–उँगलियों की संख्या में कमी।

oligodendrocyte (ऑलीयोडैन्ड्रोसाइट)–ऊन द्रुमक कोशिका।

oligodipsia (ओलीगोडिपसिया)–प्यास में कमी।

oligodipsia (ओलीगोडोसिया)–जन्म जात दाँतों की संख्या में कमी।

loigodyamic (ओलीगोडायमिक)–अल्प सक्रियता।

oligolecithal (ओलीगोलेसीथल)–ऊन डिम्बान्नी; अण्डे में डिम्बान्न (योक) की बहुत कम मात्रा का होना।

oligomenorrhea (ओलीगोमेनारहिया)–अल्प रजः स्राव (मासिक धर्म)।

oligophrenia (ओलीगीफ्रेनिया)–मानसिक शक्ति में कमी; मानसिक उन्मत्तता।

oligopnea (ओलीगोप्निया)–श्वांसावरोघ; श्वांस लेने में कमी।

oligoria (ओलीगोरिया)–किसी व्यक्ति अथवा वस्तु से असाधारण अरूचि।

oligospermia (ओलीगोस्परमिया)–वीर्यरस (semen) में शुक्राणु (spermatozoa) की कमी।

oliguria (ओलीगूरिया)–पेशाब की मात्रा में कम; चौबीस घण्टों में केवल 100 से 400 मि० लीटर तक पेशाब होना।

oma (ओमा)–अर्बुद (tumor) अर्थ का शब्द।

omalgia (ओमालजिया)–कन्धे में दर्द।

omarthritis (ओमारथ्राइटिस)–कन्धे की सन्धि में सूजन।

omentum (ओमेन्टम)–उदारास्तर भाँज; दैहिक अंगों (viscera) को बाँधे हुए एक माँज (fold)।

omnivorous (ओमनीवोरस)–सर्व भक्षी; सर्वाहारी; ऐसा प्राणी जो मांस और साग सब्जी दोनों का सेवन करने वाला हो।

omoplata (ओमोप्लाटा)–स्केपुला (scapula)।

omphalic (ओमफैलिक)–नाभि सम्बन्धी; टूँडी सम्बन्धी, नाभीय।

omphalitis (ओमफैलाइटिस)–नाभि की सूजन।

omphaloneus (ओमफैलोनियस)–नाभि अर्बुद।

omphaloproptosis (ओमफैलोप्रोपटोसिस)–नाभि रज्जु (नाल) का भ्रंश (prolapse) अर्थात् बाहर को या ऊपर को निकला हुआ।

omphalorrhagia (ओमफैलोरेहजिया)–नाभि से रक्त का बहाव।

omphalosite (ओमफैलोसाइट)–ऐसा भ्रूण दैत्य जिसके हृदय

नहीं होता है और जो नाल (नाभि रज्जु) के काट देने पर जीवित नहीं रह सकता है।

omphalotomy (ओमफैलोटोमी)–नाल का काटना; नाभि रज्जु कर्तन।

onanism (ओनानिज्म)–अपूर्ण सम्भोग।

oncogenesis (ओनकोजैनेसिस)–अर्बुद जनन; अर्बुदों का बनना या उत्पन्न होना।

oncology (ओनकोलोजी)–अर्बुद विज्ञान।

oncoma (ओनकोमा)–अर्बुद।

oncotherapy (ओनकोटिक)–अर्बुद-उपचार।

oneotic (ओनकोटोमी)–फोड़ा या अर्बुद का काटना (चीरा लगाना)।

oneiric (आनेरिक)–स्वप्नों से सम्बन्धित।

oneirism (ओनेरिज्म)–जागरण स्वप्न स्थिति।

oneirogenic (ओनेरोजेनिक)–स्वप्नावस्था पैदा करने वाला।

oneirology (ओनेरोलोजी)–स्वप्न विज्ञान।

oneiroscopy (ओनेरोस्कोपी)–स्वप्न के मरीज की मानसिक स्थिति जानने हेतु विश्लेषण।

oniomania (ओनियोमेनिया)–खरीदने का पागलपन।

onomatology (ओनोमटोलोजी)–नामकरण विज्ञान।

ontogeny (ओन्टोजेनी)–व्यक्ति विकास विज्ञान; व्यक्ति विकास; व्यक्ति का जीवन इतिहास।

onychalgia (ओनीचालजिया या ओनीकालजिया)–नाखूनों में दर्द।

onychatrophia (ओनीकेट्रोफिया)–नाखूनों की क्षयता (क्षीणता); नाखूनों का घुलना।

onychectomys (ओनीकैकटोमिस)–नाखून उच्छेदन; हाथ या पाँव के नाखून को काटकर निकालना।

onychia (ओनइकिया)–नाखून का नष्ट होना।

onychogenic (ओनाइकोजेनिक)–नाखून बनाने वाला पदार्थ।

oonychomades (ओनाइकोमेडिस)–नाखून का पूर्ण रूप से खोंना या नष्ट होना (टूट जाना)।

onychopathy (ओनाइकोपैकी)–नाखूनों के रोग।

onychophagy (ओनाइकोफैगी)–नाखूनों का कुतरना।

onychorrhexis (ओनाइकोरेक्सिस)–स्वतः नाखूनों का चिरना तथा भुरभुरा होना।

onyx (ओनिक्स)–नाखून, नख।

ooblast (ऊब्लास्ट)–डिम्ब बबाने वाली कोशिका।

oocyst (ऊसिस्ट)–डिम्ब सिस्ट (स्योति)।

oocyte (ऊसाइट)–पूर्व डिम्ब कोशिका; प्रथम लोपिक (first polar body) के पृथक होने से पूर्व का डिम्ब (ovum)।

oogenesis (ऊजेनेसिस)–डिम्ब जनन; डिम्ब परिपक्वता।

oogonium (ऊगोनियम)–डिम्ब पूर्वज कोशिका; ऊगोनियम; डिम्ब मातृ कोशिका; डिम्बाशय में खाद्य जनन कोशिकाओं से एक।

oophor (o) (ऊफोर) (ओ)–डिम्ब ग्रन्थि (ovary) अर्थ का पूर्व शब्द।

oophoralgia (ऊफोरालजिया)–डिम्ब ग्रन्थि (ओवरी) में दर्द।

oophorectomy (ऊफोरेक्टोमी)–डिम्ब ग्रन्थि का उच्छेदन।

oophoritis (ऊफोराइटिस)–डिम्ब ग्रन्थि की सूजन।

oophorocystectomy (ऊफोरोसिस्टेक्टोमी)–डिम्ब ग्रन्थि रयोति (cyst) का उच्छेदन।

oophoroma (ऊफोरोमा)–डिम्ब ग्रन्थि का अहित कर (घातक) अर्बुद।

oophoron (ऊफोरोन)–डिम्ब ग्रन्थि (ओवरी)।

ooplasm (ऊप्लाज्म)–डिम्बसत्व; अण्डे में पाया जाने वाला जीवद्रव्य।

oosperm (ऊर्स्पम)–निषिक्त डिम्ब।

ootid (ऊटिड)–डिम्बांशी; असमान ह्रास विभाजन में उत्पन्न कोशिका जो वर्धित होकर डिम्ब ग्रन्थि बनाती है।

opacity (ओपेसिटी)–(1) अपारदशिता; (2) फुल्ली (आँख में सफेदी)।

ooroid (ऊजोयड)–अण्डज; अण्डे से बना हुआ प्राणी।

opening (ओपनिग)–छिद्र; छद; विवर; खुली जगह, खाली जगह।

operation (ओपरोशन)–(1) शस्त्र या शल्प कर्म (क्रिया); डाक्टर द्वारा संयंत्र की सहायता से शरीर के किसी भाग को काट-छाँटकर ठीक करना।

(2) किसी दवा का विशिष्ट प्रभाव।

***abiative operation* (एवियेटिब ओपरोशन)**–शरीर के किसी भाग को काट कर शल्य कर्म करना।

***anastometic operation* (एनासटोमेटिक ओपरेशन)**–संयुज शल्यकर्म, शल्य कर्म जिसमें दो शाखा अथवा नलिकायें जोड़े जाते हैं।

***bloodless operation* (ब्लड ओपरेशन)**–शल्य कर्म जिसमें रक्त कम से कम अथवा बिल्कुल भी नहीं बहने दिया जाता है।

***capital operation* (कैपीटल ओपरेशन)**–शल्य कर्म जिसमें

जीवन का खतरा रहता है।

complementing operation **(कम्पलीमेंटिंग ओपरेशन)**–नेत्र शल्य कर्म में एक वस्तु का दो दो दीखने पर मांस पेशी मिला कर दोष को ठीक करना।

cosmatic operation (कोसमेटिक ओपरेशन)–चेहरे को अच्छा दिखाई देने हेतु शल्य कर्म।

elective operation **(इलेक्टिव ओपरेशन)**–पूर्ण निर्धारित समयानुसार शल्य कर्म करना।

emergency operation **(एमरजेन्सी ओपरेशन)**–संकटकालीन शल्य कर्म; जीवन बचाने हेतु तुरन्त शल्य कर्म करना।

exploratory operation **(एक्सप्लोरेट्री ओपरेशन)**–निदान हेतु शल्य कर्म।

high operation (हाई ओपरेशन)–प्रसव हेतु चिमटी (forceps) का प्रायोग।

interval operation **(इन्टरवल ओपरेशन)**–रोग की परमावस्था में शल्य कर्म।

major operation **(मेजर ओपरेशन)**–जीवन मरण मध्य शल्य कर्म।

minor operation **(माईनर ओपरेशन)**–ऐसा शल्य कर्म जि. समें जीवन का खतरा नहीं होता है।

palliative operation (पेलियेटिव ओपरेशन)–राहत देने हेतु शल्य कर्म।

plastic operation **(प्लास्टिक ओपरेशन)**–पुनः निर्माण हेतु शल्य कर्म।

radical operation **(रेडीकल ओपरेशन)**–शरीर के किसी भाग को काट कर या हटाकर शल्य क्रिया द्वारा ठीक करना।

shelf operation **(शेल्फ ओपरेशन)**–कूलट की हड्डी अनेक स्थान से हट जाने अथवा टूट जाने पर की जाने वाली शल्य क्रिया।

operculum (ओपरकुलम)–छद; आच्छद, ढक्कन; आवरण।

operon (ओपरोन)–सम्पादकीय जीन; गुण सूत्र पर आनुवंशिका इकाइयों का एक तन्त्र, जिसमें कोशिका में एक संचालक जील (operator gene) निरोधक (repressor) के साथ पारस्परिक क्रिया कर तन्त्र के समस्त शेष रचनात्मक जीनों (genes) की क्रिया को नियन्त्रित करता है।

ophidiophobia (ओफीडियोफोबिया)–सर्पों से आतंकित।

ophidism (ओफीडिज्म)–सर्प विष से विषात्तीकरण (विषात्तता)।

ophthalm (o) (ओपथैल्म (ओ)–'नेत्र', 'आँख', 'चक्षु;, 'नयन' अर्थ का पूर्व शब्द।

opthalmectomy (ओप्थैलमैकटोमी)–नेत्र उच्छेदन; आँख को काटकर बाहर निकाल देना।

ophthalmia (ओपथैल्मिया)–नेत्रों की सूजन।

ophthalmic (ओपथैलमिक–नेत्र सम्बन्धी; नेत्रीय।

ophthalmitis (ओपथैलमाइटिस)–चक्षुगोलक की सूजन।

ophthalmodynia (ओपथैलमोडायनिया)–चक्षु में तांत्रिकीय पीडा (दर्द)।

ophthalmography (ओपथैलमोग्राफी)–नेत्र और नेत्र रोगों का वर्णन।

oththalmogyric (ओपथैलमोगाइरिक)–नेत्र गतिकारी।

ophthalmologist (ओपथैलमोलोजिस्ट)–नेत्र विशेषज्ञ।

ophthalmology (ओपथैलमोलोजी)–नेत्र विज्ञान।

ophthalmomalacia (ओपथैलयोमिलेशिया)–चक्षुगोलक की असाधारण मृदुता (मुलायमियता)।

ophthalmometer (आपथैलमोमीटर)–नेत्र की किरण वक्रता या अपवर्तकता (refractive) शक्ति (power) को मापने का यन्त्र।

ophthalmometry (ओपथैलमोमीटरी)–अपवर्तकता निर्धारक।

ophthalmomycosis (ओपथैलमोमाइकोसिस)–नेत्र का फंगस (फफूँदी) रोग।

ophthalmoneuritis (ओपथैलमोन्यूराइटिस)–चक्षु तन्त्रिका की सूजन।

ophthalmopathy (ओपथैलमोपैथी)–नेत्र का कोई भी रोग; आँखों की कोई भी बीमारी।

ophthalmophantom (ओपथैलमोफैन्टम)–आँख का मॉडल।

ophthalmoplasty (ओपथैलमोप्लास्टी)–नेत्र की प्लास्टिक सर्जरी।

ophthalmoplegia (ओपथैलेमोप्लेजिया)–नेत्र पेशी का पक्षाघात।

ophthalmorrhagia (ओपथैलमोरहिजिया)–नेत्र से रक्त का वहाव।

ophthalmorrhea (ओपथैलमोरहिया)–नेत्र से रक्त का निकलना।

ophthalmoscope (ओपथैलमोस्कोप)–नेत्रदर्शी; नेत्रों को अन्दर से देखने का यन्त्र।

ophthalmosteresis (ओपथैलमोस्टेरियेसिस)–नेत्रों का नाश हो जाना; नेत्र ध्वंसता।

ophthalmotrope (ओपथैलमोट्रोप)–यान्त्रिक नेत्र (mechanical eye)।

opiate (ओपियेट)–(1) अफीम वाली दवा। (2) कोई दवा जो नींद लाये।

opium (ओपियम)–अफीम; पोस्त का सुखाया रस।

opilative (ओपीलेटिव)–कब्ज कारक।

opsomania (ओपसोमेनिया)–किसी विशेष खाने की ओर अत्यधिक रूचि होना; खाद्य उन्माद।

opsonin (ओपसानिन)–बैक्टोरिया नाशक।

optesthesia (ओपटैस्थेसिया)–चक्षु क्षमता; आँख के देखने की शक्ति।

optic (आपटिक)–चक्षुक; चक्षु; चक्षु सम्बन्धी।

optical (ओपटीकल)–दृष्टि सम्बन्धी; आँख का।

optician (ओपटीशियन)–चश्मा बनाने वाला।

opticist (ओपटीसिस्ट)–चश्मा विशेषज्ञ।

optics (ओपटिक्स)–दृष्टि विज्ञान।

optimum (ओपटीमम)–अत्यधिक; इष्टतम; अनुकूलतम।

optogram (ओपटोग्राम)–रेटीना पर बना प्रतिबिम्ब।

optometer (ओप्टोमीटर)–दृष्टि मापक (यन्त्र)।

optometry (ओप्टोमीटरी)–दृष्टि मापम विज्ञान।

ora (ऑरा)–तट, किनारा।

oraserrata (ओरासिरेटा)–तरंग तट, रेटीना का वह तरंग तट जहाँ तन्त्रिका तन्तु नहीं होते हैं।

oral (ओरल)–मौखिक; मुँह सम्बन्धी।

oralcavity (ओरलकैविटी)–मौखिकी गुहा।

orbicular (ओरबीकुलर)–गोला; वर्तुल।

orbicularis (ऑरबीकुलेरिस)–चक्षुकी वर्तुल पेशी।

orbit (ऑरबिट)–नेत्र गुहा; आँख का गड्ढ़ा; अक्षि कूप; कपाल का वह अस्थि कुहर जिसमें आँख स्थिर रहती है।

orbitalis (ऑरबीटेलिस)–अक्षिका; आँख के गद्ढ़े सम्बन्धी।

orchi (o) (ऑरकी ओ)–शुक्र ग्रन्थि; "वृषण" अर्थ का पूर्व शब्द।

orchialgia (ऑरकीएलजिया)–शुक्र ग्रन्थि में दर्द।

orchichorea (ऑरकीकोरिया)–शुक्र ग्रन्थि में झटका लगना या खिचाव (सुकड़ना)।

orchidic (ऑरकीडिक)–शुक्र ग्रन्थि सम्बन्धी।

orchidoptosls (ऑरकीडोप्टोसिस)–शुक्र ग्रन्थि का शिथिलन (ढ़ीला पड़ना)।

orchiectomy (ऑरकीइक्टोमी)–शुक्र ग्रन्थि उच्छेदन।

orchiocele (ऑरकीओसील)–शुक्र ग्रान्थ का नीचे को खिसका होना (हनिया)।

orchiopathy (ऑरकीमोपैथी)–शुक्र ग्रन्थि का कोई रोग।

orchiopexy (ऑरकीयोपैक्सी)–वृषण कोष में बिना उतरी हुई (नीचे को आई हुई) शुक्र ग्रन्थि का वृषण कोष में जमाव (स्थिर) कराना।

orchitis (ऑरकाइटिस)–गुक्र ग्रन्थि की सूजन (शोथ)।

order (आर्डर)–(1) व्ययवस्था, आर्डर। (2) गण; वर्गीकरण क्रम में घनिष्ट सदृश्यता रखने वाले वंशों (families) के समूह का नाम-गण (order) होता है।

orderly (ओरडरली)–अर्दली; ओदेशवाहक, तरीके से काम करने वाला।

organ (ओरगन)–अंग; वनस्पति या जन्तु का शरीर की रचनात्मक इकाई जो विशिष्ट कार्य करती है।

organelle (ओरगैनेल)–सूक्षांग; सूक्षमांग; जैवीकण; समस्त प्रकार की कोशिकाओं में उपस्थिति व्यवस्थित कण (जैवीकण)।

organic (ओरगैनिक)–(1) कार्बनिक; कार्बनयुक्त यौगिक। (2) अंग युक्त।

organizer (ओरगैनाइजर)–संकठक; आकृति व्यवस्थापक; भ्रूण का वह भाग जो वंधन और विभिन्नता को स्थापित (प्रोत्साहित) करता है।

organism (ओरगैनिज्म)–अंगी; कोई भी जन्तु या पौधा।

organization (ओरगैनाइजेशन)–(1) संगठन, व्यवस्थापन, संघठन। (2) व्यवस्था,, प्रबन्ध। (3) संस्था, संस्थान।

organizer (ओरगैनाइजर)–प्रबन्धक, व्यवस्थापक।

organogenesis (ओरगैनोजैनेसिस)–अंग जनन; भ्रूणवर्धन में ऊतकों द्वारा अंग निर्माण।

organology (ओरगैनोलोजी)–वनस्पति और जन्तु के अंग समबन्धी विज्ञान; अंग विज्ञान।

organon (ओरगैनोन)–ज्ञान साधन।

orgasm (ओरगाज्म)–अंग स्फीतिता, अन्यन्त इन्द्रिय उत्तेजना, यौन आनन्द का अन्तिम छोर; कामोत्ताप।

orientation (ओरियेन्टेशन)–दिग्विन्यास; स्थिति निर्धारण।

orifice (ओरीफिस)–छोटा सा मुँह की तरह खुला भाग; छिद्र; द्वार; मार्गद्व नलिका द्वार; शरीर के किसी अंग का प्रवेश या बहिद्वार।

origin (ओरीजिन)–उद्गम; उद्भव; आरम्भ, मूल; आदि कारण; उत्पत्ति; स्त्रोत; पेशी के लगे होने का स्थान।

ornithine (आरनीथाइन)–आर्नीथीन; युरिया (urea) निर्माण की एक प्रक्रिया (process) क्रेब-हैनसेलट (Krebs-

Hensaleit) चक्र (cycle) या ऑर्नीथीन चक्र (ornithine cycly)। आरनीसि का निर्माण शरीर में ही हो जाता है अतः इसकी बाहर से लेने की आवश्यकता नहीं होती है।

ortho (ओरथो)–सही, सामान्य; ठीक; ऋजु अर्थ का पूर्व शब्द।

orthobiosis (ओरथोबायोसिस)–शुद्ध सरल जीवन।

orthodontics (ओरथोडोन्टिक्स)–कुदन्त विज्ञान, दन्त चिकित्सा की वह शाखा जसमें दाँतों की अक्रमिकता, गलत दाँतों का मिचना और उस कारण चेहरे पर प्रभाव आदि का सम्बन्ध रहता है।

orthodontist (ओरथोडोनटिस्ट)–कुदन्त चिकित्सक।

orthodromic (ओरथोड्रोमिक)–सामान्य प्रेरणा वाहक।

orthogenesis–(Gk *orthos*,straight; *genesis*, descent) (ओरथोजेनेसिस)–नियत विकास; ऋजुजनन; पूर्व निर्धारण मत (विकासवाद–evolution का एक मत)। इस मत के अनुसार प्रणियों का विकास अभिन्नता के सिद्धान्त द्वारा पूर्व निर्धारित पथ पर होता है और वाह्य प्रभावों या प्राकृतिक चुनाव या छटाव (natural selection) का उस पर कोई असर नहीं होता है, यह माना जाता है।

orthogenics (ओरथोजेनिक्स)–सुजनन विज्ञान।

orthoglycemic (ओरथोग्लाइसीमिक)–रक्त में सामान्य चीनी (शर्करा) की मात्रा वाला।

orthograde (ओरथोग्रेड)–चलने में शरीर को सीधा रखने वाला।

orthopaedic (ओरथोपैडिक)–विकलांगता सम्बन्धी।

orthopaedics (ओरथोपैडिक्स)–विकलांग विज्ञान, विज्ञान की वह शाखा जिसके अन्तर्गत पेशी-अस्थि पंजर सम्बन्धी बीमारियों और असामान्यताओं का निदान, उपचार और रोकथाम का वर्णन होता है।

orthopnoea (ओरथोपनिया)–केवल सीधे खड़े होकर ही साँस ले सकना।

orthoptic (ओरथोपटिक)–दृष्टि अक्ष को ठीक करने सम्बन्ध ी।

orthoptics (ओरथोपटिक्स)–चक्षु पेशीयों के व्यायाम से दोनों आँखों की गति का व्यवस्थित कर ठीक करना।

orthuria (ओरथूरिया)–पेशाब का देरी से आना।

O.S–oculus sinister (ओ० एस–ओक्यूलस सिनिस्टर)–बाई आँख।

os[1] (ora) (ओस[1] (ओरा)–मुँह या विवर।

os[2] (ossa) (ओस[2] (ओस्सा)–अस्थि।

o che (o) (ओस्के) (ओ)–वृषणकोप; अण्डकोष; फोता।

oscheitis (ओस्काइटिस)–वृषणकोष की सृजन।

oscheocele (ओसकियोसील)–वृषण कोष का फूलना (बढ़ना); फोतों में पानी भरना।

oschoma (ओसकोमा)–वृषण कोष का अर्बुद; फोते पर गाँठ।

oscillograph (ओसीलोग्राफ)–विद्युत दोलन लेख।

oscillometer (ओसीलोमीटर)–दोलन मापक (यन्त्र)

oscillopsia (ओसीलोपसिया)–दृष्टिरोग जिसमें स्थिर वस्तुएँ भी आगे पीछे होती हुई दिखाई देती हैं।

oscitation (ओसीटेशन)–जम्भाई या जंभाई लेना; उवासी लेना।

osculum (ओसकुलम)–निर्गम द्वार, अपगामी द्वार।

osis (ओसिस)–रोग, बीमारी अर्थ का पूर्व शब्द।

osmatic (ओसमैटिक)–घ्राण सम्बन्धी, गन्ध सम्बन्धी; सूँघने की इन्द्री या सूँघने से सम्बन्धित।

osmics (ओसमिक्स)–घ्राण विज्ञान।

osmole (ओसमोल)–ओसेमाल; प्रसरण या अभिसरण दबाब (osmotic pressure) की इकाई।

osmometer (ओसमोमीटर)–(1) प्रसरण दबाव (अभिसरण) मापक। (2) घ्राण (गन्ध) नापने की यन्त्र विधि।

osmics (ओसमिक्स)–घ्राण शास्त्र।

osmoreceptor (ओसमोरिपैस्टर)–घ्राणग्राही।

osmoregulation (ओसमोरेगुलेशन)–अभि-नियमन; किसी सरल अंगी के आन्तरिक प्रसरण दबाव को पर्यावरण की तुलना में नियन्त्रित करना।

osmosis (ओसमोसिस)–अभिसरण; प्रसरण; दो तरल पदार्थों या घोलों का जन्तु की झिल्ली अर्थात् प्रसरणशील झिल्ली (permeable membjrane) में होकर अभिसरण या प्रसरण (osmosis) करना, जिसमें निम्न सान्द्रण (concentraion) से उच्च सान्द्रण की ओर गति होती है।

osphresiology (ओसफ्रेसियोलोजी)–घ्राण विज्ञान।

osphess (ओसफेसिस)–घ्राण संवेदन।

ossein (ओसीन)–अस्थि का कार्बनिक पदार्थ (जैविक तत्व)।

osseous (ओशियस)–अस्थि का बना; अस्थिमय।

ossicle (ओसाइकिल)–अस्थिक; छोटी हड्डी मुख्यतः मध्य कर्ण अस्थिकाएँ–इन्कस (incus) मेलियस (malleus) और स्टेपीज (stapes)।

ossiferous (ओसीफेरस)–अस्थिज; अस्थि बनाने वाला।

ossification (ओसीफिकेसन)–अस्थिकरण; उपास्थि (cartilage) के स्थान पर अस्थि पदार्थ का आना।

ostalgia (ओसटालजिया)–हड्डी में दर्द।

oste (o) ओस्टे (ओ)–"अस्थि" अर्थ का शब्द।

ostectomy (ओस्टेक्टोमी)–अस्थि उच्छेदन (excision); हड्डी को काटकर बाहर निकालना।

ostectopia (उत्तेस्टेक्टोपिया)–अस्थि का स्थान से हटना।

osteitis (ओसटाइसिस)–अस्थि का सूजना या अस्थि की सूजन।

osteomalacia (ओस्टियोमैलेशिया)–अस्थि मदुता; हड्डी का मुलायम हो जाना; विटामिन डी (D) तथा कैलशियम की कमी से उत्पन्न अस्थि रोग। बच्चों में अस्थि विकृता (rickets) तथा प्रौढ़ में अस्थि मृदुता कहा जाता है।

osteompyesis (ओसटियोमपायेसिस)–अस्थि के अन्दर मवाद या पीव का पडना।

osteoarthritis (ओसटियोआरथ्राइटिस)–जोड़ों का दर्द।

osteoarthropathy (ओसटियोआरथ्रोपैथी)–कोई भी अस्थि और जोड़ों का रोग।

osteoarthrotomy (ओसटियोआथ्रोटोमी)–हड्डी का जोड़ काटना।

osteoblast (ओसटियोब्लास्ट)–अस्थि उत्पादक कोशिका।

osteocampsia (ओसटियोकैम्पसिया)–हड्डी का मुडना या टढ़ा पड़ना।

osteochondritis (ओसटियोकोनड्राइटिस)–अस्थि और उपास्थि (cartilage) की सूजन।

osteoclasis (ओसटियोक्लासि)–अस्थि भजन।

osteoclast (ओसटियोक्लास्ट)–अस्थि नाशक; अस्थि ह्रासक; वह कोशिका जो अस्थि ऊतक का शोषण कर अस्थि को छिन्न-भिन्न कर देती है।

osteocope (ओसटियोकोप)–हड्डी में दर्द; अस्थि वेदना।

osteocyte (ओसटियोसाइट)–अस्थि कोशिका।

osteodermia (ओसटियोडरमिया)–त्वचा में अस्थि का बनना।

osteodynia (ओसटियोडायनिया)–हड्डी में दर्द।

osteogen (ओसटियोजन)–वह मुलायम पदार्थ जिससे हड्डी बनती है।

osteogenic (ओसटियोजेनिक)–(1) हड्डी बनाने वाला। (2) हड्डी से उद्‌गम होने वाला।

osteogenesis (ओसटियोजेनेसिस)–अस्थि वर्धन।

osteography (ओसटियोग्राफी)–अस्थि वर्णन (व्याख्या)।

osteoid (ओसटियोइड)–अस्थि सदृश : हड्डी की तरह का।

osteoid, matrix (ऑस्टियोइड, मैट्रिक्स)–अस्थि सदृश आध ारक,, हड्डी की तरह का आधारक।

osteokinematics (ओस्टियोकाइनेमैटिक्स)–अस्थि गति विज्ञान।

osteology (ओसटियोलोजी)–अस्थि विज्ञानं

osteolysis (ओसटियोलाइसिस)–अस्थि ह्रास (अपगठन)।

osteoma (ओसटियोमा)–अस्थि अर्बुद।

osteomalacia (ओसटियोमलेशिया)–चूने (कैलशियम) के अभाववश हड्डियों का नरम पड़ जाना।

osteomyelitis (ओसटियोमायेलाइटिस)–अस्थि मज्जा प्रदाह (शोथ)।

osteon (ऑस्टियन)–अस्थि क्र बेलनाकार पटल पुंज।

osteonecrosis (ओसटियोनेक्रोसिस)–हड्डियों का मुरदारपन।

osteopathology (ओसटियोपैथोलोजी)–अस्थि रोग विज्ञान।

osteoporosis (ऑसटियोपोरोसिस)–अस्थि छिद्रता; अस्थि ऊतकों के द्वारा होने के कारण अस्थि का छिद्र पूर्ण होना।

osteorrhagia (ओसटियोरहाजिया)–अस्थि से रक्त का बहाव।

osteorrhaphy (ओसटियोरहफी)–हड्डी के टुकड़ों को तार या धागे से सीना।

osteosis (ओसटियोसिस)–अस्थि का ऊतक का बनना।

osteotome (ओसटियोटोम)–हड्डी काटने का चाकू।

osteotomy (ओसटियोटोमी)–अस्थि (हड्डी) का काटना।

ostium (ओसटियम)–मुंह या नलिका का छिद्र।

ostalgia (ओसटालजिया)–कान में दर्द।

ostectomy (ओसटेक्टोमी)–मध्य कान और अन्तः कान के उतकों का काटना।

othelcosis (ओथेलकोसिस)–कान में पीव (मवाद)।

othemorrhea (ओथेमोरहिया)–कान से खून का बहना।

otiatrics (ओटियाट्रिक्स)–कान की बीमारियों का उपचार।

otic (ओटिक)–कान सम्बन्धी।

otitis (ओटाइटिस)–कान की सूजन।

otoclisis (ओटीक्लीसिस)–कान की नलिका का बन्द हो जाना।

otocoma (ऑयकोमा)–कर्णरज (कण)।

otocenia (ओटोकेनिया)–कान में धूल समान पदार्थ का पाया जाना।

otodynia (ओटोडायनिया)–कान में दर्द; कर्ण शूल।

otolith (ओटोलिथ)–कर्ण-कोशिका; कर्ण शूल। अन्तः कर्ण में

पथरी का होना।

otology (ओटोलोजी)–कर्ण-विज्ञान; कान और उसके रोगों सम्बन्धी विज्ञान।

otopathy (ओटोपैथी)–कान का कोई भी रोग।

otoplasty (ओटोप्लास्टी)–कान की प्लास्टिक सर्जरी द्वारा मरम्मत।

otopyorrhea (ओटोपायरिया)–कान से (पस) पीव का बहावं

otorrhagia (ओटोरहाजिया)–कान से खून का बहना।

otoscope (ओटोस्कोप)–कर्ण-दर्शी; कान को देखने का यन्त्र।

ototomy (ओटोटोमी)–कर्ण विच्छेदन; कान का डिसेकशन।

ounce (औंस)–वजन या भार की इकाई; एनरडुपाइज (anoirdupois) में 467.5 ग्रेन या 28.55 ग्राम; एपोथिक्रीज (apothecries) में 480 ग्रेन या 31.1 ग्राम।

outlet (आउटलैट)–निकास; निर्गम (द्वारा या मार्ग)।

outlimb (आउटलिम्ब)–अवयव का दूरस्थ भाग।

outpatient (आउटपेशेन्ट)–अस्पताल में बाहर से आने वाला रोगी।

outpocketing (आउटपोकेटिग)–बहिवलन; बाहर को निकालना।

output (आउटपुट)–शरीर से बाहर निकले हुए पदार्थों की मात्रा।

ovary (ओवरी)–डिम्ब ग्रन्थि; ओवरी; मादा जनन ग्रन्थि।

ovicide (ओवीसाइड)–डिम्ब नाशक।

oviduct (ओवीडक्ट)–डिम्ब प्रणाली; डिम्ब ग्रन्थि से डिम्बों (eggs) को बाहर ले जाने वाली नलिका।

ovoglobulin (ओबोग्लोबुलिन)–डिम्ब प्रोटीन; अण्ड ग्लोबुलिन, डिम्बान्न में पाया जाने वाला ग्लोबुलिन (जल में घुलनशील एक प्रोटीन)।

oviparous (ओवीपैरस)–अण्डे देने वाले; अण्डज।

ovotestis (ओवोटेस्टिस)–डिम्ब-शुक्र ग्रन्थि; ऐसी जनन ग्रन्थि जिसमें डिम्ब ग्रन्थि और शुक्र ग्रन्थि दोनों के ही ऊतक (tissue) होते हैं।

ovoviviparous (ओवोविवीपैरस)–अण्ड-शिशुज; वह जन्तु जो खोलदार अण्डा उत्पन्न करते हैं परन्तु यह अण्डा मादा के शरीर के अन्दर ही या तुरन्त रखे जाने के पश्चात फूट जाता है और बचचा निकल आता है।

ovulation (ओबूलेशन)–डिम्बोत्सर्जन; डिम्बों (अण्डों) का डिम्ब ग्रन्थि से छूटना।

ovule (ओब्यूल)–बीज या लघु डिम्ब।

ovum (ओवम)–डिम्ब; मादा जनन कोशिका।

ovum, telolecithal (ओवम, टिलोलैसीथल)–अल्पयोवी डिम्ब, गोलार्ध पीतकी डिम्ब; ऐसे अण्ड जिनमें योक या डिम्बान्न एक ओर स्थित रहता है।

oxacid (ओक्सासिड)–आक्सीजन युक्त अम्ल।

oxalosis (ओक्सोलॉसिस)–उपापचय (metabolic) विकार जिसमें आक्सलेट (oxalate) कण वृक्क (kidney) या किसी अन्य शरीर के अंग में जमा हो जाते हैं।

oxidation-reduction enzyme (आक्सीडेसन-रिडक्सन एन्जाइम)–आक्सीकरण-न्यूनीकरण एन्जाइम; इस एन्जाइम में हाइड्रोजन परमाणु (hydrogen atoms) का जुड़ना या हटना होता है। उदाहरण—डिहाइड्रोजिनेस (dehydrogenase)।

oxycinesia (ओक्सीसाइनेसिया)–हिलने डुलने में दर्द।

oxyesthesia (ओक्सीएसथेसिया)–संवेदनांगी का असाधारण संवेदनशील होता।

owen, lines of (ओवन, लाइनस आफ)–ओवन (वैज्ञानिक) की रेखाएँ; डेन्टीन पर पाई जाने वाली रेखाएँ।

oxygen (आक्सीजन)–आक्सीजन; रसायनिक तत्व, O प्रतीक; आवर्त सारणी में आठवाँ स्थान।

oxygen carriage (आक्सीजन केरिज)–आक्सीजन वाहन (carriage)। शरीर में आक्सीजन फेफड़ों (lungs) में शिरा रूधिर में प्रवेश करता है और वहाँ से ऊतक कोशिकाओं से ऊतक कोशिकाओं में पहुँचता है। लगभग 19 20 ml आक्सीजन प्रति 100 ml धमनी रूधिर द्वारा और 14 15 ml प्रति 100 ml शिरा रूधिर द्वारा ले जाया जाता है। रक्त के साथ आक्सीजन भौतिक घोल (physical solution) में या रसायनिक यौगिकों के रूप में घूमता है।

oxygen-debt (आक्सीजन-डेट)–कठिन व्यायाम से रूधिर में लेक्टेट की मात्रा 100-200 mgm% हो जाती है, जबकि सामान्य रूप से 10-20 mgm% होती है। इस बढ़ी हुई मात्रा को हटाने हेतु अतिरिक्त ऑक्सीजन की आवश्यकता होती है और इसी दो आक्सीजन-डेट (oxygendebt) या एनर्जीडेट (energydebt) कहा जाता है।

oxygenase (आक्सीजीनेस)–एक एन्जाइम जो हवा से आक्सीजन ले लेता है।

oxygensia (आक्सीजेनशिया)–स्वाद संवेदना का तीव्र होना।

oxyhaemoglobin (ऑक्सीहीमोग्लोबिन)–ऑक्सीजन मिश्रित हीमोग्लोबिन।

oxyntic (आक्सीनटिक)–अम्ल स्रावीं

oxyphil (ऑक्सीफिल)–अम्ल रागी; ऐसी आकृति जो शीघ्रता

से अम्ल रंग (acid dye) ले लेती है।

oxytocic (आक्सीटोसिक)–शीघ्र प्रसव करना।

oz–औंस (ounce)।

ozena (ओजीना)–नाक से निकला हुआ अति अधिक दुर्गन्धीय प्रस्राव (discharge)।

ozone (ओजोन)–O_3; रोगाण नाशक एवं संक्रामकता नष्ट करने वाला द्रव्य।

ozostomia (ओजोस्टोमिया)–दुर्गन्ध श्वांस; बदबूदार सांस।

P

P–फोसफोरस (phosphorus)–रसायन का प्रतीक।

P–factor (पी–फैक्टर)–पी कारक; तन्त्रिकाओं के छोर पर जो वास्तविक उत्तेजना उत्पन्न होती है जिसके कारण दर्द होता है यह अभी तक अज्ञात है। इसे सर टॉमस लुइस (Sir Thomas Lewis) वैज्ञानिक ने पी-कारक की संज्ञा दी। इसमें लेक्टिक अम्ल सदृश कुछ विशेषताएँ होती हैं।

P–संक्षिप्त position (पोजीशन)=स्थान, स्थिति।

presbyopia (प्रेसवायोपिया)=बुढ़ापे के कारण दृष्टि का कम हुआ होना।

proximum (प्रोक्सीम)=नजदीक।

pulse (पल्स)=नब्ज, नाड़ी।

pupil प्यूपिल=तारा, प्यूपिल; करीनिका।

P–wave (पी–वेव)–पी तरंग; इलैक्ट्रोकाडियोग्राम में एक के बाद एक पाँच तरंग होती है, उनमें से एक को पी तरंग कहा जाता है। यह तरंग बहिष्कोटर उदगमीय (atrial origin) होती हैं।

P_1–प्रथम पैतृक संतति या पीढ़ी।

pabulum (पेबूलम)–खाद्य, भोजन।

pace maker (पेस मेकर)–गति साधक; उकसावक यन्त्र; एक विद्युत यन्त्र जिससे दुर्बल हृदय नवजीवित होकर पुनः गति करने लगता है। शिराअलिन्द गाँठ जो सामान्य हृदय स्पंदन को आरम्भ कराती है। जब पैस मैकर (pace maker) के प्रत्येक स्पन्दन से एक विद्युत-ऋनात्मक धारा फैलती है तो पहले अलिन्द (auricle) और फिर निलय (ventricle) को क्रम से सिकुड़ने हेतु उत्तेजित करती है। यदि पेसमेकर को हटा दिया जावे तो भी शेष हृदय धीमी गति से स्पन्दन करता रहता है। हृतपेशियों में नीहित शक्ति क्रमानुकुंचन करने की होती है।

pachy (पेकी)–"स्थूल", "मोटा" अर्थ का पूर्व शब्द।

pachyblepharon (पेकीब्लेफेरोन)–पलकों का मोटा होना।

pachydactylia (पेकीडेक्टीलिया)–मोटी उँगलियों का होना।

pachyderma (पेकीडर्मा)–असाधारण मोटी खाल का होना, स्थूल चर्मी।

pachyglossia (पेकीग्लोसिया)–मोटी जिह्वा युक्त।

pachyhemia (पेकीहेमिया)–खून का गाढ़ा होना।

pachymeninx (पेकीमेन्क्सि)–ड्यूरामेटर; दृढ़च्छद्; मस्तिष्क और कशेरूक दण्ड के अन्दर का दृढ़ स्तर (झिल्ली)।

pachymeter (पेकीमीटर)–मोटाई मापक (यंत्र)।

pachynsis (पेकीनसिस)–मोटापन; स्थूलता।

pachyonychia (पेकीओनिकिया)–नाखून का मोटा होना।

pachyotia (पेकीओटिया)–कानों का मोटा होना।

pachypodia (पेकीपोडिया)–मोटे पाँव वाला (युक्त)।

pachytene (पेचीटीन)–(Gk. *pachys*, thick; *tainia*, band) संयुज सूत्री; स्थूल पट्ट। ह्रास विभाजन (meiosis) की वह पुरास्थिति या पूर्वावस्था (prophase) जिसमें समरचन (homologous) परम्परा या रजक सूत्र या गुण सूत्र (chromosomes) दो-दो की संख्या में जुड़े रहते हैं।

Pacinian bodies or corpuscles–(F. *pacini*, Italian anatomist.) पेसीनी स्पर्श कण। पेसीनी (Pacini) इटली निवासी रचना वैज्ञानिक (anatomist)।

paddle (डाँड)–क्षेपणी।

pack (पैक)–संवेष्टन; बण्डल बनाना; लपेटना।

(1) किसी रोगी को कम्बल आदि में लपेट कर उपचार करना।

(2) किसी जख्म या अंग जैसे नाक, योनि, आदि में मरहम पट्टी का रक्त के बहाव को रोकने हेतु ठूँसना या पचा देना।

pad (पैड)–छोटी गद्दी; नर्म कपड़े आदि का पुड्ढा।

pain (पैन)–दर्द; दू:ख; पीड़ा; क्लेश; खेद; सन्ताप; कष्ट; तन्त्रिका छोरों द्वारा विशिष्ट उत्तेजनाएँ जिनसे दु:ख, दर्द, आदि का अनुभव होता है।

paint (पेन्ट)–रंगना; चित्रित करना; वर्णन करना।

pairing of chromosomes गुण सूत्रों (क्रोमोसोम) या युग्मीकरण; भ्रूणकोशिका (zygote) निर्माण में समरचना गुण सूत्रों (homologous chromosomes) की आकर्षण प्रक्रिया (process of attraction) द्वारा युग्मीकरण (जोड़ों (pairs)

में मिलना)।

palate (पैलेट)–तालु, तालू; काकुद; मुँह की छत्त।

palate bony (पैलेट बोनी)–अस्थि काकुद (तालु)।

palate hard (पैलेट हार्ड)–दृढ़ काकुद (तालु)।

palate soft (पैलेट शोफ्ट)–नर्म काकुद (तालु)।

palatine (पैलेआइन)–पेलेटाइन अस्थि; ताल्वास्थि।

palatine bone (पैलेटाइन बोन)–ताल्वास्थि; पैलेटाइन अस्थि।

palatine process (पैलेटाइन प्रोसेस)–तालु प्रबर्द्धन; पैलेटाइन प्रबर्द्धन।

palatitis (पैलेटाइटिस)–तालु की सूजन।

palatoplegia (पैलेटोप्लेजिया)–तालु का पक्षाघात।

pale (o) (पेल (ओ)–बूढ़ा; पुराना।

palaeocerebellum (पेलियोसेरेबिल्म)–आद्यसेरेबेलम; जाति विकास के अनुसार अग्र मस्तिष्क का पुरातन भाग।

palaeogenetic (पेलियोजेनेटिक)–भूत में उद्‌भिद; अतीत में आरम्भ हुई।

palaeonotology (पेलियोन्टोलोजी)–जीवाश्म शास्त्र; प्राचीन काल के जीवों का विज्ञान।

pali (n) (पाली (एन)–"पुनः" 'फिर' अर्थ का पूर्व शब्द।

palival (पालीवाल)–पीछे की ओर निदिष्ट।

palingenesis (पैलिनजेनेसिस)–लक्षण पुनरावृत्ति; पैतृक लक्षणों का सिर से उदय होना; पुनः पुनरावर्तन; पूर्वजता (atavism)।

palingraphia (पैनिलग्राफिया)–लिखने में शब्दों या वाक्यों का दुबारा (बार-बार) दुहराना; वाक्यों या शब्दों की पुनरावृत्ति।

pallanesthesia (पालएन्सथेसिया)–अस्थि की संवेदनहीनता; अस्थि द्वारा टयूनिंग फोर्क (स्वरित्र) द्वारा उत्पन्न तरंगों का प्रति उत्तर न देना।

pallesthesia (पालएसथेसिया)–अस्थि का टयूनिंग फोर्क (स्वरित्र) द्वारा उत्पन्न तरंगों के प्रति क्रियाशील होना।

palliative (पैलियेटिव)–रोग को शान्त (शमन) करने वाला; उपशमक।

pallidum or pallidium (पालीडयम और पालीडियम)–पांडु गोलिका पिण्ड मध्यांश; यवरूप (sentiform) न्यूक्लियस के पांडु गोलिका पिण्ड (globus pallius) का अभिमध्य (medial) भाग (part)।

pallium (पैलियम)–प्रावर; पेलियम; सेरीबल अर्धगोलार्ध को ढकने वाली धूसर पदार्थ (gray matter) की तह।

pallor (पैलोर)–त्वचा में रंग का न होना; पीलापन; पाण्डुता।

palm (पॉम)–हथेली; हस्ततल; करतल; हाथ का अवनतक (hollow) भाग।

palmer (पामर)–हस्ततली; हस्ततल सम्बन्धी; करतली।

palmus (पॉमस)–(1) हृतस्पन्दन। (2) टाँग की मांस पेशी की दीर्घ स्थायी ऐंठन जिस से कूदने की गति उत्पन्न होती है।

palpate (पैलपेट)–(1) स्पर्श ज्ञान (निरीक्षण); स्पर्श द्वारा निरीक्षण करना। (2) पैल्प युक्त।

palpatory method (पैलपेटरी मैथड)–बाहु (brachial) धमनी के दबाव नापने की एक विधि।

palpation (पैल्पेशन)–स्पर्श निरीक्षणता; परिस्पर्श; स्पर्श से ऊतकों या अंगों के लक्षणों का जानना।

palpebra (पैल्पेबरा)–पलक; नेत्रच्छद।

palpebritis (पैल्पेब्राइटिस)–पलकों की सूजन।

palpitation (पैल्पीटेसन)–हृदय का जल्दी-जल्दी धड़कना; धड़कन।

palsy (पाल्सी)–पक्षाघात।

paludism (पैलूडिज्म)–मलेरिया।

paludrine (पैलूड्रीन)–मलेरिया की एक दवा।

pamaquine naphthoate (पामाकुइन नेफथोएट)–मलेरिया की दवा-गन्धहीन पीला सफूफ (चूर्ण)।

panacea (पैनेसिया)–समस्त बीमारियों की एक दवा; सर्वरोगहर औषधि।

pancreas (पैंक्रियाज)–अग्न्याशय; क्लोम; क्लोम रस; तीनों प्रकार के भोजन तत्व–प्रोटीन, कार्बोहाइड्रेट और वसा पर प्रभाव डालता है, इसी कारण यह ग्रीक शब्द (Gk pan, all, kreas, flesh) जिसका अर्थ होता है "all flesh"। ये ग्रन्थि विशेष ग्नैथोस्टोमहनुमुखी (gnathostome) कशेरूकों में ड्यूडेनम (duodenum) के समीप अंत्रयुज (mesentery) में स्थित होती है। यह ग्रन्थि पेन्क्रियेटिक वाहिनी (pancreatic duct) द्वारा पाचक एन्जाइम ट्रिपसिनोजन, लाइपेज, एमाइलेज, मालटेज आदि के क्षारीय मिश्रण को अंत्र में पहुँचाती है। यह मिश्रण सेक्रेटिन (secretin) हार्मोन से उत्तेजित होकर स्रावित होता है। इस ग्रन्थि के लैंगरहैन्स के द्वीपों में एक कोशिका समूह होता है जो इन्सुलीन तथा ग्लूकागोन (clucagon) हार्मोन को रूधिर शर्करा (blood sugar) की मात्रा के अनुसार निवाहिका रूधिर तन्त्र में पहुँचाते हैं। साइक्लोस्टोम में पैंक्रियाज अन्त्र भित्ति के साथ ही लगे होते हैं।

pancreatalgia (पैंक्रियेटैलजिया)–पैन्क्रियाज में दर्द; कलोम शूल।

pancreatectomy (पैंक्रियेटेक्टोमी)–पैन्क्रियाज का उच्छेदन (excision); पैन्क्रियाज का काटकर बाहर निकालना।

pancreatism (पैंक्रियेटिज्म)–पैन्क्रियाज की क्रिया।

pandemic (पैन्डेमिक)–सार्वदेशिक फैला हुआ रोग; विश्वमारी (epidemic); [endemic–स्थानिक मारी] सर्व व्यापक रोग; बहुत दूर-दूर तक फैला हुआ।

paneth cells (पैनेथ सैल्स)–पैनेथ अम्लरंगी कोशिकाएँ लिबरकुन (lieberkuhn) की गुहिकाओं के आधार पर पाई जाने वाली तीन अम्लरंगी कोशिकाएँ।

pang (पैंग)–क्षणिक उग्रवेदना।

pangenesis (पैनजेनेसिस)–पेन्जेनिसिस मत; दायकण मत; यह मत कि उत्पादन में जनन कोशिकाओं में एकत्रित दैहिक लक्षण (कण) पैतृक लक्षणों को संतति में पहुँचाते हैं। दाय-कण सिद्धान्त (gemmule theory), कि वंश परम्परा (hereditary) विशेषताएँ व्यक्तिगत दैहिक कोशिकाओं (individual body cells) से जर्म या जीवाणु (germs) द्वारा ले जाई जाती है। इस मतानुसार यह माना जाता है कि दाय-कण या जेम्यूल (gemmule) दैहिक कोशिकाओं (body cells) से निरन्तर निकलकर जनन-कोशिकाओं में एकत्रित होते हैं और वे इस प्रकार पैतृक-लक्षण संतति में पहुँचाते हैं।

panhematopenia (पैनहिमेटोपेनिया)–रक्त कोशिकाओं की असाधारण कमी।

panhidrosis (पैनहाइड्रोसिस)–शरीर के समस्त तल से पसीना आना; सारे बदन में पसीना आना।

panic (पैनिक)–आतंक; त्रास; विप्लव; साधारणतः बिना कारण का आकस्मिक भय (डर)।

panic (पैनिस)–रोटी।

panivorous (पैनीवोरस)–रोटी खाने वाला।

panniculus (पेनीकुलस)–ऊतक (tissue) की तह।

pannus (पान्नस)–झिल्ली या स्तरनुमा आकृति जो किसी अंग पर रक्त आदि आ जाने के कारण मालूम होती है जैसे कनीनिका (कौर्निया) का आरक्तमय होना।

panophobia (पेनोफोबिया)–हर बात से डर।

panophthalmitis (पेनओपथैलमाइटिस)–आँख की समस्त आकृतियों का सूजन; अक्षि शोथ; चक्षु प्रदाह।

panosteitis (पेनओसटाइटिस)–सर्व अस्थि शोथ; अस्थि (हड्डी) के सब भागों का सूजना; सारी हड्डी का प्रदाह।

panotitis (पेनोआइटिस)–कर्ण शोथ; कान के समस्त भागों का सूजना; कान का व्यापक प्रदाह।

pantalgia (पेनआलजिया)–सारे बदन में दर्द।

pantine (पेनटाइन)–लम्बी साँस लेना; हाँफना; श्वांसकृच्छता।

pantropic (पेनट्रोपिक)–सर्ववृत्ति।

pap (पेप)–स्तनवृन्त बच्चों और रोगियों का पतला आहार।

papaver (पेपावर)–पोस्त; खशखाश (खशखश)।

paper (पेपर)–कागज।

papilla (पेपीला)–कूट; अंकुरक; पैपिला; कोई भी छोटी आकृति जो स्तन के अगले भाग (चुचुक) सदृश उभार या प्रवर्धन जैसी हो।

papilloma (पेपीलोना)–अधिच्छद (एपीथिलियम) से बना विनाशकारी अर्बुद।

papulation (पेपूलेशन)–फुन्सियों या दानों का होना।

papule (पेपुले)–फुन्सी।

papyraceous (पेपीरेसियस)–कागज सदृश; पत्र समान।

par=pair (पार=पेयर)–युग्म।

par (पारा)–सममूल्य, समान मूल्य; बराबरी।

para (पैरा)–"अतिरिक्त"; "अव्यवस्थित"; अर्थों में पूर्व शब्द (उपसर्ग)।

para (पारा)–ऐसी औरत जो एक बार प्रसव कर चुकी हो।

parabiosis (पैराबायोसिस)–सहजीवनता; अनुजीवनता; संश्लिष्टा; जैसी सियामी जुड़वाँ में होती है।

parbiotic (पारबायोटिक)–अनुजीवी।

para anesthesia (पारा एन्सथेसिया)–निम्न शरीर का सुन्नपन।

parablepsia (पेराब्लेप्सिया)–मिथ्या या दूषित दृष्टि; दृष्टि भ्रम।

parabulia (पेराबुलिया)–दूषित इच्छा का होना; इच्छा शक्ति का अस्वाभाविक कार्य।

paracholia (पेराकोलिया)–अव्यवस्थित पित्त स्राव।

parachromatopsia (पैराक्रोमेटोप्सिया)–वर्णान्धता।

paracusis (पैराकुसिस)–दूषित श्रवणता या श्रवणता में अव्यवस्था होना; सुनने की गड़बड़।

paradental (पैराडेन्टल)–दन्त (दांत) सम्बन्धी।

paradentitis (पैराडेन्टाइटिस)–किसी ग्रन्थि के आसपास के तन्तुओं की सूजन।

paradidymis (पैराडिडाइमिस)–परा-उपांड; भ्रूणिक मध्य वृक्क (embryonic mesonephrons) के पश्च भाग को बनाने वाली घुमावदार नलिकाएँ जो वीर्याणु रज्जु (spermatic cord) के अधर के आगे स्थित होती हैं।

paradipsia (पैराडिप्सिया)–तरल पदार्थों के सेवन हेतु अस्वाभाविक भूख।

paradox (पैराडौक्स)–विरोधाभास।

paraffin (पैराफिन)–एक विशेष प्रकार का मोम (wax) जो पैट्रोल या पैट्रोलियम से प्राप्त ठोस हाइड्रोकार्बन्स का परिष्कृत (purified) मिश्रण होता है।

para- floculus (पैरा-फ्लोकुलस)–परा-गम्फिका।

para-ganglia (पैरा-गैंगलिया)–परागण्ड (गुच्छिका); शरीर में आयो (aorta) महाधमनी या अन्य भागों में विक्षिप्त (scattered) कोशिकाओं के गुच्छेनुमा समूह जिनसे ऐड्रोनेलिन आदि रस स्राव होते हैं, ऐसा अनुमान है।

parageusia (पैराग्यूसिया)–अस्वाभाविक स्वाद विकार।

paraglossa (पैरागलॉसा)–परा रसनक; पैराग्लॉसा।

parahormone (पैराहार्मोन)–हारमोन सदृशः पैरॉहार्मोन; ऐसा पदार्थ जो हार्मोन न होते हुए भी होर्मोन की तरह किन्हीं अंगों पर प्रभाव डालता है।

paralgesia (पैरालगेसिया)–असाधारण दुखदायी संवेदन।

parallagma (पैरालैग्मा)–टूटी हुई हड्डी का स्थान से हटना।

parallax (पैरालैक्स)–दृष्टि लंघन; लम्बन भेदाभास; देखने वाले के स्थान में परिवर्तन होने से वस्तु का स्थान से स्पष्ट हटा हुआ दिखाई देना।

paralysis (पैरालिसिस)–पक्षाघात; लकवा; अंगघात; तन्त्रिका में आघात लगने या पहुँचने से पेशी की गति शक्ति का नष्ट होना जिससे इच्छित गति करने की क्षमता समाप्त हो जाती है।

abducens paralysis **(एब्डूसेन्स पैरालिसिस)**–एब्डूसेन्ट तंत्रिका का पक्षाघात मस्तिष्कीय तंत्रिकाओं के छटवें युग्म का पक्षाघात।

abductor paralysis **(एब्डक्टर पैरालिसिस)**–अपवर्तनी मध्याक्ष (mediam axis या केन्द्र centre) से दूर खीच ले जाने वाली पेशी, मांस पेशी का पक्षाघात।

accomodation paralysis **(एकोमोडेशन पैरालिसिस)**–समंजन पक्षाघात; नेत्रों की विविध दूरी की वस्तुओं को देखने की व्यवस्था का पक्षाघात।

alcoholic paralysis **(एल्कोहोलिक पैरालिसिस)**–सुरासार का तंत्रिका तंत्र पर प्रभाव पड़ने से पक्षाघात (तंत्रिका शून्यता)।

ambignospinothalamic paralysis **(एम्बीग्नोस्पाइनो थैलेमिक पैरालिसिस)**–मृदु तालु (soft palate) और वाक तन्तु (लैरिक्स) में दर्द, ताप आदि संवेदनाओं की अनुभवहीनता का ह्रास हो जाना।

amyotrophic paralysis **(एमायोट्रोफिक पैरालिसिस)**–मांस पेशी का पक्षाघात।

anapetratic paralysis **(एनापेटराटिक पैरालिसिस)**–ऐसा पक्षाघात जिसमें मरीज को यह अनुभव होता है कि अवयवों के अत्यधिक प्रयोग के कारण उसको पक्षाघात हुआ है।

anterier spinal paralysis or anterier poliomyelitis **(एन्टीरियर स्पाइनल पैरालिसिस या एन्टीरियर पोलियो मयलाइटिस)**–सुषुम्ना के अग्र भाग का पक्षाघात।

ascending paralysis **(एसेन्डिंग पैरालिसिस)**–सुषुम्ना तंत्रिकाओं के प्रभावित होने के कारण ऊपर की ओर बढ़ता हुआ पक्षाघात।

birth paralysis **(बर्थ पैरालिसिस)**–प्रसव के समय आघात होने पर पक्षाघात।

brachial paralysis **(ब्रेकियल पैरारिसिस)**–भुजा या बाहु का पक्षाघात।

central paralysis **(सेन्ट्रल पैरालिसिस)**–मस्तिष्क अथवा सुषुम्ना के चोट लगने से पक्षाघात।

cerebral spastic infantile paralysis **(सैरीब्रल स्पास्टिक इन्फैन्टाइल पैरालिसिस)**–

or

spastic diplegia (स्पास्टिक डालप्लेजिया)–ऐसी स्थिति जिसमें कण्ठ की मांस पेशियों की ऐंठन के कारण तीव्र ध्वनि निकलती है।

compression paralysis **(कम्प्रेशन या क्रच पैरालिसिस)**–तंत्रिका पर दबाव पड़ने से पक्षाघात।

crural paralysis **(कुरूरल पैरालिसिस)**–जंघा का पक्षाघात।

crutch paralysis **(कुरूटक पैरालिसिस)**–उर्ध्व अवयव (upper extremity) का पक्षाघात।

diver's paralysis or caison disease **(डाइवर्स पैरालिसिस या कायसन डिजीज)**–कान को बन्द करने वाला पक्षाघात।

facial paralysis **(फेसियल पैरालिसिस)**–चेहरे की मांस पेशियों का पक्षाघात।

familial periodic paralysis **(फेमीलियल पिरियोडिक पैरालिसिस)**–आनुवंशिक रोग जिसमें समय-समय पर कभी-कभी बेहोशी के झटके आते हैं जो कभी क्षरिणक और कभी लम्बे

समय वाले होते हैं।

flaccid paralysis **(फ्लैसिड पैरालिसिस)**–मांस पेशी का पक्षाघात।

glossolabial paralysis **(ग्लोसोलेबियल पैरालिसिस)**–जिह्वा और होठ का पक्षाघात।

hysterical paralysis **(हिस्टेरीकल पैरालिसिस)**–स्त्रियों में मूर्च्छारोग से उत्पन्न पक्षाघात।

infantile paralysis **(इन्फैन्टाइल पैरालिसिस)**–विषाणु संक्रमण के कारण बच्चों में उत्पन्न सुषुम्ना और अन्त मस्तिष्क (मेडुला ओवलोंगेटा –medulla oblongata) की तंत्रिकाओं का पक्षाघात।

lead paralysis **(लैड पैरालिसिस)**–सीसे (lead) के विषाक्त के कारण पक्षाघात।

myopathic paralysis **(मायोपैथिक पैरालिसिस)**–मांसपेशी का इच्छित नियंत्रण खो जाने से पक्षाघात।

ocular paralysis **(ओकूलर पैरालिसिस)**–चक्षुपेशी पक्षाघात; चक्षु तंत्रिका की चक्षु पेशियों पर नियंत्रण न रहने से पक्षाघात।

phonetic paralysis **(फोनेटिक पैरालिसिस)**–ध्वनि पर्तों (vocal folds) का पक्षाघात।

Saturdar night paralysis **(सटरडार नाइट पैरालिसिस)**–रेडियल (radial) तंत्रिका पर हयूमेरस हड्डी पर रात्रि के समय नींद में दबाव पड़ने पर सुन्न हो जाना अथवा पक्षाघात हो जाना।

volkmann's paralysis **(वाकमैन पैरालिसिस)**–पट्टी बाँधने या प्लास्टर चढ़ाने के कारण हाथ का पक्षाघात।

paralytic (पैरालिटिक)–पक्षाघाती (व्यक्ति); अंगघाती; लकवे का मारा हुआ।

paralyzant (पैरालाइजेन्ट)–ऐसी औषधि जो लकवा उत्पन्न कर देती है; लकवाकारी।

paramania (पैरामानिया)–हँसोन्माद।

paramedical (पैरामेडीकल)–चिकित्सा विज्ञान से जुड़ा हुआ अन्य विज्ञान।

paramenia (पैरामैनिया)–अव्यस्थित मासिक धर्म (ऋतुस्राव)।

parametric (पैरामैट्रिक)–गर्भाशय के आसपास (चारों ओर)।

parametrium (पैरामैट्रियम)–गर्भाशय के पास की पेशी (muscle)।

paranoia (पैरानोइया)–बुद्धि उन्माद, मानसिक विप्लव; पागलपन।

parapenial (पैरापिनियल)–पिनिपल ग्रन्थि के समीप स्थित ग्रन्थि विशेष।

paraphemia (पैराफेमिया)–वाक् विकार; बोलने की शक्ति में गड़बड़ी।

paraphia (पैराफिया)–स्पर्श विकार।

paraphilia (पैराफिलिया)–यौन भावना का गलत प्रदर्शन।

paraphrenia (पैराफ्रेनिया)–मानसिक शक्ति में विकार कई प्रकार के मानसिक रोगों से ग्रस्त होना।

paraplasm (पैराप्लाज्म)–कोई असाधारण अभिवृद्धि; असामान्य अभिवृद्धि।

paraplegia (पैराप्लेजिया)–अर्धांग पक्षाघात; सामान्य रूप से नीचे के अंगों का पक्षाघात।

parapraxia (पैरापराक्सिया)–गति अक्षमता; ठीक प्रकार से गति न कर सकना।

parapsychology (पैरासाइकोलोजी)–अतिरिक्त मनोविज्ञान; ऐसी मानसिक वृत्तियों का अध्ययन जो व्यक्ति और घटनाओं से सम्बन्धित होते हुए भी; ज्ञानेन्द्रियों की मध्यस्थता के बिना ही होने वाली होती है।

parahotacism (पैराहोटासिज्म)–"आर (r)" शब्द का ठीक-ठीक उच्चारण न कर सकना।

parasite (पैरासाइट)–परजीवी; पराश्रयी; परान्नभोजी; ऐसा जीव जो दूसरे जीव से अपना आहार लेकर जीवन व्यतीत करता है या वह प्राणी जो सत्कारी या पोषण (host) के शरीर पर आंशिक या पूर्ण रूप से निर्वाह करता है।

ectoparasite **(एक्टोपैरासाइट)**–वाह्य परजीवी, ऐसे परजीवी जो पोषक के शरीर के बाहर होते हैं।

endoparasite **(एन्डोपैरासाइट)**–अन्तः परजीवी; ऐसे परजीवी जो पोषक के शरीर के अन्दर होते हैं।

erratic parasite **(इरेटिक पैरासाइट)**–अननियमित परजीवी; पोषक के अन्य किसी अंग पर परजीवी होना; जिस पर सामान्य रूप से वह परजीवी न होता हो।

facultative parasite **(फैकलटेटिव पैरासाइट)**–विकल्पी परजीवी, अनाग्रही परजीवी; ऐसा परजीवी जो पोषक पर अपने जीवन के लिए आश्रित नहीं रहता है पर वह अन्यत्र प्रकार से भी जीवन व्यतीत कर सकता है।

incidental parasite **(इन्सीडैन्टल पैरासाइट)**–आकस्मिक परजीवी; ऐसा परजीवी जो असामान्य पोषक पर भी अपना जीवन व्यतीत कर सकता है।

micro parasite **(माइक्रो पैरासाइट)**–अणु परजीवी।

***obligatory parasite* (ओबलीगैटरी पैरासाइट)**–अविकल्प परजीवी; अपरिहार्य जीवी; पूर्ण परजीवी; ऐसे परजीवी जो केवल पोषक के सहारे ही जीवित रह सकते हैं।

***pathogenic parasite* (पैथोजेनिक पैरासाइट)**–रोगोत्पादक परजीवी; ऐसा परजीवी जो पोषक में रोग फैलाता है।

***periodic or sporadic parasite* (पिरियोडिक और स्पोरेडिक पैरासाइट)**–कालाविधि परजीवी; मियादी परजीवी; नियत कालिक परजीवी; ऐसा परजीवी जो केवल कुछ समय के लिए ही पोषक पर लाभ उठाने के लिए आता है।

parasitic (पैरासिटिक)–परजीविक; पराश्रयी।

parasiticide (पैरासिटीसाइड)–परजीवी नाशी; ऐसा पदार्थ (रसायन) जो परजीवी को मारने वाला होता है।

parasitism (पैरासिटीज्म)–परजीविता; दो व्यक्ति या दो समुदायों का जैवी सहजीवन, जिसमें एक व्यक्ति या समुदाय दूसरे व्यक्ति या समुदाय के आसरे जीवन व्यतीत करता है। इसमें लाभ उठाने वाले को परिजीवी तथा हानि उठाने वाले को पोषक (host) कहा जाता है।

parasitogenic (पैरासिटोजैनिक)–परजीवी से उत्पन्न।

parasitologist (पैरासिटोलोजिस्ट)–परजीवी वैज्ञानिक।

parasitology (पैरासिटोलोजी)–परजीवी विज्ञान।

parasitophobia (पैरासिटोफोबिया)–परजीवी से आतंकित (भयभीत)।

parasitotrophic (पैरासिटोट्रोफिक)–परजीवी प्रेमी (रागी)।

paraspadias (पैरास्पेडियाज)–शिश्न (penis) में मूत्र नलिका का छिद्र (opening of the urethra) एक ओर को होना।

paraspasm (पैरास्पाज्म)–पेशी ऐंठन; शरीर के दोनों ओर की मांस पेशियों का ऐंठना।

parasternal (पैरार्स्टनल)–स्टर्नम के समीप (पास)।

parasystole (पैरासिस्टोल)–हृत् संकुचन और प्रसारण के मध्य असाधारण व्यवधान का होना।

paratherapeutic (पैराथैराप्युटिक)–किसी बीमारी के उपचार से उत्पन्न बीमारी।

parathyrin (Gk. *para,* beside; *thyreos,* shield) **(पैराथाइरिन)**–पैराथोरमोल; पैराथाइरोइड के अन्तःस्राव का प्रमुख तत्व जिससे कैल्शियम और फास्फोरस का उपापचय नियन्त्रित होता है।

parathyroid (Gk. *para,* beside; *thyreos,* shield; *didos,* form) **(पैराथाइराएड)**–परावटु; पराचुल्लिका ग्रन्थि। नलिकाहीन (endocrine) ग्रन्थि (gland) विशेष। चतुष्पाद कशेरूकों (tetrapod vertebrates) की एक युग्मिक (paired) अन्तःस्रावी ग्रन्थि। ये ग्रन्थि सामान्यतः: थाइरॉयड ग्रन्थि के समीप होती है केवल कुछ प्रजातियों में थाइरोयड के अन्दर होती है। ये क्लोम कोष (gill pouches) से वर्द्धित होती है। इसका हार्मोन एक प्रोटोन होता है जो शरीर में कैल्शियम और फॉस्फेट के वितरण को नियन्त्रित करता है। **इसके हार्मोन को शरीर में पहुँचा देने से कैल्शियम अस्थि से** रक्त में पहुँचता है। इसकी न्यूनता रूधिर में कैल्शियम की मात्रा को कम कर देता है जिससे टिटैनी (tetany) नामक रोग हो जाता है।

paratrichosis (पैराट्राइकोसिस)–असाधारण स्थानों पर बालों का होना।

paratyphoid (पैराटाइफोइड)–मोतीझरा बुखार के साथ-साथ कोई और रोग; पैराटायफॉइड।

parenchyma (पैरन्काइमा)–मृदुतक; सार ऊतक; किसी अंग के ढाँचे से भिन्न अनिवार्य कार्यकी तत्व।

parent (पैरेन्ट)–मूल; पितृ, पितर, जनक।

parent cell (पैरेन्ट सूल)–पितृ कोशिका।

parent generation (पैरेन्ट जनरेसन)–पैतृक श्रेणी।

parental (पैरेन्टल)–पैतृक।

parietal bone (पैराइटल बोन)–पैराइटल अस्थि। खोपड़ी या कपाल (skull) की छत्त की एक अस्थि।

paresis (पैरेसिस)–पक्षाघात।

paraesthesia (पैराएसथेसिस)–केन्द्रीय तन्त्रिका तन्त्र के विकृत होने से कोई भी असाधारण बिगड़ी हुई चेतना।

peridrosis (पैरीड्रोसिस)–पसीने सम्बन्धी कोई भी विकार; स्वेद विकार।

paries (पैरीज)–भित्ति; दीवार।

parkinsonian disease (पारकिनसोनियन डिजीज)–रोग विशेष जो अधिक राल (hypersalivation) के स्राव के कारण तन्त्रिकीय विकार (neurological disorder) होता है।

parophthalmia (पारओपथैलमिया)–चक्षु के आस-पास के बन्धक ऊतक का सूजना।

paroophoron (पारूफोरोन)–पराडिम्बकोषधारी।

paropsis (पारओपसिस)–दृष्टि विकार।

parorchidium (पारओरकीडियम)–वृषण ग्रन्थि का स्थान से हटा होना।

parosmia (पैरोसमिया)–गन्ध विकार।

parotid (पैरोटिड)–कान के पास, कर्ण पूर्व ग्रन्थि; एक लार

ग्रन्थि विशेष।

paroxysm (पैरोक्सिज्म)–आवेश; आक्रमण; रोग का आक्रमण; आक्रोश।

paroxysmal (पैरोक्जीमल)–आवेग सम्बन्धी।

pars (पार्स)–भाग; अंश; खण्ड; हिस्सा; टुकड़ा।

parthenogenesis (पारथीनोजेनिसिस)–अनिषेक जनन; अनिषेकोत्पादन; नर तत्वों द्वारा निषेक न होने पर भी उत्पादन।

particle (पारटीकिल)–कण; छोटा अंश; परमाणु।

parturient (पारटरियेन्ट)–प्रसव या प्रसव सम्बन्धी।

parturifacient (पारटुरीफेशियेन्ट)–प्रसव सहायी औषधि, ऐसी औषधि, जो बच्चा जनने को सरल कर देती है।

parturition (पारटूरीशन)–प्रसव; जनन; उत्पत्ति; मादा के शरीर से बच्चे का बाहर होना।

parumbilical (पारअम्ब्लाइकल)–नाभि के समीप (पास)।

parvicellular (पारवीसैलूलर)–छोटी कोशिकाओं का बना; लघु-कोशिकीय।

passage (पैसेज)–पथ, मार्ग, संक्रमण।

passion (पेशन)–इन्द्रियवृत्ति; मन की उत्तेजना; भावोद्वेग; प्रबल इच्छा; सम्भोग इच्छा; काम भावना।

paste (पेस्ट)–लेई; गारा; पेस्ट; वाह्य प्रयोग हेतु तैयार किया हुआ गाढ़ा ठोस और किसी चिकने श्लैष्मिक पदार्थ का मिश्रण।

patch (पेच)–(1) पेबन्द; चिप्पी, टुकड़ा। (2) कोई छोटा भाग।

patella (पटेला)–चपनी; पटेला; घुटने की एक हड्डी।

patellectomy (पैटलेक्टोमी)–चपनी उच्छेदन; पटेला को काटकर बाहर निकालना।

patency (पेटेन्सी)–बहुत ज्यादा खुला हुआ।

paternal (पैटरनल)–पैतृक।

path (o) (पाथ (ओ)–'रोग', 'बीमारी' अर्थ का उपसर्ग।

pathic (पैथिक)–बीमारी सम्बन्धी।

pathogen (पैथोजन)–रोगोत्पादक सूक्ष्मांगी; व्याधिजन।

pathogenesis (पैथोजेनेसिस)–रोग वर्धक; रोग जनन।

pathogenic (पैथोजैनिक)–रोगोत्पादक; व्याधिकारक; रोग जनक।

pathoglycemia (पैथोग्लाइसीमिया)–किसी रोग के कारण रक्त में शर्करा (चीनी) का बढ़ा होना।

pathologist (पैथोलोजिस्ट)–रोग-वैज्ञानिक; विकृति वैज्ञानिक।

pathology (पैथोलोजी)–विकृति विज्ञान; रोग विज्ञान; व्याधि विज्ञान (विद्या); चिकित्सा विज्ञान की वह शाखा जिसके अन्तर्गत रोग के कारण उत्पन्न परिवर्तनों (रद्दो-बदल) का अध्ययन किया जाता है।

patholysis (पैथोलाइसिस)–रोग से ऊतकों का विदलन (dissolution)।

pathomania (पैथोमानिया)–अनैतिक उन्माद।

pathonomy (पैथोनोमी)–रोगों के नियम सम्बन्धी विज्ञान; व्याधि न्याय शास्त्र विज्ञान।

pathophobia (पैथोफोबिया)–रोग से भयभीत (आतंकित)।

pathophoresis (पैथोफोरेसिस)–व्याधि हस्तान्तरण; रोग का दूसरे में पहुँचाना (संप्रेषण)।

pathophysiology (पैथोफिजियोलोजी)–विकृति कार्यकी।

pathopieiosis (पैथोपियोसिस)–अपने रोग की गम्भीरता को बढ़ा-चढ़ाकर कहना या बयान करना।

pathosis (पैथोसिस)–रोग की दशा।

pathways (पाथवेज)–रास्ते; पगडण्डी; सड़क।

patient (पेशेंट)–(1) मरीज, रोगी, वह व्यक्ति जो रोग का उपचार करा रहा हो। (2) सहनशील; सन्तोषी; धैर्यशील।

pavalion (पैवेलियन)–(1) मण्डप; तम्बु; खेमा।
(2) किसी नलिका के छोर पर तम्बू जैसी फैली हुई आकृति।

pavlov's pouch (पेवलोव'स पाउच)–आमाशयिक स्राव का अध्ययन करने हेतु की कई विशेष प्रकार की थैली, जो आमाशय पिण्ड में से ही एक फूली हुई अन्ध थैली बनाई जाती है। इसी को पेवलोव की थैली (Pavlov's pouch) कहा जाता है।

pavor (पेवोर)–डर की प्रतिक्रिया; भय; त्रास; भय की वस्तु जो परेशानी का विषय बन जाये।

pearl (पर्ल)–मोती; छोटी छोटी मोती जैसे दानों वाली दवा की गोलियाँ।

peccant (पीकेन्ट)–अस्वास्थ्यकारी; स्वास्थ्य को बिगाड़ने वाली।

pectinate (पेक्टीनेट)–कंगी (कंघी) नुमा (समान); नितम्बास्थि के समान।

pectoral (पेक्टोरल)–छाती (सीना) सम्बन्धी।

pectoralgia (पेक्टोरालजिया)–छाती में दर्द।

pectoriloquy (पेक्टोरीलोकी)–छाती की दीवार से बोले हुए शब्दों का प्रेषण।

pectus (पैक्टस)–छाती, स्तन या वक्ष।

ped (पेड)–(1) पाँव। (2) बच्चा।

pedal (पैडल)–पाँव सम्बन्धी।

pederasty (पेडेरेस्टी)–गुदा मैथुन; लौंडेबाजी।

pediatrics (पीडियाट्रिक्स)–बाल-चिकित्सा विभाग।

pedicle (पेडीकिल)–स्तम्भ; पाँवनुमा या डन्ठलनुमा आकृति विशेष।

pediculosis (पेडीकुलोसिस)–जूँ (lice) का होना।

pediculus (पेडीकुलस)–जूँ का एक वंश।

pedodontics (पीडोडोन्टिक्स)–बाल दन्त विज्ञान।

pedology (पीडोलोजी)–बाल विज्ञान।

pedophilia (पीडीफिलिया)–बाल प्रेमी।

peduncle (पेडकिल)–वृन्त; तनेनुमा आकृति।

(1) मस्तिष्क के विभिन्न भागों को संयुक्त करने वाला-धवल सूत्र पट्ट।

(2) सन्धि पादों (आर्थ्रोपोडा) में वक्ष और धड़ को जोड़ने वाला पतला भाग।

peladophobia (पैलाडोफोबिया)–गंजेपन का डर।

pelage (पिलेज)–शरीर पर महीन रोमों का आवरण; लोमश।

pellagra (पेलाग्रा)–चर्म रोग विशेष जो निकोटिक अम्ल की कमी के कारण होता है। सामान्य रूप से निकोटिनिक अम्ल को पेलाग्रा रोकने वाला कारक (pellagra preventing factor) या पी पी (P P) गोल्ड वरगर का कारक (factor of gold Berger) कहा जाता है।

pellet (पेलेट)–छोटी गोली या गोली (दवा की)।

pelma (पेल्मा)–पादतल; पाँव का तलुआ।

pelta (पेल्टा)–फलक।

pelvic girdle (पेल्विक गाडिल)–श्रोणिवलय; कटिचक्र।

pelvis (पेल्विस)–श्रोणी; श्रोणी पात्र; वस्ति; पेडू सम्बन्धी; धड़ का सबसे निचला भाग जिसमें कूल्हे की अस्थियाँ (hip bones) और कशेरूक दण्ड (vertebral column) का निचला भाग होता है।

penetrance (पेनीट्रेन्स)–प्रवेशता; भेद्यता।

penicillin (पेनीसिलिन)–एक प्रति जीवी दवा जो पेनीसिलियम (penicillium) वंश की फफूंदियों के संवर्धन (कल्चर) से प्राप्त किया जाता है।

penis (पैनिस)–शिश्न; नर का सम्भोग और मूत्र विसर्जन अंग।

penitis (पेनीटिस)–शिश्न की सूजन; शिश्न शोथ।

penta (पेन्टा)–'पाँच' अर्थ का पूर्व शब्द।

pentadactyl (Gk. *pente,* five(L. *findere to* cleave)–पंचांगुलिक; पंचागुलि।

pentadactyl limb–पन्चागुलि अवयव; इस प्रकार का अवयव कशेरूकों के चार वर्गों–एम्फीबिया, सृपी, पक्षी और स्तनी में होता है। अवयव तीन भागों–उर्ध्व बाहु (upper arm) या उरू (thigh); अग्रबाहु (fore arm) जंघा (shank), और हाथ या पाँव। अन्तिम भाग में पाँच उँगलियाँ होती हैं, इसी कारण इस अवयव को पंचांगुलि अवयव की संज्ञा दी गई है। यह अवयव भौमिक जीवन के हेतु एक अनुकूलता है।

pentavalent (पेन्टावेलेन्ट)–पंचसंयोजकों; पाँच संयोजक शक्ति (valence) वाला।

pentose (पैन्टोज)–पाँच कार्बन शर्करा; आर०एन०ए० और डी०एन०ए० में भिन्न-भिन्न पाँच कार्बन शर्करा होती है।

pentox (पेन्टोक्स)–कोई भी शर्करा या हाइड्रोकार्बन जिसका सूत्र $C_5H_{10}O_5$ हो।

peonin (पियोनिन)–रंग रंगाने वाला रसायन जिसका प्रयोग क्षार और अम्ल को प्रदशित करने हेतु किया जाता है।

peppermint (पीपरमेन्ट)–वैज्ञानिक नाम मेन्था पिपरेटा (mentha piperita)।

pepsin (पैप्सिन)–एक एन्जाइम विशेष जो प्रोटीन परिवर्तक (proteolytic) होता है। यह आमाशयिक भित्ति की मुख्य कोशिकाओं में जमा रहता है और आमाशयिक रस द्वारा सक्रिय होकर नमक के तेजाब (hydrochloric acid) के साथ मिलकर या उसकी उपस्थिति में प्रोटीन पर प्रभाव डालता है और उसके पैप्टोन (peptone) में बदल देता है।

pepsinogen (पैप्सीनोजन)–पैप्सीन उत्पादक; सामान्य स्थिति में आमाशयिक रस का हाइड्रोक्लोरिक अम्ल (नमक का तेजाब) पैपसीनोजन को पेपसिन में बदलने हेतु क्रियाशील करता है।

peptic (पेपटिक)–पेपसीनोजन; पेपसीनोत्पादक (पाचक उद्दीपक, पेपसिन सम्बन्धी या पाचन सम्बन्धी।

peptide linkage (पेप्टाइड लिकेज)–पेपटाइड सम्बन्धता; अनगिनत संख्या में अमीनो अम्ल सीधी श्रृंखलाओं (straight chains) में संलग्न रहते हैं लेकिन जब यह संलग्नता CO-NH_2 प्रकार की होती है जिसके द्वारा अमीनो अम्ल संयुक्त होता है तो इसे पैप्टाइड लिंकेज (पेपटाइड सम्बन्ध) कहा जाता है।

peptogenic (पेप्टोजैनिक)–पेपसीनोत्पादक।

peptone (पेपटोन)–प्रोटीन के पाचन से बना एक माध्यमिक उत्पाद (product)।

peracidity **(परएसीडिटी)**–अत्यधिक अम्लता।

perception **(परसेप्शन)**–बोध; दर्शन; प्रमेय; प्रत्यक्ष वेदन वस्तु बोध; संवेदीय अंग की उत्तेजना के फलस्वरूप उत्पन्न मस्तिष्कीय छाप।

perceptivity **(परसेप्टीविटी**–संवेदनों को ग्रहण करने की क्षमता।

percolate **(परकोलेट)**–बूँद-बूँद करके टपकना या छनना या रसना।

percussion **(परकुशन)**–प्रतिघात (ठोकर या टक्कर) द्वारा रोग परीक्षा।

percutaneous **(परकुटेनियस)**–त्वचा में से होकर किसी कार्य को करना।

perfect **(परफैक्ट)**–पूर्ण; निर्दोष; निपुण; आदर्श।

perflation **(परफ्लेसन)**–फुलाकर।

perforation **(परफोरेशन)**–छिद्र करना; छिद्र; वेध; विधाई किया छेद (सुराख)।

perfrication **(परफ्रीकेशन)**–मरहम मलना।

perfusion **(परफ्यूजन)**–उढ़ेलना; जल या पानी से तर करना।

peri **(पेरी)**–'परि' 'चारों ओर' 'घेरे हुए', 'समीप' 'आस पास' अर्थ का पूर्व शब्द।

perianal **(पेरीएनल)**–गुदा के चारों ओर।

periarthritis **(पेरीआरथ्राइटिस)**–सन्धि के आस-पास सूजन।

periblast **(पेरीब्लास्ट)**–बाह्य स्तर।

pericardiac **(पेरीकार्डियक)**–परिहृत्य; हृतोपरि; हृद्वेष्टनी।

pericardium **(पैरीकार्डियम)**–हृदयावरण; हृद्वेष्टन; हृदय को ढँकने वाली या लपेटे हुए झिल्ली।

pericecal **(पेरीसीकल)**–सीकम (अन्ध नलिका)–के चारों ओर।

perichondrium **(पेरीकोन्ड्रियम)**–उपास्थि (cartilage) के ऊपर की झिल्ली; उपास्थि वेष्टन वह सौत्रिक (fibrous) आवरण जो उपास्थि को घेरे रहता है।

perichordal **(पैरीकोर्डल)**–परिपृष्ठ दण्डी; पृष्ठ दण्डोपरि; नोटोकार्ड (पृष्ठ दण्ड) को घेरे हुए।

perichondrium **(पेरीकोन्ड्रियम)**–उपास्थि (cartilage) वेष्टन; यह सौत्रिक आवरण उपास्थि को घेरे रहता है।

pericolic **(पेरीकोलिक)**–कोलन (colon) के चारों ओर; कोलन (वृहदन्त्र) को घेरे हुए।

pericranium **(पेरीक्रेनियम)**–परिकपाल; कपाल वेष्टन।

pericyte **(पेरीसाइट)**–परिकोशिका।

pericytial **(पेरीसाइशियल)**–कोशिका (cell) के चारों ओर।

periderm **(पेरीडर्म)**–परिचर्म; परित्वकक; वाह्य वल्क।

perigastric **(पेरीगैस्ट्रिक)**–आमाशय (stomach) के चारों ओर।

perihepatitis **(पेरीहिपैटाइटिस)**–यकृत (liver) के इर्द-गिर्द (आस-पास) सूजन।

perikaryon **(पेरीकेरियोन)**–पेरिन्यूक्लियस, न्यूक्लियस को घेरे हुए।

perikymata **(पेरीकीमेटा)**–परिपर्त; दन्ततल पर वर्धन रेखाओं (striae) के मिलने के स्थान पर बने गर्त (depression)।

perilymph **(पैरीलिम्फ)**–परिलसीका; कर्णकोटर (auditory capsule) और कर्ण यन्त्र (internal ear) के मध्य के स्थल का द्रव (लसीका)।

perimeter **(पैरीमीटर)**–परिमाप; दृष्टि क्षेत्र मापक; परिधि मापक।

perimetrium **(पेरीमेट्रियम)**–गर्भाशय को घेरे हुए कला या झिल्ली; जरायु आवरण।

perimysium **(पैरीमाइसियम)**–पैशीबन्धक; परिपेशिका; पेरीमाइसियम; कई एक रेशों और पुट्ठों को बाँधने वाला बन्धक तन्तु।

perinatal **(पैरीनेटल)**–प्रसव से कुछ पहले और बाद के काल सम्बन्धी; प्रसवकालीन।

perineal **(पेरीनियल)**–शरीर के लिग और गुदा के बीच के भाग सम्बन्धी।

perinephric **(पैरीनेफ्रिक)**–वृक्क (kidney) के (आसपास)।

perineum **(पैरीनियम)**–शरीर का वह भाग जो लिंग और गुदा के बीच होता है; पैरीनियम; मूलाधार।

perineurium **(पैरीन्यूरियम)**–तन्त्रिका सूत्राच्छद्र।

period **(पीरियड)**–काल; समय; अवधि; नियत काल; समय का भाग (division of time)।

periodic **(पीरियोडिक)**–नियत समय में होने वाली; नियत कालिक।

periodicity **(पीरियोडिसिटी)**–नियत समय में दोहराने वाली।

peridontal **(पीरीडोन्टल)**–दाँत के ईर्द-गिर्द (चारों ओर)।

periodontium **(पीरीयोडोनटियम)**–दाँत को सहारा देने वाले ऊतक; दन्त कोष।

periodonotology **(पीरीयोडैन्टोलोजी)**–दन्त कोष विज्ञान।

periomphalic **(पेरीयोमफैलिक)**–नाभि के आसपास स्थिति; परिनाभीय।

perionychium (पेरीओनाइचियम)–नाखून को घेरे हुए वाह्य त्वक् (एपीडर्मिस)।

periople (पेरीओपिल)–परिखुर; खुर वाले जन्तुओं के खुर के बाहरी तल पर का एक चिकना, चमकीला स्तर।

periorbital (पेरीऑरबीटल)–परिअक्षिकूप; आँख के गड्ढे के चारों ओर; परिनेत्रगुहा।

periosteum (पेरीओस्टियम)–परिअस्थि वेष्टन; अस्थि आवरण।

periotic (पेरीओटिक)–परिअन्तःकरणास्थि; कान की हड्डी के इर्द-गिर्द (पास) स्थित।

peripheral (पेरीफरल)–(Gk. *peaipherein,* to move round.) परिवंशी; परिधि–; केन्द्रक से परे; परिधीय; परिरेखीय।

peripheral nervous system (पेरीफरल नर्वस सिस्टम)–परिधीय तंत्रिका तंत्र; केन्द्रीय तन्त्रिका तन्त्र को छोड़कर शेष समस्त तन्त्रिका तन्त्र। ये मुख्यतः तन्त्रिकाओं का होता है जो कार्यकर (effectors) और ग्राही (receptors) से लगी होती है। वे तन्त्रिका सूत्र जो ग्राही को केन्द्रीय तन्त्रिका तन्त्र से मिलाते हैं संवेदीय तन्त्रिका सूत्र (sensory nerve fibres) होते हैं तथा जो कार्यकर से केन्द्रीय तन्त्रिका तन्त्र को जोड़ते हैं गति कारक तन्त्रिका सूत्र होते हैं। एक ही तन्त्रिका में यह साथ-साथ हो सकते हैं पर पारस्परिक क्रिया अन्तग्रर्थंन (synapse) के माध्यम से ही कर पाते हैं।

periphery (पेरीफेरी)–परिधि; बाहरी भाग या तल।

periblast (पेरीब्लास्ट)–परिद्रव्य; न्यूक्लियस के बाहर का कोशिका द्रव्य।

perirenal (पेरीरीनल)–परिवृक्क; वृक्क के चारों ओर।

peristalsis (पेरिसटालसिस)–परिकुंचन; क्रमाकुंचन; अन्नप्रणाली का कृमिसम आकुंचन; पैरिस्टोलसिस।

peristole (पेरीस्टोल)–खाद्य के अर्न्तग्रहण (ingestion of food) पर अन्नप्रणाली की भित्तियों की खाद्य को घेर लेने की क्षमता।

peritoneum (पेरीटोनियम)–अन्त्र बेष्टन; उदरास्तर; परिस्तर।

parietal peritoneum (पैराइटल पेरीटोनियम)–भित्तिक परिस्तर।

visceral peritoneum (विसरल पेरीटोनियम)–देहांग परिस्तर।

permeability (परमिएबिलिटी)–पारगम्यता; प्रवेश क्षमता; सार ग्राहकत्व; पदार्थों की छिद्रों में से होकर जाने की दर।

permeable (परमियेबिल)–पारगम्य।

pernicious (परनीशीयस)–नाशक; हानिकारक; घातक; प्राणनाशी।

pernio (परनियो)–शीतघात।

perniosis (परनियोसिस)–शीतघात से प्रभावित।

pero (पीरो)–विकृत या "विकलांग" अर्थ का पूर्व शब्द।

perobrachius (पीरोब्रेकियस)–विकृत पाँव और हाथ वाला भ्रूण।

perocephalus (पीरोसिफैलस)–विकृत शिरस्क भ्रूण।

perochirus (पीरोकाइरस)–विकृत हस्त भ्रूण।

peromelia (पीरोमेलिया)–जन्मजात विकृत अवयवों का होना।

peropus (पीरोपस)–विकृत टाँग और पाँव वाला भ्रूण।

peroral (परओरल)–मुँह के द्वारा दवा आदि का देना।

per os (पर ऑस)–मुँह से।

peroxisome or peroxidose (परऑक्सीसोम या परऑक्सीडोज)–ऑक्सीजन परऑक्साइड को क्रियाशील करने वाले एन्जाइम।

per rectum (परेक्टम)–गुदा से।

perseveration (परसीवीरेसन)–व्यर्थ स्मरण; अवरति; संस्कार-प्रसक्ति; धुन बाँधना।

personality (पर्वनेलिटी)–व्यक्तित्व; अस्मिता; किसी व्यक्ति के समस्त सामाजिक (social); भावनात्मक (emotional) एवं ज्ञान विषयक लक्षणों का योग।

perspiration (परसफरेसन)–स्वेदन; पसीना निकलना।

perversion (परवर्जन)–सामान्य से हटना; पथ भ्रष्ट होना; विपथगामी होना।

pervert (परवर्ट)–पथभ्रष्ट हुआ व्यक्ति।

pes (पेस)–पाँव; पाद; पैर।

pessary (पैसरी)–रबड़ की टोपी (थैली) जो सन्तान निरोधार्थ गर्भाशय का मुँह ढकने के लिए काम में लाई जाती है।

pesticide (पेस्टीसाइड)–अनिष्टकारी नाशक (औषधि); खेती को नष्ट करने वाले कीटों (पेस्ट अन्ष्टिकारी) को मारने वाले विष।

pestilence (पेस्टीलेन्स)–संक्रामक।

petechia (पटेकिया)–कम मात्रा में खून निकलने से पड़ा लाल धब्बा; त्वचा पर छोटी लाल फुन्सी।

pethidine (पेथीडीन)–निन्द्रोत्पादक यौगिक। एक औषधि विशेष जो जल विघटन (hydrolysis) से निष्क्रिय पदार्थ में यकृतीय (hepatic) विष ग्रार्सता (detoxication) द्वारा परिवर्तित हो जाती है।

petrous (पीटरस)–चट्टान या पत्थर सदृश।

pexis (पेक्सिस)–ऊतक में किसी रासायनिक यौगिक अथवा पदार्थ का स्थिरीकरण (fixation)।

Peyer's patches or glands (पेयर्स पेचेज और ग्लैण्ड्स)–पयर एक स्वीस (Swiss) रचना वैज्ञानिक का नाम। अंत्र भित्ति पर लसीका कणों के गोल खण्ड या चकत्ते।

pH– "hydrogen ion concentration" (हाइड्रोजन आयन कनसेन्ट्रेसन)–pH–पीएच –घोल की क्षारीयता या अम्लीयता बताने की मात्रात्मक विधि अर्थात् हाइड्रोजन आयनों की सान्द्रता प्रति लिटर ग्राम परमाणुओं की किसी घोल में। उदासीन घोल का pH-7; तथा अम्लीय घोल का pH-7 से अधिक होता है।

phaco (फाको)–'लेन्स' अर्थ का पूर्व शब्द।

phacitis (फेसाइटिस)–चक्षु लेन्स की सूजन (शोथ)।

phacocele (फैकोसील)–चक्षु लेन्स का नीचे को लटका होना।

phacoid (फकॉयड)–लेन्सोपम; लेन्स सदृश।

phacolysis (फैकोलाइसिस)–लेन्स को दवा अथवा ओपरेशन से नष्ट करना।

phacomalacia (फैकोमलेशिया)–मुलायम कैटेरेक्ट (cataract); चक्षु लेन्स पर मुलायम पर्त आने से अपारदर्शता का आना।

phag (o) (फाग (ओ)–"भक्षण" "अन्तर्ग्रहण" अर्थ का पूर्व शब्द।

phage (फेज)–बैक्टीरिया अवस्थाएँ (भक्षक)।

phagocyte (फेगोसाइट)–कोशिका भक्षक; ऐसी कोशिकाएँ जो हानिकारक कोशिकाओं अथवा सूक्ष्मांगिओं का नाश करती है।

phagocytosis (फैगोसाइटासिस)–भक्षक कोशिका भक्षणता; जीवाणु भक्षणता, भक्षक कोशिकाओं (phagocytes) का उस कण के साथ तल पर आना जो कोशिका में आता है।

phagotherapy (पैगोथैरैपी)–"खाद्य" या खिलाने से उपचार।

phalangeal (फलैजियल)–अंगुलि पर्व या पर्व सम्बन्धी।

phalangitis (फैलेन्जाइटिस)–पर्व शोथ; एक या अधिक उँगली के पोरूओं (पर्वो) का सूजना।

phalangosis (फैलेन्गोसिस)–बरौनी का पंक्ति में उगने की दशा।

phalanx (फैलैंक्स)–अंगुलिपर्व की हड्डी; कोई भी पोरू की हड्डी।

phallanges (फैलेंजेस)–अंगुलास्थि; पोरू।

phallectomy (फैलेक्टोमी)–शिश्न का काटना।

phallitis (फैलाइटिस)–शिश्न की सूजन (प्रदाह शोथ)।

phallocaupsis (फैलोकोपसिस)–शिश्न की उन्त्त और फूली हुई दशा में मुड़ा हुआ होना।

phallodynia (फैलोडायनिया)–शिश्न में दर्द।

phallotomy (फैलोटोमी)–शिश्न कर्तन।

phallus (फैलस)–शिश्न; लिंगज।

phantasm (फैनटाज्म)–विभ्रम; दृग-विभ्रम; भ्रान्ति।

phantom (फैंटम)–छाया, आभास; अवास्तविक दृश्य; भूत; प्रयोग आदि के लिए बना हुआ शरीर का मॉडल।

pharmacal (फारमैकल)–औषधालय या औषधि सम्बन्धी।

pharmaceutical (फारमैच्युटिकल)–औषधि निर्माण सम्बन्धी; भेषजीय।

pharmaceutically (फारमैच्युटिकली)–औषधि निर्माण के सम्बन्ध में।

pharmacist (फारमैसिस्ट)–औषधि निर्माण का लाईसेन्स (अधिकार या अनुमति) प्राप्त व्यक्ति।

pharmacy (फार्मेसी)–औषधि बेचने की दुकान; भैषजिकी; औषधालय; डिस्पेन्सरी; दवाखाना।

pharmacodynamics (फारमैकोडायनैमिक्स)–औषधि विज्ञान।

pharmacology (फारमैकोलौजी)–औषधि विज्ञान।

pharmacopoeia (फारमैकोपिकया)–औषधि तत्व विज्ञान और उनके निर्माण की कला।

pharying (o) (फेरिंग (ओ)–"कण्ढ", "गला" "गल कोष" अर्थ का पूर्व शब्द।

pharyngalgia (फेरिंगलजिया)–कण्ठ में दर्द; फैरिंक्स में दर्द।

pharyngeal (फेरिंजियल)–कण्ठ सम्बन्धी; गल कोष सम्बन्धी।

pharyngectomy (फेरिंजेक्टोमी)–कण्ठ के कुछ अंश का उच्छेदन (काटकर बाहर निकालना)।

pharyngemphraxis (फेरिंगएमफ्रेक्सिस)–कण्ठअवरूद्धता; कण्ठ से रुकावट आ जाना।

pharyngismus (फेरिंजिसमस)–कण्ठ पेशी का खिंचाव और तनाव।

pharyngitis (फेरिंजाइटिस)–कण्ठ में सूजन (प्रदाह); कण्ठ शोथ।

pharyngology (फेरिंगोलोजी)–कण्ठ विज्ञान; कण्ठ का वैज्ञानिक

अध्ययन।

pharyngomycosis (फेरिंगोमाइकोसिस)–कण्ठ का कवस (फंगस) रोग।

pharyngoplegia (फेरिंगोप्लेजिया)–कण्ठ पेशी पक्षाघात।

pharyngoscope (फेरिंगोस्कोप)–कण्ठ को देखने वाला यन्त्र; कण्ठ निरीक्षण यन्त्र।

pharynx (फैरिंक्स)–कण्ठ; गला; गल कोष; मुख विदर और निगलक के बीच का स्थान।

phase (फैज)–स्थिति; अवस्थिति।

phatnorrhagia (फैटनोरहिजिया)–दन्त-उलूखन (tooth-socket) से रक्त का बहाव या बहना।

phenaglycodol (फीनाग्लाइकोडोल)–एक रासायनिक यौगिक जिसका प्रयोग प्रशान्तकारी (tranquilizer) की तरह किया जाता है।

phenindione (फैनिनडियोन)–रक्त का थक्का न बनने देने वाला एक यौगिक।

phenocopy (फीनोकोपी)–व्यक्तादर्श अनुप्रति; ऐसा व्यक्ति जिसका व्यक्तादर्श (phenotype) सादृश्यता किसी अन्य अनुवंश व्यवस्था (genotype) अर्थात परम्परा सम्बन्धी बनावट के लिए होती है और जिसके लक्षण पर्यावरण (environment) से निर्धारित होते हैं, यानि वे आनुवंशिक नहीं होते हैं।

phenol (फीनोल)–कार्बोलिक अम्ल, अत्र (intestine) में बैक्टीरिया एन्जाइम द्वारा पैराक्रिसोल (peracresol) और फिनोल (phenol) बनते हैं।

phenology (फीनोलोजी)–अविभाव शास्त्र; घटना विज्ञान।

phenomenon (फिनोमिनन)–घटना दृष्टि विषय; अद्भुत पदार्थ प्रतिभास; अनुलक्षण।

phenotype (फीनोटाइप)–व्यक्तादर्श; किसी अंगी की आनुवंशिक संरचना का वाह्य प्रदर्शन।

phenyl (फिनाइल)–एकसंयोजी मूलक (monovalent radical); C_6H_5; दुर्गन्धहर एवं कीटनाशक औशधि।

pheromones (फीनोमोन्स)–गन्धोतपादकी; विशिष्ट गन्ध (scents) जो सामाजिक और लैंगिक व्यवहार पर प्रभाव डालते हैं।

philtrum (फिलट्रम)–ऊपरी होठ के मध्यॉंश में अधरीय दरार।

phimosis (फाइमोसिस)–अग्रत्वचा का इतना सख्त हो जाना कि वह शिश्न मुण्ड (glans) पर से नीचे न आ सके।

phleb (o) (फ्लेब (ओ)–"शिरा" अर्थ का पूर्व शब्द।

phelbectasia (फेल्बेक्टैसिया)–शिरा या शिराओं का फूला हुआ होना; शिरा विस्तरण (विवृति)।

phelbectomy (फेनबेक्टोमी)–शिरा उच्छेदन।

phelbemphraxis (फेल्बेफ्राक्सिस)–शिरा अवरूद्धता।

phelbismus (फेलबिसमस)–शिरा स्फीतता।

phlebitis (फ्लेबाइटिस)–शिरा शोथ (सूजना)।

phlebocysis (फ्लेबोलोजो)–शिरा विज्ञान; शिरा का सम्पूर्ण अध्ययन।

phalbology (फेलबोलोजी)–शिरा विज्ञान, शिराओं का सम्पूर्ण अध्ययन।

phlebomanometer (फ्लेबोमेनोमीटर)–शिरा दबाव मापक (यन्त्र)।

phiebosclerosis (फ्लेबोस्क्लोरोसिस)–शिरा भित्ति की असाधारण काठिन्यता।

phlebostasis (फ्लैबोस्टेसिस)–शिरा में रक्त प्रवाह पर दबाव डालकर थोड़े समय के लिए रोकना।

phlebotomy (फ्लैबोटोमी)–शिरा कर्तन; शिरावेध।

phlegm (फ्लैम)–(1) कफ; कूलैष्म; सिंवाणक; बलगम। (2) शारीरिक द्रव्य का एक कल्पित नाम।

phlegmasia (फ्लैगमेसिया)–ज्वर के कारण सूजन।

phlegmatic (फ्लैगमेटिक)–जड़; मंद या शीत स्वभाव वाला।

phlog (o) (फ्लोग (ओ)–'शोथ', 'सूजन; 'प्रदाह' अर्थ का पूर्व शब्द।

phlogistic (फ्लोजिस्टिक)–ताप कारक; तापक; दाहक।

phlogogenic (फ्लोगोजैनिक)–शोथ या सूजन पैदा करने वाला।

phlyctena (फ्लक्टीना)–लसीका मुक्त स्फोटी (vesicle)।

phlyctenosis (फ्लिकटीनोसिस)–कोई भी फफोलों वाली बीमारी।

phobia (फोबिया)–भय; आतंक; विकृत भय।

phobophobia (फोबोफोबिया)–स्वयं से आतंकित (भयभीत)।

phonal (फोनल)–आवाज सम्बन्धी; वाणी सम्बन्धी।

phonation (फोनेसन)–वाणी; ध्वनि करना; उच्चारण। वाणी या शब्द उच्चारण दो प्रकार से होता हैं, एक अनैच्छिक (involuntary) और दूसरा ऐच्छिक (voluntary)। ऐच्छिक–बातचीत (talking), कानाफूंसी (whispering) और गाना (singing)। अनैच्छिक–खाँसना (coughing) छींकना (sneezing), कराहना (groaning) आदि। यह

सब ही ध्वनियाँ स्वर रज्जु (vocal cords) की सिलवट (folds) पर से वायु के निकलने से उत्पन्न होती हैं।

phonasthenia (फोनेसथेनिया)–आवाज की कमी।

phonation (फोनेशन)–ध्वनि का बोलना; बोलना; बोलने की क्रिया।

phone (फोन)–(1) ध्वनि की सबसे छोटी इकाई; एक स्वर या व्यंजन का उच्चारण।
(2) टेलीफून; दूरभाष; फोन।

phonendoscope (फोनेनडोस्कोप)–अंग ध्वनि श्रावक यन्त्र; स्टेथैस्कोप; वह यन्त्र जिससे शरीर के अन्दर होने वाली ध्वनियों को सुना जाता है; परिवृद्धित ध्वनि; उरश्रवय।

phonetics, phonology (फोनेटिक्स, फोनोलोजी)–ध्वनि विज्ञान; स्वर-शास्त्र; ध्वनि विचार।

phonic (फोनिक)–ध्वनि सम्बन्धी; स्वर विज्ञान व्यक्तियों के कण्ठ की ध्वनि सम्बन्धी।

phonism (फोनिज्म)–किसी वस्तु के देखने, विचार, अनुभव, स्वाद, गन्ध आदि से उत्पन्न श्रवण संवेदना।

phonogram (फोनोग्राम)–शब्दों या ध्वनि के लिए चिन्ह व संकेत; फोनोग्राम; फोन द्वारा तार के समाचारों को भेजने की एक प्रणाली।

phonomassage (फोनोमसाज)–मध्य कर्ण (middle ear) की मालिश।

phonometer (फोनोमीटर)–कण्ठ की ध्वनि नापने का यन्त्र; श्रवण मापक यन्त्र।

phonopathy (फोनोपैथी)–वाणी अंगों के रोग।

phonophobia (फोनोबिया)–ध्वनि या जोर से बोलने से आतंकित (भयभीत)।

phonophare (फोनोफेर)–विभिन्न प्रकार की ध्वनि प्रवाहक यन्त्र; एक ही तार से एक समय में टेलीफून तथा टेलीग्राफ भेजने की विधि।

phonopsia (फोनोप्सिया)–ध्वनि से दृष्टि चेतना का होना।

phonoreceptor (फोनोरिसेप्टर)–ध्वनि ग्राह्य अंग।

phoresis (फोरेसिस)–विद्युत धारा द्वारा रसायन का ऊतकों में पहुँचाना।

phorology (फोरोलोजी)–रोग वाहक या संप्रेषण सम्बन्धी विज्ञान।

phorozoon (फोरोजून)–अलिंगी जीव।

phose (फोज)–प्रकाश छवि; प्रकाश बोध (चेतना)।

phosgene (फोसजीन)–$COCl_2$; विषैली गैस।

phosphagen (फोस्फेजेन)–फोस्फाजन (phosphagen) या क्रियाटिन फोस्फेट (creatine phosphate $Cr\ PO_4$) इसका अनिवार्य कार्य पेशी संकुचन (muscular contraction) में होता है।

phosphate (फोसफेट)–भास्वीय।

phosphate buffers (फॉस्फेट बफर्स)–प्लाज्मा में क्षारीय फोस्फेट (alkaline phosphate) कार्बोनिक अम्ल (carbonic acid) से मिलकर सोडियम बाइकार्बोनेट (sodium bicarhonate) बनाते हैं।

$NH_2HPO_4 + H_2CO_3 = NaH_2PO_4 + NaHCO_3$

phosphatemia (फोसफेटेमिया)–रक्त में फोस्फेट यौगिकों का होना।

phosphene (फोसफीन)–बन्द आँखों से दृष्टि का बोध होना।

phosphorus (फोस्फोरस)–रासायनिक तत्व; प्रतीक P; आवर्त सारणी में पन्द्रहवाँ (15) स्थान; एक जलने वाला पदार्थ (भास्वर)। एक अधातु (non-metallic) क्रियाकार का तुरन्त प्रज्वलित तत्व।

phot (o) (फोट (ओ)–प्रकाश (light) अर्थ का पूर्व शब्द।

photalgia (फोटालजिया)–प्रकाश से उत्पन्न दर्द (जैसे आँखों में); प्रकाश जनित वेदना।

photic (फोटिक)–प्रकाश सम्बन्धी।

photism (फोटिज्म)–श्रवण, अनुभव, स्वाद, गन्ध आदि से उत्पन्न दृष्टि संवेदना।

photoallergy (फोटोएलर्जी)–प्रकाश अत्यधिक अनुभूति; प्रत्यूर्जिक।

photobiology (फोटोबायोलोजी)–प्रकाश जीव विज्ञान; जीव विज्ञान की वह शाखा जिसमें अंगियों पर प्रकाश के प्रभाव का अध्ययन किया जाता है।

photobiotic (फोटोबायोटिक)–प्रकाश-जीवी; केवल प्रकाश में ही रहने वाला।

photocatalysis (फोटोकैटेलिसिस)–प्रकाश उत्प्रेरणना (कैटालिसिस)।

photochemistry (फोटोकैमिस्ट्री)–प्रकाश रसायन विज्ञान; प्रकाश किरणों की रासायनिक प्रक्रिया सम्बन्धी विज्ञान।

photochromogen (फोटोक्रोमोजन)–प्रकाशवर्णज; प्रकाश से किसी अंगी में रंग (वर्ण) का आ जाना।

photocoagulation (फोटोकोअगुलेशन)–प्रकाशआतंचन (स्कंदन); प्रकाश किरणों से प्रोटीन का घनीभूत होना या

जम जाना (coagulation)।

photodynamics (फोटोडायनैमिक्स)–प्रकाश गतिक; प्रकाश के द्वारा सम्पन्न कार्य-कलापों सम्बन्धी विज्ञान।

photogen (फोटोजन)–प्रकाशजन; प्रकोशात्पादक अंग।

photogenic (फोटोजेनिक)–प्रकाश उत्पादक अंग।

photokinetic (फोटोकाइनेटिक)–प्रकाश उत्तेजना के प्रति उत्तर; स्वरूप गति।

photology (फोटोलोजी)–प्रकाश विज्ञान।

photolysis (फोटोलाइसिस)–प्रकाश के प्रभाव से अपगठन।

photolyte (फोटोलाइट)–प्रकाश से अपगठित होने वाला पदार्थ।

photomania (फोटमानिया)–प्रकाशोत्पन्न उन्माद।

photometer (फोटोमीटर)–प्रकाशमापी।

photomicrograph (फोटोमाइक्रोग्राफ)–अणुवीक्षण यंत्र की सहायता से लिया गया प्रकाश चित्र; अणुवीक्षण यंत्र से दिखते हुए किसी पदार्थ या वस्तु का प्रकाश चित्र (फोटोग्राफ)।

photonosus (फोटोनोसस)–अत्यधिक सूर्य प्रकाश से उत्पन्न रोग।

photoperceptive (फोटोपरसेप्टिव)–प्रकाशग्राही।

photophilic (फोटोफिलिक)–प्रकाश प्रेमी; प्रकाश रागी।

photophobia (फोटोफोबिया)–प्रकाश से आतंकित; प्रकाश अक्षम्यता (असहनशीलता)।

photopia (फोटोपिया)–प्रकाश के लिए चक्षु का अनुकूलन।

photoreceptive (फोटोरिसेप्टिव)–प्रकाश ग्राही।

photoreceptor (फोटोरिसेप्टर)–प्रकाश ज्ञापक; प्रकाशग्राही; प्रकाश ग्राहक।

photosensitive (फोटोसेन्सीटिव)–प्रकाश सुग्राही।

photostable (फोटोस्टैबिल)–प्रकाश स्थिर; प्रकाश से प्रभावित न होने वाला; प्रकाश के प्रभाव से परिवर्तित न होने वाला।

photosynthesis (फोटोसिन्थैसिस)–प्रकाश संश्लेषण; कार्बनीकरण; फोटोसिनथैसिस; सूर्य के प्रकाश में पौधों के हरे भाग (क्लोरोफिल) द्वारा कार्बन का समीकरण।

phototaxis (फोटोटैक्सिस)–प्रकाश न्यास; प्रकाश उत्तेजना से स्वच्छन्द अंग या अंगी की गति; प्रकाशानुचलन।

phototherapy (फोटोथिरैपी)–सूर्य किरण से उपचार (चिकित्सा)।

phototoxicity (फोटोटोक्सीसिटी)–सूर्य प्रकाश से विरक्तता।

phototrophic (फोटोट्रोफिक)–उपापचय में प्रकाश का प्रयोग।

phototropism (फोटोट्रोप्जिम)–प्रकाशवृत्ति।

phron (फ्रो)–(1) हृदय (heart) या चित्त (mind)। (2) डायफ्राम; मध्यपट।

phrenalgia (फ्रेनालजिया)–(1) मध्यपट (डायफ्राम) में दर्द। (2) हतोत्साहिता; विषाद रोग।

phrenitis (फ्रेनाइटिस)–मति भ्रंश; उन्माद मस्तिष्क की विकृति; ज्ञान शून्यता; उन्मत्तता; सन्निपात ज्वर।

phrenology (फ्रोनोलोजी)–मस्तिष्क विज्ञान (विद्या)।

phrenopathy (फ्रोनोपैथी)–कोई भी मानसिक रोग।

phronoplegia (फ्रोनोप्लेजिया)–मानसिक रोग का आकस्मिक आघात।

phrenosin (फ्रेनोसिन)–मस्तिष्क में पाये जाने वाले यौगिक विशेष जिन्हें ग्लाइकोलिपिड्स (glycolipids) या सेरीब्रोसाइड्स (cerebrosides) कहते हैं। मुख्यतः तीन सेरीब्रोसाइड्स पहचाने गये हैं : (1) फ्रेनोसिन (phrenosin)। (2) किरासिन (kerasin) और नर्नोन (nernon)। इन सब में फैटी अम्ल (fatty acid) होता है।

phrenotropic (फ्रेनोट्रोपिक)–मस्तिष्क पर प्रभाव डालने वाला।

phrynoderma (फ्राइनोडर्मा)–विटामिन 'ए' की कमी के कारण खाल पर खुजली।

phthisiology (थिथिसियोलोजी)–टी० बी० (tuberculosis) या तपेदिक का वैज्ञानिक अध्ययन; टी० बी० विज्ञान।

phthisis (याईसिस)–(1) शरीर क्षीणता। (2) तपेदिक, क्षयरोग, राजयक्ष्मा।

phylaxin (फाइलेक्सिन)–सुरक्षा प्रदान करने वाली जन्तु पोटीड जिससे रोग के प्रति परिमुक्तता या विमुक्तता (immunity) प्राप्त होती है।

phylogeny (फाइलोजेनी)–जाति विकास विज्ञान; किसी नस्ल या जीव समूह का सम्पूर्ण वर्धन इतिहास।

phylum (फाइलम)–संघ; वर्गीकरण में वनस्पति या जन्तु राष्ट्र का एक प्रमुख विभाजन।

phyma (फाइमा)–त्वचा अर्बुद।

physiatrics (फिजियाट्रिक्स)–भौतिक चिकित्सा विज्ञान; चिकित्सा विज्ञान की वह शाखा जिसमें भौतिक माध्यमों (physical agents) जैसे प्रकाश (light), ऊष्मा (heat), जल (water) और विद्युत (electricity) आदि का यान्त्रिक यंत्रों द्वारा प्रयोग शरीर के विकारों के निदान, रोकथाम तथा उपचार में किया जाता है।

physiatrist (फिजियाट्रिस्ट)–भौतिक चिकित्सा वैज्ञानिक।

physic (फिजिक)–चिकित्सा; उपचार; वैद्यक्रिया; भेषज।

physical (फिजीकल)–(1) साकार; स्थूल; जड़। (2) अंग; शरीर।

physician (फिजीशियन)–डाक्टर; चिकित्सक; वैद्य; भिषज।

physical science-physics (फिजीकल साइंस-फिजिक्स)–पदार्थ विज्ञान; भौतिक विज्ञान।

physically (फिजीकली)–स्वभावतः, स्वाभाविक; नैसर्गिक; प्राकृतिक।

physicochemical (फिजिकोकेमिकल)–भौतिक विज्ञान और रसायन दोनों से सम्बन्धित।

physics (फिजिक्स)–भौतिक विज्ञान; पदार्थ विज्ञान; प्रकृति के नियम और घटनाओं का अध्ययन मुख्यतः पदार्थ के सामान्य लक्षण एवं शक्ति विषयों सम्बन्धी विज्ञान।

physinosis (फिजीनोसिस)–नैसगिक कारणों से उत्पन्न रोग।

physio (फिजियो)–"स्वभाव" 'प्राकृति' "तत्व" अर्थ का पूर्व शब्द।

physiochemical (फिजियोकैमिकल)–कार्यकी (physiology) और रसायन दोनों से सम्बन्धित।

physiognomy (फिजिगनोमी)–आकृति; मुख; बदन; बदनाकृति; चेहरा-मोहरा; मुख मन परिचायक।

physiology (फिजियोलोजी)–कार्यकी; प्रक्रिया विज्ञान; व्यापार विज्ञान; दैहिकी; पोषिकी; विज्ञान की वह शाखा जो शरीर के विविध अंगों (organs), तन्तुओं (tissues) और कोशिकाओं (cells) के कार्य या व्यापार के वर्णन से सम्बन्ध रखती है।

physiotherapy (फिजियोथिरैपी)–प्राकृतिक उपचार विधि; प्राकृतिक चिकित्सा शास्त्र।

physique (फिजीक)–मनुष्य के शरीर की बनावट (डील डौल); दैहिक गठन; शारीरिक गठन।

physis (फाइसिस)–वाय; मिलन; संगम; अस्थि संगम; अस्थि का वह ट्रक जिसका मुख्यतः सम्बन्ध वृद्धि से होता है।

physohematometra (फाइसोहिमेटोमेट्रा)–गर्भाशय कोटर (uterine cavity) में गैस और रक्त का होना।

physometra (फाइसोमैटरा)–गर्भाशय कोटर में गैस।

physopyosalpinx (फाइसोपायोसालपिन्क्स)–डिम्बनली (oviduct) में गैस और मवाद (पस-pus)।

phyto (फाइटो)–"पादप" "पौधा" "वनस्पति" अर्थ का पूर्व शब्द।

phytochemistry (फाइटोकैमिस्ट्री)–वनस्पति रासायन विज्ञान; पौधों में होने वाली रसायन प्रक्रियाओं तथा पौधों में पाये जाने वाले रसायनों आदि के प्रयोग सम्बन्धी विज्ञान।

phytogenous (फाइटोजीनस)–पौधों (वनस्पति)–से प्राप्त।

phytoid (फाइटॉयड)–वनस्पति सदृश।

phytology (फाइओलोजी)–वनस्पति (पादप) विज्ञान।

phytophagus (फाइटोफैगस)–वनस्पति आहारी; पादप भक्षी (खाने वाले)।

phytomitogen (फाइटोमिटोजन)–वनस्पति से प्राप्त होने वाला एक पदार्थ जिससे मानव कोशिकाओं में सूत्री विभाजन (माइटोसिस) प्रेरित हो जाता है।

phytoparasite (फाइटोपैरासाइट)–वनस्पति परजीवी; पौधों पर पाया जाने वाला परजीवी।

phytopathology (फाइटोपैथोलोजी)–वनस्पति रोग विज्ञान; पादप रोग विज्ञान।

phytoplankton (फाइटोप्लैंक्टोन)–पादप-प्लवक; पानी के तल पर तैरते हुए पाये जाने वाले पौधे (वनस्पति)।

phytoplasm (फाइटोप्लाज्म)–पादप-प्रद्रव्य (प्रोटोप्लाज्म)।

phytosis (फाइटोसिस)–वनस्पति द्वारा उत्पन्न कोई भी रोग।

pia (पाया)–मुलायम; मृदु।

piamater (पायामेटर)–कोमलाच्छद्; केन्द्रीय तंत्रिका मण्डल को घेरे हुए अत्यन्त कोमल रक्त पूर्ण झिल्ली।

piar (पियार)–मेद, चरबी, वसा।

pica (पाइका)–अस्वभाविक वस्तुओं के खाने की लालसा (चाह)।

pico (पिको)–10^{-12} मात्रा; इस शब्द को किसी भी इकाई (unit) के साथ लगा देने से उसकी मात्रा 10^{-12} गुना हो जाती है, जैसे पिको क्यूरी (picocurie) = 10^{-12} क्यूरी या 10^{-6} माइक्रोक्यूरी या; पिको ग्राम = 10^{-12} ग्राम या 10^{-6} माइक्रो ग्राम आदि।

piedra (पीड्रा)–बालों का एक रोग जिसमें बालों पर छोटी-छोटी गाँठें बन जाती हैं।

piesesthesia (पाइसऐस्थेसिया)–वह संवेदी जिनसे दबाव जाना जाता है

piesis (पायएसिस)–'दबाव' अर्थ का पूर्व शब्द।

pigment (पिगमेन्ट)–रंग; वर्ण; वर्णक; रंजक।

pigment cell (पिग्मेन्ट सेल)–वर्ण कोशिका; रंजक कोशिका।

pigment metabolism (पिग्मेन्ट मैटाबोलिज्म)–रंजक उपापचय; मानव शरीर में कई प्रकार के वर्णीय यौगिक पाये जाते हैं। उनमें से कुछ तो महत्वपूर्ण उपयोगी कार्यकी (physiological) कार्य करते हैं, अन्य या तो व्यर्थ होते हैं और विसर्जित कर दिये जाते हैं, शेष कुछ ऐसे भी हैं

जिनका कार्य अभी तक ज्ञात नहीं हो सका है। इनका वर्गीकरण कई प्रकार से किया जाता है जैसे (1) शरीर के अंगानुसार जिसमें वह पाये जाते हैं जैसे रक्त रंजक (blood pigments), पित्त रंजक (bile pigments), मूत्र रंजक (urine pigments), त्वचा रंजक (skin pigments) आदि; (2) कार्य के अनुसार और (3) रासायनिक संरचना के अनुसार।

pigmentation (पिगमेन्टेशन)–वर्ण युक्त; रंग लिए हुए।

pigmentogenic (पिगमेन्टोजेनिक)–रंग को बढ़ावा देने वाले; रंगोत्पादक।

pigmentolysin (पिगमेन्टोलाइसिन)–रंगनाशक; लाइसिन (lysin) जो वर्ण (pigment) का नाश कर देता है।

pilary (पिलारी)–बाल सम्बन्धी।

pileous (पिलियस)–रोमल; वालों वाला।

piles (पाइल्स)–अर्श (बबासीर)–रोग।

pileus (पाइलियस)–(1) प्रमस्तिष्कीय गोलार्ध। (2) प्रसव के समय बच्चे के सिर को ढके हुए एक कला (membrane)।

pill (पिल)–दवा की गोली; वटी।

pillar (पिलर)–स्तम्भ; खम्भा; आधार; सहारा देने वाली आकृति।

pillion (पिलियन)–अस्थाई कृत्रिम टाँग।

pilo-erection (पाइलो-अरेकसन)–बाल का खड़ा होना।

pilology (पाइलोलोजी)–रोम (बाल) विज्ञान।

pilose (पाइलोज)–रोमल, बालों से ढँका होना; रोमों से भरा हुआ।

pilus (पाइलस)–बाल।

pin (पिन)–आलपीन; धातु की बनी पतली नुकीली वस्तु।

pinguicula (पिनगुइकुला)–छोटा; पीलापन लिए हुए कनीनिका (कोर्निया) पर धब्बा।

pinna (पिना)–बाह्य कर्ण; कर्ण-पल्लव; कान का बाहरी भाग।

pinocyte (पिनोसाइट)–तरल ऊतकों का शोषण और पाचन करने वाली कोशिका (cell)।

pinocytosis (पिनासाइटोसिस)–जीवित कोशिका द्वारा तरल पदार्थों का अपने अन्दर लेना; कोशिका ग्रहणता।

pinosome (पिनोसोम)–लघु स्थालिका।

pint (पिन्ट)–तरल माप की एक इकाई जो बराबर होती है 16 तरल औंस (fluid ounces) या 473.17 मिली लीटर के।

pinworm (पिनवर्म)–पिनकृमि जो गोल कृमि परजीवी होते हैं, इनकी एक किस्म का नाम एन्टीरोबियस वरमीकुलेरिस (enterobius vermicularis) है जो मुख्यतः मानव में पाई जाती है।

piotrowski's test of protein (पियोट्रोब्स्की टेस्ट आफ प्रोटीन)–पियोट्रोब्स्की प्रोटीन परीक्षण; इसको बाइयूरेट (Biuret) या रोजेज (Rose's) परीक्षण की संज्ञा भी दी जाती है, इस परीक्षण हेतु परखनली (test tube) में 2 या 3 ml प्रोटीन घोल के डाले जाते हैं और उसमें समान आयतन सांद्रित कास्टिक सोडा (cancentrated caustic soda) का घोल ओर 1 या 2 बूँद 1% कोपर सल्फेट की डाली जाती है, जिससे स्पष्ट बैंगनी रंग आता है। यह रंग प्रोटीन में पेप्टाइड सम्बन्धता (पेप्टाइड लिंकेज) की उपस्थिति के कारण आता है।

pionemia (पायोनेमिया)–रक्त में बसा (चर्बी)।

pipet (पिपेट)–द्रव मापक तथा स्थानान्तरक नलिका;, काँच की मोटी दीवार की पतले छिद्र की नलिका जो एक किनारे पर नुकीली; बीच के हिस्से में फूली हुई तथा ऊपर सीधे स्तम्भ वाली होती है और जिसका प्रयोग थोड़ी मात्रा में तरलों को मुँह से चूसकर (खींचकर) निकालने के काम में होता है।

pisces (पिसेज)–मत्स्य; मीन; मछली।

pisiform (पिसीफोर्म)–मत्स्योपम; मत्स्याकार; मत्स्य रूप।

pisivore or pisivororus (पिसीवोर या पिसीवोरस)– मत्स्याहारी।

pit (पिट)–गड्ढा; दबा हुआ स्थान, सूक्ष्म गर्त।

pitch (पिच)–(1) अलकतरा; राल। (2) स्वर का उतराव चढ़ाव।

pith (पिथ)–मज्जा; सार।

pithing (पिथिग)–मस्तिष्क या सुषुम्ना का कुचलना।

pituicyte (पिट्यूसाइट)–पिट्यू कोशिका; पिटयूटरी ग्रन्थि के तन्त्रिका भाग (pars neurosa) की एक कोशिका।

pituitary (पिट्यूटरी)–(1) पीयूष ग्रन्थि; मस्तिष्क के मूल पर स्थित नलीविहीन ग्रन्थि। (2) श्लैष्म सम्बन्धी।

pivot joint (पिवट जोइन्ट)–चूल सन्धि; कीलक सन्धि।

pix (पिक्स)–अलकतरा, राल।

placenta (प्लैसेन्टा)–कमल; नाल; जेर; आंवल; ओझड़ी; खेड़ी; अपरा।

placental (प्लैसेन्टल)–जेर सम्बन्धी; आंवला सम्बन्धी।

placentology (प्लैसेन्टोलोजी)–जेर वर्धन और व्यापार सम्बन्धी विज्ञान।

placode (प्लैकॉड)–पटिका; बहिश्चर्म पर प्लेट सदृश बनी आकृति जो आगे चलकर विशिष्ट संवेदना में वर्धित होती है।

pladaroma (प्लैडारोमा)–चक्षु पलक पर मुलायम अर्बुद।

plague (प्लेग)–मारी; महामारी; ताऊन; एक अतिसंक्रामक रोग जो प्लास्टुरिल्ला पेस्टिस (plasteurella pestis) जीवाणु द्वारा फैलता है, जिसके मुख्य लक्षण लसीकाणुओं (lymphatics) की सूजन; त्वचा अधर ऊतकों (subcutaneous) में रूधिर का विषैला होना, और देहांगों (viscera) में छोटी-छोटी फुन्सी होने से रक्त स्राव आदि होते हैं।

plan (प्लान)–खाका, नक्शा; प्लान।

plane (प्लेन)–तल; समतल; समक्षेत्र।

plankton (प्लैंक्टोन)–प्लवक; जल में स्वच्छंद तैरने वाले अंगी; पानी में बहते रहने वाले जन्तु या वनस्पतियों के झुण्ड।

planocyte (प्लैनोसाइट)–भ्रमण-कोशिका; स्थान छोड़कर जाने वाली कोशिका।

plant (प्लान्ट)–पौधा; पादप; उद्भिद; तरू; वृक्ष।

planta (प्लान्टा)–पांव का तलवा।

plantalgia (प्लान्टालजिया)–पांव के तलवे में दर्द।

plantar (प्लान्टर)–पांव के तलवे से सम्बन्धित; पाद तल सम्बन्धी।

plantation (प्लान्टेशन)–गाड़ना या जमाना।

plantigrade (प्लैन्टीग्रेड)–पादतल गामी; सम्पूर्ण तलुओं को धरती पर रखकर चलने वाले प्राणी।

planula (प्लैनुला)–(1) द्विस्तर भ्रूण। (2) कुछ जलीय जन्तु जैसे सीलेन्ट्रडा (coelenterata) का गोल, स्वच्छन्द तैरने वाला अर्भक या लारवा।

planum (प्लनम)–क्षेत्र।

plaque (प्लैक)–सदृश।

plasma (प्लाज्मा)–रक्त का तरल तत्व; प्लाज्मा; प्ररस।

plasma protein (प्लाज्मा प्रोटीन)-प्लाज्मा प्रोटीन अधिकांशतः सोडियम के साथ मिले होते हैं और इनको सामान्यतः रासायनिक सूत्र NaPr से दर्शाया जाता है। यह बाइकार्बोनेट इस सूत्र के अनुसार बनाते हैं :

$NaPr + H_2CO_3 = HPr + NaHCO_3$

plasma blood (प्लाज्मा ब्लड)–रक्त द्रव्य।

plasma cell (प्लाज्मा सैल)–प्लाज्मा (द्रव्य) कोशिका।

plasma membrane (प्लाज्म मेम्ब्रेन)–प्लाजा (द्रव्य) कला।

plasma gel (प्लाज्मा जैल)–गाढ़ाद्रव्य; प्लाज्मा जैल।

plasmagene (प्लाज्माजीन)–कोशिका सत्व (द्रव्य) जन।

plosmalemma (प्लोज्मालेम्मा)–प्ररसच्छन्द; द्रव्यकला; प्लाज्मा कला।

plasmasol (प्लाज्मासोल)–प्लाज्मा का तरल भाग; तरल द्रव्य।

plasmasome (प्लाज्मासोम)–प्ररस कण।

plasmodium (प्लास्मोडियम)–कई जन्तुओं की लाल, रक्ताणु में पाया जाने वाला बहुप्रजातीय गोलाणु परजीवी (sporozoa parasite) जो मानव में मलेरिया ज्वर फैलाते हैं।

plasmosin (प्लाज्मोसिन)–प्लास्मोसिन, कोशिका सत्व (साइटोप्लाज्म) का एक लक्षणीय घटक जो लम्बे प्रोटीन कणों के जो डिओक्सीरिबोन्यूक्लियो प्रोटीन (deoxyribonucleo protein) के बने होते हैं। यह लम्ब रूप (व्रत) में जुड़कर अंतः कोशिका तन्तु (intracellular fibrils) जैसे अधिच्छदीय (एपीथीलियक) कोशिकाओं में घनातन्तुक (tonofibrils), पेशियों में पेशीतन्तुक (myofibrils) तथा तन्त्रिकाओं में तन्त्रिका तन्तु होते हैं।

plasmosome (प्लास्मोसोम)–केन्द्रक (nucleus)।

plaster (प्लास्टर)–चूर्णलेप, लेप।

plaster of paris (प्लास्टर आफ पेरिस)–कैलशियम सल्फेट (calcium sulphate)।

plate (प्लेट)–पट्ट।

platelet (प्लेटलेट)–छोटी बिम्बनुमा (disc like) आकृति वाला सूक्ष्म रक्ताणु; बिम्बाणु : (1) थक्काकण (रक्त के); (2) प्लेट लेट सहकारक I (cofactor I) इसको कारक VIII (Factor VIII) या प्रति श्यानाक्षमय कारक (antihaemophllic factor-AHF) या प्रतिश्यानाक्षमय ग्लोबुलिन (antihaursphilic globulin-AHG) भी कहा जाता है। (3) प्लेटलेट सहकारक II (cofactor II), इसके कारक या क्रिसमस कारक (christmas factor) या थ्रोम्बोप्लास्टिक कारक (thromboplastic factor) भी कहा जाता है।

platinum (प्लेटीनम)–रासायनिक तत्व; प्रतीक Pt, आवर्त सारणी में अट्ठत्तरवाँ (78वाँ) स्थान।

platy (प्लेटी)–चपटा; पृथु; अर्ध का पूर्व शब्द।

platybasia (प्लेटीबेसिया)–खोपड़ी के अधर का प्रथम ग्रैवीय कशेरू के ऊपर खिसका होने से विकृत होना।

platycephalous (प्लेओीसिफैलस)–एक सतह चपटी तथा एक अवतल (concave); चपटा-अवतली।

platycelous (प्लेटीसीलस)–चपटे सिर वाला।

platycoria (प्लेटीकोरिया)–चक्षुतारा (pupil) की फैली हुई दशा।

platyhelminthes (प्लेटीहेल्मिन्थीज)–पट्टकृमियों (flat worm) का एक संघ (phylum)।

platypoia (प्लेटीपोइया)–चपटे पाद ताल वाला।

platysma (प्लेटिस्मा)–गर्दन की चपटी माँसपेशी विशेष।

pledge (प्लेज)–प्रतिज्ञा; वचन; बन्धक।

pleo (पिलियो)–"सामान्य से अधिक संख्या"; "अधिक" अर्थ का पूर्व शब्द।

plegia (प्लेजिया)–प्रत्यय (suffix) अर्थ पक्षाघात (paralysis)। जैसे अर्धांगीय पक्षाघाती (hemiplegia); निम्न अवयवों का पक्षाघात (paraplegia); आदि।

pleocytosis (पिलियोसाइटोसिस)–सामान्य संख्या से अधिक कोशिकाओं का होना; अधिक कोशिकाएँ।

pleomastia (पिलियोसेस्टिया)–अधिक स्तनता।

pleomorphic (पिलियोमोफिक)–अधिक रूपता।

pleonemia (पिलियोनेमिया)–किसी भाग में अधिक रक्त की मात्रा का होना।

pleonexia (पिलियेनिक्सिया)–अत्यधिक लालच; अति लोलुपता; अधिक आकांक्षा।

pleur (o) (प्लूर (ओ)–(1) पार्श्व, बगल। (2) पसली; पर्शु, अर्थ का पूर्व शब्द।

pleura (प्लूरा)–फुफ्फुसावरण; फुफ्फुस को लपेटे हुए औदिक कला (serous membrane)।

pleural (प्लूरल)–(Gk. *pleura*, side) फुफ्फुसावेष्टनी; पार्श्वपटल सम्बन्धी; पार्श्व; फुफ्फुसावरणी।

pleural cavity (प्लूराल कैविटी)–फुफ्फुसीय गुहा; स्तनी में फुफ्फुस को घेरे हुए प्रगुहिक अवकास (coelomic space) जो डायफ्राम (diaphragm) द्वारा शेष पर्यतंरग गुटिका (perivisceral cavity) से पृथक् रहती है। फुफ्फुस कोष युग्मिक होते हैं और एक-दूसरे से फुफ्फुस मध्यावकाश (pericardial sac) से अलग-अलग रहते हैं।

pleurisy (प्लूरीसी)–फुफ्फुसावरण की सूजन (प्रदाह, शोथ)।

pleurodont (प्लूरोडोन्ट)–पार्श्व दन्ती; जबड़े की हड्डी के पार्श्व तल (lateral surface) पर आसक्त दाँत वाला या दाँत।

plexus (प्लक्सस)–जाल; शिरा (vein) या तन्त्रिका (nerve) जाल।

plexus brachial (प्लेक्सस ब्रेकियल)–भुजा तन्त्रिका जाल।

plica (प्लीका)–भाँज।

plug (प्लग)–रोधनी; स्तंभनी; पिधा; डाट; ठेपी; बिजली का निग (प्लग)।

plambum=lead (प्लमबम=लैड)–सीसा; रांगा; एक प्रकार की धातु।

pluri (प्लूरी)–बहु; कई अर्थ का पूर्व शब्द।

plurilocular=multilocular (प्लूरीलोकूलर=मल्टोलोकूलर)–बहुकोषकीय।

pnea (प्निया)–"श्वसन" अर्थ का शब्द।

pneodynamics (प्नियोडायनेमिक्स)–श्वसन गतिकी।

pneum (o) (न्यून (ओ)–(1) वायु; गैस। (2) फुफ्फस।

pneumoarthrosis (न्यूमोआरथ्रोसिस)–सन्धि में वायु या गैस।

peumat (o) (न्यूमेट (ओ)–(1) वायु, गैस। (2) फुफ्फुस।

pneumatic (न्यूमेटिक)–वायु सम्बन्धी; श्वसन सम्बन्धी।

pneumotoxic centre (न्यूमोटेक्सिक सेन्टर)–वात कृतिक केन्द्र; उर्ध्व पोन्स (upper pons) में स्थित सबसे ऊपरी भाग। यह केन्द्र सामान्य श्वसन की दर व गहराई को नियंत्रित करता है।

pneumatograph (न्यूमेटोग्राफ)–छाती की गति को रेखांकित करने वाली विधि; श्वसन आलेखी।

pneumatology (न्यूमैटोलोजी)–वायु विज्ञान; श्वसन विज्ञान।

pneumatosis (न्यूमैटोसिस)–वायु या गैस का शरीर के किसी असामान्य भाग में होना।

pneumaturia (न्यूमेटूरिया)–पेशाब में गैस या वायु का होना।

pneumococcus (न्यूमोकोकस)–एक जीवाणु डिप्लोकोक्स न्यूमोनियाई (Diplococcous pneumoniae) जिससे निमोनिया ज्वर या फुफ्फुस शोथ होता है।

pneumogastric (न्यूमोगैस्ट्रिक)–बेगस तन्त्रिका; दशम मस्ष्किीय तन्त्रिका (tenth cranial nerve)।

pneumography (न्यूमोग्राफी)–(1) फुफ्फुस वर्णन। (2) फुफ्फुसों का रेडियो चित्रण।

pneumonemia (न्यूसोनेमिया)–फुफ्फुस से रक्त की अत्यधिक मात्रा के एकत्रित होने से उत्पन्न रोग।

pneumonia (निमोनिया या न्यूमोनिया)–निमोनिया रोग; फुफ्फुस शोथ, जो वाइरस या किसी अन्य विदेशीय पदार्थ के पहुँचने के कारण आती है।

pneuman=pneumato=pneumo (न्यूमान=न्यूमेटा=न्यूमो)–"फुफ्फुस" अर्थ के पूर्व शब्द।

pneumonosis (न्यूमोनोसिस)–कोई भी फुफ्फुस रोग।

pneumonotomy (न्यूमोनोटोमी)–फुफ्फुस कर्तन।

pneumophone (न्यूमोफोन)–मध्यकर्ण (middle ear) में वायु का दबाव नापने का यन्त्र।

pneumotherapy (न्यूमोथिरैपी)–फुफ्फुस रोग चिकित्सा।

pock (पोक)–चेचक की पीपयुक्त फुन्सी, दाना छोला या दाग।

podalgia (पोडालजिया)–पाँव में दर्द।

podalic (पोडेलिक)–पाँव से सम्पन्न होने वाला।

podarthritis (पोडआरथ्राइसिस)–पाँव की सन्धियों की सूजन।

podiatry (पोडियाट्री)–पाँव की देखभाल सम्बन्धी वैज्ञानिक अध्ययन; पाँव चिकित्सा।

podium (पाडियम)–पादनुमा भाग।

podocyte (पोडोसाइट)–पाद कोशिका।

podocytosis or cytopemphis (पोडोसाइटोसिस या साइटोपेमफिस)–पाद कोशिका भक्षण; यह वह प्रक्रिया है जिनसे अणु कोशिका द्वारा भक्षण किये जाने पर रसधानी (vacuole) सहित कोशिका के अन्दर घूमकर उसी कोशिका की दूसरी तरफ सतह पर अपने प्रभाव को छोड़ते हैं।

pododynia (पोडोडायनिया)–पाँव में दर्द।

podology (पोडोलोजी)–पाँव विज्ञान।

pogoniasis (पोगोनियेसिस)–दाढ़ी की असाधारण वृद्धि।

pogonion (पोगोनियन)–चिबुक का अग्र मध्य बिन्दु; चि. बुकाग्र बिन्दु, प्राचबुक; चिबूक कूट।

poiesis (पोयेसिस)–"निर्माण" अर्थ का पूर्व शब्द।

poikilonia (पोइकिलोनिया)–रक्त के आयन-घटकों (ionic content) में विभिन्नता।

poikiloblast (पोइकिलोब्लास्ट)–बड़ा, केन्द्रक लाल रक्त कण (red blood corpuscle)।

poikilocyte (पोइकिलोसाइट)–विरूप लाल रक्त कण जो रोग की दशा से बन जाते है।

poikiloploidy (पोइकिलोप्लॉयडी)–विभिन्न कोशिकाओं में भिन्न संख्यक गुण सूत्रों (क्रोमोसोम) के होने की दशा।

poikilothermal (पोइकिलोथर्मल)–अमित तापी; भिन्न तापी; ऐसे जन्तु जिनका तापमान वातावरण के अनुसार परिवर्तित होता है।

point (पोइन्ट)–(1) बिन्दु; चिंह; अंक। (2) आशय; अभिप्राय, उद्देश्य; अर्थ; लक्ष्य।

pointillage (पोइन्टीलेज)–उँगलियों के किनारों से मालिश।

poison (पोइजन)–विष; गरल; जांगुल; जहर; हानिकारक वस्तु।

poisoning (पोइजनिंग)–विषाक्तता; विष द्वारा उत्पन्न दशा।

***acctantilid poisoning* (एसीटेनटिलिड पोइजनिंग)**–

लक्षण (symptoms) सन्निपात या पूर्ण शिथिलता (collapse)।

उपचार (treatment)–मलोत्सर्ग (enacuation); ; उष्णता (warmth); उत्तेजित करना (stimulation) और कृत्रिम श्वास प्रश्वास (artificial respiration) देना।

***acid poisoning* (एसिड पोइजनिंग)**–अम्ल (तेजाब) विषाक्तता।

लक्षण (symptoms)–जी मिचलाना, तथा वमन (nausea and vomiting); चित्त भ्रम बहरापन (deafness); उन्माद या (delirium); संभ्रान्ति या घबराहट (confusion), अजीर्ण (dyspepsia); सम्पूर्ण (coma); सन्निपात (collapse), स्थानीय प्रदाह या जलन (irritetion)।

उपचार (treatment) : आमाशय का खाली करना (evacuation of stomach); शरीर की ऐंठन को बन्द करना (mitigate convulsions)।

***alkali poisoning* (अल्कली पोइजनिंग)**–क्षार विषाक्तता; इसके अन्तर्गत अमोनिया (ammonia); क्षारघोल (lye); कपड़े धोने का सोडा (washing soda) और बिना बुझा चूना (Quicklime) द्वारा उत्पन्न विषाक्तता आती है।

लक्षण (symptoms) : आमाशय और आंत में तीव्र सूजन (intense gastroentesitis); खून से मिले दस्त व कै (वमन) होठों की सूजन; जिह्वा पर उखड़ा हुआ अधिच्छद; श्वास लेने में कठिनाई।

उपचार (treatment) : जल अथवा नीबू मिला पानी; पानी मिला सिरका पिलाने से क्षार विषाक्तता में कमी आ जाती है तथा ठीक हो जाती है।

***apomorphine poisoning* (ऐपोमोरफीन पौजनिंग)**–एपोमोरफीन विषाक्तता, मोरफीन नामक रसायन से प्राप्त एक एल्केलोइड (alkaloid) जो नाइट्रोजन उपापचय (metabolism) का अन्तिम उत्पाद होता है।

लक्षण (symptoms) : तीव्र वमन (violent vomiting); गतिकारी (motor) और संवेदनीय (sensory) तंत्रिकाओं का पक्षाघात; उन्माद या चित्त भ्रम (delirium); श्वास (respiration) और हृदय पर दबाव।

उपचार (treatment) : हृदय और श्वास को उत्तेजित करने वाली दवायें।

atropine or Belladonna poisoning (बेलोडोना पोइजनिंग)–

लक्षण (symptoms) : मुँह और कण्ठ का सूखना; चक्षु की पुतली (pupils) का अत्यधिक फैल जाना; लाल चकत्तों का होना; तेज नाड़ी (नब्ज) का होना; मूत्र का रूक जाना और कभी-कभी सन्निपात (collapse) की दशा का आ जाना।

उपचार (treatment) : टेनिक अम्ल (tannic acid) पिलोकारपीन (pilocarpine) के साथ; कृत्रिम श्वास; आमाशय और मूत्राशय का खाली करना।

***Carbon dioxide poisoning* (कार्बन डाइओक्साइड पोइजनिंग)–लक्षण** (symptoms) : वमन (vomiting); कमजोरी (weakness); शरीर की ऐंठन (convulsense) सम्मूर्छा (coma)।

उपचार (treatment) : आमाशय का खाली करना (evacuation) और कृत्रिम श्वास (artificial respiration)।

***Carbon monoxide poisoning* (कार्बन मोनोओक्साइड पोइजनिंग)–लक्षण** (symptoms) : सिर दर्द; चक्कर आना; पेशी तन्तुओं की शक्ति में ह्रास; बेहोशी; चक्षु की पुतली का फैल जाना; श्वास रूक-रूक कर आना, मूर्छा; त्वचा का रंग गहरा लाल हो जाना।

उपचार (treatment) : खुली हवा में तुरन्त ले आना तथा कृत्रिम श्वास क्रियाओं का करना; उत्तेजनात्मक पदार्थ का सेवन; कॉफी (coffee) पिलाना; दूषित रक्त को निकाल कर शुद्ध रक्त शरीर में प्रवेश कराना।

***chlorinated lime poisoning* (क्लोरिनेटेड लाइम पोइजनिंग)**–ऐसे पानी से विषाक्तता जिसमें क्लोरीन का सम्मिश्रण हो जैसे जेवलिन वाटर (Javellin Water) या मसाले युक्त तरल (bleeching fluid)।

लक्षण (symptoms) : स्थानीय स्थल पर खुजली जलन का होना; आमाशयिक और अन्त्रीय जलन।

उपचार (treatment) : आमाशय और अन्त्र का खाली करना; (evacuation); सोडियम थायोसल्फेट (sodium thiosulphate) का घोल दूध या पानी में देने से और कच्चे अण्डे (raw eggs) का सेवन कराने से।

***chloroform poisoning* (क्लोरोफोर्म पोइजनिंग)–लक्षण** (symptoms) : उत्तेजना (excitement), मोहकता और नशा (intoxication) इसके बाद बेहोशी; फिर नींद आने की दशा; नब्ज का आहिस्ता 2 कम होना; फिर बन्द हो जाना; श्वास बन्द होना।

उपचार (treatment) : तुरन्त जिह्वा को आगे खींचना चाहिये; कृत्रिम श्वास प्रक्रिया शुरू कर देनी चाहिये। यदि क्लोरोफार्म मुँह से लिया गया है तो तुरन्त आमाशय को खाली कराना चाहिये।

***Datura stramonium poisoning* (धतुरा स्ट्रामोनियम पोइजनिंग)**–इसके लक्षण व उपचार एट्रोपीन (atropine) के समान ही हैं अतः atropine के अन्तर्गत लिखे लक्षणों व उपचार को देखिये।

***digitalis poisoning* (डिजीटेलिस पोइजनिंग)–लक्षण** (symptom) : तीव्र दर्द के साथ दस्तों का होना; तेज वमन; चक्कर आना (vertigo), कमजोर नब्ज; उन्मादता (delirium); श्वास के बन्द होने के चिन्ह।

उपचार (treatment) : आमाशय का खाली करना; टेनिक (tannic) एसिड (अम्ल) का प्रयोग तथा झुकी हुई (recumbant) स्थिति में लेटाना।

***food poisoning* (फूड पोइजनिंग)**–खाद्य विषाक्तता, किसी ऐसे खाद्य का सेवन कर लेने पर जिससे जीवित बैक्टीरिया हो अथवा अन्य प्रकार की मिलावट हो जो खाने को खाने के अयोग्य बना दे। ऐसे प्राकृतिक पदार्थों के सेवन से भी यह विषाक्तता आ जाती है जो खाने योग्य न हो।

लक्षण (symptoms) : ऐसे खाद्य जिनमें बैक्टीरिया का संदूषण (infection) हो, और जो खाद्य को सेवन करने के अयोग्य बना दे; उनके सेवन से प्रमुख लक्षण जबरदस्त पेचिश (diarrhea); कै (वमन) करना (retchnig); लम्बा लेटना (prostation); सुस्ती आना (dizziness); और उदर में ऐंठन या मरोड़ (cramps in the abdomen) होना। यह लक्षण 2 से 6 घन्टों के मध्य आते हैं।

उपचार (treatment) : तुरन्त आमाशय को खाली करना तथा वृत (fast) कराना कम से कम दो दिन।

***iodoform poisoning* (ओयोडोफोर्म पोइजनिंग)–लक्षण** (symptoms) : हल्की उन्मादता (slight delirium); सुस्ती, उच्च तापमान और तेज नब्ज।

उपचार (treatment) : आमाशयि की धुलाई व सिचाई।

***lead poisoning* (लैड पोइजनिंग)–लक्षण** (symptoms) सीसे (lead) की विषाक्तता; मीठा धातु का स्वाद; श्वेत पदार्थ का वमन; अत्यधिक प्यास; उदर में दर्द; कब्ज अथवा पेचिश, काला मल; टाँगों में ऐंठन; अवयवों का पक्षाघात; ज्यादा समय हो जाने पर मसूड़ों पर नीली रेखा।

उपचार (treatment) : आमाशय को धोकर साफ करना; दूध पिलाना; इप्सम (Epsum) लवण या ग्लोमर (Glamour salt) का सेवन कराना।

methyl alcohol poisoning or wood **(मिथाइल एल्कोहल पोइजनिंग या वुड)–लक्षण** (symptoms) : आमाशय और अन्त्र में सूजन तथा जलन; लम्बी सुप्तावस्था तथा अन्धापन।

उपचार (treatment) : आमाशय का धोना और डेक्सट्रोज (dextrose or Glucose) का शरीर में पेशी मध्य (intramuscularly) पहुँचाना।

nitric acid poisoning **(नाइट्रिक एसिड पोइजनिंग)–लक्षण** (symptoms) : त्वचा पर पीले धब्बे। इसके अतिरिक्त वही सब लक्षण जो अम्ल विषाक्तता में दिखाई देते हैं।

उपचार (treatment) : आमाशय का खाली करना; शरीर की ऐंठन को बन्द करना।

phosphorus poisoning **(फोस्फोरस पोइजनिंग)–लक्षण** (symptoms) : वमन तथा दर्द; वमन लगातार तथा विशेष गन्ध लिये हुए; कई दिनों बाद पीलिया (jaundice) रोग के चिन्ह तथा कुछ दिन बाद कोफी (coffee) के रंग का वमन; शरीर के तापमान में प्रर्याप्त ह्रास; नब्ज का धीमे पड़ना तथा लगभग बन्द हो जाना; श्वास क्रिया का अवरूद्ध हो जाना।

उपचार (treatment) : कोपर सल्फेट (copper sulphate) का हल्का घोल पहले वमन कराने हेतु और फिर प्रभाव को निष्क्रिय कराने हेतु।

Sulphuric acid poisoning **(सल्फूरिक एसिड पोइज. निंग)–**

लक्षण (symptoms) : काले रंग का वमन, समस्त अन्त्र नली में दर्द, हल्की नब्ज; ठंडी त्वचा; मुँह में अत्यधिक थूक का स्राव।

उपचार (treatment) : चाक मिट्टी, मेग्नेशिया आदि का घोल तथा ऐसे पेय जो इसके प्रभाव को कम करे।

tobacco poisoning (टुबेको पोइजनिंग)–लक्षण (symptoms) : जी मिचलाना (nausea); कै (वमन) (vomiting); ठन्ड़ी त्वचा (calmy skin); कमजोरी; धीमी नब्ज; सन्निपात (collapse); सिकुड़ी हुई पुतली।

उपचार (treatment) : आमाशय का तुरन्त खाली कराना; टैनिक (tannic) अम्ल के घोल का देना; कृत्रिम श्वास क्रिया कराना।

pole (पोल)–(1) खम्भा; लाठी; ध्रुव। (2) चिम्बक के दोनों छोर; विद्युत-घट-ध्रुव।

poliomyelitis (पोलियोमाइलाइटिस)–सुषुम्ना के धूसर पदार्थ की सूजन।

poliosis (पोलियोसिस)–अवस्था से पूर्व बालों का सफेद हो जाना।

pollen (पोलन)–पराग; फूल वाले पौधों का नल निषेकी तत्व।

pollex (पोलेक्स)–अंगूठा; मुष्ठ।

poly (पौली)–"अनेक", "बहु", "कई" अर्थ का पूर्व शब्द।

polyadenous (पौलीएडीनस)–बहुग्रन्थीय; बहुत सी ग्रन्थि (gland) वाला।

polyandry (पौलीएन्ड्री)–बहुनरता।

polyangitis (पौलीएन्जीटिस)–अनेक रक्त और लसीका वाहिनियों का सूजना।

polyarthritis (पौलीआरथ्राइटिस)–कई सन्धियों का सूजा होना; बहु-सन्धि शोथ।

polybasic (पौलीबेसिक)–बहुभास्मिक; कई परिवर्तनीय हाईड्रोजन अयुक्त।

polycholia (पौलीकोलिया)–पित्त रस का अत्यधिक स्राव।

polyclinic (पौलीक्लीनिक)–कई प्रकार के रोगों का उपचार करने वाले अस्पताल।

polycyesis (पौलीसायेसिस)–बहुगर्भ।

polycythemia (पौलीसाइथेमिया)–बर्धित न्यूक्लियक अम्ल का स्राव; खून में अतिरिक्त न्यूक्लियक अम्ल का होना, जिसके कारण गठियावात या सन्धिवात रोग होते हैं।

polydactylia (पौलीडेक्टाइलिया)–बहु आंगुलिकता; सामान्य संख्या से अधिक उँगलियों का होना।

polydipsia (पौलीप्डिसिया)–अत्यधिक प्यास का होना।

polyembryony (पौलीएम्ब्रीयोनी)–बहुभ्रूणता; एक डिम्ब से दो या अधिक भ्रूणों का उत्पन्न होना।

polyemia (पौलीएमिया)–शरीर में अधिक रक्त का होना।

polygalactia (पौलीगैलैक्टिया)–अधिक दूध का होना।

polygamy (पौलीगैमी)–अनेक पत्नीकता; बहुभार्यत्व।

polygyny (पौलीगायनी)–बहु पत्नीत्व; एक से अधिक पत्नियों का होना।

polyhedral (पौलीहैडल)–बहुतलीय कोशिका।

polyhydrosis (पौलीहाइड्रोसिस)–अधिक पसीने का आना।

polymastia (पौलीमेसटिया)–बहुस्तनता; सामान्य स्तन संख्या से अधिक स्तनों का होना।

polymorphism (पौलीमोरफिज्म)–बहुरूपता।

polymorphonuclear leucocyte (पौलीमोंफोन्यूक्लियर ल्यूकोसाइट)–बहुरूपा श्वेत कोशिका; बहुरूप न्यूक्लियक श्वेताणु; मानव रक्त की यह श्वेत कोशिका 7 से 9 माइक्रोमीटर व्यास की होती हैं और रक्त का 65 से 75 प्रतिशत भाग इनसे ही बनी होती है। यह भक्षक कोशिकायें होती हैं। इनका निर्माण अस्थिकणों में निरन्तर होता रहता है।

polymyalgia (पौलीमायलजिया)–कई पेशियों में दर्द।

polymyositis (पौलीमयोसाइटिस)–कई पेशियों में सूजन।

polyneural (पौलीन्यूरल)–बहुतन्त्रिकीय; कई तन्त्रिका सम्बन्धी।

polyneuralgia (पौलीन्यूरलजिया)–कई तन्त्रिका वात शूल; बहुतन्त्रिकीय शूल।

polyneuritis (पौलीन्यूराइटिस)–बहुतन्त्रिका प्रदाह (शोथ)।

polynuclear (पौलीन्यूक्लियर)–बहुकेन्द्रकी।

polyodontia (पौलीओडोनशिया)–अधिदन्ती।

polyopia (पौलीओपिया)–एक ही वस्तु के अनेक प्रतिबिम्बों का दिखाई देना।

polyorchidism (पौलीओरकीडिज्म)–दो से अधिक वृषण का होना।

polyotia (पौलीओटिया)–दो से अधिक कानों का होना।

polypathia (पौलीपाथिया)–एक ही बार में कई रोगों का होना।

polypeptide (पौलीपेप्टाइड)–ऐसा यौगिक जिसमें दो या अधिक अमीनो अम्ल पेपटाइड (peptide) बन्धन से जुड़े होते हैं। यह प्रदर के व्युत्पन्न प्रोटीन होते हैं जो न तो बायोरेट (bioret) न स्कंदन (coagulation) और न अवक्षेपण (precipitation) प्रतिक्रिया दिखाते हैं अपितु और अधिक जल विघटन करने पर निम्न पेप्टाइड (lower peptide) और अन्त में अमीनो अम्ल में छिन्न-भिन्न हो जाते हैं।

polyphagia (पौलीफाजिया)–खाद्य का अधिक अन्तर्ग्रहण; अति क्षुधा।

polyplegia (पौलीप्लेजिया)–कई पेशियों का पक्षाघात।

polyploid genomes (पौलीप्लोयड गीनोम्स)–बहुगुणित न्यूनतम सूत्री अर्थात सामान्य गुण सूत्र गुट्ट (सेट) से अधिक गुट्ट (सेट) तीन गुने (त्रिगुणित triploid) या चार गुने (चतुष्गुणित-tetraploid) [illegible] होना।

polyploidy (पौलीप्लोयडी)–बहुगणितता; ऐसी गुणितता जिनमें अगुणित (haploid) क्रोमोसोम की संख्या से तीन या अधिक गुना क्रोमोसोम की संख्या होती है।

polypnea (पौलीप्निया–हफनी; तेज श्वसन।

polyradiculitis (पौलीरेडीकुलाइटिस)–तन्त्रिका मूलों की सूजन।

polysaccharide (पौलीसैकेराइड)–ऐसा कार्बोहाइड्रेट जो अम्लीय जल अपघठन में दस या अधिक एकल सैकेराइड (mono-saccharides) बनाते हैं।

polyribosome or polysomes (पौलीराइबोसोम या पोलीसोम्स)–बहुराइबोन्यूक्लियो प्रोटीन कण।

polysarcous (पौलीसारकस)–अतिमांसल।

polyscelia (पौलीसकेलिया)–दो से अधिक टाँगों का होना।

polysensitivity (पौलीसेन्सिटीविटी)–विभिन्न उत्तेजनाओं के प्रति चेतनता।

polysomy (पौलीसोमी)–अधिगुण सूत्रता।

polyspermia (पौलीर्स्पमिया)–अधिक वीर्य रस का स्राव।

polyspermy (पौलीर्स्पमी)–एक से अधिक शुक्राणु द्वारा डिम्ब का निषेक।

polystichia (पौलीस्टीचिया)–पलक पर बरौनी की दो या अधिक पंक्ति।

polytene (पौलीटीन)–बहुपट्टक; क्रोमेटिन पदार्थ के कई पर्त वाला।

polythelia (पौलीथेलिया)–सामान्य संख्या से अधिक चूचुकों का होना।

polytocous (पौलीटोकस)–बहुप्रज; एक बार में कई बच्चे जनने वाली।

polytrophia (पौलीट्रोफिया)–अधिक आहारी।

polyuria (पौलीयूरिया)–पेशाब का अधिक स्राव।

pompholyx (पोम्फोलिक्स)–हथेली; पाँव के तलुवे व उँगलियों के बीच में फफोले होने का रोग।

pomphus (पोमफस)–चक्र; पहिया।

pomum (पोमम)–सेव (apple) के आकार की आकृति।

ponophobia (पोनोफोबिया)–दर्द का अत्यधिक भय।

pons (पोन्स)–संवरक; पोन्स (मस्तिष्क का एक भाग)। दो भागों को सम्मिलित करने वाला मांस तंतु-प्रवर्धन या सेतु।

ponticulus (पोन्टीकुलस)–कर्ण पल्लब उपास्थि पर खंडी मेंड़ या उत्तंग (ridge)।

population (पोपूलेसन)–आबादी; किसी स्थान विशेष के जन्तु या वनस्पति।

porcelain (पोरसिलेन)–चीनी मिट्टी; केयोलिन (kaolin) फेलस्पार (felspar); क्वार्टज (quartz) तथा कुछ अन्य पदार्थों का पकाया हुआ मिश्रण।

pore (पोर)–छिद्र; छेद।

porosis (पोरोसिस)–टूटी हुई हड्डी के किनारों पर बना रेशा ऊतक (fibrous tissue) जिससे उपास्थि (cartilage) का निर्माण होता है।

porphgrin (पोरप्पाइरिन)–वर्णक यौगिक विशेष; कुछ जैबिक (organic) वर्णक यौगिक जो धातु (metal) के साथ मिलकर श्वसन वर्ण या उत्प्रेरक (catalyst) बनाते हैं।

porphyropsin (पोरफाइरोपसिन)–एक वर्णक यौगिक (pigments compound) विशेष, जो स्वच्छ जल कशेरूकों के रेटीना में पाया जाता है। प्रकाश में यह रेटीनीन$_2$ (retinene$_2$) और स्कोटोपसिन (scotopsin) में रंगीन पदार्थों में बदल जाता है। अन्धकार में पुनः संश्लेषित हो जाता है। रेटीनीन$_2$ (retinene$_2$) बिटामिन ए$_2$ (A$_2$) रेटीनोल$_1$ (retinol$_1$) का व्युत्पन्न (derivative) होता है।

porta (पोरटा)–द्वारोपम; द्वार सदृश।

portal (पोर्टल)–घुसने का रास्ता; द्वार; द्वारवत; वह रास्ता जिससे बैक्टीरिया या अन्य रोगोत्पादक कीटाणु शरीर में घुसते हैं।

portal system (पोर्टल सिस्टम)–कोशिकान्त तन्त्र; पोर्टल तन्त्र।

portal system, hepatic (पोर्टल सिस्टम, हिपैटिक)–यकृत केशिकान्तक (निवाहिका) तन्त्र।

portal system renal (पोर्टल सिस्टम; रीनल)–वृथक केशिकान्तक (निवाहिका) तन्त्र।

portal vein (पोर्टल वेन)–केशिकान्तक (प्रवेशद्वार) शिरा।

portio (पोटियो)–वंट; अंश; भाग; विभक्तांग।

porus (पोर्स)–सछिद्र; छिद्र युक्त।

position (पोजीसन)–स्थान, स्थिति।

position effect (पोजीशन इफेक्ट)–स्थल प्रभाव; गुणसूत्र (क्रोमोसोम) के अन्दर जीन (gene) पर तुलनात्मक स्थिति का प्रभाव।

positive tropism (पोजीटिव ट्रोपिज्म)–धनात्मक कृत्ति।

posology (पोसोलोजी)–दवा की मात्रा (dosage) सम्बन्धी विज्ञान; औषधि मात्रा विद्या।

post (पोस्ट)–"पश्च" 'पिछला', पीछे का अर्थ का पूर्व शब्द।

post abdomen (पोस्ट अब्डोमन)–पश्चोदर; पश्च एब्डोमन (उदर)।

post axial (पोस्ट एक्जियल)–पश्चाक्षी; अक्ष पश्च।

postcibal (पोस्टसीबल)–खाने के बाद (पीछे)।

postaxial (पोस्टएक्जियल)–पश्च-अक्षीय।

posterior (पोस्टीरियर)–पश्चात; पिछला; मध्य रेखा के पीछे का।

posthitis (पोस्टहीटिस)–शिश्नाग्रत्वच (prepuce) शोथ; शिश्न के आगे की त्वचा की सूजन।

postmortem (पोस्टमॉर्टम)–मृत्यु के बाद; मरणोतर।

postmortem-autopsy (पोस्टमॉर्टम=ओटोप्सी)–मरणोत्तर परीक्षा; मृतदेह परीक्षा।

postnatal (पोस्टनेटल)–प्रसवोत्तर; प्रसव के बाद।

postoperative (पोस्टओपरेटिव)–ओपरेशन के बाद।

postoral (पोस्टओरल)–मुँह के पिछले भाग में।

postpartum (पोस्टपारटम)–प्रसव के बाद; बच्चा जनने के बाद; प्रसवोपरान्त।

postpubercent (पोस्टप्यूबरसेन्ट)–यौवन के बाद; तरूणावस्था के बाद; यौवनोत्तर।

post sphenoid (पोस्ट स्फीनॉयड)–पश्च स्फीनोयड (अस्थि विशेष)।

post trematic (पोस्ट ट्रिमेटिक)–पश्च श्वांस छिद्री।

postulate (पोस्टूलेट)–स्वयं सिद्धि मान लेना; कल्पना करना।

posture (पोस्चर)–स्थिति; आँसन; आकृति; ढंग; किसी विशेष स्थिति में शरीर को रखना।

potable (पोटेबिल)–पीने के योग्य।

potat (पोटेट)–वनस्पतिक खार; पुटाश; अशुद्ध पोटोशियम कार्बोनेट।

potassium (पोटेशियम)–रासायनिक तत्व प्रतीक K; आवर्त सारणी में उन्नीसवाँ (19वाँ) स्थान।

potency (पोटेन्सी)–शक्ति; बल; सामर्थ्य; क्षमता; सम्भोग शक्ति (विशेषतः नर की)।

potential (पोटेन्शियल)–शक्ति गर्भित; विभव; स्थितिज सम्भावी।

potion (पोशन)–तरल दवा की खुराक; औषधि मात्रा।

pouch (पाउच)–थैली या थैली के आकार की वस्तु।

poultice (पोलटिस)–प्रक्षेप; उपनाह।

pound (पौन्ड)–(1) वजन की इकाई; आवरडुपाइज विधि में बराबर होती है 4536 ग्राम या 16 औंस के; अपोथेकरीज विधि में बराबर होती है 3732 ग्राम के या 12 औंस के। (2) अंग्रेजी मुद्रा जिसका मूल्य 20 शिलिंग होता है।

powder (पाउडर)–चूरा; पिसा हुआ ठोस; चूर्ण; बुकनी।

power (पॉवर)–(1) शक्ति; योग्यता; ताकत। (2) विद्युत, बिजली।

pox (पोक्स)–स्फोटी रोग; आतशक।

practice (प्रेक्टिस)–अभ्यास; व्यवसाय; ज्ञान को प्रयोग में लाना; चिकित्सक व्यवसाय।

practitioner (प्रेक्टिशनर)–चिकित्सक; डाक्टरं; वैद्य।

pragmatagnosia (प्रागमेटाग्नोसिया)–वस्तुओं को पहचानने की क्षमता का ह्रास।

prandial (प्रानडियल)–भोजन या आहार सम्बन्धी।

praxiology (प्राक्सियोलोजी)–आचरण विज्ञान।

pre (प्री)–"आगे; अग्र" अर्थ का पूर्व शब्द।

preagonal (प्रीएगोनल)–मृत्यु से पूर्व की व्यवस्था या यातना या संताप।

preaxial (प्रीएक्सियल)–शरीर पक्ष के सामने।

precancerous (प्रीकैंसरस)–कैंसर से पूर्व की अवस्था।

precipitate (प्रेसीपिटेट)–अवक्षेप; किसी घोल से नीचे बैठा हुआ ठोस।

preclinical (प्रीक्लीनीकल)–रोग पूर्वाध्ययन; मरीज में रोग से पूर्व कीं अवस्था का अध्ययन।

precocity (प्रीकोसिटी)–मानसिक एवं शारीरिक लक्षणों का असाधारण शीघ्र वर्धन; समय से पूर्व विकसित होना (विकास); अकाल परिणति।

precognition (प्रींक्रोगनीशन)–पूर्व ज्ञान बोध।

preconscious (प्रीकोनसियस)–पूर्वाभास; आभास।

precoracoid (प्रीकोराकॉयड)–असंतुष्टीपूर्व; अग्रासक; प्रीकोराकॉयड (अस्थिविशेष)।

precuneons (प्रीक्यूनियस)–अग्रपक्षाच्छादक टूक।

precursor (प्रीकर्सर)–दूर्वगामी; अग्रेसर।

predation (प्रीडेशन)–अपहारता; दो व्यक्तियों या दो विभिन्न समुदायों का जैवी सहयोग, जिसमें एक-दूसरे का आहार कर समाप्त कर देते हैं।

predator (प्रीडेटर)–अपहारी; परभक्षी।

predisposition (प्रीडिस्पोजीशन)–पूर्व वितरण; पूर्व व्यवस्था; रोग-प्रवीणता; रोग के लिए अनुकूल स्थिति।

preformation theory (प्रीफोरमेशन थियौरी)–पूर्व जनितवाद; वर्धन (development) के विषय में यह मत (theory) कि जन्तु का प्रत्येक डिम्ब अपनी बनावट में एक प्रकार का सूक्ष्म प्रौढ़ (miniature adult) होता है, उसमें प्रौढ़ के सब अंग सूक्ष्म रूप में पूर्व से ही विद्यमान होते हैं और उसे पूर्ण रूप में वर्धित होने के लिए केवल पोषण (nourishment) की आवश्यकता होती है।

pregnancy (प्रेगनेन्सी)–गर्भावस्था; गर्भ का होना।

pregnant (प्रेगनेन्ट)–गर्भित; गर्भिणी; सगर्भा।

prehensile (प्रीहैन्साइल)–पकड़ने योग्य।

preictal (प्रीइकटल)–किसी रोग के होने से पूर्व होने वाला; पूर्व आकस्मिक।

premature (प्रीमैच्योर)–असामयिक; अपरिपक्व; अकालक; समय के पूर्व परिपक्वता।

premaxilla (प्रीमैक्सिला)–उर्ध्वहनु (मैक्सिला-maxilla) से आगे एक युगल अस्थि; जभिकापूर्वास्थि।

premolar (प्रीमोलर)–पूर्व चर्बक; अग्र चर्बक।

prenatal (प्रीनेटल)–प्रसव से पहले।

preoperative (प्रीओपरेटिव)–ओपरेशन से पहले।

prepuce (प्रीपूस)–शिश्नाग्रत्वक।

prepuce of clitoris (प्रीप्यूस आफ क्लाइटोरिस)–भगनासाग्र त्वचा।

presby (प्रेसबी या प्रेसबाई)–"बुढ़ापा", "जरा" वृद्धावस्था, अर्थ का पूर्व शब्द।

presbyatry (प्रेसबाइएट्री)–वद्धावस्था के रोगों का उपचार; बुढ़ापे की बीमारियों का इलाज।

presbycusis (प्रेसबाइकुसिस)–बुढ़ापे के कारण सुनने में कमी।

presbyopia (प्रेसबायोपिया)–बुढ़ापे के कारण देखने में कमी।

prescription (प्रेसक्रिप्सन)–नुस्खा; औषधि-निर्देश प्रपत्र।

presentation (प्रेजेनटेशन)–उपस्थापन; प्रस्तुति; प्रतिपादन।

presphenoid (प्रीस्फीनायड)–जतूकपूर्वी; प्रीस्फीनोयड, कपाल की बेसीस्फीनायड (basisphenoid) अस्थि से आगे की अस्थि।

pressure (प्रेशर)–दबाव; पीडन; प्रभाव; प्रेरणा।

pretrematic (प्रीट्रीमैटिक)–उग्ररध्र; अग्रवात छिद्री; वह तन्त्रिकाएँ जो प्रथम गिल दरार से कण्ठ (फैरिंक्स)– तक होती है।

prevalence (प्रीवेलेन्स)–प्रबलता; सर्वग्राह्यता; विशिष्टता; सर्वमान्यता।

एक समय में किसी विशिष्ट रोग के अनेक रोगियों का होना।

preventive (प्रीवेन्टिव)–निरोधक; रोकने वाला; रोगों को रोकने वाला; निवारणात्मक; रोग निवारक औषधि।

prevomerine (प्रीवोमेराइन)–प्रीवोमर; कपाल में टेरीगॉयड

(pterygoid) के आगे की अस्थि विशेष।

prey (प्रे)–आखेट; आहार।

priapism (प्राइएपिज्म)–असाधारण तौर पर शिश्न (लिंग) का उन्नत तथा फूला हुआ रहना।

prickle (प्रीकिल)–कंटक; काँटा।

primary (प्राइमरी)–प्रमुख; प्रथम; प्रधान; मुख्य; प्राथमिक।

primary host (प्राइमरी होस्ट)–मुख्य पोषक (होस्ट); वह पोषक परजीवी (parasite) जो लैंगिक परिपक्वता प्राप्त करता है।

primate (प्राइमेट)–सर्वोच्चय स्तनी (mammal) जन्तु विशेष जैसे बन्दर, मनुष्य आदि।

primer (प्राइमर)–प्राथमिक दशा (पदार्थ)।

primigravida (प्राइमीग्रेविडा)–प्रथम बार गर्भित स्त्री।

primitive (प्रीमीटिव)–प्राचीन; पुरातन; आद्य।

primitive chordates (प्रीमिटिव कोर्डेस)–पुरातन पृष्ठडण्डी।

primordial (प्राइमोडियेल)–आद्य; मौलिक।

primordium (प्राइमोडियम)–मौल; प्राक्तन; मूलांग।

principle (प्रिन्सीपिल)–सिद्धान्त; मूल हेतु (कारण); मौलिक नियम; आचार; कार्य का निश्चित आधार व नियम।

prism (प्रिज्म)–त्रिकोण धरातलों का एक घन क्षेत्र; इसको पार करने वाले प्रकाश से इन्द्रधनुष के रंग उत्पन्न होते हैं।

prismatic (प्रिज्मैटिक)–संक्षेत्रीय; प्रिज्मीय; त्रिकोण धरातलों का एक घन क्षेत्र वाली संरचना।

private parts (प्राइवेट पार्ट्स)–गुप्तांग; जननेन्द्रिय।

p.r.n.–"pro re nata" (पो.आर.एन.–प्रो री नाटा)–परिस्थिति या दशा के अनुसार।

pro (प्रो)–'आगे', 'सामने' अर्थ का पूर्व शब्द।

proamion (प्रोएमनियोन)–पुरा जरायु (भ्रूणावरण); भ्रूण के सिर के सामने और बगल वाला भ्रूणीय क्षेत्र का भाग जो कुछ काल के लिए मध्य स्तर (mesoderm) रहित होता है।

proatlas (प्रोएटलस)–एटलस (प्रथम कशेरू)–और कपाल के बीच की एक मध्यीय अस्थि।

probang (प्रोबैंग)–फुरेरी (गले आदि में दवा लगाने वाली)।

probe (प्रोब)–सलाईनुमा क्षत–परीक्षा यन्त्र (surgical instrument); परीक्षण।

procelous (प्रोसीलस)–अग्र गर्तक; अग्र गर्तधारी; आगे गड्ढे वाला।

procephalic (प्रोसिफैलिक)–सिर के अगले भाग से सम्बन्धित; अग्र सिरी।

process (प्रोसिस)–(1) प्रवर्धन; प्रवर्ध; किसी अंग का उभरा या निकला हुआ भाग।
(2) क्रम, पद्धित, विधि, रीति। (3) क्रिया, प्रक्रिया। (4) फोटो द्वारा ब्लॉक बनाना।

acromial process **(एक्रोमियल प्रोसेस)**–एक्रोमियल प्रवर्ध; अंसफलक कूट (scapular spine) की अधर वितति।

ciliary process **(सिलियरी प्रोसेस)**–पक्ष्माभिकी प्रवर्ध।

clinoid process (क्लीनोयड प्रोसेस)–तुर्क पर्याण या सिल्ला टरसीका (sella turcica) के प्रवर्ध।

procidentia (प्रोसीडेन्शिया)–गिरावट की दशा; अधः पतन।

procreation (प्रोक्रिएसन)–उत्पत्ति; प्रजनन; जनन क्रिया; उत्पादन।

proctagra (प्रोक्टाग्रा)–मलाशय में शूल।

proctalgia (प्रोक्टेलजिया)–रेक्टम (मलाशय) में दर्द।

proctatresia (प्रोक्टाटरेसिया)–मल द्वार का अभाव।

proctitis (पोक्टाइटिस)–मलाशय शोथ (सूजन); मलांत्र प्रदाह।

proctoclysis (प्रोक्टोक्लाइसिस)–मलाशय में आहिस्ता से तरल का इन्जेक्शन।

proctodeum (प्रोक्टोडियम)–पश्चांत्र; अन्तपायु; गुदागर्त; प्रोक्टोडियम।

proctology (प्रोक्टोलोजी)–मलाशय विज्ञान; मलाशय के उपचार सम्बन्धी चिकित्सा विज्ञान की शाखा।

proctopexy (प्रोक्टोपैक्सी)–सर्जरी (क्षत) द्वारा मलाशय को अपने स्थान पर स्थिर करना; मलाशय स्थिरीकरण।

proctoptosis (प्रोक्टोप्टोसिस)–मलाशय का बाहर को निकला होना; मलाशय भ्रंश।

proctoleucorrhea (प्रोक्टोल्यूकोरिया)–मलद्वार से आंव गिरना।

proctorrhea (प्रोक्टोरहिया)–गुदा स्राव।

proctorrhagia (प्रोक्टोरहेजिया)–मलद्वार से रक्त गिरना।

proctorrhaphy (प्रोक्टोरहेफी)–मलद्वार की सींवन।

proctospasm (प्रोक्टोस्पाज्म)–मलाशय की ऐंठन।

proctostomy (प्रोक्टोस्टोमी)–मलाशय का नया द्वार (छिद्र) बनाना; दूसरा मल द्वार बनाना।

proctotomy (प्रोक्टोटोमी)–मलाशय कर्तन; मलांत्र छेदन।

procumbent (प्रोकमबेन्ट)–अधोमुख लेटना; औंधा होना।

procursive (प्रोकरसिव)–आगे की ओर झुकने की प्रवृत्ति।

product (प्रोडक्ट)–उत्पाद; उपज; सृष्ट; गुणनफल।

proerythroblast (प्रोइरीथ्रोब्लास्ट)–लाल रक्त कोरक; लाल

रक्त कण के निर्माण में एक पूर्व स्थिति। जिसे महालोहित (megaloblast) भी कहते हैं।

profundus (प्रोफन्डस)–गहरा; गहन; शरीर की गहराई में (पैठी हुई)।

progeria (प्रोजेरिया)–समय से पूर्व वृद्धावस्था लक्षणों का आना।

progesterone (प्रोजेस्टीरोन या प्रोजेस्ट्रोन)–डिम्ब ग्रन्थि (ओवेरी) का एक हार्मोन।

progestin (प्रोजेस्टिन)–कार्पस ल्यूटियम (corpus luteum) जो गर्भाशय भित्ति (endometrium) को निषिक्त डिम्ब के प्रतिनिष्ठ (implant) होने हेतु तैयार करता है।

proglossis (प्रोग्लॉसिस)–जिह्वा शिखर (अणि); जिह्वाग्र।

prognathism (प्रोग्नैथिज्म)–अधोहनु का असाधारण रूप से आगे को निकला हुआ होना।

prognosis (प्रोगनोसिस)–लक्षण; रोग की भावी गति विधि बताना।

prognostic (प्रोग्नोसटिक)–रोग परिणाम सम्बन्धी भविष्यवाणी; रोग लक्षणों का पूर्वाभास।

proiosystole (प्रोइयोसिस्टोल)–पूर्व संकुचन; सामान्य समय से पूर्व हृदय-संकोचन (contraction of the heart) होना।

proiotia (प्रोइयोटिया)–लैंगिक या जननेन्द्रिय अंगों का असाधारण शीघ्र वर्धन।

projection (प्रोजेक्शन)–प्रक्षेप; प्रलम्बता; उभरा हुआ या आगे को निकला हुआ भाग।

prokaryotes (प्रोकेरियोट्स)–आद्य कोशिका पूर्व न्यूक्लियस कण; ऐसे कण जिनमें वंशानुगत और उपापचयी पदार्थ (metamoblic substances) अलहदा नहीं होते हैं।

prolactin (प्रोलेक्टिन)–अग्र पिट्यूटरी ग्रन्थि का एक हार्मोन जो दुग्ध स्राव को उत्तेजित करता है।

prolamine (प्रोलामाइन)–एक सरल व साधारण प्रोटीन जो मक्का, गेहूँ आदि में पाया जाता है। मक्का में पाये जाने वाले को जैन (Zein) और गेहूँ वाले को ग्लायडीन (gliadin) कहते हैं।

prolapse (प्रोलेप्स)–भ्रंश; नीचे गिरा हुआ या खिसका; सरका हुआ भग्नांश।

prolepsis (प्रोलेप्सिस)–पूर्व ग्रहण; पूर्वादान; समय से पूर्व रोग का आक्रमण (paroxysm) होना।

proliferation (प्रोलीफरेसन)–सतत वर्धता; सतत वृद्धि; बहु विधि प्रसवता; संख्या वृद्धि द्वारा वर्धन।

proligerous (प्रोलीजेरस)–सन्तान उत्पत्ति; बच्चे पैदा करने वाला।

proline (प्रोलाइन)–प्राकृतिक अमीनो अम्ल जिसका पता 1901 में चला था।

prometaphase (प्रोमैटाफेज)–पूर्व विभाजी स्थिति; विषम विभाजन (mitosis) और ह्रास विभाजन (meiosis) में पुरास्थिति (prophase) और विभाजी स्थिति (metaphase) के मध्य की स्थिति।

promine (प्रोमाइन)–जन्तु कोशिकाओं में विस्तार से फैला हुआ पदार्थ; जिसमें कोशिका विभाजन तथा वृद्धि की क्षमता होती है।

prominence (प्रोमीनेन्स)–उन्नत भाग; उदग्र; उत्सेध।

pronate (प्रोनेट)–नत; झुका हुआ; उन्मुख; अधोमुख।

pronation (प्रोनेसन)–झुकना; मनाना; वह मांस पेशी जिससे हाथ की हथेली नीचे की ओर झुकती है।

prone (प्रोन)–(1) अधर स्थिति; नीचे की हुई हथेली की स्थिति; नत; अधोमुख।
(2) प्रवणशील; ग्रहणशील; प्रभाव पड़ने योग्य।

pronephros (प्रोनेफ्रोस)–अग्र वृक्क; पुरा वृक्क, भ्रूण की सरलतम आद्य वृक्क; जो कशेरूकों में सम्भवतः कोई कार्य नहीं करती है। यह कशेरूकों के वर्धन में वृक्क का पहला भाग होती है। इसकी वाहिनी 'वोल्फीयन वाहिनी' (wolffian duct) होती है। ये वृक्क यद्यपि अनुल्वी वर्ग (amniotes) जैसे टेडपोल की प्रकार्यक (functional) वृक्क होती है लेकिन उन प्राकारों जैसे उपास्थिमत्स्यों (elasmobranch) में जिनमें लारवा स्थिति नहीं होती हैं ये वृक्क छोटी तथा अकार्यक (non-functional) होती है। उल्वीवर्ग (amniotes) में ये अवशेषी अंग (vestigial) के समान होती है।

pronograde (प्रोनोग्रेड)–प्रवण चर; चलने में शरीर को समतल (horizontal) रखने वाला।

pronormoblast (प्रोनोरमोब्लास्ट)–अग्र अपरिपक्व लाल रक्ताणु।

pronucleus (प्रोन्यूक्लियस)–पूर्व केन्द्रक; डिम्ब या शुक्राणु का निषिक्त डिम्ब में संयुज होने से पूर्व का केन्द्रक।

prootic (प्रोओटिक)–कान के सामने।

propagation (प्रोपेगेसन)–उत्पादन।

propalinal (प्रोपालीनाल)–पीछे और आगे की ओर गतिकारी।

propedeutics (प्रोपेड्यूटिक्स)–विज्ञान या कला का प्रचलित करण (आरम्भ)।

prophase (प्रोफेज)–पुरा स्थिति; कोशिका विभाजन में प्रथम या पुरा स्थिति (आध्यावस्था)।

prophylactic (प्रोफीलेक्टिक)–रोग रोधक; रोगहर औषधि; रोगों से रक्षा करने वाला।

prophylaxis (प्रोफ्लेक्सिस)–रोग रोधक।

propositus (प्रोपोसीटस)–आरम्भिक रोगी जो आनुवंशिक अध्ययन हेतु आधार होता है।

proprietory (प्रोप्राइटरी)–स्वत्व अधिकार; स्वात्मीय एकाधिपत्य।

proprioceptive (प्रोप्रियोसेपटिव)–स्वात्मज्ञापी; शरीर से अन्दर उत्तेजना को प्राप्त करने वाला।

proprioceptor (प्रोप्रियोसेप्टर)–स्वात्मज्ञापक; विशिष्ट तन्त्रिका के छोर जो पेशी, टेन्डन और सन्धियों में होते हैं और जो पेशी तनाव के प्रति संवेदनशील होते हैं।

proptosis (प्रोप्टोसिस)–किसी अंग या भाग का नीचे और आगे की ओर स्थान च्युत होना।

propulsion (प्रोप्लेशन)–आगे की ओर गिरने की वृत्ति; नोदन; प्रणोदन।

prorrhaphy (प्रोररहेफी)–बढ़ना; उन्नति; वृद्धि अभ्युदय; उत्कर्ष।

prosencephalon (प्रोजनसिफैलोन)–अग्र मस्तिष्क; प्रोजेण्सेफलॉन; दिमाग का अगला भाग; प्रमस्तिष्क गोलार्ध (cerebral hemispheres), अन्तर्मस्तिष्क (diencephalon); अधश्चेतक या हाईपोथैलेमस (hypothalamus) और पश्चादाग्र मस्तिष्क (thalamencephalon) इसके भाग होते हैं।

prosodemic (प्रोसोडेमिक)–एक व्यक्ति से दूसरे व्यक्ति में पहुँचने वाली।

prosogaster (प्रोसोगैस्टर)–अग्रांत्र।

prosopagnosia (प्रोसोपेगनोजिया)–शीशे में अपने आपको न पहचान सकना या दूसरे लोगों को न पहचान पाना।

prosopalgia (प्रोसोपालजिया)–त्रिशाखीय मौखिकी तन्त्रिका का वातशूल।

prosopectasia (प्रोसोपेक्टेजिया)–चेहरे का विहंगम (बहुत बड़े नाप का) होना।

prosopoplegia (प्रोसोपोप्लेजिया)–चेहरे का पक्षाघात।

prostatalgia=prostatodynia (प्रोस्टैटालजिया=प्रोस्टैटोडायनिया)–प्रास्टेट ग्रन्थि में दर्द।

prostate (प्रोस्टेट)–पुरस्थ या पौरूष ग्रन्थि, प्रोस्टेट ग्रन्थि; नर में मूत्राशय की ग्रीवा और मूत्रमार्ग (urethra) को घेरे हुए ग्रन्थि।

prostatitis (प्रोस्टाटाइटिस)–पुरस्थ ग्रन्थि की सूजन।

prostatolith (प्रोस्टाटोलिथ)–पुरस्थ ग्रन्थि में पथरी (calculus)।

prosthesis (प्रोस्थेसिस)–कृत्रिम अंग निवेशन (लगाना)।

prosthetics (प्रोस्थेटिक्स)–कृत्रिम अंग विद्या।

prosthetist (प्रोस्थेटिस्ट)–कृत्रिम अंग विशेषज्ञ।

prosthodentics (प्रोस्थोडेनटिक्स)–कृत्रिम दन्त विज्ञान।

prostration (प्रोस्ट्रेसन)–(1) भूमि पर लेट जाना; सॉष्टांग भूशायी होना।
(2) पूर्णरूप से या अत्यधिक शक्तिहीन हो जाना।

protanopia (प्रोटैनोपिया)–लाल और हरे के लिए अन्धापन।

protcan (प्रोटकेन)–आकृति या रूप बदलने वाला या भिन्न आकृति अपनाने वाला।

protease (प्रोटियोज)–प्रोटीन अपघटक एन्जाइम।

protcid=protein (प्रोटसिड=प्रोटीन)–प्रोटीन।

protein (प्रोटीन)–ऐसे रासायनिक यौगिक जिनमें कार्बन, हाइड्रोजन, आक्सीजन, नाइट्रोजन और सामान्य रूप से गन्धक (सल्फर) और फोस्फोरस होते हैं–इनमें नाइट्रोजन अवश्य होता है, इस कारण इनको नाइट्रोजन युक्त यौगिक कहा जाता है। जैवी पदार्थ का लक्षणी जटिल यौगिक होता है प्रोटीन जो एमीनो अम्लों के संयुजता से बनता है तथा सामान्यतः गन्धक (sulphur) लिए होता है। समस्त जीवित अमीनो अम्ल (amino acids) से प्रोटीन का संश्लेषण करते हैं। स्वपोषी अंगी (autotrophic organisms) अकार्बनिक पदार्थों से प्रोटीन का निर्माण कर लेते हैं। प्रोटियोलिटिक एन्जाइम (proteolytic enzyme) से ये विनष्ट होते हैं। प्रोटीन अन्य पदार्थों के साथ आसानी से मिल जाते हैं। न्यूक्लियिक अम्ल के साथ, न्यूक्लियोप्रोटीन, कोर्बोहाइड्रेट के साथ म्यूको (muco) या ग्लाइको प्रोटीन तथा वसा के साथ लिपोप्रोटीन (lipoprotein) बनाते हैं।

protein factories (प्रोटीन फैक्ट्रीज)–कोशिका के राइबोसोमों (ribosomes) में प्रोटीन बनाने का कारखाना होता है। अर्थात राइबोसोम (ribosome) प्रोटीन का निर्माण करते हैं।

protein metabolism (प्रोटीन मेटाबोलिज्म)–प्रोटीन उपापचय; समस्त जीवित कोशिकाओं के अनिवार्य अंग प्रोटीन होते हैं। यह कोशिकाओं में नाइट्रोजन का सन्तुलन बनाये रखते

हैं।

proteinase (प्रोटीनेज)–प्रोटीनेस, एक एन्जाइम जो प्रोटीन का अपगठन करता है।

proteinemia (प्रोटीनेमिया)–रक्त में प्रोटीन की अधिक मात्रा का होना।

proteinivorous (प्रोटीनीवोरस)–प्रोटीन-आहारी; प्रोटीन भोजी; प्रोटीन खाने वाला।

proteinosis (प्रोटीनोसिस)–ऊतकों (tissues) में प्रोटीन का एकत्रीकरण (जमाव)।

proteinuria (प्रोटीन्यूरिया)–पेशाब में प्रोटीन।

proteolysis (प्रोटियोलाइसिस)–प्रोटीन का सरल यौगिकों में टूटना।

proteometabolism (प्रोटियोमैटाबोलिज्म)–प्रोटीन उपापचय।

proteopeptic (प्रोटियोपेपटिक)–प्रोटीन पाचक।

proteopeptic (प्रोटियोपैक्सी)–जीव में प्रोटीन का समीकरण।

proteose (प्रोटियोज)–प्रोटियोज व्युत्पन्न (derivative) प्रोटीन होते हैं; यह जल में घुलनशीन तथा ऊष्णता से स्कंदित (coagulatate) नहीं होते हैं। प्रोटीन से प्रोटियोज उसी प्रकार बनते हैं जैसे एल्बुमिन (albumin) से अल्बुमिनोज, जिलेटिन (gelatinose), केसीन (casein) से केसियोज (caseose) बनते हैं।

prothrombin (प्रोथ्रोमबिन)–थ्रोमबोजन (thrombogen) और कैल्शियम से क्रियाशील होकर थ्रोमबिन का निर्माण करते हैं।

protistology (प्रोटिसटोलोजी)–सूक्ष्मांगी जीवविज्ञान।

proto (प्रोटो)–'प्रथम' 'पहला' अर्थ का पूर्व शब्द।

protobiology (प्रोटोबायोलोजी)–सरलतम जीवित प्राणियों का अध्ययन।

protoblast (प्रोटोब्लास्ट)–भ्रूणीय कोशिका, कोशिका भित्ति (cell wall) हीन कोशिका।

protocol (प्रोटोकोल)–रोगी के वर्णन की मूललिपि; रोगी के रोग का इतिहास, इलाज आदि का मूल-वर्णन पत्र, जो मुख्यतः चिकित्सा-विधान (medicolegal) कार्य हेतु लिखा जाता है।

protocooperation (प्रोटोकोपरेसन)–मूल सहयोगिता; विभिन्न जातियों के व्यक्तियों का सहजीवन जिसमें दोनों ही लाभान्वित होते हैं लेकिन एक की अनुपस्थिति हो जाने पर दूसरा अपना जीवन यापन करने की क्षमता रखता है।

proton (प्रोटोन)–तत्व कण; मूल कण; प्रत्येक केन्द्रक में पाये जाने वाले कण जितनी संख्या रसायनिक तत्व में परमाणु क्रमांक (atomic number) में लिखी जाती है।

protonephros (प्रोटोनेफ्रोस)–पूर्व वृक्क (kidney)।

protophyta (प्रोटोफाइटा)–पूर्व पादक; वनस्पति जगत का सबसे छोटा भाग या समुदाय जिसमें एक कोशिकीय वनस्पतियाँ शैवाल (algae), बैक्टीरिया और वाइरस होते हैं।

protophyte (प्रोटोफाइट)–एक कोशिकीय पादप विशेष।

protophytology (प्रोटोफाइटोलोजी)–पूर्व पादप विज्ञान; सरलतम पौधों (वनस्पतियों) सम्बन्धी विज्ञान।

protoplasm (प्रोटोप्लाज्म)–जीवन सत्व; जीव द्रव्य; जीवन तत्व; प्ररस।

prototoxin (प्रोटोटोक्सिन)–अति विषैला।

protozoa (प्रोओजोआ)–एक केशिकीय जन्तु संघ; प्रोटोजोआ।

protozoology (प्रोटोजूलोजी)–प्रोटोजोआ विज्ञान।

protozoon (प्रोटोजन)–एक कोशिकीय जन्तु।

protozoophage (प्रोटोजूफेज)–प्रोटोजोआ भक्षक कोशिका।

protraction (प्रोट्रेक्सन)–व्याक्षेप; विलम्ब; विस्तार; देर; खींचकर लम्बा करना।

protrusion (प्रोट्रजन)–आगे को निकला हुआ; निःसरण; प्रलम्बन; फैलाव।

provitamin (प्रोविटामिन)–पूर्व विटामिन।

provocative (प्रोवोकेटिव)–प्रकोपी; उत्तेजक; क्रोधोद्दीपक; उड़बोधक; दीपन; प्ररोचन; कोई भी प्रभाव उत्पन्न करने वाला।

proximal (प्रोक्सीमल)–समीपस्थ; सम्बन्धित बिन्दु के सबसे नजदीक।

prurigo (प्रूरीगो)–त्वचा रोग विशेष जिसमें अत्यधिक खुजली होती है।

pruritogenic (प्रूरीटोजेनिक)–खुजली पैदा करने वाला।

pruritus (प्रूरीटस)–खुजली; कंडूया; विचर्चिका।

***psalterium (प) (सालटेरियम)**–उपजठर; ओमोसम; रोमंथशीलों (ruminants) के आमाशय (stomach) का तृतीय कोष (थैली)।

***psammoma (प) (सामोसा)**–मस्तिष्क या डिम्ब ग्रन्थि का कणिका पदार्थ युक्त अर्बुद (tumor)।

***pseudo (प) (स्यूडो)**–'कूट', 'मिथ्या', 'छद्‌म' अर्थ का पूर्व शब्द।

***pseudoarthrosis (प) (स्यूडोआरथ्रोसिस)**–छद्‌म सन्धि; रोग की दशा जिसमें हड्डी टूटने पर चूर्ण सूत्री ऊतक (callous)

के निर्माण न होने के कारण अस्थिकरण के स्थान पर छद्म सन्धि का बन जाना, ऐसा लम्बी वजन उठाने वाली अस्थियों में होता है।

***pseudoanemia** (प) **(स्यूडोअनेमिया)**–छद्म पीतता; रक्त हीनता न होते हुए भी पीलापन।

***pseudoblepsis** (प) **(स्यूडोब्लेपसिस)**–दृष्टि का विकृत होना; कुछ का कुछ दिखाई देना। वस्तुओं का असली रूप न दिखाई देकर भिन्न रूप दिखाई देना।

***pseudocyst** (प) **(स्यूडोसिस्ट)**–छद्मकोष; कृत्रिम थैलीनुमा आकृति।

***pseudodipsia** (प) **(स्यूडोडिपसिया)**–झूठी प्यास।

***pseudogout** (प) **(स्यूडोगाउट)**–मिथ्या गठिया (गाउट), ऐसा गठिया से मिलता-जुलता रोग जिसमें स्नैहिक तरल (synovial fluid) में मूत्रक्षार (यूरेट) रवों (स्फटिकों) के बजाय कैल्शियम (calcium) लवण होते हैं।

***pseudohaemophilia** (प) **(स्यूडोहीमोफिलिया)**–कूट (छम्य) श्याना क्षमता, यह रोग रक्त में आनुवंशिक VI, VII और IX कारकों के कम हो जाने पर होता है।

***pseudomania** (प) **(स्यूडोमैनिया)**–ऐसा उन्माद जिसमें रोगी अपने को अकारण ही दोषी समझता है।

***pseudopodium** (प) **(स्यूडोपोडियम)**–कूटपाद; मिथ्यापाद; क्षणिकपाद; स्यूडोपोडियम।

***pseudopregnancy** (प) **(स्यूडोप्रेगनेन्सी)**–झूठा गर्भ; मिथ्यागर्भ; निषेक बिना सहायी उत्पादक अंगों का बनना, जिससे वास्तविक गर्भ की दशा उपस्थित हो जाती है।

***pseudorexia** (प) **(स्यूडोरेक्सिया)**–नकली या झूठी भूख।

***pseudosmia** (प) **(स्यूडोसमिया)**–मिथ्या गन्धानुभव।

***psilosis** **(सिलोसिस)**–(1) बालों का गिरना। (2) संग्रहणी रोग (पाचन सम्बन्धी रोग)।

***psoadic** (प) **(सोयेडिक)**–जाँघ का।

***psoas** (प) **(सॉस)**–जाँघ की पेशी।

***psoitis** (प) **(सॉआइटिस)**–जाँघ की पेशी की सूजन (शोथ)।

***psore** (प) **(सॉर)**–खारिश; होम्योपैथिक त्रिदोष में से एक दोष का नाम।

***psorelcosis** (प) **(सॉरिलकोसिस)**–खाज के दानों में घाव बन जाना।

***psoriasis** (प) **(सॉरियेसिस)**–खाज; खारिश; वित्वर्चिका।

***psoriasis diffusa** (प) **(सॉरियेसिस डिफूजा)**–आम खारिश (खाज)।

***psoriasis guttata** (प) **(सॉरियेसिस गुटटाटा)**–खारिश; जिसमें महीन दाने निकले।

***psoriasis gyrata** (प) **(सॉरियेसिस गाइराटा)**–खारिश, जिसमें चक्करदार दाने निकलते हैं।

***psoriasis inveterata** (प) **(सॉरियेसिस इनवेटिरेटा)**–खारिश जिसमें कड़े; खुश्क मोटे और लाल दाने निकलें।

***psoric** (प) **(सोरिक)**–खाज जैसा।

***psorous** (प) **(सोरस)**–खारिश; खाज पीड़ित।

***psoroopthalmia** (प) **(सोरोऑपथैलमिया)**–आंख के पलकों की सूजन व खाज।

***psych, psycho** (प) **(साइक, साइको)**–'मन', 'मानस' अर्थ का पूर्व शब्द।

***psychalgia** (प) **(साइकालजिया)**–मन पीड़ा; मानसिक कारणों के कारण मन में पीड़ा (दर्द)।

***psychalia** **(साइकेलिया)**–मनःस्थिति जिसमें आवाज और प्रतिमाओं का आभास होता है।

***psychasthenia** (प) **(साइकएस्थेनिया)**–मनोदौर्बल्य; दिमागी थकान; चिन्ता, रोग का डर आदि के कारण उत्पन्न मस्तिष्कीय दशा।

***psyche** (प) **(साईक)**–(1) आत्मा; ब्रह्म; जीवन तत्व प्राण, सूक्ष्म शरीर।

(2) तितली; ग्रीक पुराण की साकार देवी जिसके तितली के समान पंख होते हैं।

***psycheclamdsia** (प) **(साइकेकलेमजिया)**–तीव्र उन्माद।

***psychedelic** (प) **(साइकेडेलिक)**–मानसिक शान्ति प्रदान करने वाली औषधि।

***psychiatrist** (प) **(साइकियाट्रिस्ट)**–मनोविकार चिकित्सक; मनोवैज्ञानिक।

***psychiatry** (प) **(साइकियाट्री)**–मनोविकार चिकित्सा।

***psychic** (प) **(साइकिक)**–मस्तिष्क या दिमाग से सम्बन्धी।

***psychoallergy** (प) **(साइकोएलर्जी)**–मन प्रत्यूर्जता; मानसिक अत्यधिक अनुभूति। एक प्रकार का मानसिक विकार जिसमें छोटी से छोटी बात या घटना बड़ी उत्तेजक लगती है।

***psychoanaleptic** (प) **(साइकोकएनालेप्टिक)**–मस्तिष्क को उत्तेजित करने वाली।

---

* इन शब्दों में अंग्रेजी का `p' शब्द उच्चारण में नहीं आता है।

***psychoanalysis (प) (साइकोएनालिसिस)**–मानसिक विश्लेषण; मानसमन्थन; मानसिक विकारों को ठीक करने की एक विधि।

***psychobiology (प) (साइकोबायोलोजी)**–मानसिक जीवविज्ञान; व्यक्ति निर्माण और उसके कार्यों को जानने हेतु शरीर और मस्तिष्क के पारस्परिक व्यवहारों का अध्ययन।

***psychodiagnosis (प) (साइकोडायग्नोसिस)**–मनोवैज्ञानिक निदान।

***psychodynamics (प) (साइकोडायनैमिक्स)**–मनोगतिक; व्यवहार और हेतु (कारण) सम्बन्धी मानव विज्ञान।

***psychogenesis (प) (साइकोजेनेसिस)**–मानसिक वर्धन; मनः वर्धन।

***psycholepsy (प) (साइकोलेपसिस)**–मन ह्रासता; मन कृशता; स्नायुविक विकारों से उत्पन्न स्थिति।

***psycholeptic (प) (साइकोलेपटिक)**–मन शमनक; मन को शान्त करने वाली।

***psychology (प) (साइकोलोजी)**–मनोविज्ञान; मानस शास्त्र।

***psychometrics (प) (साइकोमैट्रिक्स)**–मनोमितिता; मानसिक और मनोवैज्ञानिक क्षमताओं को नापने सम्बन्धी विज्ञान।

***psychometry (प) (साइकोमीटरी)**–मनोमिति; मानसमिति; मानसिक शक्ति की नाप; मानसिक कार्यों का मापदण्ड सम्बन्धी विज्ञान।

***psychomotor (प) (साइकोमोटर)**–मनोगति; मनः संचालित।

***psychoneurosis (प) (साइकोन्यूरोसिस)**–मानसिक विक्षिप्तता; मानसिक स्नायुविकी विकार।

***psychonomy (प) (साइकोनोमी)**–मानसिक क्रियाओं के नियमों का विज्ञान।

***psychopath (प) (साइकोपैथ)**–मनोविकृत; मानसिक रोगी; पागल, मानसिक विक्षिप्त।

***psychopathology (प) (साइकोपेथोलोजी)**–मानसिक विकृत विज्ञान।

***psychopathy (प) (साइकोपैथी)**–मस्तिष्क का कोई भी विकार (रोग); मस्तिष्क विकार; मानस रोग।

***psychopharmacology (प) (साइकोफारमैकोलोजी)**–मानस भेषज विज्ञान; मानस औषधि विज्ञान; मनः औषध विज्ञान; मनौषधि विज्ञान।

***psychophylaxis (प) (साइकोफाइलैक्सिस)**–मानस स्वास्थ्य विज्ञान।

***psychophysics (प) (साइकोफिजिक्स)**–मानस भौतिकी; मनो भौतिकी।

***psychophysiology (प) (साइकोफिजियोलोजी)**–मानस कार्यकी।

psychoplegic (प) (साइकोप्लेजिक)–मनः शामक; मस्तिष्क की उत्तेजना को कम करने वाली औषधि।

***psychorrhea (प) (साइकोइहिया)**–अक्रमिक विचारधारा।

psychosexual (प) (साइकोसोक्चुयल)–मनोयौन; नैसर्गिक प्रवृत्ति के साथ मनोयोग।

***psychosis (प) (साइकोसिस)**–मानसिक रोग; मनोविक्षिप्त; साइकोसिस।

***psychosomatic (प) (साइकोसोमेटिक)**–मन और देह सम्बन्धी।

***psychosurgery (प) (साइकोसर्जरी)**–मानसिक शल्य चिकित्सा।

***psychotherapy (प) (साइकोथिरैपी)**–मनः चिकित्सा; मानसिक प्रभाव द्वारा रोग की चिकित्सा।

***psychr (o) (प) (साइकर) (ओ)**–'सर्दी', 'ठण्ड', 'शीत' अर्थ का पूर्व शब्द।

***psychralgia (प) (साइक्रालजिया)**–ठण्ड का दुखदाई (कष्टदायक) अनुभव (प्रभाव)।

***psychometer (प) (साइकोमीटर)**–आर्द्रमापक; वायुमण्डल में नमी को नापने का यन्त्र।

***psychrophile (प) (साइक्रोफाइल)**–शीतप्रेमी; ठण्ड में अर्थात 15–20° सेंटीग्रेट तापमान पर सबसे अच्छा वर्धित होने वाला जन्तु या वनस्पति।

***psychrophobia (प) (साइक्रोफोबिया)**–शीत से आतंकित (भयभीत)।

***psychrotherapy (प) (साइक्रोथिरैपी)**–शीत से उपचार।

***pterygium (प) (टैरीजियम)**–पंखक; पंखनुमा आकृति।

***ptilosis (प) (टीलोसिस)**–पक्ष्म (eyelashes) का गिरना।

***ptosis (प) (टोसिस)**–ऊपर के पलकों का गिरना; किसी भी अंग का नीचे की ओर हो जाना या झुक जाना।

***ptyalin (प) (टायलिन)**–थूक में पाया जाने वाला एन्जाइम (क्षोभक); माड़ी (starch) को पचाने वाला (शर्करा में बदलने वाला) क्षोभक।

* इन शब्दों में अंग्रेजी का 'p' शब्द उच्चारण में नहीं आता है।

puberty (प्यूबरटी)–यौवन, तरूणावस्था; कन्याओं में यौवनावस्था; नवयुवती; यौवनारम्भ; वर्धन में गौण लक्षणों के प्रगट होने का काल।

pubes (पूबीज)–(1) बाह्य जननेद्रिय के क्षेत्र के ऊपर के बाल। (2) प्युबिस (pubis का बहुवचन); बस्ति।

pubesencence (प्यूबेसनेसेन्स)–(1) यौवनावस्था; वयस्कता। (2) रोमावृत; मुलायम बालों से ढका हुआ।

pubescent (पूबेसेन्ट)–(1) रोमिल; रवेदार। (2) नवयुवक; यौवन प्राप्त।

pubendum (पूबेन्उम)–योनि; मादा बाह्य जननेन्द्रिय; योनि का वाह्य भाग।

pubis (प्यूबिस)–बस्ति अस्थि का अग्र भाग जो बचपन में एक पृथक अस्थि होती है।

puericulture (पूएरीकल्चर)–बच्चों के पालने की कला; शिशु पोषण।

puerile (पूएराइल)–बचपन या बच्चा सम्बन्धी; बालपन।

puerilism (पूएरीलिज्म)–बचपन का-सा दिमाग हो जाना; मानसिक अवगति।

puerpera (पूअरपेरा)–औरत जिसने हाल में ही बच्चा जना हो।

puerperium (पूअरपेरियम)–बच्चा जनने के बाद का जापे का काल; प्रसूति काल।

pulex (पूलेक्स)–प्यूलेक्स; पिस्सू।

pulicosis (पूलीकोसिस)–पिस्सू के काटने से त्वचा में उत्पन्न खुजलाहट।

pulmonary (प्लमोनरी)–फुफ्फुस सम्बन्धी; फेफड़ों सम्बन्धी।

pulmonary alveoli (पल्मोनरी एलवियोलाई)–फुफ्फुसीय गर्तिकाएँ (वात कोशिकाएँ)।

pulmonary artery (पल्मोनरी आर्टरी)–फुफ्फुसीय धमनी जो अशुद्ध खून ह्दय से फुफ्फुस को पहुँचाती है।

pulmonary deflalion receptors (पल्मोनरी डिफलेसन रिसेप्टर्स)–फुफ्फुसीय अपवाहन (अपस्फीति) संग्राहक (वेदनाग्राही)।

pulmonary embolism (पल्मोनरी इम्बोलिज्म)–फुफ्फुसीय वाहिनी (blood vessel) में स्वतन्त्र भ्रमणकारी थक्के (clot) के कारण रक्त बहाव में अवरोध।

pulmonary hypertism (पल्मोनरी हाइपरटिज्म)– फुफ्फुसीय अत्यधिक तनाव (दबाव)।

pulmonary vein (पल्मोनरी वेन)–फुफ्फुसीय शिरा, जो शुद्ध खून फुफ्फुस से ह्रदय को पहुँचाती है।

pulmonary volume (पल्मोनरी वोल्यूम)–वह वायु की मात्रा जो विभिन्न अवस्थाओं में फुफ्फुस द्वारा विनिमय (exchange) की जा सकती है। जैसे सामान्य श्वसन में जो वायु की मात्रा (आयतन) ग्रहण या निष्कासित की जा सकती है। जो लगभग 500 ml होती है। इसको ज्वारीय (टाइडल–tidal) आयतन (वोल्यूम)–संक्षेप में टीवी (TV) कही जाती है।

pulmonitis (पल्मपेनाइटिस)–फेफड़ों की सूजन।

pulmonology (पल्मोनोलोजी)–फुफ्फुस विज्ञान।

pulmotor (प्लमोटर)–फेफड़ों में बलपूर्वक आक्सीजन पहुँचाने वाला यन्त्र।

pulp (पल्प)–गूदा; गुद्दा; मज्जा।

pulpalgia (पाल्पजिया)–दांत के गूदे में दर्द।

pulpy (पल्पी)–गूदेदार।

pulsatile (पलसेटाइल)–स्पन्दनशील; स्पन्दक; धड़कने वाला।

pulsation (पलसेसन)–धड़कन, स्पन्दन, तपकन।

pulse (पल्स)–नब्ज, स्फुरण; नाड़ी।

pulverulent (पलवेरूलेन्ट)–चूर्णी; धूल या पाउडर समान पदार्थ से ढका हुआ।

pulvinar (पलवाइनर)–उपधानोपम।

pumice (पूमिस)–प्यूमिस पत्थर; कुरून पत्थर; एक प्रकार का झामक सख्त पत्थर जो चिकना व साफ (घिसाई) करने के काम आता है।

pump (पम्प)–तरल को खींचने व निकालने के काम आने वाला यन्त्र।

punctate (पन्कटेट)–धब्बे वाला; चिहित; चिन्हाकार।

punctum (पन्कटम)–बिन्दु; चिन्ह; धब्बा।

puncture (पन्कचर या पनचर)–सूक्ष्म छिद्र; तेज नोक से बना छिद्र; छेद करना; पंकचर।

pupil (प्यूपिल)–तारा; आइरिस (iris) के केन्द्र पर खुला स्थान; पुतली (आँख की); कनीनिका।

purgation (परगेसन)–विरेचन; रेचन; दस्त कराना; शोधन।

purgative (परगेटिव)–दस्त लाने वाला; रेचक; विरेचक; विरेचक औषधि।

purge (पर्ज)–पेट साफ करना; शुद्ध करना।

purpura (परपूरा)–परप्यूरा शीताद; रक्त चित्तिता; एक त्वचा

* इन शब्दों में अंग्रेजी का `p' शब्द उच्चारण में नहीं आता है।

रोग; रक्त के जमा होने से पड़ा चित्ता (नीले या बैंगनी रंग का दाग)।

purpurin (परपूरिन)–पेशाब को लाल करने वाला रंगीन पदार्थ।

purulence (पूरूलेन्स)–पस (पवाद) का बनना या होना।

pus (पस)–मवाद, पूय; पीव।

pustule (पस्टल)–पीव से भरा फोड़ा या फुंसी या छाला, या फफोला।

putrefaction (पुट्रीफिकेसन)–सड़ना, गलना, जन्तु या वनस्पति तत्वों का सूक्ष्मांगियों के प्रभाव से सड़ना या गलना जिसमें सड़ांघ या दुर्गन्ध भी अधिकतर आती हो।

pyel (o) (पायल) (ओ)–"वृक्कीय" या "बस्ति" अर्थ का पूर्व शब्द।

pyelitis (पायलाइटिस)–वृक्क, बस्ति की सूजन (प्रदाह)।

pyelography (पायलोग्राफी)–वृक्क का रेडियो फोटो; वृक्क में अन्तर को प्रदर्शित करने वाले पदार्थ का इन्जेक्शन लगाकर एक्स-रे फोटो खींचना।

pyelonephritis (पायलोनेफराइटिस)–वृक्क और वृक्क बस्ति की सूजन।

pyemia (पायेमिया)–रूधिर में पीप (मवाद) कोशिकाओं का होना।

pyencephalus (पायनसिफैलस)–मस्तिष्क का पीप भरा फोड़ा।

pygal (पाइगल)–नितम्ब सम्बन्धी; कूल्हा सम्बन्धी।

pykn (o) (पिकन) (ओ)–घना; गाढ़ा।

pyknemia (पिकनेमिया)–रक्त का गाढ़ा होना।

pyknic (पिकनिक)–मोटा, नाटा, भारी बदन।

pyknosis (पिकनोसिस)–मृत्यु के बाद कोशिका के केन्द्रक का सिकुड़ना।

pyloralgia (पाइलोरालजिया)–आमाशय निम्न द्वार (पाइलोरस) में दर्द व ऐंठन।

pylorectomy (पाइलोरेक्टोमी)–पाइलोरस का उच्छेदन (काटकर बाहर निकाल देना)।

pyloroplasty (पाइलोरोप्लास्टी)–पाइलोरस की शल्य चिकित्सा (सर्जरी)।

pylorostomy (पाइलोरोस्टोमी)–पाइलोरस उदरीय भित्ति (abdominal) में से छिद्र बनाना।

pylorus (पाइलोरस)–आमाशय का नीचे की ओर का छिद्र; आमाशय निम्न द्वार; पाइलोरस।

pyo (पियो)–पीप; पीव; पस; मवाद अर्थ का पूर्व शब्द।

pyocele (पियोसील)–वृषण (testis) के आसपास पीव का इकट्ठा हो जाना।

pyochezia (पियोकेजिया)–मल में पीप का होना।

pyococcus (पियोकोकस)–पीप पैदा करने वाला गोलाणु (सूक्ष्मांगी)।

pyocolpos (पियोकोलपोस)–स्त्री योनि मार्ग में पीप।

pyoderma (पियोडर्मा)–पीप से भरा त्वचा रोग।

pyogenesis (पियोजेनेसिस)–पीप का निर्माण, पीप का बनना।

pyogenic (पियोजेनिक)–पीप बनाने वाला।

pyoid (पियोइड)–पीप सदृश।

pyometra (पियोमेट्रा)–गर्भाशय में पीप।

pyometritis (पियोमेटराइटिस)–गर्भाशय में पीप पड़ने से सूजन।

pyonychia (पियोनाइकिया)–नाखून के पास त्वचा में पीप का होना।

pyorrhea (पायरिया)–अत्यधिक पीप।

pyorrhea alveolaris (पायरिया एलवियोलेरिस)–दन्तावरण में पीप; दन्त को घेरे हुए झिल्ली में पीप।

pyosalpinx (पियोसालपिन्कस)–मूत्र नलिका में पीप।

pyosis (पियोसिस)–पीप का होना।

pyospermia (पियोस्परमिया)–वीर्य रस में पीप।

pyostatic (पियोस्टेटिक)–पीप को रोकने वाला।

pyramid (पिरैमिड)–सूच्याकार; त्रिकोणाकृति; नुकीली संरचना।

pyran (पाइरन)–हेवर्थ (Hawroth) वैज्ञानिक के मतानुसार सब ही छः संख्यक शर्कराओं को पाइरोनोसेज (pyranoses) की संज्ञा पाइरान (pyran) से सम्बन्धित होने के कारण दी जाती है।

pyrectic, pyretic (पाइरेक्टिक, पाइरेटिक)–ज्वर सम्बन्धी।

pyretogenesis (पाइरेटोजेनेसिस)–ज्वर (बुखार) लाने वाली।

pyretogenous (पाइरेटोजीनस)–ज्वर पैदा करने वाली।

pyretolysis (पाइरेटोलाइसिस)–ज्वर उतारने वाली; ज्वर हर।

pyretotherapy (पाइरेटोथिरैपी)–ज्वर चढ़ाकर इलाज।

pyrexia (पाइरेक्सिया)–ज्वर।

pyridine (पाइरीडीन या पिरीडीन)–एक रासायनिक यौगिक C_5H_5N; अस्थि और कोलतार (coaltar) से पृथक किया जाने वाला रसायन।

pyridoxine (पाइरीडोक्सिन)–पाइरिडॉक्सिन; विटामिन बी$_6$ (B_6)।

pyriform cell (पाइरीफोर्म सेल)–पाइरोफोर्म (सेव के

आकार की) कोशिकाएँ।

pyrogen (पाइरोजन)–ज्वरोत्पादक।

pyrolysis (पाइरोलिसिस)–उच्च ताप से पदार्थ का विघटन।

pyromania (पाइरोमेनिया)–अग्नि से उन्माद; चीजों को जलाने की तीव्र इच्छा।

pyrometer (पाइरोमीटर)–ऊष्णता मापक यन्त्र।

pyronins (पाइरोनिन्स)–पाइरोनिन वर्ण के कण।

pyroninophil cell (पाइरोनिनोफिल सेल)–ऐसी कोशिका जो पाइरोनिन वर्ण अत्यधिक कणक अन्तः प्लाज्मिक (endoplasmic) जालक (reticulum) युक्त होने के कारण ले लेती है।

pyrophobia (पाइरोफोबिया)–आग से भयभीत (आतंकित)।

pyrosis (पाइरोसिस)–पाचक अंगों में जलन होना; कलेजे की जलन।

pyuria (पाइयूरियां)–पेशाब में पीप की मौजूदगी।

purkinje, cells of (परकन्जे; सैल्स आफ)–परकन्जे की कोशिकाएँ, प्रमस्तिष्क में फ्लास्कनुमा (flasklike) कोशिकाएँ जो प्रमस्तिष्क वल्कल (कोटेक्स) में पाई जाती हैं।

purine (प्यूराइन)–एक अमीनो अम्ल। इसके उपापचय (metabolism) को प्यूराइन या यूरिक एसिड उपापचय दोनों कहा जात है।

Q

Q–quadrant (क्यू–क्वाडरेन्ट)–विद्युत की एक इकाई।

q.d = qua que die (क्यू०डी = क्वा क्यू डाई)–प्रत्येक दिन।

q.h = qua que hora (क्यू०एच = क्वा क्यू होरा)–प्रत्येक घण्टे।

q.i.d = quarter in die (क्यू०आई०डी = क्वाटर इन डाई)–दिन में चार बार।

q.q.h = qua que quarta hora (क्यू०क्यू०एच = क्वा क्यू क्वारटा होरा)–प्रत्येक चार घण्टे बाद।

q.s = quantum satis (क्यू०एस = कवान्टम सेटिस)–पर्याप्त मात्रा।

qt.=quart (क्यूटी=क्वार्ट)–तुङ्गता (altitude) मापक यन्त्र।

quack (कुएक)–नीम हकीम; मिथ्या चिकित्सक; बिना पढ़ा-लिखा डाक्टर या वैद्य; बिना पढ़ा-लिखा होकर डाक्टर की तरह कार्य करने वाला।

quadr (i) (क्वाडर) (आई)–'चार', 'चर्तु' अर्थ का पूर्व शब्द।

quadrangular (क्वाडरेन्गुलर)–चतुष्कोणक; चतुर्भुज; आंगन; किसी इमारत के बीच में खुली जगह।

quadrant (क्वाडरेन्ट)–(1) परिधि (circumference) का एक चौथाई भाग। (2) किसी आकृति के चार हिस्सों में से एक हिस्सा।

quadrantanopia (क्वाडरेन्टैनोपिया)–द्दष्टव्य क्षेत्र में से एक चौथाई का न दिखाई देना।

quadrate (क्वाडरेटक)–(1) वर्ग; चतुष्कोणीय; वर्गाकार। (2) क्वाडरैंट अस्थि (कपाल की) जो वर्गाकार होती है।

quadriceps (क्वाड्रीसेप्स)–(1) चार सिर बाला। (2) जाँघ की एक पेशी।

quadriennial (क्वाड्रीएनियल)–(1) चार वर्ष तक रहने वाला।

quadrifid (क्वाड्रीफिड)–चतुष्खण्डित; चार भागों में बँटा हुआ।

quardrigemina (क्वाड्रीजेमीना)–चर्तु पिण्ड; कारपोरा क्वाड्रीजेमिना।

quadrigeminal (क्वाड्रीजेमीनल)–चार भागों वाला।

quadrilateral (क्वाड्रीलेटरल)–चतुर्भुज।

quadrilocular (क्वाड्रीलोकुलर)–चार कोषों (cavities) या कोटरों वाला।

quadripara (क्वाड्रीपैरा)–वह स्त्री जो चार बार प्रसव कर चुकी हो।

quadripartite (क्वाड्रीपारटाइट)–चार भागों में बँटा हुआ; चार भागों में विभाजित।

quadrisect (क्वाड्रीसेक्ट)–चार भागों में कटा हुआ।

quadritubercular (क्वाड्रीटुबरकुलर)–(1) चार अस्थि अर्बुद युक्त। (2) चार शिखरी (cusps)।

quadriplet (क्वाड्रीप्लेट)–चार बच्चे जो एक ही साथ; एक ही मां के गर्भ से पैदा हों।

quadruped (क्वाड्रपैड)–चतुष्पादी; चौपाया।

qualimeter (क्वालीमीटर)–एक्स-रे किरणों की प्रवेश शक्ति को नापने वाला यन्त्र।

qualitative inheritance (क्वालीटेटिव इन्हेरीटेन्स)–गुणात्मक वंशगति; ये वह वंशगति होती है जिसमें किसी एक विशिष्ट

लक्षण की अभिव्यक्ति (expression) प्रजाति के व्यक्तियों में अत्यधिक भिन्नता प्रदशित करती है जिसे असंतत विभिन्नता (discontinuous variation) कहते हैं जैसे लिंग (sex) कुछ जीन के वृहत् प्रभाव पर निर्भर होता है।

quantitative inheritance (क्वान्टीटेटिव इन्हेरीटेन्स)–मात्रात्मक वंशागति; यह वह वंशागति होती है जिसमें किसी एक लक्षण की अभिव्यक्ति शनैः-शनैः एक स्थिति के बाद दूसरी क्रमशः प्रदर्शित होती है इसे सतत विभिन्नता (continuous variation) कहा जाता है—जैसे मानव का डील-डौल (stature)—कई जीन के सह प्रक्रिया से बनता है, जिसमें प्रत्येक जीन अपना आंशिक प्रभाव डालते हैं।

quality (क्वालिटी)–गुण, धर्म, स्वभाव, अजित विद्या; कोटी।

quantity (क्वान्टिटी)–मात्रा; परिमाण; राशि।

quantum (क्वान्टम)–शक्ति की मूल इकाई; वह शक्ति की मात्रा जो अणु या परमाणु द्वारा प्रत्येक डग (क्षेप) पर ली या दी जाती है।

quarantine (क्वारैंटाइन)–निरोधा; संगरोध; संक्रामक रोग से ग्रस्त व्यक्ति को पृथक रखने का काल।

quart (क्वार्ट)–गैलन का चतुर्थ भाग; दो पांइन्ट द्रव का पात्र।

quartan (क्वार्टन)–चातुर्थिक; चार दिन के चक्र से आने वाला ज्वर (तीसरे दिन)।

quarter (क्वार्टर)–चौथाई; पाव; चतुर्थांश।

quaternary (क्वार्टनरी)–चार तत्वों या मूलकों का बना।

quick prothrombine time (क्विक प्रोथ्रोमबिन टाइम)–द्रुत प्रोथ्रोमबिन समय या काल; सामान्य रूप से 11 से 16 सैकण्ड का समय द्रुत प्रोथ्रोमबिन समय माना जाता है। प्रोथ्रोमबिन की मात्रा घटने से थक्का बनने के समय में वृद्धि हो जाती है।

quickening (कुइकनिग)–(1) बच्चे का गर्भ में प्रथम स्पन्दन; गर्भिणी द्वारा भ्रूण की गतिविधि को पहली बार अनुभव करना; गर्भ स्पन्दन। (2) उद्दीपक, उत्तेजक। (3) सजीवता।

quinidine (क्वीनीडीन)–क्वीनीडीन दवा विशेष, निरपेक्ष दुर्गतानीय काल (absolute refractory period) को बढ़ा या लम्बा (prolong) कर देती है।

quinine (**कुनीन**)–सिन्कोना त्वक् (छाल) से प्राप्त क्षार (alkaloid) जो मलेरिया ज्वर की अचूक औषधि के रूप में काम में लाया जाता है।

quininism (कुनीनिज्म)–कुनीन से उत्पन्न दोष; कुनीन दोष।

quinsy (क्वीनजी)–गल ग्रन्थि (टोन्सिल) और उसके आस-पास के क्षेत्र का पीप युक्त शोथ (सूजन)।

quint (कुइन्ट)–'पाँच' अर्थ का पूर्व शब्द।

quintan (कुइनटान)–पाँचवें दिन होने वाली घटना।

quintipara (कुचुइनटीपैरा)–वह स्त्री जो पाँच बार प्रसव कर चुकी हो।

quintuplet (क्यूनटूप्लेट)–एक बार में पाँच बच्चे होने वालों में से एक बच्चा।

quit (क्विट)–त्यागना, छोड़ना।

quiver (क्युवर)–काँपना।

quotid (क्वोटिड)–"quoti die (क्योटी डाई) प्रत्येक दिन।

quotidian (क्वाटीडियन)–प्रत्येक दिन होने वाला।

quotient (क्वोसेन्ट)–भागफल; लब्धि; भजनफल; भाग देने पर जो संख्या प्राप्त होती है।

quotum (क्वोटम)–अंश, भाग।

R

R–सक्षिप्त-दायाँ।

R & S wave (आर एण्ड एस वेव)–आर और एस तरंग; विद्युत-हृद्लेख (electrocardiogram) यन्त्र द्वारा खींची हुई तरंगों में आर (R) तरंग सबसे लम्बी आयाम (amplitude) वाली होती है। विद्युत तार I (lead I) में आर (R) तरंग मुख्यतः दायें निलय से तथा एस (S) तरंग बायें निलय से निकलती है। विद्युत तार III (lead III) में इसका बिल्कुल उल्टा होता है।

R N A (आर एन ए)–रिबोन्यूक्लियिक अम्ल।

R1–(L-Recipe)–ग्रहण, लो; नुसखा।

R-R interval (आर-आर इन्टरवल)–यह दो क्रमबद्ध (successive) आर (R) तरंगों का अन्तराल (interual) होता है।

R S T segment (आर एस टी सैगमेन्ट)–इस खण्ड (segment) के ऊँचा या नीचे होने से हृद्-पेशी क्षति (damage) का या अब ऑक्सीजन (hypoxia) का पता चलता है।

rabies (रेबीज)–जलांतक; तड़क; एक भयानक संक्रामक रोग

जो अधिकतर कुत्ते के काटने से आदमी में होता है जिसको रेबीज वैक्सीन (rabies vaccine) के टीके लगाकर ठीक किया जाता है इसको पाश्चर इलाज (pasteur treatment) कहा जाता है।

इस रोग में रोगी को पानी से भय लगता है, जिस कारण इसको हाइड्रोफोबिया (hydrophobia) भी कहा जाता है।

यह रोग निस्पंदी वाइरस (filtrable virus) द्वारा होता है, जो कुत्ते की राल (थूक) में पाया जाता है। आदमी में इस रोग की तीन अवस्थाएँ होती हैं, द्वितीय, जिसमें रोगी अधिक सक्रिय तथा निगलने और सांस की पेशियों में ऐंठन महसूस करता है, तीसरी, पक्षाघात की स्थिति होती है जिसमें रोगी के मुँह से लार टपकती है और आहिस्ता २ सुषम्ना (spinal cord) में संक्रामक के पहुँचने पर मृत्यु होती है।

race (रेस)–नस्ल; जाति; वंश।

racemose (रेसीमोज)–अंगूर के गुच्छेनुमा।

rachia (रेकिया)–सुषुम्ना तरल या मेरूदण्ड (रीढ़–vertebral column)।

rachialgia (रेकियालजिया)–मेरूदण्ड (रीढ़) में दर्द (शूल)।

rachicentesis (रेकीसेन्टेसिस)–तरल को बाहर खींचने हेतु तन्त्रछद कोटर (arachnoid space) में सुई से छिद्र करना।

rachidian (रेकीडियन)–मेरू सम्बन्धी; (पीठ की)–रीढ़ सम्बन्धी।

rachiocampsis (रेकियोकेम्पसिस)–मेरू वक्रता।

rachiometer (रेकियोमीटर)–मेरू वक्रता मापक (यन्त्र)।

rachioplegia (रेकियोप्लेजिया)–मेरू पक्षाघात।

rachiotomy (रेकियोटोमी)–मेरूदण्ड कर्तन।

rachis (रेकिस)–मेरूदण्ड की हड्डी।

rachischisis (रेकीइश्चियेसिस)–जन्मजात मेरूदण्ड दरार।

rachischisis posterior (रेकिइश्चियेसिस पोस्टीरियर)–पश्च जन्मजात मेरूदण्ड दरार; स्पाइना वाइफिडा (spina bifida)।

rachitis (रेकिटिस)–जरजरिता; बच्चों की एक प्रकार की बीमारी जो विटामिन की कमी से हड्डियों के मुलायम होने से हो जाती है।

rad–L-radex (राड–एल-रेडक्स)–मूल जड़।

rad (राड)–विकरण की एक इकाई९ वह विकरण (radiation) जिसमें प्रति ग्राम ऊतक 100 अर्ग (erg) खर्च होते हैं।

[अर्ग-काम की एक इकाई-सैन्टीमीटर ग्राम में]

radectomy (रेडक्टोमी)–दन्तमूल का उच्छेदन; दाँत की जड़ को काटकर बाहर निकालना।

radiability (रेडियेबिलिटी)–एक्स-रे किरणों के उपचार के योग्य (प्रति प्रभावी)।

radiad (रेडियाड)–अरीय तल या बगल की ओर।

radial (रेडियल)–अर सम्बन्धी; अरीय।

radiant (रेडियेन्ट)–(1) रश्मि या किरण फेंकने वाला; बिन्दु या केन्द्र से प्रकाश फैलाना। (2) चमकदार।

radiation (रेडियेसन)–विकीर्ण; किरणों या रश्मियों का आदान-प्रदान; विकिरण।

***auditory radiation* (आडीटरी रेडियेशन)–or**

***temporal thalamic radiation* (टेम्पोरल थैलेमिक रेडियेशन)**–मस्तिष्क में उर्ध्व और अनुप्रस्थ (superior and transverse) कनपटी मेड (tempral gyri) से निकलने वाला रेशों के बड़े गुह (bundle) जो आन्तरिक कुहर (capsule) के पश्च भाग से निकलकर श्रवण विकिरण से सम्बन्धित होते हैं।

***fractional radiation* (फेकशलन रेडियेशन)**–आंशिक विकिरण; रोनटजन किरणों या रेडियम की किरणों का पूर्ण मात्रा का केवल एक अंश ही प्रदान करना।

***interstitial radiation* (इन्टरसटीशियल रेडियेशन)**–ऊतक (tissue) में सीधा रेडियम को घुसाकर विकिरण प्रदान करना।

***irritative radiation* (इरीटेटिव रेडियेशन)**–परावैगनी (ultraviolet) रश्मियों को सीधा त्वचा के रोग स्थल तक पहुँचाना।

***mitogenetic radiation* (माइटोजेनेटिक रेडियेशन)**–एक विशेष प्रकार का विकिरण जो कोशिकाओं व ऊतकों में विषम कोशिका विभाजन की प्रक्रिया से प्रेरित होता है।

***photochemical radiation* (फोटोकैमीकल विकिरण)**–ऐसा विकिरण जो रसायनिक प्रक्रियाओं को प्रोत्साहित करता है।

***ultra violet radiation* (अल्ट्रवायोलेट रेडियेशन)**–ऐसा विकिरण जिसमें परा वैगनी रश्मियों का प्रयोग होता है।

radical (रेडीकल)–(1) मूल सम्बन्धी; किसी भी रूप में मूल अथवा जड़ का।

(2) मौलिक, स्वाभाविक। (3) तत्व रूप, मूलक।

(4) अणुओं की गति आदि।

radical cure (रेडीकल क्योर)–पूर्ण स्वस्थ; रोग का सर्वनाश।

radicle (रेडीकिल)–पतली और छोटी शाखा; किसी तन्त्रिका या वाहिनी आदि की; प्रमूल; बीज का वह भाग जो जड़ बन

जाता है।

radiculalgia (रेडीकुलालजिया)–तन्त्रिका मूल का वातशूल।

radiculitis (रेडीकुलाइटिस)–सुषुम्ना तन्त्रिकाओं की सूजन; स्नायु मूल का प्रदाह।

radioactive (रेडियोएक्टिव)–विघटनाभिकता; रेडियोएक्टिव; रेडियोधर्मी; जिसमें रेडियम रश्मि सक्रिय प्रभाव हो।

radioactivity (रेडियोएक्टीविटी)–विघटनाभिकता; रेडियोधर्मिता; भारी तत्वों में पाई जाने वाली एक स्वाभाविक गति जिसमें भारी अंश जैसे रेडियम (radium); एक्टीनियम (actinium); यूरेनियम (uranium); और थोरियम (thorium) में पाया जाता है।

radiobiology (रेडियोबायोलोजी)–विघटनाभिक जीव विज्ञान; जीवित ऊतक या अंगीयों पर रेडियोधर्मिता के प्रभाव सम्बन्धी विज्ञान।

radiocalcium (रेडियोकैलशियम)–विघटनाभिक कैलशियम; कैलशियम का रेडियोधर्मी समस्थानिक (आइसोटोप-isotope); Ca^{45}; जिसका प्रयोग कैलशियम उपापचय के अध्ययन हेतु किया जाता है इसकी रेडियोधर्मिता 180 दिन में आधी हो जाती है।

radiocarbon (रेडियोकार्बन)–विघटनाभिक कार्बन; कार्बन का समस्थानिक (isotope) रेडियोधर्मी; सूत्र C^{14}, जिसका प्रयोग अनेक निदान विधियों तथा कार्यकी अन्वेषणों में किया जाता है। इसकी रेडियोधर्मिता 5568 साल में आधी हो जाती है। इससे प्राचीन वस्तुओं की आयु जानी जाती है।

radiocarcinogenesis (रेडियोकारसीनोजेनेसिस)–विकिरण से केंसर का होना; विकिरणज कैंसर जनन।

radiocardiography (रेडियोकारडियोग्राफी)–रेडियो हृद रेखाचित्रण; रेडियोकारडियोग्राफी।

radiochemistry (रेडियोकेमिस्ट्री)–विकिरण-रसायन; विघटनाभिक रसायन; रसायन की वह शाखा जिसमें विकिरणज तत्वों के आणविक विन्यास (radionuclides) उनके लक्षण और प्रयोगों का अध्ययन किया जाता है।

radiode (रेडियोड)–रेडियो-उपचार यन्त्र।

radiodiagnosis (रेडियोडायगनोसिस)–एक्स-रे या गामा-रे द्वारा रोगों का निदान।

radio-element (रेडियो-एलीमेन्ट)–विघटनाभिक तत्व।

radiogram, radiograph (रेडियोग्राम, रेडियोग्राफ)–एक्स-रे चित्र, एक्स-रे फोटोग्राफ।

radiography (रेडियोग्राफी)–रेडियमधर्मिता या विघटनशीलता का अध्ययन।

radiologist (रेडियोलोजिस्ट)–एक्स-रे विशेषज्ञ; विकिरण विज्ञानी; विकिरण चिकित्सक।

radiology (रेडियोलोजी)–विकिरण विज्ञान; रेडियोलोजी। रेडियो विघटनशीलता और विकिरण शास्त्र तथा इनका चिकित्सा क्षेत्र में लागू होने का विज्ञान।

radion (रेडियोन)–विघटनाभिक पदार्थ या अणु (कण)।

radiopacity (रेडियो-ओपेसिटी)–एक्स-रे अपार्यता; एक्स-रे अवरोधी।

radiophonics (रेडियोफोनिक्स)–एक्स-रे परीक्षा।

radioscopy (रेडियोस्कोपी)–एक्स-रे या गामा किरण की सहायता से शरीर के भीतरी भागों की परीक्षा।

radiosurgery (रेडियोसर्जरी)–रेडियम शल्य चिकित्सा।

radio therapy (रेडियो थीरेपी)–रेडियम तथा अन्य विकीर्ण-थर्मी पदार्थों द्वारा रोग चिकित्सा।

radium (रेडियम)–रसायनिक तत्व, प्रतीक Ra; आवर्त सारणी में 88वां स्थान।

रेडियम धातु की रोनटनजन (Roentengen) रश्मि का इलाज में प्रयोग होता है।

radius (रेडियस)–(1) अर्द्धव्यास; गोले के केन्द्र से परिधि के किसी एक बिन्दु तक खींची गई रेखा; व्यासार्ध।

(2) रेडियस; बाहु के अग्र भाग की अस्थि।

radix (रेडिक्स)–मूल; जड़; उद्गमबिन्दु; किसी त्रिज्या संरचना जैसे आयोटा (aorta) का उद्गम बिन्दु (point of origin)। ह्यूमेरस (humerus) और कारपल (carpal) के मध्य में स्थित प्रकोष्ठास्थि (रेडियस)।

raffinose (रेफोनोज)–तीन कार्बन युक्त (trisaecharide) शर्करा; यह जल विघटन (hydrolysis) से फ्रक्टोज, ग्लूकोज और गैलेक्टोज बनाते हैं।

rage (रेज)–गुस्सा; क्रोध; भावनात्मक उत्तेजित स्थिति।

rale (रेले)–असाधारण श्वसन ध्वनि।

ramification (रेमीफिकेसन)–शाखान्वित; शाखों में बँटा होना; शाखा-विस्तार।

ramify (रेमीफाई)–शाखों में बाँटना; शाखाओं में फैल जाना।

ramose (रेमोज)–शाखों वाला; शाखी।

ramus (रेमस)–एक शाखा (तन्त्रिका, शिरा या धमनी की)।

range (रेन्ज)–दो सीमाओं के बीच का अन्तर; दूरी।

Ranvier's nodes (रेनवीयर्स नोड्स)–(A. *ranvier,* french

histologist) रैनवियर-पर्व; मेडूलर (medullary) तन्त्रिका सूत्रों (nerve fibres) के वह स्थान जहाँ पर मेडूलरी (medullary) पिधान (sheath) या मज्जापिधान (myelin sheath) का भाग नहीं होता है, जिसके कारण उस स्थान पर पर्व या गाँठ (node) बन जाती है।

rancidity (रेनसीडीटी)–विकृत गंधिता; यह वह रसायनिक परिवर्तन होता है जो प्राकृतिक वसा के लम्बे समय तक रखने पर दुर्गन्ध तथा बदस्वाद पैदा करता है।

raphe (रेफे)–किन्हीं दो सममिति अंगों के मिलने से बनी रेखा, सींवन; सन्धि रेखा।

rapport (रेप्पोर्ट)–सम्बन्ध; सम्पर्क घनिष्ठता।

raptus (रेपटस)–रोग का अचानक आ जाना।

rarefaction (रेयरीफेक्सन)–कम घना होना।

rash (रेश)–एक दम से खाल पर दाने या ददोरा निकलना या लाल हो जाना; दाने।

rate (रेट)–(1) दर, लागत, मूल्य, राशि। (2) प्रति इकाई समय में किसी घटना या प्रति क्रिया की संख्या।

Rathke's pouch (राथके'ज पाउच)–राथके (जर्मन वैज्ञानिक) प्रसव (थैली)।

(1) मौखिक बाह्य चर्म की अंध वर्ध (diverticulum)।

(2) पूर्व पीयूष ग्रन्थि (prepituitary gland) निर्माण हेतु बनी आरम्भिक थैली।

ratio (रेशियो)–अनुपात; विभिन्न कारकों या तत्वों का गणना सम्बन्ध; प्रमाण सम्बन्ध।

rational (राशनल)–(1) तर्क या युक्ति संगत। (2) समझदार, प्रज्ञ; सूझ-बूझ।

rationalization (रेशेनेलाइजेसन)–युक्तिपूर्ण व्याख्या।

ray (रे)–किरण; रश्मि; किसी पदार्थ से निकलने वाली प्रकाश आदि विकीर्ण शक्ति (चमक) की रेखाएँ।

***actinic ray* (एक्टीनिक रे)**–वह प्रकाश किरण जिससे रसायनिक परिवर्तन उत्पन्न हो जाते हैं।

***alpha rays* (एल्फा रेज)**–तीव्रगति युक्त विघटनाभिक किरण, रेडियोएक्टिव (radioactive) पदार्थों से निकलने वाले हीलियम (helium) अणु पुँज जो तीव्रगति लिए होती है।

***beta rays* (बीटा रेज)**–मध्यम गति युक्त रेडियो एक्टिव किरणें।

***gamma rays* (गामा रेज)**–विद्युत चुम्बकीय विकिरण जिसमें विद्युत तरंग 0.02 और 0.1 आंगस्ट्रोम की होती है।

***infra red rays* (इन्फ्रा रेड रेज)**–द्दष्टव्य वर्णक्रम (स्पेक्ट्रम) में लाल से बाहर किरण पुंज जो 7,700-1,20,000 आंगस्ट्रोम (angstrom) की होती है।

***roentgen rays* (रोनटजन रेज)**–एक्स-रे।

***ultraviolet rays* (अल्ट्रावायोलेट रेज)**–नील रश्मियाँ दृष्टव्यं वर्णक्रम (स्पेक्ट्रम) में बैंगनी (violet) के परे किरण पुँज जो 3,900-18,000 आंगस्ट्रोम (angstrom) की होती है।

***x-rays* (एक्स-रे)**–विद्युत-चुम्बकीय तरङ्ग विकिरण जो 0.05 और 5 आंगस्ट्रोम (angstrom) की सीमा में होती है।

***x-rays, diagnostic* (एक्स-रेज डायगनोसटिक)**–निदानीय एक्स-रे; ऐसी एक्स रे जो 0.12-0.30 आंगस्ट्रोम की संख्या होती है। इनका उपयोग निदान हेतु होता है।

***x-ray, therapeutic* (एक्स-रे थैराप्यूटिक)**–उपचार एक्स-रे; जो 0.05012 आंगस्ट्रोम वाली होती है।

R.B.C.–red blood cells (आर०बी०सी रेड ब्लड सैल्स)–लाल रूधिर कणिकाएँ।

reaction (रियेक्शन)–प्रतिक्रिया। दो या अधिक पदार्थों के मध्य रसायनिक क्रिया।

Read's formula (रीड'स फोर्मूला)–रीड का सूत्र; इस सूत्र से आधारक उपापचयनदार (basal metabolic rate B.M.R.) का स्थूल अनुमान लग जाता है।

B.M.R. = 0.75 (P.R.+0.74+P.P.)-72 जबकि P.R. = pulse rate (नब्ज की दर) P.P. = pulse pressure (नब्ज का दबाव)।

realn. (रियेल्म)–परिमण्डल।

rearrangement (रीअरेन्जमेन्ट)–पुनः छाँटना; आनुवंशिक लक्षणों का पृथक-पृथक होना।

reagent (रियेजेन्ट)–अभिकर्मक; प्रतिक्रिया करने वाला रसायनिक पदार्थ।

recapitulation (रिकैपीटलेसन)–पुनरावृत्ति; पुरावलोकन।

recapitulation theory-or Von Baer law or bio-genetic law (रिकेपीचुलेसन थियोरी और वोन बेयर लॉ और बायोजेनेटिक लॉ) पुनरावलोकन वाद या वोन बेयर का कानून या बायोजेनेटिक नियम। प्रत्येक प्राणी वृद्धिक्रम में अपनी जाति विकास में पाई जाने वाली अवस्थाओं को फिर दुहराता है, यह मत पुनरावलोकन मत कहलाता है।

receiver (रिसीवर)–संग्राहक; संग्राही; पाने वाला; ग्राही।

receptaculum (रिसेप्टाकुलम)–पात्र; आधान; धानी;

निधान।

receptionist (रिसेप्सनिस्ट)–नवागन्तुकों, अतिथियों, मरीजों आदि का सत्कार या आवभगत करने वाला व्यक्ति।

receptive spot (रिसेपटिव स्पोट)–प्रवेशांक; वीर्याणु प्रवेश स्थान; अण्डे में वह बिन्दु या स्थल जहाँ से वीर्याणु प्रवेश करता है।

receptor (रिसेप्टर)–ज्ञापक; वेदनाग्राही; संग्राहक; ऐसी ज्ञान कोशिका जो बाहरी उत्तेजना को ग्रहण करती है। ये विभिन्न प्रकार के होते हैं तथा प्रत्येक ज्ञापक एक ही प्रकार की संवेदना ग्रहण करने की क्षमता लिए होता है जैसे तापग्राही (thermoreceptor); प्रकाशग्राही (photoreceptor); दबाव (thigmoreceptor) ग्राही आदि। जब पर्याप्त मात्रा में उत्तेजना को ज्ञापक तन्त्रिका द्वारा तन्त्रिका कोशिकाओं तक प्रेरित कर देता है जिससे जन्तु को उसका अनुभव होता है।

recess (रिसेस)–विविक्त स्थान, बीच में खाली स्थान; मध्यावकाश।

recessive (रिसेसिव)–संवृत; अप्रभावी; अप्रबल।

recidivation (रसीडीवेसन)–(1) बीमारी का पुनः आ जाना; फिर से रोगग्रस्त होना; किसी रोग का बार-बार होना। (2) किसी जुर्म का दोहराना।

recipe (रेसेपी)–नुस्खा।

reciprocation (रसीप्रोकेसन)–अदल-बदल करना; परस्पर आदान-प्रदान।

recon (रेकॉन)–आनुवंशिक इकाई; आनुवंशिक पुनर्संयोजन में विभाजित न होने वाली इकाई।

recrement (रिक्रीमेन्ट)–थूक या अन्य कोई स्राव जो रक्त में पुनः अवशोषित हो जाये।

recrudescence (रिक्रूडिसेन्स)–आरम्भ या शुरू में होने की स्थिति, पुनराक्रमण।

rect (o) (रेक्ट) (ओ)–'मलाशय', 'रेक्टम' अर्थ का पूर्व शब्द।

rectectomy (रेक्टेकटोमी)–मलाशय को काटकर बाहर निकाल देना (उच्छेदन)।

rectification (रेक्टीफिकेसन)–शुद्धि या शोधन कार्य; ठीक करना।

rectified (रेक्टीफाइड)–ठीक किया हुआ; परिशोधित; शोधित।

rectified spirit (रेक्टीफाइड स्प्रिट)–रेक्टीफाइड स्प्रिट।

rectum (रेक्टम)–मलाशय, अन्न प्रणाली के अन्तिम छिद्र (पायु) से पहले का चौड़ा भाग, जिसमें मल एकत्रित होता है।

rectus (रेक्टस)–सीधा, ऋजु, सरल।

reeumbent (रिकमबेन्ट)–आड़ी या झुकी हुई स्थिति में; लेटा हुआ, शयान।

recurrence (रिकरेन्स)–पुनरावृत्ति; किसी घटना या रोग का पुनः लौट आना।

red (रैड)–लाल; सुर्ख; अरूण; रक्त लोहित; शोणित; खूनी रंग का; रक्त जैसा लाल रंग।

red musele (रेड मसल)–लाल पेशी; पेशी जिसका रंग पेशी ग्लोबिन या हीमोग्लोबिन (myoglobinmuscle, haemoglobin) के कारण लाल होता है। यह पेशी कई कोमल सूत्रों की बनी होती है जो अति तरल मांस तत्व (sarcoplasm) से घिरी होती है। पेशी ग्लोबिन (myoglobin) रक्त केशिकाओं से आक्सीजन बाहर की ओर आक्सीकरण स्थल, कणांग या माइटाकोन्ड्रिया (mitochondria) तक ले जाने का कार्य करता है।

red nucleus (रेड न्यूक्लियस)–मानव शरीर के वसारक्तज (lipochromes) मस्तिष्क स्थित लाल न्यूक्लियस को वर्ण प्रदान करते हैं और यह वनस्पति बसारक्तज (lipochromes) से प्राप्त होते हैं।

red out (रेड आउड)–प्रकाशहीनता; हवाई जहाज के कोरणीय तवरण (angular accceleration) में आँखों में अस्थाई अन्धापन; भारी अति रक्तता (hyperachamia) के साथ आ जाता है और इसे प्रकाशहीनता (red out) कहा जाता है।

red water fever (रेड वाटर फीवर)–लाल जल ज्वर; यह रोग एक परजीवी के कारण होता है। इसमें परजीवी लाल रक्ताणु पर आक्रमण कर हीमोग्लोवन प्लाज्मा में पहुँचता है और इसी कारण इस रोग को "लाल जल ज्वर" कहा जाता है।

reduce (रिड्यूस)–(1) कम करना; भार या मोटाई में घटाना; पतला करना, पहली हालत में पहुँचना। (2) आक्सीजन रहित करना।

reduction (रिडक्सन)–ह्रास; क्षीणता; न्यूनीकरण।

reduction division or meiosis (रिडेक्सन डिवीजन और मियोसिस)–ठोस विभाजन; जनन कोशिकाओं के परिपक्वता (maturation of sperms or ovum) में परम्परा सूत्रों (chromosomes) की संख्या में ह्रास अर्थात युग्मसूत्री (diploid) से एकाकी या अयुग्मसूत्री (haploid) होने की

प्रक्रिया।

reflection (**रिफलेक्सन**)–परावर्तित करना; प्रतिबिम्बित; परावर्तन।

reflector (**रिफ्लेक्टर**)–ध्यान या प्रकाश को टक्कर देकर वापिस फेंकने वाला परावर्तक।

reflex (**रिफ्लेक्स**)–परावर्तन; इच्छा विरूद्ध कार्य, प्रतिवर्त।

reflex action (**रिफलेक्स एक्सन**)–परावर्तित क्रिया; परावर्तित कार्य; उत्तेजना का आप से आप प्रति उत्तर; ऐसा कार्य जिसमें संवेदीय तन्त्रिका द्वारा प्राप्त उत्तेजना का प्रति उत्तर मस्तिष्क अथवा सुषुम्ना से परावर्तित होकर गतिकारी तन्त्रिका द्वारा सम्पन्न होता है। यह अनैच्छिक कार्य होते हैं।

reflux (**रिफलक्स**)–पीछे की ओर बहने वाला; प्रतिवाह।

refraction (**रिफ्रैक्सन**)–अपवर्तन; किरण वक्रता; (1) प्रकाश किरणों का विभिन्न घनत्व के एक माध्यम से दूसरे माध्यम में जाने पर विपथ होना।

(2) आलोक विवर्तन; दृष्टि अपवर्तन का निर्धारण।

refrigerate (**रैफ्रीजेरेट**)–ठण्डे में रखना; ठण्डा करना।

refrigeration (**रिफ्रीजरेशन**)–प्रशीतन; पुनरूत्पत्ति;

regeneration (**रीजनरेशन**)–क्षीण तन्तुओं का पुनःनिर्माण अंगी; द्वारा नष्ट हुए ऊतकों या अंग का पुनः स्थापित कर लेना पुनः रूत्पादन या पुनरूदृभवन (regeneration) कहलाता है। यह शक्ति विभिन्न जन्तु समुदायों में अलग-अलग होती है। कुछ पट्टकृमियों (platyhelminthes) में एक छोटा सा टूक सम्पूर्ण शरीर का पुनरूत्पादन कर लेता है जबकि स्तनी में केवल यह शक्ति जख्म या चोट को भरने, परिधि तन्त्रिका सूत्रों की पुनः रोहण और प्रति पूरक (compensatory) अतिवृद्धि (hypertrophy) तक ही सीमित होती है। वनस्पतियों में पुनरूत्पादन एक सामान्य लक्षण होता है, जिस कारण पादप संचरण (plant propagation) में इसका प्रयोग बड़ी मात्रा में किया जाता है।

regimen (**रेजीमेन**)–(1) विधिवत खाना; पथ्यापथ्यनियम। (2) शासन तन्त्र या पद्धति।

regio (**रिजियो**)–क्षेत्र; शरीर का विशिष्ट भाग, प्रदेश।

region (**रीजन**)–क्षेत्र; शरीर का विशिष्ट भाग, प्रदेश।

registrar (**रजिस्ट्रारर**)–रिकार्ड रखने वाला आफीसर; पंजीयक।

regression (**रिग्रेशन**)–(1) आद्य स्थिति को लौटना; पीछे हटना।

(2) सन्तति पसावर्तन; विलक्षण दम्पत्तियों की सन्तति में अपने पितरों के असामान्य लक्षणों का कम मात्रा में प्रकट होना और इस प्रकार उनका फिर अपने जाति प्रकार की सामान्य अवस्था से सदृश्य दिखलाना अर्थात् उसकी ओर लौट जाना।

regergitation (**रिग्रीजीटेसन**)–प्रत्यावहन; उल्टा बहाव; जैसे बिना पचे खाने का आमाशय से मुँह में लौट आना; (वमन) या रक्त का ह्रदय कपाटों से होकर वापिस आ जाना।

rehabilitation (**रिहेबीलिटेशन**)–पूर्व स्थिति; फिर से बसाने का कार्य; बहाली; पुनः प्रतिष्ठा; पुनः स्वास्थ्य लाभ।

rehalation (**रिहेलेसन**)–दुबारा साँस आना; पुनः श्वसन।

rehydration (**रिहाइड्रेसन**)–पुनः आर्द्रता लाना।

reimplantation (**रिइम्प्लानटेसन**)–पुनः रोपण; किसी अंग का जो अपनी जगह से हट गया हो; पुनः अपने स्थान पर जमाना (रोपण)।

reinfection (**रिइन्फैक्सन**)–दुबारा संक्रमण; पुनः संक्रमण।

relapse (**रिलेप्स**)–आवृत्ति; पुनरागमन; फिर से रोग ग्रस्त होना; रोगाक्रमण।

relax (**रिलेक्स**)–शान्त होना; ढीला होना विश्राम; आराम।

relaxant (**रिलेक्जेन्ट**)–तनाव को कम करने वाला; शान्ती देने वाला; आराम पहुँचाने वाला।

relaxation (**रिलेक्सेशन**)–तनाव को कम करना; शिथिलीकरण, विश्राम करना।

relaxed condition (**रिलेक्सड कंडीशन**)–शिथिल अवस्था; विश्रृंत दशा; प्रयुक्त दशा।

relaxin (**रिलेक्सिन**)–एक हार्मोन (उद्दीपक) जो गर्भणी मादाओं में पाया जाता है जिसका प्रभाव प्रसव के समय वस्ति अस्थि समवाय (pubis symphysis) और त्रिकइलियम (sacro-iliac) सन्धि में शिथिलीकरण (ढीलापन) लाता है।

Remak fibre's (**रिमाक फाइबर्स**)–आर०रिमाक (R.Remak) जर्मन वैज्ञानिक; भूरे या जिलेटीन युक्त तन्त्रिका सूत्र; पिधानहीन (non-medullated or amyelinated) तन्त्रिका सूत्र।

relay cell (**रिले सैल**)–प्रतिसरण कोशिका।

remedy (**रेमेडी**)–दवा; औषधि; दारू; रोग को दूर करने वाली।

remission (**रमीशन**)–छूट; क्षमा; पापों का प्रायश्चित; रोग के लक्षणों में सुधार।

remittent (**रमीटेन्ट**)–सविराम ज्वर; विरामी।

remnant (**रमनेन्ट**)–अवशेष, अवशिष्ट।

ren (**रेन**)–वृक्क (kidney); गुर्दा।

renal (रीनल)–वृक्कीय; गुर्दा सम्बन्धी।

reniform (रेनीफोर्म)–वृक्कोपम; वृक्क के आकार सदृश; सेमाकार गुर्दे की शक्ल जैसा।

renin (रेनिन)–दूध का दही बनाने वाला उद्दीपक रस (enzyme)।

rennin (रंनिन)–आमाशयिक रस का एक क्षोपक (enzyme) जो केसीन (casein) के परिवर्तन को उत्प्रेरित (catalyzes) करता है।

renography (रीनोग्राफी)–गुर्दे का एक्स-रे चित्रण।

repair (रिपेयर)–मरम्मत करना।

rapellent (रेपीलेन्ट)–विकर्षक; घिनौना; दूर हटा देने वाला; जैसे मच्छर आदि को भगा देने वाली औषधि, लेप आदि।

repercussion (रिपरकुशन)–सूजन आदि को हटा देना।

replication (रेप्लीकेसन)–पीछे को मोड़ना; दोहराना; प्रतिलिपि बनाना; प्रतिकृति।

repression (रिप्रेशन)–फटकारना; दोषारोपण करना।

repressor (रिप्रेशर)–अवरोधक।

reproduction (रिप्रोडक्सन)–जनन, उत्पादन; जीवित द्वारा अपने ही जैसा जीवित बनाना; सृष्टि का नियम जिससे जीवन पीढ़ी दर पीढ़ी चलता रहता है।

reproductive (रिप्रोडक्टिव)–उत्पादीय; उत्पादनशील।

reserpine (रिजरपाइन)–रिसपिन; प्रशान्तकारी औषधि; प्रशान्तक जिसका प्रयोग उच्च रक्त चाप (high blood pressure) हेतु किया जाता है। इस दवा से आमाशय (stomach) में अधिक समय तक अधिक मात्रा दिये जाने पर अधिक अम्ल (acid) बनता है।

reserve (रिजर्व)–किसी वस्तु का अलग रखा हुआ भाग; सुरक्षित; रिजर्व।

reservoir (रिजरवॉयर)–आशय; वापी; जलाशय; बड़ाकुण्ड; आगारकुण्ड।

resident (doctor) (रेजीडेन्ट, डॉक्टर)–किसी अस्पताल में रहते हुए कार्य करने वाला चिकित्सक; निवासी चिकित्सक।

residual air (रेजीड्युअल ऐयर)–अवशेष वायु; निश्वासन में अधिकतम वायु निकालने के पश्चात जो वायु फुफ्फुस में अवशेष रह जाती है, उसे अवशिष्ट (अवशेष) वायु कहा जाता है। औसतन यह 200 ml के लगभग होती है।

resin (रेजिन)–राल; लीसा; धूना; गन्द वहरोजा; वनस्पतियों से प्राप्त ठोस ज्वलन्त पदार्थ जो एल्कोहाल और तेल में घुलनशील तथा जल में अघुलनशील होता है।

resistance (रेजिस्टेन्स)–विरोध; प्रतिरोध।

resistant (रेजिसटेन्ट)–प्रतिरोधी; प्रतिरोधक।

resolution (रैजोलूसन)–(1) रोग की दशा शान्त होना; शमन। (2) सूक्ष्मदर्शी द्वारा देखने पर, वह छोटे से छोटा फासला जिस पर दो पास-पास की वस्तुएँ, पृथक दिखाई देती हैं; विभेदन; अंशों का पृथकीकरण।

resonance (रेजोनेन्स)–अनुनाद; प्रति ध्वनि; गूँज।

resorption (रिर्जोप्सन)–सोखन; चुसान।

resorption sterility (रिर्जोसन स्टेरीलिटी)–पुनः शोषण (चूषण) बंध्यता। यह दशा विटामिन ई (E) टोकोफिरोल (tocopherol) की कमी से होती है।

respirable (रेस्पीरेबिल)–श्वसन योग्य।

respiration (रेस्पीरेसन)–श्वसन; साँस; शरीर के अन्दर आक्सीजन और कार्बनडाइआक्साइड की अदला-बदली (विनिमय)।

respirator (रेस्पीरेटर)–(1) विषैली गैस से बचने के लिए नकाब।

(2) नाक या मुँह से लगाया जाने वाला यन्त्र जो साँस द्वारा ली गई वायु को शुद्ध तथा गर्म कर देता है।

(3) कृत्रिम श्वसन यन्त्र।

respiratory quotient (रेस्पीरेटरी क्वोशेन्ट)–श्वसनगुणांक; एक ही समय में प्रयोगित आक्सीजन की मात्रा और निष्कासित कार्बन डाइऑक्साइड की मात्रा का अनुपात।

response (रैस्पोन्स)–प्रति उत्तर; उत्तेजना (stimulus) से उत्पन्न कोई भी क्रिया या दशा परिवर्तन।

rest (रैस्ट)–(1) आराम; विश्राम; स्थिर होना। (2) अवशेष; जो बाकी बचा हुआ हो।

(3) सहारा देने वाला; साधने वाला।

restiform (रेस्टीफोर्म)–रस्सी की आकृति का।

restoration (रेस्टोरेसन)–जीर्णोद्धार; मरम्मत कर ठीक करना; पुनः स्थापित करना; पूर्व अवस्था को प्राप्त करना।

restorative (रेस्टोरेटिव)–स्वास्थ्य को वापिस दिलाने वाली।

restraint (रेस्ट्रेन्ट)–निग्रह; रोकना; नियन्त्रित करना; निरोध करना।

resuscitation (रिसस्सीटेसन)–जो मृतप्रायः हो चुका हो, उसे पुनः जीवित करना; मृत्यु से उत्थान कराना; फिर से जी उठाना।

resuscitator (रिसस्सीटेटर)–रूकी हुई साँस को पुनः चालू करने वाला यन्त्र।

retainer (रिटेनर)–थामने वाला; यथा स्थान पकड़ने वाला; प्रति धारक; ऐसी विधि या यन्त्र जो दांत या आंशिक बनी बत्तीसी (दन्तावली) को स्थान पर रोक कर रखता है।

retardatiion (रिटार्डेसन)–बिलम्बन; मन्दन; बाधा; मानसिक या भौतिक वर्धन का किसी प्रक्रिया में बाधा होना।

retching (रेचिंग)–वमन करने की प्रबल इच्छा; उबकना।

rete (रेटे)–जाल।

retention (रिटेन्सन)–अवरोधन; अवधारण; रोके रखना।

retention of urine (रिटेन्सन आफ यूरीन)–मूत्रावरोध।

reticular (रेटीकुलर)–जाली युक्त; जालवत्।

reticulo-endothelial system or R.E. system (रेटीकुलो-इन्डोथीलियस सिस्टम और आर०ई० सिस्टम)–जालिका अन्तः स्तर तन्त्र; जालिका (reticulum) अन्तः स्तर कोशिकाओं (endothdial cells) और भ्रमरकारी पुरारक्त कोशिकाओं का तन्त्र या उपापचय यन्त्र (metabolic apparatus)।

reticulemia (रेटीकुलेमिया)–रक्त में अपरिपक्व लाल रूधिर कणिकाओं का अधिक संख्या में होना।

reticulum (रेटीकुलम)–(1) छोटी जाली। (2) रोमन्थशील (ruminant) स्तनी अर्थात जुगाली करने वाले चौपायों के आमाशय का द्वितीय भाग; करंग (3) कोशिकाओं का जालदार जीवन द्रव्य (प्रोटोप्लाज्म)।

reticulum cells (रेटीकुलम सैल्स)–अन्तः स्तर कोशिकाएँ; यह दो प्रकार की होती हैं—एक स्थिर (fixed) और दूसरी भ्रमरकारी (wandering)।

retina (रेटीना)–चक्षु गोलक का सबसे अन्दरूनी (तीसरा) पटल; दृष्टि पटल।

retinitis (रेटीनाइटिस)–रेटीना की सूजन।

retinol (रेटीनोल)–विटामिन ए (A); यह बसा में घुलनशील होता है। यह अति शुष्क नेत्रता कारक घुलनशील विटामिन (antixerophthalmic) तथा प्रति संक्रामक (antinfectious)। विटामिन होता है। यह रेटीनोल ए$_1$ और रेटीलोन ए$_2$ दो होते हैं।

retinopathy (रेटीनोपैथी)–रेटीना की कोई भी बिना सूजन वाली बीमारी।

retinoscopy, stiametry (रेटीनोस्कोपी, स्टियामीटरी)–दृष्टिपटल दर्शन; नेत्रापवर्तन मापन।

retinosis (रेटीनोसिस)–रेटीना की अधः पतित दशा।

retort (रिटोर्ट)–(1) काँच का गोल; लम्बी गर्दन का पात्र जिसका प्रयोग आसवन (distillation) में होता है; भबका यन्त्र। (2) मुँह तोड़ जवाब।

retractile (रिट्रेक्टाइल)–संकुचनशील; सिकुड़ने वाला; ऐसा अंग जो पीछे की ओर खींचा जा सके।

retraction रिट्रेक्सन)–वापस लेना; प्रत्याकर्षण; आकुंचन; प्रति कर्षण।

retractor (रिट्रेक्टर)–(1) प्रत्यागामी; निवर्तनक; संकुचन पेशी अंग या आकृति को भीतर की ओर खींचने वाली माँस पेशी।

(2) किसी जख्म के पास की त्वचा भाजों को खींचने वाला यन्त्र।

retribution (रिट्रीब्यूसन)–बदला; प्रतिकार; चुकती।

retro (रिट्रो)–'पीछे', 'पश्च' अर्थ का पूर्व शब्द।

retroaction (रिट्रोएक्सन)–उल्टा काम; प्रतिशोध कार्य; पीछे की ओर चलना।

retroauricular (रिट्रोऑरीकुलर)–अलिन्द (auricle) के पीछे।

retrobulbar (रिट्रोबलबर)–चक्षु गोलाक (eye ball) के पीछे।

retrocedent (रिट्रोसीडेन्ट)–पीछे को लौटाना।

retrodeviation (रिट्रोडिवियेसन)–पीछे की ओर मुड़ना।

retrodisplacement (रिट्रोडैस्प्लेसमेन्ट)–पीछे की ओर स्थान बदलना; पश्च स्थानान्तरित। ।

retrograde (रिट्रोग्रेड)–पीछे की ओर चलता हुआ; उल्टा; पूर्व से पश्चिम की ओर; प्रतिगामी; पश्च गतिक।

retrography (रिट्रोग्राफी)–शीशे में देखकर लिखना; उल्टा लेख।

retrogressive (रिट्रोग्रेसिव)–अधोगामी।

retrogressive evdution (रिट्रोग्रेसिव इबोलूसन)–अधोविकास।

retrolental (रिट्रोलेन्टल)–चक्षु लेन्स (ताल) के पीछे।

retrolingual (रिट्रोलिगुअल)–जिह्वा के पीछे।

retromandibular (रिट्रोमैन्डीबुलर)–नीचे के जबड़े के पीछे।

retronasal (रिट्रोनेजल)–नाक के पिछले हिस्से से सम्बन्धित।

retro-ocular (रिट्रो-ऑकुलर)–आँख के पीछे।

retropulsion (रिट्रोपलसन)–(1) पीछे की ओर खिंचाव, जैसा प्रसव के समय शिशु का सिर पीछे की ओर खिंचाव लेता है।

(2) पीछे की ओर चलने की प्रवृत्ति।

retroversion (रिट्रोवर्जन)–समस्त अंग का पीछे की ओर घूमा हुआ होना; प्रत्यावर्तन; पुनरावर्तन।

reversal (रिवर्सल)–उलट; पलट; परिवर्तन; उत्क्रमण।

revulsion (रिवलसन)–रूग्ण भाग के किसी अन्य भाग में रक्त का पहुँचना।

R.H. agglutionogen (आर०एच० एग्लुटीनोजन)–आर०एच० समूहीकारक तत्व; आर० एच० कारक जो समूहीगन (agglutin) करते हैं। आर०एच समूहीकारक के छः या तीन युग्म होते हैं। C, c; D, d; और E, e C, D और E। यह मैन्डेलियन प्रभावी (dominants) तथा c, d और e संवृत या अप्रभावी (recessive) लक्षण होते हैं।

R.H. Factor (आर०एच०फैक्टर)–इसको रीसूस या रीसस (rhesus) कारक भी कहते हैं। मानव और रीसस (कपि-बन्दर) के रूधिर में पाया जाने वाला प्रतिजन (antigen) उन व्यक्तियों में जिनमें यह कारक नहीं होता है rh प्रतिरोधी (antibody) से समूहनित (Mendelian dominant) लक्षण की तरह वंशानुगत होता है।

***rhabd (o) (रेहब्ड) (ओ)**–श्लाका; श्लाकोपम।

***rhagades (रेहागैड्स)**–त्वचा में कष्टदायक दरारें (फटन)।

***rhaphe (रेफे)**–सींवन।

***rheonome (रिहोनोम)**–तन्त्रिका संताप (क्रोधोद्दीपन- irritation) मापी यन्त्र।

***rheoreceptors (रिहोरिसेप्टर्स)**–विद्युत ज्ञापक।

***rheoscope (रिहोस्कोप)**–विद्युतदर्शी यन्त्र।

***rheostate (रिहोस्टेट)**–विद्युत निचन्त्रक; विद्युत का प्रतिरोध बदलने का यन्त्र।

***rhetaxis (रिहटैक्सिस)**–धारा-न्यास; विद्युत-न्यास।

***rheotome (रिहोटोम)**–विद्युत धारा वृत्त को तोड़ने की विधि; बिजली मार्ग को रोकने वाला यन्त्र।

***rheum (रिहूम)**–नाक, आंख या जख्म से पानी का रिसाव (निकलना)।

***rheumatism (रूमेटिज्म)**–गठिया; सन्धि और पेशियों में दर्द का रोग; वात रोग।

***rhexis (रेक्सिस)**–किसी अंग या किसी रक्त वाहिनी का फटना।

***rhigosis (रिगोसिस)**–ठण्ड का महसूस होना; शीतबोध (ज्ञान)।

***rhin (o) (रिन) (ओ)**–नाक, नासा अर्थ का पूर्व शब्द।

***rhinal (रिनल)**–नासा सम्बन्धी; नासकीय।

***rhinalgia (रिनालजिया)**–नाक में दर्द; नासिका शूल।

***rhinencephalon (रिन इन-सिफैलोन**–मस्तिष्क का घ्राण दल।

***rhinesthesia (रिनएस्थेसिया)**–घ्राण संवेदना।

***rhineurynter (रिनयूरिनटर)**–फूली हुई रोधनी (टेप, डाट) जो नाक को बन्द करने के लिए काम में लाई जाती है।

***rhinion (रिइनयन)**–नासा सर्म्पकांग; वह बिन्दु स्थल जहाँ दोनों नासा नलिकाएँ मिलती हैं।

***rhinitis (रिनाइटिस)**–नासा श्लैष्म झिल्ली की सूजन; नासिका प्रदाह।

***rhinocele (राइनोसील)**–मस्तिष्क के घ्राण दल का विवर (ventricle); राइनोसील; घ्राण कुहर।

***rhinocleisis (राइनोक्लीसिस)**–नासापथ अवरूद्धता; नाक की नलिका का रूक जाना।

***rhinodynia (राइनोडायनिया)**–नाक में दर्द।

***rhinolalia (राइनोलालिया)**–नाक से बोलना।

***rhinolith (राइनोलिथ)**–नाक में कोई ठोस जमाव; नाक में कोई ठोस पदार्थ होना।

***rhinology (राइनोलोजी)**–नाक सम्बन्धी ज्ञान का अध्ययन; नासिका विज्ञान।

***rhinopathy (राइनोपैथी)**–नाक की कोई भी बीमारी (रोग); नासिका रोग।

***rhinorrhagia (राइनोरेजिया)**–नाक से अत्यधिक रक्त का बहाव; नकसीर।

***rhinorrhea (राइनोरहिया)**–नाक से अत्यधिक श्लैष्म का निकलना।

***rhinoscope (राइनोस्कोप)**–नासिकादर्शी; नाक को देखने का यन्त्र।

***rhinostegnosis (राइनोस्टेगनोसिस)**–नासिका नलिकाओं का अवरूद्ध होना।

***rhinotomy (राइनोटोमी)**–नासिका के किसी अंश का काटना।

***rhizome (राइजोम)**–जड़ जैसा तना; वनस्पति का एक प्रकार का भूमिगत तना; प्रकन्द।

***rhizomelic (राइजोमेलिक)**–नितम्ब (कूल्हा) और (स्कन्ध) सम्बन्धी।

***rhizoneure (राइजोन्यूरे)**–तन्त्रिका कोशिका जो तन्त्रिका मूल बनाती है; तन्त्रिका मूलज कोशिका।

***rhizopoda (राइजोपोड़ा)**–प्रोटोजोआ जन्तुओं का एक विभाजन; जिसमें अमीबी (amoebae) होते हैं।

---

* अंग्रेजी के इन शब्दों में `h' का उच्चारण नहीं होता है।

***rhod (o) (रोड (ओ)**–'लाल' अर्थ का पूर्व शब्द।

***rhodophane (रोडोफेन)**–दृष्टि पटल (रेटीना) की शंकु कोशिका (cone) का लाल वर्ण।

***rhodopsin (रोडोप्सिन)**–लाल पीत वर्ण रोडोप्सिन; दृष्टि पीत; दृष्टि पटल शलाकाओं (retinal rods) का अस्थाई लाल-पीत वर्ण।

***rhemb, rhembus (रेम्ब, रेम्बस)**–समबाहु किन्तु असम कोण वाला चतुष्कोष्ठ।

***rhus (रूस)**–(suceedanea) काकडा सींगी।

***rhythm (रीद्म)**–लय, ताल, कोई भी जैवी प्रक्रिया जो निश्चित समय के अन्तराल से बराबर घटती रहती है। (2) गर्भ निरोध की एक विधि जिसमें मासिक धर्म में डिम्ब निस्तारित होने वाली लय के अनुसार स्तम्बन किया जाता है।

alpha rhythm **(एल्फा रिद्म)**–Berger rhythm (बरगर रिद्म) मस्तिष्क के विद्युत निरीक्षण में एल्फा (ए) ताल का प्रयोग जिससे मस्तिष्क के वाह्य भाग (cortex) का ज्ञान होता है।

Cardiac rhythm **(कार्डियक रिद्म)**–हृद् ध्वनि का नियमानुसार बार-बार हृद् पेशी से सुनने से हृदय की क्षति का ज्ञान होना।

gallop rhythm **(गैल्प रिद्म)**–हृदय से ऐसी ध्वनि का निकलना जिसमें तीन तीव्र ध्वनि बार-बार सुनाई देती है।

reciprocal rhythm **(रेसीप्रोकल रिद्म)**–विद्युत हृद्रेखा चित्रण में अधोगामी अलिंद (retrograde atrial) उत्तेजना (excitation) का A-v (ए०वी) नोडल रिद्म में निलय (ventricular) सम्बन्धी उत्तेजना (excitation) का होना जबकि आर, एफ (RF) अन्तर्राल पर्याप्त लम्बा होता है।

rib (रिब)–पसली; पर्शु; मानव में 12 युगल होते हैं।

abdominal ribs or asternal ribs, or false ribs or sternal ribs **(रिब्स और स्टर्नल रिब्स)**– उदर-पर्शुका (उदरस्थ पसली) उन्मुक्त पशु; संलग्न पर्शु या वक्षक-पर्शुकाएँ; ऐसी पसली या पर्शु जिसका अधर छोर वक्षास्थि (स्टर्नम) से जुड़ा रहता है।

cervical rib **(सरवाइकल रिब)**–अधिसंख्य पर्शु; अतिरिक्त पर्शु जो ग्रैबीय कशेरूक (cervical vertebrae) से निकल आती है।

riboflavin **(रिबोफ्लैविन)**–पानी में घुलनशील विटामिन बी कम्प्लैक्स का यह एक घटक होता है। आक्सीकरण प्रक्रिया के लिए परमावश्यक।

ribofuronose (रिबोफुरानोज)–रिबोफुरानोस (ribofuranose) न्यूक्लियक अम्ल के साथ संयुक्त प्रकार से पाँच कार्बन शर्करा (पेन्टोसेस-five carbon sugars), आर एन ए (R N A) और डी एन ए (डी एन ए) में पाई जाती है। शर्करा (ribose) आर एन ए में तथा डिआक्सीरिबोस (deoxyribose) डी एन ए में होती है।

ribonucleisc acid (R N A) रिबोन्युकिल्यक एसिड (आर एन ए)–रिबोन्यूक्लियक (R N A), डी एन ए (D N A) के संसर्ग में संश्लेषित होता है और यह आर एन ए (R N A) डी एन ए (D N A) के साथ मिलकर कुछ मात्रा में प्रोटीन का संश्लेषण कणांग या माइटोकोन्ड्रिया (mitochondria) में करता है। यह भी देखा गया है कि आर एन ए का संश्लेषण आधारक (matrix) इकाइयों में होता है। आर एन ए विभिन्न प्रकार से प्रोटीन संश्लेषण में [illegible]थता पहुँचाते हैं।

ribosmal R N A (ꙍ R N A) (रिबोसामल आर एन ए) (ꙍ आर एन ए)–यह विशेष प्रकार के जीन (gene) होते हैं जो विद्युत सूक्ष्मदर्शी (इलैक्ट्रोन माइक्रोस्कोप) की सहायता से देखे जा सकते हैं।

ribosome or claude's particles (राइबोसोम या क्लॉडस पार्टीकल्स)–यह कण साइटोप्लाज्म में सर्वत्र छितरे हुए एकल अथवा समूह में बहुरिबोसोमस या बहुकणी (polyribosmes or polysomes) के रूप में पाये जाते हैं। यह माप में 100 से 150 A व्यास के होते हैं। यह स्वभाव से रिबोन्यूक्लो प्रोटीन (ribonucleoprotein) होते हैं। यह समस्त कोशिका का 60% आर एन ए (R N A) रखते हैं। इनका सम्बन्ध प्रोटीन संश्लेषण से होता है, इसी कारण इनको प्रोटीन बनाने वाला कारखाना या निर्माण स्थल (protein factories) कहा जाता है।

ribs (रिब्स)–पसली।

ribs, false or floating (रिब्स, फाल्स या फ्लोटिंग)–स्वतन्त्र या मिथ्या पसली; कूट या मुक्त पर्शुकायें (floating ribs)।

rice (राइस)–चावल; वैज्ञानिक नाम "oryza sativa"।

rickets (रिकेट्रस)–सूखा रोग; सुखंडी; बाल शोथ; रिकेट्स;

* अंग्रेजी के इन शब्दों में 'h' का उच्चारण नहीं होता है।

बच्चों की एक बीमारी जो विटामिन की कमी से हड्डियों के मुलायम होने से हो जाती है।

ridge (रिज)–मेड़; मुंडेर; किसी आकृति पर रेखाओं से बना उभरा हुआ भाग।

rigidity (रिजीडिटी)–कठोरता; सख्ती (प्रवर्धन)।

rigor (रिगर)–ठण्ड से कँपकपी; शीत चढ़ना।

rigor mortis (राइगर मोरटिस)–मृत्यु पश्च दृढ़ता; मरणोपरान्त शरीर का अकड़ जाना; मृत्यु होने के पश्चात मायोसीन (myosin) के कारण शरीर का कड़ा होना।

rima (रिमा)–समानान्तर किनारों के बीच सीधी रेखीय खुली जगह।

rimula (रिमूला)–छोटी दरार (कटाव)।

ring (रिंग)–गोल आकृति; चक्करदार बनावट।

ringworm (रिंगवर्म)–दाद; एक प्रकार का चर्म रोग जो फंगस (fungus) के कारण होता है तथा जिसमें अंगूठी के आकार के गोल घेरे चर्म पर पड़ जाते हैं।

ribinus duct (रिबीनस डक्ट)–अधोजिह्वा लार ग्रन्थि नलिकाएँ। अधोजिह्वा (sublingual) लार ग्रन्थियाँ कई छोटी-छोटी नलिकाओं द्वारा फ्रेनुलम (frenulum) की बगल से मुँह की तलैटी फर्श (floor) में खुलती हैं, इन्हें रवीन्स नलिकाएँ (ducts of Rivinus) कहा जाता है।

risus (रिसूस)–हँसी; मुस्कराहट; खीस निकालकर हँसना जैसे बन्दर आदि हँसते हैं।

RNA (आर एन ए)–न्यक्लियक अम्ल (nucleic acid), जो समस्त जीवित कोशिकाओं में होता है और जो जल अपगठन (hydrolysis) पर एडीनाइन (adenine), ग्वानाइन (guanine), सिस्टोसाइन (cytosine), यूरेसिल (uracil), रिवोस (ribose) और फोस्फोरिक अम्ल पदार्थ बनाता है और जो कोशिका प्रोटीन संश्लेषण में भाग लेते हैं।

roar (रोर)–भरपूर जोर से चिल्लाकर दी गई आवाज; दहाड़ (जैसे शेर की)।

roaring (रॉरिंग)–घोड़ों की एक बीमारी जिसमें निःश्वास और प्रश्वास में खरखराहट की आवाज होती है।

rod (रॉड)–शलाका; छड़।

roentgen (रॉटंजन)–रॉटंजन या एक्स-रे या गामा-रे; संक्षिप्त में `R'; एक विशेष इकाई (i. e.s. u प्रति 0.001293 ग्राम) जो एक्स-रे देने के समय को प्रदशित करने हेतु उपयुक्त होती है।

roentgenism (रॉनटजेनिज्म)–अत्यधिक एक्स-रे दे देने से उत्पन्न रोग; एक्स-रे रोग।

roentgenology (रॉनटजिनोलोजी)–एक्स-रे विज्ञान।

room (रूम)–कमरा।

root (रूट)–जड़; मूल; दाँत; बाल या नाखून का वह भाग जो ऊतकों (tissues) में घुसा रहता है।

rosacea (रोजेसिया)–नाक व गाल का एक रोग जिसमें रक्त वाहिनियों के फूलने से फल सदृश आकृति बनी होती है।

rosette (रोजेट)–गुलाब के फूल की सी आकृति वाला; गुलाबवत्।

rosin (रोजिन)–गन्द वहरोजा।

rostral (रोस्ट्रल)–शरीर के अग्र भाग से सम्बन्धित।

rostrum (रोस्ट्रम)–चोंच या चंचु की तरह का प्रवर्धन।

rot (रोट)–सड़ना; धीरे धीरे नाश होना या गलना।

rotation (रोटेशन)–घूम; मोड़; घुमाव।

rotula (रोटुला)–चपनी (patella)।

roughage (रोफेज)–पचने से बचा हुआ भाग; खुरदरा पदार्थ जो मल को बाहर निकालने हेतु अंत्रियों को प्रोत्साहित करता है।

rouleaux formation (रोलेक्स फोर्मेसन)–रोल्यु निर्माण; पुङ्गक निर्माण; सिक्कों की तरह एक के ऊपर एक लगे हुए रक्त कण।

round worm (राउंड वर्म)–गोल कृमि; ऐस्केरिस (ascaris) परिवार का परजीवी।

roup (रोप या रूप)–मुर्गियों का एक संक्रामक रोग।

rubedo (रूबेडो)–त्वचा (खाल) की ललामी।

rubeola (रूबियोला)–चेचक (measles); छोटी माता; शीतला।

rudiment (रूडीमेन्ट)–अवशिष्ट अंग; अवशेष मूलांग।

rudimentary (रूडीमेन्ट्री)–अपूर्ण वर्धित भाग; अपूर्ण विकसित।

ruga (रूगा)–मुंडेर; मेड़।

rule (रूल)–नियम।

rumen (रूमेन)–जुगाली करने वाले जानवरों के आमाशय का प्रथम खण्ड।

ruminant (रूमीनेन्ट)–जुगाली करने वाले चौपाये; रोमन्यशील जन्तु।

rump (रम्प)–(1) चूतड़; किसी पशु के पीछे का भाग; पुट्ठा। (2) पूँछ का अवशेष।

rupture (रप्चर)–दरार; फुटन; फटाव।

rush (रश)–तेजगति; तेजी से भागना (निकलना)।

rut (रूत)–मद; ऋतु; मदकाल।

rutin (रूतिन)–(1) स्वादहीन। (2) विटामिन पी (P) यौगिक।

rye (राई)–एक प्रकार का बीज और पौधा, वैज्ञानिक नाम (secale cereale)।

Ryle's tube (राइलेस ट्यूब)–रबड़ की नलिका जिससे आमाशय में डालकर आमाशय के अन्दर की वस्तुओं को बाहर प्रयोग हेतु निकाली जाती है। इस नलिका पर तीन निशान होते हैं। प्रथम निशान तक जब अन्दर डाली जाती है तो यह नलिका इसोफंगस के हृद्क्षेर (cardiac end) तक पहुँचती है, दूसरे निशान तक डालने पर नलिका आमाशय के अन्दर होती है और तीसरे निशान तक डालने पर ड्यूडेनम में पहुँच जाती है।

S

**`S'**–रसायनिक प्रतीक `sulphur' —गन्धक; शुल्वारि।

s–लेटिन **semis**–सेमिस 'अर्ध', 'आधा'।

sight (साइट)–दृष्टि।

sigma (सिगमा)–चिह्न; संकेत, इशारा।

sinister (सिनिस्टर)–बाँया; आधा।

south (साउथ)–दक्खिन।

spherical (स्फैरीकल)–गोलाकार जैसे लैन्स (lens) आदि।

sabluous (सेबलुअस)–दर्द, बालू या रेत वाला; कंकड़ युक्त।

saburra (सेबूरा)–मूँह या पेट की दुर्गन्ध।

sac (सेक)–कोष; थैली; कोश।

saccate (सेक्केट)–कोषीय, थैली युक्त।

sacclarated (सेकलेरेटड)–शक्कर युक्त; मीठा किया हुआ।

saccharin (सेक्रीन)–सकारीन (सखारीन), शक्कर जैसा रवेदार यौगिक, जो गन्ने की शक्कर सुकरोज (sucrose) से कहीं अधिक मिठास लिए होता है और जिसका प्रयोग अउर्ष्णीय (noncaloric) मिठास देने वाले पदार्थ की तरह किया जाता है। मधुमेह (diabetes) के रोगी इसका इस्तेमाल चीनी की जगह करते हैं।

saccharometabolism (सेक्रोमैटाबोलिज्म)–शक्कर उपापचय; शक्कर का समिष्टकरण।

saccharometer (सेक्रोमीटर)–शक्कर नापने वाला यन्त्र; किसी घोल में शक्कर बताने वाला यन्त्र।

sacbra (सेकबरा)–दुध की शक्कर।

saccharum lactis saccarose (सैक्रम लेक्टिस सैक्रोज)–सैक्रोज; साधारण गन्ने या चुकन्दर की चीनी।

sacciform (सैक्कीफोर्म)–थैलीनुमा; कोषाकार।

saccular (सैकुलर)–कोषाकार; कोष सम्बन्धी।

saccule (सैकुले)–छोटी थैलीनुमा कोटर।

sacculus rotundus (सैकुलस रोटेन्डस)–गोलान्त कोषिका।

saccus (सैक्कस)–थैली।

sacral (सैकरल)–सैक्रम सम्बन्धी; त्रिकारिथ सम्बन्धी; त्रिकी।

sacral index (सैक्रल इन्डैक्स)–त्रिकसूत्र; त्रिकास्थि के अग्र भाग की लम्बाई को आधार पर की 100 गुना चौड़ाई से भाग देने पर जो अंक आता है, वह त्रिकास्थि की इकाई कहलाती है।

sacral ribs (सैक्रल रिब्स)–सैक्रल पर्शुक।

sacralization (सैक्रेलाइजेशन)–पाँचवें कटि कशेरू (lumbar vertebra) का त्रिकास्य से संलय।

sacrectomy (सैक्रोटोमी)–सैक्रम (त्रिकास्थि) का उच्छेदन (काटकर बाहर निकाल देना)।

sacrodynia (सैक्रोडायनिया)–त्रिकास्थि क्षेत्र में दर्द।

sadism (सैडिज्म)–परपीडन; कामुकता; सादवाद; विषय भोग की एक प्रकार की क्रिया जिसमें सहयोगी के साथ बलात्कार या निर्दयतापूर्ण व्यवहार किया जाये।

(2) व्यर्थ में दूसरे को पीड़ा पहुँचाना।

sagittal (सेजीटल)–(1) सममितार्धी; वाणोपम; तीर जैसा। (2) खड़ी लम्ब काट।

sago (सागो)–साबूदाना (sagus lavia); सागू।

sal (साल)–लवण।

sal ammoniac (साल अमोनियक)–अमोनियम क्लोराइड।

sal soda (साल सोडा)–सोडियम कार्बोनेट।

sal volatile (साल वोलेटाइल)–अमोनियम कार्बोनेट।

salifiable (सालीफायबिल)–अम्ल के साथ मिलकर लवण बनाने की क्षमता रखने वाला।

saline (सैलाइन)–नमकीन; नमक से भरा हुआ; खारा।

saliva (सैलाइवा)–थूक, राल, लार, लाला; मुँह के अन्दर स्थित राल ग्रन्थियों में से निकला हुआ स्राव जिसमें टाईलिन (ptyalin) नामक क्षोभक (इन्जाइम) होने से माड़ी (starch) शक्कर में बदलती है।

salivant (सालाइन्ट)–अत्यधिक राल निकालने वाला।

salivary amylase (सैलाइवरी एमाइलेज)–लार में पाया जाने वाला एक एन्जाइम जो माड़ी को शर्करा में बदल देता है।

salivary centre (स्लाइबरी सेन्टर)–लार सम्बन्धी केन्द्र, लार सम्बन्धी केन्द उर्ध्व (superior) और अधोवर्ती (inferior) लार-न्यूक्लियोलाई (nucleoli) में होता है, जो मेडुला (medulla) में जालक आकृति या संरचना (reticular formation) में होता है।

salivary gland (सैलाइवरी ग्लैण्ड)–लार ग्रन्थि, मानव में इनके तीन युग्म होते हैं : (1) उपकर्ण लाला ग्रन्थि (parotid gland)—यह एकल नलिका जिसे "स्टेनसेन नलिका" (duct of Stensen-स्टेनसेन, वैज्ञानिक का नाम) कहते हैं जो गाल की अन्दरूनी तल पर द्वितीय उर्ध्व चर्वक दन्त के सम्मुख खुलती है। (2) उपअधोहनु (submaxillary or sub mandibular) लार ग्रन्थि जो "वारटन नलिका" (Wharton duet-वारटन वैज्ञानिक का नाम) द्वारा मुँह के तले (floor) पर जीभ के फ्रेकलम (प्रति अवरोधन भांज) की बगल पर खुलती हैं। (3) अधोजिह्वा (sublingul duct) लार ग्रन्थि। यह ग्रन्थि कई सूक्ष्म नलिकाओं द्वारा मुँह के तल्ले (floor) पर खुलती हैं। इन नलिकाओं को रीवीनस की नलिकाएँ (ducts of rivinus-रवीनस वैज्ञानिक का नाम) कहते हैं।

salivation (सैलाइवेसन)–लार का मुँह में आना (बँटना)।

salmiac (सालमियक)–अमोनियम क्लोराइड लवण।

salmonella (सालमोनिला)–सालमोनिला—बैक्टीरिया का एक वंश (जीनस-genus)। यह ग्राम-पोजीटिव श्लाकाकार होती है तथा कुछ गतिकारी तथा कुछ गतिहीन होते हैं। यह अंगी (organisms) जिलेटिन (gelatin) को तरल में बदलते नहीं हैं। इनके अपचय से क्षोभन (fermentation) होता है। यह गलूकोज को वे अम्ल और गैस में छिन्न-भिन्न कर देते हैं। परन्तु लैक्टोज (lactose) पर इनका कोई प्रभाव नहीं होता है। यह मानव में रोग उत्पन्न करते हैं इसकी कई किस्में होती हैं, जैसे

स, एरट्राइओक (s. aertryoke);

स, किलेरेनिया (s.cheleraenia);

स, एन्टेरिडिस (s. enteridis);

स, गैलीनेरम (s. gallinarum); आदि-आदि।

salping (o) (सालपिग) (ओ)–नली; जैसे।

eustachian tube (यूसटेशियन ट्यूब)–कर्ण नली।

और **uterine tube (यूटेराइन ट्यूब)**–गर्भाशय नली।

salpingitis (सालपिन जाइटिस)–कर्ण नली अथवा गर्भाशय नली का प्रदाह (शोथ, सूजना)।

salpix (सालपिक्स)–कर्ण नली; गर्भाशय नली।

salt (साल्ट)–लवण; सोडियम क्लोराइड। धातु (metal) का अम्ल-मूलक (acid radical) के साथ बना यौगिक।

baker's salt **(बेकर्स साल्ट)**–अमोनियम कार्बोनेट।

bile salts **(बाइल साल्टस)**–पित्त-लवण; यकृत में बने यौगिक जो वसा शोषण तथा वसा घुलनशील विटामिन के पाचन में सहयोग देते हैं।

common salt **(कॉमन साल्ट)**–सोडियम क्लोराइड।

epsom salt **(इप्सम साल्ट)**–मैग्नेशियम सल्फेट।

glauber's salt **(ग्लौबर्स साल्ट)**–सोडियम सल्फेट।

neutral salt, normal salt **(न्यूटरल साल्ट, नोर्मल साल्ट)**–ऐसे लवण जिसके बनने में अम्ल के समस्त हाइड्रोजन परमाणु धातु से बदले हुए होते हैं।

rochelle salt **(रोश साल्ट)**–पुटेशियम सोडियम टारट्रेट।

smelling salt **(स्मैलिंग साल्ट)**–गन्धयुक्त अमोनियम कोर्बोनेट (aromatic ammonium carbonate)।

saltation (साल्टैसन)–(1) उछल-कूद, जैसा स्नायुविक रोगी (वात रोगों) मे होता है।

(2) आनुवंशिकता (genetics) में उत्परिवर्तन (mutation)।

saltpetre (साल्टपीटर)–शोरा (nitrate of potash)।

salubrious (सैलूबियस)–स्वास्थ्यदायक; स्वास्थ्यवर्द्धक; स्वास्थ्य जनक।

salutary (सैलूटरी)–स्वास्थ्य जनक।

salne (सालने)–मलहम (ointment)।

sanative (सेनेटिव)–स्वास्थ्य प्रदाता; आरोग्य साधक; आराम पहुँचने वाले; चंगा करने वाले।

sanatorium, sanitorium (सेनाटोरियम, सेनीटोरियम)–स्वास्थ्यवर्द्धक स्थान; तपैदिक के रोगियों का चिकित्सालय।

sanatory (सेनेटरी)–स्वास्थ्य के लिए लाभदायक।

sand (सेन्ड)–रेत; बालू।

sane (सेन)–स्वस्थ, निरोग, ऐसा व्यक्ति जिसका मस्तिष्क ठीक हो।

sangui (सेनग्यु)–रक्त, रूधिर अर्थ का पूर्व शब्द।

sanguicolous (सेनग्यूकोलस)–रक्तवासी।

sanguifacient (सेनग्यूफेशियेन्ट)–रक्त निर्माणक; खून बनाने वाला।

sanguiferous (सेनग्यूफैरस)–रक्त वाहिनी।

sanguimotor (सैनग्यूमोटर)–रक्त परिभ्रमण सम्बन्धी।

sanguine, sanguineous (सेनगुआइन, सेनग्यूनियस)–रक्त से भरपूर; उत्साही।

sanguirenal (सेनग्यूरीनल)–रक्त और वृक्क सम्बन्धी।

sanguis (सेन्गुइस)–रक्त, रूधिर, खून।

sanguivorous (सेन्यूवोरस)–रक्ताहारी; रूधिर भोजी।

sanies (सेनीज)–शरीर से निकलने वाला बदबूदार लिसलिसा पदार्थ जिसमें सीरम (serum); पीव (pus) और रूधिर (blood) मिले हुए होते हैं।

sanitary (सेनीटरी)–स्वास्थ्यकर; आरोग्यकर।

sanitation (सेनीटेशन)–सफाई; स्वच्छता आदि जो स्वास्थ्यकर होती है।

sanity (सेनिटि)–शरीर और मस्तिष्क का स्वस्थ्य होना; होश-हवाश का ठीक होना।

sap (सेप)–रस; सार; जन्तु और वनस्पति ऊतकों में पाया जाने वाला प्राकृतिक तरल।

sapid (सेपिड)–गन्ध या स्वादयुक्त।

sapo (सेपो)–साबुन।

saponaceous (सेपोनेसियस)–साबुन के गुणों जैसा; छूने में साबुन जैसा।

saponification (सेपोनीफिकेसन)–साबुन बनाना।

saponin (सेपोनिन)–साबुन के समान झाग देने वाला।

sapphism (सेफिज्म)–मादा में स्वलिंगी व्यवहार; बांझपन।

sapr (o) (सेपर) (ओ)–'सड़ा' अर्थ का पूर्व शब्द।

sapromid (सेपरोमिड)–रक्त में सड़ाने वाले विषैले पदार्थ का होना।

saprogen (सेपरोजन)–सड़न पैदा करने वाला; गलाने वाला।

saprophilous (सेपरोफिलस)–मृतोप जीवी; मरे हुए पदार्थ पर निर्वाह करने वाला।

saprophyte (सेपरोफाइट)–गलितोप वृक्ष।

saprozoic (सेपरोजोइक)–गलितोप जन्तु; सड़ाव वाले जैवी; सड़ाव पर रहने वाले, जैसे कुछ एक प्रोटोजोआ (एक कोशकीय)।

sare (o) (सारे) (ओ)–'माँस' अर्थ का पूर्व शब्द।

saroitis (सरोइटिस)–पेशी की सूजन।

sarcocele (सारकोसील)–वृषण की सूजन।

sarcocyti (सारकोसाइटी)–(1) माँस पेशी कोशिका। (2) वाह्य सत्व (ectoplasm) की मध्य तह।

sarcode (साइकोड)–प्रोटोप्लाज्म; प्रदैहिक तत्व; निम्न जन्तुओं और वनस्पतियों का जीवन तत्व (प्रोटोप्लाज्म)।

sarcogenic (सारकोजेनिक)–पेशज; माँस पैदा करने वाला; माँसोत्पादक।

sarcoid (सारकॉइड)–माँसोपम; माँसलवत्।

sarcolemma (सारकोलिम्मा)–माँसाच्छद्, माँस सूत्रों के ऊपर की पारदर्शक लचीली झिल्ली।

sarcology (सारकोलोजी)–पेशी विज्ञान या माँस विज्ञान।

sarcolysis (सारकोलाइसिस)–पेशी क्षीणता।

sarcoma (सारकोमा)–माँसाबुर्द; शोफ; गुल्म।

यह विषालु मांसाबुर्द अस्थि, पेशी आदि की मध्यजन कोशिकाओं (mesodermaleells) से बनते हैं उत्पन्न होते हैं और इनके नाम भी जिस ऊतक से बनते हैं, उसी के अनुसार दिये जाते हैं, जैसे अस्थि की वृहत्-कोशिकाओं (giant cell) से बना मांसाबुर्द को वृहत्-कोशिका मांसाबुर्द (giant cell sarcoma) की संज्ञा दी जाती है; और जो तर्कुटाकार कोशिकाओं (spindle-shaped cells) से बनते हैं उन्हें तर्कुटाकार कोशिका मांसार्बुद (इसपिण्डिल सैल सारकोमा—spindle cell sarcoma) कहते हैं।

sarcomere (सारकोमीयर)–माँस खण्ड; पेशी खण्ड।

sarcophagus (सारकोफैगस)–माँसाहारी।

sarcoplasm (सारकोप्लाज्म)–माँससत्व; सार्कोप्लाज्म।

sarcosis (सारकेसिस)–(1) कई माँसल अर्बुद का होना। (2) अत्यधिक माँस का होना।

sarcosom (सारकोसोम)–माँस पिण्ड; सौम्य पिण्ड।

sarcostosis (सारकोसटोसिस)–माँस का अस्थिकरण।

sarcous (सारकस)–माँस सम्बन्धी; पेशीय; माँसीय।

satellite (सैटेलाइट)–अनुषांगी; अनुयायिन; आनुवंशिक विज्ञान में किन्हीं क्रोमोसोम (गुणसूत्र) की छोटी भुजा पर डण्ठल पर लगी क्रोमेटिन (रंजक सूत्र) की गाँठ।

satellite bodies or telomeres (सैटेलाइट बौडीज और टीलोमियर्स)–अन्त्य उपपिण्ड; अन्तखण्ड।

satellite of nervous system (सैटेलाइट आफ नर्वस सिस्टम)–तन्त्रिका तन्त्र अनुगामी कोशिकाएँ (satellite cells), यह कोषिकीय और तन्त्रिका श्लेष्म (follicular or glial) कोशिकाएँ (cells) होती हैं। यह अनुगामी कोशिकाएँ सहायक उपापचयी (auxillany metabolic) और न्यूक्लियर (nuclear) सहायता मुख्य कोशिका को प्रदान करती है।

saturated (सैट्यूरेटड)–संतृप्त; तर-बतर, शरोबार; घोल में

इतना ठोस मिला हुआ कि और अधिक न मिल सके।

saturation index (सेट्यूरेसन इन्डैक्स)–संतृप्त सूचांक; यह लाल रक्त कणों में हीमोग्लोबिन सान्द्रता दर्शाने हेतु इस प्रकार लिखा जाता है : प्रति 100 ml हीमोग्लोबिन का प्रतिशत वजन=औसत 1। इसी को अंगेजी में इस प्रकार लिखा जाता है : % of clot of haemoglobin per 100 ml=Average % of corpuscles volume.।

saw (सॉ)–आरी; हड्डी काटने का यन्त्र।

scale (स्केल)–खुरण्ड; खाज, खारिश, घाव के ऊपर की पपड़ी।

scabies (स्केबीज)–खाज; खुजली; एक त्वचा रोग जो खुजली पैदा करने वाली किलनी (itch mite-sarcoptes scabiei) से होती है।

scala (स्कैला)–सोपान-नलिका; स्केला; सीढ़ी के समान कोई आकृति; कर्ण शंकु (cochlea) की तीन में से कोई सी एक सीढ़ीनुमा नलिका।

scale (स्केल)–(1) शल्क; वल्कल, खड़पल्ला; प्राणियों के चमड़े के ऊपर की पतली पर्त।

(2) विभिन्न अंशों का पैमाना; पैमाना।

scalp (स्केल्प)–सिर का चेहरे को छोड़कर वह हिस्सा जिस पर बाल होते हैं; टाँट।

scalpel (स्केलपिल)–शिरोवल्क; सर्जरी (शल्य क्रिया) विच्छेदन में काम में आने वाला चाक जिसका अन्दरूनी किनारा उभरा हुआ होता है।

scanning (स्कैनिंग)–(1) ठीक से परीक्षा करना। (2) मात्राओं तथा चरणों के हिसाब से किसी वाक्य को बोलना।

scapha (स्कैफा)–उडुप; प्रसीता।

scaphoid (स्कैफॉयड)–नौका की शक्ल का; नौकाभ; नौकारूपी; नौकाकार।

scapular (स्कैपुलर)–स्कन्धास्थि सम्बन्धी; स्केपुला सम्बन्धी।

scapus (स्कैपस)–ईसा; बाल का बण्डल; लोम कण्ड।

scar (स्कार)–कोई चिन्ह; घाव का चिन्ह; दाग।

scatemia (स्केटेमिया)–अंत्रीय जहरवाद।

scatology (स्केटोलोजी)–मल का विश्लेषण और अध्ययन; मल विज्ञान।

scatophagy (स्केटोफैगी)–गोबर या मल भक्षता (खाना)।

scatoscopy (स्केटोस्कोपी)–मल निरीक्षण।

scatter (स्केटर)–छितराना; छींटना; सब तरफ बखेरना।

scavenger (स्कैवेन्जर)–अपमार्जक।

schafer's method (शेफर्स मैथड)–शेफर्स विधि; कृत्रिम श्वसन की एक विधि जो शेफर्स (वैज्ञानिक का नाम) ने निर्धारित की।

schema (स्कीमा)–व्यवस्था, योजना; परिकल्पना; रूपरेखा।

schilling index (शिलिग इन्डैक्स)–उदासीन श्वेताणु या बहुन्यूक्लियक श्वेताणु (neutrophils) का सामान्य वर्गीकरण न्यूक्लियस की आकृति के अनुसार चार समूह में किया जाता है : (1) एक दल (lobe) युक्त मज्जा कोशिका (mylocyte); (2) किशोर अश्वपादाष्टि मज्जा कोशिका (juvenile metamyelocyte), श्वेताणु (leucocyte) में परावर्तित होने से पूर्व की दशा। (3) शिलिंग या शेलिंग (schilling) की दण्ड या स्टाफ (staff cell or band cell of schilling) मज्जा कोशिका, इनमें न्यूक्लियस T, V or U की शक्ल का होता है। (4) अखण्डित न्यूक्लियस युक्त वयस्क (वृद्ध) (older or segmented neutrophils) मज्जा कोशिका। मज्जा कोशिका में न्यूक्लियस के प्रकार को दर्शाने की विधि को ही शेलिंग सूचांक (schelling index) कहा जाता है।

schindylesis (शिनडायलेसिस)–विदीर्ण-पच्चडी : ऐसी सन्धि जिसमें एक हड्डी दूसरी हड्डी की दरार में फँसी होती है।

schist (o) शिष्ट (ओ)–'विदीर्ण' 'दरार' अर्थ का पूर्व शब्द।

schistocelia (शिस्टोसेलिया या शिस्टोकेलिया)–उदर की जन्मजात दरार।

schistoglossia (शिस्टोग्लेसिया)–विभक्त जिह्ना; विदीर्ण जिह्ना।

schistosoma (शिस्टोसोमा)–पट्ट कृमियों का वंश; जिसकी कई जातियाँ मानव के रक्त में परजीवी होती हैं।

schizogenesis (शाइजोजैनेसिस)–लिंग भज्जनता; लिंग स्फोटता; भंज्जनोत्पादनता।

schizogony (शाइजोगोनी)–स्फोट जनन; खण्ड विभाजन।

schizont (शाइजोन्ट)–स्फोटी स्थिति; मलेरिया परजीवी के जीवन में पक्षकाणु (trophozoite) के बाद की स्थिति, जिसमें केन्द्रक (nucleus) कई छोटे-छोटे केन्द्रकों (nuclei) में बँट जाता है।

schizonychia (शाइजोनाइकिया)–नाखूनों का फटा होना।

schizophrenia (साइजोफ्रेनिया)–एक विशेष प्रकार का मानसिक विकार।

schizotrichia (शाइजोट्राइकिया)–बालों का सिरों पर से फटा होना।

schwann cell (शौन या शान सेल)–शुआन कोशिका; आद्य

कोशिका।

sciatica (शयटिका)–शायटिका तन्त्रिका फुलाव व तनाव; नितम्ब तन्त्रिका की स्नायुविक पीड़ा जो नितम्ब से जाँघ तक होती है।

science (साइंस)–विज्ञान; साधारण नियमों के अन्तर्गत निहित ज्ञान।

---

scientist (साइनटिस्ट)–विज्ञानी।

scieropia (सायरोपिया)–छाया दृष्टि; दृष्टि का विकार जिसमें पदार्थ छायायुक्त दिखाई देते हैं।

scintillation (सिन्टीलेसन)–(1) विद्युत कणों की चिनगारी निकलना। (2) टिमटिमाना; आँखों से टिमटिमाती हुई रोशनी दिखाई देना।

scirrhus (सिरस)–दृढ़ (कठोर) कैंसर; बन्धक ऊतकों की अधिकता के कारण केंसर का कठोर होना।

scler (o) (स्कलर) (ओ)–सख्त, कठोर, अर्थ का उपसर्ग।

sclera (स्कलीरा)–शुक्ला; श्वेत पटल; अक्षिगोलक (eyeball) का दृढ़ अपारदर्शक तथा रेशेदार सबसे ऊपर की पर्त जिसे स्कलीरोटिक (sclerotic) कहा जाता है।

scleredema (स्कलीरोडेमा)–त्वचा का तरल इकट्ठा होने से सख्त होना।

scleroderm (स्क्लीरोडर्म)–दृढ़त्वक; दृढ़-चर्म।

sclerogenous (स्क्लीरोजीनस)–सख्त ऊतक या पदार्थ उत्पन्न करने वाला।

scleromere (स्क्लीरोमीटर)–अस्थि संस्थान का एक टूक (खण्ड)। •

scleroproteins (Gk. *skleros,* hard; *protos,* first) (स्कैलेरोप्रोटीन)–एल्ब्युमीनोइड्स; प्रोटीन समूह जो बन्धक, अस्थिक एवं अधिच्छद् ऊतकों के होते हैं जैसे ऑसीन (ossein) कोलाजन (collagen), जिलेटिन (gelatin), क्रोन्ड्रिन (chondrin), इलास्टिन (elastin) और किरेटिन (keratin) आदि।

sclerosis (स्क्लीरोसिस)–संयोजक ऊतकों का सख्त होना। कठिन्यता; बन्धक तन्तुओं (connective tissue) के आधिक्य के कारण कठोरपन।

***amyotrophic lateral sclerosis* (एमयोट्रोफिक लेटरल इसक्लोरोसिस)**–माढ़ी पोषक तत्वों के एकत्रित हो जाने के कारण पार्श्वीय काठिन्यता।

***arteriolar sclerosis* (आरटेरीओलर स्क्लोरोसिस)**–धमनी कोटर के कम हो जाने के कारण धमनी भित्ति की काठिन्यता (कठोरपन)।

***diffuse sclerosis* (डिफ्यूज इसक्लोरोसिस)**–मस्तिष्क और सुषुम्ना में दूर-दूर तक फैली हुई काठिन्यता।

***generalised arteriolar sclerosis* (जनरेलाइज्ड आरटीरिओलर इसक्लोरोसिस)**–व्यापक धमनी भित्ति काठिन्यता।

***hereditary cerebellar sclerosis* (हेरेडिटरी सैरीबिलर इसक्लोरोसिस)**–जन्मजात प्रमस्तिष्कीय काठिन्यता।

***hereditary spinal sclerosis* (हेरेडिटरी स्पाइनल इसक्लोरोसिस)**–जन्मजात सुषुम्नीय काठिन्यता।

***multiple cerebrospinal sclerosis* (मल्टीपिल सैरीब्रो स्पाइनल इसक्लोरोसिस)**–मस्तिष्क एवं सुषम्ना की बहु काठिन्यता।

***progressive muscular sclerosis* (प्रोगरेसिव मस्कुलर इसक्लोरोसिस)**–उत्तरोत्तर बढ़ती हुई पेशी काठिन्यता।

sclerotome (स्क्लीरोटोम)–प्रकशेरुक; कशेरुक।

scolecology=helminthology (स्कोलीकोलोजी=हिल्मिन्थोलोजी)–कृमि विज्ञान।

scolex (स्कोलैक्स)–मीवासिर; स्कोलैक्स; टेपवर्म (tape worm) परजीवी कृमियों का सिर या अगला भाग।

scoli (o) स्कोली (ओ)–घूमा हुआ; ऐंठा हुआ; वक्र।

scoliosis (स्कोलियोसिस)–कशेरुदण्ड (मेरुदण्ड) का पार्श्व घुमाव।

scolopsia (स्कोलोप्सिया)–दो अस्थि के बीच की सींवन जो एक-दूसरे को घूमने देती है।

scotodynia (स्कोटोडायनिया)–दृष्टिान्ध के साथ सिर में चक्कर आना।

scotoma (स्कोटोमा)–अन्ध बिन्दु; दृष्टि क्षेत्र में वह स्थल जहाँ दृष्टि न पहुँचे, यद्यपि वह दृष्टि परिधि के अन्दर हो; आँख के आगे काले दाग आना।

scotopia (स्कोटोपिया)–अन्धकार के प्रति चक्षु की व्यवस्था।

scourge (स्कोंज)–महामारी।

screen (स्क्रीन)–पर्दा; पट; ओट; सिनेमा अथवा मैजिक लालटेन के चित्र दिखाने का पट या पर्दा।

screening (स्क्रीनिग)–छटाव; बहुत से व्यक्तियों की परीक्षा कर उन्हें किसी विशेष रोग अथवा लक्षणों हेतु देखा जाना।

secretin (L. *secernere,* to separate) (सैक्रेटिन)–अंत्र की शलैष्मकला से उत्पन्न रसायनिक पदार्थ जो अग्नाशय (पैंक्रियेटिव) स्राव को प्रोत्साहित करता है।

secretion (L. *secretio,* separation) (सिक्रीसन)–श्रवण;

स्राव; कोशिकाओं या ग्रन्थियों द्वारा पृथक् या प्रकल्पित किया हुआ तरल या पदार्थ। सामान्यतः यह प्रक्रिया उत्सारण (extrusion) द्वारा ही होती है पर कोई कोशिका या ग्रन्थि स्वयं नष्ट होकर स्राव करती है, जैसे तेल ग्रन्थि (sebaceous gland)। इनको पूर्ण स्रावी ग्रन्थि कहा जाता है।

scrobiculate (स्क्रोबीकुलेट)–गड्डेदार; बिलयुक्त।

scrobiculus (स्क्रोबीकुलस)–उपकुल्यक; गड्ढा।

scrofula, struma (स्क्रोफुला, स्ट्रूमा)–गण्डमाला; लसीका कांडों (गण्डों-nodes) और अस्थि का क्षय रोग, जिसमें पीव वाले फोड़े भी होते हैं।

scrotal (स्क्रोटल)–अण्ड कोषीय।

scrotum (स्क्रोटम)–अण्डकोषों की थैली; वृषण-कोष; फोता; स्तनी (mammals) में वीर्याणु ग्रन्थियों (testicles) को रखने वाला कोष।

scruple (स्क्रूपिल)–20 ग्रेन वजन का बांट।

scruf (स्क्रूफ)–सूखी; फियास; रोयें जो खोपड़ी से झड़ते हैं।

scruff (स्क्रूफ)–गर्दन के पीछे का ऊपरी भाग।

scurvy (स्कर्वी)–विटामिन सी-एस्कोंविक अम्ल की कमी से उत्पन्न रोग जैसे दन्तक्षय या अस्थि का ठीक न बनना।

scute (स्कूट)–शल्क, वल्कल; अस्थि पलेट जो कर्ण गुहा (tympanic cavity) और मेस्टोइड कुहर (mastoid comity) को पृथक करती है।

scutum (स्कूटम)–ढाल; स्कूटम; कलीनियों (ticks) का पृष्ठ ढाल।

scybalum (स्काइबालम)–मरू का सख्त पुंज।

seacey (सेयासी)–युग्म विकल्पी जीन (gene) या परम्परा कण (allelic secretoregeays), इन जीन्स से रक्त समूह पदार्थ (blood group sabstances) जो शरीर के कई तरलों, स्रावों, राल आदि में होते हैं।

searcher (सरचर)–खोजक; एक विशेष प्रकार का यन्त्र जिसका कि प्रयोग शल्य चिकित्सक (सर्जन) मूत्राशय में पथरी खोजने के लिए करते हैं।

sebaceons (सिबेसियस)–तैल्य; स्नेहिक; चरबी वाला, वसामय।

sebiparous (सेबीपैरस)–वसा या सीवम या चरबी उत्पन्न करने वाला; तैल्य स्राविक।

seborrhea (सिबोरहिया)–स्नेहिक ग्रन्थियों से अत्यधिक स्राव होने से त्वचा पर चिकने शल्क बनना; वसा शल्कता।

sebum (सीवम)–स्नेहिक ग्रन्थि (sebaceous gland) का तैल सदृश स्राव।

secondary (सेकेन्ड्री)–गौण; सहाकरी; द्वितीयक; दूसरे क्रम का।

secondary host (सेकेन्डरी होस्ट)–गौण-सत्कारी (पोषक); ऐसा सत्कारी (host) जिसमें परजीवी (parasite) का अलैंगिक वर्धन (asexual reproduction) चक्र होता है। अपवाद-मलेरिया परजीवी जिसमें मनुष्य मुख्य सत्कारी पोषक (primary host) और मच्छर गौण सत्कारी पोषक माना जाता है। जबकि परिभाषा के अनुसार इसका विपरीत होना चाहिए, अर्थात मनुष्य गौण और मच्छर मुख्य होना चाहिए।

secretin (सेक्रेटिन)–ड्यूडेनम की श्लैष्मिक झिल्ली से स्रावित एक हार्मोन (उद्दीपक) विशेष जो अग्नाशय (पैंक्रियाज) से अग्नाशयिक रस तथा यकृत से पित्त स्राव को उत्तेजित करता है।

secretion (सिक्रीसन)–स्राव; स्रवण; किसी ग्रन्थि से निकलने वाला पदार्थ (रस); कोशिकाओं में रसायनिक परिवर्तन के कारण बाहर निकाला हुअ पदार्थ जो शरीर में अन्यत्र किसी विशेष प्रक्रिया को सम्पन्न करता है।

secreto-inhibitory (सिक्रीटो-इन्हीबिटरी)–स्राव अवरोधक।

secretomotory (सिक्रीटोमोटरी)–स्राव उत्तेजक।

secretor (सिक्रीटर)–स्राव कारक; ऐसा व्यक्ति जिसमें रूधिर, 'ए या बी' प्रकार का होता है तथा जिनकी लार (थूक) तथा अन्य स्राव विशिष्ट ए या बी प्रकार के पदार्थ युक्त होते हैं।

section (सेक्शन)–काट; कर्तन; सेक्शन।

frontal section **(फ्रन्टल सेक्शन)**–पट लम्ब कर्तन; मध्य तक्ष (median plane) के समकोण (right angles) बायें से दायें काटी गई समानान्तर काटी हुई काट।

horizontal section **(हॉरीजोन्टल सेकसन)**–क्षितिज काट।

longitudinal section **(लोंगीट्यूडनल सेकसन)**–अनुदैर्ध्य काट।

saggital section **(सेजीटल सेकसन)**–अग्रपश्च काट, खड़ी लम्ब काट।

transverse section **(ट्रान्सवर्स सेकसन)**–अनुप्रस्थ काट।

secundigravida (सिकन्डीग्रेवीडा)–दूसरी बार गर्भित स्त्री; द्वितीय-गर्भिता।

secundines (सिकन्डाइन्स)–प्रसव के पश्चात।

secundipara (सिकन्डीपैरा)–द्विबार प्रसवनी।

sedation (सिडेसन)–शामक; अवसादक।

sedative (सिडेटिव)–बेचैनी और रोग को कम करने की औषधि; शमक औषधि।

sedantary (सिडेन्टरी)–निश्चल; अचल।

sediment (सेडीमेन्ट)–गाद; तलछट; तरल पदार्थ के नीचे बैठा हुआ मैल (ठोस)।

seed (सीड)–बीज।

segment (सेगमैन्ट)–खण्ड।

segmental (सेगमैण्टल)–खण्डीय, सखण्ड; खण्डयुक्त।

segmentation (सेगमेन्टेशन)–खण्डन; समान भाग में बाँटना।

segregation (सेग्रीगेसन)–पृथक्करण; अलग करना।

seismotherapy (सीस्मोथिरैपी)–रोग का यान्त्रिक थर्राहट (कंपकपी) से उपचार।

seizure (सीजर)–अचानक बीमार पड़ना।

selenium (सैलेनियम)–रसायनिक तत्व, प्रतीक Se, आवर्त सारणी में 34वाँ स्थान।

self (सेल्फ)–स्वयं, स्वार्थ।

self abuse (सैल्फ एब्यूज)–हस्त मैथुन।

self indulgence (सेल्फ इन्डलजैन्स)–उत्तेजनाओं और इच्छाओं को अप्राकृतिक ढंग से पूरा करना।

self infection (सेल्फ इन्फैक्सन)–शरीर में ही किसी रोग के कीटाणु होने पर रोग का सारे शरीर में फैल जाना।

sella (सिल्ला)–पर्याण (saddle); काठीनुमा आकृति।

sella turcica (सिल्ला टरसीका)–तुर्क पर्याण; स्फीनोयड (sphenoid) अस्थि का ऊपरी तन्त्र जो तुर्क पर्याण (turkish saddle) की तरह का होता है।

semantics (सिमानटिक्स)–शब्दों के अर्थों के विकास का विज्ञान।

semeiotic (सिमियोटिक)–चिन्हों या लक्षणों सम्बन्धी।

semeiotics (सिमियोटिक्स)–लक्षण विज्ञान।

semel (सिमेल)–एक दफा; एक बार।

semelineident (सिमेलीनीडेन्ट)–केवल एक बार प्रभावित करने वाला।

semen (सीमेन)–वीर्य, शुक्र; नर द्वारा प्रक्षेपित वीर्य युक्त तरल।

semi (सेमी)–आधा, अर्ध अर्थ का पूर्व शब्द।

semilunar (सेमीलूनर)–अर्ध चन्द्राकार।

semilunar valve (सेमीलूनर वाल्व)–अर्ध चन्द्राकार कपाट, यह कपाट हृदय में आयोटा (महाधमनी) और फुफ्फुसीय धमनी (pulmonary artery) के शुरूआत के छिद्र पर अर्ध चन्द्राकार कपाट लगे होते हैं।

semimicroanalysis (सेमीमाइक्रो एनालिसिस)–अति सूक्ष्म संश्लेषण; रसायनिक विश्लेषण केवल अति सूक्ष्म मात्रा –0.01 से 0.02 ग्राम तक।

semination (सेमीनेसन)–वीर्याणु रोपण (अपकर्ष); मैथुन द्वारा गर्भाशय में वीर्य पहुँचाने का कार्य।

seminiferous (सेमीनीफेरस)–शुक्र वाहिनी, वीर्यवाहिनी।

seminologist (सेमीनोलोजिस्ट)–वीर्य विशेषज्ञ (वैज्ञानिक)।

seminology (सेमीनोलोजी)–वीर्याणु विज्ञान; वीर्य विज्ञान।

semipermeable (सेमीपरमिएबिल)–आंशिक प्रसरणशील; अर्धपारगम्य।

semis (सेमिस)–आधा, अर्ध।

Semon's law (सीमेन्स लॉ)–सीमन मत; यह मत कि जब कभी स्वर यन्त्र तन्त्रिका (laryngeal nerve) की क्षति होती है तो स्वर रज्जू के अपवर्तनी पेशी सूत्र (abduction) मध्यावर्तनी सूत्रों (adduction) से पहले गति शक्ति को खो देते हैं। इसी प्रकार जब ठीक होते हैं तो विपरीत क्रम से (reversely) मध्यावर्ती सूत्र ऊपरी शक्ति को अपवर्तनी (adduction) से पहले प्राप्त करते हैं।

senescence (सेनेसेन्स)–वृद्धावस्था; सठियाबद्ध।

senile (सिनाइल)–वृद्धावस्था सम्बन्धी; जरा।

senility (सेनीलिटी)–वृद्धता; जीर्णता बुढ़ापा।

senilism (सेनीलिज्म)–समय पूर्व बुढ़ापा।

senility (सेनीलिटी)–बुढ़ापा, सठियाना; वृद्धता; थकावट।

senopia (सिनोपिया)–वृद्धों में दृष्टि का सुधार।

sensation (सेनसेसन)–वेदना।

sense (सेन्स)–इन्द्रिय ज्ञान; समझ; तर्क शक्ति।

sensibility (सेन्सीबिलिटि)–चेतनाशक्ति; अनुभव; संवेदनता; इन्द्रियगम्यता।

sensibility exteroceptive (सेन्सीबिल्टी एक्सटीरोसेप्टिव)–वाह्य वेदना ग्राह्यता; सम्पर्क ग्राह्यता।

sensibility, interoceptive (सन्सीबिल्टी इन्टरोसेप्टिव)–आन्तर ग्राह्यता; ऐसे ग्राह्य वेदनांग (receptor) जो शरीर के अन्दर से उत्तेजना ग्रहण करते हैं।

sensibility, olfactory (सेन्सीबिल्टी, ऑलफैक्टरी)–घ्राण ग्राह्यता।

sensibility, proprioceptive (सेन्सीबिल्टी, प्रोप्रियोसेप्टिव)–स्वात्म ज्ञापक ग्राह्ययता।

sensibility, tactile (सेन्सीबिल्टी, टेक्टाइल)–स्पर्श ग्राह्ययता।

sensible (सेन्सीबिल)–समझने के योग्य; चैतन्यशील; अनुभव योग्य; व्यवहार कुशल।

sensitive (सेन्सीटिव)–संज्ञाशील; शीर्घ ही प्रभावित होने वाला; शीघ्र ही समझ जाने वाला; संवेदी; प्रतिसंवेदी।

sensitivity (सेन्सीटिविटी)–संवेदनता; संज्ञाशीलता।

sensomobile (सेन्सोमोबाइल)–उत्तेजना के प्रतिउत्तर में गति।

sensoparalysis (सेन्सोपैरालिसिस)–किसी अंग की संवेदन तन्त्रिकाओं का पक्षाघात।

sensorium (सेन्सोरियम)–संवेदन तन्त्रिका केन्द्र; मस्तिष्क; ज्ञान स्थान; दिमाग।

sensory (सेन्सरी)–संवेदीय।

sentient (सेन्टियेन्ट)–संवेदी; स्पर्शचेतना।

sepsis (सेपसिस)–गलना, सड़ना, विगलन, पीप होना; जहरवाद होना; रूधिर का दूषित होना।

septa (सेप्टा)–'सात' अर्थ का पूर्व शब्द।

septan (सेपटान)–प्रत्येक सातवें दिन होने वाला।

septate (सेपटेट)–कई भागों में विभक्त हुआ।

septecemia (सेप्टीसीमिया)–पूयविष; रूधिर का विषैला होना।

septipara (सेप्टीपारा)–ऐसी स्त्री जो सात बार गर्भवती हो चुकी हो।

septivalent (सेप्टीवेलेन्ट)–सात संयोजी (valence=valency) शक्ति वाला।

septula of testis (सेप्टूला आफ टेस्टीज)–वृषण व्यवधान।

septum (सेप्टम)–शरीर के भीतर विभाग करने की झिल्ली, विभाजक भित्ति; जवनी; व्यवधान।

septum lucidum (सेप्टम लूसीडम)–पारभासी पट; लूसीडम व्यवधान, प्रमस्तिष्क गोलार्ध का महासंयोजक पिंड (कार्वस कैलोसम) और चापिका फानिक्स (fornix) के बीच की पतली अनदूरूनी भित्ति।

septum narium (nasal) (सेप्टम नेरियम (नैजल)–नासापट।

septum transversum (सेप्टम ट्रान्सवरसम)–(1) भ्रूणीय मध्य पट (डायफ्राम)। (2) अर्ध चन्द्राकार नलिका के तुम्बिका (ampulla) के अन्दर की मेड़।

septuplet (सेप्टूलेट)–एक बार के सात बच्चों में से एक।

sequel (सिक्युल)–फल, परिणाम।

sequela (सिक्यूला)–बीमारी के बाद का प्रभाव।

sequester (सिक्येस्टर)–अलग करना; सम्पूर्ण में से एक छोटे से हिस्से या टुकड़ों को असाधारण रूप से अलग करना।

sequestrum (सिक्युस्ट्रम)–मुर्दा हड्डी या खाल जो अपनी जगह छोड़ चुकी हो।

series (सीरीज)–क्रम; श्रेणी, सिलसिला।

serin metabolism (सेरीन मेटाबोलिज्म)–सेरीन (एक विशेष यौगिक) उपापचय; ए-अमीनो बी हाइड्रोक्सी प्रोपियोनिक अम्ल (a-amino b-hydroxy propionic acid) सूत्र–NH_2.CH, COO HCC H_2ON इसी को सेरीन यौगिक कहा जाता है।

seroculture (सीरोकल्चर)–रक्त द्रव (सीरम) पर बैक्टीरिया कलचर (संवर्धन)।

serodiagnosis (सीरोडायग्नोसिस)–रक्त द्रव (सीरम) पर प्रभाव देखकर रोग का निदान।

seroenzyme (सीरोएन्जाइम)–रक्त द्रव एन्जाइम।

serology (सीरोलोजी)–रक्त द्रव विज्ञान, एन्टीजन (प्रतिजन) और एन्टी बोडी (प्रति पिण्ड) की प्रक्रियायों का टैस्ट ट्यूब में होने वाली क्रियाओं से जानने सम्बन्धी विज्ञान।

serosa (सिरोसा)–औदक; सफेद पतली झिल्ली।

serosity (सिरोसिटी)–मस्तु; जन्तु द्रव का जलीय भाग।

serotonin (सिरोटोनिन)–यह 5-हाइड्रोक्सी ट्रिप्टामीन; (5-hydroxy tryptamine) यौगिक है जो ट्रिप्टोफान (tryptophan) से संश्लेषित होता है। सिरोटोनिन कण बिम्वाणु (thrombocytes) या रूधिर थक्का कण (blood platelets) में पाये जाते हैं।

serous (सिरस)–औदक; मेदक; सीरस, जल सदृश तरल जो कोशिकाओं के तन्तुओं और ग्रन्थियों आदि में पाया जाता है।

serpiginous (सरपीजीनस)–रेंगने वाला; एक भाग से दूसरे भाग में रेंगकर पहुँचने वाला।

serrated (सिरेटड)–दंतुर; दाँतदार।

serration (सिरेसन)–दाँता।

serum (सीतम)–रक्त द्रव; रक्त के थक्का (clotting) बनने के बाद बचा हुआ तरल।

serum albumin (सीरम अल्बुमिन)–सीरम का एक प्रोटीन; सीरम में दो प्रोटीन होते हैं, एक सीरम अल्बुमिन और दूसरा सीरम ग्लोबुलिन।

serum ison test (सीरम आइसोनटेस्ट)–प्रोटीन उपापचय (protein metabolism) का एक टेस्ट (परीक्षण)। इसमें लौह की मात्रा जानी जाती है। लौह की मात्रा यकृत प्रदाह (hepatitis) में बढ़ी हुई; अंग के बढ़े होने पर (दृढ़ संहति) तथा सिरोसिस (cirrhosis) में घटी हुई तथा पित्त अवरूद्धता में सामान्य (normal) होती है।

sesqui (सेस्क्यू)–ड्यौढ़ा; एक और आधा; अर्थ का पूर्व

शब्द।

sesquioxide (सेस्क्यूऑक्साइड)–यौगिक; जो तीन भाग आक्सीजन और दो भाग किसी और तत्व से बनता है।

sessile (सिसाइल)–अस्तमभी; स्तम्भहीन।

setaceous (सिटेशियस)–रोमिका मुक्त।

sex (सेक्स)–लिंग; स्त्री और पुरूष (मादा और नर) के पहचान का लक्षण; विशेषताएँ, बनावटें, कार्य, लक्षण आदि का योग जिससे जन्तु या वनस्पति को नर या मादा कहा जाता है।

sex chromosome (सेक्स क्रोमोसोम)–लिंग परम्परा सूत्र; लिंग क्रोमोसोम; वह क्रोमोसोम जिसकी उपस्थिति अथवा अनुपस्थिति से लिंग निश्चित होता है, इसी अर्थ के अन्य शब्द (1) एक्स या वाई (x or y) क्रोमोसोम; (2) इडियोक्रोमोसोम (ediochromosome); (3) एकल सूत्र; (monosome) (4) टैइरोक्रोमोसोम; लिंग परम्परा सूत्र।

sex differentiation (सेक्स डिफरैन्सियेसन)–लिंग भेद।

sex hormones (सेक्स हारर्मोनस)–जननांग उद्दीपक (हार्मोन)।

sex linked (सेक्स लिक्ड)–लिंग सम्बन्धी।

sex linked inheritance (सेक्स लिंकड इन्हेरीटेस)–लिंग सम्बन्धी परम्परा।

sex mosaic (सेक्स मोजेक)–नर नारी; लिंग खचित।

sex reversal (सेक्स रिवर्सल)–लिंग-परिवर्तन।

sex steroids (सेक्स स्टेरॉयड)–लिंग स्टेरॉयड या स्टीरोल्स; यह वास्तविक वसा (fats) यौगिक नहीं होते हैं। केवल नर या मादा हार्मोन स्टेरॉयड्स होते हैं।

sexual (सेक्चुअल)–लिंगी; लैगिक; लिंग सम्बन्धी।

sexual cell (सेक्चुअल सैल)–लिंग कोशिका –डिम्ब या शुक्राणु।

sexual dimorphism (सेक्चुअल डाइमोंफिज्म)–लिंग भेद; लैंगिक द्विरूपता; उसी जाति के नर और मादा में बनावट, नाप, रंग, शक्ल आदि में भेद।

sexual organs (सेक्चुअल ओरगन)–जननेन्द्रियाँ, लिंगावयव।

sexual reproduction (सेक्चुअल रिर्पोडकसन)–लिंगी उत्पादन; मैथुनोत्पादन।

shaft (शेफ्ट)–दण्ड; डण्ठल; लम्बी हड्डी का सीध गोलाकार भाग।

shank (शेंक)–अग्र जंघा; पिंडली या अधोजानु।

shank bone (शेंक बोन)–पिंडली की हड्डी।

Sharpey's fibres (शार्पेज फाइबर्स)–शार्पे एक स्कोटिस सर्जन। छिद्रक सूत्र; शार्पे सूत्र; श्वेत सूत्रों (white fibres) और स्थिति स्थापक सूत्रों (elastic fibres) के खरिक भय पुलंदे जो अस्थित्वक पत्रकों (periostcal lamellea) को भेदते तथा बाँधकर रखते हैं।

sheath (शीथ)–पिधान, रक्षावरण, वेष्ठन, आच्छद।

shedding (शेडिग)–निपतन; झड़ना।

sheet (शीट)–चादर; विस्तरे की चादर; किसी वस्तु का पतला और बड़ा टुकड़ा।

shield (शील्ड)–ढाल; रक्षा करने वाला भाग।

shift (शिफ्ट)–परिवर्तन; बदलना; हटाना; एक स्थान से दूसरे स्थान में अदला-बदली करना।

shin (शिन)–टिबिया का उभरा हुआ अग्र तट; पिंडली की हड्डी।

shiver (शिवर)–काँपना; ठंड से कंपकंपाना।

shock (शॉक)–सदमा; दिमाग पर धक्का लगना; प्रकम्पन; झटका; आकस्मिक आक्रमण जिससे रक्त परिवहन तथा दबाव में यकायक कमी आ जाने से बेहोशी या मृत्यु हो सकती है।

shoulder (शौल्डर)–कंधा; अंश; पसली की हड्डी (क्लैविकिल clavicle) और अंसफलक (स्केपुला) की सन्धि जहाँ से बाजू धड़ से जुड़ा होता है।

sickle cell anaemia (सिकिल सेल एनीमिया)–हंसियाकार अल्परक्तता, इस रोग के मरीजों में हीमोग्लोबिन एस (s) प्रकार का पाया जाता है, जिस कारण इस रोग का यह नाम रखा गया है।

short sight (शोर्ट साइट)–निकट दृष्टि (myopia)।

show (शो)–रजोस्वला या प्रसव से पूर्व रक्त का बहाव दिखाई देना; वह स्राव जो बच्चा पैदा होने से पहले ही शुरू हो जाये, जिसे प्रसव के आरम्भ की सूचना समझा जाता है।

shunt (शन्ट)–(1) बिजली की धारा दूसरी ओर ले जाने का तार। (2) शरीर में कृत्रिम नलिका से दो मुख्य वाहिनियों को जोड़कर बहाव को एक-दूसरी में करना।

sial (o) (सियल) (ओ)–'लार या लार ग्रन्थि' अर्थ का पूर्व शब्द।

sialadenitis (सयालएडीनाइटिस)–'लार ग्रन्थि की सूजन।

sialagogue (सियालागोगु)–लार अधिक पैदा करने वाली दवा।

sialine (सियालाइन)–लार सम्बन्धी।

siololithiasis (सियालोलिथिएसिस)–लार नलिका (salivary duct) का पत्थरी (calculi) के कारण अवरूद्ध हो जाना।

sialorrhoea (सियालोरहिया)–अधिक लार (थूक) स्राव (hypersalivation)।

sialology (सियालोजी)–लार विज्ञान; लार का अध्ययन।

sialosis (सियालोसिस)–लार का बहना।

sib (सिब)–एक ही खून के रिश्तेदार; सगोत्र बन्धु।

sibilant (सिबीलैन्ट)–सिसकारी या सिसकी या हिसहिस शब्द करने वाला।

sibling (सिबलिग)–एक ही वंश के व्यक्ति।

sibship (शिबशिप)–एक ही खून के वंशज।

siccative (सिक्केटिव)–सुखाने वाला; नमी दूर करने वाला।

sickness (सिकनेस)–बीमारी, रोग; स्वस्थ दवा से हटी हुई दशा।

side-chain theory (साइड-चैन थियोरी)–श्रृंखला प्रक्रिया मत; अरलिक्ख (Ehrlich's) का मुक्ति (immunity) प्रदान मत। इस मतानुसार यह माना जाता है कि विष (toxins) पौष्टिक प्रोटीनों (nutritive proteins) के समस्त लक्षणों को जिनसे वह सामान्य रूप से समानीकरण करते हैं, अपने में अपनाकर ही जैव प्रद्रव्य (living protoplasm) से समानीकरण करते हैं।

side-effect (साइड-इफैक्ट)–अतिरिक्त प्रभाव।

sideropenia (सिडरोपेनिया)–शरीर या रक्त में लोहे की कमी।

siderophages (सिडरोफेजस या सिडरोफेग्स)–लाल रक्त कण अर्थात लौहनाशक भक्षक कोशिकाएँ जिनसे हृदक्रिया का आकस्मिक मरात्मक अवरोध (heart failure) होता है।

siderophilin (सिडरोफिलिन)–लोह प्रेमी (रागी) यौगिक; इसको ट्रान्सफेरिन (transferin) यौगिक भी कहा जाता है। इस यौगिक द्वारा लोहे (iron) को रक्त में एक स्थान से दूसरे स्थान व ो ले जाया जाता है।

siderophilous (सिडरोफिलस)–लौह-प्रेमी; आयसी।

siderosis (सिडरोसिस)–अधिक लौह का जमा हो जाना।

sight (साइट)–दृष्टि; नजर; निगाह।

sigmatism (सिगमैटिज्म)–गलत ध्वनि करना।

sigma (सिगमा)–`C' के आकार की रचना।

slgmoid (सिगमोयड)–अवग्रहाकार, सिगमाँयड।

sign (साइन)–चिन्ह, निशान, संकेत।

signature (सिगनेचर)–दस्तखत, हस्ताक्षर।

silica (सिलिका)–सिलिकन ऑक्साइड; एक प्रकार का सफेद खनिज रसायन (मिट्टी)।

silver (सिलवर)–चाँदी।

simulation (सिमूलेसन)–अनुकरण, शत्रु को धोखा देने के लिए विशेषताओं या आकृतियों का अपनाना, भ्रामक अनुरूपता।

sinciput (सिन्सीपुट)–शिरो अग्रोर्ध्व; सिन्सीपुट; सिर को आगे और ऊपर का भाग।

sinister (सिनिस्टर)–बायाँ; बाईं तरफ का।

sinistrad (सिनिस्ट्रड)–बाईं ओर।

sinistrality (सिनिस्ट्रलिटी)–बाईं ओर के अंगों की प्रधानता; बायें हाथ से सब काम करना।

sinistraural (सिनिस्ट्रोरल)–बायें कान से बेहतर या ज्यादा अच्छा सुनने वाला।

sinistrocular (सिनिस्ट्रोकुलर)–बाईं आँख से अच्छा देखने वाला।

sinistrogyration (सिनिस्ट्रोजाइरेसन)–बाईं ओर का घुमाव।

sinistromanual (सिनिस्ट्रोमैन्युअल)–बाये हत्था; बायें हाथ से काम करने वाला।

sinus (साइनस)–(1) कुल्या, साइनस, गह्वर; विवर; खातिका; शिरानाल।

(2) नाली के आकार का लम्बा फोड़ा; नासूर।

sinus arrhythmia (साइनस एरीथिमिया)–एक विशेष प्रकार की नब्ज (pulse) जिसमें निश्वसन (inspiration) में नब्ज तीव्र यानी बढ़ जाती है तथा उच्छावास (expiration) में कम यानी घट या गिर जाती है।

sinus nerve (साइनस नर्व)–कोटर तन्त्रिका; श्वसन प्रक्रिया को प्रभावित करने वाली तन्त्रिका विशेष।

sinus rhythm (साइनस रिदम)–कोटर (sinus) ताल; शिरा-अलिन्द काण्ड (sind-atrial node) से आरम्भ होने वाली हृद्-ताल।

sinusoid (साइनूसोइड)–यकृत आदि में सूक्ष्म रक्त स्थल।

siphon (साइफन)–एक दो स्थान से मुड़ी हुई नली, जिसका एक भाग छोटा और दूसरा भाग लम्बा होता है। छोटे भाग को तरल से भरकर रखने पर दबाव के कारण तरल लम्बे भाग द्वारा बाहर निकलने लगता है, इस प्रकार की नली का प्रयोग एक बर्तन से दूसरे बर्तन में तरल को डालने के लिए अथवा किसी बर्तन से तरल को बाहर निकालने के लिए किया जाता है।

siqua (सिकुवा)–बैठने की ऊँचाई का वर्ग।

sister (सिस्टर)–बहिन; बहन; अस्पताल की नर्स या दाई,

सिस्टर।

sitology (सिटोलोजी)–पथ्यापथ्य विज्ञान; खाद्य और पोषण सम्बन्धी विज्ञान; खाद्य विज्ञान।

sitomania (सिटोमानिया)–अत्यधिक भूख (खाने की प्रबल इच्छा)।

sitophobia (सिटोफोबिया)–खाने से भयभीत; खाने से डर।

sitotherapy (सिटोथिरैपी)–खाने से इलाज।

sitotropism (सिटोट्रोपिज्म)–खाद्य वृत्ति।

situs (सिटस)–स्थिति।

skatole (स्केटोल)–प्रोटीन विगलन से उत्पन्न गन्ध, जैसी मल (टट्टी) में से अधिकतर आती है।

skein (स्कैन)–कोशिका विषम विभाजन में आरम्भ में उत्पन्न धागे नुमा आकृति।

skelalgia (स्केलालजिया)–टाँग में दर्द।

skeltal muscle (स्केलेटल मसिल)–अस्थि पंजर सम्बन्धी पेशी; कंकाली पेशी।

skletal system (स्केलेटल सिस्टम)–कंकाल तन्त्र।

skeletogenous (स्केलेटोजीनस)–अस्थि जन; कंकाल जनक; वह भ्रूण के अंश (भाग) जो आगे चलकर अस्थि संस्थान के भाग बनाते हैं।

skeletology (स्कैलेटोलाजी)–अस्थि पंजर (कंकाल) विज्ञान।

skeleton (स्कैलेटन)–अस्थि पंजर; कंकाल; ठठरी, हड्डी का ढाँचा।

skeocytosis (इस्कियोसाइटोसिस)–रक्त में अपरिपक्व श्वेताणुओं का होना।

sketch (स्केच)–रेखाचित्र; स्केच।

skia (स्किया)–'एक्स-रे छाया'।

skiameter (स्कियामीटर)–"एक्स-रे" की तीव्रता (गहनता) नापने का यन्त्र।

skin (स्किन)–त्वचा, खाल, शरीर का रक्षात्मक आवरण।

skotoaxis (स्कोटोएक्सिस)–तिमिर वृत्ति।

skull (स्कल)–करोटि, खोपड़ी, कपाल।

sleep (स्लीप)–नींद, निद्रा, सोना; प्राकृतिक अथवा कृत्रिम संवेदीय और गतिकारी क्रियाओं के निलम्बित (विश्राम) होने की दशा।

slide (स्लाइड)–काँच की पट्टी–(1) शीशे की पट्टी जिस पर सूक्ष्म निरीक्षण करने के लिए कोई वस्तु रखी जाती है।

(2) मैजिक लालटेन में लगाने को एक छोटा शीशे का चौखूटा टुकड़ा जिस पर चित्र बना होता है, और रोशनी डालने पर पर्दे पर दिखाई देता है।

(3) फिसल कर नीचे को गिरना।

sling (स्लिग)–झूला पट्टी कपड़े की तिकोनी अथवा किसी और आकार की पट्टी जो जख्मी हाथ को आराम देने के लिए गले से होकर लटकाई जाती है।

slough (स्लफ)–ऊपर की मरी ऊतकों की पपड़ी; केंचुली; निर्मोक; खुरण्ड।

sludge (स्लज)–गदला, मैल।

small intestine (स्मोल इन्टसेटाइन)–छुद्रांत्र; छोटी आंत।

smallpox (स्मालपौक्स)–छोटी चेचक, शीतला; छोटी माता।

smear (स्मियर)–चिकनाई, लीपन या पोतन, सूक्ष्म निरीक्षण हेतु काँच की पट्टी पर चिकनाई लगाना।

smegma (स्मेगमा)–चमड़ी का प्रसेव; त्वचा की परत के नीचे साबुन जैसा पदार्थ।

smell (स्मेल)–घ्राण; गन्ध, बू; बास; महक।

S/N ratio (एस/एन रेशियो)–सल्फर (sulphur) नाइट्रोजन अनुपात; सामान्य रूम से अनुपात 1:14 होता है जो माँस पेशियों में ही होता है।

snap (स्नैप)–झपट कर छीनना।

snarl (स्नार्ल)–कुत्ते की तरह गुर्राना; कर्कश शब्द बोलना।

sneezing (स्नीजिग)–छींकना।

snout (स्नायुट)–थूथन; प्रोथ।

snow (स्नो)–बरफ; पाला।

snuff (स्नफ)–नसबार; सूँघनी (तम्बाकू)।

soap (सोप)–साबुन; तेल या चर्बी का क्षार से मिलकर बना ठोस या तरल पदार्थ।

society (सोसाइटी)–(1) अंगी समूह; कई अंगियों द्वारा समूह बनाकर रहना।

(2) समाज, मण्डली; संघ।

sociology (सोशियोलोजी)–समाज विज्ञान।

sociopathy (सोसियोपैथी)–सामाजिक व्यवहार में अव्यवस्था।

socket (सोकेट)–गर्त, गतिका; उलूखल।

socket of tooth (सोकट आफ ट्यूथ)–दंत्तोलूखल; दन्तर्गत।

eye socket (आइ सोकेट)–अक्षि कूप।

soda (सोडा)–सोडियम कार्बोनेट; सोडा।

sodium (सोडियम)–रसायनिक तत्व, प्रतीक Na; आवर्त सारणी में ग्यारहवाँ (11वाँ) स्थान।

sodomy (सोडोमी)–गुदा मैथुन; लौंडेबाजी।

softening (सोफनिंग)–मुलायम करना; शान्ति कर; मृदु करण;

नरम पड़ जाना।

soft palate (सोफ्ट पैलेट)–कोमल तालु।

sol (सॉल)–तरल कलिक घोल।

solar plexus (सोलर फ्लैक्सज)–उदर तन्त्रिका जाल।

sole (सोल)–पादतल; तलुवा; पादुका तल।

solarisation (सोलेराइजेसन)–सूर्य की किरणों से नाश; प्रकाश निरूद्धता; पौधों में सूर्य की तेज रोशनी के कारण कार्बन एकीकरण (carbon assimilation) का बन्द या रूक जाना।

solid (सोलिड)–ठोस।

solubility (सोल्यूबिलिटी)–घुलनशीलता।

solum (सोलम)–तलैटी; निम्न भाग।

solute (सोल्यूट)–तरल में घुलाये जाने वाला ठोस।

solution (सोल्यूसन)–घोल; घुलनशील रसायनिक पदार्थों के पानी या अन्य तरल में विलयन से बना घोल।

solvent (सोल्वेन्ट)–विलायक; द्रावक; वह तरल जिसमें ठोस घुलता है।

soma (सोमा)–पिण्ड; शरीर, देह, काय।

somasthenia (सोमसथेनिया)–कम भूख व कम नींद के कारण शरीर की कमजोरी।

somatalgia (सोमाटालजिया)–शरीर में दर्द।

somasthesia (सोमसथेसिया)–शरीर की चेतनता।

somasthesis (सोमासथेसिस)–अन्तर्वेदनता; त्वचा; पेशी या आन्तरिक देहांगों से उत्पन्न उत्तेजना के कारण वेदना।

somatic (सोमेटिक)–दैहिक, काय सम्बन्धी।

somatization (सोमेटाइजेसन)–मानसिक दशा या अनुभव को शारीरिक लक्षण में बदलना।

somatoblast (सोमेटोब्लास्ट)–शरीरजः कोशिका के प्रोटोप्लाज्म में केन्द्रक के बाहर कोशिका केन्द्रक (cytoblast) का होना।

somatogenic (सोमेटोजेनिक)–शरीर उद्‌भिद होने वाला।

somatology (सोमेटोलोजी)–शरीर विज्ञान; शरीर रचना और प्राणतत्व का अध्ययन।

somatome (सोमेटोम)–शरीर खण्ड (टूक)।

somatopathic (सोमेटोपैथिक)–शरीर में रोग।

somatoplasm (सोमेटोप्लाज्म)–बर्हिमिति; दैहिक कोशिका प्लाज्मा (प्ररस)।

somatopleure (सोमेटोप्लूर)–बर्हिमित्ति; कायस्तर; सोमेटोप्लूर; देहभित्ति; मध्यस्तर (mcsoblast) की बाहरी भित्ति जो वाह्य स्तर से घनिष्ठ सामीप्य (proximity) रखती है।

somatotype (सोमेटोटाइप)–काय प्ररूप; नाप तोल के अनुसार पूर्ण रूप से शरीर से आदर्श प्ररूपी जीव।

somatoscopy (सोमेटीस्कोपी)–शरीर का परीक्षण।

somatosexual (सोमेटोक्युअल)–शरीर और लिंग लक्षणों सम्बन्धी।

somatotherapy (सोमेटोथिरैपी)–शरीर उपचार, ऐसा इलाज, जिससे शरीर के रोग दूर होवें।

somite (सोमाइट)–शरीर का अंश या भाग; देह खण्ड।

somnambule (सोमनामबुले)–ऐसा व्यक्ति जो सोते में चलता है।

somnambulism (सोमनामबुलिज्म)–सोते-सोते उठकर चल देन की आदत।

somnifacient (सोमनीफैशियेन्ट)–नींद का कारण।

somniferous (सोमनीफेरस)–निद्रा कर; निद्रा उत्पादक; नींद लाने वाली औषधि।

somniloquism (सोमनीकोक्युइज्म)–नींद में आदतन बात करने की आदत।

somnipathy (सोमनीपैथी)–नींद सम्बन्धी कोई भी विकार।

somnolence (सोमतोलेन्स)–नींद सी आना।

somnolentia (सोमनोलेनशिया)–ऊँघना; झपकी लेना; अपूर्ण निद्रा; नशे की नींद।

sonometer (सोनोमीटर)–श्रवण शक्ति को जाँचने का यन्त्र।

sophistication (सोफिस्टीकेसन)–मिलावट; खाद्य या औषधि में मिलावट।

sopor (सोपोर)–गहरी नींद या मूर्छा; अप्राकृतिक निद्रा; गहरे साँस आने और बेहोश होने की अवस्था।

soporific (सोपोरिफिक)–गहरी नींद दिलाने वाली औषधि।

soporose (सोपोरोज)–गहरी नींद सम्बन्धी।

sorbefacient (सोरबीफेशियेन्ट)–शोषण को उत्पन्न करने वाला।

sordes (सोरडीज)–ज्वर में दाँतों और होठों पर इकट्ठा होने वाला मैल (मलिन पदार्थ)।

sore (सोर)–फोडा, फुन्सी; दुःख; क्लेश, जख्म, घाव; कोई भी शरीर की दुखती जगह।

sororiation (सोरोरियेशन)–जवानी पर स्तनी का वर्धन।

souffle (सोफिल)–हल्कीसी निरन्तर शब्द ध्वनि जो छाती या जरायु से टकराने पर आये।

sound (साउंड)–(1) ध्वनि; नाद, शब्द, स्वर। (2) **स्वस्थ**; सुरक्षित, समग्र, ठोस, ठीक।

space (**स्पेस**)–(1) जगह सीमित क्षेत्र, आकाश। (2) अन्तर, बीच का स्थान।

space, cavity (**स्पेस कैविटी**)–कोटर; अवकाश।

span (**स्पेन**)–विस्तार; फैलाव; वित्ता; फैले हुए हाथ अंगूठे और छिगुली (कानी) उँगली के बीच की दूरी; दोनों बाजू के फैले होने पर एक हाथ की छोटी उँगली के छोर तक की दूरी।

span (o) (**स्पेन**) (**ओ**)–'कम', 'अल्प', 'स्वल्प', अर्थ का पूर्व शब्द।

spanandry (**स्पानानड्री**)–नरस्वल्पता; नरों की संख्या में कमी।

spanemia (**स्पानेमिया**)–रक्त में लाल रक्त कणों की कमी या रक्त का पतलापन; रक्ताभाव।

spanogyny (**स्पानोगायनी**)–औरतों की संख्या में कमी; मादा बच्चों की कम पैदाइश।

spanomenorrhea (**स्पानोमेनोरहिया**)–कम मासिक धर्म; न्यूनित ऋत स्राव; कम आतर्व।

spanopnea (**स्पानोपनिया**)–कम श्वांस का आना।

spargosis (**स्पारगोसिस**)–किसी अंग का फूला होना; (1) दूध से भरा हुआ स्तन; फूला हुआ स्तन। (2) हाथी पाँव, श्लीपद रोग।

spasm (**स्पाज्म**)–आक्षेप; ऐंठन; संकोच; तान; उद्वेष्टन; अकस्मात तेजी से पेशी संकुचन अनैच्छिक संकुचन।

spasmodic (**स्पासमोडिक**)–अंग संकोचक; ऐंठने वाला; अकड़ने वाला, तनाव लेने वाला; आक्षेप युक्त।

spasmolysis (**स्पासमोलाइसिस**)–ऐंठन को नष्ट या कम या रोकने वाला।

spasmophilia (**स्पासमोफिलिया**)–शरीर की ऐंठन बार-बार होना; ऐंठने की प्रवृत्ति।

spatium (**स्पेसियम**)–स्थान, जगह, स्थल।

spatula (**स्पेचूला**)–स्पेचुला; चौड़े फलक का मुथरा चाकू, जिससे मरहम बनाते हैं अध्वा चौड़ा, चपटा औजार जिससे जवान (जीव) दबाकर गला देखते हैं।

spay (**स्पे**)–डिम्ब ग्रन्थि (ओवरी) कर्तन।

specialist (**स्पेसेलिशस्ट**)–विशेषज्ञ; ऐसा व्यक्ति, चिकित्सक, वैज्ञानिक आदि जो किसी भाग या शाखा विशेष की योग्यता रखता हो।

speciality (**स्पेशियेलिटी**)–विशिष्टता; विशेषता; विशेष विभाग।

species (**स्पीसीज**)–जाति; (1) एक ही भाँति के जन्तु जो आपस में मैथन कर सकें।
(2) एक वर्गीकरण इकाई जिसमें कई नस्लें मिली होती हैं और जिनके मिलने से वंश (genus) बनता है।

specific (**स्पेसीफिक**)–(1) विशिष्ट; विशेष प्रकार का विलक्षण। (2) जाति सम्बन्धी।

specific (**स्पेसीफिक**)–वैशेषिक; किसी विशेष जांति से सम्बन्धित या किसी विशिष्ट जाति में सीमित; विलक्षण, विलक्षण विशेष; निर्दिष्ट। (2) अनुभूत या रामवाण औषधि।

specific dynamic action (S.D.A.) (**स्पेसीफिक डायेनमिक एक्सन** (**एस०डी०ए०**)–समस्त खाद्य पदार्थ अन्तर्ग्रहण करने के पश्चात ऊष्णता की दर को बढ़ा देते हैं यद्यपि खाद्य लेने वाला आधारिक स्थिति (besal state) में ही होता है। खाद्य अन्तर्ग्रहण द्वारा ऊष्णता को आधारिक उपापचय दर (basal me Etaboli crate, B.H.r.) से ऊपर बढ़ाने को एस०डी०ए० (S.D.A) या खाद्य का ऊष्णोत्पादक प्रभाव (colonigenic action of foods) कहा जाता है। इसको उपापचय की लागत (cost of metabolism) भी कहा जाता है। सबसे अधिक एस०डी० ए० प्रोटीन 30% उससे कम कार्बोहाइड्रेट 6% तथा वसा द्वारा 4% होता है।

specific gravity of blood (**स्पेसीफिक ग्रेवीटी आफ ब्लड**)–शिरा रक्त (venous blood) का आपेक्षित घनत्व 15°C (59°F) तापक्रम पर 1.048 से 1.066 होता है। नर में डाक्टरी औसत (clinical average) 1.057 और मादा में 1.053 होता है।

specimen (**स्पेसीमेन**)–प्रतिरूप; नमूना, आदर्श।

spectacles (**स्पेक्टिकिल्स**)–चश्मा; ऐनक।

spectrometry (**स्पेक्ट्रोमीटरी**)–वर्णक्रम (स्पैक्ट्रम) में विभिन्न प्रकाश रशिम का निर्धारण।

spectrophobia (**स्पेक्ट्रोफोबिया**)–शीशे में देखने में डर।

spectroscope (**स्पेक्ट्रोस्कोप**)–प्रकाश विश्लेषण यन्त्र; उत्पन्न वर्णक्रम (स्पैक्ट्रम) को देखने का यन्त्र।

spectroscopy (**स्पेक्ट्रोस्कोपी**)–वर्ण (पट) अध्ययन (निरीक्षण)।

spectrum (**स्पेक्ट्रम**)–वर्णक्रम; वर्णपट; रंगावलि; प्रकाश से बना हुआ वर्ण पट।

speculum (**स्पेकलम**)–प्रतिक्षेपक; परिदर्शक यन्त्र; स्पेकूलम; शरीर गुहा के छिद्रं को फैला रखने वाला यन्त्र जिससे गुहा का निरीक्षण भलीभाँति तथा पूर्णरूप से किया जा सकता है।

speech (**स्पीच**)–(1) बोलने की शक्ति; वाणीं बोलना। (2) व्याख्यान, भाषण; कथन।

sperm (स्पर्म)–वीर्याणु; शुक्र; वीर्य; नर निषेकाणु।

spermaceti (स्पमेसिटिआई)–चिकना मोमी या पदार्थ विशेष जो मछली के सिर से प्राप्त चर्बी से बनता है और जो कोल्ड क्रीम (cold cream) आदि बनाने के काम में आता है।

spermacrasia (स्पर्मेक्रेसिया)–वीर्य की दुर्बलता।

spermatemphraxis (स्पर्मेटेइम्फरेक्सिस)–वीर्य के प्रस्राव (discharge) में रूकावट।

spermatic (स्पर्मेटिक)–वीर्याणु सम्बन्धी।

spermatid (स्पर्मेटिड)–वीर्याणुक; गौण वीर्याणु कोशिका (स्परमेटोसाइट) से विषम विभाजन द्वारा उत्पन्न एक गोलाकार कोशिका जो वीर्याणु (spermatozoon) बनाती है।

spermatism (स्पर्मेटिज्म)–वीर्य निस्सरण।

spermatitis (स्पर्मेटाइटिस)–वीर्य नलिका (vas deferns) की सूजन।

spermato, spermo (स्पर्मेटो, स्पर्मो)–"बीज" "नर जनन तत्व" अर्थ का पूर्व शब्द।

spermatocyte (स्पर्मेटोसाइट)–वीर्याणु कोशिका।

spermatogenesis (स्पर्मेटोजेनेसिस)–वीर्याणु जनन।

spermatogonium (स्पर्मेटोनोनियम)–वीर्याणु कोशिका।

spermatoid (स्पर्मेटोयड)–वीर्याणु सदृश।

spermatolysis (स्पर्मेटोलाइसिस)–वीर्याणुनाश।

spermatopathia (स्पर्मेटोपाथिया)–वीर्याणु की असाधारणता।

spermatorrhea (स्पर्मेटोरहिया)–अनैच्छिक वीर्यपात; स्वप्नदोष।

spermatoxin (स्पर्मेटोस्नि)–वीर्याणु विष।

spermatozoon (स्पर्मेटोजन)–वीर्याणु, नर जनन कोशिका।

spermaturia (स्पर्मेटूरियो)–पेशाब में वीर्य का होना।

spermiation (स्पमियेसन)–परिपक्व वीर्याणु का सरटोली कोशिका (sertoli cell) से वृषण (testis) में छूट कर आना।

spermicide (स्पर्मीसाइड)–वीर्याणु नाशक।

spermiduct (स्पर्मीडक्ट)–वीर्याणु नलिका, वीर्य नलिका (vasdeferens) और उत्क्षेपक नलिका (ejaculatory duct) दोनों को मिलाकर वीर्याणु नलिका (spermiduct) कहा जाता है।

spermiogenesis (स्पनिमोजेनेसिस)–वीर्याणु जनन; वीर्याणुक (spermatid) से वीर्याणुओं (spermatozoon) का वर्धन।

spermolith (स्पर्मोलिथ)–वीर्याणु नलिका की पथरी।

sp.gr–स्पेसीफिक ग्रेविटी (specific gravity) का संक्षिप्त।

sphacelate (स्फासिलेट)–मवादी फोड़ा बनना; शोथ; बिगलन।

sphaceloderma (स्फास्लिोडर्मा)–त्वचा शोथ (gangrene)।

sphage (स्फेग)–गला।

spheno (स्फीनो)–"फाना" 'पच्चट' अर्थ का पूर्व शब्द।

sphenoid (स्पीनोयड)–संपीडास्थि; स्फिनोइड (खोपड़ी की एक हड्डी जो फाने जैसी होती है)।

sphere (स्फीयर)–गोल, मण्डल; वर्तुल, वृत।

spheroidal (स्फीरोइडल)–वर्तुलाकार; मण्डनोपम; वृती।

sphincter (स्फिकटर)–गोल पेशी, छिद्रावरोधक पेशी, वह पेशियाँ जो छेदों के चारों ओर गोलाकार स्थित होती हैं।

sphincter of Oddi (स्फिंक्टर आफ ओडी)–पाचन पूर्ण होने पर पित्त बढ़ाव को बन्द करने हेतु ओडी (वैज्ञानिक का नाम) की छिद्रावरोधक पेशी (स्फिंक्टर) काम करती है।

shincteritis (स्फिकटेराइटिस)–स्फिन्कटर पेशी की सूजन।

sphygmic (स्फिीग्मिक)–नाड़ी (नब्ज) से सम्बन्धित।

sphymograph (स्फीमोग्राफ)–नाड़ी आलेख (यन्त्र); नाड़ी गति परीक्षा यन्त्र।

sphygmoscope (स्फीग्मोस्कोप)–नाड़ी दर्शक यन्त्र।

spica (स्पाइका)–अंग्रेजी गिनती के आठ–`8' की शक्ल की पट्टी, जिसकी पलेटें एक के ऊपर एक चढ़ी होती हैं।

spider (स्पाइडर)–मकड़ी, लूता, उर्णनाभ।

spiloplexcia (स्पाइलोफ्लैक्सिया)–कोढ़ का लाल चकत्ता।

spina (स्पाइना)–कूट, कण्टक।

spinal (स्पाइनल)–सुषुम्नीय; सुषुम्ना सम्बन्धी।

spinalcord (स्पाइनलकोंड)–सुषुम्ना; मेरू रज्जु।

spinal columm (स्पाइनल कालन)–मेरूदण्ड; रीढ़।

spinate (स्पाईनट)–कण्टकी; शूली।

spindle (स्पिडिल)–तुर्कु; तरकुट।

spindle, achromatic (स्पिडिल, एक्रोमेटिक)–तरकुट, प्रकाशोत्पादक, दो तारा विन्यास (asters) से बाहर की ओर फेंकने वाले सूत्र कोशिका के विषुवत् रेखा (equator) के स्थल पर मिलकर प्रकाशोत्पादक तरकुट (achromatic spindle) बनाते हैं।

spine (स्पाइन)–(1) मेरूदण्ड, रीढ़ की हड्डी। (2) कन्टक; शूल, तेज नुकीला प्रवर्धन।

spinose (स्पाइनोज)–बहुकंटकी।

spinous (स्पाइनस)–सकन्टक; कन्टकी; काँटेदार।

spinous process (स्पाइनस प्रोसिस)–सुषुम्ना प्रवर्धन; तोरणकूट।

spiracle (स्पाइरेकिल)–वातछिद्र; श्वास रन्ध्र।

spiral (स्पाइरल)–चक्राकार, पेचदार; सर्पिल।

spire (स्पायर)–मीनार, शिखर, उत्सेध।

spirillum (स्प्राइलम)–जिलक; स्पाइरीलम; चक्राकार बैक्टीरिया वंश; सर्पिल जन्तु।

spirit (स्प्रिट)–(1) स्प्रिट; सुरासार; मद्यसार। (2) तबियत; मिजाज।

spirogram (स्पाइरोग्राम)–श्वसन गति रेखाचित्र।

spirograph (स्पाइरोइग्राफ)–श्वसन गति रेखाचित्र आलेख।

spirometer (स्पाइरोमीटर)–श्वसन मापक; फुफ्फुस (फेफड़ों) में से वायु की मात्रा निकाली जाने वाली और ली जाने को नापने का यन्त्र।

splanchnic (स्पलांकनिक)–देहांगों सम्बन्धी, देहांगिक; पुरीतत।

splanchnology (स्पलंकनोलोंजी)–देहांग विज्ञान; कायकी विज्ञान (anatomy) की वह शाखा, जिसमें देहांग (viscera) का अध्ययन किया जाता है।

splanchno pleure (स्पेलेन्कनी प्लूर)–अर्न्तभित्ति; मध्यस्तर (mesoblast) की आन्तरिक तह, जो देहांगों (viscera) से संलग्न (लगी) रहती है।

splanchotomy (स्पलांकोटोमी)–देहांग विच्छेदन।

splayfoot (स्पलेफुट)–बाहर की ओर फैले हुए पाँव वाला।

spleen (स्पलीन)–प्लीहां, तिल्ली; स्पलीन कशेरूकों का वह विशेष अंग, जिसमें लसीकाणु (lymphocytes) बनते हैं तथा रक्ताणु (red blood corpuscles) नष्ट होते हैं।

splenalgia (स्पलेनालजिया)–प्लीहा में दर्द; तिल्ली में दर्द।

splenectosis, splenomegaly (स्प्लेनेक्टोसिस, स्प्लेनोमिगैली)–प्लीहा का बढ़ा हुआ होना।

splencctomy (स्प्लेनेक्टोमी)–प्लीहा को काटकर बाहर निकाल देना।

splenectopy (स्प्लेनेक्टोपी)–प्लीहा का अपने स्थान से हटा हुआ होना।

splenelosis (स्प्लेनेलोसिस)–प्लीहा में घाव होना।

splenemia (स्प्लेनेमिया)–प्लीहा में रक्त भरने से विकार (रक्तसंकुलता-congestion)।

splenicterus (स्प्लेनेक्टिरस)–प्लीहा का पीलापन (कमल वाय) के कारण प्रदाह (सूजा हुआ होना)।

splenium (स्प्लेनियम)–पट्टी; दाव पट्टी।

splenization (स्प्लेनाइजेशन)–किसी ऊतक का सख्त होना, जिससे छूने पर वह तिल्ली सदृश दिखाई देवे।

splenodynia (स्प्लेनोडायनिया)–प्लीहा में दर्द।

splenoid (स्प्लीनॉयड)–प्लीहा सदृश।

splenolysin (स्प्लीनोलाइसिन)–वह विष जो प्लीहा ऊतकों को घोल देता है।

splenometry (स्प्लीनोमीटरी)–प्लीहा का नाप निर्धारित करना।

splenopathy (स्प्लीनोपैथी)–प्लीहा का कोई भी रोग।

splenopexy (स्प्लीनोपैक्सी)–प्लीहा का शल्य चिकित्सा (सर्जरी) द्वारा जमाना।

splenoptosis (स्प्लीनोपटोसिस)–प्लीहा का नीचे को खिसका हुआ होना।

splenotomy (स्प्लीनोटोमी)–प्लीहा का कर्तन (काटना)।

splint (स्पलिन्ट)–(1) लकड़ी की खपच्ची, जो टूटी हुई हड्डी को यथा स्थान रखने के लिए पट्टी के साथ बाँधी जाती हैं।

spodo (स्पोडो)–'विसर्जित पदार्थ' अर्थ का पूर्व शब्द।

spodophagous (स्पोडोफोगोयस)–विसर्जित पदार्थ को भस्म करने वाला।

spondyl (o) (स्पोन्डील) (ओ)–'कशेरू; कशेरूदण्ड' अर्थ का पूर्व शब्द।

spondylus (स्पोन्डीलस)–कशेरूक; कशेरू सम्बन्धी।

spondylalgia, spondylodynia (स्पोन्डीलैलजीया, स्पोन्डीलोडायनीया)–कशेरू में दर्द।

spondylitis (स्पोन्डीलइटीस)–कशेरू में सूजन।

spondylocace (स्पोन्डीलोकोस)–कशेरू का क्षय रोग।

spondylolysis (स्पोन्डीलोलयसिस)–कशेरू के टुकड़े होना या टूटना।

spondylopathy (स्पोन्डीलोपैथी)–कशेरू का कोई रोग।

spondylopyosis (स्पोन्डीलोपायोसिस)–कशेरू में पीप (पीव)।

spondylosyndis (स्पोन्डइलोसायनडिस)–दो पास-पास के कशेरूओं की संयुजता (आपस में जुड़े होना)।

sponge (स्पॉन्ज)–(1) स्पंज, छिद्रदेही संघ का एक जन्तु विशेष। (2) कोई सरन्ध्र वस्तु जो अपने में पानी या किसी अन्य तरल का शोषण कर सकती हो।

spongiform (स्पोन्जीफोर्म)–स्पंजोपम।

spongioblast (स्पोन्जीयोब्लास्ट)–तन्त्रिका अधिक्छद् भ्रूणिक कोशिका।

spongy bone (स्पंजी बोन)–सछिद्र अस्थि; छिद्रीय अस्थि; स्पंज अस्थि; ऐसी अस्थि को अंग्रेजी में 'केन्सीलेटड बोन' (cancelated bone) या स्पंजी बोन (spongy bone) कहते हैं।

sporangium (स्पोन्ड्रियम)–स्पोरपात्र; स्पोरेंजियम; गोल पात्र या कोशिका जिसमें स्पोर (गोलाणु) भरे होते हैं।

sporogony (स्पोरोगोनी)–स्पोरोत्पादन विधि; किसी जीवी के जीवन चक्र का वह भाग जिसमें वह स्पोर उत्पन्न करता है।

sporont (स्पोरोन्ट)–एक कोशिकीय स्पोरोजोआ के जीवन चक्र में जन्तु मातृ कोशिका (gemetocyte) या लिंगीचक्र (sexual cycle) में परिपक्व प्रोटोजोआ।

sporozoa (स्पोरोजोआ)–रेणुज प्राणी, एक कोशिकीय (प्रोटोजाआ) संघ का एक उपसंघ, जिसमें केवल परजीवी एक कोशिकीय जन्तुओं की जातियाँ ही होती हैं जो रेणु (स्पोर) द्वारा उत्पादन करती हैं।

sporozoite (स्पोरोजोइट)–रेणुजप्राणी (स्पोरोजोआ) की संक्रामक किस्म, जो अपना अलैंगिक उत्पादन (asexual repro duction) सत्कारी (host) के शरीर के अन्दर करता है।

sport (स्पोर्ट)–(1) मनोविनोद, क्रीड़ा। (2) नवीन किस्म; पितृ से भिन्न लक्षणों युक्त व्यक्ति, जिसमें कई नये लक्षण आये हुए होते हैं।

spot (स्पोट)–चिह्न; बिन्दु; स्थान; प्रदेश; कलंक; धब्बा।

sprain (स्प्रेन)–मोच; मरोड़, ऐंठन, स्नायु (ligament) वितान।

spray (स्प्रे)–बौछार; पानी का फुहारा।

sprue (स्प्र)–(1) संग्रहणी रोग (पाचक रोग)। (2) गरम देशों का एक विशेष प्रकार का रोग जिसमें मुँह और गला पक जाते हैं; दस्त आते हैं और बाल भी उड़ जाते हैं।

spur (स्पर)–प्रचोदन; किसी हड्डी का बढ़ा हुआ भाग।

sputum (स्पूटम)–थूक; गले से निकला हुआ खखार।

squama (स्कुयेमा)–शल्क, वल्क, पतली फ्लेट सदृश आकृति।

squamous epitheliam (स्क्वेमस एपीथीलियम)–शल्काकार अधिछद्।

squamosal bone (स्क्वेमोजल बोन)–स्केमोजल; कपाल की अस्थि विशेष।

squatting (स्कुयोटिंग)–पल्थी (पालती) मार कर बैठना; भूमि पर सट कर बैठना।

stability (स्टेबिलीटी)–स्थिरता, स्थायित्व।

stabilization (स्टेबिलाइजेसन)–स्थिर करने की प्रक्रिया।

stable (स्टेबिल)–(1) स्थिर, स्थाई, मजबूत, टिकाऊ; दृढ़। (2) घुड़साल, अस्तबल।

stadium (स्टेडियम)–मंच; विकास की अवस्था, स्टेडियम।

staff (स्टाफ)–(1) लट्ठ; लाठी। (2) स्टाफ; प्राध्यापकगण; अस्पताल के डाक्टर; सर्जन तथा अन्य चिकित्सक सम्बन्धी व्यक्तिगण।

stage (स्टेज)–(1) स्थिति; निश्चित काल, अवस्था; किसी रोग या अंगी की बर्धन अवस्था। (2) सूक्ष्मदर्शी (microscope) का स्टेज (मंच) जिस पर काँच की पट्टी को रख कर देखा जाता है।

stain (स्टेन)–अभिरंजक; रंग देने वाला।

staining (स्टेनिग)–रंगना।

stamina (स्टेमिना)–शारीरिक शक्ति।

stammering (स्टेमरिग)–हकलाना; हकलापन।

standstill (स्टेन्डस्टिल)–स्थिर, थमा होना, ठहराव, गतिरोध।

stannum (स्टेनम)–टिन; प्रतीक Sn, एक रसायनिक तत्व।

star (स्टार)–सितारा, तारा, तारक।

starch (स्टार्च)–श्वेतसार; स्टार्च, माढ़ी; कार्बन, हाइड्रोजन; ऑक्सीजन युक्त यौगिक, सूत्र $(C_6H_{10}O_5)n$; वनस्पतियों में एकत्रिक कार्बोहाइड्रेट।

animal starch **(एनीमल स्टार्च)**–ग्लाइकोजन (glycogen)।

starvation (स्टारवेसन)–भूख से पीड़ित; भूखापन लगातार बहुत काल तक खाना न मिलना।

stasis (स्टेसिस)–विरूद्धता; अवरूद्धता; अवरोध, स्यौतकता; शरीर के रूधिर इत्यादि धातुओं की गर्भ में रूकावट।

state (स्टेट)–अवस्था, दशा, मन की व्यग्र दशा।

static (स्टेरिक)–विश्राम की दशा में; गति में न होना; गतिहीन; स्थायी; स्थिर, निश्चल।

statics (स्टेटिक्स)–स्थिति विज्ञान; स्यतिकी; पदार्थ भार परिमाण शास्त्र।

statim (स्टेटिम)–एकदम; एक ही बार में।

station (स्टेशन)–अधिष्ठान; खड़े होने का तरीका।

statistics (स्टेटिसटिक्स)–सांख्यिकी; आँकड़े; आंकिकी।

statoconia (स्टेटोकोनिया)–अन्तःकर्ण के मेकूला (macula) को घेरने वाली श्लैष्मिक कला में सूक्ष्म खरिक कण।

statocyst (स्टेटोसिस्ट)–स्थिति ज्ञापक; स्थिति कोशिका।

statolith (स्टेटोलिथ)–समतुलन कण; स्थिति कोशिका (statocyst) में पाया जाने वाला ठोस या अर्ध ठोस पिण्ड।

status (स्टेटस)–अवस्था, दशा; स्थिति; सामाजिक स्थिति; समाज में स्थान।

steapsin, lipase (स्टीयेपसिन, लाइपेज)–स्टीयेपसिन, लाइपेज, एक क्षोभक रस (एन्जाइम); विदलन क्षोभक; वसापाचक क्षोपक (एन्जाइम)। इसको पेंक्रियोटिक (pancreatic lipase)

भी कहा जाता है। यह एन्जाइन इयूडेनम के क्षेत्र में वसा का पाचन करता है।

stear (o)–चर्बी; 'वसा' अर्थ का पूर्व शब्द।

stearin (स्टियोरिन)–एक श्वेत ठोस रबेदार वसा पदार्थ C_3H_5 $(C_{15}H_3COO)_3$; पदार्थ।

stearodermia (स्टीरोडर्मिया)–एक त्वचा रोग जिससे स्नैहिक (तैल्य) ग्रन्थि (sebaceaus gland) प्रभावित रहती है।

steat (o) (स्टियेट) (ओ)–'वसा', 'तैल' अर्थ का पूर्व शब्द।

steatocele (स्टियेटोसील)–फोतों की चर्बी के कारण सूजन।

steatogenous (स्टियेटजीनस)–वसा उत्पादी, चर्बी पैदा करने वाला।

steatopygia (स्टियेटोपाइजिया)–नितम्ब (कूल्हों) में अत्यधिक चर्बी का जमाव।

steatorrhea (स्टियेटोरहिया)–मल में अत्यधिक चर्बी।

stegnosis (स्टेगनोसिस)–स्राव अवरूद्धता; स्राव (secretion) का निकलना बन्द हो जाना।

stella (स्टीला)–सितारा; तारा।

stellate (स्टीलेट)–तारा सदृश; ताराकृति; ताराकार।

stem (स्टेम)–खम्भा; तना।

steno (स्टेनो)–'सिकुड़ा'; 'संकीर्ण' अर्थ का पूर्व शब्द।

stenocardia (स्टेनोकार्डिया)–एन्जाइना पेक्टोरिस (angina pectoris); श्वाँस की कठिनाई से उत्पन्न हृदय संकोचन (ऐंठन)।

stenocephaly (स्टेनोसिफैली)–सिर का संकीर्ण होना।

stenosis (स्टेनोसिस)–शरीर छिद या पथ की संकीर्णता।

stenostomia (स्टेनोस्टोमिया)–मुँह का संकीर्ण होना।

stenothermic (स्टेनोथरमिक)–मिततापी।

stensan's duct (स्टेनसेन डक्ट)–स्टेनसेन (वैज्ञानिक का नाम) नलिका या वाहनी; उपकर्ण (पैरोटिड-parotid) ग्रन्थि वाहिका (नलिका)।

sterco (स्टरको)–'मल' 'विष्ठा' अर्थ का पूर्व शब्द।

stercobillin (स्टरकोबिलिन)–मल का भूरा वर्ण; स्टरकोबिलिन रंजक।

stercoraceous (स्टरकोरेसियम)–मल युक्त।

stercoroma (स्टरकोरोमा)–मलाशय (rectum) में मल पदार्थ का अर्बुद सदृश (tumor like) जमाव।

stereo (स्टीरियो)–'आयतन' 'ठोस' अर्थ का पूर्व शब्द।

stereo chemistry (स्टीरियोकैमिस्ट्री)–विन्यास रसायन; ठोस रसायन विज्ञान की वह शाखा जो परमाणु में अणुओं के विन्यास (arrangement) अथवा अन्तर का सम्बन्ध बतलाती है।

stereognosis (स्टीरियोगनोसिस)–वस्तुओं की आकृति देखने का संवेदनांग।

stereoplasm (स्टीरियोटलाज्म)–प्रोटोप्लाज्म (protoplasm) का अधिक ठोस या घना भाग; घनिक तत्व।

stereoscopic (स्टीरियोस्कोपिक)–त्रिपरिमाणक (three dimensional) लम्बाई, चौड़ाई और गहराई, अर्थात् घन चित्र दर्शी।

stereotaxis (स्टिरियोटैक्सिस)–स्पर्शन्यासता; घनअकुंचलनता।

sterile (स्टेराइल)(1) बांझ; निष्फल, ऊसर। (2) अविजाणुक; जीवाणुहीन।

sterilise (स्टेरीलाइज)–बधिया करना; अख्ता करना।

sterility (स्टेरीलिटी)–(1) बन्धयता; बांझपन, निष्फलता। (2) जीवाणुहीनता।

sterilization (स्टेरीलाइजेसन)–जीवाणुघात, कीटाणु मार कर शोधन; जीवाणु नाशक, विसंक्रामकता।

sterilizer (स्टेरीलाइजर)–निष्कीटक; विसंक्रामक यन्त्र।

steriocilia (स्टेरियोसिलिया)–अचल पक्ष्माभिका कैशेय (silk) ग्रन्थि; उपांड (epididymis) के अधिच्छद स्तर की कोशिकाओं में से बाहर निकलती हुई लम्बी सेव के आकार की (pyriform) गुच्छेनुमा (tuft) उद्वर्धन (projection), जिन्हें अचल पक्ष्माभिका (sterioeilia) कहा जाता है।

sternalgia (स्टेनालजिया)–स्टर्नम (sternum) में दर्द; वक्षास्थि में दर्द।

sternebra (स्टर्नेब्रा)–कुछ जन्तुओं में पाया जाने वाला स्टर्नम का एक टूक।

sternotomy (स्टर्नोटोमी)–स्टर्नम कर्तन।

sternum (स्टर्नम)–वक्षास्थि, स्टर्नम; वक्ष की अग्र भित्ति के मध्य को बनाने वाली अस्थि प्लेट।

sternutatory (स्टर्नूटेटरी)–छींक लाने वाली औषधि।

steroid (स्टीरोयड)–एक जटिल यौगिक जिसमें कार्बन तत्व चार अन्तर्बद्ध चक्रों में लगे होते हैं, जिनमें तीन चक्रों में छः कार्बन अणु तथा चौथे चक्र में पाँच कार्बन अणु रहते हैं, यह नर या मादा हार्मोन यौगिक होते हैं।

steroidogensis (स्टीरोइडोजेनसिस)–स्टरीरोहड जनन जैसे एड्रीनल ग्रन्थि द्वारा।

sterol (स्टीरोल)–जन्तु व वनस्पतियों में उद्गम ठोस सुरा जो वसा तुल्य लक्षणों युक्त होती है।

stertor (स्टरटोर)–घुर्राटे लेना।

steth (o) (स्टेथ) (ओ)–'छाती' अर्थ का पूर्व शब्द।

stethalgia (स्टेथालजिया)–छाती में दर्द।

stethoscope (स्टेथोस्कोप)–परिश्रावक; डाक्टरों का आला; उरईज्ञ; उरश्रव।

stethospasm (स्टेथोस्पाज्म)–छाती की पेशियों की ऐंठन।

STH–सोमेटोट्रोपिक हार्मोन (somatotropic hormone)।

sthenic (स्थेनिक)–तीव्र, अधिकर्मक; शक्तिशाली, क्षोभक।

sthenophobic (स्थेनोफोबिक)–तेज प्रकाश में देख सकना।

stigma, stigmata (स्टिगमा, स्टिगमैटा)–धब्बा, चिह्न, वात छिद्र (सन्धि पादों में); चक्षु चिह्न (एक कोशिकीय में)—रंगीन चिन्ह (तितली आदि के पंखों में)।

stilet (स्टाइलट)–पतली सख्त सलाई; कैथीटर के अन्दर डालने वाला सख्त पतला तार; कीट का डंक; छेदक यन्त्र।

stilium=antimony (स्टीलियम=एन्टीमोनी)–प्रतीक Sb, रसायनिक तत्व।

stillbirth, stillborn (स्टिलबर्थ, स्टिलबोर्न)–मृत बच्चे का जन्म।

stimulant (स्टीमुलेन्ट)–उद्दीपक, उत्तेजक, प्रोत्साहक; शक्ति वर्धक औषधि।

stimulate (स्टीमुलेट)–उत्तेजित करना; उकसाना; प्रोत्साहित करना; किसी अंग या भाग की क्रियाशीलता को बढ़ावा देना।

stimulation (स्टीमुलेसन)–उत्तेजनता देना, प्रोत्साहन देना।

stimulus (स्टीमुलस)–उत्तेजना, उद्दीपक; प्रोत्साहन।

sting (स्टिंग)–डंक, विषैला दाँत, कंटक, पीड़ा, क्लेश।

stippling (स्टिपलिंग या इसटिपलिंग)–धब्बेदार; बिन्दु रीति से दिखाई देना।

stirrup (स्टीरप)–रिकाब (रकाब); पाद धारिणी, स्टैपीज, एक अस्थि विशेष।

stitch (स्टिच)–(1) तीक्ष्ण पीड़ा। (2) सीना; टाँका लगाना।

stoichiology (स्टोइकियोलोजी)–तत्व विज्ञान; ऊतकों के कोशिकीय तत्वों की कार्यकी।

Stokes-Adams syndrome (स्टोक्स एडमस सिन्ड्रोम)–स्टोक और एडम वैज्ञानियों के नाम। एक प्रकार की मस्तिष्कीय भीच या संकुचन जिसके सहकारी चिन्ह चक्कर आना और बेहोश हो जाना होते हैं। स्टोकएडम वैज्ञानियों के नाम से जाना जाने वाला मस्तिष्कीय रक्त वाहिनी के संकोचन के कारण स्थानिक और स्वल्प कालीन रक्त की कमी के कारण उत्पन्न चिन्ह, चक्कर आना (dizziness) और बेहोशी (faintness)।

stoma (स्टोमा)–(1) मुँह की तरह का छिद्र। (2) पत्रदलों (leaf blades) की सतह में स्थित छोटे-छोटे छिद्र।

stomach (स्टमक)–आमाशय; मेदा; जठर।

stomachalgia (स्टमकएलजिया)–आमाशय में दर्द।

stomat (o) (स्टोमेट) (ओ)–'मुख'; 'मुँह' अर्थ का पूर्व शब्द।

stomatodynia, stomatalgia (स्टोमेटोडायनिया, स्टोमेटालजिया)–मुँह में दर्द।

stomatitis (स्टोमेटाइटिस)–मुँह की सूजन।

stomodeum (स्टोमोडियम)–मुखगर्त; स्टोमोडियम; अन्न नली का अग्रिम भाग।

stomy (स्टोमी)–किसी आकृति (संरचना) में छिद्र बनाना।

stone (स्टोन)–(1) पत्थरी। (2) स्टोन, अंग्रेजी विधि में वजन की एक इकाई जो 14 पौंड के बराबर होती है।

stool (स्टूल)–(1) टट्टी; विष्ठा, दस्त, पाखाना (पायखाना)। (2) तिपाई, स्टूल।

stosstherapy (स्टोसथिरैपी)–एक खुराक से इलाज।

strabismus (स्ट्रेबिसमस)–चक्षु अक्षों (visual axes) में सामान्य सम्बन्धों की कमी; एक आँख का दूसरी आँख के साथ गति न कर सकना; भेंगापन; तिरछी आँख या आँखों का होना।

strain (स्ट्रेन)–(1) खूब जोर लगना; खिंचाव। (2) निचोड़ना। (3) अतिश्रम, घोर परिश्रम।

(4) प्रकार।

strait (स्ट्रेट)–छोटा सा रास्ता; संकीर्ण पथ।

straitified epithelium (स्ट्रेटीफाइढ एपीथीलियम)–तहदार अधिच्छद्; स्तरित एपीथीनियम; यह कई प्रकार के होते हैं : (1) तहदार स्तम्भीय सिलिया मुक्त अधिच्छद् (stratified columuar ciliated epithclium); (2) तहदार स्तम्भीय अधिच्छद् (stratified columnar epitehelium); (3) तहदार शल्कीय श्रृंङ्गिक अधिच्छद् (stratified squamous cornified epithelium); (4) तहदार शल्कीय अश्रृंङ्गिक अधिच्छद् (stratified squamous non-cornified epithelium)।

strangulation (स्ट्रेन्गुलेसन)–गला घोंटना; रक्त या श्वाँस की कमी से दम घोंटना।

strangury (स्ट्रेन्गुरी)–पेशाब का तकलीफ से निकलना।

strap (स्ट्रेप)–पट्टी; चर्मपट; पट्टाकार वस्तु।

startiform (स्ट्रेटीफोर्म)–स्तर का बना; स्तरोपम।

stratum (स्ट्रेटम)–स्तर।

stratum cumpactum (स्ट्रेटम कम्पेक्टम)–निविड स्तर।

stratum corneum (स्ट्रेटम कोरनियम)–दृढ़ स्तर।

stratum germinatum (स्ट्रेटम जरमीनेटम)–अंकुरण स्तर; मालपीजी स्तर।

stratum lucidum (स्ट्रेटम लूसीडम)–स्वच्छ स्तर; त्वचा के दृढ़ स्तर (stratum corneum) और कणी स्तर (stratum granulosum) के मध्य का कोशिका स्तर।

stratum spongiosum (स्ट्रेटम स्पंजियोसम)–छिद्रिष्ट स्तर; पत्या (placenta) के पीछे का तीन चौथाई भाग।

stratum synovitae (स्ट्रेटम साइनोवाइटी)–स्नेहिक स्तर।

streak (स्ट्रीक)–रेखा, लाइन, लकीर, धारी।

streak, primitive (स्ट्रीक, प्रीमीटिव)–आदि रेखा, आद्य रेखा।

stream line flow (स्ट्रीम लाइन फिलो)–धारा प्रवाह, (रक्त का हृदय में प्रवाह)। सामान्य रूप से हृदय में रक्त शान्त धारा प्रवाह से बहता रहता है, पर कभी-कभी किन्हीं परिस्थितियों में यह प्रवाह हलचल ध्वनि युक्त (turbulent flow) हो जाता है और यह हलचल ध्वनि युक्त प्रवाह (turbulent flow) प्रतिरोधक गति (critical velocity) पर निर्भर होता है।

strepto (स्ट्रेप्टो)–लचीला, ऐंठा हुआ अर्थ का पूर्व शब्द।

streptococcal, streptococcis (स्ट्रेप्टोकोकल, स्ट्रेप्टोकोक सिक)–लचीले सांकल युक्त रोगाणु सम्बन्धी।

streptococcus lactis R (S L R) (स्ट्रेप्टोकोक्स लेक्टिस आर) (एस एल आर)–मालाणु दुग्धीय आर (एस एल आर) इसे फोलिक अम्ल या रक्त या विटामिन एम (M) या विटामिन बी/ई (B/e) भी कहा जाता है।

stress (स्ट्रेस)–तनाव, श्रम; संकट की अवस्था, दबाव प्रभाव।

stretcher (स्ट्रेचर)–टिकटी, मरीज को ले जाने वाली टिकटी।

stria (स्ट्राया)–लाइन, रेखा, संकीर्ण रेखा।

striated (स्ट्रायेटड)–धारीदार।

stricture (स्ट्रक्चर)–शरीर के किसी स्रोत का अवरोध, निकोचन।

stridor (स्ट्राइडोर)–तेज तीखी आवाज।

string (स्ट्रिग)–रस्सी; रज्जु; धागा; तारा सूत्र।

striped (स्ट्रिपड)–धारीदार; रेखित।

stroke (स्ट्रोक)–आक्रमण; आघात; चोट थमथपाना, सहलाना, एक ओर हाथ फेरना।

stroke volume index (स्ट्रो वोल्युम इन्डेक्स)–नाड़ी वाह्य रक्त मात्रा सूचक; प्रत्येक स्पन्दन के साथ प्रत्येक निलय (ventricle) में कुछ मात्रा रक्त की परिवहन में पहुँचाती है, इसको "हृद-वाह्य मात्रा" या हृदय से बाहर निकलने वाली रक्त की मात्रा कहते हैं। यह स्पन्दन आयतन या हृद-परिकुंचन (systolic discharge) होता है।

stroma (स्ट्रोमा)–आधारक; आधारण, किसी अंग का ढाँचा।

strongylus (स्ट्रोनगाइलस)–एक गोल कृमि (सूत्र देही) परजीवी।

strontium (स्ट्रोनचियम)–स्ट्रोन्चियम, रसायनिक तत्व; प्रतीक Sr; आवर्त सारणी में 38वाँ स्थान।

struggle for existence (स्ट्रगिल फोर एकजिस्टेन्स)–जीवन संग्राम; जीवन संघर्ष।

struma (स्ट्रूमा)–थाइरोइड ग्रन्थि का वर्धन; मसनद समान सूजन; कण्ठ माला युक्त अर्बुद।

summation (सम्मेसन)–संकली करण; पृथक् उत्तेजनाओं का संकली (additive) प्रभाव। संकलीकरण एक मुख्य विधि है जिससे प्रेरणाएँ आपस में मिलकर तन्त्रिका कोशिका पर प्रभाव डालती हैं और यह प्रभाव किसी एक प्रेरणा से उत्पन्न प्रभाव से भिन्न होता है। परिणाम स्वरूप जन्तु के व्यवहार में स्पष्ट क्रमिकता दृष्टिगोचर होती है।

संकलीकरण का एक तरल उदाहरण निम्नांकित हो सकता है :

मान लीजिए कि तन्त्रिका कोशिका **अ** का अन्तर्ग्रंथन तन्त्रिका कोशिका **ब** और **स** से है। जो प्रेरणाएँ केवल **ब** या **स** में आती हैं वे **अ** के अन्दर किसी प्रकार की उत्तेजना उत्पन्न करने में सफल नहीं होती हैं, पर यदि प्रेरणा साथ-साथ या तुरन्त एक के बाद एक **ब** और **स** में आती हैं तो उन दोनों की सम्मिलित क्रिया **अ** में प्रेरणा उत्पन्न कर देती है। इसी को संकलनीकरण कहा जाता है। संकलीकरण प्रेरणाओं का पार्थक्य (separation) या तो स्थानिक (spatial) हो, अथवा प्रेरणाएँ एक ही तन्त्रिका कोशिका के भिन्न अन्तर्ग्रंथन पर पहुँचे, अथवा कालगत (temporal) अर्थात् प्रेरणाएँ एक ही कोशिका के एक ही अन्तर्ग्रंथन पर क्रमशः पहुँचे। अनेक प्रेरणाएँ किसी भी एक संकलनकर्त्ता प्रक्रिया से सम्बन्धित होती हैं। कशेरूकों में कालगत संकलीकरण एक ही अन्तर्ग्रंथन पर नहीं होता है।

stump (स्टम्प)–ठूँठ; कटने के बाद अवयव का कटा या बचा हुआ भाग।

stupe (स्टूप)–औषधि युक्त कपड़ा जो सेकने के काम आता है।

stupor (स्टूपर)–अचेतनता; सुस्ती, बेहोशी; मूर्छा, जड़ता।

stuttering (स्टूटरिंग)–हकलाना।
stylet (स्टाइलेट)–सूचि का; शूकिका।
styloid (स्टाइलॉयड)–पेंसिल के समान लम्बा नुकीला; सूच्याकार।
stylohyoid (स्टाइलोहायड)–शूक कंठिका; सूचि हायल।
stylus (स्टाइलस)–सूचि; नुकीला उभाड़।
styme, stime (स्टाइम)–प्रभा, चमक; तीक्षण दृष्टि।
stymic, stymy (स्टाइमिक, स्टाइमी)–चुन्धा व्यक्ति।
styptic (स्टिपटिक)–रक्त स्राव अवरोधक।
sub (सब)–'अधः' 'अधीन', 'उप'; 'सहायक' अर्थ का पूर्व शब्द।
subabdominal (सबएकोमीनल)–अधः उदरस्थ।
subacid (सबससिड)–कुछ-कुछ अम्लीय; अल्प अम्लीय।
subalimentation (सवएलीमेन्टेसन)–अपर्याप्त पोषण (insufficient nourishment)।
subastringent (सबएसट्रिन्जेन्ट)–अल्प संकोचक।
subaural (सबऑरल)–अधः कर्ण; कान के नीचे।
subchronic (सबक्रोनिक)–कुछ चिरकालिक; कुछ-कुछ पुराना।
subconscious (सबकोनसियस)–अवचेतन।
subconsciousness (सबकोनसियशन)–अवचेतनता।
subcutaneous (सबकुटेनियस)–त्वचा स्तर के नीचे।
subiculum (सबीकुलम)–(1) अधःस्तर। (2) सूत्रीय जाल।
subject (सबजेक्ट)–परीक्षण हेतु छाँटा हुआ व्यक्ति।
sublethal (सबलीथल)–अल्प प्राण घातक; अपूर्ण मृत्यु कारक।
sublingual (सबलिंगुअल)–अधोःजिब्ही।
sublimation (सबलीमेसन)–(1) उन्नत होना। (2) ठोस से सीधा गैस बनना।
sublingual gland (सबलिगुअल ग्लैण्ड)–अधोजिब्हा ग्रन्थि।
submaxillary gland (सबमैक्सलरी ग्लैण्ड)–उप अधोहनु ग्रन्थि।
subnormal (सबनोमिल)–सामान्य से कुछ कम; अवसामान्य।
substance (सबटेन्स)–(1) पदार्थ, सार, तत्व। (2) सारांश।
subtle (सबटिल)–पतला, सुन्दर, कोमल, सूक्ष्म बुद्धि।
successive (सक्सेसिव)–उत्तरोत्तर; अनुक्रमिक।
succus (सक्कस)–रस; जीवित ऊतक से प्राप्त कोई भी तरल (रस)।
succus entericus (सक्कस एन्टेरीकस)–अन्त्र रस।
succussion (सककुशन)–देह गुहा में तरल की आवाज; धक्का; थर्राहट, व्याकुलता।
sucrase (सुकरेस)–सुकरेस, इन्वरटेज; यह सुकरोज (sucrose) शर्करा पर प्रभाव डालकर एक अणु फ्रकटोज और एक अणु ग्लूकोज बनाता है।
sucrose (सक्रोज)–सकुरोज; गन्ने की चीनी, $C_{12}H_{22}O_{11}$।
suction (सकसन)–चूसना; चूषण; चुसाव।
suctorian (सकटोरियन)–एक कोशिकीय (प्रोटोजोआ) जन्तु विशेष।
sudan III (सूडान III)–वसा कोशिकाओं को रंगने वाला विशेष रंग।
subation (सुडेसन)–(1) प्रस्वेद; प्रस्राव। (2) पसीना निकालने की प्रक्रिया।
sudatorium (सुडाटोरियम)–ऊष्ण वायु स्नान; स्वेद स्नान।
sudomotor (सूडोमोटर)–स्वेद ग्रन्थियों पर प्रभाव डालने वाली।
sudor (सूडोर)–स्वेद, पसीना।
sudoriferous, sudorific, sudoriparous (सूडोरीफेरस, सूडोरीफिक, सूडोरीपैरस)–स्वेदोत्पादक; स्वेदवाहिनी; स्वेद स्रावक; पसीना ले जाने वाली या पैदा करने वाली ग्रन्थि।
suet (सयूट)–आन्तरिक सख्त वसा।
suffocation (सफ्फोकेसन)–दम घुटना; श्वाँस रूकना।
suffusion (सफ्फुजन)–प्रचुर मात्रा में बिखरना (छितरना)।
sugar (शुगर)–चीनी, शक्कर, शर्करा; कार्बोहाइड्रेट रसायनिक यौगिक जिसमें कार्बन और आक्सीजन 1:2 के अनुपात में होते हैं।
suggestion (सज्जेसन)–प्रस्ताव, अनुमति, सूजना, संकेत।
suggestionist (सज्जेसटेनिस्ट)–प्रस्तावावादी, संकेत देने वाला।
suggestive (सजेसटिव)–सुझाव योग्य।
suicide (स्यूसाइड)–आत्महत्या; अपनी जान को अपने आप लेना; स्वप्राणहनन।
sulcate (सल्केट)–सीता युक्त; लोक युक्त।
sulcation (सल्केसन)–कर्षण; नलियों और मुंडेरों का बनना।
sulcus (सल्कस)–सीता, लीक, परिखा।
sulcate (सल्केट)–लीकी; लीक या सीता युक्त।
sulfacetamide (सल्फाएसीटेमाइड)–प्रति वैक्टीरिया औषधि, जिसका प्रयोग मूत्र पथ के संक्रमण रोगों पर किया जाता है।
sulphur (शल्फर या सल्फर)–गन्धक; सल्फर, रसायनिक तत्व प्रतीक `S', आवर्त सारणी में सोलहवाँ स्थान।
stuart factor (स्टुअर्ट फैक्टर)–थक्का कारक X; स्टुयर्ट कारक; रक्त थक्का बनाने का विशिष्ट कारक।

sunburn (सनबर्न)–सूर्य की किरणों से जला हुआ; धूप से झुलसा हुआ; धूप ताम्रता।

sunstroke (सनस्ट्रोक)–लू लगना; धूप आघात; आतप आघात।

super (सुपर)–अति, अधिक, बढ़कर, ऊपर, अर्थ का पूर्व शब्द।

superalimentation (सुपरएलीमेन्टेसन)–अति खाद्य; अधिक खाना।

super-ego (सुपर-इगो)–अति अहम।

super excitation (सुपर एक्साइटेसन)–अति उत्तेजनता।

superficial (सुपरफिशियल)–वाह्यवर्ती; अगाढ़; पृष्ठीय; धरातलीय; छिछला; धरातल पर या नजदीक।

superfaetation (सुपरफीटेसन)–अतिरिक्त गर्भ; अधिगर्भ धारण; भिन्न मदकालों में एक ही गर्भाशय में दो डिम्बों का एक के बाद एक निषेक होने की दशा।

superinfection (सुपरइन्फैक्सन)–वाह्य संक्रमण।

superlactation (सुपरलैक्टेसन)–अधिक दुग्ध स्राव।

superlethal (सुपरलीथल)–अति मृत्यु कारक।

supernatant (सुपरनेटेन्ट)–प्लावी; अधिपृष्ठ।

supernumery (सुपरन्यूमरी)–अधिसंख्य।

superparasite (सुपरपैरेसाइट)–वाह्य परजीवी।

superior (सुपीरियर)–उर्ध्व; ऊपरी; श्रेष्ठ।

superior border (सुपीरियर बोरडर)–उर्ध्वतट।

supersoft (सुपरसोफ्ट)–अधि मृदुल; अधि कोमल।

supersonic (सुपरसोनिक)–ध्वनि की गति से भी तेज; अति ध्वनि तरंगीय।

supination (सुपीनेसन)–उर्ध्व स्थिति; उत्तनता; हथेली को ऊपर की ओर उठाने की गति।

supinator brevis and longus (सुपीनेटर ब्रेविस एण्ड लोंगस)–उत्तानत लघु एवं दीर्घ पेशी; भुजा की दो माँस पेशियाँ, जो हथेली को ऊपर करने में काम में आती है।

supine (सुपाइन)–चित्त लेटा हुआ; उर्ध्वमुख।

supplemental air (सप्लीमेन्टल ऐयर)–संपूरक वायु; रेचक वायु; वह वायु की मात्रा जो साधारण प्रश्वास के पश्चात भी निकाली जा सकती है।

suppository (सप्पोजीटरी)–शौच लाने ने लिए ग्लीसरीन की बनी गुदा मार्ग में चढ़ाने की बत्ती; वर्तिका।

suppression (सप्रेशन)–अवरोध, रूकावट, दबाव, दबाने का कार्य; निग्रह, शमन।

suppuration (सुपुरेसन)–पीव पड़ना या पीव का निकलना।

supra (सुपरा)–'उर्ध्व', 'ऊपर', सुपरा अधिक अर्थ का पूर्व शब्द।

suprarenal (सुपरारीनल)–अधिवृक्कीय, एड्रीनल; वृक्क के ऊपर।

sura (सुरा)–पिडली, टाँग की पिंडली सम्बन्धी।

surditas (सुरडीटास)–बहरापन।

surface (सरफेस)–तल; किसी ठोस पिड का वाह्य धरातल।

surface tension (सरफेन टेनसन)–पृष्ठ तनाव, तल तनाव, परमाणु और अणु के बीच कार्य के फलस्वरूप उत्पन्न आकर्षण शक्ति की अभिव्यक्ति (manifestation)।

surgeon (सर्जन)–शल्यचिकित्सक; शस्त्रचिकित्सक।

surgery (सर्जरी)–शल्य चिकित्सा, सर्जरी; शस्त्र चिकित्सक का परीक्षा कक्ष।

surrogate (सररोगेट)–स्थानापन्न; प्रतिनिधि; दूसरे स्थान पर होना।

sursumversion (सरसमवरशन)–किसी भाग को ऊपर को पलटना, विशेषतः आँख को।

susceptibility (सस्सेंपटीबिलिटी)–ग्राह्यता; सुप्रभाव्यता; ग्रहण क्षमता; प्रभाव पड़ने की क्षमता।

susceptible (सस्सेपटिबिल)–ग्रहणशील; प्रभाव पड़ने योग्य।

suspension (सस्पेनशन)–उद्बन्ध; आलम्बन; निलम्बन; प्रलम्बन; किसी तरल में अनघुलनशील पदार्थ का बहुत छोटे-छोटे कणों में फैला होना।

suspensory (सस्पेनशरी)–आलम्बक; कपड़े की पट्टी; किसी अंग को साधने वाली।

suspirious (सस्पीरियस)–भारी साँस लेने वाला; कठिनता से श्वाँस लेने वाला।

susurrus (सुसुरस)–कानाफूसी।

sustentacular (सस्टेनटाकुलर)–सहायी।

sustentaculum hepatis (सस्टेन्टाकुलम हिपैटिस)–यकृत निलम्बिका (अवलम्बकी)।

sustentaculum lievis (सस्टेन्टाकुकम लीविस)–प्लीहा साधक उदरास्तर भांज।

sustentaculum toli (सस्टेन्टाकुलम टोली)–गुल्फास्थि सहायी।

sutura, suture (सूट्रा, सूचर)–सेवनी, सीमन, टाँका सन्धि रेखा; खोपड़ी की हड्डी का जोड़; क्षति को सीने का कार्य।

sutural (सूचरल)–सीवन या सीमन सम्बन्धी।

sutural bones (सूचरल बोन्स)–सीवनी अस्थियाँ; बोरमियन (वैज्ञानिक-boormian) अस्थियाँ; ऐसी एकल अस्थियाँ जो

अक्रमिक सीमनी के पथ में पाई जाती हैं; विशेषतः लिमोइडल (lemoidal) सीवन और पश्च कलान्तराल (fontanelle) में।

swab (सुभाव)–फाहा; फुरेरी, शस्त्र चिकित्सा में शोषण करने वाले या सुखाने वाले रूई या कपड़े के टुकड़े।

swallow (**सुयालो**)–निगलना।

sweat (स्वेट)–स्वेद, पसीना।

swelling (**स्वेलिंग**)–सूजन; फुलाव; किसी ऊतक की प्रोटीनयुक्त रिसाव एकत्रित होने से असाधारण वृद्धि या फुलाव।

sycosis (साइकोसिस)–रोम कूपकों (hair follicles) की फफोलों सहित सूजन।

sydersome (साइडरसोम)–लौह युक्त स्थली; एलेक्ट्रोन सूक्ष्मदर्शी से दिखाई देने वाला क्रोमेटिन।

syllepsis (साइलेपसिस)–गर्भ।

Sylvian (सिलवियन)–सिलवियन (फ्रांसीसी रचना वैज्ञानिक)।

symbiology (**सिमबायोलोजी**)–सह जीवन विज्ञान।

symbiont (**सिमबायोन्ट**)–सहजीवी।

symbiosis (**सिमबायोसिस**)–सहजीवन।

symbiotic (सिमबायोटिक)–सहजीवी।

symblepharon (**सिमब्लेफैरोन**)–चक्षु पलकों का चिपकना।

symbolism (**सिमबोलिज्म**)–मानसिक अवस्था जिसमें मरीज अपने विचारों से ही प्रत्येक घटना या वाकयात को अपने ही निर्धारित चिन्हों से लेता है।

symmetry (**सिम्मेटरी**)–समता, समांशता, समिति; दोनों ओर के अंगों की समानता; अवयवों की संगति।

bilateral symmetry (**बाइलेटरल सिम्मेटरी**)–द्विपार्श्वीय समिति; अक्रमिक रचना जो केवल एक जगह से दो बराबर हिस्सों में बाँटी जा सके।

radial symmetry (**रेडियल सिम्मेटरी**)–अरीय समिति; गोल रचना की वह स्थिति जिसमें ऊपर-नीचे की सतह पहचानी जा सकती हों और केन्द्र से होकर ऊपर-नीचे की ओर बराबर भागों में बाँटी जा सके।

spherical, symmetry (**स्फेरीकल सिमेटरी**)–वर्तुलाकार समिति; मण्डलीयं समिति; पूर्ण गोल रचना जो दो बराबर हिस्सों में बाँटी जा सके।

sympathetic (**सिम्पैथेटिक**)–सहानुभूतिक।

sympathoblast (**सिम्पेथोब्लास्ट**)–अनुकम्पी कोरक; वह कोशिका जो अनुकम्पी गुच्छिका (गैगेलिया) की तन्त्रिका कोशिका में वर्धित होती है।

sympathy (**सिम्पैथी**)–सहानभूति, दया, अनुकम्पा, तरस।

symphysis (**सिम्फाइसिस**)–समवाय, सिम्फाइसिस, युग्मास्थि संयोग, किसी जोड़ या युग्म को दायें और बायें दोनों भागों की अस्थियों का परस्पर मिल जाना।

symptom (**सिम्पटम**)–लक्षण, रोग के चिन्ह।

symptosis (**सिम्पटोसिस**)–क्षण, आहिस्ता-आहिस्ता आना।

synalgia (**साइनालजिया**)–सह पीड़ा; किसी अन्य स्थान पर उद्गम उत्तेजना का किसी दूसरे स्थान पर अनुभव करना।

synapse (**साइनेप्स**)–तन्त्रिका संगम; अन्तर्ग्रन्थन, एक तन्त्रिका कोशिका का दूसरे से अपनी शाखाओं द्वारा क्रियात्मिक मिलन। समस्त जन्तुओं का तन्त्रिका तन्त्र असंख्य पृथक तन्त्रिका कोशिकाओं का बना होता है, जो केवल अन्तर्ग्रंथन द्वारा ही एक-दूसरे से लगाव लिए होती हैं। प्रत्येक कोशिका का एक्सान (axon) दूसरी कोशिका के द्रुग्मक (dendrite) से अपनी अंत्य-शाखाओं से मिलकर अन्तर्ग्रंथन (synapse) बनाते हैं। प्रत्येक एक्सान (जब तक कि वह प्रेरक कारक सूत्र का न हो)–कई अन्य तन्त्रिका कोशिकाओं से अन्तर्ग्रंथन करते हैं और प्रत्येक कोशिका काय (cell body) और द्रुमक (जब तक कि वह संवेदीय कोशिकाओं के न हों) भी अन्तर्ग्रंथन करते हैं। किसी बड़े माप के कशेरूक की प्रेरक तन्त्रिका कोशिका (motor nerve cell) में कई सहस्त्र अन्तर्ग्रंथन होते हैं। किसी प्रेरणा को अन्तर्ग्रंथन पर पहुँच कर दूसरी तन्त्रिका कोशिका को उत्तेजित करना होता है।

synapsis (**साइनेपसिस**)–युग्मीकरण; कोशिकाओं के विषम विभाजन (mitosis) के आरम्भ में नर और मादा पूर्व केन्द्रकों से प्राप्त समजात गुण सूत्रों (homologous chromosomes) का युग्मीकरण (pairing)।

synarthrosis (**सिनआरथ्रोसिस**)–सह सन्धिता; ऐसी सन्धि जिसमें अस्थि तत्व (bony elements) आपस में मध्यवर्ती ऊतकों से जुड़े होते हैं।

synchronism (**सिनकोनिज्म**)–समकालीनता; एक ही समय में होना।

synchysis (**किनकाइसिस**)–आँख के काँचमय पिण्ड की द्रवता।

synclitism (**सिनकिलीटिज्म**)–सहस्तरता, भ्रूण सिर की स्थिति जबकि उसका शरीर माता की श्रोणि के समानान्तर होता है।

synclons (**सिनक्लोनस**)–सह पेशी कम्पनता।

syncope (**सिनकोप**)–मूर्छा; बेहोशी।

syncytium (**सिनसायेशियम**)–बहुकेन्द्रता, बहून्यूक्लियस

कोशिका; अनेक केन्द्रमय अधिच्छद्।

syndactyly (सिनडैक्टाइली)–सह आंगुलिकता; संयुक्तांगुलिकता।

syndesis (सिनडेसिस)–संयुजता।

syndesm (o) (सिनडेस्म) (ओ)–"बन्धक ऊतक", "पेशी बन्ध" (ligament) अर्थ का पूर्व शब्द।

syndesmitis (सिनडेस्माइटिस)– (1) पेशी बन्ध शोथ। आँख की लालामी; नेत्र-श्लेष्म कला शोथ (कन्जेकटीवाइटिस)।

syndesmology (सिनडेस्मोलोजी)–पेशी बन्ध (लिंगामेन्ट) विज्ञान; रचना विज्ञान की वह शाखा जिसमें बन्ध (स्नायु) तथा सन्धियों का वर्णन रहता है।

syndesmosis (सिनडेसमोसिस)–बन्ध समबायता; तन्तु सन्धि।

syndrome (सिनड्रोम)–सहकारी चिन्ह; लक्षण-समष्टि; किसी एक कारण से कई लक्षणों (चिन्हों) का दिखाई देना।

synechia (साइनेकिया)–चिपकना, जैसे उपतारा (iris) का कार्निया (cornea) या ताल (tens) से चिपकना।

synecology (साइकोलोजी)–सपारिस्थितिकी; सह पारिस्थितिकी; झुण्ड में किसी अंगी के साथ के वातावरण का अध्ययन।

synergy (साइनेरजी)–सह क्रिया।

synesthesia (साइनेस्थेसिया)–सह संवेदना; किसी एक ही ग्राही द्वारा दो उत्तेजनाओं जैसे ध्वनि और वर्ण दोनों ही का साथ-साथ ग्रहण करना।

syngamy (सिनगैमी)–जन्युसंलयता; समयुग्मन; लिंगोत्पादन; निषेकोत्पादन।

syngenesis (सिनओइजेसिस)–आँख की पुतली की सिकुड़न।

synkaryon (सिनकेरियोन)–संयुज केन्द्रक; पुरा केन्द्रकों के संयुजता से बना भ्रूण कोशिका का केन्द्रक (nucleus)।

synorchism (सिनओरकिज्म)–वृषण संयुजता; जन्मजात, दोनों वृषणों का एक साथ संयुक्त हुआ होना।

synosteology (सिनओस्टियोलोजी)–सन्धि और उनके जुड़ने सम्बन्धी विज्ञान।

synostosis (सिनओस्टोसिस)–सामान्य अथवा असामान्य अस्थि-पदार्थ से अस्थियों का जुड़ा होना।

synovia (साइनोविया या सनोविया)–गाढ़ा, चमकीला सिनाविया कला का स्राव।

synovial membrne (सिनोवियल मैम्ब्रेन)–सिनोवियल कला।

synovitis (साइनोवइटिस या सिनोबाइटिस)–सिनोविया कला का शोथ।

synthesis (सिनथेसिस)–संश्लेषण; समीकरण; मिश्रण; कृत्रिम मिलावट।

syntonic (सिवओनिक)–समस्वरित, अखण्ड या सम्पूर्ण व्यक्तित्व।

syntropic (सिनट्रोपिक)–समवृत्ति।

syndesmosis (सिनडेसमोसिस)–बन्ध समवायता; तन्तु सन्धि।

syphilis (सिफलिस)–उपदंश रोग; आतशक; गरमी रोग।

syringe (सिरिन्ज)–पिचकारी; सिरिंज; शरीर के अन्दर तरल प्रवेश कराने का यन्त्र।

syrup (सीरप)–शर्बत; शर्करा का पानी में गाढ़ा, सान्द्र (concentrated) घोल।

system (सिस्टम)–तन्त्र, संस्थान, मण्डल; संहिता; निकाय।

systemic arch (सिस्टेमिक आर्च)–दैहिक धमनी।

systole (सिस्टोल)–हृत् आंकुचन, संकुचन, प्रकुंचन, हृत् कुंचन।

systolic pressure (सिस्टोलिक प्रेशर)–हृत्कुंचन; हृदय के सिकुड़ने से दाब या दबाव।

syzygy (साइजगी)–योग, संगम, सन्सर्ग, संयुक्तता, ह्रास विभाजन में परम्परा सूत्रों के टुकड़ों का पुनः संगठन।

T

T–temperature–तापक्रम

tension–तनाव

therm–उष्णीय

time–समय

T-system or sarcotubular system (टी-सिस्टम या सारकोट्युबुलर सिस्टम)–मिश्रित नलिका तन्त्र, मांसलनलिकीय तन्त्र, एल्कट्रोन सूक्ष्मदर्शी से देखने पर पेशी सूत्रकों (myofibrils) की एक संरचना।

t-wave (टी-तरंग)–विद्युतहृद्-लेखी विक्षेपण (electrocareo graphic deflections) में उपयुक्त होने वाली रूढ़ शब्दावली में से एक शब्द (पदनाम)।

tabasheer (टेबाशीर)–वंशलोचन, बाँस के अन्दर पाया जाने वाला एक रसायन।

tabacosis (टेबकोसिस)–तम्बाकू पीने से जहरबाद होना।

tabefaction (टेबीफेक्सन)–वर्बादी, क्षीण होना।

tabefy (टेबीफाइ)–दुरुपयोग करना, बर्बाद करना।

tabes (टेबीज)–क्षीण विकार।

tebescent (टेबीसेन्ट)–आहिस्ता-आहिस्ता क्षीण होते जाना।

table (टेबिल)–समतल रचना; संविदा; चपटी हड्डियाँ; कपाल की हड्डियों के वाह्य या अन्तःस्तर।

tablet (टेबलट)–टिकिया (pills); किसी भी वस्तु का चपटा बना पदार्थ।

tache (टेके या टाक)–धब्बा, निशान, कलंक, यह शब्द मुख्यतः त्वचा के ऊपर पड़े निशानों के लिए उपयुक्त होता है, जैसे

teche blanche (टेके ब्लान्च)–श्वेत धब्बे (white spots)।

tache blendre (टेके ब्लेन्डरे)–नीले धब्बे (blue spots)।

tache voir (टेके वायर)–काले धब्बे (black spots)।

tachy (टेकी)–द्रुत, तेजगति; अर्थ का पूर्व शब्द।

tachycardia (टेकीकारडिया)–हृदय का असाधारण तीव्र स्पन्दन; हृद्-क्षिप्रता (तेज धड़कन)।

tachygenesis (टेकीजेनेसिस)–द्रुतोत्पत्ति; जाति विकास (phylogeny) में शीघ्र वर्धन या उत्पत्ति।

tachylalia, tachyphasia (टेकीलालिया, टेकीफेसिया)–बोलने में तेजी; तेजी से बोलना।

tacymeter (टेकीमीटर)–चाल या गति को नापने का यन्त्र।

tachyphagia (टेकीफाजिया)–खाने में तेजी।

tachyphrenia (टेकीफ्रेनिया)–मस्तिष्क की शीघ्र क्रियाशीलता; मस्तिष्क का तेजी से काम करना।

tachyphylaxis (टेकीफाइलेक्सि)–उत्तेजना के दोहराने से उत्तेजना के प्रति उतर (response) में कमी।

tachyponea (टेकीपोनिया)–श्वसन में तीव्रता।

tachypragia (टेकीप्रेग्रिया)–काम करने में तेजी।

tactile (टेकटाइल)–स्पर्शक; स्पर्श—।

tactometer (टेकटोमीटर)–स्पर्श संवंदना के नापने का यन्त्र।

tactus (टेकटस)–स्पर्श।

tactual (टेकचुअल)–स्पर्शेन्द्रिय सम्बन्धी; स्पर्श द्वारा जाना जा सकने वाला।

taenia (टेनिया)–फीता कृमि (tapeworm)।

taeneae coli (टेनिआईकोलाई)–टीनिया पट्टीकाएँ; वृहदात्र (large intestine) की समस्त लम्बाई में लगी अनुधैर्य पेशी स्तर जो विशेष रूप से तीन पटों या पट्टिकाओं का बना होता है, जिस कारण इसे टीनियाई कोलाई (taeneae coli) की संज्ञा दी जाती है।

taka and Ara reaction (टाका एण्ड अरा रियेक्सन)–यकृत की क्रियाशीलता को जाँचने हेतु एक अभिक्रिया। इस अभिक्रिया में मरक्यूरिक क्लोराइड (mercuric chloride) एसिड फकसिन (acid fuchsin) और सोडियम कार्बोनेट (sodium carbonate) जब असाधारण सीरम (serum) में डाले जाते हैं तब मरक्यूरिक क्लोराइड अवक्षेपित (precipitate) हो जाता है। इससे निश्चित रूप से पता चल जाता है कि यकृत का निर्यासिकीय मृदुतिका (paranchymatous) क्षतिग्रस्त है।

talc (टॉक)–पाऊडर; सूखा मेगनेशियम सिलीकेट (magnesium silicate) तथा अलूमूनियम सिलीकेट (aluminium silicate) युक्त सफेद पाउडर जो शरीर पर लगाया जाता है।

talcosis (टेलकोसिस)–टाक पाउडर के श्वास के साथ चले जाने से उत्पन्न दशा।

talcum (टैलकम)–पाँव की जन्मजात विकृति जैसे (club foot) पाँव फिरा।

talipomanus (टैलीपोमेनस)–हाथ फिरा (club hand)।

talon (टैलोन)–(1) नखर (2) चर्वक दन्त (molar tooth) का पिछला उभड़ा भाग।

talonid (टैलोनिड)–निम्न चर्वक दाँत (lower molar tooth) का पश्च भाग।

talus (टैलस)–गुल्फास्थि; घुटिकास्थि; टखने की एक हड्डी।

tampon (टैम्पन)–डाट; रूई या स्पंज या किसी अन्य पदार्थ का बना डाट या ठेंठी (प्लग) जिनका प्रयोग शल्य चिकित्सा में विभिन्न प्रकार से होता है।

tamponade (टैम्पोनेड)–(1) दबाव डालना—रक्त के बहाव को बन्द करने के लिए। (2) टेम्पोनेड; विशेष यन्त्र; जिसका प्रयोग रक्त के बहाव को बन्द करने के लिए किया जाता है।

tank (टैंक)–टंकी; हौज; ताल, वाँध।

tanin=tannic acid (टैनिन=टैनिक एसिड)–टेनिक अम्ल।

tantalum (टैन्टेलम)–रसायनिक तत्व, प्रतीक Ta; आवर्त सारणी में तिहत्रवाँ (73वाँ) स्थान, एक जंग न लगने वाली धातु जिसका प्रयोग सर्जरी में खोपड़ी या अन्य ऊतकों की मरम्मत में किया जाता है।

tantrum (टैन्ट्रम)–गुस्से का तेज प्रदर्शन।

tanyeytes (टेनीसाइटस)–बहिस्तर कोशिका का एक प्रर्वध (process)।

tap (टैप)–(1) हल्की थपथपाहट। (2) टोंटी, नल।

tape (टेप)–फीता।

tapetum (टेपीटम)–कुथ; ढकने वाली रचना।

tapeworm (टेपवर्म)–मीवा कृमि; फीता कृमि; परजीवी अन्त्रीय कृमि।

taphophilia (टेफोलिया)–कब्र या कब्रिस्तान में अत्यधिक लगाव।

taphophobia (टेफोफोबिया)–जिन्दा दफना देने का डर (आतंक)।

tar (टार)–तारकोल।

tare (टेयर)–डब्बे या बर्तन का वजन जिसमें कोई वस्तु तोली जाती है।

target (टारगेट)–(1) लक्ष्य, केन्द्र। (2) टारगट; एक्स-रे उपकरण में वह यन्त्र जिससे लगकर एक्स-किरणें उस स्थल पर पड़ती हैं, जिसका एक्स-रे फोटो लेना होता है।

tars (o) (टार्स) (ओ)–(1) पलक का किनारा। (2) पाँव का टखना। (tarsus)।

tassalia (टारसेलिया)–टखना या गुल्फाँ की हड्डियाँ; प्रपादास्थि; पाँव के तलुवे की हड्डियाँ।

tarsectomy (टारसेक्टोमिया)–(1) पाँव के तलुवे की एक या अधिक हड्डियों को काटकर बाहर निकालना (उच्छेदन)।
(2) पलक की उपास्थि का उच्छेदन।

tarsi (टारसी)–पलकों (eyelid) को साधने वाला; सघन बन्धक तन्तु पट्ट।

tarsitis (टारसीटिस)–पलक के उपास्थि भाग की सूजन।

tarsophyma (टारसोफाइमा)–टारसस (टखने की हड्डी) का अर्बुद (tumor)।

tarsoplasty (टारसोप्लास्टी)–पलक के टारसल उपास्थि की प्लास्टिक सर्जरी।

tarsoptosis (टारसोटोसि)–चपटा पाँव (flat foot)।

tarsorrhaphy (टारसोरेफी)–पलक के टारसस उपास्थि की सिलाई।

tarsus (टारसस)–टखने की सात हड्डियाँ–टैलस; (talus) घुटिकास्थि; ऐडी (कैल्केनियस–calcaneous); नौकारूपी–नेबीकुलर (navicular), मिडियल--अभिमध्य (medial) इन्टरमीडियेट क्यूनीफोर्म-माध्यमिक फानाकार (intermediate cuneiform); फानाकार पच्चडनुमा; लेटरल पार्श्व-क्यूनीफोर्म (lateral cuneiform); कुवाइड-घनास्थि (cuboid) वाह्य स्थिति एक हड्डी।

tartar (टारटर)–(1) कच्चा (अपरिष्कृत) पोटेशियम बाइटारटरेट। (2) दाँतों पर जमा हुआ मैल (काला-काला पदार्थ)।

taste bud (टेस्ट बड)–स्वाद कलिका।

tattooing (टेटूइंग)–गुदाई करना; त्वचा या कोर्निया (cornea) का स्थाई रंगों से भरना जिससे उस पर के धब्बे मिट जायँ।

tautomeric (टोटेमेरिक)–साम्य खण्डी।

taxis (टेक्सिस)–न्यास; अंगीओं का किसी उत्तेजना की ओर आकर्षण या हटाव के कारण न्यास।

taxonomy (टेक्सोनामी)–वर्गीकरण विज्ञान, यह शाखा प्राणियों की विविध जातियों (specics) के अन्वेषण और परिचय से सम्बन्ध रखती हैं। और प्राकृतिक सम्बन्ध (natural relationship) के आधार पर जन्तुओं के क्रमानुगत समुदायों (graded groups) में यथा स्थान रखने का प्रयत्न होता है।

tb–टुबरकुलोसिस, क्षयरोग के जीवाणु।

tears (टायर्स)–आँसू; अश्रु।

tease (टीज)–(1) चिढ़ाना, छेड़ना। (2) रेशे निकालना; खुरचना।

teat (टीट)–चूचुक; स्तन का अगला भाग; स्त्री या पशु-मादा के कुच का अगला भाग जिसको मुँह में लेकर बच्चा दूध पीता है।

technic (टेकनिक)–ओद्योगिक, शिल्पिक; टेकनीकल; प्राविधिक, यान्त्रिक।

technician (टेकनीशियन)–शिल्पी; मिस्त्री; प्रविधिज; व्यक्ति जो शिल्प कला या शस्त्र क्रिया में प्रवीण हो।

technique (टेकनीक)–शिल्प कला का तरीका (ढंग); शस्त्र क्रिया का ज्ञान और विधि।

tectology (टेकटोलोजी)–रचना निर्माण विज्ञान; वह रचना विज्ञान (morphology) जिसमें अंगी (organisns) व्यापारिक इकाइयों (physiological units) से पृथक रचनाओं का समूह माना जाता है।

tectonic (टेक्टोनिक)–प्लास्टिक सर्जरी।

tectorial (टेक्टोरियल)–छत्त सम्बन्धी; आच्छादित।

tectorium (टेक्टोरियम)–कोरटी (corti) की कला (membrane)।

tectum (टेक्टम)–छत्तनुमा संरचना।

teeth (टीथ)–दाँत।

teething (टीथिंग)–दाँत निकलने का काल या समय।

teetotal (टीटोटल)–किसी भी प्रकार की नशीली वस्तु का जीवन में व्यवहार न होना या आदि न होना; मद्यत्याग।

teetotalism (टीटोटेलिज्म)–हर प्रकार की नशीली वस्तु का बहिष्कार।

teetotaller (टीटोटलर)–नशीली या मादक वस्तुओं का सेवन

न करने वाला; मद्यत्यागी।

tegmen (टेगमन)–आवरण, त्वक, कवच; ढकने वाली रचना।

tegmentum (टेगमेनटम)–छादिका, रक्षा वरण।

tegnum (टेगनम)–त्वक अन्तः कवच; कर्ण पटह गह्वर (tympanic cavity) के ऊपर पतली अस्थि की प्लेट।

tegument (टेगूमेन्ट)–त्वक; त्वचा।

tela (टिला)–तन्त्र तन्तु, जाल सदृश ऊतक (तन्तु)।

telalgia (टिलालजिया)–निर्दिष्ट पीड़ा (referred pain)।

telangitis (टिलानजाइटिस)–केशिकाओं (capillaries) की सूजन।

telangiosis (टिलानजियोसिस)–केशिकाओं की कोई भी बीमारी।

tele (टिले)–'दूर', 'फासले पर', 'अन्त' अर्थ का पूर्व शब्द।

telaesthesia (टिलाएस्थेसिया)–अनीन्द्रय दृष्टि; परोक्ष दर्शन।

telamon (टिलामन)–टिलामोन; गुदा पट्ट; नर स्तम्भ; अधोकटिक।

teleceptor (टेलीसेप्टर)–प्रकर्ष ज्ञापक; दूरग्राह्य, ऐसा ज्ञापक या वेदनांग जो दूर पर प्रारम्भ होने वाली उत्तेजना को ग्रहण करता है।

telecommunication (टेलीकमूनीकेसन)–दूर-संचार।

telecurietherapy (टेलीक्यूरीथिरैपी)–शरीर के फासले पर रेडियम रख कर इलाज।

telegamic (टेलीगैमिक)–मादा प्रकर्षी, फासले से मादा को आकर्षित करने वाला।

telegenesis (टेलीजेनेसिस)–कृत्रिम गर्भाधान।

telekinesis (टेलीकाइनेसिस)–अस्पर्श-गति; बिना छुए किसी वस्तु में गति उत्पन्न करना।

telencephalon (टेलनसिफैलॉन)–पूर्वाग्र मस्तिष्क।

teleneuron (टेलीन्यूरोन)–अन्ततन्त्रिका कोशिका; वह तन्त्रिका कोशिका जिस पर प्रेरणा समाप्त होती है।

teleological (टिलियोलोजीकल)–बर्धन में अन्तिम उद्देश्य की पूर्ति करने वाला।

teleology (टिलियोलोजी)–सउद्देश्यवाद, सप्रयोजन विद्या।

telepathy (टेलीपैथी)–दूर संवेदन, दूरबोध, टेलीपैथी; विचारों का किन्हीं अति संवेदी ज्ञापकों द्वारा आदान-प्रदान; मन द्वारा भावों के आदान-प्रदान की विद्या।

telephone (टेलीफोन)–दूरभाष (दूरभाषा), टेलीफून।

teleprinter (टेलीप्रिन्टर)–दूर मुद्रक यन्त्र।

teleradiography (टेलीरेडियोग्राफी)–वस्तु से दो मीटर की दूरी से एक्स-रे तस्वीर का खींचना।

telesthesia (टेलीएस्थेसिया)–दूर दर्शन; परोक्ष दर्शन।

telo (टीलो)–'अन्त' अर्थ का पूर्व शब्द।

teloblast (टीलोब्लास्ट)–अन्त कोशिका, टीलोब्लास्ट; एक बड़ी कोशिका जिससे नवीन छोटी-छोटी कोशिकाओं की पंक्ति अंकुरित होती है, जैसे खण्ड देहियों (एनेलिडा) के भ्रूणों में।

telocentric (टीलोसेन्ट्रिक)–अन्त गुणसूत्र बिन्दुक; दुहराते हुए क्रोमोसोम के छोर पर गुणसूत्र बिन्दु (centromere) का होना।

telodendron (टीलोडेन्ड्रोन)–द्रूमक की अन्त शाखाएँ; अक्ष-सूत्र की महीन अन्तिम शाखाएँ।

telokinesis (टीलोकाइनेसिस)–अन्तः स्थिति; सूत्र केशिका विभाजन (mitosis) की वह अन्तिम स्थिति, जिसमें दुहिता न्यूक्लियस (daughter nuclei) का पुनः निर्माण होता है।

telolecithal (टीलोलेसीथल)–अन्तयोकी; ऐसे डिम्ब जिनमें योक या डिम्बान्न एक ओर स्थित होता है।

telolemma (टीलोलिम्मा)–अन्त पिधान।

telomere (टीलोमीयर)–अन्त खण्ड; गुणसूत्र का गुणसूत्र बिन्दु (सेन्ट्रोमियर) से आगे का अन्तिम भाग।

telophase (टीलोफेज)–अन्त स्थिति; विषम कोशिका विभाजन की अन्तिम आकृति जिसमें केन्द्रक विभाजन (न्यूक्लियस विभाजन) पूर्ण होने पर प्ररस (साइटोप्लाज्म) विभाजन भी हो जाता है।

telosyndesis (टीलोसिनडेसिस)–अन्तसंयुजता; ह्रास कोशिका विभाजन (meiosis) में अर्ध परम्परा सूत्रों (क्रोमोसोम) की आपस में छोर द्वारा संयुजता (union)।

temperament (टेम्प्रामेन्ट)–प्रकृति; स्वभाव, मिजाज।

temperature (टेम्प्रेचर)–तापक्रम, टेम्प्रचर।

absolute temperature (**एब्सोलूट टैम्प्रेचर**)–आरम्भिक या मूल तापक्रम जो जीरो से गिना जाता है और जो $-273.15°C$ या $-459.67°F$ होता है।

critical temperature (**क्रीटिकल टेम्प्रेचर**)–निर्धारणनक तापक्रम; वह ताप जिस पर गैस दबाव से तरल में आ जाता है।

normal temperature (**नार्मल टेम्प्रेचर**)–सामान्य तापक्रम; जो स्वस्थ व्यक्ति का $98.6°F$ या $37°C$ होता है।

temple (टेम्पिल)–कनपटी; कान और आंख के बीच का भाग।

tempo (टेम्पो)–क्षण, समय।

tempolabile (टेम्पोलेबाइल)–समय के साथ बदलने वाला।

temporal (टेम्पोरल)–कनपटी सम्बन्धी।
tempostable (टेम्पोस्टेबिल)–समय के साथ न बदलने वाला।
tenaculum (टेनाकुलम)–शस्त्र शास्त्र (सर्जरी) का एक यन्त्र (शस्त्र), जो किसी अंग के पकड़ने के काम में आता है।
tenderness (टेन्डरनेस)–कोमलता, नरमी, नजाकत, सुकुमारता, मुलायमियत।
tendency (टेन्डेन्सी)–प्रवृत्ति, सूचि।
tendinous (टेन्डीनस)–स्नायुमय, स्नायु युक्त; टन्डन युक्त।
tendon (टेन्डन)–स्नायु; कण्डरा; बन्धक ऊतक की रस्सीनुमा आकृति जो पेशी को अस्थि या उपास्थि से चिपकाती है।
tenia (टेनिया)–(1) फीता। (2) फीता कृमि (टेपवर्म)।
teniacide (टेनियासाइड)–टेपवर्म को मारने की दवा।
teniafuge (टेनियाफ्यूज)–टेपवर्म को बाहर निकालने की दवा।
teniasis (टेनियेसिस)–टेपवर्म का शरीर में होना।
tenen, capsule of (टेनन, केपसूल आफ)–चक्षुगोलक पिधानक; टेनन सम्पुट।
tension (टेनशन)–(1) खिंचावपन; प्रशान्त; दबाव से खिंचाव। (2) गैस, वाष्प आदि का दबाव; विद्युत गामिनी शक्ति।
tensor (टेनसर)–उत्तनक; वह पेशी जो शरीर के किसी भाग का उत्तान करती है।
tent (टेन्ट)–(1) खेमा, तम्बू। (2) घाव में ठूँसने की लिलन (मलमल) की पट्टी; सर्जरी करते समय टेन्ट जैसी आकृति बनाकर मरीज या घाव आदि को ढकना।
tentacle (टेन्टाकिल)–स्पर्शक, संवेदना ग्राही तन्त्र।
tentorium (टेन्टोरियम)–(1) कोई छत्त जैसी आकृति। (2) दृढ़ छद (dura mater) की अनुप्रस्थ भांज।
tera (टिरा)–दैत्यता; विकृता।
teras (टिरास)–भ्रूणीय दैत्य।
teratology (टिराटोलोजी)–विकृताकृति विज्ञान; विकृति विज्ञान; जन्तु और वनस्पतियों की विकृत रचनाओं सम्बन्धी विज्ञान।
teratoma (टिराटोमा)–यौगिक अर्बुद (tumor) जिसमें कोशिकीय तत्व (cellular elements) एक से अधिक मुख्य जनन स्तरों से प्राप्त हुए हों।
teres (टेरिस)–गोल।
ter in die (टर इन डाई)–दिन में तीन बार (दफा)।
term (टर्म)–सीमा, अवधि, सीमित काल, किसी वस्तु के चलने का समय।
terminal (टरमीनल)–अन्तिम; अन्त से सम्बन्धी; अन्त्य; अन्तस्थ।
terminal arborisation (टरमीनल आरयोराइजेसन)–शाखा पुंज।
terminal bar (टरमीनलबार)–अन्तस्थ छड़ (bar); कोशिकाओं को आपस में जोड़ने वाले बँध या पट्टियाँ। (zonula occulens) और संलग्नीय लघु पट्टी (zonula adherens) को मिलाकर अन्तस्थ छड़ (terminal bar) की संज्ञा दी जाती है।
terminology (टरमीनोलोजी)–(1) पारिभाषिक शब्दों की सूची, शब्दावली।
(2) शब्दावली विज्ञान।
terminus (टरमीनस)–रेल का अन्तिम स्टेशन; रेल के पथ का अन्तिम बिन्दु।
ternary (टरनरी)–(1) तीन प्रमूलकों या तत्वों का बना हुआ। (2) क्रम में तीसरा।
terpence (टरपेन्स)–तारपीन; कोई भी हाईड्रोकार्बन जिसका सूत्र $C_{20}H_{16}$ हो।
terror (टेटर)–डर; आतंक।
tertian (टरशियन)–तेइया।
tertiary (टरशियरी)–तिजारी; त्रयेसिक; तृतीय श्रेणी का।
tertigravida (टरटीग्रेवीज)–तृतीय बार गर्भवती स्त्री।
tertipara (टरटीपारा)–तृतीय बार प्रसव कर चुकने वाली स्त्री।
tassellated (टेसीलेट्ड)–घनाच्छदी, घनों (cubes) का बना, छोटे-छोटे चतुर्भुजों से बना।
test (टेस्ट)–परीक्षा का तरीका; कसौटी; जांच।

***acedic acid test* (एसीडिक एसिड टेस्ट)**–यह जाँच मूत्र में एल्व्यूमिन (albumin) परख के लिए किया जाता है। मूत्र को उबालने के पश्चात कुछ बूँदें एसिडिक एसिड (acidic acid) की मिलाई जाती हैं जिससे यदि एल्व्यूमिन (अण्डश्वेत–albumin) होता है तो सफेद अधाक्षेपन (precipitate) दिखाई देता है।

***acetone test* (एसीटोन टेस्ट)**–यह जाँच मूत्र में एसीटोन (acetone) परखने के लिये किया जाता है। मूत्र में कुछ बूँदें नाइट्रोप्रूसाइड (nitropruside) की प्रबल अमोनिया जल (strong ammonia water) सहित मिलाते हैं। यदि एसीटोन उपस्थिति होता है तो दोनों तरलों के मिलने के स्थल पर एक प्रकार की लाल गुलाबी मेजेन्टा (magenta) रंग की एक गोलाकार रेखा बन जाती है।

***acrolein test* (एक्रोलेन टेस्ट)**–यह ग्लीसिरोल (glycerol)

और वसा (fats) जाँचने के लिये होता है। इसके निलम्बक घोल को पोटेशियम बाइसल्फेट (potasium bisulphate) के बराबर मात्रा वाले घोल के साथ गर्म करने पर विशिष्ट प्रकार की गन्ध निकलने पर वसा या ग्लीसिरोल की उपस्थिति समझी जाती है, गन्ध न आने पर इनका अनुपस्थिति होना माना जाता है।

Addis and Shevky's test (**एडिस एण्ड शेवकीज टेस्ट**)–यह जाँच वृक्क की क्रियाशीलता जानने के लिये किया जाता है। यह उस मूत्र की गूढ़ता देखकर जो 24 घन्टों के पिछले 22 घन्टों में विसर्जित होती है उसकी विशिष्ट घनत्व (specific gravity) पर वृक्क की क्रियाशीलता का ठीक-ठीक पता लगाया जाता है।

aggintination test (**एजिनटीनेसन टेस्ट**)–सपिण्डकता जाँच; किसी कोशिकाओं या वैक्टीरिया में रक्त द्रव के साथ प्रतिरक्षी की प्रतिक्रिया होने से कणों का एकत्रित होकर पिण्ड बना लेना जिसको खाली आँख या अणुवीक्षण यंत्र (microscope) की सहायता से देखा जा सकता है।

allergy test (**एलर्जी टेस्ट**)–प्रत्यूर्जता जाँच;

alpha test (**एल्फा टेस्ट**)–बुद्धिमता जाँच। यह क्रमशः किये जाने वाले आठ टेस्ट की शृंखला होती है। इन्हें अधिकतर फौज में भर्ती होने वाले लोगों की जाँच करने हेतु प्रयोग में लाये जाते हैं।

aptitude test (**एपटीटयूड टेस्ट**)–रूचि या पात्रता जाँच; एक मनोविज्ञानिक परख जिससे यह जाँचा जाता है कि व्यक्ति की चाह या रूचि या सुझाव किस ओर अधिक है।

Aschhelm-Zondek test (**एसचहलम–जोनडेक टेस्ट**)–यह जाँच गर्भ धारणा जानने के लिये की जाती है। जिस मादा की जाँच करनी होती है उसके मूत्र को इन्जेक्सन अपरिपक्व चुहिया के लगाया जाता है यदि स्त्री गर्भवती होती है तो चुहिया के डिम्बाशय बढ़ जाते हैं तथा रक्तीय हो जाते हैं अर्थात तुरन्त परिपक्व होने लगते हैं।

association test (**एसोसियेशन टेस्ट**)–यह जाँच व्यक्ति की असामान्य मस्तिष्कीय स्थिति जानने के लिये की जाती है विशेष कर जुर्म जानने हेतु किया जाता है। इसमें अनेक शब्द कहे जाते हैं और व्यक्ति अपनी प्रतिक्रिया प्रदर्शित करने में कितना समय लेता है यह जाना जाता है और उसके आधार पर यह स्थापित किया जाता है कि व्यक्ति विशेष समाज में किस वर्ग का है।

Babcock-Levy test (**बैबकोक–लेवी टेस्ट**)–(बैवकोक–लेवी वैज्ञानिकों के नाम) परीक्षा (जाँच); यह जाँच मस्तिष्कीय क्षीणता मापने हेतु की जाती है। यह सामान्यता जाँच किये जाने वाले व्यक्ति की शब्दावली, सामान्य समाचारों की जानकारी, चिन्हों को यथास्थान रखना; चित्रों की नकल आदि करने में कितना समय और कितना ठीक-ठीक कर सकता है मापने से की जाती है।

Barany's pointing test (**बेरानीज पांइन्टिग टेस्ट**)–बैरानीज (वैज्ञानिक का नाम) निर्देशन जाँच; इसमें मरीज से तरह-तरह की वस्तुओं आदि को हाथ रखकर कभी बन्द आँखकर और कभी खुली आँख से, इस क्षमतानुसार मरीज की ठीक स्थिति जानी जाती है।

Benedict's test (**बेनेडिक्ट टेस्ट**)–बेनेडिक्ट (वैज्ञानिक का नाम)–यह टेस्ट ग्लूकोज की मात्रा मूत्र में जानने हेतु किया जाता है।

benzidine test (**बेनजीडाइन टेस्ट**)–बेनजीडाइन (रसायन) जाँच रक्त जानने के लिये किया जाता है।

Binet's test (**बिनेटस टेस्ट**)–बिनेट (वैज्ञानिक का नाम) जाँच; यह जाँच व्यक्ति की समझ-बूझ ठीक-ठीक जानने के लिये किया जाता है।

blind test (**बिलाइन्ड टेस्ट**)–दृष्टि जाँच।

bone conduction test (**बोन कन्डेक्शन टेस्ट**)–अस्थि संचारण जाँच; यह जाँच व्यक्ति की श्रवण शक्ति जानने के लिये की जाती है। इस हेतु सीधा स्वरित्र द्विभुज (tuning fork) संयत्र को कान की स्तनोपम (mastoid) अस्थि के प्रवर्धन से लगाकर अथवा कुछ दूर रखकर मरीज से पूछा जाता है कि वह ध्वनि को कितनी दूर से सुनने की शक्ति रखता है।

clearance test (**क्लीरेन्स टेस्ट**)–यह वृक्क या यकृत के हालत जाँचने हेतु किया जाता है। यह जान कर कि दोनों अंगों से पदार्थ की एक सीमित मात्रा कितने समय में निकाल दी जाती है।

chromatin test (**क्रोमोटिन टेस्ट**)–अष्ठि रंज्य जाँच; आनुवंशिक लिंग जानने हेतु रक्त या ऊतक कोशिकाओं का परीक्षण करवाकर पिण्डों (Barr bodis) अर्थात एक्स क्रोमोसोम (x-cromosome) की उपस्थिति या अनुपस्थिति देखी जाती है।

Complement fixation test (**कम्पलीमेन्ट फिक्सेशन टेस्ट**)–परिपूरक (compliment) निश्चयीकरण परख; परिपूरक का प्रतिजन और प्रतिपिण्ड जो पहले से ही क्रिया कर चुके

हों पर प्रभाव। परिपूरक या तो निष्क्रिय हो जाता है या नष्ट कर दिया जाता है। इसी कारण इसको परिपूरक निश्चयीकरण परख कहा जाता है।

Concentration test **(कोनसनट्रेशन टेस्ट)**–सांद्रण (गाढ़ापन) जाँच; इस जाँच में वृक्क (kidney) की मूत्र को गाढ़ा या पतला करने की कार्य को देखना होता है।

Congored test **(कोंगोरेड टेस्ट)**–कोंगोरेड (रंग का नाम) जाँच; यह परख अंगों और ऊतकों में श्वेतासार (amyloid) देखने हेतु किया जाता है। इसमें कोंगोरेड रंज्य का शिरा मध्य (intravenous) इन्जेकशन लगाया जाता है। सामान्य व्यक्ति में 20% रंग रक्त से बाहर हो जाता है जब कि रोगी अर्थात श्वेतसार (amyloid) से पीडित व्यक्ति के रक्त में से 40 से 100% रंग बाहर निकल जाता है।

eagle test (ईगल टेस्ट)–आतशक (syphilis) रोग की जाँच।

erythrocyte sedimentation test **(इरीथ्रोसाइट सेडीमेन्टेशन टेस्ट)**–लालरक्त कण तलछट टेस्ट; जब सिट्रस (citrus) मिले हुए अथवा उच्छिष्ट (exalted) रक्त को किसी नलिका में रखा जाता है तो रक्त के लाल कण नीचे विभिन्न दर से रोग के अनुसार बैठते हैं और इनकी दर किसी भी प्रयोग जैसे स्मिथ (smith), विन्टरोब (winterobe); वेस्टरग्रेन से जानी जा सकती है।

Exton's test **(एक्सटन्स टेस्ट)**–एक्सटन (Exton) (वैज्ञानिक का नाम) परख–यह जाँच श्वेतक (albumen) देखने के लिये की जाती है।

मूत्र और एक्सटन घोल समान आयतन (volume) में परखनली में मिलाये जाते हैं। गर्म करने पर धुँधलापन आ जाने पर श्वेतक (albumen) की उपस्थिति मानी जाती है।

नोट–एक्सटन अभिकर्मक (reagent) सोडियम सल्फेट (sodium sulphate) सल्फोसेलिसिक अम्ल (sulfosalicylic acid) और ब्रोमफीनोल ब्लू वाटर (bromphenol blue water) मिलाकर बनाया जाता है।

Fehling's test **(फेहलिंगस टेस्ट)**–यह टेस्ट ग्लूकोज (glucose) के लिये किया जाता है। फेहलिंगस (वैज्ञानिक का नाम) घोल समान आयतन कोपर सल्फेट (copper sulphate) घोल और क्षारीय टारटरेट (alkaline tarterate) घोल मिलाकर बनाया जाता है। इसकी और मूत्र की समान मात्रा लेकर परखनली में गर्म किया जाता है। ग्लूकोज की मात्रा के अनुसार हरा, पीला या लाल रंग आ जाने से ग्लूकोज की उपस्थिति जान ली जाती है।

Friedman test **(फ्रीडमान टेस्ट)**–फ्रीडमान (Friedman-वैज्ञानिक का नाम) टेस्ट; गर्भ जानने हेतु किया जाता है। उसी स्त्री का मूत्र जिसके लिये गर्भ जानना है किसी मादा खरगोश में शिरा मध्य इन्जेक्शन लगाया जाता है। यदि मूत्र गर्भवती स्त्री का है तो मादा खरगोश की डिम्ब ग्रन्थियों पर गर्भ के चिन्ह आ जायेंगे।

glucose tolerance test **(ग्लूकोज टोलेरेंस टेस्ट)**–यह टेस्ट वृक्क का कार्य (function) जानने हेतु किया जाता है। इससे व्यक्ति की ग्लूकोज की उपापचय क्षमता का पता चलता है। और मधुमेह के रोगियों में रक्त शर्करा (blood sugar) की मात्रा जानी जाती है।

Kalmen's test **(कालमेनस टेस्ट)**–कालमेन (वैज्ञानिक का नाम) यह टेस्ट मूत्र में ग्लूकोज की मात्रा जानने हेतु किया जाता है।

heat and acid test **(हीट एण्ड एसिड टेस्ट)**–प्रोटीन परख (जाँच); एक परखनली में मूत्र को 1 या 2 मिनट के लिये गर्म किया जाता है फिर 2 से 5 बूँद 5% एसीटिक अम्ल (acetic acid) की डाली जाती है। सफेद अवक्षेप (precipitate) आ जाने से प्रोटीन की उपस्थिति का पता चल जाता है।

Heller's test **(हिलरस टेस्ट)**–यह टेस्ट श्वेत क्षार एल्युमिन (alumin) के लिये होता है। एक परख नली में सांद्र नाइट्रिक अम्ल (concentrated nitric acid) के ऊपर मूत्र डालने पर दोनों के मिलन स्थल पर सफेद क्षेत्र बन जाने पर श्वेत क्षार (अल्यूमिन) की उपस्थिति मानी जाती है।

hippuric acid test **(हप्पूरिक एसिड टेस्ट)**–यह टेस्ट यकृत के कार्य जानने हेतु किया जाता है।

यह टेस्ट यकृत की उस क्षमता पर निर्भर होता है जो यकृत की योग्यता ग्लाइसीन (glycine) बनाने की होती है तथा बेनजोइक एसिड (benzoic acid) से मिलकर हिप्यूरिक अम्ल का संश्लेषण (synthesise) करना। सामान्य व्यक्ति 4 घन्टों में 3 ग्राम हिप्यूरिक अम्ल का निष्कासन करता है जबकि रोगी 3 ग्राम से कम।

histamine test **(हिस्टेमिन टेस्ट)**–(a) हिस्टेमिन (पदार्थ विशेष) का आधार त्वचा में इन्जेक्शन लगाने से आमाशयिक स्रावों अथवा नमक के तेजाब (hydrochloric acid) के स्राव में बढ़ोत्तरी होती है। (b) हिस्टेमिन रसायन का इन्जेक्शन लगाकर वाहिनी प्रेरक (vasomotor) सिर दर्द का

निदान भी किया जाता है।

***Hubner test* (हुबनर टेस्ट)**–हबनर (वैज्ञानिक का नाम) परख; सम्भोग के 1 घन्टे के बाद स्त्री योनि में से क्षुद्राणु बाहर खींच कर उनकी क्रियाशीलता को जाँचा जाता है।

***human repeated patch insult test* (ह्यूमेन रिपीटेड पैच इन्सल्ट टेस्ट)**–मानव प्रतिकार टेस्ट; इस टेस्ट में त्वचा के ऊपर टेस्ट पदार्थ को एक-दो दिन छोड़कर 10 बार लगाया जाता है फिर 2 सप्ताह बाद इसको दुहराया जाता है। पुष्टि हेतु त्वचा के किसी दूसरे स्थान पर इसी प्रकार जाँच पदार्थ को लगाया जाता है। खुजली या तलछट होने पर प्रतिकार निश्चित मान लिया जाता है।

***iodine test* (आयोडीन टेस्ट)**–(a) पित्त रंजकों (bile pigment) की प्ररख; मूत्र में टिंचर आफ आयोडीन (iodine tincture) की बूँदें डाली जाती हैं। नीला हरापन लिये रंग आ जाने से पित्त रंजकों की उपस्थिति मानी जाती है।
(b) आयोडीन टेस्ट का प्रयोग माढ़ी (starch) के लिये भी किया जाता है। माढ़ी में आयोडीन मिलाने से बैंगनी रंग आ जाता है।

***Kant mental test* (केन्ट मेन्टल टेस्ट)**–व्यक्ति विशेष की समझदारी (intelligence) मापक टेस्ट। यह मौखिक परख होती है इसमें लगभग 25 प्रश्न किये जाते हैं और उनका उत्तर प्राप्त होने के अनुसार मस्तिष्कीय क्षमता की गणना की जाती है।

***Marsh's test* (मारसेज टेस्ट)**–मार्स (वैज्ञानिक का नाम) टेस्ट; यह परख आरसनिक (arsenic) या एन्टीमनी (antimony) के जानने के लिये की जाती है। पदार्थ को गन्धक के तेजाव (sulphuric acid) और जस्ते (zinc) के साथ कांच के फ्लास्क (flask) में डाला जाता है। गर्म करने पर मुंह देखने वाले शीशे की तरह जमाव आ जाता है।

***medico legal tests for blood* (मेडीकोलीगल टेस्टस फोर ब्लड)**–रक्त की चिकित्सा विधान के अनुसार परख तीन प्रकार से की जाती है–(a) अणुवीक्षण यंत्र (microscope) की सहायता से लाल रक्त कण देख कर (b) रक्त घोल की स्पेक्ट्रम दर्शी (spectroscope) से देखकर (c) टेनिन (tehin) पदार्थ के रवे को देखकर।

***methylene test* (मेथीलीन टेस्ट)**–वृक्क की पारगम्यता परखने हेतु। मेथीलीन बिलू रसायन का अधःत्वकीय इन्डोक्शन (सुई) लगाने से 30 मिनट में यह रंग मूत्र में आ जाता है। यदि इससे अधिक समय लगता है तो वह वृक्क की कमजोरी समझी जाती है।

***paternity test* (पेटर्निटी टेस्ट)**–पित्त निर्धारण टेस्ट; किसी बच्चे के माता-पिता और बच्चे के रक्त समूह में समानता देख कर।

***psychological test* (साइकोलोजीकल टेस्ट)**–मनोवैज्ञानिक परख; किसी भी प्रकार की गणना के आधार पर व्यक्ति की समझदारी को निश्चित रूप से बताना।

***Purdy's test* (पुरडौज टेस्ट)**–पुरडीज (वैज्ञानिक का नाम) यह परख श्वेत क्षार (अल्व्यूमिन–albumin) के लिये की जाती है।

***prostigmine test* (प्रोसटिगमाइन टेस्ट)**–गर्म परख; प्रोसटिगमाइन (रसायन) के टीके से यदि पुनः मासिक धर्म की तरह रक्त स्राव न होवे, तो निश्चित रूप से गर्भ होना माना जाता है।

***Rh testing* (आर० एच टेस्टिंग)**–रक्त में Rh कारक की जाँच।

***Rinne's test* (रिनेज टेस्ट)**–रिने (वैज्ञानिक का नाम); श्रवण शक्ति मापक टेस्ट। यह टेस्ट अस्थि संचारण परख (bone conducting test) की तरह किया जाता है।

***schich test* (स्कीइक टेस्ट)**–डिप्थीरिया (diphtheria) प्रतिरक्षा (immunity) की जाँच।

***Stanford Binet test* (स्टेनफोर्ड विनेट टेस्ट)**–स्टेनफोर्ड विनेट (वैज्ञानिक के नाम) टेस्ट–यह जाँच विनेट परख की ही एक बदली हुई किस्म की जाँच है जिसमें विज्ञान विषयों के प्रति रुचि जाँची जाती है।

***therapeutic test* (थिराप्यूटिक टेस्ट)**–विशिष्ट उपचार परख; निदान हेतु किसी विशेष दवा अथवा उपचार विधि का अपनाना।

***tuberculin test* (टुबरकुलिन टेस्ट)**–क्षय संक्रामण परीक्षा परख; शरीर के पृष्ठीय (superficial) ऊतकों में टुबरकुलिन (रसायन) की नपी तुली मात्रा का टीका लगाकर यह निर्धारण करना कि संक्रमण (infection) है या नहीं। यदि शरीर पर लाल धब्बे या चकत्ते आ जाते हैं तो माना जाता है कि संक्रमण है यदि कोई प्रक्रिया नहीं होती है तो संक्रमण का न होना पूर्ण रूप से स्थापित हो जाता है।

***two glass test* (टू ग्लास टेस्ट)**–दो गिलास परख; यह टेस्ट मूत्र नली श्लैष्म कला प्रदाह (gonorrhea) रोग की जाँच के लिये किया जाता है। दो गिलासों में मूत्र रखा जाता है यदि दूसरे गिलास में धुँधलापन दिखाई दे जावे तो

रोग की शिनाख्त (पहचान) हो जाती है।

Wassermann's test **(बाशरमेन्स टेस्ट)**–बाशरमेन्स (वैज्ञानिक का नाम), जाँच आतशक (syphilis) रोग के लिये की जाती है। यह टेस्ट परिपूरक निश्चयी करण परख (compliment fixation test) की ही एक उन्नत बदला हुआ टेस्ट है।

Weber's test (वेबर्स टेस्ट)–वेबर (वैज्ञानिक का नाम)–यह जाँच श्रवण शक्ति जाँचने के लिये होती है। यह जाँच करने के लिये स्वरित्र-द्विभुज (tunning fork) को माथे के बीचों बीच रखा जाता है और फिर प्रत्येक कान से जो सुना जाता है वह जाना जाता है इससे रोगी के कान की वास्तविक स्थिति का पता लगाया जाता है। बहरापन (deafness) में जो श्रवण तंत्रिका में विकार आ जाने के कारण जो रोग होता है उसमें केवल एक ओर सुनायी देता है।

testmeal (टेस्टमील)–ऐसा रसायन या खाद्य जो अन्त्र नली का निरीक्षण करने हेतु मरीज को पिलाया जाता है।

testectomy (टेस्टेक्टोमी)–बधियाकरण; वृषण का हटाना (काटना)।

testicle (टेस्टीकिल)–फोता; वृषण; अण्डकोष।

testis (टेसटिस)–शुक्र ग्रन्थि, नर जनन ग्रन्थि।

testoid (टेसटॉयड)–अण्डकोष से मिलती हुई कोई भी आकृति।

testosterone (टेस्टोस्टीरोन)–नर जनन ग्रन्थि का एक स्राव जिसके कारण गौण लैंगिक लक्षणों का आरम्भ और पोषण होता है।

tetanus (टिटनेस)–धनुस्तम्भ; एक घातक रोग जो क्लोस्ट्राइडियम टिटेनाई (clostridium tetani) परजीवी के कारण होता है, इसमें पुट्ठों में तनाव व दर्द होता है।

tetany (टिटेनी)–स्नायुयों का उत्तेजित होना और उससे पेशियों (पुट्ठों) में दर्द। एक प्रकार की अकडन की बीमारी, जिसे शाखा अंग, खाशकर हाथों की उँगलियाँ अकड़ती हैं और जोड़ों में दर्द होता है।

tetra (टेटरा)–'चार' अर्थ का पूर्व शब्द।

tetrachloride (टेट्राक्लोराइड)–चार अणु क्लोरीन युक्त यौगिक।

tetrachloride, carbon (टेटराक्लोराइड, कार्बन)–कार्बन और चार अणु क्लोरीन युक्त यौगिक, यह यकृत पर विषैला प्रभाव डालता है जिसको यकृत ग्लाइकोजन निष्प्रभावी करता है।

tetracycline (टेट्रासाइकिलिन)–चार चक्र बेनजीन युक्त रसायनिक यौगिक।

tetrad (टेट्राड)–चतुष्क; चतुष्दली, समान चार पिण्डों का एक समूह।

tetradactyl (टेट्राडैक्टाइल)–चतुषांगुलिक; चार उँगलियों वाला।

tetradactyly (टेट्राडैक्टिली)–चतुषांगुलिकता; हाथ या पाँव में चार उँगुलियों का होना।

tetralogy (टेट्रालोजी)–चार की संख्या में होना।

tetrameric (टेट्रामेरिक)–चार खण्डी; चार खण्डों या चार की गुणन संख्या से बना हुआ भाग।

tetranopsia (टेट्रानोपसिया)–दृष्टि से क्षेत्र का एक चौथाई भाग का आँख से ओझल हो जाना।

tetraparesis (टेट्रापेरेसिस)–चारों अवयवों की पेशी दुर्बलता।

tetraplegia (टेट्राप्लेजिया)–चारों अवयवों का पक्षाघात।

tetraploid (टेट्राप्लॉयड)–चतुर्गुणक; चतुष्दली; ऐसी कोशिका जिसमें चार गुट्ट (set) गुण सूत्रों (क्रोमोसोम) के होते हैं।

tetraploidy (टेट्राप्लॉयडी)–चार गुट्ट गुणसूत्रों की होने की दशा।

tetrapas (टेट्रापास)–चार पांव वाले भ्रूण दैत्य।

tetrasaceharides (टेट्रासैकेराइड्स)–चार कार्बन शर्करा; केवल दो स्टेकियोज (stachyose) और स्कोरोडोज (scorodose) टेटरा सैकेराइड्ड का ही अभी तक पता है, यह लहसुन और प्याज में पाये जाते हैं।

tetrascelus (टेट्राससीलस)–चार टांग वाला भ्रूण दैत्य।

tetravalent (टेट्रावेलेन्ट)–चार संयोजी, चतुष संयोजन तत्व।

teller (टेलर)–दाद, खाज, त्वचा रोग।

thalamus (थैलेमस)–(1) थैलेमस; तृतीय विवर (third ventricle) के इर्द-गिर्द स्थिति दो बड़े घूसर पदार्थ के पुँज में से एक। (2) पुष्पासन।

thanato (थानाटो)–मृत्यु, मौत अर्थ का पूर्व शब्द।

thanatobiologic (थानाटोबायोलोजी)–जीवन और मरण सम्बन्धी।

thanatology (थानाटोलोजी)–मृत्यु शास्त्र; मौत विज्ञान।

thanatoid (थानाटॉयड)–मृत्यु सद्दश।

thanatophobia (थानाटोफोबिया)–अकारण मृत्यु का भय।

thassophobia (थासोफोबिया)–निकारथ बैठने का डर।

thebaism (थीबेइज्म)–अफीम का जहर।

thebesian vessels (थेबेसियन वेसिल्स)–थेबेसियन रक्त वाहिनियाँ, दाँयें हृदय कोटर की हत् पेशी को रक्त पहुँचाने वाली वाहिनियाँ। हृदय में गहरा पेंठा हुआ (गहरा) शिरा तन्त्र (deep venous system), जो हृत्पेशी (myocardium)

के अन्दर से उद्गम होकर थेबेसियन रक्त नलिकाओं द्वारा और सूक्ष्म रक्त स्थलों के माध्यम से दायें हृदय कोटर में समाप्त होता है।

theca (थीका)–प्रावरक; खौल, रक्षकावरण।

thecodont (थीकोडोन्ट)–गर्तदंती; ऐसे जन्तु जिनके दाँत गर्त (socket) में लगे होते हैं।

thelalgia (थीलालजिया)–चूचुकों में दर्द।

thelarche (थीलारके)–जवानी पर छातीयों का बढ़ना।

thelitis (थीलाइटिस)–चूचुक की सूजन।

thelium (थीलियम)–कूट, पैपिला।

thelorrhagia (थीलोरहाजिया)–चूचुक से रक्त स्राव।

thelyblast (थेलीब्लास्ट)–परिपक्व मादा जनन कोशिका।

thelygenic (थेलीजेनिक)–मादा प्रसवनी; केवल मादा बच्चे जनने वाली।

thenad (थीनाड)–हथेली की ओर।

thenar (थीनार)–अंगुष्ठ पेशी; अंगूठे के आधार पर मोटी गुदगुदी पेशी।

theory (थ्योरी)–सिद्धान्त; वाद; मत; कल्पना।

therapeutic (थैराप्युटिक)–रोग को ठीक करने वाली।

therapeutics (थेराप्युटिक्स)–चिकित्सा विज्ञान, रोगोपचार; चिकित्सा।

therapeutist (थैराप्युटिस्ट)–चिकित्सक।

therapist (थैरापिस्ट)–चिकित्सक।

therapy (थिरैपी)–रोग निदान और चिकित्सा।

biological therapy **(वायोलोजीकल थीरेपी)**–ऐसा रोग निदान व चिकित्सा जिसमें जैव उत्पादों जैसे रक्त द्रव (serum); टीकाद्रव्य (vaccines) प्रतिबिष (antitoxins) और प्रति जैवी (antibiotics) का प्रयोग होता है।

cold therapy **(कोल्ड थीरेपी)**–शीत से उपचार करने की विधि।

collapse therapy **(कोलैप्स थीरेपी)**–फेफडों के क्षय रोग में कोई भी ऐसी शल्य प्रक्रिया जिससे फेफडों के आयतन (volume) में कमी लाई जा सके।

contact x-ray therapy **(कोन्टैक्ट एक्सरे थीरेपी)**–एक्स रे (x-ray) से उपचार करने की विधि।

electric shock therapy **(एलेक्ट्रिक शौक थीरेपी)**–विद्युत छटकों का इलाज में प्रयोग।

endocrine therapy **(इन्डोक्राइन थीरेपी)**–अन्तःस्रावी ग्रन्थियों के स्रावों का इलाज में प्रयोग करने की विधि।

glandular therapy **(ग्लैन्डूलर थीरेपी)**–ग्रन्थियों के रस से इलाज करने की विधि।

gold therapy **(गोल्ड थीरेपी)**–स्वर्ण का इलाज में प्रयोग करने की विधि।

immunization therapy **(इम्यूनाइजेशन थिरेपी)**–असंक्रामकता या रोग क्षमता (immunity) प्रदान कर इलाज करने की विधि।

interstitial irradiation therapy **(इन्टरसटीशियल इरेडियेशन थीरेपी)**–रेडियम (radium) से इलाज करने की विधि।

intravenous therapy **(इन्टरावीनस थीरेपी)**–इलाज में प्रयोग में आने वाले रसायनों को शिराओं द्वारा शरीर में पहुँचाकर इलाज करने की विधि।

musical therapy **(म्यूजीकल थिरेपी)**–गायन विधि का रोगियों को ठीक करने हेतु प्रयोग। इस विधि का प्रयोग मुख्यतः मानसिक रोगियों में किया जाता है।

occupational therapy **(ओक्यूपेशनल थिरेपी)**–काम में लगाकर रोगी को ठीक करने की विधि। इस विधि का प्रयोग मुख्यतः मानसिक एवं घबराने वाले व्यक्तियों पर किया जाता है।

physical therapy **(फिजीकल थिरेपी)**–मरीजों पर प्रकाश ऊष्णता; शीत, विद्युत, तथा मालिश के प्रभाव से ठीक करने की विधि।

radium therapy **(रेडियम थिरेपी)**–रेडियम किरणों से उपचार; शरीर के किसी भाग को उच्च वोल्टेज (high voltage) विद्युत की सहायता से रेडियम से निकलने वाली विकिरण किरणों को डालकर ठीक करना। यह उपचार की विधि विषालु अर्बुद विधि (केन्सर) ठीक करने में उपयुक्त होता है।

replacement therapy **(रिप्लेसमेन्ट थिरेपी)**–इसका प्रयोग कर बदलाव उपचार; अन्तः स्रावी ग्रन्थियों के स्राव शरीर की किसी क्रिया को बदल कर उपचार करना।

shock therapy **(शौक थिरेपी)**–झटकों से उपचार; किसी ऐसे मानसिक रोगी को जो दवाओं आदि से ठीक न हो सके, विद्युत के झटकों से ठीक करने की विधि।

sun therapy **(सन थिरेपी)**–सूर्य किरणों से उपचार।

specific therapy **(स्पेसिफिक थिरेपी)**–विशिष्ट उपचार; किसी खास बीमारी का किसी खास उपचार से ही ठीक करने की विधि।

suggestion therapy **(सजेशन थिरेपी)**–अनुभूति (उपदेश) से उपचार; रोगी को विचार देकर ठीक करने की विधि।

vaccine therapy **(वैक्सीन थिरेपी)**–टीका (वैक्सीन) उपचार।

therm (थर्म)–ऊष्मीयता (heat) की इकाई; एक छोटी कैलोरी।

thermal (थर्मल)–उष्मीय।

thermalgesia (थर्मालजेसिया)–ऊष्मा (गर्मी) से तकलीफ (दर्द, संवेदना)।

thermanalgesia (थर्मानालजेसिया)–ऊष्मा संवेदना के प्रति उदासीनता।

thermanesthesia (थर्माअनेसथेसिया)–ऊष्मा और ठण्ड को पहचानने की अक्षमता।

thermatology (थरमैटोलोजी)–ऊष्मा-उपचार विज्ञान।

thermesthesia (थरमेसथेसिया)–गर्म (ऊष्मा) और ठण्डे (शीत) को पहचानने की क्षमता।

thermic (थरमिक)–ऊष्मीय; ऊष्मा सम्बन्धी।

thermobiosis (थर्मोबायोसिस)–ऊँचे तापक्रम में रहने की क्षमता।

thermochemistry (थर्मोकेमिस्ट्री)–ऊष्मा रसायन।

thermocautcry (थर्मोकॉटरी)–ताप शल्यता।

thermocouple (थरमोकपिल)–तापक्रम परिवर्तन मापक यन्त्र, थर्मोकपिल; दो असमान विद्युत वाहकों (electrical conductors) का युग्म इस प्रकार से लगाया हुआ है कि उनका प्रयोग तापक्रम विभिन्नता को नापने के लिए काम में लाया जा सके।

thermodynamics (थार्मोडाइनेमिक्स)–ऊष्मा-गतिकी; विज्ञान की वह शाखा जिसमें ऊष्मा और उर्जा (energy) सम्बन्धी विषयों का अध्ययन किया जाता है।

thermoexcitory (थर्मोएक्साइटरी)–शारीरिक ऊष्मा को बढ़ाने वाली।

thermogenesis (थरमोजेनिसिस)–ऊष्मा उत्पादक।

thermogenics (थर्मोजेनिक्स)–ऊष्मा उत्पादन विज्ञान।

thermology (थर्मोलोजी)–ऊष्मा विज्ञान।

thermomassage (थर्मोसेज)–ऊष्मा से मालिश।

thermometer (थर्मोमीटर)–तापमापी; थर्मामीटर।

thermometry (थर्मोमीटरी)–तापमिति; तापक्रम का नापना।

thermopile (थरमोपाइल)–ऊष्मा को विद्युत शक्ति में बदलने का यन्त्र।

thermoplegia (थरमोप्लेजीया)–लू लगना; तापघात।

thermopolypnea (थरमोपोलीप्नीआ)–अधिक गर्मी के कारण जल्दी साँस का चलना।

thermscope (थर्मस्कोप)–तापदर्शी।

thermostatis (थमोस्टेटिस)–ऊष्मा स्थैतिकता।

thermostat (थर्मोस्टेट)–ताप स्थायी; ऐसा यन्त्र जिससे गर्म करने में तापक्रम एक-सा बना रहता है।

thermostromuhr (थर्मोस्ट्रोमुहर)–हृतधमनी में रक्त वाहन के अध्ययन करने की एक विधि (ताप उत्पन्न करके)।

thermosystaltic (थरमोसेसटेल्टिक)–ऊष्मा उत्तेजना के प्रभाव में सिकुड़ना।

thermotaxis (थरमोटेक्सिस)–ताप अनुचलन; शारीरिक तापक्रम की सामान्य व्यवस्था (प्रबन्ध)।

thermotherapy (थरमोथिरेपी)–ऊष्मा का इलाज में प्रयोग।

thermotoxin (थरमोटोक्सिन)–ऊष्मा से शरीर में विषाक्त पदार्थ का बनना।

thermotropism (थरमोट्रोपिज्म)–ताप-अनुवर्तन; ताप के प्रति उत्तर में उत्पन्न परिवर्तन।

thescocytes (थेसकोसाइट्स)–निधाकोशिका।

thiamine (थाइमिन)–बी कप्लैक्स विटामिन समूह का एक घटक। यह थायमीन हाइड्रोक्लोराइड होता है। रसायनिक सूत्र $C_{12}H_{17}$ $Cl.N_4$, os Hcl. । इस विटामिन का दूसरा नाम एन्यूराइन (aneurine) है। यह अंतत्रीय शोथ कारक (antineuritic factor) होता है। यह पानी में घुलनशील होता है, अधिक देर तक ऊँचे ताप पर या क्षार के साथ उबालने पर नष्ट हो जाता है।

thiemia (थाइमीआ)–रक्त में गन्धक (sulphur) का होना।

thigh (थाई)–उरू; जाँघ; घुटने से ऊपर टाँग का हिस्सा।

thigmocyte (थिगमोसाइट)–स्पर्श-कोशिका।

thigmotaxis (थिगमोटेक्सिस)–स्पर्श-न्यास; स्पर्श गति; स्पर्श उत्तेजना का गतिकारक प्रति उत्तर।

thimerosal (थाइमिरोसल)–पारा (mercury) यौगिक, जिसका प्रयोग जीवाणु नाशक की तरह किया जाता है।

thinking (थिंकिंग)–विचार, विवेचन, चिन्तन, सोच विचार, विचार करने की क्रिया या कार्य।

thiochrome (थीयोक्रोम)–थायमीन आक्सीकृत (oxidation) होने पर थीयोक्रोम यौगिक बनाता है।

thiocyanate (थायोसाइनेट)–सल्फर (गन्धक) युक्त सायनेट (cyanate)।

thionine (थायोनाइन)–एक लोहित रक्त वर्ण (purple) रंजक

जिसका प्रयोग केन्द्रक (न्यूक्लियस) को रंगने के लिए किया जाता है।

thiogenic (थाइओजेनिक)–गन्धकोत्पादी।

thiophil (थाइयोफिल)–गन्धक प्रेमी; गन्धक समृद्धी।

thoracalgia (थोरेकलजीया)–छाती (वक्ष) में दर्द।

thoracic (थोरेसिक)–वक्षीय, वक्ष सम्बन्धी।

thorax (थोरेक्स)–वक्ष; उच्च कशेरूकों (vertebrates) में गर्दन और उदर के बीच का भाग, जिसमें हृदय, फेफड़े आदि स्थिति रहते हैं, अन्य जन्तुओं में सिर के पीछे का क्षेत्र।

thorium (थोरियम)–रसायनिक तत्व, प्रतीक Th, आवर्त सारणी में 90वाँ स्थान।

thoroughfare or preferential channel (थोरोफोयर या प्रिफरेन्शल चैनल)–आम वरीयता मार्ग; रक्त परिवहन वृहत् कोशिकायें; हृत रक्त परिवहन (cardiovascular system) में उत्तर धमनिकाओं से (metartrioles) आम वरीयता मार्गों (thoroughfare preferential channels) द्वारा उपशिराओं (venules) में पहुँचती है। अतः रक्त परिवहन का मार्ग निम्न रहता है—धमनिका (arterioles)—उत्तर धमनिकायें (metarterioles) (thorougfare channels) आम वरीयता मार्ग वृहत् कोशिकायें उपशिरायें (venules)।

threadworm (थ्रेडवोर्म)–सूत्र कृमि, जैसे एन्टीरोबायस वरमीकुलेरिस (Enterobius vermicularis) चनूने।

thermmatology (थर्मेटोलोजी)–आनुवंशिकता और विभिन्नता नियमों सम्बन्धी विज्ञान।

threonine (थ्रोनाइन)–थिरियोनिन, एक अमीनो अम्ल जो प्राकृतिक पाया जाता है और जिसका होना मानव उपापचय (human metabolism) के लिए आवश्यक होता है।

threpsology (थ्रेप्सोलोजी)–पोषण विज्ञान।

threshold (थ्रेसहोल्ड)–(1) देहली, देहरी, दहलीज। (2) द्वार, दरवाजा। (3) अवसीमा (lowest limit) रक्त में किन्हीं पदार्थों का कम से कम इतना गाढ़ापन (concentration) होना कि वे वृक्क द्वारा निष्कासित किये जा सकें।

thrill (थ्रिल)–रोमांचित या पुलकित होना; सिहरान, काँपना; उत्तेजित होना; फुरहरी आना (खुशी में)।

thrix (थ्रिक्स)–बाल।

throat (थ्रोट)–(1) गला, कण्ठ, (2) हलक।

throat cavity (थ्रोट कैविटी)–कण्ठ या ग्रसनी (pharynx)।

throb (थ्रोब)–धकधक; धड़कन; कँपकँपी; कंपित होना।

thromb (o) (थ्रोम्ब) (ओ)–'थक्का' अर्थ का पूर्व शब्द।

thrombocyte (थ्रोम्बोसाइट)–थक्का कण; रक्त को थक्का अर्थात् जमाने वाले कण या बिम्बाणु (platelet)।

thrombocytosis (थ्रोमबोसाइटोसिस)–रक्त में सूक्ष्म रूधिर कणों अर्थात बिम्बाणुओं (platelets) की संख्या का अधिक हो जाना।

thrombogenesis (थ्रोम्बोजेनेसिस)–थक्का बनाना (निर्माण)।

thrombokinase (थ्रोम्बोकाइनेज)–थ्रोम्बोकाइनेस, एक कारक जो कैल्शियम के साथ प्रोथ्रोम्बिन को क्रियाशील कर थ्रोम्बिन (thrombin) बनाता है और जो ऊतकों और रूधिर प्लेटलैट्स (blood platelets) में पाया जाता है।

thrombokinesis (थ्रोम्बोकाइनेसिस)–रक्त का थक्का बनना।

thrombosis (थ्रोम्बोसिस)–घनाग्रता; रक्त वाहिनियों का हृदय अन्तःस्थल में बिम्बाणुओं अर्थात थक्का बनाने वाले कणों का बनना (इकट्ठा हो जाना)।

atrophic thrombosis **(अट्रोफिक थ्रोम्बोसिस)**–कुपोषण घनाग्रता।

cardiac thrombosis **(कार्डियक थ्रोमबोसिस)**–हृदय में रक्त समनरोधन निर्माण; हृद-घनाग्रता; हृदय के किसी भाग में रक्त का थक्का बन जाना।

cavernosus sinus thrombosis **(कैवरनोसस साइनस थ्रोमबोसिस)**–छिद्रिष्ट कुल्या (कैवरनस साइनूस) में शोथ के साथ घनाग्रता, ऐसा प्रायः गौण (secondary) संक्रमण नासिका तथा होठों में होने के कारण होता है।

coagulation thrombosis **(कोगुलेशन थ्रोमबोसिस)**–स्कंदित घनाग्रता। रक्त में फाइब्रिन (fibrin) बन जाने के कारण थक्के का जमा हो जाना।

compression thrombosis **(कम्प्रेशन थ्रोमबोसिस)**–रक्त वाहिनी में दबाव के कारण घनाग्रता (थक्के) का बन जाना।

dilatation thrombosis **(डाइलेटेशन थ्रोमबोसिस)**–रक्त वाहिनी के फैले होने के कारण रक्त के इकट्ठा हो जाने से घनाग्रता अर्थात रक्त का थक्का बन जाना।

internal sinus thrombosis **(इन्टरनल साइनस थ्रोमबोसिस)**–आन्तरिक कुल्या घनाग्रता। यह थक्का जब किनारे से चिपका हुआ होता है तो उसे भित्ति घनाग्रता (mural thrombosis) कहते हैं। पर जब कुल्या मध्य थक्के का समनरोधन (निर्माण) होता है, तब उसे कुल्या घनाग्रता कहा जाता है।

puerperal venous thrombosis **(प्यूरपिरल वीनस**

थ्रोमबोसिस)–श्रोणि क्षेत्र की शिराओं में थक्का जमना; श्रोणि शिरा घनाग्रता।

thrombus (थ्रोमबस)–थक्का बना, ठोस पुंज (हृदय का रक्त वाहिनियों के अन्दर)।

thrush (थ्रश)–मुँह के छाले।

thumb (थम्ब)–अंगूठा; अंगुष्ठ।

thymus (थाईमस)–कण्ठ के निचले भाग में स्थिति नलीहीन ग्रन्थि, जो युवावस्था प्रारम्भ होने के साथ विलीन हो जाती है। इसके स्राव से लिंग सम्बन्धी परिपक्वता शीघ्र आती है।

thymopathy (थाईमोपैथी)–थाइमस की कोई भी बीमारी।

thymopsyche (थाईमोसाइक)–मस्तिष्क की प्रभावी प्रक्रिया में।

thyrocalcitonin (थाइरोकैल्सीटोनिन)–थाइरोकैल्सीटोनिन; थाइरोइड ग्रन्थि का एक स्राव जो अस्थि पर पैराथोर्मोन (parathormone) के पुनः शोषण (resorptive action) का विरोध (oppose) करता है।

thyrocele (थाईरोसील)–घैंघा (goiter)।

thyroid (थाईरोइड)–थॉइराइड (ग्रन्थि); चुल्लिका ग्रन्थि; श्वांस नलिका के समीप स्थिति नलीहीन ग्रन्थि, जिसके स्राव से बच्चे की वृद्धि को प्रोत्साहन मिलता है।

thyroidism (थाईरोइडिज्म)–थाइरॉइड के विकार से उत्पन्न रोग।

thyroiditis (थाईरोईडाइटिस)–थाइराइड की सूजन।

thyrolysin (थाईरोलाइसिन)–थाइरॉइड का विनाशक।

thyrosis (थाईरोसिस)–थाइराइड की कोई भी बीमारी।

thyrotoxicosis (थाईरोटोक्सीकोसिस)–थाइरॉइड की अति क्रियाशीलता से उत्पन्न दशा।

thyrotropic (थाईरोट्रोपिक)–थाइराइड ग्रन्थि को उत्तेजित करने वाली।

thyrotropism (थाईरोट्रोपिज्म)–थाइराइड वृत्ति; नलीविहीन ग्रन्थियों के कार्य में थाइरॉयड का प्रभुत्व।

thyroxine (थाईरोक्सिन)–थाइराइड ग्रन्थि का हार्मोन, इस स्राव से बच्चे की वृद्धि में प्रेरणा मिलती है।

tibia (टिबिया)–(1) घुटने से नीचे टाँग की बड़ी हड्डी। (2) कीटों (insects) और मकड़ी में टांग का चतुर्थ टूक।

tic (टिक)–पेशी सूत्रों का अनैच्छिक सिकुड़ना।

tick (टिक)–चीचड़ी या चिचड़ी; सन्धि पाद (Arthropoda) संघ का अम्बलायोमा; (Amblyomma) वंश का एक जन्तु विशेष, जो जन्तुओं के शरीर पर चिपका रहता है।

t. i. d. ter in die (टी० आई० डी०, टर इन डाइ)–दिन में तीन बार (दफा)।

tidal volume (T.V.) (टाइडल वोल्यूम) (टी० वी)–वायु की वह राशि जो सामान्य रूप से प्रत्येक अन्तःश्वास और उच्छवास में ली जाती व निकाली जाती है।

time (टाइम)–समय; अवधि।

tin (टिन)–रसायनिक तत्व, प्रतीक Sn, आवर्त सारणी में पचासवां स्थान।

tincture (टिन्कचर)–किसी रसायन का अलकोहॉल या पानी मिला अल्कोहॉल में घोल।

tinea (टिनिया)–एक त्वचा रोग जो फंगस (फफूँदी) के संक्रमण से होता है।

tingible (टिनजीबिल)–रंगे जाने योग्य।

tinnitus (टिननीटस)–कान में एक विशेष प्रकार की आवाज जो दूसरों द्वारा सुनी जावे।

tintometer (टिन्टोमीटर)–रंग मापक।

tissue (टिशू)–ऊतक, समान कोशिकाओं के संगठन से बनी आकृति।

adipose tissue **(एडीपोज टिशू)**–वसा ऊतक।

connective tissue **(कनेक्टिव टिशू)**–सन्धि ऊतक; बन्धक ऊतक।

elastic tissue **(इलास्टिक टिशू)**–स्थिति स्थापक ऊतक।

epithelial tissue **(एपीथीलियल टिशू)**–अधिच्छद ऊतक।

fatty tissue **(फैटी टिशू)**–वसामय ऊतक।

lymphoid tissue **(लिम्फॉयड टिशू)**–लसीका ऊतक।

tissue culture (टिशू कल्चर)–ऊतक संवर्धन (संबंध)।

tissue connective (टिशू कनैकटिव)–सन्धि तन्तु या संयोजक तन्तु या संयोजक तन्तु (ऊतक)।

tissue elastic (टिशू इलास्टिक)–स्थिति स्थापक ऊतक।

tissue fluid (टिशू फ्लूइड)–तन्तु तरल; तन्तु (टिशू) तरल (tissue fluid) प्लाज्मा (plasma) से प्रसरण (diffusion) और छानन (filtration) की प्रक्रिया से बनता है।

tissue lymphoid (टिशू लिम्फोइड)–लसीका तन्तु।

titanium (टाइटेनियम)–रसायनिक तत्व, प्रतीक Ti; आवर्त सारणी में बाइसवाँ स्थान।

titer (टाइटर)–पदार्थ की वह मात्रा जो दूसरे पदार्थ के साथ प्रतिक्रिया करने हेतु अथवा तुलना करने हेतु आवश्यक होती है।

titration (टाइट्रेशन)–घोल अनुमापन, रसायनिक तत्व की

शक्ति के माप का प्रकार। प्रमाणिक घोल से तुलना कर विश्लेषण करने की विधि।

tobacco (टोबेको)–तम्बाकू वनस्पति; निकोटियाना टेबेकम (NIcotiana tabacum) की सूखी पत्ती।

toco (टोको)–'प्रसव' 'बच्चा जनना' अर्थ का पूर्व शब्द।

tocology (टोकोलोजी)–प्रसूति विज्ञान, धात्री विद्या।

tocophobia (टोकोफोबिया)–बच्चे होने से आतंकित।

toe (टो)–पादांगुलि।

toilet (टोइलेट)–जख्म का धोना व पट्टी आदि बांधना।

tolerance (टोलेरेन्स)–सहन शक्ति; सहिष्णुता; बर्दाश्त।

toluene (टोलूइन)–एक हाइड्रोकार्बन। सूत्र C_7H_8।

tomo (टोमो)–कर्तन, काटना अर्थ का पूर्व शब्द।

tomomania (टोमोमेनिया)–अनावश्यक ओपरेशन करने का उन्माद।

tomy (टोमी)–काटना।

tone (टोन)–(1) आवाज, शब्द, ध्वनि, स्वर। (2) सामान्य शक्ति और तनावं।।

tongue (टंग)–जीभ, जिह्वा, बोलने का अंग, रसना।

tonic (टोनिक–ताकत की दवा; शरीर और मन को शक्ति प्रदान करने वाली औषधि।

tonsil (टोन्सिल)–गुटिका, टोन्सिल; जिह्वा मूल ग्रन्थि गलतुण्डिका, गले में जीभ के मूल में दोनों ओर लगी ग्रन्थि।

tonsilitis (टोन्सीलाइटिस)–गुटिका शोथ (सूजन)।

tonus (टोनस)–उत्तान; बल; संक्रियता; लग्न।

tooth, teeth (टूथ, टीथ)–(बहुवचन) दांत; खाने को पकड़ने, कुतरने और चबाने के जबड़ों में स्थिति आकृतियाँ।

top (o) (टोप) (ओ)–विशिष्ट स्थान या क्षेत्र अर्थ का पूर्व शब्द।

tophi (टोफी)–यूरेट (urate) जमाव (deposits), जो सन्धियों (joints), उँगलियों (fingers), कान के बाह्य तट (helix) में होते हैं। इन यूरेट जमव को टोफी (tophi) कहा जाता है।

tophus (टोफस)–भुरभुरा सख्त जमाव; (1) यूरेट यौगिकों का सन्धियों में जमाव जैसे गठिया रोग में होता है। (2) दांतों पर पथरी (मैल) का जमाव।

topical (टोपीकल)–किसी विशेष स्थान सम्बन्धी।

topoalgia (टोपोएलजिया)–किसी सीमित स्थान में दर्द।

topoanesthesia (टोपोएनेस्थेसिया)–स्पर्श उत्तेजना को न पहचान सकना।

topographic, topography (टोपोग्राफिक, टोपोग्राफी)–किसी स्थान का नक्शे द्वारा किया गया वर्णन।

toponarcosis (टोपोनारकोसिस)–स्थानीय सुन्नता।

torpor (टोरपोर)–धीमापन; आलसीपन।

torsion (टोरशन)–घुमाव; व्यावर्तन; पेचदार ऐंठन।

torso (टोरसो)–सिर और अवयव रहित शरीर।

torticollis (टोरटीकोलिस)–ग्रैवीय पेशीयों की सिकुड़न से गर्दन का ऐंठा होना।

toruloid (टोरूलॉयड)–गाँठ या दानेदार जैसे यीस्ट (yeast) की कोशिकायें।

torulus (टोरूलस)–स्पर्शक पिण्ड; ऊँचा उठा हुआ भाग।

torus (टोरस)–किसी आकृति का निकला हुआ भाग।

touch (टच)–स्पर्श, छूना।

tourniquet (टोरनीकुयट)–रक्तवाहिनी बँध।

totipotent cell (टोटीपोटेन्ट सेल)–पूर्ण शक्तिज कोशिका।

toxemia (टोक्सेमिया)–रक्त का विषैला या जहरबाद होने का रोग।

toxenzyme (टोक्सएन्जाइम)–विषाक्त क्षोभक (एन्जाइम)।

toxic (टोक्सिक)–विषैला।

toxin (टोक्सिन)–विष; जहर।

toxicant (टोक्सीकेन्ट)–(1) जहरीली। (2) जहर।

toxicide (टोक्सीसाइड)–विष को मारने वाली या दूर करने वाली औषधि।

toxicity (टोक्सीसिटी)–जहरीलापन; विषैलापन; विषैले होने का गुण; विषाक्तता।

toxicoderma (टोक्सीकोडर्मा)–जहर के कारण त्वचा रोग।

toxicogenic (टोक्सीकोजेनिक)–जहर पैदा करने वाला।

toxicoid (टोक्सीकॉयड)–जहर सदृश; जहरोपम, विष समान।

toxicology (टोक्सीकोलोजी)–विष-विज्ञान।

toxicomania (टोक्सीकोमेनिया)–विषोन्माद; विषों के लिए तीव्र इच्छा (उन्माद)।

toxicopathy (टोक्सीकोपैथी)–विष से उत्पन्न रोग की दशा।

toxicopexy (टोक्सीकोपैक्सी)–विष या जहर को उदासीन करना।

toxicophidia (टोक्सीकोफिडिया)–जहरीले सांप।

toxicophobia (टोक्सीकोफोबिया)–विष से भयभीत (आतंकित)।

toxicosis (टोक्सीकोसिस)–विष जन्य रोग।

toxiferous (टोक्सीफैरस)–विषधारी; विष उत्पन्न करने वाला।

toxin (टोक्सिन)–जीव-विष।

toxinfection (टोक्सीइन्फैक्सन)–विष संक्रमण।

toxipathy (टोक्सीपैथी)–विष से रोग।

toxitherapy (टोक्सीथिरैपी)–विष से इलाज।

toxophilic (टोक्सोफिलिक)–विष प्रेमी; विष से लगाव।

toxophore (टोक्सोफोर)–विषधारी।

trabecula (ट्रेबेकुलेट)–धरनी युक्त।

trabs (ट्रेब्स)–कोरपस कैलोजम (corpus callosum)।

tracer (ट्रेसर)–अन्वेषक; देख भाल करने वाला यन्त्र, खोजी, अनुरेखक।

trace elements–चिन्ही घटक; अति अल्प तत्व; जैविक अंगियों या ऊतकों में अति अल्प मात्रा में पाये जाने वाले प्राकृतिक घटक जैसे :

Silver (Ag)
Cadmium (Cd)
Cobalt (Co)
Copper (Cu)
Iron (Fe)
Lithium (Li)
Manganese (Mn)
Nickel (Ni)
Lead (Pb)
Strontium (Sr) आदि।

trachea (ट्रेकिया)–श्वांस नली; लेरिंक्स (larynx) से ब्रोन्कियाई (bronchi) तक का रास्ता (पथ)।

trachel (o) ट्रेकिल (ओ)–गर्दन या गर्दन सदृश आकृति।

trachelagra (ट्रेकिलाग्रा)–गर्दन का गठिया।

trachelectomy (ट्रेकिलेक्टोमी)–गर्भाशय अंग ग्रीबा (cervix uteri) का उच्छेदन।

trachelismus (ट्रेकिलइस्मस)–गर्दन पेशियों की ऐंठन।

trochelodynia (ट्रोकिलोडाइनिया)–गर्दन में दर्द।

trachelomyetis (ट्रेकिलोमोयटिस)–गर्दन पेशियों की सूजन।

tracheo (ट्रेकियो)–ट्रेकिया (श्वासनली)।

tracheotomy (ट्रेकियोटोमी)–श्वासनली कर्तन।

trachoma (ट्रोकोमा)–रोहे, आंखों में रोहे पड़ने का रोग।

trachyphonia (ट्रेकीफोनिया)–आवाज का सूखापन।

tract (ट्रेक्ट)–(1) क्षेत्र, विस्तार, पथ, शरीर के अंगों का कोई विशेष कार्य करने का रास्ता। (2) कोई छोटी पुस्तक।

traction (ट्रेक्सन)–खींचने का यन्त्र; खिंचाव, सिकुड़न।

tragus (ट्रेगस)–कर्णमृशः (1) वाह्य कर्ण (पिन्ना) पर उगने वाले बाल। (2) कान के बाहरी छिद्र के आगे निकली हुई उपास्थि।

trait (ट्रेट)–विशेष भाव या चिन्ह।

trance (ट्रान्स)–असाधारण नींद; सोने और जागने की अवस्था; मोहावस्था।

tranquilizer (ट्रेन्क्युलाइजर)–प्रशान्तक; निश्चलता देने वाला।

transducer (ट्रान्सडूसर)–परिवर्तन कारी (बदलने वाला); ग्राह्य वेदनांग (receptor) उत्तेजना को ग्रहण कर प्रति उत्तर में परिवर्तन कर देते हैं, इस कारण इनको परिवर्तनकारी (transducer) कहा जाता है।

transamination (ट्रान्सएमीनेसन)–नाइट्रोजन स्थानान्तरण, इसमें नाइट्रोजन को एन एच, (NH_3) की तरह समानान्तरित किया जाता है।

transcellular fluid (ट्रान्ससेल्यूलर फ्लूइड)–पारकोशिकीय तरल; वाह्य कोशिकीय तरल में निम्न सम्मलित होते हैं–मस्तिष्क और सुषुम्ना तरल (cerebrospinal fluid); सन्धि और स्राव कला तरल (joint or synovial fluid); चाक्षुन्तर तरल (intraocular fluid); फुफ्फुसावरणी, हृदयावरणी और केशिकीयवरणी तरल (fluids of pleural, pericardial & peritoneal fluid); पाचक ग्रन्थि के अन्दर के तरल (fluids with in the digestive gland); नासाश्वास पथ की श्लैष्मकला के अन्दर वाली तरल (fluid of the mucous membranes of the nasorespiratroy tract); जठरांत्र पथ तरल (gastrointestinal tract); जननेद्रिय तरल (genitalia fluid) जननोक्रम तरल (genitalia fluid) और जठरांत्र तन्त्र की अन्तः कोटर तरल (intraluminal fluid of the intestinal systems)।

transcription (ट्रान्सक्रिपसन)–प्राप्त लेखन।

transference (ट्रान्सफिरैंस)–बदली; हस्तान्तरण करने का कार्य।

transferrin (ट्रान्सफेरिन)–ट्रान्सफेरिन; प्लाज्मा का लौह युक्त यौगिक जिसे सिडरोफिलिन (siderophilin) भी कहते हैं।

transfix (ट्रान्सफिक्स)–छेदना; किसी शस्त्र के आरपार करना; किसी उत्तेजना से जड़वत् होना।

transformer (ट्रान्सफोर्मर)–एक प्रकार का बिजली का यन्त्र जो बिजली की शक्ति को परिवर्तित करता है।

transfusion (ट्रान्सफ्यूजन)–एक शरीर का रक्त दूसरे के रक्त में डालना (प्रवेश कराना); खून चढ़ाना; रक्तआघात।

transitional cell–अवस्थानित कोशिका; संक्रामी कोशिका।

transketolase (ट्रान्सकीटोलेज)–ट्रान्सकीटोलेस; एन्जाइम विशेष जिसकी अभिक्रियाओं द्वारा एल्डीहाइड (aldehyde) कीटोन (ketone) में और कीटोन, एल्डीहाइड में परिवर्तित होते रहते हैं।

translatory movement of G.I. tract (ट्रान्सलेटरी मूवमेन्ट आफ जी० आई० ट्रेक्ट)–अन्त्रीय पथ में खाद्य की स्थानान्तरण गति।

translocation (ट्रान्सलोकेसन)–अदल-बदल; स्थानापन्नता; स्थानान्तरण।

translucent (ट्रान्सलूसेन्ट)–अल्पदर्शक; धुंधला दिखाई देने वाला।

transmigration (ट्रान्समाइग्रेसन)–(1) पुनर्जन्म; देहान्तरण। (2) शरीर में एक ओर से दूसरी ओर स्थान परिवर्तन।

transmission (ट्रान्समिशन)–प्रेषण; संचारण; प्रसारण।

transmutation (ट्रान्समूटेसन)–(1) रूपान्तरण। (2) कीमियागीरी; एक रसायन का दूसरे में बदलना, तत्वान्तरण।

transmutation theory (ट्रान्समूटेसन थ्यौरी)–यह मत कि एक प्रकार (specie) दूसरी प्रकार (specie) से रूपारन्तरित या विकसित हो सकती है।

transpiration (ट्रान्सपीरेसन)–प्रस्वेदन; वाष्पोत्सर्जन।

transplantation (ट्रान्सप्लान्टेसन)–स्थानान्तर निधान; ऊतक को एक स्थान से हटाकर दूसरे स्थान पर लगाना।

transport (ट्रान्सपोर्ट)–एक स्थान से दूसने स्थान पर ले जाना।

transposition (ट्रान्सपोजीसन)–क्रमान्तरण; उलट-पुलट करना।

trans-sexualism (ट्रान्स-सैक्चुएलिज्म)–लिंग परिवर्तन की इच्छा।

transudate (ट्रान्सूडेट)–प्रसेव; ऐसा पदार्थ जो कला (membrane) से निकला हो।

transudation (ट्रान्सूडेसन)–प्रसेवता।

transverse (ट्रान्सवर्स)–आड़ा, अनुप्रस्थ; लम्ब-अक्ष (long axis) के समकोण।

transverse process (ट्रान्सवर्स प्रोसेस)–अनुप्रस्थ प्रवर्ध (कसेरूयों के)।

transverse section (ट्रान्सवर्स सेक्शन)–अनुप्रस्थ काट (कर्तन)।

trapezium (ट्रेपेजियम)–समलम्ब आकृति, अतुल्य लम्बक; विषम कोण चतुर्भुज, जिसकी केवल दो भुजा समानान्तर होती हैं।

trapezoid (ट्रेपेजोइड)–समलम्बाकार।

trauma (ट्रोमा)–जख्म या चोट; अभिघात; विशेषकर बाहरी दबाव से क्षति, सदमा, मानसिक आघात।

traumatic (ट्रोमेटिक)–अपकारी; अभिघातज।

traumatology (ट्रोमेंटोलोजी)–अभिघात विज्ञान।

tray (ट्रे)–कोई भी चपटा वर्तन जिसमें अन्य पदार्थ या वस्तुएँ ले जाई जा सकें।

tread mill (ट्रीड मिल)–यान्त्रिक कार्य मामक यन्त्र, यान्त्रिक कार्य (mechanical work) की नाप-तोल विभिन्न यन्त्रों द्वारा जैसे बाइस्किल (bicycle) अरगोमीटर (ergometer) या ट्रेड मिल (tread mill) द्वारा की जा सकती है।

treatment (ट्रीटमेन्ट)–(1) इलाज, उपचार, चिकित्सा, दवा-दारू। (2) व्यवहार, बरताव, सलूक।

tree (ट्री)–वृक्ष, पेड़, दरख्त, तरू, गाछ।

trehalose (ट्रीहालोस)–ट्रीहालोस; ग्लूकोज की दो इकाइयों से बना शर्करा।

trematoda (ट्रिमेटोडा)–पर्ण कृमि; फ्लूक्स (flukes)।

trembles (ट्रेम्बिल्स)–(1) दुग्ध रोग, (2) पशुकम्पन।

tremor (ट्रेमर)–कम्प; कम्पन; थरथराहट; कँपकँपी।

trephine (ट्रेफाइन)–ट्रेफिन प्रकार की आरी (saw); जिससे गोल टुकड़ा काटकर बाहर निकाला जाता है।

trephones (ट्रीफोन्स)–ऐसे पदार्थ जो कोशिकाओं के क्षीण होने से बनते हैं और जिनके द्वारा कोशिका विभाजन (cell division) प्रोत्साहित होता है।

treppe (ट्रेपे)–कपकपी मांस पेशी में उत्तेजना की पुनरावृति के कारण उत्पन्न एक विशेष प्रकार की परिघटना (वृत)।

tresis (ट्रेसिस)–छेद।

tri (ट्राई)–'त्रि' 'तीन' अर्थ का पूर्व शब्द।

triad (ट्रायड)–(1) त्रिक, त्रयी, त्रय। (2) तीन संयोजी रसायनिक तत्व।

triangle (ट्राइएगिंल)–त्रिकोण, त्रिभुज।

triatomic (ट्राइएटोमिक)–तीन अणु (atom) का परमाणु।

tribe (ट्राइब)–(1) आदिम जाति; जनजाति। (2) श्रेणी, वर्गीकरण में कुल (family) या उपकुल (subfamily) से पहले (नीचे) तथा वंश (genus) से ऊपर।

trich (o) (ट्राइक) (ओ)–'रोम', 'बाल' अर्थ का पूर्व शब्द।

trichangiectasis (ट्राइकेनजीएकटेसिस)–कोशिकाओं का फुलाव।

trichiasis (ट्राइकियेसिस)–(1) मूत्र में सूत्रसदृश तन्तुओं

(filaments) का होना।
(2) आँख की पलक उलट जाने की बीमारी का रोग।
trichobacteria (ट्राइकोबैक्टीरिया)–कशाधारी जीवाणु।
trichocardia (ट्राइकोकारडिया)–रोमल हृदय।
trichoclasia (ट्राइकोक्लेशिया)–रोगों या बालों का भुरभुरा होना।
trichodynia (ट्राइकोडायनिया)–बालों के छूने से दर्द।
trichogenous (ट्राइकोजीनस)–बालों को बढ़ाने वाला।
trichology (ट्राइकोलोजी)–तन्तु विज्ञान; बालों का वैज्ञानिक ढंग से अध्ययन।
trichopathy (ट्राइकोपैथी)–बालों के रोग।
trichoscopy (ट्राइकोस्कोपी)–बालों का परीक्षण।
trichotomous (ट्राइकोटोमस)–तीन भागों में बँटा हुआ।
trichroism (ट्राइक्रोइज्म)–त्रिवर्ण दशा; तीन अलग-अलग रंगों के दिखने की दशा।
tricipital (ट्राइसीपिटल)–तीन सिर वाला।
tricuspid (ट्राइकस्पिड)–त्रिकस्पी; तीन शिखर वाला दाँत।
tricuspid valve (ट्राइकस्पिड वाल्व)–त्रिकस्पी कपाट।
tridactylism (ट्राइडैक्टाइलिज्म)–केवल तीन उँगलियों का हाथ-पाँव में होना।
tridermic (ट्राइडरमिक)–तीन जनन स्तरी, तीन स्तरों, बाह्य स्तर, मध्य स्तर और अन्तः स्तर से उद्भिद होने वाली आकृति।
trifid (ट्राइफिड)–त्रिविभक्त; तीन भागों में बंटी हुई।
trifurcation (ट्राइफरकेसन)–तीन शाखाओं में बँटना।
trigeminal (ट्राइजेमीनल)–त्रिशाखी; त्रिअत्री (तन्त्रिका)।
trigeminy (ट्राइजेमिनी)–तीन की संख्या में होना, विशेषतः तीन स्पन्दनों (pulse) का एक साथ एक के बाद एक तेजी से होना।
trigonal (ट्रा गोनल)–त्रिकोण।
trigone (ट्राइगोन)–त्रिभुज, त्रिकोण।
trihybrid (ट्राइहाइब्रिड)–त्रि संकरज; ऐसे पितृों से उत्पन्न संकर (hybrid) जो तीन मेन्डेलियन लक्षणों की भिन्नता लिए हो।
trilobe (ट्राइलोब)–त्रि दली।
trilocular (ट्राइलोकुलर)–त्रिकोषकीय।
trilogy (ट्राइलोजी)–तीन के क्रम में होना।
trimensual (ट्राइमेन्सुयल)–प्रत्येक तीन माह में होने वाला।
trimerous (ट्राइमेरस)–तीन या तीन की गुणन संख्या से भागों का बना हुआ।
trimester (ट्राइमेस्टर)–तीन माह का काल।
triose (ट्राइओस)–ट्राइओज; तीन कार्बन शर्करा इसका कार्यकी महत्व (physiological importance) कार्बोहाइड्रेट उपापचय (metabolison) में होता है।
triosseum (ट्राईओसियम)–त्रिअस्थि छिद्र; कोराकॉयड (coracoid) क्लैविकिल (clavicle) और स्कैपुला (scapula) की सन्धि पर स्थित छिद्र।
triphasic (ट्राइफेसिक)–त्रिस्थितिक; जीवन काल में तीन स्थिति का होना।
triplet (ट्रिप्लेट)–एक साथ जन्मे तीन बच्चे।
triploid (ट्रिपलॉयड)–त्रिगुण सूत्री; सामान्य गुणसूत्रों (क्रोमोसोम) की संख्या से तिगुनी संख्या वाले।
triplokoria (ट्रिप्लोकोरिया)–आँख में तीन प्यूपिल (तारा) का होना।
triplopia (ट्रिप्लोपिया)–दृष्टि विकार, जिसमें प्रत्येक वस्तु तीन-तीन दिखाई देती है।
tripus (ट्राइपस)–तीन पाँव वाला विकलांग भ्रूण।
trisaccharide (ट्राइसैकेराइड)–ऐसी शक्कर जिसका प्रत्येक परमाणु जल अपघटन पर तीन एकल-सैकराइड (monosaccharides) में टूटता है।
tristichia (ट्राइस्टीचिया)–बरौनियों (eye lashes) की तीन पंक्तियों का होना।
trisulcate (ट्राइसल्कट)–तीन दरारों का होना।
tritocone (ट्राइटोकोन)–अग्रचर्बक कस्प।
triturate (ट्राइटूरेट)–घिसकर या पीसकर बारीक चूर्ण बनाना।
trituration (ट्राइटूरेशन)–पीसकर चूर्ण करने का कार्य।
triturator (ट्राइटुरेटर)–पीसने वाला; वह संयंत्र जिसमें पीसा जा सके।
trivalent (ट्राइवेलेन्ट)–तीन संयोजी शक्ति वाला।
trochanter (ट्रोकेन्टर)–जंघास्थि (फीमर) उर्ध्व छोर प्रवर्धन।
trochanter greater (major) (ट्रोकेन्टर ग्रैटर-मेजर)–बृहत् (दीर्घ) ट्रोकेन्टर। भीतर की हड्डी का प्रवर्ध।
trochanter lesser minor (ट्रोकेन्टर लैसर-माइनर)–लघुटोकेन्ट्र; फीमर की हड्डी का प्रवर्ध।
trochlea (ट्रोकलिया)–घूर्णाकार (चक्राकार) आकृति; ट्रोकलिया।
trochocardia (ट्रोकोकारडिया)–अक्ष पर घूमे होने के कारण हृदय का स्थान च्युति होना।
trichoid (ट्राइकोयड)–चक्रोपम; चक्राकार।

tropho (o) **(ट्रोफो)** **(ओ)**–'खाना', 'खाद्य' या 'पोषण' अर्थ का पूर्व शब्द।

trophectoderm (ट्रोफेक्टोडर्म)–आरम्भिक पोषण कोशिका।

trophedema (ट्रोफेडीमा)–पाँव और टाँग की स्थायी शोथ (सूजन)।

tropic (ट्रोपिक)–पोषण सम्बन्धी।

trophoblast (ट्रोफोब्लास्ट)–पोषण कोशिका।

trophology (ट्रोफोलोजी)–पोषण विज्ञान।

trophonosis (ट्रोफोनोसिस)–पोषण के कारण उत्पन्न कोई भी रोग।

trophonucleus(macronucleus (ट्रोफोन्यूक्लियस, मेक्रोन्यूक्लियस)–पोषण-न्यूक्लियस; वृहृत केन्द्रक।

trophoplast (ट्रोफोप्लास्ट)–मृति-कोशिका; न्यूक्लियस हीन कोशिका।

trophotaxis (ट्रोफोटेक्सिस)–पोषण वृत्ति, खाद्यन्यास।

trophotropism (ट्रोफोट्रोपिज्म)–खाद्यभिवृत्ति; खाद्यवृत्ति।

trophozoite (ट्रोफोजोइट)–पोषज, पुष्टि जीवक।

tropic (ट्रोपिक)–दिक्कर्षण, अयातकृत।

tropism (ट्रोपिज्म)–वृत्ति; किसी उत्तेजना के प्रति जीव की निश्चित वृत्ति।

true ribs (ट्रूरिब्ज)–यथार्थ पर्शुकाएँ, वे पसलियाँ जो वक्षक (thorax) से जुड़ी होती हैं।

tropocollagen (ट्रोपोकॉलाजन)–अंतुकालाजन; कालाजन (collagen) सूत्रों को जब हल्के अम्ल या क्षार के घोल से मिलाया जाता है तो यह ट्रोपोकालजन की इकाइयों में अलग हो जाता है। ट्रोपोकालाजन को उबालकर ही जिलेटिन (gelatin) प्राप्त किया जाता है।

tropomyosin (ट्रोपोमायोसीन)–पेशियों की एक्टिन घुमावों में उपस्थित पेशी सूत्र।

truncate (ट्रन्केट)–कटा हुआ, कतरा हुआ, शरीर को अवयवहीन किया हुआ।

truncus (ट्रन्कस)–महाधमनी; वृहत् धमनी।

trunk (ट्रन्क)–(1) धड़, किसी रचना का प्रधान भाग। (2) तना; वृक्ष का धड़।
(3) सूँड (हाथी की)।

truss (ट्रस)–पेटी।

trypanosoma (ट्रिपेनोसोमा)–एक कोशिकीय परजीवियों का वंश जो मानव और अन्य जन्तुओं के रक्त में पाये जाते हैं।

T. Crusi–ट्रिपनो सोमा क्रुजाई, जिससे चागाज रोग (chagas disease) होता है।

T. gambiense–ट्रिपनोसोमा गैम्बियेनसी, जिससे स्लीपिंग सिकनेस (sleeping sickness) होती है।

trypsin (ट्रिपसिन)–एक एन्जाइम जो प्रोटीन के अपगठन को प्रोत्साहित करती है।

tryptophan (ट्रिप्टोफान)–ट्रिप्टोफान, एक अमीनो अम्ल, जो प्रोटीन की मात्रा के अनुसार लेना होता है। इसके प्रभाव से शरीर में नियासिन (niacin) उत्पन्न होता है।

tube (ट्यूब)–नली, नाली, प्रणाली; प्रणाल।

tuber (टूबर)–सूजन या फुलाव।

tubercle (टुबरकिल)–अपाण्ड; गाँठ; गड्डु, कन्दुक; गिल्टी; टयूबर्किल।

tuberculosis (टुबरकुलोसिस)–ट्यूबरकुलोसिस, क्षय रोग; तपेदिक; राजयक्ष्मा; एक भयंकर संक्रामक रोग जो माइक्रोवेक्ट्रीरियम टयूबरकुलोसिस (mycobacterium tuberculosis) से होता है और जिसका प्रमुख लक्षण ऊतकों (tissues) में छोटी-छोटी गांठों अर्थात गिल्टी का बनना होता है।

tuberosis (टुबुरोसिस)–कांडो (nodules) युक्त।

tuberosity (टबुरोसिटी)–ककुद; अर्बुद; हड्डी पर गोल उभरी हुई गेंद की तरह आकृति।

tubule (टूब्यूल)–नलिका, छोटी नली।

tuft (टफ्ट)–गुच्छा, गुच्छ।

tumescence (टुमेसेन्स)–सूजन विशेषकर जननेन्द्रियों की।

tumor (टयूमर)–गांठ, अर्बुद, गिल्टी।

tumoricidal (टयूमोरीसिडल)–कैंसर कोशिकाओं का नाशक।

tungsten (टन्गस्टन)–रसायनिक तत्व; प्रतीक W; आवर्त सारणी में चौहत्रवां (74वां) स्थान।

tunic (टयूनिक)–आच्छादन; कोट; ऊपर से ढकने वाली झिल्ली या छिलका।

tunica adventitia (ट्यूनिका एडवेन्टीशिया)–वाह्य कंचुक; वाह्या छद्, रक्त वाहिनियों का वाह्य बन्धक ऊतक स्तर।

tunica dartos (टयूनिका डारटोस)–अण्डकोष त्वक स्तर; अण्ड कोष से लगी हुई एक आरेखी पेशी (striated muscle) का पतला स्तर, जिसे ट्यूनिका डारटोस (tunica dartos) कहा जाता है।

tunica externa (टयूनिका एक्सर्टना)–रक्त वाहिनियों का वाह्य कंचुक (आवरण)।

tunica interna (टयूनिका इन्टरना)–रक्त वाहिनियों का अन्तः

कंचुक (स्तर)।

tunnel (टनल)–सुरंग।

turbidity (टरबिडिटी)–धुंधलापन; गंदलापन।

turbulence (टरबूलेंस)–प्रक्षोभ।

turbulent flow (टरबूलैन्ट फ्लो)–प्रक्षुब्ध बहाव।

turgescence (टरजेसेन्स)–स्फीतता; फूला हुआ या सूजा हुआ होना।

turgor (टरगर)–स्फीत।

turpentine (टरपेनटाइन)–तारपीन; टरपेन्टाइन।

tussis (टूसिस)–कफ खाँसी।

tutamen (टूटामेन)–रक्षात्मक कवच।

twin (टुइन)–यमज; जुड़वाँ, एक ही माता से एक ही समय में जन्मे दो बच्चे।

twinning (टुइनिंग)–एक से ही दो भागों का बनना।

twitching (टुइचिंग)–सिकोड़ना, सिकुड़न; पेशी सिकुड़न।

tychastics (टाईकासटिक्स)–उद्योगिक दुर्घटनाओं का अध्ययन।

tyloma (टाईलोमा)–गुमढ़ा, घट्टा, किण; टेंट।

tylosis (टाईलोसिस)–टेंट का बनना या होना।

tympanic (टिम्पैनिक)–कर्णपटल (टिम्पेनम) सम्बन्धी।

tympanic plexus (टिम्पेनिक प्लैक्सेस)–आनक जालक; कर्णपटह जालक।

tympanites (टिम्पेनाइटिस)–पेट का अफारा; पेट का ढोल या नगाड़े की तरह फूला होना।

tympanum (टिम्पैनम)–कर्ण पटल; आनक।

type (टाइप)–प्रति रूप; आदर्श, प्रकार, वर्गीकरण में अधिक से अधिक लक्षणों को रखने वाला प्राणी।

typhi (o) (टाइफी) (ओ)–'अन्धापन' अन्धनलिका या सीकम अर्थ का पूर्व शब्द।

typlectasis (टाइप्लेक्टासिस)–सीकम का फूला होना।

typhlitis (टिफलाइटिस)–सीकम का सूजा होना; अन्धनाल शोथ।

typhlosis (टिफलासिस)–अन्धापन।

typhoid (टाइफॉयड)–टाइफॉयड ज्वर; आन्त्र ज्वर।

typhus (टाइफस)–तन्द्रिक ज्वर, एक संक्रमण रोग जो रिकेटसिया (Rickettsia) प्रजाति के परजीवी से होता है।

tyrosine (टाइरोसीन)–टिरोसिन; एक यौगिक विशेष जिसका प्रयोग मानव मेलेनिन (melanin), एड्रीनेलिन (adrenalin) और थाइरोक्सिन (thyroxin) बनाने में प्रयोग करता है।

tyrosis (टाइरोसिस)–टिरोसिस, दुध का जमना (खट्टा होना)।

tyrosinosis (टाइरोसीनोसिस)–टिरासीनोसिस; इस यौगिक के उपयुक्त अथवा निष्कासित (मूत्र के साथ) न होने से उत्पन्न रोग।

tyrotoxin (टाइरोटोक्सिन)–दूध और पनीर में जीवाणु के प्रभाव से उत्पन्न विष।

U

u–यूरेनियम (uranium) रसायन का प्रतीक।

u–unit इकाई।

u-wave (यू-वेव)–विद्युत ह्रद रेखा चित्रण (electrocardiogram) में टी (T) तरंग के बाद दिखाई देने वाली तरंग।

uberous (यूबेरस)–उर्वरक, फलयुक्त; अधिक फलोत्पादक।

uberty (यूबरटी)–उपजाऊपन, अधिक उत्पादकता, अधिकता।

ubiquinone (यूबीक्यूनोन)–एक रसायनिक यौगिक जो सह-एन्जाइम (co-enzyme) क्यू (Q) समूह का होता है। इसके कई प्रकार Q_6, Q_7, Q_8, Q_9 व Q_{10} मालूम हो चुके हैं। यह यौगिक विटामिन 'ई' (E) की न्यूनकता से उत्पन्न रोगों से संरक्षणता (बचाव) प्रदान करते हैं। यह यौगिक ह्रद् सूत्र कणिकाओं (cardiac mitrochondria) से पृथक किया जाता है। यह विद्युत-कण प्रवाह (electron transport) में प्रमुख भाग लेते हैं।

udder (अडर)–पशुस्तन जैसे गाय आदि का।

U D P (यू डी पी)–यूरीडिन डाई फोस्फेट, एक सहएन्जाइम यौगिक।

U D P G (यू डी पी जी)–यूरीडिन डाई फोस्फेट ग्लूकोज, सह-एन्जाइम यौगिक, जो ग्लूकोज और गैलैक्टोज (galactose) को एक-दूसरे में बदलते हैं।

ulalgia (युलालजिया)–मसूड़ों में दर्द।

ultrophia (यूलाट्रोफिया)–मसूड़ों का सिकुड़ जाना।

ulcer (अलसर)–फोड़ा (व्रण), अलसर।

ऐसी आकृति का उमड़ना जिससे तल की तारतम्यता में रूकावट आ जाय। ऐसा उस स्थान पर सूजन या फोड़ा बनने के कारण होता है।

amputating ulcer **(एम्पूटेटिंग अलसर)**–उँगली व्रण; ऐसा व्रण जो उँगली आदि में इतना बढ़ जाता है कि उसे काट कर अलग करना होता है।

arterial ulcer **(आरटीरियल अलसर)**–धमनी भिच्ची व्रण।

atonic ulcer **(एटोनिक अल्सर)**–आरोग्य व्रण; ऐसा व्रण जो ठीक ही न हो।

creeping ulcer **(क्रीपिंग अल्सर)**–विसर्पी व्रण; ऐसा व्रण जो आहिस्ता 2 ऊपरी धरातल पर बढ़ता ही जाता है।

duodenal ulcer **(ड्यूडिनल अल्सर)**–ड्यूडेनम व्रण; अन्न नली के ड्यूडेनम भाग में चिरकालिक व्रण पाइलोरिक (pyloric) छोर (end) के समीप।

endemic ulcer **(एनेडमिक अल्सर)**–विशिष्ट स्थानीय व्रण, ऐसे व्रण जो किसी खास स्थान पर ही पाये जाते हों जैसे ट्रोपीकल (ऊष्णकटिबन्ध) से सम्बन्धित व्रण (अल्सर)।

indolent-ulcer **(इन्डोलैण्ट अल्सर)**–निउद्योगी व्रण; ऐसा अलसर जिसका स्वभाव सुस्ती से भरने का होता है वह किनारों पर पपड़ी सी या अन्य तन्तु एकत्रित कर लेते हैं और आहिस्ता 2 अपने आप भरते रहते हैं।

inflamed ulcer **(इन्फ्लैमड अल्सर)**–शोथ युक्त व्रण।

peptic ulcer **(पैपटिक अलसर)**–आमाशय और ड्यूडेनम क्षेत्र का व्रण।

varicose ulcer **(वैरीकोज अल्सर)**–शिराओं में पाया जाने वाला व्रण।

uletic (यूलेटिक)–मसूड़ों सम्बन्धी।

ulitis (यूलाइटिस)–मसूड़ों की सूजन।

ulna (अलना)–अलना (हड्डी); कुहनी से कलाई तक की हाथ की दो लम्बी समानान्तर हड्डियों (रेडियस और अलना) में से अन्दर वाली हड्डी।

ulno-carpal (अलनो-कारपल)–प्रकोष्ठिका (अलना) और कलाई (कारपल) अस्थियों सम्बन्धी।

ulocarcinoma (यूलोकारसीनोमा)–मसूड़ों का नासूर (carcinoma)।

uloglossitis (यूलोग्लोसाइटिस)–मसूड़ों और जीभ की सूजन।

uloncus (यूलोनकस)–मसूड़ों की सूजन।

ulorrhagia (यूलोरहजिया)–मसूड़ों से रक्त का स्राव।

ulorrhea (यूलोरहिया)–मसूड़ों से रक्त का रिसना।

ulotrichous (यूलोट्राइकस)–उर्णलोभी; उर्णी या घुंघुरूले बालों युक्त।

ultra (अलट्रा)–अति, पार, आगे, दूसरी ओर, अर्थों का पूर्व शब्द।

ultra centrifuge (अल्ट्रा सेन्ट्रफ्यूज)–द्रुत अपकेन्द्रक यंत्र (संयंत्र)।

ultrafiltration (अल्ट्राफिल्ट्रेसन)–ऐसे छन्ने से छानना जो अति सूक्ष्म कणों को छान सके।

ultramicroscope (अलट्रामाइक्रोसकोप)–अति सूक्ष्म कणों को दिखाने वाला सूक्ष्म दर्शी (माइक्रोस्कोप)।

ultramicroscopic (अलट्रामाइक्रोस्कोपिक)–अति सूक्ष्म जो केवल अति सूक्ष्म दर्शी से ही देखा जा सके।

ultrasonic (अल्ट्रासोनिक)–पराध्वनिक।

ultrasonics (अलट्रासोनिक्स)–पराध्वनिकी; पराध्वनिक विज्ञान।

ultrasound (अल्ट्रासाउंड)–पराध्वनि; यांत्रिक विकिरण शक्ति जिसकी आवृत्ति (frequency) 20,000 साइकिल प्रति सैकण्ड से ज्यादा होती है।

ultraviolet (अलट्रावायोलेट)–पराबैंगनी; पराकाशनी रश्मियाँ।

ultravirus (अलट्रावाइरस)–अति सूक्ष्म विषाणु।

umbilical (अम्बलाइकल)–नाभि सम्बन्धी; टूँडी सम्बन्धी।

umbilicus (अम्बलाइकसक)–(1) नाभि; टूँडी। (2) पक्ष-छिद्र।

umbo (अम्बो)–अभोग (1) ढाल के उभड़े हुए भाग सद्दश गाँठ। (2) चंचु या द्विकपाटी कर्पर (shell) का सबसे ऊँचा उठा हुआ भाग।

umbrella (अम्बेला)–छत्र; छाता; प्रछत्र।

unabsorbed (अनएर्वोब्ड)–अशोषित।

unciform (अन्सीफोर्मी)–अंकुशाकार; अंकुशापम; हुक या अंकुश की शक्ल का; अंसीफोर्म।

uncinate (अनसीनेट)–अंकुशाकार प्रर्वध।

unconditioned reflex or inherent refex or inborn reflex (अनकंडीशंड रिफ्लैक्स और इनहैरेन्ट रिफ्लैक्स आर इनबोर्न रिफ्लैक्स)–स्वतन्त्र परावर्ति कार्य या निहित परावर्तित कार्य जैसे लार स्राव अथवा पाचक रसों (gastric juices) का स्राव।

unconscious (अनकोनशियस)–(1) अचेत, अनभिज्ञ। (2) अज्ञात मानस।

unction (अकंसन)–मलहम; उबटन।

unctuous (अकंटुयस)–चिकना।

uncus (अनकस)–नर लेपीडोप्ट्रा वंश के जन्तु जैसे तितली, पतिंगे आदि के नवम् उदरीय खण्ड के पृष्ठ भाग पर स्थित हुकोपम प्रवर्धन।

undifferentiation (अनडिफरेन्शियेसन)–सामान्य विभेदहीन।
undigested (अनडाइजैस्टेड)–बिना पचा हुआ।
undivided (अनडिवाइडेड)–बिना बँटा हुआ।
undulation (अन्डुलेसन)–तरंग गति।
ungual (अनगुअल)–नख या नाखून सम्बन्धी।
unguent (अनगुएन्ट)–मरहम; मलहम।
unguiculate (अनगुइकुलेट)–पंजे युक्त; चंगुली।
unguis (अनगुइस)–चंगुल, नख, पंजा।
ungulate (अनगुलेट)–खुरी या खुरदार जन्तु।
unguligrade (अगुलीग्रेड)–खुरचारी; खुरगामी; खुर से चलने वाले प्राणी।
uni (यूनी)–'एक' अर्थ का पूर्व शब्द।
uniaxial (यनीएक्सियल)–एक अक्षीय, एक अक्ष रेखा या धुरी वाला।
unicellular (यूनीसैल्यूलर)–एक कोशिकीय, एक सैलीय।
unicuspid (यूनीकसपिड)–एक कस्पी (शिखरी)।
unidirectional (यूनीडाइरैक्सनल)–केवल एक दिशा में बहने वाला या चलने वाला।
uniglandular (यूनीग्लैण्डुलर)–एक ग्रन्थिक; केवल एक ग्रंथि युक्त।
unigrevida (युनीग्रैविडा)–प्रथम बार गर्भवती होने वाली स्त्री।
unilateral (यूनीलैटरल)–एक पार्श्वीय।
unilocular (यूनीलोकूलर)–एक कोषिक।
uninucleated (यूनीन्यूक्लियेटड)–एक केन्दकी; केवल एक न्यूक्लियस युक्त।
uniocular (यूनीओकुलर)–एक आँख सम्बन्धी।
union (यूनियन)–संयोग, मेल, एका, मिलाप।
unipara (यूनीपारा)–एक बार प्रसव करने वाली स्त्री।
uniparous (यूनीपैरस)–एकोत्पादक; एक प्रसवी; ऐसे जन्तु जो एक ही बच्चा जनते या देते हैं।
unipolar (यूनीपोलर)–एकध्रुवी; एक ध्रुवक।
unipotential (यूनीपोटेन्शियल)–एक शक्तिज; एक स्थितिज।
unit (यूनिट)–इकाई; एक; एकांक।
unit membrane (यूनिट मैम्ब्रेन)–एकांकीकला; इलेक्ट्रोन माइक्रोस्कोप से देखे जाने पर कोशिका कला (cell membrane) तीन स्तरी संरचना दिखाई देती है और इसी को एकांक कला कहा जाता है।
unitary (यूनीटरी)–इकाई सम्बन्धी; मात्रिक; एक।
univalent (यूनीवेलेन्ट)–एक संयोजक; एक संयुज।
universal donor (यूनीवर्सल डॉनर)–सार्वलौकिक रक्तोपहारी; रक्त के लक्षणों के अनुसार मनुष्यों को चार वर्गों A,B,C,D में बाँटा जाता है, इसमें से चतुर्थ अर्थात् D (डी) को सार्वलौकिक रक्तदानी या रक्तोपहारी कहते हैं। इनका खून किसी भी अन्य मनुष्य में बिना किसी हानिकारक प्रतिक्रिया के मिलाया जा सकता है।
universal recipient–सार्वलौकिक रक्त ग्राही। वह मनुष्य जिसके रक्त में किसी भी अन्य वर्ग के व्यक्ति का रक्त बिना किसी हानिकारक प्रतिक्रिया से मिलाया जा सकता है।
unpaired (अनपेयर्ड)–अयुग्मक।
unreal (अनरियल)–काल्पनिक; अवास्तविक।
upper (अपर)–ऊपरी, ऊपर का; उर्ध्व (superior)।
upper arm (अपर आर्म)–प्रगण्ड; कोहनी के ऊपर का हाथ का भाग।
upper border (अपर बोर्डर)–उर्ध्वतट (किनारा)।
upper eyelid (अपर आईलिड)–उर्ध्व पलक; ऊपर का पलक।
upper jaw (अपर जौ)–उर्ध्वहनु; ऊपरी जबड़ा।
urachus (यूरेकस)–मूत्र बन्ध; मूत्राशय नाभि रज्जु; मूत्राशय से नाभि तक फैली हुई रेशेदार रस्सी (मूत्र बंध)।
unsaturated (अनसैटुरेटड)–असंतृप्त (घोल)।
unsex (अनसैक्स)–जनन ग्रन्थि रहित करना।
uracrasia (यूराक्रेशिया)–पेशाब की अव्यवस्थित दशा।
uracratia (यूराक्रेटिया)–पेशाब रोकने की अक्षमता; पेशाब न रोक सकना।
uraemia (यूरीमिया)–रक्त में मूत्र के मिल जाने से उत्पन्न रोग।
uragogue (यूरागोग)–पेशाब की मात्रा को बढ़ाने वाली (औषधि)।
uraniscus (यूरानिस्कस)–तालु।
uranium (यूरेनियम)–रसायनिक तत्व, प्रतीक 'u' आवर्त सारणी में वानवें वाँ (92वाँ) स्थान।
uranophobia (यूरानोफोबिया)–आकाश से आतंकित।
uranoplasty (यूरानोप्लास्टी)–तालु की प्लास्टिक सर्जरी द्वारा मरम्मत।
uranoschisis (यूरानोइसकाईसिस)–विदीर्ण तालु (cleft palate)।
uranostaphyloschisis (यूरानोस्टेफिलाइसकाईसिस)–मुलायम एवं सख्त तालु की दरार का होना।

urarthritis (यूराआरथ्राइटिस)–वात एवं सन्धि शोथ।
urate (यूरेट)–यूरिक अम्ल लवण, यूरेट।
uratemia (यूराटेमिया)–रक्त में यूरिक लवणों का जमाव।
urea (यूरिया)–सूत्र $CO(NH_2)n$; शरीर में अमीनो अम्ल उपापचय (metabolism) का अन्तिम उत्पाद एवं रबेदार यौगिक जो मूत्र, रक्त और लसीका में बनता है।
ureagenetic (यूरियाजेनेटिक)–यूरिया उत्पन्न करने वाला।
ureameter (यूरियामीटर)–यूरिया मापक; मूत्र में यूरिया की मात्रा नापने वाला यन्त्र।
urease (यूरियेज)–एक एन्जाइम जो यूरिया के विघटन को उत्प्रेरित कर अमोनिया और कार्बन डाइऑक्साइड (CO_2) में तोड़ता है।
ureachysis (यूरियाकाइसिस)–कोशिकीय ऊतकों में मूत्र का पहुँच जाना।
uredo (यूरीडो)–पित्ती, शरीर में लाल चकतों का पड़ना और खुजली होना।
uremia (यूरेमिया)–रक्त में मूत्र पदार्थों के पहुँचने से उत्पन्न रोग।
uresis (यूरेसिस)–मूत्र नलिका; यूरेटर, मूत्र वाहिनी, वह नलिका कार अंग जिससे मूत्र वृक्क से मूत्राशय तक पहुँचता है।
ureteralgia (यूरेटरालजिया)–यूरेटर में दर्द।
ureterectasis (यूरेटरएकटेसिस)–यूरेटर का तनावयुक्त फैलाव।
ureterectomy (यूरेटेरएकटोमी)–यूरेटर का उच्छेदन।
ureteritis (यूरेटराइटिस)–यूरेटर का सूजना।
ureterod clysis (यूरेटरोडक्लाइसिस)–यूरेटर का फटना (टूट जाना)।
ureterolith (यूरेटरोलिथ)–यूरेटर में पत्थरी।
ureteropathy (यूरेटरोपैथी)–यूरेटर की कोई भी बीमारी।
ureterostomy (यूरेटरोस्टोमी)–यूरेटर के लिए नया रास्ता बनाना।
urethra (यूरेथरा)–मूत्र मार्ग, नर व मादा दोनों में ही मूत्राशय से मूत्र को बाहर ले जाने वाली नलिका (मार्ग)। नर में वीर्याणु भी इसी मार्ग द्वारा बाहर आते हैं।
urethralgia (यूरथ्रालजिया)–मूत्र मार्ग में दर्द।
urethritis (यूरेथराइटिस)–यूरथरा शोथ।
urethrorrhea (यूरथरोरहिया)–यूरथरा से असाधारण प्रस्राव।
urethroscope (यूरथरोस्कोप)–यूरथरादर्शी; यूरथरा को अन्दर से देखने का यन्त्र।
uretic (यूरेटिक)–मूत्रस्रावी।
urhidrosis (यरहिडरोसिस)–ऐसा पसीना आना जिसमें यूरिया और अन्य नाइट्रोजन युक्त पदार्थों की पर्याप्त मात्रा हो।
uric acid (यूरिक एसिड)–यूरिक अम्ल; सूत्र $C_5H_4N_4O_3$।
uricacidemia (यूरीकैसीडेमिया)–रक्त में यूरिक अम्ल का होना।
uricocholia (यूरीकोकोलिया)–पित्त में यूरिक अम्ल का होना।
uricopoiesis (यूरीकोपोयेसिस)–यूरिक अम्ल का निर्माण।
uricosuria (यूरीकोसूरिया)–मूत्र में यूरिक अम्ल का मिला होना।
uriesthesis (यूरीएसथेसिस)–मूत्र को बाहर निकालने की सामान्य इच्छा।
urinal (यूरीनल)–मूत्र पात्र; पेशाब खाना (घर); पेशाबदान।
urianalysis (यूरीएनालिसिस)–मूत्र का विश्लेषण (परीक्षण)।
urinary (यूरीनरी)–मूत्र सम्बन्धी; मूत्रीय।
urinate, urination (यूरीनेट, यूरीनेसन)–पेशाब करना; लघु शंका; मूत्र त्याग।
urine (यूरीन)–मूत्र; पेशाब; मूत।
urine pigment (यूरीन पिगमैंट)–मूत्र वर्ण (रंग)। मूत्र में पाये जाने वाले रंग : (1) यूरोबिलिन (urobilin), (2) यूरोक्रोम (urochrome), (3) यूरोइरीथ्रिन (uroerythrin), (4) कोपरोप्रोफाइरिन (coproprophyrin)।
uriniferous (यूरोनीफेरस)–मूत्र कारक, मूत्र ले जाने वाला, मूत्रवाही।
uriniparous (यूरीनीपैरस)–मूत्रोत्पादक।
urinogenital (यूरीनोजेनाइटल)–विसर्जन और उत्पादन सम्बन्धी; मूत्रप्रजनन सम्बन्धी।
urinogenous (यूरीनोजीनस)–मूत्र से उत्पन्न होने वाली।
urinology (यूरीनोलोजी)–मूत्र-विज्ञान।
urinometer (यूरीनोमीटर)–मूत्रमापी।
urinophilous (यूरीनोफिलस)–मूत्र प्रेमी; मूत्र में पनपने वाले सूक्ष्मांगी आदि।
uriposia (यूरीपोशिया)–मूत्र का पीना।
urobilin (यूरोबिलिन)–भूरे रंग का वर्ण जो मूत्र में होता है।
urobilinogen (यूरोबिलीनोजन)–यूरेबिलिन रंग को उत्पन्न करने वाला।
urochesia (यूरोकेशिया)–मलाशय से मूत्र का प्रस्राव।
urochrome (यूरोक्रोम)–मूत्र रंजक—जो पेशाब या मूत्र को पीला रंग देता है।

uroclepsis (**यूरोक्लेपसिस**)–अनजाने या अनिच्छा में मूत्र का निकल जाना।

urocrisia (**यूरोक्रासिया**)–मूत्र परीक्षण से निदान।

urocriterion (**यूरोक्रीइटेरियन**)–मूत्राधारी; मूत्र को आधार मानकर रोग का निदान।

urocyanogen (**यूरोसायनोजन**)–मूत्र का नीले रंग का वर्ण जैसे हैजे (cholera) के रोगी के पेशाब का रंग होता है।

urocyst (**यूरोसिस्ट**)–मूत्राशय, मूत्र कोषिका।

urocystitis (**यूरोसिस्टाइटिस**)–मूत्राशय की सूजन।

urodialysis (**यूरोडायलिसिस**)–मूत्र का आंशिक अवरूद्ध हुआ होना।

urodynia (**यूरोडायनिया**)–पेशाब करने में दर्द।

urogenous (**यूरोजीनस**)–मूत्र पैदा करने वाला।

urogastrone (**यूरोगैस्ट्रोन**)–आमाशय के स्राव को अविरूद्ध करने वाला रसायन। यह नर के मूत्र तथा गर्भवती स्त्री के मूत्र में पाया जाता है।

urolith (**यूरोलिथ**)–मूत्रवाहिनी अथवा मूत्र में पथरी का होना।

urologist (**यूरोलोजिस्ट**)–मूत्र वैज्ञानिक।

urology (**यूरोलोजी**)–मूत्र विज्ञान।

uromelanin (**यूरोमलेनिन**)–मूत्र में काले रंग के कण होना।

uromelus (**यरोमिलस**)–संयुज अवयवी विकलांग भ्रूण।

uroncus (**यूरोन्कस**)–मूत्र के रूकने से सूजन।

uronephrosis (**यूरोनेफरोसिस**)–मूत्र से वृक्क तथा अन्य नलिकाओं का फूला होना।

uropathy (**यूरोपैथी**)–मूत्र पथ का कोई भी रोग।

uropenia (**यूरोपेनिया**)–मूत्र स्राव में कमी।

uropepsinogen (**यूरोपेप्सीनोजन**)–मानव रक्त और मूत्र में पाया जाने वाला एक पदार्थ जो आमाशय से आता है।

urophanic (**यूरोफैनिक**)–मूत्र में किसी अन्य वस्तु का दिखाई देना।

uropoiesis (**यूरोपोइसिस**)–मूत्र का बनना।

urorrhea (**यूरोरहिया**)–मूत्र का अनैच्छिक निकल जाना।

urorubina (**यूरोरूबिना**)–मूत्र का लाल वर्ण।

urosis (**यूरोसिस**)–मूत्र रोग।

urticaria (**अरटीकेरिया**)–पित्ती, त्वचा पर लाल धब्बों तथा खुजली का होना।

ustulation (**असटूलेसन**)–गर्म करके किसी पदार्थ को सुखाना।

ustus (**असटस**)–प्रजलन; प्रज्वलन।

uter (o) (**यूटेर**) (**ओ**)–गर्भाशय, यूटेरस अर्थ का पूर्व शब्द।

uteralgia (**यूटेरालजिया**)–गर्भाशय में दर्द।

uterine (**यूटेराइन**)–गर्भाशय सम्बन्धी।

uteritis (**यूटेराइटिस**)–गर्भाशय की सूजन।

uterometer (**यूटेरोमीटर**)–गर्भाशय मापी यन्त्र।

uteroscope (**यूटेरोस्कोप**)–गर्भाशय को भीतर से देखने का यन्त्र; गर्भाशय दर्शी।

UTP (**यूटीपी**)–यूरीडिन ट्राइफोस्फेट (uridine triphosphate)। यह रसायन ग्लूकोज-आई-फोस्फेट (glucose-I-phosphate) के साथ यूरीडीन डाईफोस्फेट ग्लूकोज (uridine diphosphate glucose) बनाता है।

urcoase (**यूरीकेज**)–वृक्क और यकृत की एक एन्जाइम।

uterus (**यूटरस**)–गर्भाशय, यूटेरस।

bipartite or septus uterus (**वाईपारटाइट या सेप्टस यूटेरस**)–ऐसा गर्भाशय जो मध्यपेशी (septum) द्वारा दो भागों में विभाजित होता है।

fatal uterus (**फैटल यूटेरस**)–ऐसा गर्भाशय जो आकृति भ्रष्ट होता है और जिसमें ग्रीवा कुहर (earical canal) की लम्बाई शरीर की गुहा से बड़ी होती है।

gravid uterus (**ग्रैबिड यूटेरस**)–भ्रूण युक्त गर्भाशय; गर्भवती स्त्री का गर्भाशय।

infantile uterus (**इन्फैन्टाइल यूटेरस**)–अविकसित या अवरूद्ध गर्भाशय; ऐसा गर्भाशय जो सामान्य होकर भी पूर्ण रूप से विकसित या बंद न हो पाया हो।

retroflexed uterus (**रिट्रोफ्लैक्सड यूटेरस**)–गर्भाशय का अंगमूल (fundus) पीछे की ओर घूमा हुआ।

retroverted uterus (**रिट्रोवरटैड यूटेरस**)–स्थानान्तरित गर्भाशय, जिससे ग्रीवा (cervix) पीछे की ओर खिसकी होती है।

uterus bicornis (**यूटेरस बाईकोरनिस**)–बर्धन में विकृति आ जाने के कारण गर्भाशय का दो सींगों (horns) में बँटा होना।

uterus didelpha (**यूटेरस डाइडेल्फा**)–गर्भाशय का दो भागों में बँटा होना।

uterus masculinus (**यूटेरस मस्क्युलाइनस**)–(1) पुंगर्भाशय; नर के अन्दर अवशिष्ट मुलेरियन नलिका (Mullerian duct) की मध्यीय कोशिका; जो मूत्रजनन नलिका (urinogenital duct) के पृष्ठ तल पर लगी होती है। (2) पोरूषी कोष (utriculus prostaticus)।

utricle (**यूट्रीकिल**)–कर्णोर्ध्व कोष।

utrotropic (**यूट्रोट्रोपिक**)–गर्भाशय पर प्रभावी।।

uvea (**यूबिया**)–आँख की आइरिस, सिलियरी पिण्ड, कोरोइड पर मिले हुए; आइरिस के पश्चतल को ढकने वाला रंजक अधिच्छद।

uviform (**यूवीफोर्म**)–अंगूर की आकृति वाला।

uvula (**यूवूला**)–अलिजिह्वा; गले की घण्टी।

V

V–वेनेडियम (**vanadium**)–रसायनिक तत्व।

V–velocity–गति की तीव्रता, चाल की रफ्तार।

vision (**विजन**)–दृष्टि।

visual acuity (**विज्युअल एक्यूटी**)–तेज दृष्टि; दृष्टि की तेजाई।

volume (**वोल्यूम**)–घनफल राशि।

volt (**वोल्ट**)–बिजली की शक्ति की एक इकाई।

vaccigenous (**वेक्सीजीनस**)–वेक्सीन उत्पन्न करने वाली।

vaccination (**वेक्सीनेसन**)–टीका लगाना, टीका।

vaccine (**वेक्सीन**)–टीका द्रव्य, किसी रोग की रोकथाम के लिए लगाई जाने वाली कोई औषधि या टीका।

autogenous vaccine (**ऑटोजीनस वेक्सीन**)–स्ववैक्सीन; जीवाणु वेक्सीन जो उसी मरीज से द्रव्य लेकर प्राप्त किया जाता है जिसके कि वह लगाना होता है।

B.C.G. vaccine (**बी० सी० जी० वेक्सीन**)–बी० सी० जी० वैक्सीन। **bacilli** (**बेसीलाई**)–से निर्मित तपेदिक की रोकथाम का टीका (वैक्सीन)।

cholera vaccine (**कॉलेरा वेक्सीन**)–हैजे (विसूचिका) का टीका (वैक्सीन)।

influenza virus vaccine (**इन्फ्लूएन्जा वाइरस वेक्सीन**) –शीत प्रधान संक्रामक रोग वाइरस का टीका; एन्फ्लुएंजा (वैक्सीन)।

measles virus vaccine (**मीजल्स वाइरस वेक्सीन**)–चेचक या छोटी माता का वैक्सीन।

mumps vaccine (**मम्पस वेक्सीन**)–गलसुये या कण्ठ माला रोग वैक्सीन।

plague vaccine (**प्लेग वेक्सीन**)–प्लेग का टीका (वैक्सीन)।

poliomyelitis vaccine (**पोलियोमालाइटिस वेक्सीन**)–पक्षाघात का टीका।

rabies vaccine (**रेबीज वेक्सीन**)–रेबीज (कुत्ते के काटे) का टीका।

Sabin oral polyvaccine (**साबिन ऑरल पोलीवैक्सीन**)–पोलियो का टीका जो मुंह द्वारा दिया जाता है। साबिन-वैज्ञानिक का नाम जिसने इसकी ईजाद की है।

small pox vaccine (**समाल पोक्स वैक्सीन**)–चेचक का टीका।

tuberculosis vaccine=BCG vaccine (**टुबरकुलोसिस वैक्सीन=बी०सी०जी० वैक्सीन**।

typhoid and paratyphoid vaccine (**टायफोयड एण्ड पेराटायफोइड वैक्सीन**)–मोतीझरा का टीका।

vaccinia (**वेक्सीनिया**)–गायों का एक वाइरस (सूक्ष्माणु) रोग।

vacciniola (**वेक्सीनियोला**)–टीका लगाने के बाद गौण (द्वितीय) विस्फोटक कोशिकाओं (secondary eruptions of vesicles) का प्रकोप होना।

vaccinotherapy (**वेक्सीनोथिरैपी**)–वैक्टीरिया (जीवाणु) टीकों से इलाज।

vacuole (**वेक्युओल**)–धानी, कुण्डिका; स्थल कोशिका द्रव में स्थिति स्थल (धानी) जिसमें वायु, रस या आधे पचे खाद्य रहते हैं।

vagal (**वागल**)–वेगस तन्त्रिका सम्बन्धी।

vagina (**वेजाइना**)–(1) योनि; मादा में गर्भाशय नलिका का भग (vulva) से गर्भाशय (cervix) तक का भाग जो सम्भोग में नर शिश्न को धारण करता है।

(2) मूलच्छद; कोई पिधान या पिधान सदृश आकृति जो ऊपर से ऊतकों को ढके या घेरे होती है।

vaginal (**वेजाइनल**)–योनि सम्बन्धी।

vaginismus (**वेजाइनिसमस**)–योनि की दर्द युक्त ऐंठन (तनाव)।

vaginitis, vaginodynia (**वेजाइनिटिस, वेजाइनोडायनिया**)–योनि की सूजन।

vaginogenic (**वेंजाइनोजेनिक**)–योनि में उद्भिद।

vaginogram (**वेजाइनोग्राम**)–योनि का एक्स-रे फोटो।

vaginopathy (वेजाइनोपैथी)–योनि का कोई भी रोग।

vagitis (वेजाइटिस)–वेगस तन्त्रिका की सूजन।

vagitus (वेजइटस)–शिशु या बच्चे की चीख।

vagotonia (वेगोटोनिया)–वेगस तंत्रिका की उत्तेजना।

vagus nerve (वेगस नर्व)–प्रणिशा, दशम मस्तिष्कीय तंत्रिका।

valence (वेलन्सी)–संयोजक शक्ति।

valgus (वालगस)–नत, झुकाव, शरीर के मध्याक्ष की ओर झुकाव।

valine (वेलाइन)–वेलाइन अल्फा-एमीनोआइसोवेलेरिक (a-aminoisovaleric acid)। यह रसायन अनिवार्य होते हुए भी स्तनी में संश्लेषित नहीं होता है।

सूत्र – $H_3-CH-CH-COOH$

$CH_3\ NH_2$

इसका संश्लेषण पाइरूबिक अम्ल से होता है।

vallate of papilla or circum vallate papilla (वेलेट पैपीला और सरकम वेलेट पैपीला)–परिभित्तिक कूट; यह जिह्वा पर पीछे की ओर 10 से 12 की संख्या में अंग्रेजी के अक्षर वी (V) के आकार में स्थित होते हैं यह माप में काफी बड़े होते हैं और इनको साधारण तौर से आँख द्वारा आसानी से देखा जा सकता है।

vallum (वालम)–अधिनख; परिमित्तिक कूट के पास श्लेष्म का ऊँचा उठा हुआ भाग (गढ़े से निकले हुए पदार्थ से बनी ऊँची मुँडेर सदृश आकृति)।

vallecula (वेलेकुला)–खात गडढा, अवसाद, प्रसीता।

Valsalva's sinuses or aortic sinuses (वाल्साल्वा साइनेसेस और आयोटिक साइनेसेस)–वाल्साल्वा (एक वैज्ञानिक) के कोटर (sinus) महाधमनी भित्ति (aortic wall) और प्रत्येक अर्ध चक्राकार कपाटों के शिखरों (cusps of the senilunar valves) के बीच होते हैं।

value (वेल्यू)–(1) मूल्य, बाजार भाव। (2) योग्यता। (3) गुण, गरिमा।

valve (वाल्व)–कपाट; वाल्व, ऐसी फलास्क सदृश आकृति जो तरल को केवल आगे की ओर एक ही दिशा में बहने देती है।

valves of heart (वाल्वस आफ हार्ट)–हृद्-कपाट; हृदय के कपाट, हृदय में चार गुष्ट (sets) कपाटों के होते हैं: (1) त्रिशिखरी या ट्राइकस्पिड (tricuspid) (2) द्विशिखरी या माइटट्रल (mitral or bicuspid), (3) दो अर्ध चंद्राकार (semilunar) यह भी त्रिशिखरी होते हैं।

valve of Vicussens (वाल्व आफ बिक्यूशेन्स)–बिक्यूशेन्स (फ्रान्सीसी वैज्ञानिक) कपाट; अधपिधानी कुंठिका; प्रमस्तिष्क में उर्ध्व वृत्तों के बीच में फैला हुआ श्वेत पदार्थ का पतला स्तर।

शरीर में पाये जाने वाले समस्त कपाटों (valves) की नामावली :–

(i) गुदा कपाट (anal valve)

(ii) महाधमनीया आयोटिक कपाट (aortic valve)

(iii) परिकोष्ठनिलयी कपाट (atrioventrivular valves)

(iv) निम्न महाशिरा कपाट (inferior venacava valves)

(v) हृद्धमनी कपाट (coronary valve)

(vi) छुद्रान्त इलियम-अन्धनाल कपाट (ileocecal valve)

(vii) हृत्द्विदली कपाट (mitral valve)

(viii) फुफ्सीय कपाट (pulmrney valve)

(ix) पक्वाशयिक कपाट (pyloric valve)

(x) मलाशय कपाट (rectal valve)

(xi) अर्ध चन्द्राकार कपाट (semilunar valves)

(xii) चक्राकार या पेंचाकार कपाट (spiral valve)

(xiii) किरीटी कोटर (coronory sinus) कपाट (Thebesian valve)

(xiv) त्रिकस्पी कपाट (tricuspial valve)

valvula (वाल्वूला)–छोटा वाल्व।

valvulae conniventes (वाल्वूली कन्नाइविटीज)–डयूडेनम की श्लैष्म कला भांज; अन्न प्रणाली में डयूडेनम से इलियम तक पाया जाने वाला चक्राकार भांज (पर्त) जो स्रावोत्पादन तथा शोषण के लिए अधिक क्षेत्र प्रदान करते हैं।

valvulitis (वाल्ववलाइटिस)–हृद-वाल्व की सूजन।

vanadium (वेनेडियम)–रसायनिक तत्व; प्रतीक V; आवर्त सारणी में तेइसवाँ (23वाँ) स्थान।

Van allen radiating belts (वान ऐलन रेडियटिंग बैल्ट्स)–वानऐलन (वैज्ञानिक) बिकिरण पट्ट, पृथ्वी तल से लगभग 21,000 किलोमीटर (13,000 मील) की ऊँचाई पर उच्चतम विकिरण संकट (maximum radiation hazard) होता है। बहुत बड़ी मात्रा में अंतरिक्ष कण लगातार पृथ्वी पर टकराते रहते हैं। कुछ अंतरिक्ष कण सूर्य से उद्भित होते हैं और कुछ वाह्य मण्डल से। पृथ्वी के ध्रुवकीय क्षेत्र, दो वृहत्-पट्टों में इनको ग्रहण करते हैं जिन्हें वान-ऐलन विकिरण पट्ट (Van allen radiation belts) कहा जाता है।

Vanden bergh reaction (वानडेन वर्ध रियेक्सन)–वानडेन

वर्ध (वैज्ञानिक) अभिक्रिया (reaction) से रक्त सीरस (blood serum) में पित्त वर्णों का पता लगाया जाता है।

Vanslyke and stadios method (वानस्लीके एण्ड स्टेडीस मैथड)–वानस्लीके एण्ड स्टेडीज (वैज्ञानिक) विधि; हीमोग्लोबिन मापने की सबसे ठीक सही (accurate), इस विधि में लौह (iron) की मात्रा का मूल्यांकन (estimate) कर हीमोग्लाबिन की तदानुसार (correspondidng) मात्रा का हिसाब लगा लिया जाता है।

vapor (वेपर)–भाप; वाष्प; पदार्थों की गैस में होने की दशा।

vaporization (वेपेराइजेसन)–किसी तरल या ठोस का वाष्प में बदलना।

vapotherapy (वेपोरैपी)–वाष्प से इलाज।

varicella (वेरीसिल्ला)–चेचक; छोटी माता।

varicose (vein) (वेरीकोज) (वेन)–स्फीत शिरा; शिरा (vein) का फूला होना।

varix (वेरिक्स)–शिरा-स्फीति।

varus (बारसा)–मुंहासा।

vas, vasa (वास, वासा)–नलिका, वाहिनी, प्रणाली।

vasa deferentia (वासा डिफरेन्शिया)–शुक्र प्रणाली; वीर्य नलिका; अण्डकोष से शिशन तक जाने वाली नलिकाएँ।

vasa efferentia (वासा इफरेंशिया)–वीर्य उपनलिका; शुक्रवाहिका; अण्डकोष से शुक्र प्रणाली तक लगी हुई छोटी-छोटी उपनलिकाएँ।

vascular (वासकुलर)–संवहनी, वाहिनी सम्बन्धी।

vasectomy (वासेक्टोमी)–शुक्रवाहिनी अर्थात बास डिफ्रेंस (deferens) उच्छेदन।

vasoconstrictor (वासोकन्सट्रिक्टर)–नलिका संकोची।

vasodilation (वासोडाइलेसन)–रक्त नलिकाओं के अन्दरूनी व्यास में वृद्धि।

vasodilator (वासोडाइलेटर)–वाहिका-विस्फारक, नलिका प्रसारक।

vasoinhibitor (वासोइन्हीबिटर)–वाहिका अवरोधक।

vasoligation (वासोलिगेसन)–शुक्रवाहिनी का बाँधना।

vasomotor (वासोमोटर)–रक्त वाहिनी के अर्न्त व्यास को प्रभावित करने वाला; वाहिनी प्रेरक।

vasoparesis (वासोपेरेसिस)–रक्त वाहिनी से सम्बन्धित तंत्रिकाओं का पक्षाघात।

vaso pressin (वासो प्रेसिन)–वाहिका संकुचक; पिट्यूटरी ग्रंथी के पश्च दल का एक हार्मोन जो पेशियों को उत्तेजित करता तथा धमनियों को संकुचित कर रक्तचाप बढ़ाता है।

vasopuncture (वासोपंकचर)–शुक्र वाहिनी में छिद्र।

vasorelaxation (वासोरिलेक्जेसन)–रक्त-चाप (दबाव) में कमी।

vasoresection (वासोरिसेक्सन)–शुक्र वाहिनी का दुबारा काटना।

vasorrhaphy (वासोरेहफी)–शुक्र वाहिनी का सीना।

vasosection (वासोसेक्सन)–रक्त वाहिनी का काटना।

vasostimulant (वासोस्टीमुलेन्ट)–वाहिनी क्रिया को उत्तेजित करने वाला (शक्ति देने वाला)।

vasotomy (वासोटोमी)–शुक्र वाहिनी कर्तन।

vasotonic (वासोयेनिक)–वाहिनी की शक्ति को नियन्त्रित करने वाली दवा।

vastus (वेस्टस)–(1) दीर्घ, बड़ा। (2) जंघानुपेशी।

v.d. venereal disease (वी० डी० विनरल डिजीज)–मैथुनिक रोग, यौन रोग।

vection (वेक्सन)–रोगाणु-प्रसारण; रोगी से अच्छे व्यक्तियों में रोगाणु (disease germs) को पहुँचाने वाले।

vactor (वेक्टर)–वाहक; प्रसारक; रोगाणु प्रसार करने वाले रोग वाहक।

vegan (वेगान)–निरामिष; शाकाहारी; ऐसा शाकाहारी जो अपने खाने से समस्त जन्तु-प्रोटीन को अलहदा रखता है।

veganism (वेगानिज्म)–पूर्ण-निरामिषता।

vegetarian (वेजीटेरियन)–निरामिष, शाकाहारी; केवल साग-सब्जी इत्यादि खाने वाला।

vegetarianism (वेजीटेरियेनिज्म)–निरामिषता; निरामिष भोजन खाने का सिद्धान्त।

vegetation (वेजीटेसन)–(1) पेड़-पौधे, वनस्पति। (2) उद्भेद, पेड़ सदृश वृद्धि।

vegetative (वेजीटेटिव)–वनस्पतिक, पोषण और वृद्धि सम्बन्धी।

vehicle (विहीकिल)–(1) गाड़ी; वाहन, सवारी। (2) साधन, उपाय।

veil (वेल)–पर्दा; आवरण; घूँघट।

vein (वेन)–(1) शिरा, वे रक्त नलिकाएँ जो अशुद्ध रक्त अंगों से हृदय की ओर ले जाती है–सिवाय फुफ्फुस शिरा के जो शुद्ध खून फुफ्फुस से हृदय की ओर ले जाती है। (2) नसें; कीटाणु पक्ष (wing) या पत्तीदल (leaf blade) की नसें।

velamen (विलामेन)–कला, झिल्ली, त्वक्; गुंठिका।

vellication (वेलीकेसन)–पेशी झटका या खिंचाव या सिकुड़न।

vellus (विल्लस)–महीन रोमों से ढका।

velocity of blood (वेलोसिटी आफ ब्लड)–किसी रक्त नलिका में रक्त के बहने का वेग (गति)।

velum (वीलम)–अन्चल; परदा सदृश आवृति।

vena (वेना)–शिरा।

venenation (वेनीनेसन)–विषाक्तीकरण; विषाक्तन।

venenific (वेनीनिफिक)–विष बनाने वाली।

venenosa (वेनीनोसा)–विषधर सर्प।

venenous (वेनीनस)–जहरीले, विषी।

venereal (विनीरल या वेनरल)–यौन रोग, सम्भोग द्वारा फैलने वाले रोग, रतिज।

venereologist (वेनरियोलोजिस्ट)–यौन रोग विशेषज्ञ।

venereology (विनिरियोलोजी)–यौन रोग विज्ञान।

venereophobia (विनिरिपोफोबिया)–यौन रोग से भयभीत।

venesection (वेनीसेक्सन)–शिरा का रक्त निकालने के लिए काटा जाना।

veni-veni motor reflex (वेनी-वेनी मोटर रिफ्लैक्स)–शिरा-शिरा गति परावर्तित कार्य; वालिस (wallis 1963) ने यह ज्ञात किया कि शिरा खण्डों में भी शिरा-नलिका अवरूद्धनी भुजा पर बाँध लगाने से स्वतः आ जाती है, इसी को "वेनी-वेनी मोटर रिफ्लैक्स" कहा जाता है।

venoclysis (बिनोक्लाइसिस)–शिरा में इन्जेक्शन द्वारा पोषण पदार्थ अथवा दवा का डाला जाना।

venom (वीनम)–विष; विशेषतः सर्प, कीट या अन्य जन्तु द्वारा स्रावित, सर्प का विष (जहर)।

venomotor (वीनोमोटर)–शिराओं के फुलाव और सिकुड़न को नियन्त्रित करने वाला।

venosity (विनोसिटी)–शिरा रक्त का किसी भाग में अधिक जमाव हो जाना।

venous (वीनस)–शिरा सम्बन्धी।

venous pressure (वीनस प्रेशर)–शिरा दबाव; यह वह दबाव होता है जो रक्त को शिरा के अन्दर डालता है। झुकी हुई स्थिति में मानव में औसतन शिरा दबाव 60-120 cm होता है।

venus pulse (वीनस पल्स)–शिरा नब्ज; दांई ओर की जुगुलर शिरा (jugular vein) के दबाब देखने से, ठीक-ठीक रक्त के दबाव को जान लिया जाता है।

venous reflex or bain bridge reflex (वीनस रिफ्लैक्स और बेनब्रिज रिफ्लैक्स)–हृद्-गति तीव्रता परावर्तन या परावर्तित कार्य, दायें अलिन्द (atrium) और शिराओं के पूर्ण रूप से भर जाने पर स्वतः हृद् गति दर बढ़ जाती है इसी को शिरा-परावर्तन या परावर्तित कार्य कहा जाता है।

venous return (वीनस रिटर्न)–शिरा रक्त का वापिस लौटना। किसी भी कारण जब शिरा रक्त का लौटने से बढ़ता या घटता है, तदानुसार हृदय से रक्त निकलने की मात्रा में भी परिवर्तन आता है। व्यायाम श्वसन केशिकाओं और उपशिराओं के दबाव में भिन्नता तथा वाहिका प्रेरक तंत्र (vasomotor system) का प्रभाव शिरा रक्त की वापिसी पर ही निर्भर होता है।

vent (वेन्ट)–गुदा, पायु, छेद (छिद्र)।

venter (वेन्टर)–उदर; पेट, कोख।

ventilation (वेन्टीलेसन)–(1) वायु के आवागमन के लिए बना रास्ता (दरवाजा या खिड़की)। (2) अपनी समस्याओं का स्वतन्त्र रूप से उजागर करना।

ventr (o) (वेन्टरो) (ओ)–'पेट', 'उदर' या 'अधरीय तल' अर्थ का पूर्व पद।

ventrad (वेन्टराड)–अधर की ओर।

ventral (वेन्ट्रल)–अधरीय, अधरस्थ, अधर सम्बन्धी।

ventricle (वेन्ट्रीकिल)–विवर, निलय, गुहा; कोई भी छोटी कोटर (cavity) या कोष (chamber) जैसे मस्तिष्क या हृदय में।

ventricornu (वेन्ट्रीकोरनू)–अधरीय शृंग।

ventricular complex (वेन्ट्रकुलर कम्पलैक्स)–निलय सम्ब-न्ध गुट्ट (किलष्ट); विद्युत हृद रेख (electrocardiogram) की व्याख्या करते समय क्रमिक तरंगें क्यू, आर, एस, टी (Q, R, S, T) का विवरण होता है, यह सब निलय (venricles) से उद्गम होती है। इस कारण इन्हें इकट्ठा निलय सम्बन्धी किलष्ट या गुट्ट (ventricular complex) की संज्ञा दी जाती है।

ventricular diastole (वेन्ट्रीकुलर डायस्टोल)–निलय-हृद प्रसार।

ventricular relaxation (वेन्ट्रीकुलर रिलैक्सन)–निलय शिथिलता।

ventricular systole (वेन्ट्रकुलर सिस्टोल)–निलय-हृद संकुचन।

ventricular volume change (वेन्ट्रीकुलर वोल्यूम चेंज)–निलय आयतन परिवर्तन; निलय के आयतन में परिवर्तन

दबाव के अनुसार ही होते हैं। यह दबाव निलय में रक्त की मात्रा अन्दर पहुँचने या निकलने के कारण दबाव ज्यादा या कम होता है और इसी के अनुसार आयतन में भी परिवर्तन आता है यही निलय आयतन परिवर्तन कहा जाता है।

ventriculitis (वेन्ट्रीकुलाइटिस)–मस्तिष्कीय भागों की सूजन।

ventriculus (वेन्ट्रीकुलस)–(1) निलय। (2) आमाशय।

ventricumbent (वेन्ट्रकम्बैन्ट)–पेट के बल लेटना; औंधा; अधोमुख।

ventrose (वेन्ट्रोज)–पेट वाला।

venule (वेन्यूल)–छोटी शिरा।

verbigeration (वरबीजरेसन)–निर्थक शब्दों तथा वाक्यों का असाधारण तौर पर दुहराना।

veratrine alkaloid (वीराट्राइन एल्कलोइड)–एक रसायन विशेष जिसका प्रयोग अन्तर्शिरा (intravenous) इंजेक्शन (injection) लगाकर फुफ्फुसीय रसायनिक प्रतिक्रिया (pulmonary chemoreflex) के लिए किया जाता है।

verbomania (बरबोयेनिया)–असाधारण बातूनी।

verdohaedmoglobin or choleglobin (बरडोहोमीग्लोबिन या कॉलीग्लोबिन)–ताम्रवर्णहीन या न्यूनित हीमोग्लोबिन; अस्थि मज्जा में पुराने और टूटे-फूटे विघटित लाल रक्त कणों के रक्त परिवहन में से पृथक होने पर ह्रास होता है और इससे जो यौगिक बनता है वही ताँबे जैसे रंग का वरजेडोहीमोग्लोबिन या कॉलीग्लोबिन होता है।

verge (वर्ज)–किसी वस्तु का आखीरी किनारा; सिरा; सीमा; अंगूठ, छल्ला।

vergeture (वरजीटूयुर)–रेखा; लकीर; धारी विशेषतः त्वचा पर की धारी।

vermicide (वामीसाइड)–कृमिनाशी।

vermicular (वरमीकुलर)–कृमि सदृश।

vermiculation (वरमीकुलेसन)–क्रमानुकुचन; अंत्र प्रणाली का कृमिसम आकुंचन।

vermiculous (वामीकुलस)–(1) कृमि समान (सदृश)। (2) कृमि उत्पीड़ित।

vermiform (वरमीफोर्म)–कृमि की आकृति का; कीड़े के आकार का।

vermifom appendix (वरमीफोर्म एपैन्डिक्स)–छोटी और बड़ी आँतों के बीच एक लम्बी बन्द गाँठ या नली।

vermifugal (वरमीफुगल)–अंत्र कृमियों को बाहर निकालने वाला।

vermin (वरमिन)–वाह्य जन्तु परजीवी।

vermis (वरमिस)–कृमि या कृमि समान आकृति।

vermis cerebelli (वरमिस सेरेबिलाई)–दो अर्ध गोलार्थों के बीच में प्रमस्तिष्क का मध्य भाग।

verruca (वेरूरूका)–गूमड़ा या गूमड़ा सद्दश कोई त्वचा पर आकृति (मस्सा आदि)।

version (वरशन)–(1) वर्णन, बयान, विवरण।
(2) गर्भवर्तन; प्रसव के समय हाथ से बच्चे का घुमाना।

vertebra (वरट्रीब्रा)–कशेरू; रीढ़ की हड्डी (मेरूदण्ड) का एक टूक।

vertebrate (वरट्रीब्रेट)–कशेरूकी।

vertex (वरटेक्स)–शीर्ष, शिखर; मूर्धा; त्रिकोण का बिन्दु; चोटी।

verticalis=vertical (वरटीकेलिस=वरटीकल)–खड़ा, खड़ी; शीर्ष बिन्दु सम्बन्धी; 90 अंश का कोण बनाया हुआ।

vertical section (वरटीकल सेक्सन)–खड़ी काट; खड़ी लम्ब काट।

verticillate (वरटीसिल्लेट)–चक्री; चक्रों में व्यवस्थित।

vertigo (वरटीगो)–(1) –चक्कर आने का रोग। (2) जी मिचलाना।

vesica (वेसीका)–आशय; कोषिका, छाला, फफोला।

vesicant (वेसीकेन्ट)–फलोले डालने वाला।

Vesicle (वेसाइकिल)–तरल भरी छोटी थैलीनुमा आशय, फफोला, छाला।

vesicotomy (वेसीकोटोमी)–मूत्राशय कर्तन।

vessel (वेसिल)–(1) पात्र; बर्तन। (2) वाहिका, नलिका।

vestibule (विस्टीबूल)–(1) देहली, देहरी, ड्योढ़ी, प्रकोष्ठ।
(2) उपकोटर–ऐसी कोटर (cavity) जो किसी अन्य कोटर में खुले। (3) कर्ण गुहा। (4) हृदय गुहा। (5) नासा गुहा। (6) श्वास गुहा। (7) मध्य गुहा। (8) गर्भाशय गुहा।

vestibular membrane (वेस्टीबुलर मैम्ब्रन)–अलगाव कला; स्वर मंत्र (larynx) में उपकण्ठ (epiglottis) तथा थाइरोइड उपास्थि पटल पर लगी कला।

vestige (वेस्टीज)–अवशिष्ट; अवशेष।

vestigial organ (वेस्टजियल ओरगन)–अवशेषांग।

veterinarian (वेटेरीनेरियन)–जन्तु रोग चिकित्सक; पशु चिकित्सक; शालिहोत्री।

veterinary (वेटेरीनरी)–पशु-चिकित्सा सम्बन्धी।

via (वाया)–से होकर; द्वारा; रास्ता से, मार्ग, पथ।

viability (वायेबिलिटी)–जीवन क्षमता; जीवन।

viable (वायेबिल)–जीने योग्य; जीवन क्षम।

vial (वायल)–छोटी दवा की शीशी; शीशी।

vibesate (विबिसेट)–शास्त्र चिकित्सा में प्लास्टिक का घोल जो घाव या चोट आदि पर छिड़क कर घाव को ढकने के काम में लिया जाता है।

vibratile (विबरेटाइल)–प्रदोलक; प्रदोली, कम्पशील; कापने या थर्राने योग्य।

vibrator (वाइबरेटर)–हिलाने या डुलाने का यन्त्र।

vibrio (विबिरियो)–सर्पिल गतिकारी अंगी जैसे हैजे या विरूचिका या कोलेरा के सूक्ष्मांगी।

vibrissae (विबरीसी)–नाक के बाल; दृढ़ रोम।

vigor; vigour (विगर; विगूर)–ओजा, शक्ति, पुष्टता; ताकत; बल।

villus, villi (विलस, विलाई)–ग्राहकांकुर; विलाई (बहुवचन) आंतों के भीतरी स्तर पर स्थित छोटी-छोटी प्लेटें (भांज)।

villikinin (विलीकाइनिन)–अंत्रीय श्लैष्म स्तर (intestinal mucosa) से निकलने वाला हार्मोन जो आँतों की प्लेटों (villi) की गति को प्रोत्साहित करता है।

vinculum (विन्कुलम)–फीतेनुमा आकृति।

vinegar (विनेगर)–सिरका; एसीटिक अम्ल (acetic acid) का सामान्य पानी के साथ हल्का घोल।

violet (वायोलेट)–बैगनी (बैजनी); नील लोहित; प्रकाश वर्णक्रम (स्पेक्ट्रम) में सबसे छोटी रश्मि से उत्पन्न वर्ण (रंग)।

viosterol or activated ergosterol or ergocalciferol (वायोस्टीरोल और एक्टीवेटड अरगोस्टीरोल या अरगोस्टीरोल)–यह सबके सब स्टोराल (यौगिक) हैं और अरगोस्टीरोल (ergosterol) के समावयवी (isomer) हैं और रिकेट्स (rickets) का उपचार करने के काम में आते हैं। स्टीरोल विटामिन डी (D) के अन्तर्गत आते हैं।

viral (वाइरल)–वाइरस से उत्पन्न।

viremia (वाइरेमिया)–रक्त में वाइरस की उपस्थिति।

virilescence (विरीलेसेन्स)–अधिक आयु की स्त्री में नर के लक्षणों का विकास होना।

virility (विरीलिटी)–पुरूषत्व; पौरूष, मरदानगी पुंसत्व; मैथुन सामर्थ्य; नर की मैथुन शक्ति।

virology (वाइरोलोजी)–वाइरस विज्ञान।

virose (वाइरोज)–विषाक्त लक्षणों युक्त; विषाणु युक्त।

virosis (वाइरोसिस)–वाइरस रोग।

virucide (वाइरूसाइड)–वाइरस नाशक।

virulence (वाइरूलेन्स)–विषालुता; विषाक्ता; जहर।

viruris (वाइरूरिस)–मूत्र में वाइरस का होना।

virus (वाइरस)–सूक्ष्म संक्रामक विषाणु (वाइरस) जो केवल शारीरिक जीवित कोशिकाओं में ही अपनी जीवन क्रिया कर पाता है। इसकी संरचना डी० एन० ए० या आर० एन० ए० की बहुस्तरी प्रोटीन के आवरण से घिरी हुई होती है। इसमें दोनों डी० एन० ए० और आर० एन० ए० कभी भी नहीं होते हैं। न्यूक्लिो प्रोटीन के सत्व जो ऐसे निस्पंदकों (filters) में से छन जाते हैं जिनमें से वैक्टीरिया भी नहीं छन पाते हैं। इनमें अनेक लक्षण जैवी अंगियों के होते हैं। और यह अपने विषाक्त अथवा रोगोत्पादक प्रभावों से पहचाने जाते हैं।

virus properties (वाइरस प्रोपर्टीज)–वाइरस की विशेषतायें तथा लक्षण–

1. वाइरस अतिसूक्ष्मांगी होते हैं। (2) निस्पंदन अंगी होते हैं अर्थात ऐसे अंगी जो किसी भी चालनी (filter) में से निकल जाते हैं। (3) वाइरस कोष्ठान्तरीय अविकल्प परिजीवी (intracellular obligate parasites) होते हैं। (4) वाइरस अत्यधिक सत्कारी विशिष्टता (hrost specificity) दिखाते हैं। (5) वाइरस अनेक रोगों के मुख्य प्रतिनिधि (etiological agents) होते हैं। (6) वाइरस में किसी प्रकार के लिंग नहीं होते हैं। (7) वाइरस में कोशिका भित्ति रिक्त स्थल, न्यूक्लियस तथा अन्य कोशिका प्रसस अंग नहीं होते हैं। वनस्पति, वाइरसों में R.N.A (आर० एन० ए०) होता है केवल गोभी (cauliflower) के खचित वाइरस (mosaic) डी० एन० ए० के अतिरिक्त जिसमें (DNA) भी होता है। जन्तु वाइरसों में डी० एन० ए० (DNA) होता है जबकि भक्षक अवस्थाओं (phages) में डी० एन० ए० (DNA) और आर० एन० ए० (RNA) दोनों होते हैं।
8. वाइरस नवीन प्रकार उत्परिवर्तनों (mutants) से बना सकते हैं।
9. वाइरस पर ताप और आर्द्रता का प्रभाव होता है।
10. वाइरस को रसायन या तापीय विधियों (chemo-or-thermotherapy) से निष्क्रिय किया जा सकता है।
11. वाइरस में किसी प्रकार के उपापचय (metabolic) उद्दीपक (हार्मोन) नहीं होते हैं।
12. वाइरस में प्रतिरक्षी उत्पादन शक्ति (antigenic) होती हैं।
13. वाइरस सत्कारी के बाहर निष्क्रय होते हैं।

14. वाइरस को शर्करा (sugar) की तरह स्फुटिक (crystallise) किया जा सकता है।
15. वाइरस जीवाणुओं से भिन्न आनुवंशिक पदार्थों से उत्पादन कर सकते हैं।
16. वाइरस स्थानान्तरिक जैवी अथवा अजैवी ढंग से हो सकते हैं।
17. वाइरस ग्राम नेगेटिव (gram-negative) होते हैं अर्थात जिनसे रंग अलहदा नहीं किया जा सकता है।

virus classification (वाइरस क्लासीफिकेशन)–वाइरस का वर्गीकरण–

उप राष्ट्र (sub-kingdom) viruses.

गण (order) viruses.

उपगण (suborder)

(a) phagineae (फ्रैजिनियाई) ऐसे वाइरस जो वैक्टीरिया पर संक्रमण करते हैं।

(b) phyto phagineae (फाइटो फ्रेनिनियाई) वनस्पति वाइरस–जो वनस्पति पर संक्रमण करते हैं।

(c) Zoophagineae (जूफैजिनियाई) वाइरस जो जन्तुओं पर संक्रमण करते हैं।

virus diseases (वाइरस डिजीजेस)–वाइरस द्वारा उत्पन्न रोग।

(a) पौधों में (In plants)–पौधों में तीन सौ से भी अधिक रोग वाइरस के कारण पाये जाते हैं उनमें से कुछ प्रमुख निम्न गिने जा सकते हैं :–आलू की पत्तियों का घुमाव; गन्ने का ग्रासी शूट (grassy shoot); केले का बन्चीटोप (Bunchy top); भिन्डी का पीत खचिता शिरायें (yellow vein mosaic); टमाटर का बिग बड (big bud) तथा बुशी स्टन्ट (busy stunt) नामक रोग; बादाम का चिरक (chirke); चुकुन्दर (beet sugar) के यलो (पीत) टोप; सेम (beam) तथा तमाखू (tobacco) के खचित रोग; नींबू प्रजाति के डिक्लाइन (decline) रोग; सेव (apple) के विभिन्न रंगों के खचित रोग; कोकोआ (cocoa) का फूला हुआ अंकुर (swollen shoot); सोयाबीन (soyabean) का खचित रोग; गेहूँ के पौधे का गेरूआ, आदि।

(b) जन्तुओं (animals) में :–अफ्रीकन (African) अश्वों (horse) की बीमारी; खुर और मुँह (foot and mouth) की डन्गरों (cattle) की बीमारी; सूअर (pig) में होने वाला विषाणु (virus) निमोनिया (pheumonia) का रोग; कुत्ते और बिल्ली में होने वाला डिस्टेम्पर (distemper) आदि। यह सब रोग विषाणु (virus) के कारण होते हैं।

(c) मानव (man) में :–मानव में होने वाले लगभग 60% रोग वाइरस (विषाणु) द्वारा ही होते हैं, इनमें प्रमुख–कण्ठ माला रोग (mumps); छोटी माता (small pox); श्वेत कुष्ठ (leukemia); पीत ज्वर (yellow fever); रेबीज (rabies); चेचक (measles); कुछ जुकाम और खांसी (cold & cough), ग्रन्थिक (glandular) ज्वर; यकृतशोथ (hepatitis); मस्तिष्क सोज (encephalitis); संक्रामक ज्वर (influenza); पोलियो (polio), विसर्गिका या भैसिया दाद (herpes) आदि प्रमुख हैं।

vis (विस)–शक्ति, बल।

visa fronte (विसा फ्रोन्टे)–शिरा रक्त का अधिक लौटना। श्वसन गतियों (respiratory movements) से दायें हृदय तथा बड़ी शिराओं पर चूसने का प्रभाव (sucking effect) होता है, जिससे अधिक शिरा रक्त लौटता है, इसका मुख्य कारण अन्तर्श्वास में वक्ष गुहा का फैलना और दबाव का कम होना होता है।

visceral muscle or smooth muscle (विसरल मस्ल या स्मूथ मस्ल)–देहांग पेशी, यह सीधी आरेखित, चिकनी, अनैच्छिक पेशी होती है। यह पेशी समस्त पोले देहांगों (hollow viscera) जैसे आमाशय अंत्रीय पथ, ग्रन्थियों की वाहिनियों; रक्त नलिकाएँ, श्वसन, विसर्जन व जनन तन्त्र अंगों में होती है।

visceral pleura (विसरल प्लूरा)–फुफ्फुसावरण पेशी; छाती और फुफ्फुस की दीवार पतली पेशी स्तर से ढकी होती है जिसे प्राचीर (parietal) पेशी और फुफ्फुस की दीवार से लगी पेशी को फुफ्फुस पेशी या फुफ्फुसावरण कहते हैं।

visceralgia (विसरालजिया)–देहांगों या अन्त्रांगों (viscera) में दर्द।

visceralism (विसरालिज्म)–यह मत कि अन्तरांग में ही समस्त बीमारियों के मुख्य स्थल होते हैं।

viscro-inhibitory (विसरो-इन्हीबीटरी)–देहांग-कार्य विरोधक।

visceromegaly (विसरोमिगैली)–देहांगों में असाधारण बढ़ोत्तरी।

viscid (विसिड)–गाढ़ा चिपचिपा या लिसलिसा पदार्थ।

viscosity (विसकोसिटी)–लिसलिसापन; चिपचिपाहट, श्यानता, विस्कासिता।

viscosimeter (विस्कोसीमीटर)–श्यानतामापी; रक्त का गाढ़ा और चिपचिपापन नापने का यंत्र; रक्त की श्यानता एक विशेष काँच की नली में रक्त की निश्चित मात्रा (आयतन)

के बहाव के समय को पानी की समान मात्रा (आयतन) के बहाव के समय के साथ तुलना करके जानी जाती है।

vision (विजन)–दृष्टि।

visual pigment (विज्युअल पिगमैन्ट)–दृष्टि वर्ण; अब तक निम्न दृष्टि वर्ण मालूम हो चुके हैं :–

visual purple (विज्युअल परपिल)–(1) इसको रोडोप्सिन (rhodopsin) भी कहते हैं। दृष्टि पीत; लाल पीत वर्ण; दृष्टि पटल (रेटीना) शलाकाओं (rods) का अस्थाई लाल पीत वर्ण। (2) पोरफाईरोप्सिन (porphyropsin) स्वच्छ जल कशेरूकों (vertebrates) मुख्यतः मत्स्यों के रेटीना में पाया जाने वाला वर्ण। यह रोडोप्सिन (rhodopsin) सदृश ही होता है। प्रकाश में यह रेटीनीन$_2$ (retinene$_2$) और एक्टोप्सिन (ectopsin) में वर्ण विहीन हो जाता है और अन्धेरे में पुनः पोरफाइरोप्सिन संश्लेषित हो जाता है। (3) आयोडोप्सिन (iodopsin), यह दृष्टि पटल (रेटीना) के शंकु (cone) का वर्ण है। प्रकाश में यह भी वर्णहीन हो जाता है। यह अत्यन्त प्रकाशग्राही होता है। (4) सयानोप्सिन (cyanopsin) यह वर्ण प्रयोगशाला में संश्लेषित किया गया है। यह भी अन्य दृष्टि वर्णों की तरह प्रकाश में अपना वर्ण खो देता है और अन्धेरे में पुनः प्राप्त कर लेता है।

vital (वाइटल)–जैविक; प्राणभूत।

vitsl force (जैविक शक्ति)–जैव शक्ति; प्राणभूत शक्ति।

vital functions (प्रणभूत कर्म (व्यापार)–शरीर के वह कर्म या व्यापार जिन पर प्राण या जीवन आधारित रहता है।

vitalism (विटालिस्म)–(L. *vita,* life) जैव शक्तिवाद; जीव शास्त्रीयों का यह मत कि जीवित अंगियों में भौतिक और रसायनिक शक्तियों से भिन्न अपनी विशिष्ट शक्ति होती है।

vitamin (विटामिन)–जीवनीय गण; खाद्योज, भोजन के जीवनदायी तत्व। इनके नाम दो प्रकार से दिये जाते हैं :

(1) उस रोग के नाम पर जो विटामिन विशेष की कमी से हो जाता है। जैसे–

विटामिन A-शुष्क नेत्र प्रदाह (antixeropothalmic)

विटामिन B-तंत्रिका शोथ रोधी (antineuritic)

विटामिन C-बेरीबेरी रोधी (anti beriberi)

विटामिन D-सूखा रोधी (antirachitic)

विटामिन E-गर्भ रोधी (antisterility)

विटामिन K-रक्त स्राव रोधी (antihemorrhagic)

(2) उस रसायनिक लवण के आधार पर जो विटामिन विशेष में होता है। जैसे–

विटामिन A जो एक अल्कोहोल $C_{30}H_{29}OH$ के रूप में होता है।

विटामिन B कम्पलैक्स जो कई एक रसायन का मिश्रण होता है।

बी० 1–थायामीन

बी० 2–विवोक्लेविन

बी० 3–निकोटिनेमाइड

बी० 4–पाइरीडोक्सिन विटामिन; B C–एस्कोरिबिक अम्ल। बी० 12–साइनोक्लोवालायिन। S–कैल्सीफिरोल 7 डिहाइड्रोकोलेस्ट्रोल।

6–टोकोफिरोल (Tocopherol);

7–लोनोलेक (Linoleic);

8–रिबोफ्लेविन (Riboflavin);

9–वायोटिन (Biotin);

10–फाइटोनडियोन (Phytonadion);

11–फोलिक अम्ल (Folic acid);

12–साइट्रिन (Cytrin)।

विटामिन वह कार्बनिक यौगिक (organic compounds) होते हैं जो विभिन्न सूक्ष्म मात्राओं में प्राकृतिक खाद्य पदार्थों में पाये जाते हैं और जिनकी नितान्त आवश्यकता अंगिओं (organism) की सामान्य वृद्धि एवं स्वस्थ जीवन के लिए होती हैं। अंगी को इनको बाहर से परिस्थिति (वातावरण) से ही प्राप्त करना होता है क्योंकि सामान्य रूप से अंगी में इनके संश्लेषण की क्षमता नहीं होती है। कभी-कभी जन्तु अपनी आवश्यकता हेतु इनका निर्माण कर लेते हैं जैसे विटामिन 'डी' मानव द्वारा प्रकाश की सहायता से संश्लेषित कर लिया जाता है तथा विटामिन 'बी' कीट तथा कशेरूकों की अंत्र में उपस्थित बैक्टीरिया द्वारा संश्लेषित होता है। यह सूक्ष्म मात्रा में ही प्रभावी होते हैं। यह शक्ति प्रदान नहीं करते हैं पर शक्ति परिवर्तन हेतु तथा उपापचय नियन्त्रण हेतु अनिवार्य होते हैं। यह जल अथवा वसा में घुलनशील होते हैं और असंप्त (unsaturated) ऐलिफेटिक ऐल्कोहोल (aliphatic alcohol) होते हैं। विटामिन की आवश्यकता के बल पर पोषित (heterotrophic) अंगियों की ही होती है। जबकि स्वपोषित जीव (autotrophic organism) जैसे पौधे–वाह्य कार्बनिक यौगिकों पर आश्रित नहीं हैं। किसी एक परपोषित जीव के लिए जो विटामिन होता है सम्भवतः वह एक दूसरे के लिए नहीं होता है क्योंकि इसकी या तो

उस परपोषित को आवश्यकता ही नहीं होती है या फिर वह उसके द्वारा संश्लेषित कर लिया जाता है। अतः विटामिन सामान्य न होकर केवल विशिष्ट होते हैं। इनकी मात्रा सदैव दूसरे जीव द्वारा संश्लेषित कर उस जीव को मिलती रहती है जिससे कि इसकी आवश्यकताक होती है। इनकी कमी से अनेक रोग होते हैं तथा उपापचय प्रक्रिया अवरूद्ध होती है जिससे जीव की वृद्धि स्तंभित (stunted) हो जाती है।

विटामिन 'ए' (A)—इसका दूसरा नाम 'प्रतिश्रुष्कनेत्रता विटामिन' (antixerophthalmic vitamin) या प्रति संक्रामक (anti-infectious) होता है। इसकी केवल मानव और अन्य कशेरूकों को ही आवश्यकता होती है अन्य जीवों को नहीं। यह वसा में घुलनशील होता है और यकृत इसका संग्रहागार होता है। यह विटामिन श्लेष्म—अधिच्छद (mucous epithelium) और दृष्टि-क्रियाशीलता के हेतु अनिवार्य होता है। इसकी कमी से अधिच्छद् कोशिकाओं (epithelial cells) में क्षीणता (atrophy) आ जाती है तथा चक्षुश्लैश्ष्म कला स्थानीय वैक्टीरिया संक्रामण के हेतु सुग्राह्य हो जाती है जिससे रात्रि अन्धता (night blindness) और नेत्र शुष्कता (xerophthalmia) नामक रोग मुख्यतः होते हैं। यह मत्स्य यकृत तैल, दुग्ध वसा तथा रंगीन साग-सब्जियों में केरोटीन (carotene) के रूप में पाया जाता है। इसकी मानक (standard) इकाई (unit) अन्तर्राष्ट्रीय इकाई है जो 0.6 माइक्रोग्राम विशुद्ध B केरोटीन की क्रियाशीलता के बराबर होती है। पूर्व की इकाइ कॉडलिवर आइल (cod-liver oil) इकाई होती थी जो 208 अन्तर्राष्ट्रीय इकाई के समान थी। मूर (Moor) की ब्लू इकाई (Blue unit) 60 अन्तर्राष्ट्रीय इकाइयों के बराबर होती है।

विटामिन 'ए$_1$' (A_1)—यह एक किस्म का विटामिन ए (A) है जो सामुद्रिक मत्स्यों के चक्षु ऊतकों में पाया जाता है। यह अधिकांश विटामिन 'ए' के लक्षणों युक्त ही होता है, अन्तर केवल इतना होता है कि परा बैंगनी (ultra violet) स्पेक्ट्रम में भिन्न शोषण (absorption) युक्त होता है।

विटामिन 'ए$_2$' (A_2)—यह भी विटामिन 'ए' प्रकार का ही विटामिन होता है, जो स्वच्छ जलीय मत्स्यों के यकृत में होता है।

विटामिन बी (B)—यह कई जल घुलनशील विटामिनों का समूह होता है, जिसके अन्तर्गत थायामीन (thiamin) बी$_5$; रिबोफ्लेविन (riboflavin) बी$_2$; निकोटिनिक अम्ल (niacin) निकोटीमिकमाइड (नाइसीन एमाइड (niacin amide), निकोटीनिक अम्ल एमाइड (nicotinic acid amide); पाइरीडोक्सिन (pyridoxine), पाइरीडोक्सल (pyridoxal) पाइरीडाक्सामाइन (pridoxamine), एल्फा और बीटा पाइरेसिन (pyracin)-विटामिन बी$_6$ समुदाय; वायोटिन (biotin); पेन्टोथेनिक अम्ल (pantothenic acid); फोलिक अम्ल (folic acid), निकोटिनिक अम्ल (nicotinic acid), कोवालामीन (cobalamine)-बी$_{12}$ समुदाय और सम्भवतः कोलाइन (choline) होते हैं। निकोटिनिक अम्ल (nicotinic acid) और निकोटिनेमाइड (nicotinamide) को पैलेग्रा रोधीकारक (antipellagra factor) भी कहते हैं।

विटामिन बी$_1$—थायामीन (thiamin)।

विटामिन बी$_2$—रिबोफ्लेबिन (riboflavin)।

विटामिन बी$_3$—निकोटिनेमाइड (nicotinamide)।

विटामिन बी$_4$—इसका निर्धारण अभी तक ठीक-ठीक नहीं हो सका है। यह यीष्ट (yeast) से प्राप्त होता है तथा जल घुलनशील होता है। इससे चूहों (rats) और मुर्गियों (chicks) में पक्षाघात (paralysis) नहीं हो पाता है।

विटामिन बी$_5$—यह कारक चूहों में वृद्धि तथा पक्षियों में वजन बढ़ाने के लिए आवश्यक होता है। इसको पेट्रो कारक (Petro factor) भी कहते हैं।

विटामिन बी$_6$—पिरीडोक्सिन (pridoxine)—इसको प्रति त्वकशोथ (anti dermatitis) विटामिन कहा जाता है। यह उन सब पदार्थों में पाया जाता है जिनमें विटामिन बी कम्पलैक्स होता है।

विटामिन बी$_8$—एडेनिलिक अम्ल (adenylic acid) विटामिन बी$_{10}$ व विटामिन बी$_{11}$ यह संज्ञा उन पदार्थों को दी जाती है जो फोलिक अम्ल (folic acid) के साथ पाये जाते हैं।

विटामिन बी$_{12}$—साइनोकोबालएमिन (cyanocobalamine), यह विटामिन लाल रूधिर रक्ताणु कोशिकाएँ की परिपक्वता तथा सामान्य तंत्रिकीय क्रियाओं के लिए अनिवार्य होता है। यह विटामिन प्रत्युरक्तता कारक (antianaemic factor); लाल रूधिर रक्ताणु परिपक्वता कारक (erythioeyte maturing factor); बाह्य कारक (extrinsic factor); प्रति प्रणाली अरक्तता कारक (antiperincious-anemia factor); यकृत का परिपक्वता कारक (maturation factor of liver); जन्तु-प्रोटीन कारक (animal-protein factor) होता है। साइनोकोवाल एमिन $C_{63}H_{90}O_{14}N_{14}PCO$; यह प्रत्येक जन्तु उत्पाद और कुछ समुद्री खाद्यों में तथा रूमेन और एल्गी सद्दश किण्वित पदार्थों में मौजूद होता है। मानव में

यह यकृत में सक्रिय कोएंजाइम के रूम में उपस्थित होता है।

विटामिन बी$_{12}$ से सम्बद्ध तत्वों में से मुख्य—

साइनोकोबाल एमिन बी$_{12}$ ए

हाइड्रोक्सोबाल एमिन बी$_{12}$ बी

नाइट्रोसोकोबाल एमिन बी$_{12}$ सी

ये तीनों ही सांघातिक अरक्तता के उपचार में उपयुक्त होते हैं।

विटामिन बी$_{14}$—यह अनिर्धारित (बिना पहिचाना) स्फुटिक यौगिक है, जो मानव मूत्र से पृथक किया गया है। इनके प्रभाव से अस्थि मज्जा की कोशिकाओं की गुणवत्ता में अत्यन्त वृद्धि तथा केंसर कोशिकाओं के उत्पादन में कभी होती है। यह भी प्रत्यारक्ताकारक (anti aneamia factor) होता है।

विटामिन बी$_{15}$—पेन्गैमिक अम्ल (pangamic factor)

विटामिन बी सी (Bc)—फोलिक अम्ल (folic acid)

विटामिन बी सी$_1$ (Bc$_1$)—संयुक्त फोलिक अम्ल (conjugating folic acid)।

विटामिन बी टी (Bt)—यह मील वर्म (Tenehrimolitor) के पोषण (nutrition) के लिए आवश्यक होता है।

विटामिन बी एक्स (Bx)—पैरा अमीनो बेन्जोइक अम्ल (para aminobenzoic acid)।

विटामिन 'सी'—एस्कोरविक अम्ल (ascorbic acid)। यह विटामिन दांत हड्डी, पेशी भित्ति (muscular walls) के अन्तरा कोशिक पदार्थ (inter cellular substance) के लिए आवश्यक होता है। इसकी कमी से स्कर्वी (scurvey) नामक रोग होता है। यह ऊष्मा (heat) से नष्ट हो जाता है। इसकी एक अन्तर्राष्ट्रीय इकाई की सक्रियता 50 माइक्रोग्राम के बराबर होती है। इसके अन्य नाम प्रति स्कर्वी (antiscorbutic), स्कर्वी नाशक (scorbutanin) और प्रति स्कर्वी कारक (antiscorbutic factor) भी हैं।

विटामिन डी—यह विटामिन स्टीरोल (sterols) होते हैं। इनकी आवश्यकता विटामिन बी की तरह मनुष्य तथा अन्य कशेरूकों की होती है। इनकी कुछ मात्रा मनुष्य अपनी त्वचा में स्थित पूर्ववर्ती (precursor) से सूर्य के प्रकाश में उपस्थित पराबैगनी (ultra violet) किरणों से संश्लेषित कर लेता है। यह वसा में घुलनशील होता है। यकृत इसका संग्रहागार होता है। इसकी न्यूनता से बच्चे में रिकेट्स (rickets) तथा कभी-कभी प्रौढ़ में अस्थि मृदुता (osteomalacia) या अस्थि सुषिरता (osteo porosis) नामक रोग होते हैं। विटामिन का प्रभाव कैलशियम और फोस्फेट (phosphate) के अवशोषण और निक्षेपण (deposition) पर होता है। सामान्य रूप से कॉड लिवर आइल (cod liver oil) में यह सबसे अधिक पाया जाता है। यह अण्ड पीत, मत्स्य यकृत तथा मक्खन में होता है।

विटामिन 'डी$_1$'—कैल्सीफीरोल (calciferol) और एक अन्य स्टीरोल (sterol) के मिश्रण का नाम।

विटामिन 'डी$_2$'—कैल्सीफीरोल (calciferol)।

विटामिन 'डी$_3$'—कॉड लिवर आइल (cod liver oil) में प्राकृतिक पाया जाने वाला विटामिन या 7-डिहाइड्रोकोलेस्ट्रोल (7-dehydro-cholosterol) से बनाया जाने वाला विटामिन।

विटामिन 'डी$_4$'—एनएडियेटेड 22-डाइहाइड्रोअरगोस्टीरोल (inadiated 22-dihydro-ergosterol)।

विटामिन 'डी$_5$'—इनएडियेटड 7-डिहाइड्रसिटो-स्टीरोल (inadiated 7-dehydrositosterol)।

इस विटामिन की यू० एस० पी० (U.S.P.) या अन्तर्राष्ट्रीय इकाई 0.025 माइक्रोग्राम डी$_3$ की होती है। इसको एक मानक इकाई बराबर होती है 1,000,000 अनतर्राष्ट्रीय इकाइयों के और एक औषधि इकाई बराबर होती है 12.5 से 17 अन्तर्राष्ट्रीय इकाइयों के।

विटामिन 'ई'—टोकोफिरोल (tocopherol)—तीन टोकोफिरोल, एल्फा(a), बीटा(b) और गामा(y) में विटामिन 'ई' की सक्रियता होती है। यह प्राकृतिक और संश्लेषित दोनों ही प्रकार का होता है। यह वसा में घुलनशील होता है। इसकी कमी से गर्भपात तथा नर में बंध्यता (sterility) होती है। यह बिनौले के तेल (cotton seed oil), अंकुरित गेहूँ व धान के तेल (wheat & rice germ oil) तथा ऐल्फाएलफा (alfaalfa) में पाया जाता है। एल्फा टोकोफिरोल (alfa tocopheol) बी 2-3 मिलीग्राम की मात्रा चूहों में निषेचन की मात्रा होती है इसे बंध्यरोधी विटामिन (antisterility) भी कहा जाता है।

विटामिन 'एफ'—यह विटामिन फैटी अम्ल (fatty acids) जैसे लीनोलेक (Linoleic-$C_{18}H_{32}O_2$), लीनोलेनिक (Linolenic-$C_{18}H_{30}O_2$) और अेरेकीक्लीनिक (arachiclonic-$C_{20}H_{32}O_2$) होते हैं।

विटामिन 'जी'—रिवोफ्लेबिन—देखिये विटामिन 'बी$_2$'।

विटामिन 'एच'—वायोटिन (Biotin), यह विटामिन बी कम्पलैक्स का एक घटक होता है। यह जल में घुलनशील होता है तथा यह सह एन्जाइम 'आर' (`R') के समान होता है।

विटामिन 'एच$_1$'—पैरा अमीनो वेन्जोइक अम्ल (para amino-benzoic acid)।

विटामिन 'जे'—इस विटामिन के सम्बन्ध में अभी अधिक जानकारी नहीं है। यह विटामिन गिनीपिग (Guineapig) की अभिवृद्धि के लिए आवश्यक होता है।

विटामिन 'के'—यह विटामिन नेष्थोक्यूनोन (Naphthoquinone) के तीन व्युत्पन्नों विटामिन के$_1$, विटामिन के$_2$ और विटामिन के$_3$ का एक समूह होता है। रक्त का थक्का बनाने हेतु यह विटामिन अनिवार्य होता है। इससे यकृत में प्रोथ्रोमबिन (prothrombin) का निर्माण होता है जिससे रक्त का थक्का बनता है। इसकी न्यूनता का रक्त प्रवाह पर प्रभाव पड़ता है। इसकी संक्रियता प्रति रक्त स्रावी (anti hemorrhagic) होती है यह विटामिन पालक, करमकल्ला (cabbage), फूल गोभी, टमाटर और सोयाबीन आदि में पाया जाता है।

विटामिन 'के$_1$'—फाइटोनाडियोन (phytonadione)।

विटामिन 'के$_2$'—मिथाइल-3-डाइफारवेसिल—1,4-नेष्थोक्युनोन (methyl-3-difarvesyl-1, 4-naplithoquinone) होता है।

विटामिन 'के$_2$'—मीवाडीन (mevadine)।

विटामिन 'एल'—यह दुग्ध स्राविक विटामिन होता है।

विटामिन 'एल$_1$'—यकृत सारसत्त में होता है।

विटामिन 'एल$_2$'—यीष्ट (yeast) में होता है।

विटामिन 'एम'—फोलिक अम्ल (folic acid)।

विटामिन 'पी पी'—निकोटिनिक अम्ल (nicotinic acid)—नींबू के रस का गन्ध पदार्थ (citrin) यही विटामिन होता है।

विटामिन 'आर'—यह विटामिन मुर्गी के बच्चों के लिए अनिवार्य होता है।

विटामिन 'वी'—यह विटामिन भी मूर्गी के बच्चों के बर्धन से सम्बन्धित होता है।

विटामिन 'एक्स'—जिस विटामिन को पहिले विटामिन 'पी' की संज्ञा दी गई थी उसी को अब विटामिन 'एक्स' कहा जाता है।

vitaminology (विटामिनोलोजी)–विटामिन विज्ञान।

vitellin (विटेलिन)–अण्डे के योक (yolk) में पाया जाने वाला फोस्फो प्रोटीन।

vitellus (विटेलस)–विम्बपीत योक, पीतक डिम्बान्न।

vitodynamic (विटोडायनेमिक)–जैवी बल सम्बन्धी।

vitreous (विट्रियस)–काचाभ; काचीय; विट्रियस द्रव (पिण्ड)।

vitropression (विट्रोप्रेशन)–काँच की पट्टी से त्वचा पर दबाव डालना जिससे उस स्थान का रक्त रुक जाये।

vivi (विवी)–'जीवन' 'जीवित' अर्थ का पूर्व शब्द।

vividialysis (विवीडायलिसिस)–जीवित कला में से तरल का आदान (अपोहन)।

vivification (विवीफिकेसन)–जीवन दान; प्राण संचारण; अजीवित प्रोटीन को जीवित प्रोटीन में एकीकरण (assimilation) प्रक्रिया से बदलना।

viviparous (विवीपैरस)–शिशुज, जरायुज; बच्चा जनने वाले प्राणी।

viviperception (विवीपरसेप्सन)–जीवित अंगी में जीवित प्रक्रिया का अध्ययन।

vivisection (विवीसेक्सन)–जीव उच्छेदन; शल्य चिकित्सा में जीवित जन्तु को काट-छाँटकर देखना।

vocal (वोकल)–ध्वनि या स्वर सम्बन्धी।

vocal cords (वोकल कोर्ड्स)–स्वर या ध्वनि रज्जु; घोष तन्त्र।

vocal folds (वोकल फोल्डस)–स्वर भांज या सिलवट।

voice (वोयस)–आवाज, ध्वनि।

void (वॉयड)–निष्कासन, रिक्त करना, उत्सर्जित करना, निकालना, वमन करना।

vola (वोला)–अवतल या दबी हुई आकृति।

vola manus (वोला मैनस)–हथेली।

vola pedis (वोला पेडिस)–तलुवा; तलुआ।

volar (वोलार)–हथेली या तलुवा सम्बन्धी।

volatile (वोलेटाइल)–बाष्पशील; भाप का रूप धारण करने वाला; उड़ने वाला पदार्थ।

volley (वोली)–जल्दी-जल्दी अनेक तन्त्रिका प्रेरणाओं का संप्रेषण (आना-जाना)।

volt (वोल्ट)–बिजली की शक्ति की एक इकाई—1 ओम (ohm) रूकावट (resistance-विद्युत प्रवाह बाधक) के विपरीत 1 एम्पीयर बिजली की धारा का होना।

voltage (वोल्टेज)–वोल्ट की विद्युत शक्ति।

voltmeter (वोल्टमीटर)–वोल्ट में विद्युत शक्ति को नापने का यन्त्र (मीटर)।

volume (वोल्यूम)–आयतन; राशि, घनफल; किसी वस्तु की मात्रा का नाप; वस्तु जो जितनी जगह घेरती है वही उसका आयतन (volume) होता है।

vollute (वोल्यूट)–मरोड़ लिए हुए; चक्करदार।

volvulus (वोल्वुल्स)—अन्त्र के एक शिक्थ (loop) का घूमा हुआ होना।

vomer (बोमर)–वोमर (एक अस्थि)।

vomica (बोमीका)–(1) किसी अंग मुख्यतः फेफड़ों में कोई असाधारण कुहर (cavity)।

(2) यकायक पीव (पीप) का निकलना।

vomit (बोमिट)–वमन करना, उलटी करना, कै करना; आमाशय में से लिए हुए खाद्य का मुँह से निकालना।

vomiting or emesis (बोमीटिंग या इमेसिस)–वमन, कै, उल्टी, यह एक परावर्ति कार्य है, जिससे पाचन नली का ऊपरी भाग मुँह के द्वारा पेट के पदार्थों को जबरदस्ती बाहर निकाल देता है।

Von flecshi's haemometer (वान फ्लेस्कीज हीमोमीटर)–हीमोग्लोबिन मापक यन्त्र, जिसमें रंगीन काँच द्वारा निरीक्षण कर हीमोग्लोबिन की मात्रा मापी जाती है।

vortex (बोरटेक्स)–बवंडर; भंवर; एक ही केन्द्र से कई एक रेखाओं के एक साथ उठने से बनी प्रति कृति (आकृति)।

vulgaris (वल्गेरिस)–सामान्य साधारण।

vulnerary (वल्नेररी)–वह वस्तु (दवा आदि) जो घाव की पूर्ति करने में सहायक होती है।

vulnus (वल्नस)–घाव।

vulva (वल्वा)–मादा के वाह्य जननेन्द्रिय अंग; योनि, भग।

vulvitis (वल्वाइटिस)–योनि का सूजा हुआ होना।

W

W–रसायनिक प्रतीक `tungsten'–टन्गसटन।

W–संक्षिप्त–वाट (watt)।

W–संक्षिप्त–वजन (weight)।

W–संक्षिप्त–काम (work)।

W-chromosome (डब्लू-क्रोमोसोम)–डब्लू गुणसूत्र; एक्स (x) क्रोमोसोम।

W-substance (डब्लू सब्सटेन्स)–डब्लू पदार्थ; एक पिट्यूटरी हार्मोन (pituitary hormone), जो वर्णकोशिकाओं (chromatophores) में संकुचन लाता है।

waist (वेस्ट)–कमर; कटि; वक्ष और नित्तम्ब के बीच का हिस्सा।

wall (वाल)–दीवाल, भित्ति, भीत, प्रावर।

wandering cells (वान्डरिंग सेल्स)–परिभ्रमी कोशिका; भ्रमण कोशिका; परिकोशिका।

Warburg-Dickens-lippman path (वारवर्ग-डिकिंसलिपमान पथ)–वारवर्ग; डिकिंस एवं लिपमान (वैज्ञानिकों के नाम) रास्ता। इसको प्रेन्टोस फोस्फैट पाथ वे (PPP) या पेन्टोस साइकिल या हैक्सोस मोनोफोस्फेट (hexose monophosphate HMP) उपपथ (shunt) या फोस्फोग्लेकोनेट आक्सीडेविट पथ (phosphogluconate oxidative path) भी कहा जाता है। ग्लूकोज उपापचय (glucose metabolism) का भ्रमण पथ जो यकृत (liver), स्तन ग्रन्थियों (mammary glands), वृषण (testes), एड्रीनल वल्क (adrenal cortex) और श्वेताणु (leucocyte) में होता हुआ चलता है।

Warburg's factor (O. Warburg, German physiologist) (वारवर्गस कारक)–श्वसन एन्जाइम; अन्तर्कोशिकीय आक्सीकरण उत्प्रेरक।

Warburg's yellow enzyme (वारवर्ग-पीत एन्जाइम)–पीता आक्सीकारक उत्प्रेरक; रिवोफ्लैविन (riboflavin); प्रोटीन और फोस्फेरिक अम्ल का गठन जो कोशिका श्वसन के लिए अनिवार्य होता है।

ward (वार्ड)–अस्पताल के अन्दर मरीजों के लिए बड़ा कमरा; वार्ड।

warm blooded (वार्म ब्लैडेड)–परिमित तापी, समतापी, ऐसे जन्तु जिनके शरीर का ताप निश्चित तथा समीप के वातावरण से ऊँचा रहता है। (उल्टा-cold blooded–अमित तापी)।

warning colours (वारनिंग कलर्स)–भयसूचक (चेतावनी देने वाले) रंग।

wart (वार्ट)–ठेंठ; गूमड़ा, गाँठ, किण, कीलक।

wash (वाश)–(1) धोना। (2) वह घोल जिससे आँख या मुँह धोई जाती है।

watt (वाट)–वाट, विद्युत दबाव की इकाई, यह वह दबाव होता है जो कि 1 वोल्ट शक्ति की बिजली के साथ 1 एम्पीयर (ampere) की धारा बहने से उत्पन्न होता है।

संक्षेप में w=vxc जबकि w=वाट

v=वोल्ट

c=करेंट (विद्युत धारा)

wattage (वाटेज)–वाट में प्रदर्शित विद्युत शक्ति की मात्रा।

water (वाटर)–जल; पानी; वारि; नीर; H_2O, हाइड्रोजन और आक्सीजन का गठन।

water absorption (वाटर एब्जोंप्सन)–जल शोषण (अवशोषण); जो जल लिया जाता है उसका शोषण आमाशय में बहुत ही नाम मात्र (कम) का होता है। यह आमाशय से तुरन्त छुद्रांत्र (small intestine) में पहुँच जाता है, जहाँ अधिकांश जल का शोषण हो जाता है। जो कुछ बचता है उस अवशेष जल का शोषण वृहदांत्र (large intestine) में हो जाता है। जल का शोषण मुख्यतः जल दबाब (hydrostatic pressure) अन्तः परासरण या प्रसरण (endosmosis) और अभिसरण दबाव (osmotic pressure), भौतिक रसायनिक खिंचाव (physio-chemical forces) के कारण होता है।

water balance (वाटर बैलेन्स)–जल सन्तुलन; शरीर में निरन्तर जल का लेना और निकालना चलता रहता है और शरीर की आवश्यकतानुसार शरीर के अन्दर जल की समतुलित मात्रा ही रहती है। इस समतुलन को बनाये रखने में शरीर के कई संस्थान व प्रक्रिकाएँ कार्य करती हैं, जैसे अंतः स्रावी (endocrine) संस्थान; स्वयं निर्देशिक नियन्त्रण (renal regulation); श्वसन (respiration) और त्वचा (skin) त्रास प्रक्रिया (phenomenon of thrist)।

water-borne (वाटर-बोर्न)–पानी से फैलाये जाने वाले; जल संक्रामक।

water content in tissues (वाटर कोन्टेन्ट इन टिशूज)–शरीर के विभिन्न ऊतकों (tissues) में पानी की मात्रा इस प्रकार होती है : त्वचा (skin) 20%; पेशी (muscles) 75.80%; रक्त 76%; प्लाज्मा 92%; बन्धक ऊतक (connective tissues) 60%, रक्तकण (corpuscles) 60%; रक्त में सम्पूर्ण जल की मात्रा 4-5 लिटर; तन्त्रिका ऊतकों (nervous tissues) जैसे धूसर पदार्थ (grey matter) 85%; श्वेत पदार्थ (white matter) 70%; वसा ऊतक (adipose tissues) 20%; हड्डी (मज्जा रहित) 25%; मस्तिष्कीय सुषुम्ना तरल (cerebro spinal fluid) 99%।

water culture (वाटर कल्चर)–जल-संवर्धन।

water hammer pulse (वाटर हैमर पल्स)–एक विशिष्ट प्रकार की नब्ज (pulse) जिसमें द्विस्पन्दन दरारहीन (dichrotic notch) नब्ज का उतराव-चढ़ाव एक दम ऊँचा (steep) और आकस्मिक (abrupt) होता है।

water metabolism (वाटर मैटाबोल्जिम)–जल उपापचय।

water requirement (वाटर रिक्सायरमेन्ट)–जल आवश्यकता; साधारण परिस्थितियों में प्रौढ़ व्यक्ति को 2500 से 3000 ml जल की आवश्यकता होती है।

wattmeter (वाटमीटर)–वाटेज नापने का यन्त्र।

wave (वेन)–लहर, तरंग।

wavelength (वेवलेन्थ)–तरंग लम्बाई; तरंग-दैर्ध्य; तरंग चलने में समान स्थिति (identical phases) के बीच का फासला।

wax (वेक्स)–(1) मोम; सिक्थ; यह वसा सदृश जटिल मिश्रण पदार्थ होते हैं जो सामान्य ताप पर ठोस होते हैं। मानव शरीर में सबसे सामान्य पाया जाने वाला मोम कोलेस्ट्रोल होता है। (2) कान का मैल (cerumen)।

W.B.C=white blood corpuscles (डब्लू० बी० सी=भाइट ब्लड कारपसकिल्स)–श्वेताणु; श्वेत रूधिर कण।

weak pulse (वीक पल्स)–दुर्बल (कमजोर) नाड़ी; दुर्बल नाड़ी का होना यह दर्शाता है कि बायाँ निलय (ventricle) धमनियों में कम मात्रा में रक्त छोड़ रहा है।

wean (वीन)–दूध छुड़ाना; बच्चे की छाती से दूध पीने की आदत को छुड़ाना।

weanling (वीनिंग)–दूध छुड़ाया बच्चा।

webbed (वेब्ड)–जाल युक्त।

weight (वेट)–वजन, तौल, भार।

weightlessness (वेटलेसनेस)–भार हीनता; अंतरिक्ष भ्रमण (space travel) में जब अंतरिक्ष वाहन (space vehicle) पृथ्वी के गुरूत्वीय खिंचाव (gravitational pull) से परे पहुँच जाता है, उस समय अंतरिक्ष यात्री पर किसी प्रकार का बल ऊँचाई या निचाई की ओर खींचने वाला नहीं रहता है और शून्य गुरूत्व (g) की दशा आ जाती है और यही "भारहीनता" (weightlessness) की दशा होती है।

well (वेल)–कूआँ, कूप; तरल रखने का कोई भी गहरा आड़ी काट से अधिक लम्बाई का पात्र।

wenekelbach phenomenon (वैन्केलवैक फिनोमिनन)–वैन्केलवैक (वैज्ञानिक) घटना। किभी हृदय की दोनों ओर की रक्त शाखाओं में रूकावट आ जाती है और उससे पूर्ण या कुछ कम इृदय अवरूद्ध हो जाता है जिससे स्टोक-एडम सिड्रोम (संलक्षण) (stokes aaomes syndrome) स्थापित होता है और उसके फलस्वरूप गश (fainting) या चक्कर आ जाता है। इसी को वैन्केवैक घटना (weneklbach phenomenon) कहा जाता है।

wet nurse (वेटनर्स)–धाय, ऐसी औरत जो दूसरे के बच्चे

को दूध पिलाती है।

wharton's duct (व्हारटनस डक्ट)–उपजम्प (अधोहन) ग्रन्थि नलिका।

Wharton's jelly (ह्वारटनस जैली)–ह्वारटन (वैज्ञानिक) की जैले (लसलसा पदार्थ)। नाभि रज्ज (umbilical cord) में पाया जाने वाला जैली सदृश वन्धक तन्तु (jellylike connective tissue)।

wheeze (भीज)–साँस लेने में घरघराहट की आवाज का होना; घरघर करते हुए साँस लेना।

whiskers (विस्कर्स)–कुम्फ; गल गुच्छे, गण्ड लोम; गलमुच्छ; मुच्छ।

whispering sound (विस्परिंग साउंड)–फुसफुसाहट ध्वनि, फुसफुस आवाज, कंठ या स्वरयन्त्र (larynx) की क्रियाशीलता में कमी के कारण मुख्यतः होठ और जिह्वा से उत्पन्न ध्वनि।

white ants (ह्वाइट आन्ट्स)–दीमक; वल्म।

white body (ह्वाइट बौडी)–श्वेत पिण्ड; मौलस्का (mollusca) का चक्षु पिण्ड।

white blood corpuscles (ह्वाइट ब्लट कारपिस्किल्स)–श्वेत (रक्त) कण; रक्त के श्वेत कण।

white commissure (ह्वाइट कमीशयोर)–श्वेत सम्बन्धक; सुषुम्ना के मध्य अधर दरार का फर्श बनाने वाला एक श्वेत सूत्रों का अनुप्रस्थ पट्ट।

white corpuscle (ह्वाइट कॉरपिस्किल)–श्वेत कण।

white fiber (ह्वाइट फाइबर)–श्वेत सूत्र।

white matter (ह्वाइट मैटर)–श्वेत पदार्थ; मस्तिष्क व सुषुम्ना आदि की रचना में।

whistle (भिसिल)–(1) सीटी बजाना, सीटी देना (2) सीटी।

W.H.O.=World Health Organisation (डब्लु० एच० ओ०=बर्ल्ड हैल्थ ओरगेनाइजेसन)–विश्व स्वास्थ्य संगठन।

whoop (भूप)–खाँकना, खाँसना, खोंखों करना।

whooping cough (भूपिंग कफ)–कुकर खाँसी।

whorl (भर्लै)–चक्कर।

wijggers optical method (विगर्स ऑप्टीकल मैथड)–विगर्स दृष्टीयविधि; हृदय और रक्त वाहिनियों में दबाव (pressure) में परिवर्तन नापने की एक विधि।

Willis circle (बिलिस सर्किल)–विलिस (वैज्ञानिक) चक्र; कपाल में रक्त पहुँचाने वाली दोनों ओर की छः धमनियों को आपस में जोड़ने वाली शाखाएँ, जिनसे मिलकर एक चक्र बन जाता है। जिसे बिलिस (Willis) का चक्र कहा जाता है।

window (बिन्डो)–खिड़की; गवाक्ष।

windpipe (बिन्डपाइप)–वायु नलिका; ट्रेकिया; श्वांस नली।

wire (वायर)–तार।

Wirsung's duct (वरसुन्गस डक्ट)–वरसुन्गस (वैज्ञानिक) वाहिनी; पेंक्रियाज ग्रन्थि की मुख्य विसर्जन वाहिनी।

wolfram (बुलफ्राम)–टन्सटन (tungstun) रसायनिक धातु-प्रतीक w।

womb (बूम्ब)–गर्भाशय, कोख, बच्चेदानी।

work physiology (वर्क फिजियोलोजी)–कार्यरत मानव कार्यकी; विज्ञान की वह शाखा जो काम करते हुए मानव की कार्यकी (physiology) से सम्बन्धित होती है, इसमें व्यायाम या अन्य किसी कार्य द्वारा उत्पन्न सब ही परिवर्तनों का अध्ययन किया जाता है।

worm (बर्म)–कृमि।

wound (बून्ड)–घाव, जख्म।

wound hormone (बून्ड होर्मोन)–जख्म कोशिकाओं द्वारा उत्पन्न एन्जाइम हार्मोन जो जख्म को भरने हेतु उत्तेजना का काम करता है।

W.R.-wasserman reaction (डब्लू० आर० वासरमैन रियेक्सन)।

wreath (रीथ)–माला, हार, गजरा।

Wright's coagulometer (राइटस कोग्लूलोमीटर)–राइट (वैज्ञानिक)—का थक्का मापक यन्त्र।

wrist (रिस्ट)–पोंचा, कलाई, कारपस (carpus); हाथ और अग्रबाहु के बीच का क्षेत्र।

wt-weight —वजन, तौल भार।

w/v weight per volume (डब्लु/बी, वेट पर बोल्यूम)–प्रति घनफल वजन।

X

X-bodies (एक्स-बौडीज)–एक्स पिण्ड; केशिकाओं में बाइरस द्वारा प्रभावित प्रोटीन सदृश परिग्रह (inclusions)।

X-chromosome (एक्स-क्रोमोसोम)–लिंग गुण सूत्र (क्रोमोसोम)।

X-rays (एक्स-रेज)–रोनटनजन किरण; एक्सरेज।

Xanth (o) (जेन्थ) (ओ)–'पीला' 'पीत' अर्थ का पूर्व शब्द।

xanthine (जेन्थीन)–पुष्पों के पीले रंग का घुलनशील भाग (रसायन), C_5 H_4O NO_3; डाइ आक्सी प्यूरिन (di-oxypurine); पेशी, यकृत क्लोम, मूत्र में पाया जाने वाला पीले रंग का रसायन।

xanthemia (जेन्थेमिया)–रक्त में पीले रंग का पदार्थ होना।

xanthic (जेन्थिक)–पीला।

xanthine (जेन्थाइन)–जेन्थीन, एक रसायनिक यौगिक $C_5H_4ONO_2$; जो अधिकांश शारीरिक ऊतकों में पाया जाता है।

xanthochromatic (जेन्थोक्रोमेटिक)–पीले रंग वाला; पीतवर्णी।

xanthochromia (जेन्थोक्रोमिया)–त्वचा या सुषुम्ना तरल का पीला पड़ जाना।

xanthochorous (जेन्थोकोरस)–पीले रंग का होना।

xanthoscyanopsia (जेन्थोसियानोपसिया)–पीत दृष्टिता लाल या हरे रंगों की क्षमता का न होना केवल पीले और नीले रंग का दृष्टि का सीमित होना।

xanthodontous (जेन्थोडोन्टस)–पीले दाँतों का होना।

xanthoma (जेन्थोमा)–त्वचा पर पीले-पीले अर्बुदों का होना।

अंगेजी के `x' से प्रारम्भ होने वाले शब्द 'ज' की आवाज हिन्दी में देते हैं, अतः उनका उच्चारण भी इसी के अनुसार होता है।

xanthophyll (जेन्थोफिल)–पौधों का पीला रंग।

xanthoproteic reaction of protein (जैन्थोप्रोटिएक रियेक्सन आफ प्रोटीन)–प्रोटीन पहचानने की एक रसायनिक प्रक्रिया। 2 से 3 ml प्रोटीन के घोल में कुछ बूँदें सांद्रित नाइट्रिक अम्ल (concentrated nitric acid) की डालने पर सफेद अवक्षेप (precipitate) आ जाता है, इसे उबालने पर अवक्षेप (precipitate) पीला हो जाता है तथा आंशिक घुल भी जाता है, जिससे घोल पीले रंग का हो जाता है, इसको ठण्डा करके कास्टिक सोडा (caustic soda) का सांद्रित घोल (concentrated solution) इतना मिलाया जाता है जिससे कि घोल क्षारीय (alkaline) हो जावे, ऐसा होने पर पीला रंग नारंगी रंग में बदल जाता है। यह प्रक्रिया प्रोटीन में फिनाइल समूह (phenyl group) की उपस्थिति के कारण होती है।

xanthopsia (जेन्थोप्सिया)–पीत दृष्टि।

xanthopsin (जेन्थोपसिन)–रोडोप्सिन (rhodopsin) पर प्रभाव से उत्पन्न एक यौगिक।

xanthosis (जेन्थोसिस)–पीला होना।

xenodiagnosis (जीनोडायगनोसिस)–रोग कारक सूक्ष्म अंगाणु का पता लगाकर रोग निदान।

xenogenesis (जीनोजेनेसिस)–उत्पत्ति विपयर्य; स्वतन्त्रोत्पादन।

xenogenous (जीनोजीनस)–विदेशी जनक; वाह्यजनक।

xenomenia (जोंनोमेनिया)–अदृष्ट या असाधारण या मासिक धर्म।

xenon (जीनोन)–रसायनिक तत्व, प्रतीक Xe, आवर्त सारणी में चऊअनवाँ (54वाँ) स्थान, यह शून्य संयोजक तत्व, एक विरल गैस होता है जो वायु मण्डल में 1:170,000,000 के अनुपात में विद्यमान है।

xenoparasite (जीनोपैरासाइट)–विदेशी परजीवी, असाधारण परजीवी; ऐसा परजीवी जो सामान्य रूप से विशिष्ट जाति पर नहीं होता है, पर सत्कारी की व्यक्तिगत निर्बलता के कारण उस पर परजीवी होता है।

xenophobia (जीनोफोबिया)–अजनवीयों से आतंकित (भयभीत)।

xenophonia (जीनोफोनिया)–आवाज में असाधारण उतार-चढ़ाव।

xenophthalmia (जीनोपेथैलमिया)–विदेशी वस्तु के कारण आँख में सूजन।

xenopsylla (जीनोपसिल्ला)–जीनोप सिलाह; पिस्सूओं (fleas)

नोट–अंग्रेजी के 'x' से प्रारम्भ होने वाले शब्द 'ज' की आवाज़ हिन्दी में देते हैं, अतः उच्चारण भी इसी प्रकार का होता है।

का एक वंश (genus)जिसमें तीस से अधिक जातियाँ (species) ऐसी होती हैं जो रोगोत्पादक अंणुअंगियों को हस्तान्तरित (transmit) करती हैं।

xenorexia (जीनोरेक्सिया)–विदेशी वस्तु अन्तर्ग्रहण।

xer (o) (जर) (ओ)–'शुष्क', 'सूखा' अर्थ का पूर्व शब्द।

xeransis (जिरानसिस)–आर्द्रता का नष्ट हो जाना।

xerasia (जिरासिया–बालों के सूखने और भुरभुरे हो जाने के कारण उत्पन्न विकार।

xerocheillia (जीरोकाइलिया)–होठों का सूखना (खुश्क होना)।

xeroderma (जीरोडर्मा)–त्वचा का सूखना (खुश्क होना)।

xeroma, xerophthalmia (जीरोमा, जीरोफ्थैलमिया)–कन्जैक्टाइवा (नेत्र श्लेष्मला) का असाधारण खुश्क हो जाना।

xeromenia (जीरोमेनिया)–अदृष्ट मासिक धर्म, अर्थात रक्त के बहाव के अतिरिक्त अन्य समस्त मासिक धर्म के लक्षणों का होना।

xerophagia (जीरोफाजिया)–सूखे भोजन का खाना।

xerophthalmia (जीरो-ओपथैलमिया)–नेत्र शुष्कता; विटामिन ए (A) की कमी से उत्पन्न नेत्र रोग, जिसमें आँख में लालामी (redness) रहती है तथा नेत्र गोलक (eyeball) असाधारण सूखी और चमकहीन होती हैं।

xerosis (जीरोसिस)–खुश्कता; शुष्कता।

xerostomia (जीरोस्टोमिया)–मुँह का खुश्क होना।

xerotocia (जीरोटोकिया)–शुष्क प्रसव।

xerotripsis (जीरोट्रिपसिस)–शुष्क मालिश।

xiphoid (जीफॉयड)–खड्गाकार; तलवार की शक्ल का।

xylene, xylol (जाइलीन, जाइलोल)–जाइलीन; जाइलोल, डाइमिथाइल बेनजीन, C_8H_{10}; रसायनिक तरल जिसका प्रयोग माइक्रोस्कोपी में घोलक (solvent) की तरह का होता है।

xylophagous (जाइलोफैगस)–काष्ठाहारी।

xylosuria (जाइलोसूरिया)–पेशाब में लकड़ी सदृश जाइलोज (xylose $C_5H_{10}O_5$) शक्कर के टुकड़ों का होना।

xylotherapy (जाइलोथीरेपी)–काष्ठ औषधि चिकित्सा; शरीर में लकड़ी लगाकर या औषधि की तरह देकर उपचार।

xysma (जिसमासा)–पेचिश के मल में छोटे-छोटे झिल्ली के टुकड़ों का होना।

xyster (जीस्टर)–जिस्टर-रेती सदृश औजार जिसका प्रयोग शस्त्र चिकित्सा (सर्जरी) में होता है।

xylotomous (जाइलोटोमस)–काष्ठ कर्तक, काष्ठ छेदक।

Y

Y-chromosome (वाई-क्रोमोसोम)–यह लिंग गुण सूत्र (क्रोमोसोम); एक्स गुण सूत्र का विषम जन्युक (heterogametic) लिंग में जोड़ा बनता है।

yaw (ऑ)–फफोले पड़ना या उठना।

yawl (आल)–(1) गुर्रानाँ, गर्जना। (2) कुत्ते या भेड़िये की गुर्राहट।

yawn (ऑन)–जम्भाई लेना; उबासी लेना; अंगड़ाई लेना।

yeast (ईस्ट)–ईस्ट (यीष्ट)–(1) सुरामांड; खमीर। (2) एक कोशिकीय केन्द्रक युक्त (nucleated) सूक्ष्मांगी (micro-organism) जो कलिकोत्पादन (budding) से जनन करता है।

yellow (यलो)–पीला, पीत (रंग); जर्द; वर्णक्रम (स्पेक्ट्रम) में 571.5 से 578.5 मिली माइक्रोन की प्रकाश की लहरें जिनकी उत्तेजना से पीला वर्ण उत्पन्न होता है।

yellow cells (यलो सैल्स)–पीत कोशिकाएँ।

yellow-enzyme (यलो-एन्जाइम)–(1) कोशिका श्वसन के लिए अनिवार्य रिबोफ्लेविन (riboflavin), प्रोटीन और फोस्फोरिक अम्ल का मिश्रण, जो एन्जाइम का काम करता है। (2) पीत ऑक्सीकारक उत्प्रेरक। (3) साइटोफ्लेविन (cytoflavin)।

yellow fibres (यलोफाइयर्स)–पीत सूत्र।

yellow spot (यलो स्पोट)–पीत बिन्दु।

yeep (ईप)–चीख; चीखना।

yoke (योक)–जुआ; बहंगी; किन्हीं दो को जोड़ने वाली आकृति।

yolk (योक)–पीत डिम्ब; डिम्बान्त, योक।

young (यंग)–युवक; कुमार, अल्पव्यस्क।

youth (यूथ)–यौवन, जवानी, युवा पुरूष।

ytterbium (इटरवियम)–इटरवियम रसायनिक तत्व प्रतीक Yb, आवर्त सारणी में सत्तरवाँ (70वाँ) स्थान।

yttrium (इट्रीयम)–रसायनिक तत्व प्रतीक y; आवर्त सारणी में उनतालीसवाँ (39वाँ) स्थान।

Z

Z-chromosome (जैड-क्रोमोसोम)–इसको x-गुणसूत्र भी कहा जाता है जबकि मादा विषम जन्युक (hetrozygous) लिंगी होती है।

Zein (जेन)–मक्का का मुलायम, पीले रंग का प्रोटीन।

zeiosis (जियोसिस)–उबलने में बनने वाले बुलबुले या फफोलों जैसी प्रक्रिया।

zeismus (जेसमस)–एक त्वचा रोग, जो अधिक मक्का खाने से होता है।

zeoscope (जिओस्कोप)–उबाल बिन्दु जानकर किसी तरल में एल्कोहोल को मापने का यन्त्र।

zero (जीरो)–शून्य, जीरो; सिफर।

zero, physiological (जीरो, फिजियोलोजीकल)–ताप अनुकूलन बिन्दु।

zinc (जिंक)–जस्ता; यशद्, रसायनिक तत्व, प्रतीक Zn; आवर्त सारणी में तीसवाँ (30वाँ) स्थान।

zirconium (जरकोनियम)–रसायनिक तत्व प्रतीक Zr. आवर्त सारणी में चालीसवाँ (40वाँ) स्थान।

Zn–प्रतीक=zinc–जस्त, जिंक।

zo (o) (जो) (ओ)–'जन्तु' अर्थ का पूर्व शब्द।

zoanthropy (जूएन्थ्रोपी)–यह भ्रम की कोई जंगली जानवर बन गया है।

zoetic (जूएटिक)–जीवन सम्बन्धी।

zona (जोना)–(1) मण्डल, क्षेत्र; कटिबन्ध। (2) हरपीज जोस्टर (herpes zoster) एक प्रकार का चर्म रोग।

zona diffusa (जोना डिफ्फूजा)–बिखरा क्षेत्र।

zona fasciculata (जोना फेसीकुलेटा)–पूलीय स्तर।

zona glomerulosa (जोना ग्लोमेरूलोसा)–गुच्छ स्तर; कोशिका गुच्छ मण्डल; सम्पुट के नीचे अधिवृक्क (supra renal) वल्कल (cortex) के वाह्य स्तर को बनाने वाली गोल कोशिकाओं का समूह।

zona pellucida (जोना पेलूसीडा)–पारदर्शी अण्डावरण।

zona reticulata (जोना रेटीकुलेटा)–सजाल मण्डल।

zonal symmetry (जोनल सिमेट्री)–अनुखण्डता; समखण्डता।

zona (जोन)–मेखला, क्षेत्र, मण्डल।

zonesthesia (जोनेसथेसिया)–संकुचन वेदना जैसी कमर बन्द के कस जाने से होती है।

zonifugal (जोनीफूगल)–क्षेत्र से बाहर की ओर।

zonipetal (जोनीपिटल)–क्षेत्र के अन्दर की ओर।

zonula (जोनूला)–मंडलिका; छोटा (लघु) क्षेत्र।

zonula adherens (जोनूला एडीहेरेन्स)–कोशिका मध्य संगमक (intermediate junction)।

zounla occludens (जोनूला ऑक्लूडेन्स)–कोशिका दृढ़ संगमक।

zonule (जोनूल)–(1) लघु क्षेत्र। (2) किसी को घेरे हुए कोई छोटी आकृति।

zoo (जू)–'जन्तु', जन्तु राष्ट्र का एक प्राणी।

zoobiology (जूवायोलोजी)–जन्तु जीव विज्ञान।

zoochemistry (जूकैमिस्ट्री)–जन्तु रसायन विज्ञान।

zoodermic (जूडरमिक)–जन्तु त्वकीय।

zoodynamics (जूडायनैमिक्स)–जन्तु गतिकी।

zoogamy (जूगेमी)–मैथुनी उत्पत्ति, निषेकोत्पत्ति।

zoogenous (जूजीनरू)–जन्तु से प्राप्त।

zoogeny (जूजेनी)–जन्तुओं की सन्तत्ति, जन्तु उत्पादन।

zoogeography (जूज्योग्राफी)–जन्तु भूगोल; जन्तुओं के विस्तार का वैज्ञानिक अध्ययन।

zooglea (जूगलिया)–श्लैष्म में पेंठी हुई सूक्ष्माणुओं की निबह।

zoogony (जूगोनी)–जरायुजता, बच्चे को जन्म देना।

zoography (जूग्राफी)–जन्तु विवरण।

zooid (जूओयड)–जन्तु सदृश।

zoology (जूलोजी)–जन्तु विज्ञान।

zoonosis (जूनोसिस)–जन्तुओं के रोग जो मानव में भी संप्रेषित हो जाते हैं।

zoonosology (जूनोसोलोजी)–जन्तु विकलांग विज्ञान।

zooparasite (जूपैरासाइट)–जन्तु परजीवी।

zoopathology (जूपेथोलोजी)–जन्तु रोग विज्ञान।

zoophagous (जूफैगस)–मांसाहारी, जन्तु भोजी।

zoophibia (जूफीबिया)–जन्तु का वेहद शौक, जन्तु प्रेमी।

zoophobia (जूफोबिया)–जन्तुओं से भयभीत।

zoophyte (जूफाइट)–पादप सदृश जन्तु।

zooplankton (जूप्लैंक्टोन)–जन्तु प्लवक।

zooplasty (जूप्लास्टी)–जन्तु ऊतक का मानव में प्लास्टिक सर्जरी द्वारा शोषण।

zoopsychology (**जूसाइकोलोजी**)–जन्तु मनोविज्ञान।

zooscopy (**जूसकोपी**)–जन्तुओं के कार्य कलापों का निरीक्षण (परीक्षण)।

zoosis (**जूसिस**)–भन्तुओं द्वारा उत्पन्न कोई भी रोग।

zoosmosis (**अूओसमोसिस**)–जीवित प्रद्रव्य (प्रोटोप्लाज्म) का रक्त वाहनियों में से ऊतकों में प्रसरण।

zoospermia (**जूस्पर्मिया**)–शुक्राणुओं का होना।

zoospore (**जूस्पोर**)–तन्त्र युक्त स्पोर (गोलाणु)।

zootechnics (**जूटेकनिक्स**)–जन्तुओं की देखभाल, जनन आदि।

zootherapeutics (**जूथैराप्युटिक्स**)–जन्तु रोगों का उपचार (इलाज)।

zootomy (**जूटोमी**)–जन्तु कर्तन (विच्छेदन)।

zootoxin (**जूटोक्सिन**)–जन्तु विष।

zr–जरकोनियम (zirconium) रसायन का प्रतीक।

Zuckerkandl's bodies (**जुकरकांड बौडीज**)–(**E. zuckerkand, Australian anatomist**) –जुकरकांड पिंड; भ्रूणिक उदरीय महाधमनी (abdominal aorta) के दोनों ओर पाया जाने वाला क्रोमोफिन (chromaffin) ऊतक या परागुच्छिकाएँ (paraganglia)।

zyg (o) (जाइग) (ओ)–जुआ; जुड़ा।

zygal (**जाइगल**)–जुआ (yoke) सम्बन्धी।

zygodactyly (**जाइगीडैक्टिली**)–उँगलियों का मुलायम ऊतक (tissue) से जुड़ा होना।

zygoneure (**जाइगोन्यूरे**)–जोड़ने वाली तंत्रिका कोशिका।

zygote (**जाइगोट**)–भ्रूण कोशिका।

zygotene (**जाइगोटीन**)–सूत्र युग्मता; ह्रास विभाजन (miosis) की पुरास्थिति (prophase) जिसमें शुल्वी सूत्र (spireme threads) जोड़ों (pairs) में जुड़े होते हैं।

zym (o) (**जाइम**). (**ओ**)–एन्जाइम; क्षोभक।

zymase (**जाइमेज**)–यीष्ट कोशिकाओं में पाया जाने वाला एक क्षोभक रस जो शर्करा को शराब या सुरासर (alcohol) में बदल देता है।

zymocyte (**जाइमोसाइट**)–खमीर उठाने वाला पदार्थ।

zymoid (**जाइमोयड**)–सड़ते हुए जन्तु से उत्पन्न विष।

zymogen (**जाइमोजन**)–प्रोएन्जाइम; एन्जाइम से पूर्व का पदार्थ।

zymogen granule (**जाइमोजन ग्रैन्यूल**)–प्रोएन्जाइम कण।

zymogenic cell (**जाइमोजेनिक सैल**)–प्रोएन्जाइम कोशिकाएँ। एन्जाइम पैदा करने वाली कोशिकाएँ।

zymology (**जाइमोलोजी**)–खमीर विज्ञान।

zymolysis (**जाइमोलाइसिस**)–खमीर से पाचन।

zymometer (**जाइमोमीटर**)–खमीर की उठान को नापने का यन्त्र।

zymosis (**जाइमोसिस**)–खमीर उठाना।

zymurgy (**जाइमुरजी**)–खमीरों के औद्योगिक प्रयोगों सम्बन्धी विज्ञान।

परिशिष्ट–1

अकारादि क्रम से कुछ भारतीय जड़ी-बूटियों के अंग्रेजी, लैटिन व आयुर्वेदिक नामों की तालिका

नाम हिन्दी	नाम सामान्य अंग्रेजी	नाम लैटिन	आयुर्वेदिक नाम तथा अन्य
अकरकरा	पेलिटरी रूट (pellitory root)	एनासाइकलस पाइरेथ्रम (Anacyclus pyrethrum)	आकरंकरा या तीक्ष्ण मूल
अकलबेर	डेटिस्का (Datisca)	डिटिस्का कैनाबिना (Datisca Cannabina)	–
अखरोट	वालनट (Walnut)	जुगलास रेजिया (Jugloas regia)	अक्षोट
अगर	ईगलवुड (Eagle wood या अलूवुड (Aloe wood)	एक्यूलेरिया एगालिका (Aquilaria agallocha)	अगरू या विश्वधूपक
अगस्त (अगस्तिया)	लार्ज फ्लावर्ड अगेत (Large flowered agate)	सेसवानिया या अगती ग्रांडी फ्लोरा (Sesbania or Agati) grandi flora)	अगस्त्य या मुनिपुष्प
अगिया या अग्नि बूटी	लेमन-ग्रास (Lemon grass) या स्वीट रूस (Sweet rush) या जिंजर ग्रास (Ginger grass)	एन्ड्रोपोगान सिटरेटिस (Andropogancitratis)	भूतृण
अङ्कोल या अंकोल	सेज लीवड अलेंजियम (Sage leaved alangium)	अलेंजियम लेमोरोक्की (Alangium lamorokii)	अङ्कोल या दीर्घकीलक
अंगूर या दाख	ग्रेप या वाइन (Grape or vine)	(वाइटिस विनीफेरा) (Vitis vinifera)	द्राक्षा, मुनक्का और किसमिस इसी के सूखे रूप होते हैं।
अंगूर शेफा या साग अंगूर	–	एट्रोपा बेलाडोना (Atropa belladona)	सूचि
अजगंधा	होरी बैसिल (Hoary basil)	ओसिमम कैनम (Ocimum canum)	अजगंधा (इसी नाम की जंगली अजवायन भी होती है)
अजमौद	सेलेरी बीज (Celery seed)	एपियम ग्रेवियोलेन्स (Apium graviolens) or	अजमोद

नाम हिन्दी	नाम सामान्य अंग्रेजी	नाम लैटिन	आयुर्वेदिक नाम तथा अन्य
		केरम रोक्स बर्धियेनम (Carum rox barghianum)	
अजवायन (देशी) या अजमान	बिशप वीड़ (Bishop's weed) या ओमम सीड (Omum seed)	केरम कोप्टिकम (Carum copticum)	अजमोद
अजवायन (खुरासानी)	हेनबेन सीड्स (Henbane seeds)	हामोसाइमस नाइगर (Hyoscyamus niger)	मदकारिणी
अजवायन (किरमानी)	वर्मसीड सेन्टोनिका (Wormseed Santonica)	आर्टिमिसिया मेरिटिमा (Artemisia maritima)	चौहार या जस्तु विनाशन
अजवायन (जंगली)	वाइल्ड थाइम (Wild thyme)	थाइमस सरफाइलम (Thymus serphyllum) or सेसेली इण्डीकम (Seseli indicum)	बनयबानी
अंजनी (अञ्जन)	आइरन बुड ट्री (Iron wood tree)	मेमीसीलोन इडूले (Memecylon edule)	अंजन
अंजीर	फिग ट्री (Fig tree)	फाइकस केरीका (Ficus carica)	फल्गु या अंजीर
अंजीर जंगली	—	फाइकस अपोजिट फोलिया (Ficus opposite folia)	-- --
अंजीरी	—	फाइक़स पामेटा (Ficus palmata)	
अडूसा	मालाबारनट ट्री (Malabar nut tree)	एढ़ाटोडा वासिका (Adhatoda Vasika)	कासा
अरण्ड खरबूजा या पपीता	पेपो (Papow)	केरीया पपाया (Carica papaya)	वातकुँभ या मधुकर्कटी
अतीस	इंडियन अतीस (Indian atees)	एकोनाइटम हेट्रोफिलम (Aconitum hetrophylum) Or एकोनाइटम कार्डेटम (Aconitum cordatum)	अति विषा या शृंगी
अदरख	जिंजर रूट (Ginger root)	जिंजिबर ऑफिसिनेल (Zingiber officinale)	अर्दक या कटुभद्र
अनन्तमूल	इंडियन सारसापेरिला (Indian sarsaperilla)	हेमीडेसमस इंडीकस (Hemidesmus indicus)	अनन्तमूल
अनानास	पाइन एपल (Pine apple)	अनानास सेटाइबस (Ananas sativus)	अनेमार्स
अनार	प्रोमेग्रेनेट (Promegranate)	प्युनिका ग्रेनेटम (Punica granatum)	दाडिम या दत्त बीजक

नाम हिन्दी	नाम सामान्य अंग्रेजी	नाम लैटिन	आयुर्वेदिक नाम तथा अन्य
अन्तमूल	इंडियन इपीकेक्वाइना	टाइलोफोरो या एस्किलेपिअस अस्थेमेटिका (Tylophora Or Asclepias asthmatica)	मखाण्ड या अण्डमूल
अन्धाहुली या छोटाकुल्फा	बोरागो इंडिकम (Borago indicum)	ट्राइकोडेस्मा इंडिकम (Trichodesma indicum)	अन्धपुष्पी
अपराजिता या कोयल	मेग्रिन (Megrin)	क्लाईटोरिया टर्नेशिया (Clitoria ternatia)	अपराजिता
अपामार्ग या चिरचिटा या लटजीरा	रफ चैफ ट्री (Rough chaff tree)	एकिरेन्थिस अस्पेरा (Achyranthes aspera)	अपामार्ग या खरमन्जरी
अफीम	ओपियम (Opium)	पापावर सामनीफेरम (Papaver samniferum)	अहिफेन या आफूक इसका बीज 'खशखश' या 'पोशतदाना' होता है।
अमरबेल	डोंडर (dodder)	कुस्कुटा रिफ्लेक्सा (Cuscuta reflexa)	अमरबल्ली या अमरबल्लरी
अमरबेल (निराधारी)	"	कस्कुटा हयालिना (Cuscuta hyalina)	दुस्पर्शा अमरबल्लरी
अमरबेल (अकाशबेल)		केसिया फिलीफोर्मिस (Cassytha filiformes)	आकाशबल्लरी
अमरूद या सफरी	गुयावा (Guava)	पिसीडियम गुयावा (Psidium guyava)	अमृत या बहुबीज
अमलतास या बानर ककड़ी	पुडिंग पाइप ट्री (Pudding pipe tree) or दि पर्जिग केसिया (The purging cassia)	केसिया फिस्टुला (Cassia fistula)	आरम्वध या राजवृक्ष
अमलबेत या अमलवेद नींबू	सावर; यलोडोक (Sour, yellowdock)	रूवेक्स वेसिकेरियस (Ruvex Vessicarius)	अम्लवेलस
अमसानि	—	एफिड्रा वल्गेरिस (ephedra vulgaris)	—
आम्बाडा या अमरा	बाइल्ड मैंगो (wild mango)	स्पोंडियस मेंगिफेरा (Spondias mangifera)	आम्रातक
अरहर	पिजियन पी (Pigeon pea) या कारडियन पी (Cardian pea)	केजेनस इंडिकस (Cajanus indicus)	तुबरी या पीतपुष्पा
अरारोट या एरारूट	अरो रूट (Arrow root)	मेरेण्टा एरण्डीनेसिया (Maranta arundinacea)	—
अरिमेद या विलायती	दि केसिया फ्लावर	अकेसिया फोर्नसियाना	इरिमेद

नाम हिन्दी	नाम सामान्य अंग्रेजी	नाम लैटिन	आयुर्वेदिक नाम तथा अन्य
कीकर	(The Casia flower)	(Acacia farnesiana)	—
अर्जुन	अर्जुन मायरोबलान (Arjuna myrobalan)	टरमीनेलिया अर्जुना (Terminalia arjuna)	कुकुभ
अलसी	लिनसीड (Linseed) या फ्लाक्स प्लांट (Flax plant)	लाइनम युसिटेटिसिसमम (Linum usitatissimum)	अलसी
अलिया या सोनलता	स्विच सारेल (switch sarel)	डोडोनिया विस्कोसा (Dodoneea viscosa)	— —
अशोक	दि अशोक ट्री (The Asoka tree)	सैरेका इंडिका (Saraca indica) जोनिशिया अशोका or (Jonesia ashoka)	अशोक या खत्तपल्लब
असगंध या नागोरी असगंध	विंटर चेरी (Winter cherry)	विथेनिया सोम्नीफेरा (Withania somnifera) या फाइसेलिस सोम्नीफेरा (Physalis somnifera)	अश्व या बाजीवाचक
आक या मदार	मडार (Mudar) या जाइगाण्टिक स्वालो वार्ट (Gigantic swallow wort)	केलोट्रोपिस प्रोसीरा (Calotropis procera) केलोट्रोपिस जाइगान्टिका (Calotropis gigantica)	मन्दार या मादर
आडू	पीच (peach)	प्रूनस पर्सिका (Prunus persica)	कारूक या वीरसेन
आतरीलाल	शर्विल (Chervil)	एंथ्रिसकस सेरीफोलियम (Anthriscus Cerefolium)	— —
आबनूस	एबोनी (Ebony)	डायोस्पाइरस एबिनेस्टर (Diospyros ebinaster)	आबनूस
आम	मैंगो (mango)	मैंगिफेरा इंडिका (Mangifera indica)	आम्र
आमपीच	वामपिल (Wample)	कुकी पन्कटेट (Cookie punctate)	आम्बपीच
आमला अथवा आंवल	इन्डियन गूसबेरी (Indian goose berry)	फाइलन्थस एम्बिलिका (Phyllanthus embelica)	आमलक
आमा हल्दी अथवा अम्बा हल्दी	कोचीन टर्मेरिक (Cochin-Turmeric)	करकूमा एरोमेटिका (Curcuma aromatica)	आमाहल्दी
आरी अथवा खैरबेल	एकेशिया (Acacia)	एकेशिया पिनेटा (Acacia penata)	आरि अथवा जाल बबूरक
आल अथवा बड़ी आल	ब्रिमस्टोन ट्री (Brimstone tree) या दि तोगारिबुड आफ मद्रास	मोरिंडा टिंक्टोरिया (Morinda tinctoria) या	अच्युत अच्छ

हिन्दी	नाम सामान्य अंग्रेजी	नाम लैटिन	आयुर्वेदिक नाम तथा अन्य
	(The Togariwood of Madras)	मोर्रिंडा टोमण्टोसा (Morinda tomentosa)	
	पोटाटो (Potato)	सोलेनम टुबरोसम (Solanum tuberosum)	आलुक
आलूचा अथवा भोटिया बादाम	फ्रेंच प्लम या प्रूनस (French plum or Prunus)	प्रूनस डोमेस्टिका या प्रूनस अलूचा (Prunus domestics or Prunus aloocha	आरूक भेद
आलू बालू अथवा लदाखी बादाम	ड्वार्फ चेरी (Dwarf cherry)	प्रूनस सिरेसस (Prunus Cerasus)	—
आलू बोखारा	बोखारा प्लम या चेरी प्लम (Bokhara plum or Cherry plum)	प्रूनस कम्यूनिस (Prunus Communis)	आरूकम
आसन अथवा विजयसार	इंडियन काइनो ट्री (Indian kino tree)	टीरोकार्पस मार्सुपीयम (Pterocarpus marsupium)	महासर्ज
इन्दायण बड़ी	विटर एपल (Bitter apple)	सिटरूलस कोलीसिनथिस (Citrullus Colocynthis) or इण्डियन कोलोसिन्थ (Indian colocynth)	विशाला अथवा महाफला या त्रिपुसी
इन्द्रायण छोटी	विटर गोर्ड (Bitter gourd)	कुकीमस ट्राइगोनस (Cucumis trigonus)	एन्द्री अथवा गवाक्षी
इन्द्रायण लाल	—	ट्राइकोसेन्थीज पामेटा (Trichosanthes palmata)	अरूणा
इन्द्रायण काँटेदार	—	कुकुमिस प्रोफिटेरम (Cucumis prophitarum)	छुद्र कंटक फला
इपिकेक्वाना अथवा विदेशी अन्तमूल की जड़	इपिकेक्वाना रूप (Ipecoc root or hippo)	साइकोट्रिया इपिका कन्वाह (Psychotria ipeca canvha)	—
इमली अथवा अमली	टेमेरिंड (Tamarind)	टेमेरिंडस इण्डिका (Tamarindus indica)	अम्लिका
इलायची छोटी अथवा लाची	दि लेसर कार्डमम (The lasser cardamom) या मालावार कार्डमम (Malabar cardamom)	ऐलेटेरिया कार्डमम (Elettaria cardamom)	सूक्ष्मेला अथवा उप कुंचिका
इलायची बड़ी	दी ग्रेटर कार्डमम (The greater cardamom) या नेपाल कार्डमम (Nepal cardamom)	अमोमम सब्युलेटम (Amomum subulatum)	बृहत् उपकुंचिका अथवा स्थूलैला
इश्क पेचा	क्युपिड्स फ्लावर (Cupids flower)	आइपोमिया क्वामोक्लिट (Ipomoea quamoclit)	कामलता
इसबगोल	स्पोगेल सीड्स (Spogel seeds)	प्लैंटेगो आवेटा (Plantago	ईषद्गोल अथवा

नाम हिन्दी	नाम सामान्य अंग्रेजी	नाम लैटिन	आयुर्वेदिक नाम तथा अन्य
	अथवा स्पेज सीड्स (Spage seeds)	ovata) अथवा प्लैंटगो इस्पेघुला (Plantago ispaghula)	स्निग्ध बीज
ईसरमूल अथवा ईश्वरमूल	इण्डियन बर्थ वर्ट (Indian birth wort)	अरिस्टोलोचिया इण्डिका (Aristolochia indica)	रूद्रजटा अथवा रौद्री
ईख	सुगरकेन (Sugarcane)	सैकेरम आफिसीनेरम् (Saccharum officinarum)	इक्षु
ईरसा अथवा सोसन	आरिस (Oris)	आयरिस वर्सीकलर (Iris versicolor)	इन्द्र धनुष पुष्पी
उटंगन	—	ब्लेफारिस एडुलस (Blephoris edulis) अथवा ऐकेन्थोडियम हिरटम (Acanthodium hirtum)	उच्चटा
उड़द	किडनी बीन (Kidney bean)	फेसिओलस रेडियेटा (Phaseolus radiata)	माष
उतरन	हेयरी फ्लावर्ड सिनानिकम (Hairy flowered senanecum)	डीमिया एक्सटेंसा (Daemia extensa)	दीर्घवृत्ता
उदर पुँछी	—	जसटीसिया डिफूसा वाइल्ड (Justicia diffusa wild)	—
उन्नाव	जुजुव (berries)	झिझिफस सेटाइवा या ब्लगेरिस (Zizyphus sativa or Vulgaris)	राजबदर
उलट कम्बल	डेब्लिस काटन (Devil's cotton)	एब्रोमा आगस्टा (Abroma augusta)	पोबरी
ऊशक अथवा कल्यान	एमोनाइकम गम (Ammoniacum gum)	डोरेमा ग्लेब्रम या एमोनाइकम (Dorema glabrum or ammoniacum)	अमुनायकम्
उस्तखद्दस्	अरेबियन लवेन्डर (Arabian lavender)	लवेण्डुला स्ट्रीकास (Lavendula strechas) अथवा ब्रूनेलिया ब्लगेरिस (Brunelia vulgaris)	—
ऊंटकटारा	केमल थिसल (Camel's thistle)	इकिनाप्स एकीनेटस (Echinops echinatus)	उष्ट्रफटक
एरक अथवा गोंदपेटर	एलीफेन्ट ग्रास (Elephant grass)	टइफा एलीफेंटिना (Typha elephantina)	गुँद्र
एलुवा	दि सोर चेरी (The sour cherry)	प्रूनस कोरासुस (Prunus Corasus)	एलबालुद

नाम हिन्दी	नाम सामान्य अंग्रेजी	नाम लैटिन	आयुर्वेदिक नाम तथा अन्य
ओटफल	—	ग्रेसीनिया जेन्थोकाइमस (Gracinia xanthochymus)	भव्य फल
औंधफली	——	ट्राइकोडेसमा एम्पलेक्सी कॉल (Trichodesma amplexi caule)	—
ककड़ी	कुकुम्बर (Cucumber)	कुकुमिस युटिलिसीमस (Cucumis utilissimus)	कर्कोटक
ककोड़ा अथवा वनकरेला	—	मोमोर्डिका डायोइका (Momorbica dioica)	र्कोटक
कचनारू लाल	माउण्टेन एबोनी (Mountain eboney)	बोहिनिया वेरीगेटा (Bouhinia Variegata)	कांचनार
कचनार-सफेद	—	बौहिनिया अक्युमिनेटा (Bouhinia acuminata)	श्वेतकांचन
कचनार पीला	—	बौहिनिया परपुरिया (Bouhinia purpurea)	पीतकांचन
कचनार भेद	डाउनी माउण्टेन एबोनी (Downy mountain eboney)	बौहिनिया रेसीमोसा (Bouhinia racemosa) अथवा बौहेनिया टोमेन्टोसा (Bauhinia tomentosa)	अश्मत्तक
कचरी अथवा सेंध	कुकुम्बर प्यूवेसेंट (Cucumber pubescent)	क्युक्युमिस डूडेन (Cucumis duadin)	चिर्मेट
कचूर अथवा काखी हल्दी	लाँग जिडोआरि (Long zedoary)	करर्क्युमा जेडोरिया (Curcuma zedooria)	गंधमूल
कटकरंज	फीवर नट (Fever nut)	सीसेलपीनिया बोंडयूसिला (Caesalpinia bonducella)	कुबेराक्षी
कटहल	इंडियन जैक ट्री (Indian jack tree)	ऑटोकॉपस न्टेग्रिफोलिया (Autocarpus integrifolia)	पनस
कटेरी छोटी अथवा भटकटैया	वाइल्ड एग प्लांट (Wild egg plant)	सोलेनम जेंथोकारपस (Solanum xanthocarpus)	कष्टकारी
कटेरी बड़ी	—	सोलेनम् इंडिकम (Solanum indicum)	महाबृहती
कठगूजर		फाइकस हिसपिडा (Ficus hispida)	खरपत्री
कड़वी तुम्बी अथवा तितलौकी	विटर बोटल गोर्ड (Bitter bottle gourd)	लेजिनेरिया वलगेरिस (Lagenaria vulgaris)	कटुतुम्बी
कड़वी तोरई	बिटर लुफा (Bitter luffa)	लुफा अमरा (Luffa amara)	तिक्तकोपातकी

नाम हिन्दी	नाम सामान्य अंग्रेजी	नाम लैटिन	आयुर्वेदिक नाम तथा अन्य
कन्टवा	अमेरिकन अलू कराटा (American aloe carata)	अगेब अमेरिकाना (Agave americana)	कंटालु
कदम	वाल्ड सिन्कोना (Wild cinchona)	एन्थोकिफेलस कदम्बा (Anthocephalus cadamba)	कदम्ब
कद्दू अथवा मीठी दुम्बी	व्याइट गौर्ड (White gourd) अथवा स्वीट गौर्ड (Sweet gourd)	कुकुरबिटा लेजेनेरिया (Cucurbita lagenaria)	अलाबु अथवा मिण्ट तुम्बी
कुमडा सफेद (पेठा)	—	बेनिनकेसा सेरीफेरा (Benincasa cerifera) अथवा कुकरबिटा मॉसचाटा (Cuburbita moschata)	श्वेत कुष्मांड
कनक चम्पा	—	टेरोर्स्पमम एकेरीफोलियम (Pterospermum acerifolium)	कनक चम्पक
कनफोड़ा	बेलून वाइन (Baloon vine)	कोर्डियोर्ल्पमम हेलिकाकेबम (Cardiospermum halicacabum)	कर्ण स्फोटा
कनेर श्वेत	स्वीटसेंटेड औलियंडर (Sweet scented oleandar)	निरियम औलियंडर (Nerium oleandar)	शतकुंभ
कनेर लाल	रोजबरी स्पर्ज (Roseberry spurge)	नेरियम ओडोरम (Nerium odorum)	रक्त पुष्प अथवा चपड़ी कुसुम
कनेर पीली	येलो औलियंडर (yellow oleandar)	थिवेटिया नेरीफोलिया (Thevetia narifolia)	पीत प्रसद
कनोचा	—	फाइलेंथस मडरासपेटेन्सिस (Phyllanthus maderas-patensis) अथवा सेलविया स्पाइनोसा (Salvia spinosa)	—
कन्दरू	—	कोक्सीनिया इंडिका (Coccinia indica)	बिम्बी
कपास	इंडियन काटन (Indian cotton)	गोसीपियम हरबेसियम (Gossypium herbaceum)	कार्पासी
कपासदेव अथवा (वरमा कपास)	रिलिजस काटन ट्री (Religious Cotton tree)	गोसीपियम आरबोरियम (Gossypium arboreum)	उद्यान कार्पास
वन कपास	दि वाइल्ड काटन (the wild cotton)	थेसपेसिया लेम्पास (Thespesia lampas) अथवा हिबिसकस लेम्पास (Hebiscus lampas)	वन कार्पास
कपूर	कैम्फर (Camphor)	कैम्फोरा आफिसिनेरम	कर्पूर

नाम हिन्दी	नाम सामान्य अंग्रेजी	नाम लैटिन	आयुर्वेदिक नाम तथा अन्य
		(Camphora officinerum)	
कपूरकचरी	—	हेडीकियम स्पाइकेटियम (Hedychium spicatium)	सुगंधमूला
कबर	केपर प्लांट (Capper plant)	केपेरिस स्पाइनोसा (Capparis spinosa)	—
कबाव चीनी	टेल्ड पेपर (Tailed papper)	पाइपर क्यूबेबा (Piper cubeba)	कंकोल या सुगंध मरिच
कमर कस	—	सेलविया ब्रोकोयाटा (Salvia brochiata)	—
कमरख	केरमबोल एपल (Carambole apple) अथवा चाइनीज गूजबेरी (Chinese gooseberry)	ऐवरोहा केरमबोला (Averrhoa carambola)	कर्मरक
कमल	सेक्रेड लोटस (Sacred lotus)	निलमबियम स्पेस्यिोसम (Nelumbium speciosum)	कमल
कमीला अथवा कबीला	कमला डाई (Kemala dye) अथवा मंकी फेस ट्री (Monkey face tree)	मैलोटस फिलिप्पानेन्सिस (Mallotus phillippenensis)	रक्तांग अथवा रेची
करंज	इन्डियन बीच (Indian Beech)	पोंगेमिया ग्लेब्रा (Pongamia glabra)	करंज
करौल	केपर प्लांट (Caper plant)	कैपरिस अफाइला (Capparis aphylla) अथवा कैपरिस डेसीडुआ (Capparis decidua)	करीर
करेला और करेली	बिटर गोर्ड (Bitter gourd)	मोमोर्डिका चिरेन्टिया (Momordica charantia)	कारवेल्लक
करौंदा	बेंगाल करेंटस (Bengal currantas)	केरिसा करेंडस (Capparis corundus)	करमर्द
कर्टीला	—	एस्ट्रेगेलस गम्मीफर (Astragalus gummifer)	
कलमी शाक	—	आइपोमिया अक्वाटिका (Ipomoea aquatica)	
कलम्बा	कलम्बो रूट (Calumbo root)	जैटिओरिसा पामैटा (Jataorhisa palmata)	—
कलौंजी	नाइगेला सीड्स (Nigella seeds)	नाइगेला सेटाइवा (Nigella sativa)	कालाजाजी

नाम हिन्दी	नाम सामान्य अंग्रेजी	नाम लैटिन	आयुर्वेदिक नाम तथा अन्य
कसेरू	वाटर चेस्टनट (Water chestnut)	इस्क्रिप्स ग्रोसस (Scirpus grossus)	कसेरूक
कसौंदी	निग्रो काफी प्लांट्स (Negro coffe plants)	केसिया आक्सीडेन्टेलिस (Cassia occidentalis)	कासमर्द
कस्तूरी दाना	मुस्क म्यालो (Musk mlalow)	हिबिस्कस एबिमोस्कस (Hibiscus abemoscheus)	लता कस्तूरिका
कंगनी	इटालिन मिलेट (Italian millet) अथवा डेंकन ग्रास (Deccan grass)	सिटेरिया इटेलिका (Setaria italica)	कंगनी
काई	मोस (moss)	वेलिस्नेरिया स्पाइरेलिस (Vallisneria spiralis)	शैवाल
कांकडा सिंगी	गाल्स (Galls) अथवा क्रेंब्सकलो (Crebsclaw)	पिस्टासिया इंटेजेरिमा (Pistacia integerrima)	कर्कट शृंगी
काकतुन्डी	ब्लड फ्लावर (Blood flower)	एस्कलेपियास कुररासिबिका (Asclepias currassavica)	काकतुण्डी
काकनज	स्ट्राबरी टोमाटो (Strawberry tomato)	फाइसेलिस अल्केकेंजी (Physalis alkakenji)	राजपुत्रिका
काकमारी	फिशबेरी (Fish berry)	एनमिर्टा कांक्युलस (Anamirta cocculus) अथवा कांक्युलस इंडिका (Cocculus indica)	गोविष
काजू	केश्यूनट (Cashew nut)	एनाकार्डियम ऑक्सिडेंटेल (Anocardim occidentale)	काजू तक
काफी अथवा कहवा	कोफी (Coffee)	काफिया अरेबिका (Coffea arabica)	अतंवी अथवा मलेच्छ फल
कायफल	बाक्स मिर्टल (Box myrtle)	मायरिका नेगी (Myrica negi)	कट्फल
कायापुटी	काजुपुट आईल ट्री (Cajuput oil tree)	मेलाल्युका ल्यूकाडेन्ड्रोन (Malaleuca leucadendron)	कायुपुट
कालमेघ	दी क्रीट अथवा कालमेघ (The Creet or kalmegh)	एन्ड्रोग्रेफिस पेनीकुलेटा (Andrographis peniculata)	यर्वीतक्ता अथवा कालमेघ
काला दाना	इंडियन जेलप (Indian jalap) अथवा फारबायटिस सीड्स (Pharbitis seeds)	आईपामिया निल (Ipomoea nil)	कृष्णा बीज
कालीजोरी	पर्पल फ्लीबेन	एस्कार्डिया इंडिका	अरण्य जीरक

नाम हिन्दी	नाम सामान्य अंग्रेजी	नाम लैटिन	आयुर्वेदिक नाम तथा अन्य
	(purple fleabane)	(Ascardia indica)	
काली मिर्च	ब्लैक पेपर (Black pepper)	पाइपर नाइग्रम (Piper nigrum)	अरिच
कास	थैच ग्रास (Thatch grass)	सैकरम स्पौंटेनियम (Saccharum spontaneum)	कास अथवा इक्षु गंधा
कासनी	चिकरी (Chicory)	किकोरियम इंटीबस (Cicohrium intybus)	—
काहू	वाइल्ड लेटूस (Wild lettuce)	लेक्स्टुसा स्कारियोला (Lactuca scraiola)	—
कीड़ामार	बर्थ वर्ट (Birth wort)	एरस्टिोलोचिया ब्रेकर्टियेटा (Aristolochia bracteata)	कीटमारी
कुंभी अथवा कटभी	पाटाना ओक (Patana ock)	केरिया आरबोरिया (Careya arborea)	कुम्भी
कुकरोंधा	—	ब्लूमिया लसेरा (Blumea lacera)	कुकुन्दर
कुचला	पौइजन नट (Poison nut) अथवा नक्स वोमिका (Nux vomica)	स्ट्रिक्नस नक्स वोमिका (Strychnos nuxvomica)	कुथील
कुचला लता	स्नेक वुड (Snake wood)	स्ट्रिकनस कोलूब्राइना (Strychnos Colubrina)	कटुबल्ली
कुटकी सफेद या देशी	हेले बोर (Helle bore)	पिकरोराइजा कुरुआ (picrorrhyza kurrooa)	कटुका अथवा तिक्ता
कुटकी काली	ब्लेक हेले बोर (Black hellebore)	हेलीबोरस नाइगर (Helleborus niger)	कृष्ण भेदी अथवा वक्राग्र
कुन्द	मुस्क जेसमिन (Musk jasmine)	जेसमीनम प्यूबेसेंस (Jasminum pubescens)	कुन्द
कुप्पी	इंडियन एकलिफा (Indian acalypha)	एकलिफा इंडिका (Acalypha indica)	हरित मंजरी
कुमुद	वाटर लिली (water lily)	निम्फिया लोटस (Nyphea lotus)	कुमुद
कुलथी	होर्स ग्रास (Horse grass)	डोलीकस बाइफ्लोरस (Dolichos biflorus)	कुलत्थ
कुलफा	गार्डन पर्सलेन (Garden purselane)	पोर्टुलाका ओलीरेसिया (Portulaca oleracea)	घोटिका
कुलिंजन	ग्रेटर गेलेंगाल (Greater galangal)	एलपीनिया गलंगा (Alpinia galanga)	कुलिंजन

नाम हिन्दी	नाम सामान्य अंग्रेजी	नाम लैटिन	आयुर्वेदिक नाम तथा अन्य
कुश	—	एराग्रोसट्स साइनोसुराइडीस (Eragrostis cynosuroides)	कुश
कुसुम	वाइल्ड सेफान (wild saffron)	कार्थेमस टिंकोरियस (Carthamus tinctorius)	कुसुम्भ
कूठ	कोस्टस रूट (Costus root)	सासुरिया लैप्पा (Sassurea lappa)	कुष्ठ वाष्प
केला	बनाना अथवा प्लान्टेन (Banana or Plantain)	मूसा सेपिएण्टम (Musa sapientum)	— —
केला जंगली	वाइल्ड प्लान्टेन (Wild plantain)	मूसा पाराडिसियाका (Musa paradisiaca)	— —
केवड़ा	फ्रगैरेन्ट स्क्रू पाइन (Fragrant screw pine)	पानडानस टेक्टोरियस (Pandanus tectorius) पानडानस फेसीकुलेरिस (Pandanus fascicularis)	केतकी अथवा सूत्रीपुष्प
कौंच	काऊ हेज (Cow hage) अथवा काऊ इच (Cow itch)	मुक्युना प्रूरियेन्स (Macuna pruriens)	कौंच
केसर	सेफ्रन (Saffron)	क्रोकस सेटाइवस (Crocus sativus)	कुंकुम
कैथ	बुड़ एपल (Wood apple)	फिरोनिया एलिफेंटम (Feronia elephantum)	कपित्थ
कोकम	कोकम बटर ट्री (Kokum butter tree)	गारसीनिया इंडिका (Garcinia indica)	वृक्षाम्ल —
कोकीन	—	(इरीथ्रोजाइलीन कोका (Erythroxylon cocka)	—
काको	काकाओ (Cacao) अथवा चोकलेट ट्री (Chocolate tree)	थियोब्रीमा काकाओ (Theobroma cocao)	—
कोसुम	सीलोन ओक (Ceylon oak)	स्केलिचेरा ट्रिजुगा (Schleichera trijuga)	कोशाम्
खजूर	डेट (date)	फिनिक्स डेक्टीलिफेरा (Phoenix dectylifera)	खर्जूर
खजूरी	वाइल्ड डेट ट्री (Wild date tree)	फिनिक्स सल्विेस्टिस (Phoenix sylvestris)	खर्जूरी
खरबूजा	स्वीट मेलन (Sweet melon)	कुकुमिस मेलो (Cucumis melo)	खर्बूजा
खरैंटी लता (नागबला)	—	सिडा ह्युमेलिस (Sida humalis)	भूमिबला
खस	कुस कुस (Cus cus)	एण्ड्रोपोगान म्यूरी केटस	उशीर

नाम हिन्दी	नाम सामान्य अंग्रेजी	नाम लैटिन	आयुर्वेदिक नाम तथा अन्य
		(Andropogon muricatus)	
खस-खस	पोपी सीड्स (Poppy seeds)	पेपेवेरिस कैपसुली (Papaveris Capsulae)	खसफल
खीरा	कॉमन कुकुम्बर (Common cucumber)	केकुमिस सेटाइवस (Cacumis sativus)	कंटकिफल
खब्बानी अथवा गुलशेर	कॉमन मेलो (Common mellow)	माल्वा सिलवेस्ट्रिस (Malva sylvestris)	—
खूबकला अथवा जंगली सरसों	हेज मस्टर्ड (Hedge mustard)	सिसिम्ब्रियम आयरियाँ (Sisymbrium irio)	—
खैर	केटेचू ट्री (Catechu tree)	अकेशिया केटेचू (Acacia Catechu)	कन्ठकी या खदिर
खैर चिनाय	पेल केटेचु (Pale Catechu)	अंकेरिया गैम्बियर (uncaria gambier)	लता खदरी
ग्रंगेरन छोटी अथवा नाग वाला	—	सिडा स्पाईनोसा (Sida spinosa)	नाग बला
गंगरेन बड़ी	—	ग्रीविया हिरसुटा (Grewia hirsuta)	गुड शर्करा
गंज[illegible]	सिट्रोनेला (Citronella)	एण्ड्रोपोगान नारडस (Andropagon nardus)	गुच्छ
गन्दना	लीक (Leek)	एलियम एमपिलोप्रेशंम (Allium ampeloprasum)	गंधना
गज पीपल अथवा बड़ी पीपल	—	सिण्डापसस ऑफिसिनेलिस (Scindapsus officinalis) अथवा पोथोस ऑफिसिनेलिस (Pothos offcinalis)	गज पिप्पक्षी
गन्ध प्रसारणी	चाइनीज फ्लावर प्लांट (Chinese flower plant) अथवा मून क्रीपर (Moon creeper)	पेडेरिया फेटिडा (Paederia fetida)	प्रसारणी अथवा गंध भद्रा
गरजन	गरजन आयल ट्री (Gurjun oil tree)	डिप्ट्रीरो कार्पस एलाटस (Dipterocarpus alatus)	वक्ष द्रम
गाजर	केरट (Carrot)	डोकस केरोटा (Daucus carota)	गर्जर अथवा गाजर
गाजवाँ	—	ओनेस्मा ब्रैकटियोटम (Onosma bracteatum)	गोजिव्हा
गाजयाँ-2	प्रिकली लीव्स (Prickly leaves)	एलीफेन्टोपस स्केवर (Elephantopus scaber)	गोजिव्हा

नाम हिन्दी	नाम सामान्य अंग्रेजी	नाम लैटिन	आयुर्वेदिक नाम तथा अन्य
गिलोय	हर्ट लीवस (Heart leaves)	टीनो स्पोरा कॉर्डीफोलिया (Tinospora cardifolia)	गुडुची
गुंजा अथवा रत्ती	इंडियन लायकोरिस (Indian liquorics)	एबरस प्रिकेटीरियस (Abrous precatorius)	गुंजा
गुडमार	—	जिमनेमा सिलवेस्टरा (Gymnema sylvestra)	मधुनाबनी
गुड़हल	शू फ्लावर (Shoe flower) अथवा चाइनीज रोज (Chinese rose)	हिबिस्कस रोजा साईनेनसिस (Hibiscus rosa sinensis)	जमा
गुलखैरू अथवा गुलखरा	राउंड डोक (Round dock)	एलथिया रोजिया (Althaea rosea)	—
गुलतुर्रा न0 1.	फाल्स पीकाक फ्लावर (False peacock flower)	सीसलपिनिया पुलचेरिमा (Ceesalpinia pulcherima)	गुलमी
गुलतुर्रा नं0 2. अथवा सफेद गुलमीर	व्हाइट गुलमोहर (White Gulmohar) अथवा क्रीम पीकाक फ्लावर (Cream peacock flower)	पोइनसियाना ऐलाटा (Poinciana elata)	सिद्धेश्वर
गुलदाउदी	क्राइसेन्थिमम (Chrysanthemum)	क्राइसेन्थिमम कोरोनेरियम (Chrysanthemum coronarium)	शत पत्रिका
गुलबकाबली	—	किलोरोडेन्ड्रोम फ्रैग्रेंस (Clerodendrum fragrans)	—
गुलवास	मारबिल ऑफ पेरू (Marvel of peru)	मिराबिलिस जलापा (Mirabilis jalapa)	कृष्णकेली
गुलमेंदी	गार्डन बालसम (Garden balsam)	इम्पेशन्स बालसेमिना (Impations balsamina)	—
गुलशब्बो	टयूबरोज (Tuberose)	पोलिएन्थस ट्यूबरोजा (Polianthes tuberosa)	रजनीगंधा
गुलाब	रोज (Rose)	रोजा सेन्टीफोलिया (Rosa centifolia)	शतपत्री
गुवार फली	—	सायामोपसिस टेट्रागोनालोबा (Cyamopsis tetragonoloba)	दृढ़बीज
गूगल	इंडियन बेडेलियम (Indian bedellium)	बाल्समो डेंड्रान मुकुल (Balsamo dendron mukul)	गुडगुल
गूलर	क्लस्टर फिग (Cluster fig)	फाइक्स ग्लोमेराटा (Ficus glomerata)	उदुम्बर
गेंदा	फ्रेंच मेरीगोल्ड (French Marigold)	टेगेटीस इरेक्टा (Tagetes eracta)	झन्डू

नाम हिन्दी	नाम सामान्य अंग्रेजी	नाम लैटिन	आयुर्वेदिक नाम तथा अन्य
गेहूँ	व्हीट (Wheat)	ट्राइटिकम व्लगेर (Triticum vulgare)	गोधूम
गोखरू छोटा	स्माल कालट्राप (Small caltrap)	ट्रिबुलस टेरेस्ट्रिर्स (Tribulus terrestris)	छुद्र गोक्षुर
गोखरू बड़ा	—	पिडेलियम म्यूरेक्स (Pedalium murex)	वृहद् गोक्षुर
गोभी	ब्रेसिका (Brassica)		
1. फूल गोभी	काली फ्लावर (Cauli flower)	ब्रेसिका बोट्राइटिस (Brassica botrytis)	—
2. पात गोभी	करमकल्ला (केवेज—Cabbage)	ब्रेसिका ऑलीरेसीया (Brassica oleracea)	—
3. गांठ गोभी	नाल खोल (Knol-Khol)	ब्रेसिका कोलोकार्पा (Brassica caulocarpa)	—
गोरख आमली	मंकी ब्रेड ट्री ऑफ अफ्रीका (Monkey bread tree of Africa)	एडनसोनिया डिजीटेटा (Adansonia digitata)	गोरक्षी अथवा कल्पवृक्ष
ग्वार पाठा	इंडियन ऐलो (Indian aloe)	एलो इंडिका (Aloe indica)	कुमारी
घिया तोरई	स्मूथ लूफा (Smooth loofa)	लुफा पेटेन्ड्रा (Luffa pentendra)	महाकोशातकी
घुइयां अथवा अरबी	कोलोकेसिया (Colocasia)	ऐरम कोलोकेसिया (Arum colocasia)	आलुकी
चकोतरा	पोमेलो (Pomelo)	साइट्रस डेक्युमाना (Citrus decumana)	शतवेधी
चेचेंडा	स्नेक गोर्ड (Snake gourd)	ट्राइकोसेन्थीज एन्गुवाइना (Trichosanthes anguina)	चिचिण्डा
चेचेंडा जंगली	स्नेक गोर्ड (Snake gourd)	ट्राइकोसेन्थीज कुकुमेराईना (Trichosanthes cucumerina)	कटुपटौल
चना	ग्राम (gram) अथवा चिकन पी (Chicken pea)	सायकर एरिटिनम (Cicer arietinum)	चणक
चन्दन	सेंडल वुड (Sandal wood)	सेन्टेलम ऐल्बम (Santalum album)	चन्दन
चन्दन लाल	रेड सेंडलबुड (Red sandalwood)	टेरोकार्पस सेंटलिवस (Pterocarpus santalivus)	खत्त चन्दन
चमेली	स्पेनिस जेस्मीन (Spanis jasmine)	जेस्मीनम ग्रेंडीफ्लोरम (Jasminum grandiflorum)	तिका
चम्पा पीली	गोल्डन चम्पा (Golden champa)	माइकीलिया चम्पका (Michelia champaca)	चम्पक

नाम हिन्दी	नाम सामान्य अंग्रेजी	नाम लैटिन	आयुर्वेदिक नाम तथा अन्य
चम्पा श्वेत	व्हाइट चम्पा (White champa)	प्लूमेरिया एकूटीफोलिया (Plumeria acutifolia)	—
चव्य	—	पाइपर चाबा (Piper chaba)	चब्य
चाकसू	—	केसिया एबसस (Cassia absus)	चक्षुप्या
चाय	टी (Tea)	केमेलिया थीफेरा (Camellia theifera)	चाय अथवा चाह
चाल मोगरा नं0 1	जंगली ऑमण्ड (Jangli almond)	हिडनोकार्पस वायथियाना (Hydnocarpus wigthiana)	तुवरक
चाल मोगरा नं0 2	चाल मोगरा (Chaul mogra)	टेरक्ट्रोजेनस कर्जाई (Taraktogenos kurzie)	तुवरक
चावल	राइस (Rice)	ओराईजा सेटाइवा (Oryza sativa)	धान्य
चिउरा	फुलवारा बटर (Phulwara butter)	बेसिया ब्युटीरेसिया (Bassia butyracea)	मधूक
चित्रक	व्हाइट लेड वर्ट (White lead wort)	प्लेम्बेगो रोजिया (Plumbago rosea)	चित्रक
चिनाई घास	सीलोन मॉस (Ceylon moss)	ग्रेसीलेरिया लाइकेनॉयडीज (Gracilaria lichenoides)	
चिरायता	चिरेटा (Chiretta)	स्वर्बटिया या ओफेलिया चिराटा (Swertia or ophelia chirata)	किरात
चिरोंजी	कुडापा आमण्ड (Cuddapa almond)	बुकनानिया लेटीफोलिया (Buchanenia latifolia)	प्रियास
चिलगोजा	एडिबिल पाइन (Edible pine) अथवा नेक्जा पाइन (Necza pine)	पाइनस गिरार्डियाना (Pinus gerardiana)	निकोचक
चिलबिल	जंगल कार्क ट्री (Jungle cork tree)	होलोप्टेलिया इंटेग्रिफोलिया (Holoptelea integrifolea)	करंजी
चिल्ला न0 1	—	केसिएरिया टोमेन्टोसा (Caseria tomentosa)	चिल्हक
चिल्ला न0 2	वाइल्ड कौरी फ्रूट (Wild cowrie fruit)	केसिएरिया एस्कुलेन्टा (Caseria esculenta)	सप्तचन्द्रा
चीकू	सेपोडिलो प्लम (Sapodillo plum)	एक्रस सेपोटा (Achras sapota)	सपोटा
चीड़	लोंग लीव्ड पाइन	पाइनस लोंगीफोलिया	सरल धूप वृक्ष

नाम हिन्दी	नाम सामान्य अंग्रेजी	नाम लैटिन	आयुर्वेदिक नाम तथा अन्य
	(Long leaved pine)	(Pinus longifolia)	
चीड़ कतरान अथवा सनोवर	येलो पाइन (Yellow pine)	पाइनस सिल्वेस्ट्रिस (Pinus sylvestris)	—
चुकन्दर	शुगर बीट (Sugar beet)	बिटा व्लगेरिस (Beta vulgaris)	—
चूका पालक	कंट्री सोरेल (Country sorrel)	रूमेक्स वेसिकेरियस· Rumax vesicarius)	चुक्र
चोब चीनी	चाइना रूट (China root)	स्माइलेक्स चाइना (Smilax china)	द्वीपात्तत्वचा
चोबहयात	लिग्नम बायटी (Lignum vitae)	ग्वाएकम ऑफिसिनेलिस (Guaicum officinalis)	लोहकाष्ठ
चौधारा	मालाबार केटमिंट (Malabar catmint)	एनीसोमिल्स मालाबारिका (Anisomeles malabarica)	स्प्रक्का
चौलाई अथवा लाल मरसा	प्रिकली अमेरन्थ (Prikly amaranth)	अमरेन्थस पोलीगैमस (Amaranthus polygamus)	मरसा
छड़ीला	स्टोन फ्लावर (Stone flower) अथवा येलो लाइकिन (Yellow lichen)	परमिलिया परफोरेटा (Parmelia perforata)	शैलेथ
छत्री	मशरूम (Mushroom)	पोलीपोरस आफिसिनेलिस (Polyporus offcinalis)	भूमि छत्रक
छिखेल	—	होलोस्टेमा रेडी (Holostemma reddi)	अर्क पुष्पी
छोंकर	स्पंज ट्री ((Sponge tree)	प्रोसोपिस स्पाइसीजेरा (Prosopis spicigera)	शमी
जंगली अंगूर	इंडियन वाइल्ड वाइन (Indian wild vine)	वाइटिस इन्डिका (Vitis indica)	वनद्राक्ष
जंगली अखरोट	इंडियन वालनट (Indian walnut)	अल्यूराइटिस मोडलूसियाना (Aleuritis modluceina)	—
जंगली अदरख	वाइल्ड जिंजर (Wild ginger)	जिंजीबर केसुमुनार (Zingiber cassumunar)	
जंगली उशवा	वाइल्ड सार्सापरेला (Wild sarsaparilla)	स्माइलेक्स मेक्रोफिला (Smilax macrophylla)	
जंगली कालीमिर्च	वाइल्ड पाइपर (Wild piper)	टोडालिया एक्यूलियेटा (Toddalia aculeata)	कंज
गूलर	फाइकस (Ficus)	फाइकस एसपेरिमा (Ficus asperrima)	खरपत्री

नाम हिन्दी	नाम सामान्य अंग्रेजी	नाम लैटिन	आयुर्वेदिक नाम तथा अन्य
जंगली जायफल	मालाबार नट मेग (Malabar nut meg)	मिरिस्टिका मालाबारिका (Myristica malabarica)	कामुक
जंगली प्याज	इंडियन स्क्विल (Indian squill)	अर्जिनिया इन्डिका (Uriginea indica)	वनयलांडु
जंगली बादाम	बादाम पर्पटी (Canarium commune) अथवा वाइल्ड बादाम (Wild almond)	स्टरकुलिया फॉटिडा (Sterculia foetida)	—
जंगली मदन मस्त अथवा बजरबट्टू	—	साइकस सरसीनेलिस (Cycas circinalis)	
जटा मांसी	स्पाइकनार्ड अथवा इंडियन नार्ड (Spike nard or Indian nard)	नार्डोस्टैकिस जटामांसी (Nardostachys jatamansi)	भूतजटा
जमाल गोटा	परगेटिव क्राटन (Pargative croton)	क्राटन टिगलीयम (Croton tiglium)	जयपाल
जमीकन्द (सूरण)	तेलुगो पोटेटो (Telugo potato)	एमोर्फोलस कम्पेन्युलेटस (Amorpholus compenulatus)	सूरण
जरदालु	एप्रिकाट (Apricot)	प्रूनस आर्मीनिएका (Prunus armeniaca)	पीतालुक
जल कुम्भी	ट्रापिकल डक वीड (Tropical duck weed)	पिस्ट्रिया स्ट्रेटिओटस (pistia stratiotes)	कुम्भिका
जल धनिया	वाटर सेलेरी (Water celery)	रेननकुलस स्कलेरेटस (Ranunculus secleratus)	काण्डीर
जलनीम	थाइम लीव्ड ग्रेटिओला (Thyme leaved gratiola)	हुरपेस्टिस मोनिएरा (Herpestis monniera)	जल निम्ब
जल पीपली	पर्पल लीपिया (Purple lippia)	लीपिया नोडीफ्लोरा (Lippia nodiflora)	जल पिप्पली
जलापा	जेलेप (Jalep)	आइपोमिया कॉंनवाल्वुलस (Ipomoea convolvulus)	जलापा
जय अथवा जौ	बार्ले (Barley)	हार्डियम व्लगेर (Hordeum bulgare)	यब
जवाशीर		फेरूला गेलवेनीफुलुआ (Ferula galbaniflua)	
जवासा	अरेपियन या परसियन मन्ना प्लाट (Arabian or persian manna plant)	अल्हेगी कोमेलोरम (Alhagi comelorum)	यास

नाम हिन्दी	नाम सामान्य अंग्रेजी	नाम लैटिन	आयुर्वेदिक नाम तथा अन्य
जामुन	जाम्बुल (Jambul)	यूजीनिया जम्बोलना (Eugenia jambolana)	राज जम्बू
जायफल	नट मेग (Nut meg)	मिरिस्टिका फ्रेग्रेन्स (Myristiea fragrans)	जातीफल
जीवत्ती	बगबेन (Bugbane)	सिमिसिफ्युगा फोटिडा (Cimicifuga foetida)	मत्कुणारि (खटमल मांसवाली)
जीरा श्वेत	क्युमिन सीड (Cumin seed)	क्युमीनम साइमीनम (Cuminum cyminum)	जीरक
जीरा (स्वाह)	ब्लैक क्युमिन (Black cumin)	कैरम कार्वी (Carum carvi)	कृष्ण जीरक
जीरा काला अथवा विष जीरा	हेमलेक (Hemlek)	कोनियम मैकुलेटम (Conium maculatum)	किरमाणी जीरा
जीवन्ती	—	लेप्टाडीनिया रेटिकुलेटा (Leptadenia reticulata)	जीवत्ती
जुआर	मिलेट (Millet)	सोरधम व्लगेर (Sorghum vulagare)	यावनाल
जूट	जूट प्लांट (Jute Plant)	कारकोरस केपुलारिस (Corchorus capsularis)	पाटा
जूही श्वेत व पीत	पर्ल जेस्मिन (Pearl jasmine)	जेस्मिनम हूमाइल (Jaminum humilc)	यूथिका
जूही पालक	—	रीनाकेन्थस कम्युनिस (Rhinacanthus communis)	यूथिक पर्णी
जैत	—	सिवेनिया एजिप्टियाका (Sebania aegyptiaca)	जयन्ती
जैतून	—	ओलिया यूरोपिया (Olea europaea)	—
झाऊ अथवा फरास	टेमेरिस्क (Tamarisk)	टेमेरिक्स इंडिका (Tamarix indica)	झाबुक
टमाटर	टोमाटो (Tomato)	लायको परसीकम एस्कुलेटम (Lycopersicum esculctum) अथवा सोलेनम लायको परसीकम (Solanum lycopersicum)	रक्तवृतांक्त
टिन्डे	—	ट्रायको सेन्थिस लेसिनिओसा (Tricho santhes laciniosa)	डिण्डिश अथवा मुनि निर्मित
डिजिटेलिस	डिजिटेलिस	डिजिटेलिस परप्युरिया	हत्पत्री

नाम हिन्दी	नाम सामान्य अंग्रेजी	नाम लैटिन	आयुर्वेदिक नाम तथा अन्य
	(Digitalis) अथवा फोक्स ग्लोब (Foxglove)	(Digitalis purpurea)	
ढाक	बास्टर्ड टीक (Bastard teak)	ब्युटिया फ्रोन्डोसा (Butea frondosa)	पलाश
ढाक (पलाश लता)	—	ब्युटिया सुपरबा (Butea superba)	लता पलास
तगर देशी	इंडियन वलेरियन (Indian valerian)	वेलेरियाना वालीचिल (Valeriana wallichil)	तरंग
तगर विदेशी	टुरू वलेरियन (True valerian)	वेलेरियन ऑफिसिनेलिस ((Valerian officinalis)	
तरग पिण्डी	बैक्स फ्लावर प्लांट (Wax flower plant)	टेबरनीमोन्टेना कोरोनेरिया (Tabernaemontana Coronaria)	दण्ड हस्त
तमाखू	इंडियन टोबेको (Indian tobacco)	निकोटियाना टेबाकम (Nicotiana tabacum)	तमाखू
तम्बाकू जंगली	ग्रेट मुलियन (Great mulein)	वर वासकम थापसस (Verbascum thapsus)	अरणाय तम्बाकू
तरबूज	वाटर मेलन (Water melon)	सिटरूलस वलगेरिस (Citrullus Vulgaris)	कालिन्दक
तबाखीर	कुरकुमा स्टार्च (Curcuma starch)	कुरकुमा ऑगस्टी फोलिया (Curcuma augustifolia)	तबक्षीर
ताड़	पामीरा पाम (Palmyra Palm)	वोरेसस फ्लेबेलिफेरा (Borassus flabelliferra)	ताल
ताम्बूल	बीटल लीफ (Betel leaf)	पाइपर बीटल (Piper bettle)	ताम्बूल बल्ली
ताल मखाना	लोंग लीव्ड बालेरिया (Long leaved balaria)	एस्टिराकेंथा लोंगी फोलिया (Asteracantha longi folia)	कोकिलाक्ष
तिल	सिसेम (Sesame)	सिसेमम इंडिकम (Sisamum indicum)	तिल
तुम्बुरू (नेपीली धनिया)	जेंथ (Zanth)	जेन्थोजाइलम एलेटम (Zathoxylum alatum)	तम्बरू
तुलसी	होली, सेक्रेड बेसिल (Holy, sacred basil)	ओसाइमम सेक्टम (Ocimum sanctum)	तुलसी
तुलसी अर्जकी वन तुलसी	होरी बेसिल (Hoary basil)	ओसाइमम केनम (Ocimum canum)	अर्जका
तुलसी रामा	श्रबी बेसिल (Shrubby basil)	ओसाइमम ग्रेटिसिमम (Ocimum gratissimum)	अर्जका

नाम हिन्दी	नाम सामान्य अंग्रेजी	नाम लैटिन	आयुर्वेदिक नाम तथा अन्य
तुलसी मरूवा	स्वीट मारजोरम (Sweet marjoram)	ओरीगातनम मारीजोरीना (Origanum marijorana)	मरूबक
तून	रेडटून इंडियन मेहोगेनी ट्री (Red toon Indian Mahogany tree)	सिडरेला टूना (Cedrela toona)	तृणी
तेंदु (काला)	इंडियन पर्सिमन (Indian persimon)	डीयास्पाइरस एम्ब्रियप्टिरिस (Diospyrous embryopteris)	तिन्दुक
तेजपात	इंडियन सिनेमम (Indian cinnamum)	सिनेमम तमोला (cinnamum tamola)	पत्रक
तेजबल	टूथ ऐक ट्री (Tooth ache tree)	जेन्थोजाइलम होस्टाइल (Zanthoxylum hostile)	तेजीवती
तोरई घिया	टोबल गोर्ड (Towel gourd)	लफ्फा सिलेन्ड्रीका (Luffa Cylindrica)	राजकोशातकी
थूहर न0 1	कामन मिल्क हेज (Common milk hedge)	यूफोरबिया नेरीफोलिया (Euphorbia neriflolia)	स्नुही
थूहर न0 2 चौधारा		यूफोरबिया निबुलिया (Euphorbia nivulia)	वज्रवृक्ष
थूहर न0 3 त्रिधारा	ट्रायंगुलर स्पर्ज (Triangular spurge)	यूफोरबिया एटीकोरम (Euphorbia antiquorum)	वज्रकँटक
थूहर न0 4 खुरासानी	मिल्क हेज (Milk hedge)	यूफोरविया टिरूकल्ली (Euphorbia tirucally)	सातला
थूहर न0 5 तितली सातला	—	यूफोरविया ड्रेकनकुलीइडीज (Euphorbia dracunculoides)	—
थूहर न0 6 नागफनी	प्रिकली पियर (Prickly-pear)	ओपनशिया डिलेनाई (Opuntia dilleni)	कंथारि
थूहर न0 7 हडजोड	एडमांट क्रीपर (Adamant Creeper)	वाइटिस क्वार्डरन्गुलेरिस (Vitis quadrangularis)	अस्थि संहारी
दन्ती (छोटी)	—	वेलियोर्स्पमम मोनटेनम (Baliospermum montanum)	दत्ती
दन्ती बड़ी	—	जटरोपा ग्लेंडयूलिफेरा (Jatropa glandulifera)	वृहद्दत्ती
दन्त बड़ी (चन्द्र जोत या रतन जोत)	पार्जिंग नट (Purging nut)	जटरोपा करकास (Jatropa Curcas)	दुग्धगर्मा
दरियाई नारियल	सी कोकोनट (Sea Cocoa nut)	लोडॉयसिया सिचेलेरम (Lodoicea syechellarum)	—
दाक मुनक्का	रेड व ब्लेक करेंट्स (Red and black currantus)	रिबीस रूबरम (Ribes rubrum)	दाख

नाम हिन्दी	नाम सामान्य अंग्रेजी	नाम लैटिन	आयुर्वेदिक नाम तथा अन्य
दाद मर्दन	रिंगवर्म श्रव (Ringworm shrub)	केसिया अलेटा (Cassia alata)	बद्रुधन
दारू हल्दी	इंडियन ओपिनथेलनिक बरबेरी (Indian opinthalimc berberry)	ब्रेबरिस एशियाटिका (Breberis asiatica)	दारु हरिद्रा
दाल चीनी	सिनामोन बार्क (Cinamon bark)	सिनेमोमम जिलेनीकम (Cinnamomum zeylanicum)	तम्क
दुद्धि (छोटी)	—	यूफोरबियां थाईमीफोलिया (Euphorbia thymifolia)	लघु या क्षुद्र
दुद्धि बड़ी (लाल) अथवा (नार्मार्जुनी)	स्नेक वीड (Snake weed)	यूफोरबिया पिलूलीफिर (Euphorbia pilulifera)	—
दुधेरी	डेण्डेलियन (Dendelion)	टाराक्साकम ऑफिसिनेल (Taraxacum offlicinale)	दुग्धफेनी
दूधियालता	—	आक्सीस्टेलमा एस्कूलेन्टम (Oxystelma esculentum)	दुग्धिका
दुधिया हेमकन्द	अर्थ सुगर रूट (Earth sugar root)	मेरूआ एरीनेरिया (Maerua arenaria)	दुग्धकन्द
दूब	कौच ग्रास (Coach grass)	साइनोडोन डैक्टीलन (Cynodon dactylon)	दूर्वा
देवदार	देवदारू (Deodar)	सिड्रस देवदार (Cedrus deodar)	देवदारू
धतूरा	दतूरा (datura) अथवा थोर्न एप्पल (Thorn apple)	दतूरा स्ट्रेमोनियम (Datura stramonium)	धतूरा
धनिया	कोरिअन्डर (Coriander)	कोरिएण्ड्रम सेटाइवा (Coriandrum sativa)	धानक
धमासा	खुरासान थोर्न (Khorasan thorn)	फैगोनिया क्रैटिका (Fagonia cretica)	धलवास
नकछिंकनी	स्नीज वीड (Sneeze weed)	सेंटीपीडा ऑरबिकुलेरस (Centipeda orbicularis)	क्षवक (छींक लाने वाली)
नकर चूर	करक्युमा (Curcuma)	जिंजिवर झेरमबेट (Zingiber zerumbet)	अवती
नरगिस	—	नारसीसस टजट्टा (Narcissus tazetta)	—
नागकेसर (पीला)	कोबराज सेफरन (Cobras saffron)	मेसुआ फेरिया (Mesua ferrea)	नागकेशर
नागकेसल (लाल)	अलेक्झेन्ड्रियन लारेल	ऑक्राकार्पर्स लांगिफीलियस	सुखुन्नाग

नाम हिन्दी	नाम सामान्य अंग्रेजी	नाम लैटिन	आयुर्वेदिक नाम तथा अन्य
	(Alexandrian laurel)	(Ochrocarpus longifolious)	
नागदमनी	पोइजन बल्ब (Poison bulb)	क्राइनम एशियाटिकम (Crinum asiaticum)	नागदमनी
नागरमोथा	नट ग्रास (Nut grass)	साइपरस स्केरिओसस (Cyperus scariosus)	मुस्तक
नारंगी (संतरा)	चाइनीज औरेंज (Chinese orange)	साइट्रस वल्गेरिस (Citrus vulgaris)	नारंगी
नारंगी कडु	कडु नारंगी या सिवीले (Bieter orange or seville)	साइट्रस सिगाराबिया (Citrus cigarabia)	—
नारियल	कोकोनट पाम (Coconut palm)	कोकस न्युसिफेरा (Cocos nucifera)	नारिकेल अथवा स्कन्द फल
नासपाती	पियर ट्री (Pear tree)	पायरस काम्युनिस (Pyrus communis)	अमृत फल
निर्मली	क्लियरिंग नट (Clearing nut)	स्ट्रिकनस पोटेटोरम (Strychnos potatorum)	कतक
निसोथ	टर्पेथ रूट (Turpeth root)	ओपर कुलिना टर्पेथम (Operculina turpethum)	निशोत्रा
नींबू (कागजी)	लाईम (lime)	साइट्रस मेडिका एसिडा (Citirus medica-acida)	निम्बुक
नींबू (बिजौरा)	लाइम (Lime)	साइट्रस मेडीका-टिपीका (Citrus medica-typica)	मातृतुंग
नींबू (जम्बारी)	लाइम (Lime) अथवा दी लेमन ऑफ इन्डिया (The lemon of India)	साइट्रस मेडीका लाईमोनम (Citrus medica-limonum)	जम्बीर
नींबू मीठा	स्वीट लेमन (Sweet lemon)	साइट्रस मेडीका लिमेटा (Citrus medica-limetta)	मिष्ट निम्बुक
नींबू जंगली	वाइल्ड लाइम (Wild lime)	एटलेंटिया मोनोफिला (Atalantia monophylla)	अटबी जम्बीरी
नीम	नीम ट्री (Neem tree)	अजाडिरेक्टा इन्डिका (Azadirachta indica)	निम्ब
नीम (महा) बकायन	पर्शियन लिल्यिक (Persian liliac)	मेलिया एजेड़रैक (Melia azedarach)	महा निम्ब
नीम मीठा	करी लीफ ट्री (Curry leaf tree)	—	मिष्ट निम्ब
नील	इन्डिगो (indigo)	इन्डिगोफेरा टिंक्टोरिया (Indigofera tinctoria)	नालिनी
नेत्र वाला (सुगन्ध वाला)	—	पवोनिया औडोरेटा	बाल

नाम हिन्दी	नाम सामान्य अंग्रेजी	नाम लैटिन	आयुर्वेदिक नाम तथा अन्य
	—	(Pavonia odorata)	
पाषाड भेद		सेक्सीफ्रागा लिंगुलेटा (Sexifraga ligulata)	पाषाण भेद
पतंग	सेपन वुड (Sappan wood)	सीसेल्पीनिया सेपन (Caesalpinia sappan)	पतंग
पत्थर घोड़ी	टोड फ्लेक्स (Toad flax)	लाइनेरिया रेमोसिसिमा (linaria raamosissima)	—
देपमाख	बर्ड चेरी (Bird cherry) अथवा हिमालयन चेरी (Himalayan cherry)	प्रूनस पुदुड्डुम (Prunus puddum)	पद्म गन्ध
पपीता	सेंट इग्नेशियम बीन (St. lgnatium been)	स्ट्रिक्नोस इग्नेशिआई (Sirychnos ignasia)	—
परबल	सेसपाडुला (Sespadula)	ट्राईको सेन्थस डायोसिआ (Tricho santhes diocia)	पटोल
पर्ण बीज (हिमसागर)	—	ब्रायोफिलम कैलीसिनम (Bryophyllum calycinum)	—
पहाड़ी पीपल	—	फाइक्स अरनोटियाना (Ficus arnottiana)	नन्दी वृक्ष
पाकर पीपल	फाइक्स (Peepal)	फाइक्स इन्फेक्टोरिया (Ficus infectoria)	प्लक्ष अथवा बट प्लब
पाठा (राजपाठा)	वेल्वेट लीफ (Velvet leaf)	साइकिलिया पेल्टेटा (Cyclea peltata)	पाठा
पाताल तुम्बी	—	सेरोपेजिया बल्बोसा (Ceropegia bulbosa)	—
पानलता	इन्डियन ट्यूबर रूट (Indian tuber root)	डैरिस यूलिजिनोसा (Derris uliginosa)	— —
पापरी	इन्डियन पेलेट श्रब (Indian pellet shrub)	पावेटा इन्डिका (Pavetta indica)	पापआ अथवा तिर्यक फला
पामुख	कोलुम्बीना (Columbina)	वरबीना ऑफिसिनेलिस (Verbena officinalis)	—
पालक	स्पाइनेज (Spinage) अथवा स्पिनाच (Spinach)	स्पाइनेसिया ऑलीरेसिया (Spinacia oleracea)	पालक्वा
पिन्डालू	—	रेंडिया युलिगिनोसा (Randia uliginosa)	पिण्डालुक
पित्त पापडा न0 1	कामन फ्युमिटरी (Common fumitory)	फ्युमेरिया पारवी फ्लोरा (Fumaria parviflora)	पर्पट

नाम हिन्दी	नाम सामान्य अंग्रेजी	नाम लैटिन	आयुर्वेदिक नाम तथा अन्य
पित्त पापडा न0 2 अथवा दमन पापडा	टू फ्लावर्ड इन्डियन माडर (Two flowered Indian madder)	ओल्डेनलण्डिया कोरिम्बोसा (Oldenlandia corymbosa)	क्षेत्र पर्पट
पित्त पापडा न0 3 (पुनाका)	राक ऐनथम (Rock ancthum)	ग्लासोकार्डिया लिनीएरी फोलिया (Glossocardia (linearifolia)	पिथारी
पिपर मिन्ट	मार्श मिण्ट अथवा पेपर मिंट (Marsh mint or Pepper mint)	मेन्था पिपेरेटा (Mentha piperita)	—
पिप्पली	लांग पेप्पर (Long pepper)	पाइपर लोंगम (Piper longum)	पिप्पली
पियारांगा (ममीरो)	गोल्ड थ्रेड (Gold thread)	थैलिक्ट्रम फोलियोलोसम (Thalictrum foliolosum)	गीत रंगा
पिस्ता	पिस्टेशिओ (Pistachio)	पिस्टासिया वीरा (Pistacia vera)	निकोचक
पवित्र पीपल वृक्ष	सेक्रेड फिग (Sacred fig)	फाइकस रिलीजियोसा (Ficus religiosa)	अश्वत्थ अथवा पिप्पल
पीपल पाकर	—	फाइकस रमफी (Ficus rumphi)	नन्दी वृक्ष
पीली कपास	गोल्डन सिल्क काटन (Golden silk cotton)	कोक्लोस्पर्मम गोसीपियम (Cochlospermum gossypium)	पीत कार्पास
पीलु छोटा	टूथ ब्रुश ट्री (Tooth brush tree)	सैलबेडोरा परसीका Silvedora persica	पीलु गुडफल
पुदीना	स्पिअर मिन्ट (Spear mint)	मेंथा सेटाइवा (Mentha sativa)	पूतिहा
पुनर्नबा लाल	हॉग बीड (Hag weed)	बोचेविया डिफ्यूसा (Bochavia diffusa)	शिलाटिका
पुनर्नवा (श्वेत)	स्प्रेडिंग हॉग बीड (Spreading hog weed)	ट्रायेंथिमा पोटर्यूलेक्स्ट्रम (Trianthema portulacastrum)	वर्षाभू
प्याज	अनियन (Onion)	ऐलियम सिप्सा (Allium ceppa)	—
प्रेम पुष्पी	पैशियन फ्लावर (Passian flower)	पेसीफ्लोरा इन्कारनेटा (Passiflora incarnata)	प्रेम पुष्पी
फंजी	गुड नाइट फ्लावर्स क्रीपर (Good night flowers creeper)	रिविया ऑर्नेटा (Rivea ornata)	फंजिका

नाम हिन्दी	नाम सामान्य अंग्रेजी	नाम लैटिन	आयुर्वेदिक नाम तथा अन्य
फरहद	इन्डियन कोरल ट्री (Indian coral tree)	एरिथ्रिना इन्डिका (Arythrina Indica)	पारिभद्र
फरास	—	टमरिक्स आरटिक्युलेटा (Tamarix articulata)	फरास
फालसा	एशियाटिक ग्रीविया (Asiatic greevia)	ग्रीविया एशियाटिका (Grevia asiatica)	परुषक
फूट	कुकुम्बर मोमोर्डिका (Cucumber momordica)	कुकुमिस मोमोरडिका (Cucumis momordica)	उर्वास
बच न0 1	स्वीट फ्लेग (Sweet flag)	एकोरस कैलेमस (Acorus calamus)	बचा
बच (श्वेत) न0 2	—	पेरिस पोलीफाइला (Paris polyphylla)	शुक्ल बचा
बच सुगन्धा (चन्द मूला)	—	केम्फेरिया गेलैंगा (Kaempferia galanga)	सुगन्ध बचा
बछनाग (श्वेत या दूधिया)	मोंक्स हुड (Monk's hood)	एकोनाइटम नेपिलस (Aconitum napellus)	शृंगी विष
बडहर	मंकी फ्रूट (Monkey fruit)	आर्टोकार्पस, लकुचा (Artocarpus lakoocha)	लकुच
बथुवा	व्हाइट गूज फुट (White goose foot)	चीनोपोडियम एल्बम (Chenopodium alba)	वास्तूक (जो लोगों में जीवन संचार करे)
बन उड़द	—	टिरेमनस लेबियेलिस (Teramnus labialis)	माषथर्णी
बन गोखरू	विन्गेड कालट्रोप्स (Winged caltrops)	ट्रब्युलस एलेटस (Tribulus alatus)	बन गोखरू
वनफ्सा	वाइल्ड या स्वीट ब्योलेट (Wild or sweet violet)	वायला ओडोरेटा (Viola odorata)	नील पुष्पा
बन लौंग	प्राइमरोज विलो (Primerose willow) अथवा वाटर क्लोव (Water clove)	जूसिया सफ्रूटिकोसा (Jassiaea suffruticosa)	मूलवङ्ग
बबूल	अकेसिया ट्री (Acacia tree)	एकेशिया अरेबिका (Acacia arabica)	बबूल
बरगद	बैनयिन ट्री (Banyan tree)	फाइकस बन्गालेन्सिस (Ficus bengalensis)	वट
बरना	थ्री लीवड केपर (Three leaved caper) अथवा होली गालिक पियर	क्रेटेवा रिलीजियोसा (Crataeva religiosa)	बरूण

नाम हिन्दी	नाम सामान्य अंग्रेजी	नाम लैटिन	आयुर्वेदिक नाम तथा अन्य
	(Holy garlic pear)		
बरमूला	—	केलिकार्पा आर्बोरिया (Callicarpa arborea)	बरमूला
बलूत	कुमाऊ ओक (Kumaon oak)	क्येर्कस इन्काना (Quercus incana)	—
बसंत	हाइपेरिकन (Hypericon)	हाइपेरिकम परफोरटम (Hypericum perforatum)	—
बेटडा	बहेड़ा नट्स (Beddanuts)	हरमीनेलिया ब्लेरीका (Herminalia blerica)	विभीतक
बांदा बड़ा	पेरासाइट आफ दी ट्री (parasite of the tree)	लोरेंथस लोंगीफ्लारस (Lorenthus longiflorus)	वन्दाक
बांदा छोटा	—	लोरेंथस ग्लोबुसस (Lorenthus globusus)	—
बांस	बाम्बू (Bamboo)	बेम्बूसा अरेन्डीनासिया (bambusa arundinacea)	
बाकला	कामन फ्रेंच या किडवी बीन (Common French or kidney been)	फेसियोलस वल्गेरिस (Phaseolus vulgaris)	—
बाजरा	स्पाइक्ड या पर्ल मिलेट (Spiked or pearl millet)	पेनीसिटाम टाइफाइडियस (Pennisetam typhoideum)	बर्जटी
बादाम मीठा	स्वीट अमान्ड (Sweet almond)	प्रूनस एमिगडेलस (Prunus amygdalus)	बाताद (मधुर)
बादाम देशी	इंडियन आमन्ड (Indian almond)	टरमीनेलिया केटेपा (Terminalia Catappa)	—
बादाबर्द	बैंक थिसिल (Bank thistle)	वाल्युटेरेला डायवारिकटा (Volutarella divaricata)	भूदण्डी
बादियान खताई	स्टार एनिसी (Star anisae)	इलिसियम वेरम (illicium verum)	—
बाबूना	केमोमाइल फ्लावर (Chamomile flower)	मेट्रिकेरिया केमोमिला (Matricaria chamomilla)	—
वाय बिडंग	बब्रेंग (Babreng)	इमेलिया रिब्स (Emelia ribes)	विडंग
बाराहीकन्द	—	डायोस्कोरिया बल्बीफेरा (Dioscorea bulbifera)	बाराहीकन्द
बावची	एस्कुलेट फायकर्टिया (Esculant fiacurtia)	सोरेलिया कोरलीफोलिया (Psoralea corylifolia)	वाकुची

नाम हिन्दी	नाम सामान्य अंग्रेजी	नाम लैटिन	आयुर्वेदिक नाम तथा अन्य
बिछुआ	टाइगर्स क्लॉ (Tigers claw)	मार्टीनिया डिएन्ड्रा (Martynia diandra)	बघनखा
बिदारीकन्द	—	पुरेरिया ट्यूबेरोसा (Puereria tuberosa)	स्वादुकन्दा
विधारा नं0 1	—	रोरिया सेन्टोलोयडीज (Rourea santoloides)	वृध्दारूक
विधारा नं0 2 अथवा समुद्रशोष	एलीफेन्ट क्रीपर (Elephant creeper)	आर्जिरिया स्पीसीयोसा (Argyreia speciosa)	वृद्धदारू
बिसौरा	मेल फर्न (Male fern)	एस्पीडियम फिलिक्स मास (Aspidium felix mass)	—
बिहीदाना	क्विन्स (Quince)	साइडोनिया बलगेरिस (Cydonia vulgaris)	अमृतफल
बेंत	केन (Cane)	कैलेमस रोटंग (Calamus rotang)	बेतस
बेंत-सादा	व्हाइट विलो (White willow)	सेलिक्स एल्बा (Salix alba)	बेतस
दमुश्क	ब्राड लीव्ड विलो (Broad leaved willow)	सेलियस केप्रिया (Silix caprea	बेतस
बोदाना	ट्रु बारबरी (True barberry)	बरबेरिस वल्गेरिस (Berberis vulgaris)	दारूह
बेबीना	ह्वाइट केलिसाइन (White calycine)	मुसीन्ड्रा फ्रान्डोसा (Mussaendra frandosa)	नागबल्ली
बेर	इंडियन जुजुबे (Indian jujube)	जीजीफस जुजुबा (Zizyphus jujuba)	बदरीकोल
बेल	बेल (Beel)	एगल मारमेलोस (Aegle marmelos)	बिल्व
बेला (मोगरा)	अरेबियन जेसमिन (Arabian jasmine)	जेस्मिनम सम्बक (Jasminum sambac)	मल्लिका
बेलाडोना	—	एट्रोपा बेलाडोना (Atropa belladona)	—
बैंगन	ब्रिंजल (Brinjal)	सोलेनम मेलोनजिना (Solanum melongena)	वृताक्त
ब्रह्मकमल अथवा सूरजकौल	—	सोस्सुरिया ऑबवालाटा (Saussurea obvallata)	ब्रह्मकमल
ब्रह्मदण्डी	थिसल (Thistle)	ट्रायकोलेपसिस ग्लेबेरिमा (Tricholepsis glaberrima)	ब्रह्मदण्डी

नाम हिन्दी	नाम सामान्य अंग्रेजी	नाम लैटिन	आयुर्वेदिक नाम तथा अन्य
ब्राह्मी	इंडियन पेनीवर्ट (Indian penny wort)	हाइड्रोकोटाइल एशियाटिका (Hydrocotyle asiatica)	मंडूकपर्णी
*भांग या विजया बूँटी	इंडियन हेम्प (Indian hemp)	केनाबिस इंडिका (Cannabis indica)	भंगा*
भांगरा (श्वेत)	—	इकलिप्टा ऐलबा (Eclipta alba)	श्वेत भृङ्गराज
भिंडी	लेडीज फिंगर (Lady's finger)	हिबिस्कस एस्क्यूलेंटस (Hibiscus esculentus)	भेंडा
भिलावा	डारकिंग नट ट्री (darking nut tree)	सेमीकारपस एनाकारडियम (Semicarpus anacardium)	भल्लातग
भोजपत्र	—	बेटुला भोजपत्र (Betula bhojapatra)	भूर्जपत्र
मक्का	इंडियन कोर्न मेज (Indian corn maize)	जी मेस (zea mays)	मकाय
मकोय	—	सोलेनम नाइग्रम (Solanum nigrum)	काकमाची
मखाना	फोक्स नट (Fox nut)	इयूरियल फीरोक्स (Euryl ferox)	—
मजीत	हार्ट लीव्ड मैडर (Heart leaved madder)	रूबिया कोर्डीफोलिया (Rubia cordifolia)	मंजिष्ठा
मटर	गार्डन पी (Garden pea)	पीसम सेटाइवम (Pisum sativum)	वर्तुल
ममीरा	केप्टिस गोल्ड थ्रेड (Captis gold thread)	केप्टिस टीटा (Captis teeta)	महातिक्ता
मोरशिखा	कोक्स कोम्ब (Cock's comb)	सिलोसिया क्रिस्टेटा (Celosia cristata)	मयूरशिखा
मसूर	लेंटल (Lentle)	लेंस एस्कुलेंटा (Lens esculenta)	मसूर
महुआ	—	बेसिया लेटीफोलिया (Bassia latifolia)	मधूक
माजूफल	ओक गाल्स (Oak galls)	क्वेर्कस इन्फेक्टोरिया (Quercus infectoria)	मायाफल
मस्तंगी	—	पिस्टेसिया लेन्टिस्कस (Pistacia lentiscus)	—
मार्घवीलता	क्लस्टर्ड हिप्टेज (Clustered hiptage)	हिप्टेज बेंगालेन्सिस (Hiptage bengalensis)	माधवी

*बीजयुक्त कोमल शाखाओं को भांग; स्त्री जांगों के क्षुप की राल मुक्त पुष्प मंजरी को "गांजा" तथा शाखाओं पर जमे हुए राल सदृश पदार्थ को 'चरस' कहते हैं।

नाम हिन्दी	नाम सामान्य अंग्रेजी	नाम लैटिन	आयुर्वेदिक नाम तथा अन्य
मालतौ	—	एगानोस्मा डिकोटोमा (Aganosma dichotoma)	मालती
कांगनी	स्टाफ ट्री (Staff tree)	सिलेस्ट्रस पेनीकुलेटस (Celastrus peniculatus)	ज्योतिषलता
मिरची लाल	रेड चिलीज (Red chilies)	केप्सीकम फ्रूटेसेन्स (Capsicum frutescens)	मिरचीफला
	लिकोरिका (Liquorica)	ग्लिसराइजा ग्लैब्रा (Glycyrrhiza glabra)	यष्टि मधु
मूंज	सेक्रम मुंज (Saccharum munja)	सेक्रम सारा रोक्सा (Saccharum sara roxa)	मुञ्ज
मूंग	ग्रीन ग्राम (Green gram)	फसियोलस मूंगों (Phaseolus mungo)	मुंग
मूंगफली	पीनट या ग्राउण्ड नट (Peanut or ground nut)	एरेकिस हाइपोगिया (Arachis hypogaea)	—
मूली	रेडिस (Raddish)	रेफेन्स सेटाइवा (Raphanus sativa)	मूलक
मूर्बा	इनोरमस कैमल्स फुट क्लाइम्बर (Enormous camels foot climber)	बोहेनिया वाहुली (Bauhinia vahulii)	दृढ़ सूत्रिका
मूसली सफेद	—	एस्पेरेगस ऐबसेडेंस (Asparagus abscendens)	मूसली सफेद
मूसली स्याह	ब्लैक मसल (Black musle)	कुरकुलीगो आरकियोडीज (Curculigo orchiodis)	ताल मूली
मेथी	फेनू ग्रीक (Fenu greek)	ट्रिगोनेला फोइनम ग्रीकम (Trigonella foenem graecum)	मेथिका
मेंहदी (हिना)	हेसना (Hesnna)	लाउसोनिया इनूमिस (Lawsonia inermis)	रक्त
विलायती मेंहदी	कोमल मार्टल (Common myrtl)	मिर्टस कम्युनिस (Myrtus communis)	—
मोरबा	बालसेमिना (Balsamina)	मामोर्डिका बालसेमिना (Momordica balsamina)	—
मोंठ	किडनी बीन (kidney been)	फोसियोलस एकोनिटिफोलियस (Phasceolus aconiti folius)	
मोथा (नागर)	—	साइपिरस स्केरियोसस (Cyperus scariosus)	मकुष्ठ नायर मुस्तक
मोरपंखी	पीकोक टेल (Peacock's tail)	एक्टीनोपटेरिस डाइकोटोमा (Actinopteris dichotoma)	मयूर शिखा।
मोलसिरी	सुरीनाम मेडलकर (Surinam medalcar)	मिमुसोप्स इलेंजा (Mimusops elengi)	बकुल

परिशिष्ट–2

धमनी तालिका

वह रक्त नलिकायें जो हृदय से अंगों की ओर रक्त को लेकर जाती हैं, धमनी कही जाती हैं, विकल्प फुफ्फुसीय (pulmonary) और नाभि (umbilical) धमनियों के, जो अंग से हृदय की ओर रक्त लाती हैं। धमनियों में लाल अर्थात् आक्सीजनयुक्त (oxygenated or aerated) रक्त होता है।

अंग्रेजी में धमनियों के नाम क्षेत्र, अंग या आकार के आधार पर होते हैं। हिन्दी में भी इसी आधार पर रूपान्तर किया गया है। सामान्यतया अंग्रजी शब्द ज्यों के त्यों हन्दी लिपि में लिखकर प्रयोग में लाये जा सकते हैं, और इससे उपयुक्त मूलतः बनाई रखी जा सकती है।

अधिकतर धमनी और शिरा (रक्त वाहिनियां) साथ-साथ समानान्तर शरीर में होती हैं।

अंग्रेजी में धमनी के लिये आरटीरिया (arteria) और आरट्री (artery) दो शब्द का प्रयोग है जिनका अर्थ एक ही है।

नाम अंग्रेजी	नाम हिन्दी	उद्‌गम	वितरण
Aberrant	ऐवेरेन्ट, उद्‌गमच्युत या सामान्य भ्रष्ट धमनी; ऐसी धमनी जो अपने निश्चित उद्‌गम के स्थल से हटी हुई हो।	बाहु (brachial) और कक्षीय (axillary)	रेडियल (radial) बहिर्प्रकोष्ठास्थिक
Acetabular or Articular	एसीटाबुलर या आरटी कुलर; अस्थि उलूखल या सन्धि धमनी	डिसेंडिग आयोटा (descending aorta) अधोगामी महाधमनी	ऐवेरेन्ट धमनी से शाखा मिल कर दायीं अधःक्वैविकली (subclavian) और पर्शु ग्रीवा स्थूल शाखा (costocervical trunk) या उर्ध्व पर्शुकीय मध्य धमनी (superior intercostal artery) द्वारा रक्त का वितरण करती है।
Acromial	एक्रोमियल; मेड पार्श्वछोर अंशफल्क	ट्रान्सवर्स स्कैपुलर (transverse scapular)	त्रिकोणात्मक रचना वाली (डेल्टोइड (deltoid) तथा चपटी त्रिकोणक

नाम अंग्रेजी	नाम हिन्दी	उद्गम	वितरण
	धमनी; एक्रोमियन (acromian) प्रवर्ध (process) से सम्बन्धित	अनुप्रस्थ अंसफलकीय	ट्रेपेजियस (trapezius) मांस पेशी में रक्त का विस्तार करती है।
Afferent	एफेरेन्ट, अभिवाही धमनी	वृक्क मध्य दलीय (interlobular of kidney)	ग्लोमेरूलाई (glomeruli) —केशिका गुच्छ में रक्त पहुँचाती हैं और
Alveolar or Jingival	एल्ब्योलर या जिन्जीवाल; दन्तगर्तीय या मसूड़ों सम्बन्धी	पश्च ऊर्ध्व दन्त गर्तकीय (posterior superior) alveolar)	ऊपरी जबड़े (upper jaw) के पश्च भाग (posterior portion) के मसूड़ों (gums) में रक्त पहुँचाती है।
Alvcolar, Anterior Superior (Anterior Superior Dental OT)	एल्व्योलर, एन्टीरियर सुपीरियर या (एन्टीरियर सुपीरियर डेन्टल (ओ0 टी0) गर्तकीय अग्र ऊर्ध्व अथवा (अग्र ऊर्ध्व दन्तीय, ओ टी)	अधो अक्षिकास्थि (इन्फरा-ओरविटल—infra orbital)	ऊपरी कर्तक (incisor) तथा कीला (canine) दांतों एवं उर्ध्व हनु मैक्सिलरी (maxillary) कोटर (sinus) की श्लैष्म कला (mucous membrane) में रक्त पहुँचाने वाली।
Alvcolar, Inferior (Inferior dental OT)	एल्व्योलर इन्फीरियर, (इन्फीरियर डेन्टल ओ0 टी0) गर्तकीय निम्नोदर (निम्नोदर दन्तीय ओ टी)	अन्तरीय उर्ध्व हनु सम्बन्धी (internal maxillary)	यह महाधमनी मायलोहायड (mylohyoid) पेशी, मुखगुहा श्लैष्म कला (buccal mucous membrane); नीचे के जबड़े के दाँत (lower teeth), नीचे के जबड़े (mandible) तथा मसूड़ों (gums) को रक्त पहुँचाती है।
Alveolar, middle superior (inter costal)	एल्व्योलर, मिडिल सुपीरियर (इन्टर कोसटल) गर्तकीय मध्य-उर्ध्व (अन्तर पर्शुकीय)	अधोअक्षास्थिक (इन्फरा ओरविटल—infra orbital)	ऊपरी अग्रचर्बक दांतों (upper premoter teeth) को रक्त पहुँ चाती है।
Aivcolar, posterior superior (posterior superior dental OT)	एल्व्योलर, पोस्टीयर सुपीरियर (पोस्टीयर सुपीरियर डेन्टल, ओटी) गर्तकीय पश्चोर्ध्व (पश्च दन्तीय, ओटी)	(Internal maxillary) अन्तरीय उर्ध्व हन्व (मैक्सीलरी—(maxillary)	ऊपरी चर्बक (upper molar) और अग्रचर्बक (premolar) दाँतों, मसूड़ों उर्ध्व हन्व श्लैष्म कला कोटर (sinus) तथा कपोल पेशी (बक्सीनेटर मसल) को रक्त पहुँचाती है।
Angular	एन्गुलर कोणास्थि	बाह्य उर्ध्व हन्व (external maxillary)	चक्षु वर्तुल पेशी (orbiclaris oculi) नाशा खेंत्र (nasalis) अश्रु

नाम अंग्रेजी	नाम हिन्दी	उद्गम	वितरण
	(निचले जबड़े की हड्डी)		कोष (lacrimal sac) आदि को रक्त पहुँचाती हैं।
Antral	एन्ट्राल ऊपर के जबड़े की कोटर सम्बन्धी	अग्र (anterior) और पश्च (posterior) उर्ध्व गर्तकी	उर्ध्व हनु कोटर श्लैष्म कला (mucous membrane of maxillary sinus) जिसे हाईमोर की कोटर (antrum of Highmore) भी कहा जाता है, को रक्त पहुँचाती है।
Aorta, abdominal	आयोटा एब्डोमीनल; उदरीय महाधमनी	अधोगामी (वक्षीय—thoracic) महाधमनी।	मध्य पट (diaphragm), देहभित्ति (body wall), उदरीय (abdominal) और श्रोणी देहांग (pelvic viscera) में रक्त पहुँचाती हैं।
Aorta, arch of	आयोटा, आर्च आफ, आयोटा (मद्दाधमनी) वलय	अवरत (continuation) आरोही महाधमनी (ascending aorta) हृद्छद् (pericardium) के बाहर (outside)।	
Aorta ascending	आयोटा एसेन्डिंग आरोही (महाधमनी)	बायें निलय (left ventricle) के अधर से	यह बाईं और दाईं हद् धमनी (coronary) में विभक्त हो जाती है।
Aorta, descending (thoracic)	आयोटा डिसेंडिंग (थोरसिक) अधोगामी महाधमनी (वक्षीय)	आयोटा (महाधमनी) चाप (arch) के निरन्तर चलकर चतुर्थ वक्षीय कशेरू (fourth thoracic vertebra) के अधः तट से निकलती हैं।	देहभित्ति (body wall), वक्षीय देहांग (thoracic viscera) और मध्यपट (diaphragm) को रक्त पहुँचाती है।
Appendicular	एपेन्डीकुलर अनुबन्धीय;	इलियोसेक्रल (ileosacral)	सीकम (caecum) की शिखर तथा कृमिकार प्रवर्ध (vermiform process) को रक्त पहुँचाती है।
Auditory, internal	ऑडीटरी इन्टरनल; आन्तरिक कर्णी	आधारिक (basilar) और अग्र (anterior) अधः मस्तिष्कीय (interior cerebellar)	अन्तःकर्ण (internal ear) को रक्त पहुँचाती हैं।
Auricular, deep	ओरीकुलर डीप; गहरी कर्ण पल्लव धमनी	आन्तरिक उर्ध्व हन्व (internal maxillary)	बाह्यकर्ण की त्वचा (skin of external acoustic meatus) तथा बाह्य आनक कला (external surface of tympanic membrane) को रक्त पहुँचाती है।

नाम अंग्रेजी	नाम हिन्दी	उद्गम	वितरण
Auricular, posterior	ओरीकुलर पोस्टीरियर; पश्च कर्ण पल्लवी	वाह्य शिरस्क (external carotid)	शिरोबल्क (scalp); आनक कला कोटर (tympanic membrane cavity) आदि को रक्त पहुँचाती है।
Axillary	एक्जीलरी; कक्षीय	अधोजत्रुक (subclavian)	अंस फलक (scapula); अंसीय पेशी वृहत् एवं लघु (pcctoralis major and minor) बाहु पेशियाँ (arm muscles); आदि में रक्त पहुँचाती हैं।
Azyos of vagina	एजाइग्स आफ वजाइना मादा योनि अयुग्मी।	गर्भाशय और योनि	योनि (vagina)
Basilar	बेसीलर, आधारिक (मस्तिष्कीय)	दो कशेरूक धमनियों से मिलकर बनी धमनी।	संवरक (पोन्स, pons), अन्तःकर्ण (internal ear), अनुमस्तिष्क (सेरीबिलम-cerebellum), पिनियल काय (pineal body), प्रमस्तिष्क (cerebellum) और पश्च कपालांश दल (temporal and occipital lobes of cere brum) को रक्त पहुँचाती है।
Brachial	ब्रेकियल; प्रगण्ड (भुजा)	कक्षीय (axillary)	अग्रबाहु की मांस पेशी डेल्टोइड (deltoid), वाइसैप्स (biceps), ट्राइसैप्स (triceps), कोहनी (elbow) और हाथ (hand) आदि स्थानों को रक्त पहुँचाती है।
Bronchial	ब्रोंकियल, श्वांस नलिका सम्बन्धी	(i) अधोगामी (descen-ding) महाधमनी (aorta) ऊपरी और निचला बायाँ भाग से (ii) प्रथम वृहद्धमनी पर्शुका का मध्य (first aortic intercos-tal) दायाँ (right) भाग से (iii) महाधमनी चाप (arch of aorta) से	श्वास नलिकायें (bronchial tubes); फुफ्फुसीय गर्तिका तन्तु (areolar tissue of lungs); नलिका श्वास लसीका गण्डों (bronchinal lymph nodes) और निगलक (esophagus) में रक्त पहुँचाती है।
Buccinator or Buccal	बकसीनेटर और बकल कपोल या कपोलीय;	आन्तरिक ऊर्ध्व हनु (मैक्सीलरी) सम्बन्धी	कपोल पेशी (buccinator mus-cle), गाल की त्वचा और श्लैष्म

नाम अंग्रेजी	नाम हिन्दी	उद्गम	वितरण
			कला (skin and mucous membrane of cheek) और ऊपरी मसूड़ों (upper gums) को रक्त पहुँचाती है।
Bulb of urethra, artery of	बल्ब आफ यूरथरा, आरटी आफ मूत्र मार्ग कन्द धमनी	आन्तरिक योनि क्षेत्र से	मूत्र मार्ग (urethra) से लगी छिद्राविरोध पेशी (sphincter); काउपर ग्रन्थि (Cowper's gland) और मूत्र मार्ग के स्पंजोपम पिण्ड (spongium corpus) को रक्त पहुँचाती है।
Bulb of vestibule, artery of	बल्ब आफ वेस्टीबल, आरटी आफ गर्भाशय गुहा (vestibule) के कन्द की धमनी	आंतरिक बाह्य योनि क्षेत्र से	गर्भाशय कन्द (bulb of vestibule) और वृहत् गर्भाशय ग्रन्थि को रक्त पहुँचाती है।
Carotid Common	कैरोटिड, कोमन, सामान्य शिरस्क धमनी	अनामिका (innominate) के दायें तथा महाधमनी (aorta) के बांयें से	ग्रीवा और सिर (head) के क्षेत्र में रक्त पहुँचाती है।
Carotid external,	कैरोटिड, एक्सटर्नल; शिरस्क बाह्य धमनी	सामान्य शिरस्क (common carotid) से	ग्रीवा, चेहरा, शिरोवल्क (scalp), सिर, कान, धूसर पदार्थ (dura mater) में रक्त पहुँचाती है।
Carotid, internal	कैरोटिड इन्टरनल; शिरस्क, अन्दरूनी (आन्तरिक) धमनी	सामान्य शिरस्क (common carotid) से	प्रमस्तिष्क (cerebrum) के अग्र भाग, आँख (eye), ललाट (forehead) नासा (nose), अन्तःकर्ण (internal ear) धूसर पदार्थ (dura mater) और त्रिशाखीय तन्त्रिका (trigeminal nerve) आदि को रक्त पहुँचाती है।
Cocliac	सिलियक; औदरिक (उदर सम्बन्धी)	उदरीय महाधमनी (abdominal aorta) से	निगलक (esophagus), आमाशय (stomach) का वृहदयी (cardiac) निम्न घुमाव, यकृत (liver), पित्तकोष (gall bladder), आमाशय निम्नद्वार (pylorus) ड्यूडेनम (duodenum), अग्नाशय (pancreas), प्लीहा (spleen), को रक्त पहुँचाती है।
Central artery of	सेन्ट्रल आरटरी आफ	नेत्रीय	दृष्टि-पटल (रेटीना-retina)

नाम अंग्रेजी	नाम हिन्दी	उद्गम	वितरण
retina	रेटीना; दृष्टि पटल की केन्द्रीय धमनी	(ophthalmic)	दृष्टिपटल रेटीना को रक्त पहुँचाती है।
cerebellar, anterior inferior	सेरेबिलर एन्टीरियर एन्फीरियर; अनुमस्तिष्क (सैरेबिलर) अग्र (एन्टीरियर और निम्न (inferior) भागीय धमनी	आधारिक (मस्तिष्कीय) बेसीलर (basillar)	अनुमस्तिष्क का अग्र भाग (anterior portion) तथा निम्न तल (inferior surface) पर रक्त पहुँचाती है।
Cerebellar, posterior inferior	सेरेबिलर पोस्टीरियर इन्फीरियर; अनुमस्तिष्कीय (cerebellar) पंश्च और निम्न धमनी	कशेरूकों (vertebrel) से	मस्तिष्कान्त (medulla oblongata), तृतीय विवर का रक्त पटल जाल (choroid plexus of third ventricle) तथा मस्तिष्कीय तंत्रिकायें ix, x, xi को रक्त पहुँचाती हैं।
Cerebellar, superior	सेरेबिलर, सुपीरियर; अनुमस्तिकीय उर्ध्व	बेसीलर आधारिक मस्तिष्कीय	प्रमस्तिष्क का वलयाकार मध्यीय भाग, बरमिस सेरेबिलाई (vermis cerebeli); अनुमस्तिष्क उर्ध्व तल (superior surface of cerebellum), पिनियल काय (pineal body), अग्र मध्यांश अंचल (antrior medullary vellum); तृतीय विवर के रक्त मध्यावरण (telachorioidea of third ventricle) को रक्त पहुँचाती है।
Cerebral, anterior	सेरीबल, एन्टीयर; प्रमस्तिकीय, अग्र	आन्तरिक शिरस्क (इन्टरनल कैरोटिड) से	मस्तिष्क के अगले भाग में स्थिति सब ही संरचनाओं जैसे ललाट पालि (फ्रन्टल लोब); घ्राण पालि (ओलफैक्टरी लोब) आदि संरचनाओं को रक्त पहुँचाती है।
Cerebral, middle	सेरीबल, मिडिल; प्रमस्तिकीय मध्य	आन्तरिक शिरस्क (इन्टरनल कैरोटिड) से	कर्परकला (putamen), पांडुगोलिका पिण्ड (globus pallidus), आन्तरिक संपुट (internal capsule), अधोप्रमस्तिष्क घुमेड (interior gyrus); अधोगामी ललाटीय घुमेड (ascending frontal gyrus); अरोही पैराइटल

नाम अंग्रेजी	नाम हिन्दी	उद्गम	वितरण
			भित्तिकास्थि (कपाल के छत्र की एक अस्थि) घुमेड (ascending parietal gyrus), सुपरा या अधितटीय घुमेड (supra marginal gyrus), कनपटी पालि का पार्श्व तल (lateral surface of temporal lobe) आदि संरचनाओं को रक्त पहुँचाती है।
Cerebral, posterior	सेरीबल पोस्टीरियर; प्रमस्तिष्कीय पश्च	बेसीलर (basillar) आधारिक मस्तिष्कीय	प्रमस्तिष्कीय धवल सूत्र पट (cerebral penduncle), चेतक thalamus) का पश्च भाग (posterior part of thalamus), स्तनोपम पिण्ड (mamillary bodies) तृतीय वियर की भित्ति (walls of third ventricle); पिण्ड चतुष्टि (अक्षि) (corpora quadri gemina), अंकुश हिप्पोकैम्पल घुमेड (uncus hippocampal gyrus), जिह्वा घुमेड (lingual gyrus); रक्तक पटल (चक्षु) जालक (choroid plexus), चापिका (fornix); दृष्टिपथ (चक्षु) का अर्ध-पश्च भाग (posterior half of visual path), मस्तिष्कीय अनुकपाल के दृष्टि केन्द्र का अर्ध भाग (half of visual center of occipital lobe) को रक्त पहुँचाती है।
Cervical, ascending	सरवाकल एसेन्डिंग, ग्रैवीय आरोही	आन्तरिक थायरोइड (एक अन्तःस्रावी ग्रन्थि) (internal thyroid)	लम्ब उपापडी (longus capitis), विषमकोणिक पेशी अग्र (scalenus anterior), गुद्दी गर्दन का पिछला भाग (napc of neck), सुषुम्नीय मज्जा और उसकी कला (spinal medulla and its membrane); कशेरूक (vertebral) मध्यपट तन्त्रिका (phrenic nerve) को रक्त पहुँचाती है
Cervical deep	सरवाइकल डीप, ग्रैवीय पेंठी (गहरी) हुई	पर्शु-ग्रेवेयी (कोस्टोसरवाइकल ट्रंक)	अर्ध सुषुम्नीय ग्रेवेयी (semispinalis cervicis), सुषुम्ना-मस्तिष्कांत

नाम अंग्रेजी	नाम हिन्दी	उद्गम	वितरण
	धमनी		और उससे सम्बन्धित कलाओं (spinal medulla and membranes); कशेरू धमनी गेवेयी तन्त्रिका (intervertebral cervical nerve) से होती हुई रक्त पहुँचाती है।
Cervical superficial	सरवाइकल सुपरफिशल ग्रेवेयी अगाढ़ (धरातल के नजदीक)	अनुप्रस्थ ग्रेवेयी (transverse cervical)	चौड़ी चपटी त्रिकोणक गर्दन और कन्धे की पेशी (trapezius); अंसफलक उत्थापिका (levator scapulae), सिर को खड़ा रखने वाली गरदन की गेवेयी पेशी (splenius cervicis), सिर को खड़ा रखने वाली गरदन की उपाण्डी पेशी कला (splenius capctis membrane) और लसीका कांडों की पश्च शृंखला (posterior chain of lymph nodes) को रक्त पहुँचाती है।
Cervical transverse	सरवाइकल ट्रान्सवर्स अनुप्रस्थ ग्रेवेयी	वक्ष-ग्रेवेयी महावाहिनी (thyrocervical trunk)	यह धमनी भी उन्हीं संरचनाओं को रक्त पहुँचाती है जिनको गेवेयी अगाढ़ रक्त पहुँचाती है।
Choroid Anterior	कारोइड एन्टीरियर रक्तक पटल अग्र	आन्तरिक शिरस्क (इन्टरनल कैरोटिड (internal carotid)	दृष्टि पथ (optic tract), प्रमस्तिष्कीय धवल सूत्र पट (cerebral peduncle), प्रमस्तिष्क आधार (base of cerebrum); पार्श्व जानुपम पिण्ड (lateral geniculate body), पुच्छयुक्त न्यूक्लिस की युक्त (tail of caudate nucleus); पाण्डु गोलिका पिण्ड मध्यांश (globus pallidus); आन्तरिक सम्पुट (internal capsule) पार्श्व निलय के रक्तकपटल का अधोदेशीय शृंग (choroid plexus of inferior of lateral ventricle) को रक्त पहुँचाती है।
Choroid Posterior	कोरोइड पोस्टीरियर रक्तक पटल अग	पश्च मस्तिष्कीय पोस्टीरियर सेरीबल (posterior cerebral)	तृतीय विवर का रक्तक मध्यावरण (tela choroidea of third ventricle); रक्तपटल जालक

नाम अंग्रेजी	नाम हिन्दी	उद्गम	वितरण
			(choroid plexus) को रक्त पहुँचाती है।
Ciliary Anterior	सिलियरी एन्टीरियर पक्षमाभिका अग्र	आश्रव और क्षेत्रीय पेशी शाखायें अस्कुलर ब्रांचेस आफ ओपथैलमिक एण्ड लेक्राइमल (muscular branches of ophthalmic and lacrimal)	चक्षु के उपतारा और श्वेत पटल (iris and conjuctiva) को रक्त पहुँचाने वाली धमनी।
Ciliary long Posterior	सिलियरी लोंग पोस्टीरियर पक्षमाभिका विस्तीर्ण पश्च	नेत्रीय (ophthalmic)	पक्षमाभिका पेशी और उपतारा (ciliary muscle and iris) को रक्त पहुँचाती है।
Ciliary short Posterior	सिलियरी शोर्ट, पोस्टीरियर पक्षमाभिका लघु (ह्रस्व) पश्च		रक्त पटल और पक्षमाभिका प्रवर्ध (choroid and ciliary process) को रक्त पहुँचाती है।
Circumflex Anterior Humeral	सरकम फ्लैक्स ह्यूमरल परिनत, अग्र स्कन्धीय	कक्षीय (एक्जीलरी—axillary)	अंसक गिली (coreobrachlalis); प्रगंडास्थि शीर्ष (head of humerus); स्कन्ध सन्धि (shoulder joint); अंसीय वृहत् पेशी के कन्दरा तथा द्विशिरस्क भुजा पेशी के शीर्ष आदि (tendons of pectoralis major and long head of biceps branchi muscle membrane) को रक्त पहुंचाती है।
Circumflex Deep iliac	सरकम फ्लैक्स डीप इलियक परिनत गहरी पेंठी इलियक	बाह्य इलियक (external iliac) इलियम (ilium); हड्डी से सम्बन्धित	जंघासा की दो मांस पेशी (posas इलियम सम्बन्धी पेशी (iliacus); जानु श्रोणि आकोचनी पेशी (sartorius); तिर्यक उदरीय आन्तरिक (oblique abdomini-internus(; वाहिनियों के ऊपर की त्वचा (skin over course of vessles) को रक्त पहुँचाती है।
Circumflex Lateral	सरकम फ्लैक्स लेटरल	प्रोफेन्डा फेमोरिस	जाँघ (उरू) की पेशियों को रक्त

नाम अंग्रेजी	नाम हिन्दी	उद्गम	वितरण
Femoral	फैमोरल परिनत, पार्श्व जंघीय	(profunda femoris) गहन जंघीय	पहुँचाती है।
Circumflex Posterior Humeral	सरकम फ्लैक्स पोस्टीरियर ह्यूमेरल	कक्षीय (एक्जीलरी-axillary)	डेलटायड (deltoid, लघुटेरिस माँस पेशी (teres minor); त्रिशिखरी भुजा सम्बन्धी पेशी (triceps brachii); प्रगण्डास्थि ह्यूमरस की बड़ी गाँठ (greater tubercle of humerus), स्कन्ध सन्धि का पश्च भाग (posterior portion of shoulder joint); अंसफलक कूट फमनी जाल (acrominal rete) को रक्त पहुँचाती है।
Circumflex Scapular	सरकम फ्लैक्स स्केपुलर परिनत अंसफलकी या स्कन्धीय	अधःफलकी (सब स्केपुलर-subscapular)	अधः फलकी पेशी (subscapularis; अधोकीली (infraspinatus); वृहत् एवं लघुटेरिस (teres major and minor), मांस पेशियां जो स्कन्ध (scapula) से अग्रबाहु अस्थि ह्यूमेरस (humerus) तक फैली होती है। डेल्टोइड (deltoid) त्रिकोणाकार रचना वाली पेशी; त्रिशिखरी भुजा सम्बन्धी पेशी (triceps brachii), स्कन्ध या अंसफलक (scapula); स्कन्ध सन्धि (shoulder joint) को रक्त पहुँचाती है।
Clitoris, deep Artery of	क्लाइटीरिस डीप आरटी आफ भगनासा की गहरी पेंठी हुई धमनी	आन्तरिक योनि स्थली (internal pudendal)	भगनासा के कन्दरी पिण्ड (corpus cavernosum cletoridis) को रक्त पहुँचाती है
Colic left	कोलिक लेफ्ट वृहदांत्रीय बाईं धमनी	निम्नोदर आंत्रयोजिनी (inferior mesentric)	अनुप्रस्थ वृहदन्त्र का बायाँ भाग left portion of transverse colon); अप्रोगामी वृहदन्त्र का ऊपरी भाग (upper portion of ascending colon); प्लैहिक घुमाव (splenic flexure) को रक्त पहुँचाती है।
colic middle	कोलिक मिडिल	उर्ध्व आंत्रयोजिनी	आरोही बृहदन्त्र का ऊपरी भाग

नाम अंग्रेजी	नाम हिन्दी	उद्गम	वितरण
	वृहदांत्रीय मध्यी धमनी	(superior mesentric)	(upper portion of asceding colon); यकृत-नर्ति (बक्रता) (hepatic flexure); अनुप्रस्थ वृहदंत्र का दायां भाग (right portion of transverse colon) को रक्त पहुँचाती है।
colic right	कोलिक राइट वृहदांत्रीय दाईं धमनी	उर्ध्व आंत्रयोजिनी (superior mesentric)	आरोही वृहदंत्र (ascending colon) को रक्त पहुँचाती है।
collateral inferior ulnar	कोलेटरल इन्फीरियर अलवर समानान्तर अधोदेशीय अन्तः प्रकोष्ठिका (अलना सम्बन्धी धमनी)	भुजा सम्बन्धी (ब्रेकियल brachial)	त्रिशाखीय बाहुक (triceps brachii); भुजा सम्बन्धी (brachialis) नत-असांत्रिवर्तिका पेशी (pronator teres); हाथ की हथेली को नीचे की ओर झुकाने वाली पेशी (articular rete of elbow joint) को रक्त पहुँचाती है।
collateral middle	कोलेटरल मिडिल समानान्तर मध्यी धमनी	प्रोफेन्डा ब्रेकियाई (profunda brachii) गहन सम्बन्धी भुजा	त्रिशाखीय बाहुक का मध्यीय शीर्ष (mediai head of triceps) कुहनी सन्धि के जुड़ने वाले जाल सम्बन्धी स्थल (articular rete of elbow joint) को रक्त पहुँचाती है।
Collateral redial	कोलेटरल रेडियल समानान्तर अरीय धमनी	प्रोफेण्डा ब्रेकियाू (profunda brachii) गहन भुजा सम्बन्धी	त्रिशाखीय बाहुक (triceps brachii); ब्रेकियोरेडियेलिस अग्रबाहु पेशी (brachioradialis); कुहनी सन्धि के जुड़ने वाले जाल (articular rete of elbow joint) को रक्त वितरित करती है।
Collateral, superior	कोलेटरल सुपीरियर सामान्तर	भुजा सम्बन्धी (ब्रेकियल-brachial)	त्रिशाखीय बाहुक (triceps brachii); त्वचा (skin); कुहनी के जुड़ने वाले जाल सम्बन्धी स्थल (articular rete of elbow joint) को रक्त पहुँचाती है।
Communicating, anterior	कमूनिकेटिंग एन्टीरियर अग्र संवाही	अग्रप्रमस्तिष्क (एन्टीरियर सेरीब्रल)	अग्रछिद्रीय धरातल (anterior perforated substance) को रक्त पहुँचाती है।
Communicating,	कमूनिकेटिंग पोस्टीरियर		

नाम अंग्रेजी	नाम हिन्दी	उद्गम	वितरण
posterior	पश्च संवाही	अन्तः शिरस्क (इन्टरनल कैरोटिड)	दृष्टि क्रुश (optic chiasma); दृष्टि पथ (optic tract); सिनेरियम नलिका (tuber cinereum); कुचाग्रोपम पिण्ड (mammillary body); हिप्पोकेम्पल (अश्व रूपी) घुमेड़ (hippocampal gyrus); अन्तःसम्पुट (internal capsule); प्रमस्तिष्क वृन्त (cerebral peduncle); चेतक (थैलेमस) (thalamus); अग्रपक्ष्माभिकी को रक्त वितरित करती है।
Conjunctival, anterior	कंजैकटाइबल, एन्टीरियर अग्र नेत्र श्लैष्मीय	अधिश्वेत पटल एपीस्क्लीरल आफ एन्टीरियर सिलियरी (episcleral of anterior ciliary)	नेत्र श्लेष्मकला (conjunctiva) को रक्त वितरित करती है।
Conjunctival posterior	कन्जैकटाइवल पोस्टीरियर पश्च, नेत्र श्लैष्मीय	माध्यमिक और पार्श्वीय नेत्रच्छद धमनियाँ (medial and lateral palpebral arteries)	नेत्र श्लेष्म कला (conjunctiva) को रक्त वितरित करती है।
Coronary left	कोरोनरी लेफ्ट हृद बाईं धमनी	बायां और पश्च महाधमनी कोटर लेफ्ट पोस्टीरियर आयोटिक साइनस (left posterior aortic sinus)	बायां आलिन्द (बहिष्कोटर) (left atrium); यह धमनी और फुफ्फुसीय धमनी मूल (root of aorta and pulmonary artery); दोनों निलय की मध्यहृत् पेशी (myocardium of both ventricles); निलय मध्य पट (interventricular septum) को रक्त वितरित करती है।
Coronary right	कोरोनरी राइट हृद दाईं धमनी	अग्र महाधमनी कोटर एन्टीरियर आवोटिक सॉइनस (anterior aortic sinus)	दायाँ अलिन्द (right atrium); फुफ्फुसीय धमनी मूल (root of pulmonary artery); महाधमनी (आयोटा-aorta); दायें निलय की अग्रभित्ति (anterior wall of right ventricle); मध्यहृत स्तर (पेशी) (myocardium) में रक्त वितरित करती है।
Costocervical trunk	कोस्टोसरवाइकल	अधोजत्रुक	प्रथम और हितीय मध्य पर्शुकीय

नाम अंग्रेजी	नाम हिन्दी	उद्गम	वितरण
	पर्शुक-ग्रेवेयी महावाहिनी	(सब क्लैवियन-(subclavian)	स्थल (first and second intercostal spaces); ग्रीवा की श्लैष्म कला (mucous membrane of neck); सुषुम्ना और उसकी कलायों (spinal cord and its membranes) को रक्त वितरित करती हैं।
Cremastric	क्रीमैस्ट्रिक वीर्याणु रज्जु के साथ-साथ चलने वाली पतली मांस पेशी धमनी	अधर उर्ध्व जठरी (इन्फीरियर एपी गेस्ट्रिक (inferior epigastric) या बाह्य इलियम (external iliac)	वीर्याणु रज्जु के साथ-साथ चलने वाली पतली मांस पेशी में रक्त वितरित करती है।
Cystic	सिस्टिक पित्ताशयिक	दाईं-यकृत धमनी (right hepatic)	पित्ताशय और यकृत (gall bladder and liver substance) को रक्त पहुँचाती है।
Deferential	डिफरेंशियल व्याक्षिप्त	सुपीरियर और इन्फीरियर वेसाइकिल या इन्टरनल इलियक उर्ध्व और अधः आशयिक या आन्तरिक इलियक	शुक्रीय कोशिका (seminal vesicle) स्खलन वाहिनी, लुंबिका और शुक्र (ductus ampulla and deferens) और उपांड (epidedymus) प्रणाली को रक्त पहुँचाती है।
Dental, anterior superior Dental inferior Dental posterior superior		**see alveolar anterior superior alveolar inferior alveolar posterior superior**	
Digital, common volar	डिजीटल कॉमन वोलर हस्तअल या पादतल धमनी	सुपरफिशियल वोलर आर्च (superficial volar arch) बाह्य हस्त या पाद तली वलय	द्वितीय और पंचम उँगलियां (second to fifth fingers) और उसके आसपास की संरचनायें जैसे नाखून की आधारक (matrix) को रक्त वितरित करती हैं।
Digital, dorsal of thumb	डिजीटल डोर्सल आफ थम्ब आंगुलिक, पृष्ठीय अंगुष्ठीय धमनी	अरीय (radial)	अंगुष्ठ (thumb) को रक्त वितरित करती हैं।
Digital plantar	(डिजीटल प्लांटर) आंगुलिक पादतली	पादतलीय-प्रपदकीय धमनियां (प्लांटर मेटाटारसल	पादांगुलि, अवनतक कन्डरा और वेष्ठन, सन्धि और त्वचा (toes, flexor tendons and sheaths

नाम अंग्रेजी	नाम हिन्दी	उद्गम	वितरण
		आर्टीज) (plantar metatarsal arteries)	joints and skin) को रक्त पहुँचाती है।
Dorsalis pedis	डोर्सेलिस पेडिस	अग्रअर्न्तजंघिकीय (एन्टीरियर टिबियल) (anterior tibial)	इसकी शाखायें पार्श्व पादतली से मिलकर पादतली धमनी वलय (anastomoses with lateral plantrarterial arch); बनाती हैं। पाँव के तलुवे और टखने से मिली हुई हड्डी (tarsal metatarsal); पाँव के पृष्ठ तल का उँगलियों वाला भाग (digital portion of dorsum of foot) को रक्त वितरित करती है।
Epigastric deep or epigastric inferior	एपीगैष्ट्रिक डीप और एपीगैष्ट्रिक इन्फीरियर गहरी उर्ध्व जठर और अधः उपजठर धमनी	बाह्य इलियम (external iliac)	अग्र उदरीय भित्ति की त्वचा और पेशियाँ (skin and muscles of anterior abdominal wall); वीर्याणु रज्जु (spermatic cord); अन्त्र बेष्टनी (peritoneum) को रक्त वितरित करती है।
Epigastric superficial	एपीगैस्ट्रिक सुपरफिशल उथली उर्ध्व जठरी धमनी	जाँघेय (फेमोरल-femoral)	टूँडी से नीचे की उदरीय भित्ति की त्वचा तथा जंघासा (inguinal) लसीका काडों को रक्त वितरित करती है।
Epigastric superior	एपीगैस्ट्रिक सुपीरियर	आन्तरिक स्तन सम्बन्धी धमनी (internal mammary)	उर्ध्व उदरीय भित्ति की त्वचा पिधानक (fascia) पेशी और अन्त्र वेष्टनी (peritoneum); मध्य पट (diaphragm) और यकृत दात्राकार बन्ध (falciform ligament) को रक्त वितरित करती है।
Episcleral	एपीस्क्लीरल ऊपरी श्वेत पटली धमनी	अग्र पक्ष्माभिका (एन्टीरियर सिलियरी-anterior ciliary)	उपतारा (आइरिस-iris); पक्ष्माभिकी प्रवर्ध (ciliary process) और नेत्र श्लैष्म कला (कन्जैक्टाइवा-conjuinctiva) को रक्त वितरित करती है।
Esophageal	इसोफैजियल निगलकी	वक्षीय महाधमनी (थोरेसिक आयोटा-thoracic aorta)	निगलक (esophagus)

नाम अंग्रेजी	नाम हिन्दी	उद्गम	वितरण
Ethmoidal anterior	इथमोइडल एन्टीरियर झर्झरास्थि अग्र	नेत्रीय (ओपथैलमिक-ophthal-mic)	अग्र और मध्य झर्झरास्थि कोशिकायें (anterior and middle eth-moidal cells); अग्र मस्तिष्कीय अस्थिगर्त का धूसर पदार्थ (dura mater of anterior cranial fossa); नासा आन्तरिक भित्ति एवं नासापट (internal wall and septum of nose); ललाटीय वायुकोटर (frontal air sinus); नासा पृष्ठीय त्वचा (skin of dorsum of nose) को रक्त वितरित करती है।
Ethmoidal posterior	इथमोइडल पोस्टीरियर झर्झरास्थि पश्च	नेत्रीय (ओपथैलमिक-ophthal-mic)	पश्च झर्झरास्थि वायु कोशिकायें (posterior ethmoidal air cells); झर्झर प्लेट के आसपास का धूसर पदार्थ (duramater around cribriform plate); नासा उर्ध्व नलिका पथ (superior meatus) और उर्ध्वनासीय शाखिका (superior nasal cauda) को रक्त वितरित करती है।
facial or maxillary external	फेसियल और मैक्सीलरी एक्सटर्नल	एक्सटर्नल कैरोटिड (external carotid)	ग्रसनी (फैरिंगस) की संकोचनी श्लैष्म कला (censitrictor mucous membrane of pha-rynx); सूचि हायड (जिह्वास्थि) (stylohyoid); कपोलपेशी (bucci-nator); गलतुण्डिका (टोन्सिल) (tonsil); श्रवण नलिका (audi-tory tube); जिंह्वा नूल (root of tongue); उप अधोहनु ग्रन्थि (sub maxillary gland); गर्दन और चेहरे के लसीका काण्ड (lymph nodes of neck and face); चेहरे की त्वचा (skin of face) अश्रु कोशिका (lacrimal sac) और नासा पट (nasal septum) को रक्त वितरित करती है।

नाम अंग्रेजी	नाम हिन्दी	उद्गम	वितरण
Femoral	फेमोरल जांघेय	बाह्य इलियक के सतत कन्टीन्युएशन आफ एक्सटर्नल इलियक (continuation of iliac)	उदरीय और जँघासीय के निचले भागों की त्वचा (skin of lower part of abdomen and groin). बाह्य जननेन्द्रिय अंग (external genitalia), वक्षण लसीका के पर्व (नोड) (inguinal lymph nodes), उरू (जंघा) की मध्यीय, पार्श्वीय और अग्र तलों की श्लैष्म कला (mucons membrane of medial, lateral, and anterior aspects of thigh); जंघास्थि (फीमर—femur) और जानु सन्धि (knee joint) को रक्त वितरित करती है।
Franulum linguaie, artery of	फ्रेनूलम लिंगुई आरटरी आफ जिह्वा की गति अवरोधक भांज धमनी	अधोजिह्वी (सबलिंगुअल-sublingual)	जिह्वा की गति अवरोधक भांज (franulum of tongue) को रक्त वितरित करती है।
Frontal	फ्रन्टल ललाटीय	नेत्रीय-ओपथैलमिक (ophthalmic)	त्वचा (skin), श्लैष्म कला (mucous membrane), ललाट के परिमस्तिष्कीय भाग को रक्त वितरित करती है।
Gastric, left	गैस्ट्रिक, लेफ्ट जठरीय बाईं	उदरीय (सिलियक-celiac) धमनी	आमाशय के अग्र भाग और अल्प घुमाव (lesser curvature and cardia of stomach), और निगलक के निचले भाग को (lowar end of esophagus) को रक्त वितरित करती हैं।
Gastric, right	गैस्ट्रिक राइट जठरीय दाईं	यकृतीय (हिप्पैटिक-hepatic	आमाशय के पक्वाशयिक भाग (pyloric portion) को रक्त वितरित करती है।
Gastric, short	गैस्ट्रिक, शोर्ट जठरीय, सीमित	प्लैहिक (स्प्लीनिक-splenic)	आमाशय वृहद घुमाव (greater curvature of stomach) को रक्त वितरित करती है।
Gastric, doudenal	गैस्ट्रिक, ड्यूडेनल आमाशय-पक्वाशयी	यकृतीय (हिप्पैटिक-hepatic)	आमाशय निम्न द्वार पाइलोरस-pylorus), पक्वाशय (डयूडेनम-duodenum), अग्नाशय (पेंक्रियाज-pancreas), वृहद-उदरास्तर

नाम अंग्रेजी	नाम हिन्दी	उद्गम	वितरण
			भांज (great omentum), सह पित्तगाहिनी (common bile duct) को रक्त वितरित करती है।
Gastric, epiploic left	गैस्ट्रो एपीप्लोइक लेफ्ट बाईं आमाशय-वृहद् उदरास्तरीय	यकृतीय (हिप्पैटिक-hepatic)	आमाशय वृहदतर घुमाव (greater curvature of stomach), वृहद उदरास्तर भांज (great-omentum) को रक्त वितरित करती है।
Gastro epiploic right	गैस्ट्रो-एपीप्लोइक राइट दाईं आमाशय वृहद उदरा-स्तरीय	यकृतीय (हिप्पैटिक-hepatic)	आमाशय वृहदतर घुमाव और वृहद-उदरास्तर भाँज को रक्त वितरित करती है।
Genicular, highest or genu suprema	जेनीकुलर हाइऐस्ट अथवा गीनु सप्रीमा जानु प्रदेशीय उच्चतम धमनी	जांघेय (फेमोरल-femoral)	जानु श्रोणि अकोचनी पेशी (sartorius), जाँघ की एक पेशी ग्रेसीलिस (gracilis), जानु सन्धि (knee joint), और जाँघ की दूरस्थ मध्यीय त्वचा (skin of medial distal portion of thigh), में रक्त वितरित करती है।
Genicular, lateral inferior and superior	जेनीकुलर लेटरल इन्फीरियर एण्ड सुपीरियर जानु प्रदेशीय पार्श्वीय, अधः तथा उर्ध्व धमनी	पृसतीय (पोपलीटियल-popliteal)	जंघानुपेशी (वासटस-vastus), जानु सन्धि (knee joint), फीमर (femur, चपनी (पटेला-patella), गहरी सन्धिका जालिका (deep articular rete) में रक्त वितरित करती है।
Genicular, medial inferior and superior	जेनीकुलर, मीडियल इन्फीरियर एण्ड सुपीरियर	पृसतीय गुह पोपलीटियल-popliteal)	पृसतीय (पोयलीटियस) पेशी; अग्र जंघास्थि (टिबिया) का समीपस्थ (proximal end of tibia), छोर और जानु सन्धि (knee joint) में रक्त वितरित करती हैं।
Genicular, middle or azygos articular	जेनीकुलर मिडिल और एजाइगस आर्टिकुलर जानु प्रदेशीय, मध्य और अयुग्मी सन्धिकीय धमनी	पृसतीय (पोपलीटियल-popliteal)	जानु सन्धि (knee joint), क्रूश अनुबन्ध (ligament), चपनी स्नैहिक (patellar synovial) और पक्षाकार भांजों (alar folds) में रक्त वितरित करती हैं।
Gluteal, inferior or sciatic	ग्लूटियल, इन्फीरियर या शायटिक अधः श्रोणिकी अथवा नितम्बी	अन्तः इलियक अग्र महावाहिनीं (इन्टरनल, इलियक एन्टीरियर ट्रंक (internal iliac	श्रोणि सम्बन्धी माँस पेशियां, परिमलाशयिक वसा (perictal fat); मूत्राशय मूल (fundus of bladder); शुक्राशय (सेमाइनल

नाम अंग्रेजी	नाम हिन्दी	उद्गम	वितरण
		(anterior trunk)	वेसाइकिल) (seminal vesicle), पौरूप ग्रन्थि (प्रोस्टेट ग्लण्ड) (prostate gland), उरू सन्धि (हिप जोइन्ट—hip joint) नितम्ब तन्त्रिका (sciatic nerve), क्रूश सदृश शाखा मिलन (crucial anestomosis), जाँघ (थाई thigh); त्रिकास्थि (सैक्रम-sacrum) अनुत्रिक या पुच्छस्थि (कौकेक्स-coccyx) को रक्त वितरित करती है।
Gluteal superior	ग्लूटियल सुपीरियर उर्ध्व श्रोणिकी	अन्तः इलियक पश्च महावाहिनी इन्टरनल इलियक पोस्टीरियर ट्रंक (internal iliac posterior trunk)	श्रोणि सम्बन्धी मांस पेशियाँ, उरू सन्धि (हिप जोइन्ट-hip joint) इलियम (हड्डी) (ilium), त्रिकास्थि (सैक्रम) के ऊपर की त्वचा को रक्त वितरित करती है।
Hemorrhoidal, inferior	हीमोराइडल, इन्फीरियर अन्तः मलाशयी रक्त नलिकायें	योनि आन्तरिक धमनी (इन्टरनल पूडेन्डल internal pudendal)	गुदीय नलिका (anal canal), गुदा को घेरे हुए त्वचा (skin around anus), नितम्ब के निचले क्षेत्र (lower region of buttock) को रक्त वितरित करती है।
Hemorrhoidal, middle	हीमोरोइडल मिडिल मध्य रक्त नलिकायें	इलियक सम्बन्धी आन्तरिक इन्टरनल इलियक धमनी (internal iliac)	मलाशय (रेक्टम-rectum), शुक्र प्रणाली (ductus deferens), शुक्राशय (seminal vesicle), पौरूष ग्रन्थि (prostate gland) में रक्त वितरित करती है।
Hemorrhoidal, superior	हीमोराइडल, सुपीरियर उर्ध्व मलाशयी रक्त नलिकायें	अधः अन्त्रयोजनी धमनी (इन्फीरियर मिसेन्ट्रिक-inferior mesentric)	मलाशय की मांस पेशियाँ; बस्ति वृहदान्त्र (pelvic colon), मलाशय के समीपस्थ स्थल और मलाशय के दूरस्थ श्लैष्म स्तर को रक्त वितरित करती है।
Hepatic	हिपेटिक यकृत-धमनी	उदरीय (सिलियक-celiac)	आमाशय का अल्प एवं वृहत् घुमाव (lesser and greater curvatures of stomach); आमाशय निम्नद्वार (पाइलोरस-pylorus), अग्नाशय (पेंक्रियाज-pancreas),

नाम अंग्रेजी	नाम हिन्दी	उद्गम	वितरण
			वृहद् उदरास्तर भाँज (great-omentum), पित्ताशय (gall bladder), यकृत (liver) में रक्त वितरित करती है।
Hepatic, aceessory	हीपेटिक एसेसरी सहकारी यकृत-धमनी	बाईं जठरीय (लेफ्ट गैस्ट्रिक-left gastric)	यकृत बायाँ दल (पालि) (left lobe of liver) को रक्त वितरित करती है।
Hypogastric or iliac internal	अधोजठर हाइपोगैस्ट्रिक या आन्तरिक इलियक	सहइलियमी (कोमन इलियक-common iliac)	श्रोणि भित्ति और उसके अन्दर के अंग (pelvic wall and contents), श्रोणि क्षेत्र (gluteal region), जाँघ का मध्यीय भाग (medial portion of thigh), बाह्य जननेन्द्रिय अंग (external genitalia) को रक्त वितरित करती है।
ileocolic	इलियोकालिक इलियो-वृहद-आँत्रिक	उर्ध्व अन्त्रभुजी (सुपीरियर मिसेन्ट्रिक-superior mesentric)	आरोही-वृहद्-अंत्र (ascending colon), अन्धनलिका (सीकम-(cecum), कृमिसम प्रवर्धन (vermiform process), इलियम के निम्न भाग (lower part of ileum) में रक्त वितरित करती है।
iliac, common	इलियक कॉमन सह-इलियक (इलियक हड्डी और अंत्र के एक भाग से सम्बन्धित)	उदरीय महाधमनी (एब्डोमीनल आयोटा-(abdominal aorta)	वृहत्-जंघासा पेसी (psoas major muscle), अन्त्रवेष्टन (peritoneum), पिधानक या पेशी वंधक (fascia), वस्ति देहांग (pelvic viscera), बाह्य जननेन्द्रियाँ (external genetalia), श्रोणि-क्षेत्र (gluteal region), निम्न अवयव (lower extremity) में रक्त वितरित करती है।
iliac, external	इलियक, एक्सटर्नल वाह्य-इलियक (कटि प्रदेशीय) धमनी	सह-इलियक (कामन इलियक-common iliac)	कटिचक्र भित्ति और उससे स्थिति अंग (pelvic wall and contents), श्रोणी-क्षेत्र (gluteal region), जंघासा का मध्य भाग

नाम अंग्रेजी	नाम हिन्दी	उद्गम	वितरण
			(medial portion of thigh), बाह्य जननेन्द्रियां (external genitalia), गुदा-क्षेत्र (anal region) में रक्त वितरित करती हैं।
iliolumbar	इलियोलम्बर इलियक और कटि प्रदेश सम्बन्धी धमनी	कटिप्रदेशीय आन्तरिक पश्च महाधमनी (इन्टरनल इलियक पोस्टीरियर ट्रंक-internal iliac, posterior trunk)	वृहत्-जंघासा पेशी (psoas major muscle), इलियम हड्डी (ilinm_ अश्वोसम पुच्छांग (cauda epuina) में रक्त वितरित करती हैं।
infraorbital	इन्फराओरबीडल (infra-orbital) अधोअक्षिकास्थि धमनी	उर्ध्व हन्व आन्तरिक धमनी (इन्टरनल मैक्सीलरी-	चक्षु पेशी-अधः रेक्टस (inferior rectus) या अधः तिर्वक (ओवलीक) (inferior oblique), चक्षु गुहा वसा (fat of orbit), अश्रु ग्रन्थि (lacrimal gland), तथा दाँत गर्तो में रक्त वितरित करती है।
innominate	इन्नोमोनेट अनामिका धमनी	महाधमनी बलय (आर्च आफ आयोटा-(arch of aorta)	ग्रीवा और सिर के दाईं ओर (right side of neck and head), दाईं स्कन्ध बलय और भुजा की ओर (right shoulder girdle and arm), श्वसनी (ब्रोन्कस–bronchus), और चुल्लिका ग्रन्थि के निचले भाग में (and inferior portion of thyroid gland) में रक्त वितरित करती है।
Intestinal	इन्टेस्टाइनल अंत्रीय धमनी	उर्ध्व अंत्रभुजी (सुपीरियर मिसैन्ट्रिक-superior mesentric)	अग्र छुद्रांत्र (जेजूनम-Jejunum); शोषणान्त्र छुद्रांत्र (ileum), का निम्न भाग–अन्त्योजनी (mesentry); अन्त्रयोजनी लसीका पर्व (mesentric lymph nodes) में रक्त वितरित करती है।
labial, iaferior	लेबियल इन्फीरियर अधः औष्ठीय धमनी	बाह्य उर्ध्व हनु धमनी (एक्सटर्नल मैक्सीलरी external maxillary)-	श्लैष्म कला (mucous membrane), त्वचा (skin), निम्न ओष्ठ (lower lip) की श्लैष्म कला में तथा ग्रन्थियों में रक्त वितरित

नाम अंग्रेजी	नाम हिन्दी	उद्‌गम	वितरण
			करती है।
Labial, posterior	लेबियल पोस्टौरियर पश्च भगोष्ठ धमनी	मूलाधार (पेरीनियल-perineal)	वृहत् भगोष्ठ (labium major) में रक्त वितरित करती है।
Labial superior	लेबियल सुपीरियर भगोष्ठ, उर्ध्व	बाह्य उर्ध्व हनु धमनी (एक्सटर्नल मेक्सीलरी-external maxillary)	श्लैष्म कला (mucous memb-rane), त्वचा (skin) उर्ध्व औष्ठ को श्लैष्मकला और ग्रन्थियाँ, नासापट (nasal septum), नासा पक्ष (ala of nose) में रक्त वित-रित करती है।
Lacrimal	लेक्राइमल आश्रव	पष्ठनासीय— (डोर्सल नेजल dorsal nasal)	अश्रु-कोर्षिका (lacrimal sac) में रक्त वितरित करती है।
Lacrimal	लेक्राइमल आश्रव	नेत्रीय (ओपथैलमिक-(ophthalmic)	अश्रुग्रन्थि (lacrimal gland), चक्षुपलक (eyelids) नेत्र श्लेष्मला (conjuctiva), कपोलप्रदेश (re-gion of cheek), धूसर पदार्थ (dura mater), शुक्ला (celera), उपतारा (iris), पक्ष्माभिका प्रव-र्धन (ciliary processes); कनपटी अस्थि गर्त (temporal fossa) में रक्त वितरित करती है।
Laryageal, inferior	लेरिंजियल इन्फीरियर निम्न स्वर यन्त्रीय	निम्न चुल्लिका ग्रन्थि (इन्फीरियर थाइरोइड-inferior thyroid)	निम्न कण्ठीय आकोचनी पेशी (constrictor pharyngis infe-rior mnscle), तथा स्वर यंत्र (larynx) के निचले भाग की श्लैष्म कला में रक्त वितरित करती है।,
Laryngeal, superior	लेरिंजियल सुपीरियर उर्ध्व स्वर यन्त्रीय	उर्ध्व चुल्लिका ग्रन्थि (सुपीरियर थाइरोइड superior thyroid)	स्वर यंत्र (larynx) की मांस पेशियाँ, श्लैध्म कला तथा ग्रन्थियों में रक्त वितरित करती है।
Lingual	लिंगुअल जीभी धमनी	बाह्य ग्रेवैयी (एक्सटर्नल कैरोटिड-external carotid)	जिह्वा (tongue), श्लैष्म कला; जिह्वा तथा मुख, मसूड़े (gums), अधो जिह्वा ग्रन्थि (sub-lingual gland) गलतुण्डिका (tonsil), कोमल तालु (soft-palate), उप-कण्ठ (epiglottis) में रक्त वितरित

नाम अंग्रेजी	नाम हिन्दी	उद्गम	वितरण
			करती है।
Lumbar (four pairs)	लम्बर कटि सम्बन्धी चार युग्म	उदरीय महाधमनी (एब्डोमीनल आयोटा-abdominal aorta)	वृहत्-जंघासा पेशी (psoas), सुषुम्ना नलिका (vertebral canal) के निहित अंग; वृक्क सम्पुट (capsule of kidney), कशेरू (vertebrae) में रक्त वितरित करती है।
malleolar, anterior lateral	मेलियोलर एन्टीरियर लेटरल अग्र और पार्श्व अवशिष्ट बहिर्जंघिका (फिबुला)	अग्र अन्र्त जंघिका (एन्टीरियर टिबियल anterior tibial)	टखने की बगल की ओर के प्रवेश (lateral side of anable) में रक्त वितरित करती है।
Malleolar, anterior medial	मेलियोलर एन्टीरियर मीडियल अग्र और अभिमध्य अवशिष्ट बहिर्जंघिका (फिबुला)	अग्र अन्र्त जंघिका (एन्टीरियर टिबियल anterior tibial)	टखने की अभिमध्य बगल (medial side of ankle) में रक्त वितरित करती है।
Malleolar posterior lateral	मेलियोलर पोस्टीरियर लेटरल पश्च और पार्श्व अवशिष्ट बहिर्जंघिका (फिबुला)	बर्हिजंघिका (फिबुला) अस्थि सम्बन्धी (पिरोनियल—peroneal)	ऐडी (calcaneous) का पार्श्व तल (lateral aspect of calcaneus), पार्श्व गुल्फ वर्ध (lateral malleous) में रक्त वितरित करती है।
Malleolar, posterior medial	मेलियोलर पोस्टीरियर मीडियल	(पोस्टीरियर टिबियल posterior tibial)	टखने की अभिमध्य बगल (medial side of ankle), में रक्त वितरित करती है।
Mammary exteranal or thoracic lateral	मेमैरी एक्सटर्नल अथवा थोरेसिक लेटरल	अक्षीय (एक्जीलरी-axillary)	वृहत् एवं लघु अंसीय मांस पेशी (pectoralis minor), अग्रक्रकची (serratus anterior), अधःफलकी (subscapularis), कक्षीय लसीका पर्व (axillary lymph nodes), दुग्ध ग्रन्थि (mammary gland) में रक्त वितरित करती है।
Mammary, internal	मेमैरी इन्टरनल अन्तःदुग्ध ग्रन्थि	अधोजत्रुक (सब-क्लैवियन- (sub-clavian)	मध्यछद (डायफ्राम) तंत्रिका (phrnic nerve), फुफ्फुसावरण (pleura); हृदछद् (pericardium), मध्यछद् (diaphragm), फुफ्फुस मध्यावकाश का बन्धक तन्तु (connective tissue of mediastinum), थाइमस ग्रन्थि (thymus

नाम अंग्रेजी	नाम हिन्दी	उद्गम	वितरण
			gland), वक्षास्थि (sternum), छाती और ऊपरी उदर के ऊपरी की त्वचा (skin over chest and upper abdomen), दुग्ध ग्रन्थि (mammary gland), दात्राकार बन्ध (falciform ligaments) में रक्त वितरित करती है।
Massentric	मेसेंट्रिक चर्बणी	आन्तरिक उर्ध्व हनु धमनी (इन्टरनल मैक्सीलरी- internal maxillary)	चर्बण पेशी (mesenter muscle) में रक्त वितरित करती है।
Maxillary or maxillary internal	मैक्सीलरी और मैक्सीलरी इन्टरनल आन्तरिक उर्ध्व हन्वस्थि धमनी	बाह्य ग्रैवैयी (एक्सटर्नल कैरोटिड- external carotid)	आनक गुहा (tympanic cavity); धूसर पदार्थ (duramater); कपाल (skull), आननी तन्त्रिका (facial nerve), अर्धचन्द्राकार गण्ड (semi lunar ganglion); निचले दाँत (lower teeth); अधोहन्वस्थि (mandible); मुँह की श्लैष्म कला (mucous membrane of mouth); हनु सम्बन्धी माँस पेशी (temporalis); श्रंगिका अन्तः तथा बाह्य पेशी (pterygoid internus and externus); चर्वण पेशी messenter), कपाल वेष्टन (peri-cranium) चक्षुगोलक की कई मांस पेशियाँ (muscles of the eye ball); ऊपरी जबड़े के दाँत (upper teeth), मसूड़े (gums) मुँह की छत्त की श्लैष्म कला mucous membrane of roof of mouth); कोमल तालु (soft-palate); कण्ठ का ऊपरी भाग (upper part of pharynx); श्रवण नलिका (auditory tube); नासा पेशी तथा नासा पट, ललाट (फ्रन्टल); उर्ध्व हनु (maxillary) सपीडास्थि (sphenoidal) और झर्झरास्थि (ethmoidal) वायु-

नाम अंग्रेजी	नाम हिन्दी	उद्गम	वितरण
			कोटरों में रक्त वितरित करती हैं।
median, exterior of spinal cord	मीडियन एन्टीरियर आफ स्पाइनल कोर्ड मध्यस्थ अग्र और सुषुम्ना धमनी	सुषुम्नीय अग्र धमनी (एन्टीरियर स्पाइनल- (anterior spinal)	सुषुम्ना कोमलाच्छद् (pia mater of spinal cord); सुषुम्ना निहित पदार्थ (substance of the spinal cord), अश्वापम पुच्छांग (cauda equina) में रक्त बितरित करती है।
mediastinal, anterior	मेडीआस्टीनल एन्टीरियर अग्र मध्य विभाजकीय धमनी	आन्तरिक स्तनीय धमनी इन्टरनल मैमेरी (internal mammary)	मध्यावकाश, बन्धक तन्तु, वसा और लसीका पर्व (connective tissue, fat, and lymph nodes of mediastinum); थाइमस ग्रन्थि (thymus gland) में रक्त वितरित करती है।
meningeal, aceessory	मेनिनजियल एसेसरी मस्तिष्कावरण सहगामी धमनी	उर्ध्व हनु आन्तरिक धमनी (इन्टरनल मेक्सीलरी- internal maxillary)	अर्ध चन्द्राकार गण्ड (गैंगलिया) (semilunar ganglion); छिंद्रिष्ट कोटर की भित्तिं (walls of cavernous sinus); मध्य मस्तिष्कीय गर्त का धूसर पदार्थ (duramater of middle cranial fossa); में रक्त वितरित करती है।
meniageal, anterior	मेमिनजियल एन्टीरियर मस्तिष्कावरण अग्र धमनी	(इन्टरनल कैरोटिड- internal carotid) (i) आन्तरिक ग्रेवैयी (ii) अग्र झर्झरास्थिक (iii) एन्टीरियर इथ. मोइडल anterior ethmoidal)	अग्र मस्तिष्क गर्त का धूसर परार्थ (dura mater of anterior cranial fossa) को रक्त वितरित करती है।
Meningeal, middle	मेनिनजियल मिडिल मस्तिष्कावरण मध्य धमनी	आन्तर्रिक उर्ध्व हनु धमनी (इन्टरनल मैक्सीलरी (internal maxillary)	उत्तानक आनक पेशी (tensor (tympani muscle); अर्ध चन्द्राकार गण्ड (गैंगलिया) (semilunar ganglion); त्रिशाखीय (ट्राइजैमीनल) तंत्रिका (trigeminal uerve) मस्तिष्कीय गर्तों का अग्र और मध्य धूसर पदार्थ (duramater of anterior and middle cranial fossa); कपाल (skull)

नाम अंग्रेजी	नाम हिन्दी	उद्गम	वितरण
			आनक गुहा (tympanic cavity) चक्षुगुहा (orbit), जधोकालिक (टेम्पोरल गर्त-infra temporal fossa); में रक्त वितरित करती है।
Meningeal, posterior	मेनियजियल पोस्टीरियर मस्तिष्कावरण पश्च धमनी	आरोही ग्रसनीय धमनी एसेन्डिंग फेरिन्जियल-ascending pharyn-geal)	मस्तिष्कीय गर्तों का पश्च और मध्य धूसर पदार्थ (duramater of posterior and middle cranial fossa) में रक्त वितरित करती है।
Mental	मेन्टल चिबुकीय	अधोगतिकी (इन्फीरियर एल्वियोलर inferior alveolar)	निचले होठ और चिबुक (ठोड़ी) (lower lip and chin) में रक्त वितरित करती है।
Mesentric, inferior	मिसेन्टिक इन्फीरियर अधः अन्त्रयुजी धमनी	उदरीय महाधमनी (abdominal aorta)	अनुप्रस्थ वृहदन्त्र (कोलन) (trans-verse colon); प्लैहिक घुमाव (splenic flexure); अवरोही वृहदन्त्र (कोलन) (descending colon); अवग्रहाकार (सिगमाइड) घुमाव (sigmoid flexure); मलाशय का समीपस्थ भाग (pro-ximal portion of rectum), में रक्त वितरित करती है।
Mesentric, superior	मिसेन्टिक सुपीरियर उर्ध्व अन्त्रयुजी धमनी	उदरीय महाधमनी (एकोमिनल आयोटा-abdominal aorta)	अग्नाशय (पैंक्रियाज-pancreas); पक्वाशय (ड्यूडेनम—duodenum); अग्रछुद्रान्त्र (जेजूनम-Jejunum), शौषणान्त्र (इलियम—ileum), अन्त्र युज (मिसेन्ट्री—mesent-tary), अन्ध नलिका (सीकम) (caecum), कृमिकोपम प्रवर्ध (vermiform process), आरोही वृहदन्त्र (कोलन) (ascending colon), यकृतीय घुमाव (hepa-tic flexure) में रक्त वितरित करती है।
metacarpal, first dorsal	मेटाकारपल फर्स्ट डोर्सल करभिका (हथेली) प्रथम पृष्ठ	अरीय धमनी रेडियल (radial)	अंगूठे और निर्देशिका के समीपवर्ती प्रदेश (adjacent sides of thumb and index finger), में रक्त वितरित करती है।

नाम अंग्रेजी	नाम हिन्दी	उद्गम	वितरण
metacarpal, second, third and fourth dorsal	मेटाकारपल सैकिण्ड, थर्ड और फोर्थ डोर्सल करभिका, पृष्ठ द्वितीय तृतीय और चतुर्थ	पृष्ठ अरीय मणि बंधिका (कारपल) धमनी डोर्सल रेडियल कारपल (dorsal radial carpal)	उंगलियों के समीपवर्ती प्रदेश (adjacent side of fingers) में रक्त वितरित करती है।
metarsal first, dorsal	मेटाटारपल फर्स्ट डोर्सल प्रप्रादास्थि प्रथम पृष्ठ	पृष्ठ पादीय डोर्सल पेडिया (dorsal pedia)	प्रथम और द्वितीय पादांगुलि के समीपवर्ती प्रदेश (adjacent sides of first and second toes) में रक्त वितरित करती है।
Metatarsal first plantar	मेटाटारसल फर्स्ट प्लांटर प्रपादास्थि प्रथम पादतली	यूनियन आफ डीप प्लांटर (union of deep plantar with lateral plantar) लेटरल प्लांटर तथा पार्श्व गहरी पाद तली के संघ से निकलने वाली धमनी	प्रथम तथा द्वितीय पादांगुलि (great toe and medial side of second toe) के मध्यीय प्रदेश में रक्त वितरित करती है।
metatarsal second and fourth dorsal	मेटाटारसल सेकेण्ड एण्ड फोर्थ डोर्सल प्रष्ठीय प्रपादास्थि द्वितीय और चतुर्थ धमनी	चापोपाम धमनी (arcuate आरक्यूयेट)	द्वितीय, तृतीय, चतुर्थ और पंचम, पादांगुलि के समीपवर्ती (adjacent sides of second, third, fourth toe) प्रदेश में रक्त वितरित करती है।
metatarsal second metatarsal, second third and fourth plantar	मेटाटारसल सेकेण्ड, थर्ड एण्ड फोर्थ प्लान्टर प्रपादास्थि, द्वितीय, तृतीय और चतुर्थ पादतली की धमनी	पादतली सम्बन्धी वलय प्लांटर आर्च— (plantar arch)	द्वितीय, तृतीय, चतुर्थ और पंचम पादांगुलिका का समीपवर्ती (adjacent sides of second, third, fourth and fifth toes) प्रदेश में रक्त वितरित करती है।
nasal, dorsal	नेजल डार्सल पृष्ठ नासीय	ओपथैलमिक (ophthalmic) नेत्रीय	नाक के पृष्ठ भाग (dorsum of nose); अश्रुकोष (lacrimal sac) में रक्त वितरित करती है।
nasal postenior lateral	नेजल प्रोस्टीरियट लेटरल पश्च पार्श्वीय नासीय	पच्चटास्थि-तालव्य स्फीनोपौलेटान (sphenopaltive)	नासा घुणास्थि (nasalconchae); फ्रन्टल श्लैष्म कला (mucosa of frontal); मैक्सीलरी, स्फीनोइडल (maxillary, sphenoidal, and ethmoidal air sinuses) और झर्झरास्थि वायुकोटरों में रक्त वितरित करती है।
nutrient	न्यूट्रीयेन्ट पोषकी	बाहुसम्बन्धी-धमनी ब्रेकियल (brachial)	प्रगंडास्थि (ह्यूमेरस) दण्ड (shaft of humerus) में रक्त वितरित

नाम अंग्रेजी	नाम हिन्दी	उद्गम	वितरण
			करती है।
nutrient	न्यूट्रीयेन्ट पोषकी	बोलर इन्टर ओसियस (volar inter osseo- us	प्रकोष्ठास्थि दण्ड अलना (shaft of ulna) में रक्त वितरित करती है।
nutrient	न्यूटीयैट पोषकी	फेमोरिस की बेधक धमनी द्वितीय (second) peforating artery or profunda femoris)	जंघास्थि (जांघों की हड्डी-फीगर) दण्ड (shaft of femur) में रक्त वितरित करती है।
nutrient	न्यूट्रीयेन्ट पोषकी	पश्च अग्र जंघास्थि धमनी पोस्ट्रयर टिबियल (postertior tibial)	अग्र जंघास्थि (टिबिया) दण्ड (shaft of tibia) में रक्त वितरित करती है।
nutrient	न्यूट्रीयेन्ट पोषकी	बहर्जंघिका फिबुला धमनी पेरोनियल (peroneal)	बहर्जंघिका (फिबुला) दण्ड (shaft of fibula) में रक्त वितरित करती है।
nutrient	न्यूट्रीयेन्ट पोषकी	अनुप्रस्थ अंसफलके ट्रान्सवर्स स्केपुलर (transverse scapular)	अंसफलक (स्क्रैपुला—scapula) में रक्त वितरित करती है।
obturator	ओबटुरेटर सेतुकी	आन्तरिक इलियक इन्टर्नल इलियक, एन्टी-रियर ट्रंक (internal iliac anterior trunk) अग्र इलियम वाहिनी	अनेक मांस पेशियों, जंघनास्थि का अग्र भाग (pubis); उरू सन्धि (hip joint), जंघास्थि शीर्ष (head of femur); मूत्राशय (bladder) ओर इलियम हड्डी (ilim) में रक्त वितरित करती है।
occipital	ओकसीपिटिल कपालानुगामी	वाह्यग्रैबीय एक्सटर्नल कैरोटिड (external carotid)	द्विअधरी पेशी (digastric), पश्च कपालांश (occipitalis), सूचि हायड (stylohyoid), त्रिकोरा आवृतिक पेशी (trapezius), अलिन्द का पश्च तल (posterior surface of auricle), परिकपाल (pericra-nium), शिरोबल्क को पश्च पार्श्वीय तल (scalp of postero lateral surface of the head) में रक्त वितरित करती हैं।
ophthalaic	ओपथैल्मिक नेत्रीय	आन्तरिक ग्रवैयी इन्टरनल केरोटिड-	नेत्रगुहा के निहित संरचनायें (con-tens of orbit), लालाटकोटर की

नाम अंग्रेजी	नाम हिन्दी	उद्‌गम	वितरण
		(internal carotid)	श्लैष्म कला (mucous membrane of frontal sinsus), करोटि के अग्रगर्त के धूसर पदार्थ (dura mater of anterior fossa of skull), उर्ध्व नासीय, कर्ण कुहर एवं नलिकापथ (superior nasal concha and meatus), अश्रुकोष (lacrimal sac) पृष्ठनासा त्वचा (skin of dorsum of nose) में रक्त वितरित करती है।
ovariaa	ओवेरियन डिम्बाशयी धमनी	उदरीय महाधमनी (एब्डोमिनल अयोटा (abdominal aorta)	डिम्बाशय-ओवेरी-ovary); मूत्र नलिका (यूरेटर) (ureter,) डिम्बाशय अवलम्बक बन्धक (suspensory ligament of ovary), गर्भाशय का चौड़ा बन्ध (broad ligament of uterus), गर्भजनिक नलिका (uterime tube), गर्भाशय का गोल बन्ध (round band of uterus) वृहत् भगोष्ठ त्वचा (skin of labium majus and groin) में रक्त वितरित करती है।
palatine, ascending	पेलेंटाइन एसेन्डिग आरोही तालव्य धमनी	उर्ध्वतनु बाह्य धमनी एक्सटर्नल मैक्सीलरी (external maxillary)	गला (फैरिक्स की पेशियाँ (muscles of pharynx); श्रवण नलिका (auditory tube); कण्ठ के उर्ध्व भाग की पार्श्व भित्ति (lateral wall of upper part of pharynx); कोमल तालु (soft palate); तालव्य (पैलेटाइन) जिह्वा मूल ग्रन्थि (टॉसिल) (palatine tonsil); में रक्त वितरित करती है।
palatine descending	पेलेटाइन डिसेन्डिग अवरोही तालव्य धमनी	उर्ध्व हनु आन्तरिक धमनी इन्टरनल मैक्सीलरी (internal maxillary)	कोमल तालु (soft palate); ग्रन्थि तालव्य (पैलेटाइन) जिह्वामूल (palatine tonsil); मुँह की छत्त की श्लैष्मकला (mucous membrane of roof of mouth), मसूड़े (gums); तालव्य ग्रन्थियाँ (palatine glands), तालव्य अस्थि (palatine

नाम अंग्रेजी	नाम हिन्दी	उद्गम	वितरण
			bone), उर्ध्व हनु (naxilla) में रक्त वितरित करती है।
Palatine, greater	पेलेटाइना ग्रेटर वृहत् तालव्य	अधोगामी उर्ध्व हनु धमनी (डिसेंडिंग मैक्सीलर descending maxillary)	कठोर तालु की श्लैष्म कला (mucous membrane of hard palate), मसूड़े (gums), तालव्य ग्रन्थियाँ (palatine glands), तालव्य अस्थि (palatine bone), उर्ध्व हनु (maxilla) में रक्त वितरित करती है।
palatine, lesser	पेलेटाइन लेसर लघु तालव्य	अधोगामी तालव्य; डिसेंडिंग पैलटाइन (descending palatine)	कोमल तालु (soft palate); तालव्य जिह्वा मूल ग्रन्थियां (palatine tonsils) में रक्त वितरित करती है।
palpebral, inferior medial	पैलपेब्रल इन्फीरियर मोडियल अधोदेशीय केन्द्रीय नेत्रच्छदी (पलक सम्बन्धी)	नेत्रीय ओपथैलमिक (ophthalmic)	नेत्रश्लेष्मकला (कन्जैकटाइवा) (conjunctiva) आश्रव चंचुशृंग (lacrimal caruncle); आश्रव कोष (lacrimal sac); निम्न चक्षुपलक (lower eyelid) में रक्त वितरित करती है।
palpebral, lateral	पैलपेब्रल लटरल पार्श्व नेत्रच्छदी पलक सम्बन्धी	आश्रव लेक्राइमल (lacrimal)	ऊपरी और निचले पलकों (upper and lower eyelids); और नेत्र श्लैष्मकला (कन्जैक्टाइवा conjunctiva) में रक्त वितरित करती है।
palpebral, superior medial	पैलपेब्रल सुपीरियर मिडियल	नेत्रीय; ओपथैलमिक (ophthalmic)	ऊपरी पलक (upper eyelid) में रक्त वितरित करती है।
Pancreatic magna	पैंक्रियेटिक मैगना वृहद् प्लैहिक	प्लैहिक या (स्प्लीन) प्लीहा सम्बन्धी (स्प्लीनिक-splenie)	अग्नाशय (पेंक्रियाज) पश्च तल (posterior surface of pancreas), अग्नाशय नलिका (pancreatic duct) में रक्त वितरित करती है।
Penis (clitoris), deep artery of	पीनिस (क्लाईटोरिस) डीप आरटरी आफ शिश्न (भगनासा) की गहरी (पेंठी हुई) धमनी	आन्तरिक मादा बाह्य जननेन्द्रिय धमनी (इन्टरनल पूडेनडल internal pudendal)	शिश्न अथवा भगनासा का छिद्रिष्ठ पिण्ड (corpus cavernosum penis clitoris)।

नाम अंग्रेजी	नाम हिन्दी	उद्गम	वितरण
Penis (clitoris), dorsal artery of	पीनिस, (क्लाईटोरिस) डोर्सल आरटरी आफ शिश्न (भगनासा) की पृष्ठीय धमनी	आन्तरिक मादा बाह्य जननेन्द्रिय धमनी (इन्टरनल पूडेनडल- internal pudendal)	शिश्न या भगनासा का पृष्ठ तल (dorsum of penis clitoris), शिश्नग्रात्वक (prepuce), मुण्ड (लिंग की पेशी) (glans), शिश्न या भगनासा का छिद्रिष्ठ पिण्ड एवं मूलीय वेष्ठन (corpus cav-rno-sum and its fibrous sheath) में रक्त वितरित करती है।
Perineal	पेरीनियल मूलाधार धमनी	आन्तरिक मादा बाह्य जननेन्द्रिय धमनी (इन्टरनल पूडेनडल- internal pudendal)	जननेन्द्रिय की अनेक पेशियां; अण्ड-कोष पश्च भाग (posterior pos-tion of serotum), मूत्राशय और जननेन्द्रिय त्रिकोण की अधः त्वचीय संरचनाओं (subcutaneous stru-cturs in urogenital triangle) में रक्त वितरित करती है।
Pharyngeal, ascending	फेरिजियल, एसेन्डिंग कण्ठीय धमनी	एक्सटर्नल कैरोटिड (external carotid)	कण्ठ आकोचनी पेशियाँ (constrictors of pharynx); कण्ठीय श्लैष्म कला (mucous membrane of pharynx), कोमल तालु (soft palate); तालब्य जिह्वामूल ग्रन्थि (palatine ton-sil), श्रवण नलिका (auditory tube), आनन गुहा (tympanic cavity), मस्तिष्कीय छिद्रों के मध्य और पश्च भागों का धूसा पदार्थ (duramater middle and poste rior) तथा मस्तिष्कीय पृष्ठ भागों (cranial dorsal) में रक्त वितरित करती है।
Phrenic, inferior	फ्रेनिक इन्फीरियर निम्न मध्यछद (डायफ्राम) धमनी	उदरीय महधमनी (एब्डोमीनल आयोटा- abdominal aorta)	मध्यच्छद निम्नतल (inferior sur-face of diaphragm); अधि-वृक्कीय (एड्रीनल) ग्रन्थि (supra renal gland), निम्न महाशिरा (vena cava inferior), यकृत (liver), हृदयावरण (pericardi-um), निगलक (esophagus) और प्लीहा (spleen) में रक्त वितरित करती है।

नाम अंग्रेजी	नाम हिन्दी	उद्गम	वितरण
Phrenic, superior	फ्रेनिक सुपीरियर उर्ध्व मध्यच्छद (डायफ्राम) धमनी	अधोगामी महाधमनी (डिसेन्डिंग आयोटा-desending aorta)	मध्यच्छेद पश्चतल (posterior surface of diaphragm) में रक्त वितरित करती है।
Plantar arch	प्लान्टर आर्च पादतल वलय	पार्श्व पादतली (धमनी) (लेटरल प्लांटर-(lateral plantar)	मध्यअस्थि श्लैष्मकला (interosse-uos mucous (membrane), और पादांगुलि में रक्त वितरित करती है।
Plantar, deep	प्लांटर डीप गहरी पादतली	पृष्ठ पादीय (डोर्सेलिस पीडिया-dorsalis pedia)	प्रथम और द्वितीय पादतल प्रदेश (plantar surface of first and second toes), और पार्श्व पादतली के साथ संलय कर पादतल वलय बनाकर रक्त वितरित करती है।
Planter, lateral	प्लांटर लेटरल पार्श्व पादतली	पश्च अन्तर्जंघिका धमनी (पोस्टीरियर टिबियल-(posterior tibial)	उँगली तथा पादतल सम्बन्धी पेशियों तथा ऐडी और पाँव की पार्श्व सतह की त्वचा में रक्त वितरित करती है।
Plantar, medial	प्लान्टर मीडियल माध्यमिक पादतल	पश्च अन्तर्जंघिका धमनी (पोस्टीरियर टिबियल-posterior tibial)	बहिर्नायिनी पादा अंगुष्ठ पेशी (ab-ductor hallucies), अंगुल नमन न्यून पेशी (flexor digitorum brevis); पाँव के तलुए की मध्यीय तल की त्वचा (skin on medial surface of sole of foot) में रक्त वितरित करती है।
Proventicular	प्रीवेंटीकुलर विलय पूर्व	दाईं हृद धमनी (राइट कोरोनरी-right coronary)	हृदय के दाईं विलय की अग्रभित्ति anterior wall of right vent-ricle) में रक्त वितरित करती है।
Profunda brachii	प्रोफण्डा ब्रेकिया बाहु की गहरी पेंठी हुई धमनी	जांघेय (फेमोरल-femoral)	त्रिशाखीय पेशी के पार्श्वीय और मध्यीय शीर्ष (triceps-laterial and medial heads); त्रिभुजाकार (डेलटायड deltoid) पेशी तथा अन्य बाहुपेशी, अरीय तंत्रिका (रेडियल नर्व (radial nerve); कुहनी जाल (rete of humerus) में रक्त वितरित करती है।
Profunda femoris	प्रोफेण्डा फेमोरिस जाँघ की गहरी पेंठी हुई	जिह्वा धमनी (लिंगुअल-lingual)	जाँघ की समस्त मांस पेशियाँ, उरू सन्धि (hip joint), जंघास्थि

नाम अंग्रेजी	नाम हिन्दी	उद्गम	वितरण
	धमनी		(फीमर) का दण्ड (shaft of femur), जंघास्थि शीर्ष (head of femur) में रक्त वितरित करती है।
Profuada lingnae	प्रोफेण्डा लिंगुई जिह्वा की गहरी हुई धमनी	आन्तरिक उर्ध्व हन्व (इन्टरनल मैक्सीलरी-internal maxillary)	जिह्वा की श्लैष्म कला तथा मांसपेशी में रक्त वितरित करती है।
pterygoid canal, artery of	टेरीगायड कैनाल आरटरी आफ	आन्तरिक उर्ध्व हन्व धमनी (इन्टरनल मैक्सीलरी-internal maxillary)	कण्ड का ऊपरी भाग (upper potion of pharynx), श्लैष्मकला उत्थापिक, उत्तानक और तालव्य इलियअ पेशी (levator and ten sor velipalatini mucous membrane), श्रवण नलिका (auditory tube), आनक गुहा (tymparic cavity) में रक्त वितरित करती है
pudeadal, deep external	बाह्य मादा योनि धमनी पूडेन्डल एक्सटर्नल	जांघेय (फेमोरल-femoral)	नितम्बास्थि (pectinous); लम्ब अभिवर्तनी (adductor lougus), अण्डकोष या वृहत् भगोष्ठ (serptum or labium majus), मूलाधार त्वचा (skin of perinum), में रक्त वितरित करती है।
pudendal, internal	पूडेन्डल, इन्टरनल मादा बाह्य जननेन्द्रिय (योनि) सम्बन्धी आन्तरिक धमनी	इलियक आन्तरिक इन्टरनल इलियक-(internal iliac)	बाह्य जननेन्द्रिय सम्बन्धी मांस पेशियाँ, गुदा तथा त्वचा मूत्र मार्ग तथा उसके आस-पास की संरचनायें, शिश्न, (भगनाश-क्लाटोरिस) में रक्त वितरित करती है।
Pudendal, superficial external	पूडेन्डल सुपरफिशल एक्सटर्नल बाह्य, अगाढ़ मादा बाह्य जननेन्द्रिय (योनि) धमनी	जांघेय (फेमोरल-femoral)	उदर के निचले भाग की त्वचा, शिश्न (भगनासा) की त्वचा, अण्ड कोष (वृहत् भगोष्ठ) में रक्त वितरित करती है।
pulmonary	प्लमोनरी फुफ्फुसीय	हद्निलय धमनी (राइट वेन्ट्रीकल आफ हार्ट-right ventricle of heart)	फुफ्फुस में रक्त वितरित करती है।
radial –	रेडियल	बाहु धमनी	बाहु की समस्त मांस पेशियाँ, कर-

नाम अंग्रेजी	नाम हिन्दी	उद्गम	वितरण
	अरीय धमनी	(ब्रेकियल-brachial)	भास्थियाँ (मेटाकारपल्स-metacarpals); कुहनी (elbow), कलाू (wrist), और करभास्थि सन्धियाँ हस्ततल व पादतल पेशी तथा अस्थियाँ हाथ के पृष्ठतल एवं उँगलियों; की त्वचा में रक्त वितरित करती है।
renal	रीनल वक्कीय	उदरीय महाधमनी (एब्डोमीनल आयोटा-abdominal aorta)	अधिवृक्क (एड्रीनल या सुपरारीनल) ग्रन्थि, वृक्क सम्पुट, मूलाधार वसा, मूत्रनलिका (यूरेटर) का ऊपरी भाग, तथा वृक्क में रक्त वितरित करती है।
sacral, lateral inferior	सैक्रल लेटरल इन्फीरियर त्रिकास्थीय पार्श्व एवं निम्नोदर धमनी	आन्तरिक इलियंक (इन्टरनल इलियक-internal iliac)	त्रिकास्थि (सैक्रम) के निहित अंग, त्रिकास्थि जालक, मलाशय, त्वचा, सैक्रम के पृष्ठतल की श्लैष्मकला तथा पेशी, और सुषुम्नांत में रक्त वितरित करती है।
sacral, lateral superior	सैक्रल लेटरल सुपीरियर त्रिकास्थीय, पार्श्व एवं उर्ध्ववर्ती धमनी	आन्तरिक इलिगक (इन्टरनल इलियक-internal iliac)	सैक्रम (त्रिकास्थि) के पृष्ठ तल की तथा त्रिकी (सैक्रम की श्लैष्म कला तथा तत्रछद् (arachnoid); और सुषम्नांत (filum terminael), में रक्त वितरित करती है।
sacral, middle	सैक्रल मिडिल त्रिकास्थि मध्यीय धमनी	उदरीय महाधमनी (एब्डोमीनल आयोटा-abdominal aorta)	त्रिकास्थि कुहर के निहित अंग, मलाशय (रेक्टम) और पुच्छास्थि पिण्ड (coecygeal body) में रक्त वितरित करती है।
Saphenous, femoral	स्फीनियस जांघेय की एक शाखा	जांघेय (फेमौरल या आरटरी जीनस सुप्रीमा genus suprema)	गैसीलिस और साइठोरियस पेशी की श्लैष्मकला (gracillis and sartorium mucous memb-की मध्यीय भाग की त्वचा, और जांघेय तंत्रिका को रक्त पहुँचाती है।
sciatic	शायटिक देखिये ग्लूटियल इन्फीरियर (gluteal inferior)		
scrotal, anterior	स्क्रोटल एन्टीरियर अण्डकोषीय अग्र धमनी	गहरी, वाह्य योनि धमनी डीप, एक्सटर्नल पूडेन्डल	अण्डकोष (वृहत् भगोष्ठ) के अग्र भाग (anterior part of scrotum-labium majus) में

नाम अंग्रेजी	नाम हिन्दी	उद्गम	वितरण
		deep, external pudendal)	रक्त वितरित करती है।
scrotal, posterior	स्क्रोटल पोस्टीरियर अण्डकोषीय पश्च धमनी	मूलाधार-धमनी (पेरीनियल, perineal)	अण्डकोष (वृहत् भगोष्ठ) के पश्च भाग में (posterior part of serotum (labium majus), तथा मूलाधार (perinenm) में रक्त वितरित करती है।
sigmoid	सिगमोइड अवग्रहाकार धमनी	निम्न अन्त्रयोजनी इन्फीरियर, मिसेन्ट्रिक (inferior mesentric)	निम्न भाग अवरोही वृहद्-अंत्र (lower part of descending colon), अवग्रहाकार (सिगमोयड) (sigmoid or pelvic colon) में रक्त वितरित करती है।
spermatic, internlal (ovarian in female)	वीर्याणु, आन्तरिक अथवा मादा में डिम्ब ग्रन्थि सम्बन्धी स्परमेटिक, इन्टरनल (spermatic internal) या ओवेरियग इन फीमेल-ovarian in female)	उदरीय महाधमनी (एब्डोमीनल, आयोटा-abdominal aorta)	मूत्रवाहिनी (ureter), वीर्याणु रज्जु के साथ-साथ चलने वाली मांस पेशी (cremaster muscle); उपाण्ड एपीडाइडीमिस-epididymis), शुक्र ग्रन्थि पिण्ड (body of testis) में रक्त वितरित करती है।
Sphenopalatine (nasopalatine)	स्फीनोपैलेट्राइन या नेजे-पैलेटाइन या जत्रुक-तालव्य या नासा-तालव्य	आन्तरिक उर्ध्व हनु सम्बन्धी- (इन्टर मैक्सीलरी-internal maxillary)	नासा कुद्दर तथा कर्णकुहर (nasal conchae and meatus), ललाटीय (frontal); उर्ध्व हनु (maxillary), संपीडास्थिक या जत्रुक (sphenoidal) और झर्झरास्थि वायुकोटरों की श्लैष्मकला में रक्त वितरित करती है।
Spinal, anterior	अग्र सुषुम्नीय स्पाइनल एन्टीरियर	कशेरुकी (vertebral-बर्टीब्रल)	सुषुम्ना और उसकी आवरण कलायों में रक्त वितरित करती है।
Spinal posterior	पश्च सुषुम्नीय (स्थाइनल पोस्टीरियर	कशेरूकी (बर्टीब्रल-vertebral)	गुम्भक, फानाकार (cuneatus) और जांघ की एक पेशी (ग्रेसीलस-gracilis) तथा सुषुम्ना रज्जु और उसके आवरण में रक्त वितरित करती है।
Splenic or	प्लैहिक या तिल्ली सम्बन्धी	उदरीय (सिलियक-celiac)	अग्नाशय (पेंक्रियाज), अग्नाशय वाहिनी (पेंक्रियेटिक डक्ट); आमा-

नाम अंग्रेजी	नाम हिन्दी	उद्गम	वितरण
lienal	स्प्लीनिक या लीनल-		शय अंगमूल (Stomach fundus), आमाशय का वृहद्-घुमाव (greater curvature of stomach); वृहद्-उदरास्तर भांज की दोनों सतह तथा प्लीहा पिण्ड में रक्त वितरित करती है।
Stapedial	स्टेपीडियल कान की उपास्थि से लगी मांस पेशी	सूचि-हायड प्रवर्ध और स्तनोपम प्रवर्ध के बीच के छिद्र से निकलने वाली धमनी (स्टाइलो मैसटोयड-stylomastoid)	कान की उपास्थि से लगी मांस पेशी (stapedius muscle) और बंध (tendon) में रक्त वितरित करती है।
Subclavtan	अधोजत्रुक सबक्लैवियन	दाईं अनामिका धमनी (राइट इन्नोमीनेट—right innominate)	ग्रीवा और उर्ध्वबाहु की श्लैष्मकला; ग्रेवीय कशेरू खोपड़ी, मस्तिष्क तथा मस्तिष्काच्छद, हृद्यावरण, फुफ्फुसावरण, मध्यावकाश, श्वास नलिकायें; वक्षास्थि, कन्धे से ऊपर की त्वचा तथा आगे की देहभित्ति स्तन तथा उदरावरण में रक्त वितरित करती है।
Subcostal or twelth thoracic	अधोपर्शुकी सबकोस्टल या टुवैल्थ थोरेसिक	वक्षीय महाधमनी (थोरेसिक आयोटा—(thoracic aorta)	उदरीय पेशियाँ; कटि कशेरू, पीठ की त्वचा में रक्त वितरित करती है।
Sublingual	सबलिंगुअल अधोजिह्वा	जिह्वकी धमनी (lingual)	हायडाधोहण्वस्थि (माइलोहायड-myloyhoid); चिबुक-जिह्वकी (geniohyoid); चिबुक जिह्वा योजक (genioglossus) पेशी तथा अधोजिह्वकी ग्रन्थि; तथा जिह्वकी गति अवरोधक भांज में रक्त वितरित करती है।
Submental	सबमेन्टल अधः चिबुक धमनी	बाह्य उर्ध्व हन्व धमनी (एक्सटर्नल मेक्सीलरी external maxillary)	हायड़ाधोहन्वस्थि द्विशाखीय; पेशी-प्रच्छद (platysma triangularis) पेशियाँ; अधोउर्ध्व हनु और अधोजिह्वकी ग्रन्थियां तथा इन भागों के ऊपर की त्वचा में रक्त वितरित करती है।

नाम अंग्रेजी	नाम हिन्दी	उद्गम	वितरण
Subscapular	सबस्कैपूलर अधौफलकी	कक्षीय (एक्सीलरी-axillary)	अंसफलकाधस्थ (subscapularls); अंसान्निवर्तिका लघु एवं दीर्घ (teres minor and major); अधोंकीली (infra spinatus); बाहुत्रिशिरी (triceps brachii); पृष्ठ प्रशस्त (latissimus dorsi); अग्र द्रंतुरित (serratns anterior); त्रिकोणाकार बाहु (deltoid) पेशी; अंसफलक (scapula); स्कन्धस्थि सन्धि; और कक्षीय लसीका काण्डों में रक्त वितरित करती है।
Supraorbital	सुपरा ओरवीटल अक्षिकोर्ध्व	नेत्रीय (ओपथैलमिक-ophthalmic)	नेत्रगोलक की कई मांस पेशियाँ; अक्षिक की छत का परिअस्थिका-च्छद, ललाट कोटर की श्लैष्म कला और ऊपरी पलक में रक्त वितरित करती है।
Supra renal, inferior	सुपरा रीनल, इन्फीरियर अधोदेशीय अधिवृक्कीय।	वृक्कीय (रीनल, renal)	अधिवृक्क ग्रन्थि (suprarenal gland) में रक्त वितरित करती है।
Supra renal, middle	सुपरा रीनल मीडिल मध्यदेशीय अधिवृक्कीय	उदरीय महाधमनी (एब्डोबिनल अयोटा (abdominal aorta)	अधिवृक्क ग्रन्थि में रक्त वितरित करती है।
Supra renal, superior	सुपरा रीनल सुपीरियर	अधोदेशीय मध्यच्छद (डायफ्राम) (इन्फीरियर फ्रैनिक-inferior phrenic)	अधिवृक्क ग्रन्थि में रक्त बितरित करती है
Tarsal, lateral	टारसल, लेटरल पार्श्व गुम्फीय	पाँव की पृष्ठ धमनी डोर्सेलिस पीडिया—dorsalis pedia)	आंगुलिक लघु प्रसारक (extensor digitorum brevis); नौकाभिका और टखने की घनास्थि (navicular and culboid dbones) और उनके मध्य की सन्धियों में रक्त वितरित करती है।
Tarsal medial	टारसल मीडियल मध्य गुम्फीय	पाँव की पृष्ठ धमनी (डोर्सेलिया पीडिया-dorsalia pedia)	पाँव के मध्यतल की त्वचा तथा गुम्फीय सन्धियों में रक्त वितरित करती है।
Temporal, deep	टैम्पोल डीप	आन्तरिक उर्ध्व हनु	कालिक पेशी; नेत्रगुहा, तथा कपाल

नाम अंग्रेजी	नाम हिन्दी	उद्गम	वितरण
	गहरी कालिक (कनपटी सम्बन्धी)	धमनी (इन्टरनल मैक्सीलरी- (internal maxillary)	में रक्त वितरित करती है।
Temporal, middle	टैम्पोरल मिडिल माध्यमिक कालिकीय	अगाढ़ कालिक सुपरफीशियल टेम्पोरल (superficial temporal)	कालिक पेशी; तथा कालिक पेशीच्छद में रक्त वितरित करती है।
Temporal, superficial	टैम्पोरल सुपरफिशियल अगाढ़ कालिक	बाह्य शिरस्क एक्सटर्नल कैरोटिड- external carotid)	कालिक पेशी, चर्बक पेशी; कर्णपूर्व ग्रन्थि एवं (parotid gland and duct); आनन त्वचा (skin of face); बाह्य कर्ण (external ear) और शिरोवल्क (scalp) में रक्त वितरित करती है।
Testicular	टैस्टीकुलर अण्डकोषीय	अन्तः वीर्याणु धमनी (इन्टरनल स्परमेटिक- internal spermatic)	शुक्र ग्रन्थि (testis) में रक्त वितरित करती है।
Thalamic, middle	थैलमिक मिडिल चेतक मध्यीय	पश्च सर्बीप (पोस्टीरियर कमूनीकेटिंग postcrior communieating)	चेतक (थैलेसम-thalamus) में रक्त वितरित करती है।
Thoracic, highest and lateral	थोरेसिक, हाइऐस्ट लेटरल उच्च एवं पार्श्व कक्षीय	यक्षीय (एक्सीलरी-axillary)	वृहत् एवं लघु अंसीय पेशी (pectoralis major and minor); पर्शु का मध्यस्थ पेशी (intercostal) और अग्र क्रकंचिनी (serratus anterior) पेशियों की श्लैष्मकलायें और वक्ष की भित्ति में रक्त वितरित करती हैं।
Thoraco-dorsal	थोरेको डोर्सल वक्षीय पृष्ठ	अधः फलकी (सब स्कैपुलर- subscapular)	पुष्ठ प्रशस्त (latissmus dorsi); वृहत् अंसात्रिवर्त्तिका (teres major) और अग्र क्रकंचिनी (serratus anterior) पेशियों में रक्त वितरित करती हैं।
Thymic	थाईमिक चेतकी	अन्तः स्तनी धमनी (इन्टरनल मैमेरी- internal mammary)	चेतक (थाइमस) ग्रन्थि (thymus gland) में रक्त वितरित करती है।
Thyroid, inferior	थाइरोइड इन्फीरियर	अवटु-ग्रैवीय महावाहिनी	निगलक (esophagus); कण्ठ (pharynx); स्वरयंत्र (larynx);

नाम अंग्रेजी	नाम हिन्दी	उद्गम	वितरण
	अवटु या चुल्लिका, निम्नोदर	(थाइरोसरबाइकल ट्रंक-thyrocervical trunk)	श्वास नलिका (trachea); अवटु ग्रन्थिका पृष्ठतल कशेरू और कशेरू नलिका के निहित अंगों तथा इस क्षेत्र की अनेक पेशियों में रक्त वितरित करती है।
Thyroid superior	थाइरोइड सुपीरियर अबटु उर्ध्व	बाह्य शिरस्क एब्सटर्नल कैरोटिड-external carotid)	अवटु त्रिकास्थि पेशी (thyrohy-oid); वक्ष-जिह्वास्थि पेशी (ster-nohyoid), गर्दन की तिरछी मांस पेशी (वक्ष-आवृत स्तनोपम पेशी)—(sternoclieomastoid); पेशी प्रच्छद् (platysma); निम्नो-दर संकुचक तथा स्वरयंत्र की श्लैष्म कला, निगलक और आवटु ग्रन्थि में रक्त वितरित करती है।
Tibial, anterior	टिबियल एन्टीरियर अन्तर्जंघिका, (tibia) अग्र	पृसतीय (पोपलीटियल-popliteal)	घुटने के आसपास की प्रायः सब ही पेशियाँ, सन्धि और टांग के अगले भाग की त्वचा तथा अन्य संरच-नाओं में रक्त वितरित करती है।
Tibial, posterior	टिबियल पोस्टीरियर अर्न्तजंघिका (tibia) पश्च	पृसतीय (पोपटियल-popliteal)	टांग के पिछले भाग की संरचनाओं (पेशी, सन्धि, त्वचा) तथा पादतल और अन्तर्जंघिका अस्थि दण्ड, बाह्य जंघिका (fibula) और अस्थि दण्ड में रक्त वितरित करती है।
Trabecular	ट्रेवेकुलर धमनी	प्लैहिक (स्प्लीनिक-splenic)	प्लीहा (spleen) में रक्त वितरित करती है।
Tympanic	टिम्पैनिक आनकी (कर्णपटह)	त्रयंगिका (टेरीगाइड अस्थि) बाहिका की धमनी (आरट्री आफ टेरीगाइड कैनाल-artery of pte-rygoid canal)	आनक गुहा भित्ति स्तर में रक्त वितरित करती है।
alnar	अलनर अन्तः प्रकोष्ठिका	बाहु सम्बन्धी (ब्रेकियल-brachial)	अग्रबाहु, कला और हाथ की समस्त संरचनाओं में रक्त वितरित करती है।
uterine	यूटेराइन गर्भाशयिक	अन्तः इलियक अग्र महाधमनी (इन्टरनल इलियक-internal iliac),	गर्भाशय (uterus) और योनि के कुछ भाग में रक्त वितरित करती है।

नाम अंग्रेजी	नाम हिन्दी	उद्गम	वितरण
		एन्टीरियर ट्रक (anterior trunk)	
vaginal	वेजाइनल योनि सम्बन्धी	अन्तः इलियक, अग्र महावाहिनी (internal iliac, anterior trunk)	योनि (vagina), मूत्राशय मूल, और मलाशय में रक्त वितरित करती है।
vertebral	बर्टीब्रल कशेरूकी इसकी दो शाखायें होती हैं—(1) ग्रैवीय (cervical) और (2) कपालिक (cranial)	अधोजत्रुक (सवक्लैवियब-subclavian)	ग्रैवीय कशेरू, ग्रैवीय सुषम्ना भाग, इनकी कलायें, कशेरूमध्यीय बिम्ब, खोपड़ी के पश्च भाग की अस्थि व धूसर पदार्थ, अनुमस्तिष्क, मस्तियंत्र (flax), अनुमस्तिष्क, मस्तिष्कांत (medulla oblongata) तथा इन भागों की मांस पेशी में रक्त वितरित करती है।
vesical, inferior	वेसाइकल इन्फीरियर अधोदेशीय आशयिक	अन्तः इलियक (इलियम-ilium हड्डी से सम्बन्धित) (इन्टरनल इलियक-internal iliac)	मूत्राशय, अंगमूल, पौरूष ग्रन्थि, वीर्याणु वाहिनी (ductus deferens), तथा गर्भाशय के निचले भाग में रक्त वितरित करती है।
vesicle, middle	वेसाइकल मिडिल माध्यमिक आशयिक	अन्तः इलियक (इन्टरनल इलियक-internal iliac)	मूत्राशय अंगमूल तथा शुक्राशय (seminal vesicle) में रक्त वितरित करती है।
vesical, superior	बेसाइकल सुपीरियर उर्ध्व आशयिक	अन्तः इलियक (इन्टरनल इलियक-internal iliac)	अभिमध्य नाभि पेशी बंध (medial umblical ligament), गर्भाशय निम्न भाग (lower part of ureter), मूत्राशय का ऊपरी भाग (upper part of bladder); तथा वीर्याणु वाहिनी (ductus deferens), में रक्त वितरित करती है।
volar arch, deep	वोलर क्षार्च डीप गहरी हस्ततल या पादतल, वलय धमनी	अलना (अन्तः प्रकोष्ठिका की गहरी हस्ततल (रेडियल एण्ड शाखा डीप वोलर ब्रांच आफ वोलर-radial and deep volar branch of volar)	अंतरास्थि (interosei) और द्वितीय, तृतीय एवं चतुर्थ कटिप्रदेशीय (lumbrical) पेशियाँ; करमास्थि (metacarpal) तथा उँगलियों की सन्धियों में रक्त वितरित करती है।
volar arch, of	वोलर आर्च, सुपरफिशल उर्ध्व (उथली) हस्ततल	अन्तः प्रकोष्ठिका तथा हस्ततल या पाद तल की.	प्रसारक पेशी रज्जु और उनके आवरण (flexor tendons and

नाम अंग्रेजी	नाम हिन्दी	उद्गम	वितरण
	या पाद तल वलय धमनी	अरीय शाखा (अलनर एण्ड सुपरफिशल वोलर ब्रांच आफ रेडियल ulnar and superficial volar braneh of radial)	tendon sheaths); उँगलियों की संधियाँ एवं अस्थियाँ; हस्ततल और उँगलियों की त्वचा में रक्त वितरित करती है।
superficial zygomatico-orbital)	जाइगोमैटिको ओरवीटल कपोलास्थि (जाइगोमैटिक अस्थि) प्रवर्ध के अक्षिक ओरवी धमनी	उर्ध्व या मध्यीय कालिक धमनी (सुपरफिशल टेम्पोरल और मिडिल टेम्पोरल-superficial temporal or middle temporal)	अक्षिक के पार्श्व भाग (lateral portion of orbit) तथा अक्षि वर्तुल पेशी (orbicularis oculi) और कालिक पेशी बंधक की दो तहों के बीच की वसा में रक्त वितरित करती है।

परिशिष्ट–3

शिरा तालिका

अंग्रेजी में शिरा के लिये दो शब्द हैं, एक वेन (vein) और दूसरा लेटिन शंब्द वेना (vena)। सामान्य रूप से वेन शब्द अंग्रेजी के नाम के बाद में रहता है तथा लेटिन शब्द वेना, पुरानी कार्यकी शब्दावली (old anatomical terminology) में नाम के पहले प्रयोग में आता है। इन दोनों शब्दों के बहुवचन वेन्स (veins) और वैनी (venae) है।

वेन्स अशुद्ध (ओक्सीजन रहित deoxygenated) खून को अंगों से हृदय की ओर लाती है। विकल्प केवल फुफ्फुसीय (pulmonary) शिरा होती है जो फुफ्फुस से शुद्ध खून (ओक्सीजन युक्त—oxygenated) हृदय में पहुंचाती है।

सामान्य रूप से शिरा और धमनी साथ-साथ होती है अतः उनके नाम भी समान है, केवल कुछ एक शिरा ऐसी है जिनके साथ धमनी नहीं होती है, उन सबको स्पष्ट करने हेतु तालिका में इस प्रकार * चिह्नित किया गया है।

नाम अंग्रेजी	नाम हिन्दी	विवरण
Accessory cephalic vein [vena cephalicus accessoria]	ऐसेसरी किफैलिक या सिफैलिक वेन सहायी शिरस्क शिरा	यह शिरा हाथ के अरीय पृष्ठ शिरा जाल से आरम्भ होकर कुहनी के सामने होती हुई ऊपर की ओर और बाहु के पार्श्व की ओर होती हुई कक्षीय शिरा (axillary vein) होठ के ऊपरी भाग में मिल जाती है।
* Accessory hemiazy-gos vein [vena hemiazygos accessoria]	ऐसेसरी हेमीएजाइगस वेन सहायी अर्ध अयुग्मी शिरा	यह शिरा दाईं आरोही कटि शिरा के सतत् (continuation) होती है और मध्यपट्ट (डायफ्राम) के बायें ओर से बाहर निकल कर वक्षीय कशेरूकों की दाईं ओर होती हुई महाधमनी और वक्षीय नलिका के मध्यरेखा को पीछे से पार करती हुई एजाइगस (अयुग्मी) और वक्षीय नलिका शिरा में रिक्त हो जाती है।
Accessory sapheno-us vein [vena saphcua accessoria]	एसेसरी सेफीनस वेन सहायी सेफीनस, टाँग की एक उत्कृष्ट शिरा जो जाँघेय (femoral) की शाखा होती है।	यह शिरा जाँघ (thigh) की हड्डी के समानान्तर चलकर जांघेय शिरा (femoral vein) से मिल जाती है।

नाम अंग्रेजी	नाम हिन्दी	विवरण
Accessory vertebral vein [vena vertebralis accessoria]	एसेसरी बर्टीबल बेन सहायी कशेरू शिरा	यह महाशिरा कशेरूक शिरा (vertebral veins) के साथ रहती है और सातवें ग्रैवीय कशेरू के छिद्र से निकलकर बाहु शिरस्क शिरा (brachio cephalic vein) में स्वतन्त्र रूप से रिक्त हो जाती है।
Accompanying vein [vena comitanis]	अकम्पनिंग वेन सहगमनी शिरा (यह अधोजिह्वी-हाइपो-गैलोसल तन्त्रिका के सहगामनी होती है। यह गहरी जिह्वी शिरा (profunda lingual vein) और अधोजिह्वक (sublin-gual) शिरा से मिलकर बनती है।	दो या उससे अधिक शिराओं से मिलकर बनी होती है और जिह्वा क्षेत्र में धमनी के साथ-साथ चलती है।
Angular vein [vena angularis]	एन्गुलर वेन कोणक शिरा	यह नेत्रगुहा के अग्र कोण पर एक छोटी शिरा होती है जो उर्ध्व नेत्र गुहिका (सुपरा ओरबीटल-supra orbital) और उर्ध्व घूर्ण चक्रक (supratrochical) से मिलकर बनती और आगे चलकर आनकी (facial) शिरा बनती है।
anterior auricular vein [vena auricularis anterior]	एन्टीरियर ऑरीकुलर वेन अग्रग्राहिका शिरा	यह शिरा कर्णपल्लव के पूर्व, कई शिराओं में से एक होती है जो अधोचिबुकीय (retromandibular) में रिक्त होती है।
Anterior cardiac veins [venae cordia anteriores]	एन्टीरियर कारडियक वेन्स अग्र हृदयी शिरायें	दायें निलय की अग्रभित्ति में दो या तीन छोटी-छोटी शिरायें जो दायें आलिन्द में स्वतन्त्र रूप से हृद कुल्या में खुलती है।
Anterior cerebral vein [vena cerebri anterior]	एन्टीरियर सेरीब्रल वेन अग्र प्रमस्तिष्क शिरा	यह छोटी शिरा अग्र प्रमस्तिष्कीय धमनी के समानान्तर होती है और आधार शिरा (basal vein) में रिक्त हो जाती हैं।
anierior facial vein [vena facialis]	एन्टीरियर फेसियल वेन अग्र आननी शिरा	यह शिरा कोणक शिरा (angular vein) के सतत (continu-ation) नेत्रगुहा के मध्यीय कोण पर होती है। यह कर्ण रेखावत (diagonally) नीचे और बाहर की ओर होती हुई, निचले जबड़े के तट पर होती हुई अधोचिबुकीय (retromandibular) शिरा से मिलकर अन्तः ग्रैवेय शिरा (internal jugular vein) में रिक्त हो जाती है।
Anterior jugular vein	एन्टीरियर जुगुलर वेन	यह ठोड़ी (chin) के नीचे से उन शिराओं से शुरू होती है जो

नाम अंग्रेजी	नाम हिन्दी	विवरण
[vena jugularis anterior]	अग्र ग्रैवेय शिरा	निचले होंठ और चिबुक (mental) क्षेत्र में होती है और गर्दन से नीचे उतर कर बाह्य ग्रैवेय (external jugular) पर समाप्त हो जाती है।
Anterior labial veins [venae labiales anteriores]	एन्टीरियर लेबियल वेन्स अग्र ओष्ठीय शिरायें	यह शिरायें वृहत् भगोष्ठ (labial major) से बाह्य योनि (pudendal) में होकर गुजरती हैं।
anterior scrotal veins [venae scrotales anteriores]	एन्टीरियर स्क्रोटल वेन्स अग्र अण्डकोशीय शिरायें	यह शिरायें अण्डकोष (scrotum) से बाह्य जननेन्द्रियों में होकर गुजरती हैं।
anterior vertebral vein (vena vertebralis anterior)	एन्टीरियर वर्टीबल वेन अग्र कशेरूकी शिरा	यह छोटी शिरा जो आरोही ग्रैवेय धमनी (ascending cervi-eal artery) के साथ-साथ होती है और यह मुख्य कशेरू शिरा (vertebral vein) में आकर के नीचे खुलती है।
appendicular vein (vena appendicularis)	एपेन्डीकुलर वेन अवयवी शिरा	यह शिरा शोषणान्त्र-कोलरी (ileocolic vein) शिरा की शाखा, अवयवी धमनी की सहगामनी होती है।
axillary vein (vena axillaris)	एक्जीलरी वेन कक्षीय शिरा	यह अन्र्तबाहु शिरा (basilie) और भुजीय (brachial) शिराओं के सतत होती है। यह त्रिकोणक वृहत् पेशी (teres major muscle) से निकलकर प्रथम पर्शुक (rib) के बाह्य तट पर होती हुई अधोजत्रुक (subclavian) शिरा बन जाती है।
*azygos vein (vena azygos)	एजाइगस वेन अयुग्मी शिरा	यह शिरा निम्न महाशिरा (inferior vena cava) से आरम्भ होकर मध्य प्राचीर (डायफ्राम) के महाधमनी छिद्र (aortic orifice) से निकल कर पश्च मध्यावकाश (posterior mediastinum) में होती हुई उर्ध्व महाशिरा (superior vena cava) पर समाप्त हो जाती है। इसमें रक्त पश्च पर्शुक मध्यीय (poste-rior intercostal) अर्ध अयुग्मी और सहायी अर्धअयुग्मी शिराओं से रक्त प्राप्त करती है।
basal vein of rosen-thal (vena basalis)	बेसल वेन आफ रोजन्थल रोजन्थल (वैज्ञानिक का नाम) शिरा का अधो-भागस्थ शिरा।	एक बड़ी शिरा जिसमें कालिक दल (temporal lobe) की सतह से अनेक शाखायें आकर मिलती हैं। यह गैलन (Galen-वैज्ञानिक का नाम) शिरा में रिक्त होती है।
brachial veins (venae brachials)	ब्रेकियल वेन भुजा शिरायें	प्रत्येक बाहु (भुजा) में एक-एक शिरा जो बाहु-धमनी के साथ चलती है तथा कक्षीय शिरा (axillary vein) में रिक्त होती है।
bronchial vein (venae bronchides)	ब्रोंकियल वेन उपश्वास नलिका शिरायें	उपश्वास नलिकाओं (bronchi) के आगे और पीछे पाई जाने वाली कई शिरायें जो मिलकर दो मुख्य महावाहिनियाँ बनाकर दाईं ओर की अयुग्मी (azygos) शिरा के दाईं ओर आकर मिल जाती हैं और बाईं ओर की सहायी अर्ध अयुग्मी (acce-

नाम अंग्रेजी	नाम हिन्दी	विवरण
		ssory hemiazygos) या बाईं उर्ध्व पर्शुका मध्यस्थ शिरा में मिल जाती है।
cardinal veins	कार्डीनल वेन्स या डक्टस	यह मानव भ्रूण में युग्मिक महत्वपूर्ण रक्त वाहिनियाँ होती हैं।
or ducts of cuvier	आफ कुवियर (वैज्ञानिक का नाम) हृद्-शिरायें अथवा कुवियर की वाहिनियां	अग्र और पश्च हृद शिराओं की शाखायें हृदय में रक्त पहुँचाने वाली प्रमुख वाहिनियाँ होती हैं।
central veins of liver (venae centrales hepatis)	सेन्ट्रल वेन आफ लिवर यकृत की केन्दीय शिरायें	यह यकृत शिराओं (hepatic veins) की अन्त्य शाखायें होती हैं और यकृत दलों (lobules) के मध्य में स्थित होती है और यकृत रक्त स्थलों (sinusoids) से रक्त प्राप्त करती है।
central veins of retina (vena centralis retinae)	सेन्ट्रल वेन्स आफ रेटीना नेत्र रक्त पटल (रेटीना) के मध्य की शिरायें	रेटीना मध्य शिरायें; यह रेटीना मध्य धमनी के साथ रहती है।
*cephalic vein (vene cephalica)	किफैलिक वेन शीर्षीय शिरायें	यह शिरा हस्त के पृष्ठ शिरा जालक के अरीय तट से आरम्भ होकर कुहनी के सामने से गुजर कर बाहु की पार्श्व दिशा में रहती है और यह कक्षीय शिरा के ऊपरी भाग में रिक्त होती है।
cerebellar veins (venae cerebelli inferior and superiores)	सेरीबिलर वेन्स (अनुमस्तिष्कीय शिरायें इन्फीरियर और सुपीरियर)	(i) अधोअनुमस्तिष्कीय शिरायें इन्फीरियर सेरीबिलर बेन्स—(inferior cerebellar veins) यह अनुमस्तिष्क (cerebellum) के अधरतल में होती है तथा अधर अश्म (inferior petrosal) और अनुप्रस्थ शिरा तल (transverse veins) में रिक्त होती है। (ii) उर्ध्व अनुमस्तिष्कीय शिरायें सुपीरियर सेरीबिलर वेन्स (superior cerebellar veins) यह अनुमस्तिष्क के ऊपरी तल पर होती है तथा ऋजु (straight) तथा अनुप्रस्थ शिरा नालों में रिक्त होती है।
cerebral vens (vena cerebri)	सेरीब्रल वेन्स प्रमस्तिष्कीय शिरायें	यह शिरायें तीन भागों में बंटी होती हैं : (i) anterior-अग्र (ii) अधो (inferior), (iii) आन्तरिक (internal) और क्रमशः प्रमस्तिष्क अग्र, अधो और आन्तरिक तलों से रक्त एकत्रित कर अधोभागस्थ (basal) शिरा नालों में रिक्त होती है।
cervical vein (vena cervicalis profunda	सरवाइकल वेन ग्रैवेयी शिरा	गहरी ग्रैवेयी शिरा। यह इसी नाम की धमनी के साथ-साथ रहती हुई अर्ध सुषुम्नीय शिरोपम पेशी (semispinalis capitis) और अर्ध सुषुम्नीय अग्र पेशी (semispinalis cervices) के बीच में होती हुई कशेरूका शिरा में रिक्त हो जाती है।

नाम अंग्रेजी	नाम हिन्दी	विवरण
colic veins (vena colica)	कोलिक वेन्स वृहदांत्र शिरायें	यह शिरा दाईं, मध्यीय और बाईं शाखाओं में बंटी हुई होती है तथा इसी नाम की धमनियों के साथ-साथ होती हैं और आरोही (ascending) और अवरोही (descending) वृहदांत्र में रक्त रिक्त करती है।
*common facial vein (veoa facialis communis)	कोमन फेशियल वेन सह-आननी शिरा	यह आननी शिरा और अधोचिबुकीय शिरा के मिलने से बनी होती है और आन्तरिक ग्रैवेयी शिरा (internal jugular vein) में रिक्त होती है।
common iliac vein (vena iliaca communis)	कोमन इलियक वेन पित्ताशय शिरा	यह शिरा बाह्य और आन्तरिक इलियक शिराओं के मिलने से बनी होती है और इस नाम की धमनी के साथ-साथ श्रोणीय (pelvic) क्षेत्र में पाई जाती है।
coronary vein of stomach (vena gastrica sinistra)	कोरोनरी वेन आफ स्टमक जठरागमी शिरा	इसका दूसरा नाम बाईं आमाशयिक शिरा (left gastric vein) भी है। यह शिरा आमाशय के जठरागम (cardia) भाग से उद्भित होने वाली शिराओं के मिलने से बनती है और लघु उदरास्तर भाँज में होती हुई कोशिकान्तर शिरा (पोर्टल वेन—Portal Vein) में रिक्त होती है।
coronary vein or sinus of heart	कोरोनरी साइनस आफ हर्ट हृद्-शिरायें	हृदय की अधिकांश शिरायें जो दाये अलिन्द (बहिष्कोटर) (right atrium) में खुलती है।
cutancous vein (vena cutanea)	कुटेनियस वेव त्वचीय शिरा	त्वचा में पाई जाने वाली उथली शिरायें जो गहरी शिराओं से मिलती हैं।
cystic vein (vena cystica)	सिस्टिक वेन पित्तासय शिरा	यह पित्ताशय (gall bladder) से अशुद्ध खून लेकर केशिकान्तक की दाईं शाखा से मिल जाती है।
digital veins (venae digitales)	डिजीटल वेन्स आंगुलिक शिरायें	हाथ या पाँव सम्बन्धी उँगलियों की शिरायें।
*diploic vein (vena diploica)	डिपलोइक वेन द्विधाधिष्ठिक शिरा	अस्थियों के सछिद्रक ऊतक की खाल में अधिष्ठित शिरायें।
*emissory veins (vena emissoria)	एमीसरी वेन्स विस्तृत शिरायें	यह नाम उन शिराओं के लिये उपयुक्त होता है जो कापालिक भित्ति के छिद्रों से निकलकर अन्दर की कुल्याओं (sinuses) के बाहर की शिराओं में सम्बन्ध स्थापित करती है।
epigastrica veins (vena epigastrica)	एपीगैस्ट्रिक वेन्स उर्ध्व जठरी शिरायें	यह दो शिरायें अन्दरूनी (inferior) और उथली या ऊपरी (superficial) उर्ध्व जठरी (epigastric) शिरायें होती हैं। यह उदरीय भित्ति से रक्त इलियक या जांघेय की एक शाखा (सफीनस) शिरा तक पहुँचाती है।
esophageal vein (vena esophageac)	इसोफ्रजियल वेन्स निगर शिरायें	कई छोटी-छोटी शिरायें जो जिगर (यकृत) से अशुद्ध खून को अयुग्मी (azygos) शिरा तक पहुँचाती है।
ethomoidal veins (vane ethmoidales)	इथमोइडल वेन्स झर्झरिका शिरायें	यह झर्झरास्थिक कुल्या से अशुद्ध रक्त निकालती है और उर्ध्व नेत्रीय शिरा में खुल जाती हैं।
external iliac vein	एक्सटर्नल इलियक वेन	यह शिरा जांघेय (femoral) शिरा के लगातार रहकर वक्षण

नाम अंग्रेजी	नाम हिन्दी	विवरण
(vena illac externa)	बाह्य इलियक शिरा	बंधक (ligament) के ऊपर होकर अन्तः इलियक से संयुक्त होकर सामान्य इलियक शिरा बनाती है।
*external jugular vein (vena jugularis externa)	एक्सटर्नल जुगुलर वेन बाह्य शिरस्क (जुगुलर) शिरा	यह शिरा पश्च कर्ण पल्लवी (posterior auricular) और अधो चिबुकीय (retromandlbular) के मिलन से कर्ण पूर्व ग्रन्थि (parotid gland) के नीचे से बनती है और गर्दन की बगल से होती हुई नीचे की ओर आकर अधोजत्रुक (subcla-vain) शिरा में रिक्त होती है।
eyelid veins (venue palpcberdes)	आईलिड वेन्स नेत्रच्छद शिरायें	यह शिरा नेत्रीय शिरा की शाखा होती है और ऊपरी पलकों से रक्त एकत्रित करती है।
facial vein (vena facialis)	फेशियल वेन आननी शिरा	यह शिरा कोणक शिरा (angular vein) के निरन्तर अक्षि गुहा (orbit) के मध्यीय कोण पर होती है। यह कोण रेखावत नीचे और बाहर की ओर रहकर अधोचिबुकी से निचले जबड़े के तट पर जाकर मिलती है और आन्तरिक शिरस्क (जुगुलर) शिरा में जाकर रिक्त हो जाती है।
femoral vein vena femoralis	फेमोरल वेन जांघेय शिरा	यह जांघेय धमनी के साथ-साथ एक ही पिधान में होती है और वक्षण बन्ध (inguinal ligament) के समतल (level) होकर बाह्य इलियक शिरा बन जाती है।
frontal veins vena supra-trochle-ares	फ्रन्टल वेन्स	कई शिरायें जो शिरोवलक (scalp) के अग्र भाग से रक्त को बहाकर लाती है तथा उर्ध्व नेत्रगुहा से मिलकर कोणक (angu-lar) शिरा बनाती है।
Galen's veins (vena cerebri magna and venae cerebri internae)	गैलन्स वेन आन्तरिक मस्तिष्कीय शिरा (गैलन शिरायें)	यह शिरा तृतीय निलय के रक्तक पटल के आवरण (telacho-roides) मध्य और पुच्छीय भाग के समीप से गुजरती हैं और प्रत्येक आन्तरिक मस्तिष्कीय और महामस्तिष्कीय शिरा दो अन्य शिराओं के मिलने से बनी होती है।
Gastric veins (vena gastrica)	गैस्ट्रिक वेन्स जठर शिरायें	यह शिरायें दाईं और बाईं दो होती हैं। दाईं को पक्वाशयिक (pyloric) और बाईं को जठरागमी (coronary) शिरा की संज्ञा दी जाती है। पक्वाशयिक आमाशय के दोनों ओर की ऊपरी सतहों से रक्त प्राप्त करती है और आमाशयिक लघु घुमाव के साथ चलकर केशिकान्तक शिरा में रिक्त होती है। जठरागमी आमाशय के जठरागम (cardia) के दोनों तलों से रक्त प्राप्त कर लघुउदरास्तर भाँज से होती हुई केशिकान्तक शिरा (portal veins) में रिक्त होती है।
Gluteal veins (venae glutea inferiors and superiores)	ग्लूटियल वेन्स श्रोणिक शिरायें	यह शिरा दो, अधोदेशीय और उर्ध्वदिशीय श्रोणि शिरायें होती हैं। यह दोनों ही श्रोणि-धमनी के साथ-साथ होती है और आन्त-रिक इलियक शिराओं (internal iliac veins) में रिक्त हो जाती हैं।

नाम अंग्रेजी	नाम हिन्दी	विवरण
great cardiac vein (vena cardis magna	ग्रेट कार्डियक वेन वृहत् हृद्-शिरा	इस शिरा का दूसरा नाम बाईं हृद्-शिरा (left coronary vein) भी है। यह एक हृद्-कोटर शिरा (coronary slnus) की शाखा होती हैं जो शीर्ष (apex) से आरम्भ होकर अग्र अन्तः निलयी कुल्या शिरा में रिक्त होती है।
hemi zygos vein (vena hemiazygos)	हेमीजाइगस वेन अर्ध अयुग्मी शिरा	यह शिरा बाईं आरोही कटि शिरा (left ascending lumbar vein) के सतत होती है और मध्यपट (डायफ्राम-diaphragm) के बाईं टाँगनुमा आकृति (left crus of the didaphragm) मे से निकलकर वक्षीय कशेरूकों के नीचे शरीर के बाईं ओर से नीचे आती है और अयुग्मी शिरा में रिक्त होती है।
haemorrhoidal veins (venae rectales)	हिमेरोइडल वेन्स मलाशयी शिरायें	यह तीन शिरायें होती हैं। एक अधोदेशीय, दूसरी मध्यदेशीय तथा तृतीय उर्ध्वदिशीय। यह तीनों ही गुदा के चारों ओर से रक्त एकत्रित करती हैं और विभिन्न शिराओं में पहुँचाती है।
hepatic veins (venae hepaticae)	हिप्पैट्रिक वेन्स यकृतीय शिराओं	यह शिरायें यकृत से रक्त एकत्रित कर तीन बड़ी शिराओं द्वारा अधोदेशीय महाशिरा (inferior vena cava) में मध्यपट्ट (डायफ्राम) के नीचे तथा कुछ अन्य और इससे नीचे महाशिरा में रक्त डालती हैं।
hypogastric vein [vena iliaca interna]	हाइपोगेस्ट्रिक वेन अधोजठर शिरा	इस शिरा का दूसरा नाम अन्तः इलियक शिरा (internal iliac vein) भी है। यह शिरा नितम्ब और श्रेणी प्रदेश से रक्त एकत्रित कर सामान्य इलियक (common iliac) शिरा में पहुँचाती है।
iliac veins [vena iliaca]	इलियक वेन्स इलियक (एक हड्डी का नाम) प्रदेशीय शिरायें	यह बाह्य और अन्तः इलियक शिरा में मिलकर सामान्य इलियक (common iliac) शिरा बनाती है।
iliolumbar vein (vena iliolumbalis)	इलियोलम्बरवेन इलियम और कटि प्रदेशीय शिरा।	यह शिरा कटि और गहरी घूमी हुई (deep circumflex) इलियक से जुड़कर अन्तः इलियक शिरा का निर्माण करती है।
intrasegmental veins (pars infrasegmen-talis)	इन्फ्रासगरेन्टल वेन्स अभोखण्डीय शिरायें	यह शिरा समीप की श्वसनली-फुफ्फुस में (branchio pulmo-nary) खण्डों से आने वाली शिरा से रक्त प्राप्त करती है और खण्ड के अधोतर से बाहर आकर फुफ्सीय शिरा की शाखा हो जाती है।
*innominate veins (venae brachio (cephalica)	इन्नोमिनेट वेन्स अनामिका शिरायें	यह शिरा अन्तः ग्रेवेय (जुगलर) और अधोजत्रुक (subclavian) के संयुक्त होने से बनती हैं। इसकी दो दाईं और बाईं शाखाएँ होती हैं। दाईं शाखा, भुजा शिरस्क (branchio cephalic) से आकर मिलती है। दाईं कशेरूकी (righr vertebral) अन्तः वक्षीय (internal thoracic) और दाईं लसीका वाहनी शिरायें बाईं शाखा से आकर मिलती हैं। बाईं कशेरूकी; अन्तः वक्षीय; उर्ध्व अन्तः पर्शुकी; और कई परिहृदयी; श्वसनी और

नाम अंग्रेजी	नाम हिन्दी	विवरण
		मध्यावकाशनी शिराओं से मिलती है।
inter capitular veins (venae intercapitales	इन्टरकेपीटुलर्स वेन्स उपाण्ड मध्यस्थ शिरायें	यह वह शिरायें होती है जो हस्त की पृष्ठ और हस्ततल शिराओं को या पाँव की पृष्ठ और पादतल की शिराओं को संयुक्त करती हैं।
intercostal veins (vena intercosfales)	इन्टरकोस्टल वेन्स पर्शुका मध्यस्थ शिरायें	पर्शुका मध्यस्थ शिरायें, अग्र; उर्ध्व दाईं; उर्ध्व सर्वोच्य (suprema) होती हैं। यह पर्शुका क्षेत्र से रक्त प्राप्त कर अर्धअयुग्मी (hemiazygos) और वाहु शिरस्क (brachio-cephalic) शिरा में रक्त पहुँचाती है।
internal auditory veins (vena labyrinth)	इन्टरनल आडीटरी वेन्स अन्तः कर्ण शिरायें	यह दो शिरायें होती है जो धमनी के साथ-साथ रहती है और अन्तःकर्ण से रक्त को उठाकर, अन्तःश्रवण छिद्र (internal (acoustic meatus) से बाहर निकालकर अनुप्रस्थ कुल्या में रिक्त हो जाती है।
internal iliac vein (vena ilica interna)	इन्टरनल इलियक वेन आन्तरिक इलियक शिरा	इस शिरा के हाइपोगैस्ट्रिक शिरा की संज्ञा भी जाती है। यह शिरा नितम्ब और श्रोणि प्रदोश से रक्त लेकर सामान्य इलियक (eommon iliac) में पहुँचाती है।
jejunal and iliac veins (venae jejulnales et ilei)	जेजुनल एण्ड इलियक वेन्स पाचनान्त और शोषणान्त शिरायें	यह शिरा अग्रछुद्रांत्र (जेजूनम या डेडूनम) और शोषणान्त्र इलियम (ileum) भागों से रक्त एकत्रित कर उर्ध्व अन्त्रभुजी (superior mesenteric vein) शिरा से मिल जाती है।
jugular veins (vena jugularis or posterior external jugular vein)	जुगुलर वेन्स ग्रैवेय शिरा	इस शिरा की तीन शाखायें अग्र, बाह्य और आन्तरिक होती हैं। (i) अग्र ग्रेवेय शिरा (anterior jugular vein), यह ठुड्डी (chin) से उद्भित होकर, निचले होठ (lower lip) और चिबुक (mental) क्षेत्र से रक्त लेकर बाह्य ग्रैथेय शिरा (external jugular vein) में मिल जाती है। (ii) वाह्य ग्रैवेय शिरा (external jugular vein) यह पश्च कर्णपल्लवी और अधो चिबुकीय शिराओं से मिलकर बनती है और यह अधोजत्रुक (subclavian) में रिक्त होती है। (iii) आन्तरिक ग्रैवेय शिरा (internal jugular vein) यह शिरा अधोजत्रुक (subclavian) से संयुक्त होकर श्वसनी शिरस्क (branchio cephalic) शिरा बनाती है। यह शिरा धूसर पदार्थ के अवग्रहरूपी (sigmoid) कुल्या से उद्गम होकर प्रथम पर्शु उपास्थि के पीछे से आकर अधो जत्रुक (subclavian) में मिल जाती है।
kidney veins (venae renis)	किडनी वेन्स वृक्क शिरायें	वृक्कीय शिराओं की शाखायें जो वृक्क से रक्त को एकत्रित करती हैं।
knee veins (venae genus)	नी वेन्स जानु (घुटना) शिरायें	ये घुटने की शिरायें, घुटने और उसके आसपास की संरचनाओं से रक्त एकत्रित करती हैं।

नाम अंग्रेजी	नाम हिन्दी	विवरण
ukenberg's veins (venac centralis hepatis)	करूकेनवर्गस वेन्स यकृत केन्द्रीय शिरायें	यह यकृतीय शिराओं की अन्तः शाखायें होती हैं जो यकृतीय दलों के केन्द्र में स्थित होती है और यकृत कुल्याओं से रक्त प्राप्त करती है।
labial veins (venae labilaes)	लेबियल वेन्स औष्ठय शिरायें	यह तीन होती हैं (1) अग्र औष्ठीय शिरायें (venae labiales anteriores)। यह वृहत भगोष्ठ (labia majora) से बाह्य जननेन्द्री को जाती हैं। (2) अधोऔष्ठीय शिरा (venae labiales inferior) यह आनन शिरा (facial vein) की एक उप शाखा होती है जो निचले होंठ (lower lip) से रक्त एकत्रित करती है। (3) उर्ध्व औष्ठीय शिरा (venae labialis superior) यह ऊपरी होंठ से रक्त लेकर आनन शिरा में रक्त पहुँचाती है।
lacrimal vein (venae lacrimalis)	लेकाइयल वेन अग्रीय शिरा	यह शिरा अश्रु (lacrimal) ग्रन्थि से रक्त लेकर उर्ध्व नेत्रीय (superior ophthalmic) शिरा में रिक्त होती है।
laryngeal veins (vena laryugeal anterior and superior)	लेरिंजियल वेन स्वर-यन्त्रीय शिरायें	(1) अधोस्वर यंत्रीय शिरा (inferior laryngeal vein) यह शिरा स्वर यंत्र के निचले भाग से रक्त एकत्रित करती है। (2) उर्ध्व स्वरयंत्रीय शिरा (superior laryngeal vein) यह उर्ध्व स्वरयंत्रीय क्षेत्र से रक्त लेकर उर्धचुल्लिका (superior thyroid) शिरा से मिल जाती है।
latarjet's vein (vena propylorica)	लेटारजेट'स वेन पूर्व पक्वाशयिक (पाइलोरिक पाचनान्त्र) शिरा	इस शिरा को मायो शिरा (vein of Mayo) भी कहा जाता है। यह दाईं जठर शिरा (right gastric vein) की शाखा होती है और पक्वाशय की ओर (डयूडेनम (duodenum) की सन्धि स्थल से गुजरती है।
levoatrio-cardinal vein	लीवोएट्रीओ कार्डीनल वेन बाईं प्रकोष्ठीय हृदयी शिरा	यह शिरा बायें प्रकोष्ठ (अलिंद) को दैहिक शिरा (systematic vein) से जोड़ती है।
lingual veins (vena lingualis)	लिंगुअल वेन जिह्वा शिरा	यह शिरा जिह्वा से अधोजिह्वी (sublingual) और अधो चिबुकीय (submandibular) ग्रन्थियों और मुँह के फर्श की पेशियों से रक्त एकत्रित कर आन्तरिक ग्रैवीय (internal jugular) में रिक्त हो जाती है।
lumbar veins (venae lumbrales)	लम्बद वेन्स कटि शिरायें	यह संख्या में पाँच होती हैं। यह पश्च देहभित्ति और कटि शिरीय जालक से रक्त रिक्त करती है।
massetric veins	मेसेटेरिक वेन्स चर्बणी शिरायें	इनको व्यावृती (plexiform veins) शिरायें भी कहा जाता है जो आपस में जाल सदृश सटी होती हैं, कि व्यावृती धमनी के साथ-साथ चलकर त्रयंगिका (petrygoid) में मिल जाती है।
mastoid emissary vein (vena emissaria mastoidae)	मैसटायड इमीसरी वेन स्तनोपम निःसृत शिरा	यह शिरा सिग्मोइड कुल्या (sigmoid sinus) को कपालानुगामी (occipital) शिरा से मिलाती है।
maxillary vein —	मैक्सीलरी वेन	यह नियंत्रिका जालम की पश्च सतत शिरा होती हैं जो अगाध

नाम अंग्रेजी	नाम हिन्दी	विवरण
(venac maxillaris)	उर्ध्व हनु शिरा	कालिक (superficial temporal) से संयुक्त होकर अधो चिबुकीय (retromandibular) शिरा बनाती है।
mediastiual veins (venae mediastinales)	मेडियास्टीनल वेन्स फुफ्फुस मध्यावकाश शिरा	मध्यावकाश (mediastinum) की कई छोटी शिरायें जो उर्ध्व महाशिरा (superior vena cava) में रिक्त होती हैं।
meningeal veins (venae meningeae)	मेंनिनजियल वेन्स मस्तिकाच्छद शिरायें	यह मस्तिकाछद धमनियों के साथ-साथ चलकर शिरा कुलायों (venous sinuses) और द्वैधाधिष्ठक शिरायें (diploic veins) अर्थात अस्थियों के सछिद्रक ऊतकों की शिराओं से मिलकर कपालीय कोठरियों (vault) के बाहर क्षेत्रीय शिराओं से मिल जाती है।
metacarpal veins (venae metacarpel)	मैटाकारपल वेन्स करभास्थि शिरायें	(1) पृष्ठ करमास्थि शिरायें (dorsal metacarpal veins)। हाथ के पृष्ठ भाग पर तीन शिरायें जो चार मध्यीय उंगलियों से रक्त एकत्रित कर हाथ की पृष्ठ शिरा जाल में रक्त पहुँचाती हैं। हथेली की करमास्थि शिरायें (palmar metacarpal veins) यह शिरायें गहरी शिरा वलय (venous arch) में रक्त पहुँचाती है और इसी शिरा वलय से वाह्य प्रकोष्ठिका अरीय (radial) और अन्तःप्रकोष्ठिका अलनर (ulnar) शिरायें मिलती हैं।
musculophrenic veins venae musculo-phrenicae)	मस्कुलोफ्रेनिक वेन्स त्वचा-डायफ्राम सम्बन्धी शिरायें	यह शिरा अपने साथी धमनी के साथ-साथ रहती है और ऊपरीय उदरीय मित्ति निचली पर्शुका मध्य स्थल और मध्यपट (डायफ्राम) से रक्त बहा कर ले जाती है।
nasofrontal veins (vena nasofrontalis)	नेजोफ्रन्टल वेन नासा-ललाटीय शिरा	यह शिरा अक्षि खात (orbit) के अग्रमध्यीय भाग में स्थित होती है और यह नेत्रीय शिरा को कोणिक शिरा (angular vein) से जोड़ती है।
obturator vein (vena obturatous)	ओबटुरंटर वेन गवाक्षी शिरा	यह शिरा उरु सन्धि (hip joint) और जंघा (thigh) के ऊपरी और निचले भागों की मांस पेशियों से रक्त लेकर वस्ति प्रदेश में गवाक्षी नलिका से आन्तरिक इलियक शिरा (internal iliac vein) में रिक्त होती है।
occipital vein (venae occipitalis)	ओबमीपीटल वेन अनुकपाल शिरा	यह शिरा पश्च कपालांश से रक्त लेकर अन्तः ग्रीवा शिरा (internal jugular vein) में रिक्त होती है।
opthalmic veins vena ophthalmica inferior and superior)	ओपथैलमिक वेन्स नेत्रीय शिरा	यह शिरा नेत्रीय क्षेत्र से रक्त लेकर छिद्रिष्ठ शिरानाल (cavernous sinus) में रिक्त होती है।
*ovarian veins [vena eovarica dex-tra and sinstra]	ओवेरियन वेन्स डिम्बाशय के कटाव (hilus)	यह दाईं और बाईं दो शिरा होती हैं। दाईं (dextra) पर स्थित अण्डवाहिनी के आसावृत शिरा जाल (pampiniform plexus) से आरम्भ होकर अधो महाशिरा (inferior vena cava) में खुलती है। बाईं भी उसी स्थल से आरम्भ होती है, जहाँ से दाईं

नाम अंग्रेजी	नाम हिन्दी	विवरण
		आरम्भ होती है, किन्तु बाईं वृक्कीय शिरा में रिक्त होती है।
palatine vein [vena palatina externa	पैलेटाइना वेन तालव्य शिरा	बाह्य तालव्य शिरा तालव्य क्षेत्र से रक्त लेकर आनन (facial) शिरा में रिक्त होती है।
palmar digital veins (vena digitals palmers)	पामर डिजीटल वेन्स हस्त आंगुलिक शिराएं	यह शिरायें आंगुलिक धमनियों के साथ-साथ चलकर हस्त शिरा वलय (palmar venous arch) में मिल जाती हैं।
palmar metacarpal veins (vena metacarpal palmares)	मेटाकारपल वेन्स हस्तल-करमास्थि शिरायें (radial)	यह शिरायें भी गहरी शिरा वलय (deep venous arch) में रिक्त होती हैं जहाँ से बर्हिप्रकोष्ठीय और अन्तः प्रकोष्ठीय (ulnar) शिरायें आरम्भ होती हैं।
panreatic veins (vena pancreaticae)	पेंकियेटिक वेन्स अग्नाशय शिरायें	यह शिरायें अग्नाशय से रक्त एकत्रित कर उर्ध्व अन्त्रभुजी शिरा (superior mesentric vein) में रिक्त होती हैं।
parietal emissary vein [vena emissaria parietalis]	पैराइटल एमीसरी वेन भित्तिकास्थि निसृत शिरा (यह वह शिरायें होती है जो कापालिक भित्ति (cranial wall) के छिद्रों से निकल कर कुल्याओं और बाहर की शिराओं से सम्बन्ध स्थापित करती है।)	इस शिरा को सेन्टोराइनी (Sautorini-वैज्ञानिक का नाम) शिरा भी कहा जाता है। यह शिरा उर्ध्व वाणाकार कुल्या (superior sagittal sinus), उर्ध्व कालिक शिरा (superior temporal vein) और अन्य शिरोवलक (scalp) की शाखाओं से मिल जाती है।
parotid veins [vena parotideae]	पैरोडिट वेन्स कर्ण पूर्व ग्रन्थि शिरायें	कर्ण पूर्व (पैरोटिड) ग्रन्थि की पश्च शिरायें, आनन शिरा शाखायें होती हैं और यह अधो हनु शिरा में रिक्त होती हैं।
pectoral veins (venae pectorales)	पैक्टोलर बेन्स अंसीय शिरायें	यह शिरायें अंसीय पेशियों से रक्त बहाकर सीधे अधोजत्रुक (subclavian vein) शिरा में पहुँचाती है।
pericardial veins [venae pericadiacae]	पैरीकार्डियल वेन्स हृद् वेष्टनी शिरायें	अनेक छोटी शिरायें जो हृदय आवरण (हृद्वेष्टन) से आरम्भ होकर उर्ध्व महाशिरा (superior vena cava) में रिक्त होती हैं।
peroneal veins) (venae peroneal)	पैरोनियल वेन्स बर्हिजंघिका (fibular) शिरायें	यह शिरा बर्हिजंचिकन (peroneal) धमनी के साथ-साथ रहती है। यह पश्च अग्र जंघास्थिक शिरा से मिलकर पृसतीय [popliteal] शिरा में प्रवेश कर जाती है।
pharyngeal veins [venae pharyngeal]	फेंजियल वेन्स ग्रसनीव शिरा	ग्रसनी क्षेत्र की शिरायें जो अन्तः ग्रैवीय शिरा (internal jugular vein) में रिक्त होती हैं।
phrenic veins (venae phrenica)	फ्रैनिक वेन्स मध्यपट डायफ्राम शिरायें	यह दो होती है एक निचली, निम्न (inferior) और दूसरी ऊपरी (उर्ध्व) (superior)। मध्य षट शिरा से रक्त लेकर निम्न महाशिरा (inferior venacava) में तथा उर्ध्व शिरा अयुग्मी (azygos) और अर्ध अयुग्मी (hemiazygos) में रिक्त होती है।
*portal vein	पोर्टल वेन	यह एक चौड़ी, छोटी शिरा होती है जो यकृत में दाईं और

नाम अंग्रेजी	नाम हिन्दी	विवरण
(venae portae)	केशिकान्तक शिरा	बाईं शाखाओं में बंटकर यकृत में चारों ओर फैल जाती हैं।
*pudendald veins (venae pudendal)	पूडेन्डल वेन्स योनि शिरायें	यह शिरा बाहरी (external) और भीतरी (internal) दो होती है। बाहरी जांघेय (femoral) में खुलती है और इसमें शिश्न (penis) (नर) से तथा भगशिश्न (clitoris) (मादा) से शिरायें आकर मिलती हैं। भीतरी मूलाधार (पेरीनियम) रक्त लाकर इसमें मिलती है।
pulmonary veins (venae pulmonales)	पलमनरी वेन्स फुफ्फुसीय शिरायें	यह चार शिरायें, दो-दो दोनों ओर होती है जो फेफड़ों से रक्त हृदय के दायें आलिन्द (atrium) में पहुँचाती है।
*pyloric vein vena gastrica dextra)	पाइलोरिक वेन्स पक्वाशयिक शिरायें दाईं	यह शिरा आमाशय के ऊपरी भाग की दोनों सतह से शिरायें प्राप्त करती है और आमाशय के लघु झुकाव के दायें से होकर केशिकान्तक शिरा में रिक्त होती है।
renal veins (venae renales)	रीनल वेन्स वृक्कीय शिरायें	यह शिरा इसी नाम की धमनी के साथ-साथ चलती है और महाशिरा (venacava) में द्वितीयकटि कशेरू के स्थल पर मिल जाती है। बाईं वृक्कीय शिरा में बाईं अधि वृक्कीय शिरा और बाईं जननांगी शिरा (gonadal vein) भी आकर मिलती है।
Rosenthal's veins (venae basales)	रोजेन्थल'स वेन रोजेन्थल (वैज्ञानिक का नाम की आधार शिरा	यह एक पैंठी हुई शिरा, मस्तिष्कि के कालिक (टेम्पोलर-temporal) दल से कई शाखायें प्राप्त करती है और गैलन (Galen वैज्ञानिक का नाम) की वृहत्-मस्तिष्कीय शिरा (vena cerebri magna) में रिक्त होती है।
sacral veins (sacrales)	सेक्रल वेन्स त्रिकी शिरायें	यह दो शिरा होती है : 1. पार्श्व त्रिकी शिरा (lateral sacral vein) और 2. मध्य त्रिकी शिरा (median sacral vein)। पार्श्वत्रिकी शिरा प्रत्येक दिशा की अन्तः इलियक शिरा (internal iliac vein) में रिक्त होती है, जबकि मध्यत्रिकी शिरा बाईं सामान्य इलियक शिरा में रिक्त होतीं है।
saphenous veins [venae saphena]	सेफीनस वेन्स शफीना (स्फोट) शिरायें	यह शिरा जांघेय (femoral) की एक शाखा होती है, जिसकी तीन शाखायें होती हैं : 1. शफ़ीना सहायी (saphena accessoria) 2. वृहत् शफीना (saphena magna) और 3. शफीना पारवा (saphena parva) अर्थात् लगु शफीना। यह पाँव और उँगलियों से रक्त एकत्रित कर जांघिय (femoral)और प्रसृत शिराओं में रक्त रिक्त करती है।
scrotal veins (cenae serotales)	स्क्रोटल वेन्स अण्डकोषीय शिरायें	इन शिराओं की दो शाखायें होती हैं एक अग्र और दूसरी पश्च, जो अग्र अण्ड कोष से गाह्य योनि शिराओं तक और पश्च अण्डकोष से अन्तः योनि शिराओं तक रक्त पहुँचाती है।
spinal veins (venae spinales)	स्पाइनल वेन्स सुषुम्नीय शिरायें	यह शिरा सुषुम्ना से रक्त एकत्रित करती है। यह शिरा प्लीहा (spleen) के कटाव (hilus) से अग्रतल पर स्थित होता है। यह उर्ध्व अग्र भुजी से मिलकर केशिकान्तक शिरा बनाती है।

नाम अंग्रेजी	नाम हिन्दी	विवरण
splenic vein [venae lienalis]	स्प्लेनिक वेन प्लैहिक शिरा	इस शिरा के कई नाम हैं जैसे भ्रमिल (vortex) शिरा; चक्षु की रक्तक पटल (choroid plexus of the eye) शिरा। यह शिरा संवहन आच्छादन (tunica vasculosa) के कई शिराओं के मिलने से बनती है और ऊर्ध्व या अधो नेत्रीय शिरा (ophthalmic vein) में रिक्त होती है।
Stensen's veins (vena sappena)	स्टेन्सन्स वेन्स स्टेनसन्स (वैज्ञानिक का नाम) शिरा	इस शिरा के कई नाम हैं जैसे भ्रमिल (vortex) शिरा, चक्षु के रक्तक पटल की शिरा (choroid veins of the eyes)। यह शिरा संवहन आच्छादन (tunica vasculosa) की कई शिराओं के मिलने से बनती है और उर्ध्व या अधो नेत्रीय शिरा (opthalmic vein) में रिक्त होती है।
subclavian vein (vena subclavian)	सबक्लैवियन वेन अधःजत्रु की (हंसली) शिरायें	यह शिरा कक्षीय शिरा (axillary) के निरन्तर होती है तथा प्रथम पर्शु (first rib) के पार्श्व तल पर चलकर और अन्तः ग्रैवीय (internal jugular) से मिलकर दोनों ओर (branchio-cephalic) शिरा भुजा और सिर सम्बन्धी बनाती है।
sublingual veins (vena sublingualis)	सबलिंगुयल वेन अधोजिह्वी शिरा	यह शिरा जिह्वी (tongue) शिरा की शाखा होती है।
superficial veins (vena cutanea)	सुपरफिशियल वेन त्वचीय शिरा	यह अगाढ़ (superficial) शिरा होती है जो अधः ऊतकीय ऊतकों (subcutneous tissue) में रहती है और गहरी शिराओं में जाकर मिल जाती है।
superior basal vein (vena basalis supe-rior)	सुपीरियर वैकस वेन उर्ध्व आधारी (मस्तिष्कीय) शिरा	इस शिरा को रोजनथल (Rosenthal) शिरा भी कहते हैं।
supraorbital vein vena supraorbitalis)	सुपरा ओरविटल वेन अक्षिकोर्ध्व शिरा या सुपरा-अक्षिकी शिरा	यह शिरा अक्षिखात के ऊपर की ओर होती है।
temporal veins (vena temporalis)	टेम्पोरल वेन्स कालिक शिरायें	यह शिरा कनपटी व तीन मध्य स्थलों (media) गहरी (deep) और उथली क्षेत्रों में रहती है अतः उसी प्रकार मध्यकालिक शिरा (middle temporal vein), गाढ़ कालिक शिरा (deep tem-poral vein) और उथली कालिक शिरा (superficial tem-poral vein) की संज्ञा इन्हें दी जाती है।
terminal vein (zena thalmos-riate)	टरमिनल वेन अन्तस्थ शिरा	यह रेखित पिण्ड (corpus striatum) शिरा होती है।
thebesian veins (zenae cordis mimi-mae)	थिवेसियन वेन्स किरीटी कोटर (coronary sinus) शिरा	यह हृदय सात्वची अति सूक्ष्म शिरा होती हैं, जो हृद्भित्ति से सीधे हृद्-कोटरों में खुलती हैं।

नाम अंग्रेजी	नाम हिन्दी	विवरण
throacic veins (zenae thoracica)	थोरेसिक वेन्स वक्षीय शिरायें	यह अन्दरूनी (interna) ओर पार्श्वीय (lateralis) होती है। अन्दरूनी वक्ष के ऊपरी भाग में तथा पार्श्वीय वक्ष भित्ति के पार्श्व भाग से रक्त एकत्रित करती है।
thymic veins (zenae thymical)	थाइमिक वेन्स थाइमस (ग्रन्थि) शिरायें	यह कई छोटी-छोटी शिरायें थाइमस (thymus) ग्रन्थि से निकल कर बाईं भुजा-सिरीय शिरा से मिलती है।
tracheal veins [venae tracheales]	ट्रेक्रियल वेन्स श्वास नलिका शिरायें	श्वास नलिका से निकलने वाली कई छोटी-छोटी शिरायें जो उर्ध्व महाशिरा (superior vena cava) में रिक्त होती हैं।
tympanic veins (zenae tympanicae)	टिम्पैनिक वेन्स आनक कला शिरा	आनकनाल से निकलने वाली शिरायें जो अधोचिबुकीय (retro-(mandibular) शिरा में रिक्त हो जाती है।
ulnar veins [venae ulnares]	अलनर वेन्स अन्तः प्रकोष्ठिका (अलना) शिरा	यह शिरा अलनर धमनी के साथ-साथ होती है।
ambilical vein [vena umbilicalis sinistra)	अम्बीलाइकल वेन नाभि-शिरा	बाईं नाभि-शिरा, यह शिरा ऑवल (placenta) से भ्रूण (fetus) को रक्त लौटाती है जो नाभि-रक्त से होकर भ्रूण के शरीर में नाभि-स्थल से प्रवेश कर यकृत में और जहाँ से केशि-कान्तक द्वारा और महाशिरा द्वारा अलिन्द (atrium) में पहुँच जाता है।
uterine veins (venae uterinae)	युटेराइन बेन्स गर्भाशय शिरायें	दोनों ओर से एक-एक शिरा गर्भाशयिक जालक (utrine plexus) से होकर चौड़े बन्धक तन्तु (ligament) से गुजरती हुई अन्तवेष्टनी भाँज (broad ligament) से होती हुई अन्तः इलियक शिरा (internal iliac vein) में रिक्त होती है।
varicose veins	बेरीकोज बेन्स	स्थाई रूप से फूली हुई शिरायें जो अधिकतर टाँग में देखी जाती है।
vertebral veins vena vertebralis)	बर्टीबिल वेन्स कशेरूकी शिरायें	यह शिरा प्रथम छहः ग्रैवीय कशेरूकों के अनुप्रस्थ प्रवधनों में पाये जाने छिद्रों से निकलती है और सब मिलकर भुजा सिरी शिरा में मिल जाती हैं।
varticose veins (venae verticosae)	वोरटीकोज बेन्स भ्रमिल शिरायें या नेत्रगोलक शिरायें	यह भ्रमिल शिरायें चक्षु के रक्तक पटल में होती हैं।

परिशिष्ट–4

सन्धि (Joint) तालिका

मानव शरीर में अनेक प्रकार की सन्धियाँ पाई जाती हैं। वैज्ञानिक ने मुख्यतः उनके प्रकार, संरचना अथवा स्थल के अनुसार नाम दिये हैं।

सन्धियों के प्रकार

arthrodial joint (आर्थोडियल जौइन्ट)—सामान्य चल सन्धि।

ball and socket joint (बाल एण्ड सौकेट जौइन्ट)—उलूखल सन्धि; ऐसी सन्धि जिसमें एक हड्डी का गोल सिर दूसरी हड्डी के प्यालेनुमा गढे में लगा होता है।

biaxial joint (बाइएक्सियल जौइन्ट)—द्वि अक्षीय सन्धि; दो मुख्य अक्ष (axix) समकोण पर लगी होती है।

bilocular joint (बाइलोक्युलर जौइन्ट)—द्विकुहर सन्धि; दो गड्ढों वाला जोड़।

cartilaginous joint (काटीलेजीनस जौइन्ट)—उपास्थि सन्धि; ऐसी सन्धि जिसमें अस्थि हड्डी उपास्थि द्वारा जुड़ी होती है।

composite, compound joint (कम्पोजिट, कम्पाउण्ड जौइन्ट)—यौगिक सन्धि; ऐसी सन्धि जिसमें कई हड्डियाँ जुड़ी होती हैं।

diarthrodial joint (डाइआर्थोडियल जौइन्ट)—विशिष्ट चल सन्धि जिसमें गति खूब हो सके।

enarthrodial joint (एन आर्थोडियल जौइन्ट)—गोलाभ चल सन्धि।

false joint (फाल्स जौइन्ट)—मिथ्या सन्धि, ऐसी हड्डियों के टूकों में सन्धि जिनको सामान्य रूप से गतिहीन होना चाहिये था।

fibrocartilaginous joint (फाइब्रोकार्टीलेजीनस जौइन्ट)—सूत्रोपास्थि सन्धि, युग्मास्थि सन्धि, सिम्फाइसिस, किसी जोड़ में युग्म (pair) की दाहिनी और बायीं ओर के भागों की अस्थियों का परस्पर मिला होना।

flail joint (फिलाइल जौइन्ट)—असाधारण गति सन्धि।

gliding (ग्लाइडिंग)—फिसलने या सरकने वाली संधि।

gonefosis or peg and socket joint (गोनेफोसिस और पैग एण्ड सोकेट जौइन्ट)—कीलगर्त सन्धि, अनर्गल संयोग, किसी गर्त (socket) में शंकु (conical) जैसे प्रवर्धन (process) के घुसने से बनी सन्धि या जोड़ (articulation) उदाहरणार्थ; स्तनियों (mammals) के दाँत।

hinge joint (हिंज जोइन्ट)—कोर सन्धि।

hip joint (हिप जौइन्ट)—श्रोणी सन्धि, फीमर (femur) और पेलविस (pelvis) अस्थियों की सन्धि।

immovable joint (इम्मूवेविल जौइन्ट)—अचल सन्धि, गतिहीन जैसे कपाल की अस्थियों की सन्धि।

knee joint (नी जौइन्ट)—जानु (घुटना) सन्धि, यह सन्धि फीमर (femur) चापी (patclla) ओर टिबिया (tibia) की यौगिक सन्धि होती है।

mixed joint (मिच्सड जौइन्ट)—मिश्रित सन्धि, विभिन्न सन्धियों के लक्षण युक्त सन्धि।

multiaxial joint, polyaxial joint (मल्टीएक्सियल जौइन्ट, पौलीएक्सियल जौइन्ट)—बहु अक्षीय संधि, ऐसी सन्धि जो तीन अक्ष पर गति कर पाती है।

pivot joint, rotary joint (पिवट जौइन्ट, रौटरी जौइन्ट)—धुराग्र सन्धि, चूल सन्धि, ऐसी सन्धि जिसमें खड़ी अक्ष (vertical axis) पर गति होती है।

plane joint (प्लेन जोइंट)—समतल सन्धि।

saddle joint (सैडिल जौइन्ट)—पर्याण सन्धि, काठीनुमा सन्धि ऐसी सन्धि जिसमें दोनों अस्थियाँ आपस में गद्दीनुमा जुड़ी होती है।

schindylesis (शिनडाईलेसिस)—विदीर्ण-पच्चड़ी सन्धि।

suture (शूचर)—सींवनी या सेवनी सन्धि।

symphysis (सिमफाइसिस)—समवाय; युग्मास्थि संयोग; किसी जोड़ का सन्धि जिसमें दाहिनी और बाईं दोनों ओर को समान अस्थियाँ आपस में मिली हों।

syndesmosis (सिनडेसमोसिस)—संयुजता; स्नायु सन्धि।

synovial joint (साइनोवियल जौइन्ट)—स्नैहिक सन्धि; ऐसी सन्धि जिसमें स्नेहिक (synovial) तरल होता है।

uniaxial joint (यूनीएक्सियल जौइन्ट)—एक अक्षीय सन्धि।

unilocular joint (यूनीलौकुलर)—एक कुहर सन्धि।

सन्धियों का विस्तृत विवरण

अंग		किस्म	लिगामेन्ट (रेशेयुक्त सूत्रीय बंध) अथवा अस्थि विशेष जिनके सहारे यह कार्य करती है।
नाम अंग्रेजी	**नाम हिन्दी**		
Ankle	एनक्लि टखना	कोर संधि (हिन्ज-hinge)	अग्रजंघास्थि (टिबिया-tibia) एवं फिबुला (fibula), पिण्डली (shin) की छोटी और बाहरी हड्डी से लगे बंधों से कार्य करती है।
Atlanto-occipital	एटलेन्टोऑक्सीपीटल शीर्षधर (प्रथम कशेरू) और अनुकपाल (कपाल के पीछे के भाग	सरकने वाली संधि (gliding-ग्लाइडिंग)	प्रथम कशेरू की तन्त्रिका चाप (neural arch) और खोपड़ी (skull) के मध्य स्थल को ढकने वाली कला से कार्य करती है।
Calcaveo-cuboid	कैलकेवियो क्यूवाइड ऐडी (calcaneous) घंनास्थि (टखने की बाह्य स्थित हड्डी (cuboid)	सरकने या फिसलने वाली संधि (gliding-ग्लाइडिंग)	एडी और टखने की बाह्य स्थिति अस्थि से लगे पेशी बन्धों से कार्य करती है।

अंग		किस्म	लिगामेन्ट (रेशेयुक्त सूत्रीय बंध) अथवा अस्थि विशेष जिनके सहारे यह कार्य करती है।
नाम अंग्रेजी	**नाम हिन्दी**		
Carpometacarpal articulation of thumb	कारपोमेटाकारपल आरटी-कुलेशन आफ दी थम्ब अंगूठा	पर्याण सन्धि (saddle joint)	यह सन्धि काठीनुमा होती है तथा इस सन्धि में दोनों अस्थियां आपस में गुद्‌दीनुमा जुड़ी होती हैं।
Corpometacarpal articulation of fingers	कार्पोमेट्राकारपल आर्टी-कुलेशन आफ फिंगर्स उँगलियाँ	सरकने या फिंसलने बाली सन्धि (ग्लाइडिंग-glididng)	मणि बंध करभिकाओं से लगे सूत्रों से कार्य करती है।
Central atlantoe-pistrophic	सेन्ट्रल एटलेन्टो पिस्ट्रो--फिक प्रथम व द्वितीय कशेरू	धूराग्र सन्धि (pivot joint)	ऐसी सन्धि जिसमें खड़ी अक्ष **(vertical axis)** पद गति होती है। ओडोन्टोइड प्रोसेज **(odontoid process)** द्वितीय कशेरू के केन्द्रक का प्रबधंन जिसके सहारे प्रथम कशेरू घूमता है।
Costorans verse (upper ten ribs only	कोस्टोरेन्सवर्स (अपर टेन रिब्स ओनली) पर्शुका (ribs) थिथ्या पसलियों (false ribs) को छोड़कर	सरकने या फिसलने वाली संधि (ग्लाइडिंग-gliding)	पसलियों से लगे पेशी बंध पशु-काओं को फैलाने व सिकोड़ने का कार्य करते हैं।
Cuboideon arvicular	क्यूवोकोडियन एवीकुलर नौकारूपी करभ (carpus) की एक अस्थि	सरकने या फिसलने वाली संधि (ग्लाइडिंग-gliding)	पाद तल अस्थियों को घुमाने वाली सन्धि।
Cuneocuboid	क्यूनियोकवोइड फानाकार घानास्थि टखने (टारसल) की बाह्य स्थित एक हड्डी	धुराग्र सन्धि (pivot joint)	फानाकार धनास्थि लगें पेशी बन्ध सन्धि को सरकाते या फिसलाते हैं।
Cuneouavicular (cuneoseaphoid)	क्यूनियोनेवीकुलर फानाकार नौकाकार करभ (carpus) की एक अस्थि	सरकने या फिसलने वाली सन्धि (gliding-ग्लाइडिंग)	पृष्ठ (dorsal) एवं पादतल पेशी बन्ध।
Distal radioulnar	डिस्टल रेडियोअलनर	सरकने या फिसलने वाली	अग्रबाहु (forearm) की सन्धि

अंग		किस्म	लिगामेन्ट (रेशेयुक्त सूत्रीय बंध) अथवा अस्थि विशेष जिनके सहारे यह कार्य करती है।
नाम अंग्रेजी	नाम हिन्दी		
	दूरस्थ अन्तरा प्रकोष्ठिका (रेडियो-अलनर) बाहु की अस्थियाँ	सन्धि (gliding-ग्लाइडिंग)	जिसको इनसे सम्बन्धी पेशी बन्ध इनको कार्य कराती हैं।
Distal tibiofibula	डिस्टल टिवियो फिबुलर टिबियौ फिबुला (टाँग की एक हड्डी)	कोर सन्धि (hinge-हिन्ज)	
Elbow	एल्वो कोहनी	(i) सरकने या फिसलने वाली सन्धि (gli-ding- ग्लाइडिंग) (ii) कोर सन्धि (hinge-हिन्ज) (iii) धुराग्र सन्धि (pivot joint)	कई पेशीबन्ध जो कोहनी की विभिन्न अस्थियों को घुमाती है।
Hip	हिप श्रोणि या पेडू	उलूखल सन्धि (ball and socket joint)	उरू सन्धि (hip joint) फीमर और श्रोणी वलय (hip girdle) के मध्य की तन्दुक गर्त सन्धि (ball and socket joint)।
intercarpal	इन्टरकार्पल कार्पल मध्यस्थ	सरकने या फिसलने वाली सन्धि (ग्लाइडिंग-gliding)	कलाई की हड्डियाँ या कार्पलस (carpals) के मध्य में स्थित पेशी बन्धों द्वारा पार्श्व (lateral) अथवा बाह्य (external) अवनतक (flexor) गति प्रदान होती है।
intermediate tarsometatarsal	इन्टरमीडियेट टारसो-मेटाटारसल पांव के तलुवे और टखने की मिली हड्डी के मध्य	सरकने या फिसलने वाली सन्धि (ग्लाइडिंग-gliding)	पांव के तलुबे और टखने की हड्डी को घुमाने वाले पेशी बन्ध सन्धि का कार्य कराते हैं।
intermetacarpal	इन्टरमेटाकार्पल कार्पल मध्यस्थ	सरकने या फिसलने वाली सन्धि (ग्लाइडिंग-gliding)	कलाई की हड्डियां (कार्पलस—carpals) के मध्य में स्थित पेशी सन्धि द्वारा सन्धि गति प्रदान करते हैं।
intermetatarsal	इन्टरमेटाटारसल प्रपादास्थि	सरकने या फिसलने वाली सन्धि (ग्लाइडिंग-gliding)	पाँव के तलुए की हड्डी सम्बन्धी पेशी बन्धों द्वारा गति।

अंग		किस्म	लिगामेन्ट (रेशेयुक्त सूत्रीय बंध) अथवा अस्थि विशेष जिनके सहारे यह कार्य करती है।
नाम अंग्रेजी	**नाम हिन्दी**		
inter phalangeal of fingers	इन्टर फेन्जियल आफ फिंगर्स हस्त उँगली पर्त के मध्य	कोर सन्धि (hinge-हिन्ज)	पोरू की हड्डियों के मध्य स्थित पेशी बन्धों द्वारा गति प्रदान होती है जिससे पोरू कार्य करते हैं।
inter phalangeal of toes	इन्टरफ्रैलेनजियल आफ टोज पादांगुलि पर्व के मध्य	कोर सन्धि (हिन्ज-hinge)	सहायी पादतली तथा सहयोगी पार्श्व पर्वीय पेशी बन्ध द्वारा गति प्रदान होती है।
Knee	नी जानु (घुटना)	कोर और सरकने वाली (gliding) सन्धि मिली हुई।	अनेक पेशी बन्धों से घुटने को चारों ओर अथवा आगे पीछे घुमाया जाता है।
mandibular	मेन्डीबुलर चिबुकीय	सम्मिलित कोर (hinge) और सरकने वाली सन्धि (gliding)	अधो हनु नीचे के जबड़े सम्बन्धी पेशी द्वारा गति।
pistoriquantral	मणि बन्धबास्थि और त्रिक तृतीय करभास्थि	सरकने या फिसलने वाली सन्धि	मणि बंधास्थि (carpal bone) और हुकोपम अस्थि (hamate) को जोड़ने वाली पेशी बंध इसको गति प्रदान करते हैं।
sacroiliac	सैक्रो इलियक त्रिक— श्रोणि फलक वस्ति हड्डी (इलियम (ilium) हड्डी से सम्बन्धित	सरकने या फिसलने वाली सन्धि	त्रिक (sacrum) और श्रोणिफलक वस्ति हड्डी के पार्श्व उभरे हुए भाग से सम्बन्धित पेशी बंध जैसे अग्र त्रिक इलियकी (anterior sacro iliac), इलियो-कटि (ilio lumbar) आदि पेशी बंध गति प्रदान करते हैं।
shoulder	शोल्डर अंस	उलूखल संधि (ball and socket joint)	अनेक अंसास्थि ओर अंसफलक कूट की अधर वितति-कोरको एक्रोमियल अंसास्थि और स्कन्धीय (coraco-humeral-कोराकोह्यूमरल); गर्ता-कार (glenoid) पेशी तथा अनुप्रस्थ (transverse) स्कन्धीय (ह्यूमेरल) आदि-आदि पेशी वंधों से गति प्रदान होती है।
sterno clavicular	स्टर्नोक्लैविकुलर वक्ष-जन्तुक (कलैविकिली)	फिसलने या सरकने वाली संधि (ग्लाइडिंग-gliding)	अस्थि जबुक, हँसली की हड्डी तथा वक्षास्थि के मध्य की संधि से लगे पेशी बंधों द्वारा गति प्राप्त करते हैं।

अंग		किस्म	लिगामेन्ट (रेशेयुक्त सूत्रीय बंध) अथवा अस्थि विशेष जिनके सहारे यह कार्य करती है।
नाम अंग्रेजी	**नाम हिन्दी**		
telocaleaneal	टीलोकैलकेनियल ऐड़ी अस्थि के अन्तिम भाग से सम्बन्धित	फिसलने या सरकने वाली संधि (ग्लाइडिंग-gliding)	इन हड्डियों से जुड़े पेशीबंधों से गति प्राप्त। जिसमें मुख्य पेशीबंध अग्र मध्य, मध्यीय पार्श्व तथा पश्च टीलोकैलकेनियल (telocalcaneal) होती है।
telonavicular or teloscaphioid	टीलोनैवीकुलर या टीलोस्कैफोइड नौकारूपी स्तनो करभ की एक अस्थि विशेष	फिसलने वाली या सरकने वाली संधि	यह टीलोकैलकेनियोनेवीकुलर (tel-ocalcanonavieular) मुख्यसंधि का ही एक आंशिक भाग होता है।
tarsal	टारसल गुल्फास्थि	फिसलने वाली या सरकने वाली संधि आदि-आदि	उपरोक्त वर्णित क्यूवाइडियन-एवी-कुलर; क्यूनियोनेवीकुलर आदि-आदि संधियों का दूसरा नाम है।
wrist	रिस्ट कलाई	द्विअक्षीय संधि विशेष; ऐसी संधि जिसमें दो मुख्य अक्ष (axis) सम-कोण पर लगी होती है।	यह मुख्यतः रेडियोकारपल (radio carpal) और उसकी शाखाओं से सम्बन्धित पेशी बंधों द्वारा गति प्रदान होते हैं।

परिशिष्ट–5

प्रमुख पेशी तालिका

नाम अंग्रेजी	नाम हिन्दी	प्रवृत्ति	आरम्भ (origin) पादतल	हड्डी से लगाव (insertion)	कार्य (function)
Abducter digiti of foot	एबडेक्टर डिजीटी (पाँव की)	बर्हिनायनी; किसी भाग को खींचने वाली पेशी	ऐडी (कैलकेनिस (calcaneus) और प्लैन्टर फेसिस-plantar fascis) के मध्यीय और पार्श्वीय अपाण्ड (tubercle) से आरम्भ होती है।	छोटी उँगली की पोरू की हड्डी के पार्श्वीय तल के समीप में	छोटी पादांगुली (toe) को बाहर की ओर खींचती है।
Abductor digiti of hand	ऐबडेक्टर डिजीटी (हाथ की)	”	फलैक्सर (flexor), कार्पी (carpi), अलेनरिस (ulnaris), कलाई (मणिबंधिका) आकोचनी पेशी मत्स्याकार स्नायुबंध से आरम्भ।	छोटी उँगली के अधर के मध्यतल में	हाथ की छोटी उँगली को बाहर की ओर खींचती है।
Abductor-hallucis	ऐबडेक्टर हेलुसिस (पाँव के अंगूठे की)	” पादतल	ऐडी (कैलकेनियस और -calcaneus) प्लैन्टर फेसिया (plantar fascia) के मध्यीय अपाण्ड से	पादांगुष्ठ के समीपस्थ पोरू के मध्यीय तल के अधर में	प्रपास्थि पाँव के तलुए की, हड्डियाँ और पोरुयों को जोड़ पर से अवनत तथा बाहर की ओर खींचता है।
Abductor ossis metatarsi quinti	ऐबडेक्टर ओसिस मेटाटारसी क्युनटी	”	पाँव की ऐबडेक्टर डिजीटी (abdutor	—	—

नाम अंग्रेजी	नाम हिन्दी	प्रवृत्ति	आरम्भ (origin) पादतल	हड्डी से लगाव (insertion)	कार्य (function)
	प्रपादास्थि सम्बन्धी पेशी		digiti) की एक छोटी शाखा		
Abductor pollicis brevis	ऐबडेक्टर पोलीसीज पार्श्वीय ब्रेविस— हाथ के अंगूठे की छोटी पेशी	"	कलाई की वृहद्‌बहुकोणीय अनुप्रस्थ नौकाकार स्नायु बन्ध की मेड से आरम्भ।	हाथ के अंगूठे के पार्श्वीय तल के अधर के समीप स्थित पारूओं में	अंगूठे को झुकता तथा बाहर की ओर खींचता है।
Abductor pollicis longus	ऐबडेक्टर पोलीसीज लोंगस हाथ के अंगूठे की लम्बी पेशी	अंगूठे को	अंतः प्रकोष्ठास्थि (ulna) और बर्हिप्रकोष्ठास्थि (radicus) के पश्च सतह से।	प्रथम हथेली की हड्डी के अधर के पार्श्व तल में	अंगूठे को बढ़ाती तथा बाहर की ओर खींचती है।
Abductor brevis	ऐबडेक्टर बेनिस श्रोणि सम्बन्धी	समीप कर्षी दो भागों को खींच कर परस्पर निकट लाने वाली पेशी।	श्रोणी वलय (pelvis) के अग्र अधर तल से	जंघास्थि (फीमर-femur) के रेखाकार समीपस्थं भाग में।	जाँघ की लघुपेशी (thigh); को अन्दर की ओर करती है।
Abductor longus	ऐबडेक्टर लोंगस श्रोणि सम्बन्धी	"	श्रोणि से एक शाखा	जंघास्थि (फीमर-femur) के रेखकार भाग में.	दीर्घ पेशी जाँघ (thigh) को अन्दर की ओर करती है।
Adductor magnus	ऐडेक्टर मैगनस जाँघ और कूले के जोड़ सम्बन्धी	"	इश्चियम (ischium) और प्यूबिस (pubis) अस्थि से तथा दूसरी इश्चियल अपाण्ड (tuberosity) से आरम्भ।	जंघास्थि में	जाँघ को अन्दर की ओर खींचती है।
Anconeus	एनकोनियस—	फैलाने वाली	प्रमण्डास्थि (humerus) अर्थात	अंतः प्रकोष्ठास्थि (ulna) के	कोहनी सन्धि

नाम अंग्रेजी	नाम हिन्दी	प्रवृत्ति	आरम्भ (origin) पादतल	हड्डी से लगाव (insertion)	कार्य (function)
	कोहनी पेशी	पेशी	कोहनी से मुड़े तक की अस्थि के पार्श्वीय शोफ (**epicondyle**) के पृष्ठ तल से आरम्भ होती है।	ककोणि प्रवर्ध (**olecranium process**) से लगी होती है	को फैलाती है।
Arrectores pilorum	एरेक्टोर्स पिलोरम— बालों को खड़ा करने वाली पेशी	खड़ा करने वाली पेशी	चर्म में पाई जाने वाली पेशी	केश कूप में पाई जाती है	त्वचा के बालों को खड़ा करती है।
Articularis genus	आरटीकुलेरिस जीनस— घुटने की स्नेहिक कला पेशी।	खींचने वाली पेशी	जंघास्थि (**temur**) की दूरस्थ छोर के अग्रतल से आरम्भ होती है	घुटने की सन्धि स्नेहिक कला से सम्बन्धित।	घुटने की सन्धि की स्नैहिक कला को घुटने के फैलने पर नजदीक खींचती है।
Aryepiglottis	ऐरीएपीग्लोटिस— स्वरयंत्र (लैरिक्स-**Larynx**) से सम्बन्धित	बन्द करने वाली पेशी	घटोयम उपास्थि (**arytenoid cartilage**) की शिखर से	उपकण्ठ (**epiglottis**) के पार्श्वीय तट से लगी होती है।	स्वरयंत्र के प्रवेश मार्ग को रोकती है।
Biceps brachii	बाइसेप्स ब्रेकियाई बाहु की द्विशिरस्क पेशी	झुकाने व अवनत कराने वाली	स्कन्धास्थि (**seapula**) के कोराकाइड प्रवर्धन (**coracoid process**) के शिखर से	रेडियस (**radius**) अर्थात बर्हि प्रकोष्ठास्थि के उपाण्ड से और अग्रबाहु के पेशी बन्धक (**fascia**) में	अग्रबाहु को पीछे की ओर झुकाती तथा अवनत कराती है।
brachialis	ब्रेंकियेलिस— कुहनी सन्धि पेशी	घुमाने वाली पेशी	प्रगण्डास्थि (**humerus** के अग्र तल सतह से आरम्भ होती है	अंतः प्रकोष्ठास्थि (**ulva**-अचना) के कोरोनोइड प्रवर्धन से	कुहनी को घुमाती है

नाम अंग्रेजी	नाम हिन्दी	प्रवृत्ति	आरम्भ (origin) पादतल	हड्डी से लगाव (insertion)	कार्य (function)
				लगी होती है।	
Buccinator	बक्सीनेटर— कपोल पेशी	दबाने तथा पीछे खींचने वाली	मैक्सीला (Maxilla) और मैण्डीबिल (Mandible) के गर्तिका (alveslar) प्रवर्धन (Process) से	मुंह को घेरे हुए बर्तुल पेशी	कपोल को दबाती और मुंह के कोण के पीछे खीचती है।
Bulhocavernosus	बल्वोकेवरनोसस— नर और मादा में मूत्र मार्ग सम्बन्धी छिद्रिष्ठ पेशी	दबाव डालने वाली पेशी	मूलाधार (Pesineuns) का केन्द्रीय बिन्दु और कन्द (bulb) की सन्धि रेखा से।	शिश्न के पेशी बन्धक और भगनासा (elitoris) में	नर में शिश्न और मादा में योनि द्वार को दबाने वाली पेशी
Caninus	केनीनस— चेहरे की पेशी	भावनात्मक	उर्ध्वहनु (Maxilla) ऊपर के जबड़े से	मुंह की त्वचा में	चेहरे की भावनात्मक पेशी
Chondroglossus	कोन्ड्रोग्लोसस— जिव्हा उपास्थिीय पेशी	दाबने वाली	जिव्हासस्थि (hyoid) से निम्न शृंग (lower cornu) से	जिव्हा की बगल में	जिव्हा को
Ciliary	सिलियरी— चक्षु पेशी	संधानपेशी	श्वेतपटल मुंडिका (Deleral spur) से	सिलियरी (पक्ष्मामिकी) प्रवर्धन में।	दृष्टि संधान पेशी
Coccygous	कोक्सीजस— पुच्छास्थि	निर्माणक	इश्चियम कूट (ischal spine) तथा एनीरोस्पाइनसस्नायु बन्ध (anerospinous ligament) से	उर्ध्व पुच्छास्थि ((upper coccyx) और निचले वस्ति केशरू (sacrum) के पार्श्वीय तट में	श्रोणी मध्यमपट निर्माणक
Constrictor of pharynx, inferior	कन्सट्रिक्टर ऑफ फैरिन्कस इन्फीरियर—	सिकोड़ने वाली पेशी	थाइरोइड उपस्थि की तिरछी रेखा तथा क्रिकोइड उपास्थि की	कण्ठ की पश्च भित्ति की मध्यीय रेखा में	कण्ठ को सिकोड़ते हैं (संकोचक)

नाम अंग्रेजी	नाम हिन्दी	प्रवृत्ति	आरम्भ (origin) पादतल	हड्डी से लगाव (insertion)	कार्य (function)
	कण्ठ सिकोड़ने वाली पेशी की निम्नोदर शाखा		बगल से		
Constrictor of pharynx, middle	कन्सट्रिक्टर ऑफ फैरिक्स, मिडिल— कण्ठ संकोचक पेशी की मध्यीय शाखा।	संकोचक	सूच्याकार स्नायुबन्ध (stylohoid ligament) और जिव्हास्थि (hyoid) के दोनों सीध जैसे प्रवर्धनों से	कण्ठ की मध्य सन्धि रेखा में	कण्ठ संकोचक
constrictor pharynx, superior	कन्सट्रिक्टर ऑफ फैरिक्स, सुपीरियर— कण्ठ संकोचक की उर्ध्व शाखा	संकोचक	मध्यीय टेरीगोइड (pterygoid-त्र्यंगिका) पत्रिका (lamena); टेरीगोमैन्डीबुलर (pterygomandibular) मध्य संधि (raphe) और मैन्डीबिल (चिबुकास्थि) की हायड-अधो-हन्वस्थि (mylohyoid) रेखा से	कण्ठ की मध्य रेखा संधि (median raphe of pharynx) और पश्च कपाल का कण्ठीय उपाण्ड में	कण्ठ संकोचक
Caracobrachialis	कोराकोबैकियेलिस— अंसास्थि (coraoid) और बाहु सम्बन्धी	अवनतक एवं सपीप कर्षी	स्कन्धास्थि (Scapula) और अंसास्थि प्रवर्धन (coracoid process) से	प्रगंडास्थि (humerus) दण्ड के मध्यीय सतह में	प्रगण्डास्थि (bumerus) को अवनतक (flexes) तथा पास लाने वाली पेशी
Corrugator suparcilli	कोरूगेटर सुपरसिल्ली— सिकुड़न डालने वाली	सिकुड़न डालने वाली	ललाटास्थि (frontal lune) की उर्ध्व पक्षमाभिकी (Cilliay) वलय से	माथे की त्वचा में	चेहरे पर सिकुड़न डालने वाली

नाम अंग्रेजी	नाम हिन्दी	प्रवृत्ति	आरम्भ (origin) पादतल	हड्डी से लगाव (insertion)	कार्य (function)
Cremaster	क्रीमास्टर— वीर्याणुरज्जु के साथ-साथ चलने वाली पतली पेशी	उत्थापक	उदर (alidanen) की अन्दरूनी तिर्यक पेशी (oblique muscle) के निम्न तट से	श्रोणी (pubis) उपाण्ड में	वृषण (testes) को उठाने वाली
Cricothyroid	क्रिकोथाइरोइड— स्वरयंत्र (cricoid की एक अस्थि तथा चुल्लिका (thyroid) से सम्बन्धित	फैलाने तथा तनाव में लाने वाली	मुद्रिका (cricoid) उपास्थि वलय से	चुल्लिका उपास्थि पत्रय में	स्वर रज्जुओं को तनाव में लाती है अर्थात् फैलाती है।
Deltoid	डेलटोइड— त्रिभुजाकार अस्थि	समीपकर्षी	हँसली की हड्डी (clavicle), अंसफलन की अधर वितति तथा कूट से	प्रगण्डास्थि (हयूमेरस- (humerus) की त्रिभुजाकार गांठ में	गण्डास्थि को समीप तथा घुमाने वाली
Diaphragm	डायफ्राम— मध्य पट (पेशी) (a) उदर और वक्ष के मध्य (b) स्तनी में वक्ष और उदरीय गुहाओं के मध्य की पेशी	बाहर निवात्रितया फेंकने वाली पेशी	वक्षास्थि के जीफोइड (xiphoid) प्रवर्द्धन तथा छः निचली पशुकायों (ribs) की उपस्थि से।	केन्द्रीय स्नायुबंध (central tendon) में	(a) अन्तः श्वास की मुख्य पेशी (b) प्रसव में शिशु को बाहर निकालने में मदद देने वाली पेशी
Digastric	डाइगैस्ट्रिक— द्वि अधरी पेशी अर्थात् ऐसी पेशी जिसके दोनों किनारों पर स्नायु बन्ध हों	उठाने व नीचे करने वाली	(a) अग्रमधांश (anterior belly) चिराकारिक की निचली सतह, समवाय (symphipis) के पश्चमध्यांशः के समीप से (postrrior hally)	जिव्हास्थि के निम्न शृंग में	जिव्हास्थि को उठाती और अवनत कराती है।

नाम अंग्रेजी	नाम हिन्दी	प्रवृत्ति	आरम्भ (origin) पादतल	हड्डी से लगाव (insertion)	कार्य (function)
			(b) स्तनोपम कटाव (mostoid notch) से		
Dilatornaeris	डाईलेटरनेरीज— नासारन्ध विस्तारक पेशी	विस्तारक	एलर (alar) उपास्थि (cartilage) और उर्ध्वहनु (maxilla) के नासीय कटाव से	पक्ष (ala) में	चेहरे से लगी पेशी
Dilator pupillae	डाइलेटर प्यूपिली— आँख के तारा (pupil) को फैलाने वाली पेशी	फैलाने वाली	उपतारा (iris) की परिधि से	तारा (pupil) के तट में	तारा (pupil) को फैलाने वाली
Extensor Pollicis brevis (extensor)	एक्सटेन्सर पोलीसीज ब्रेविस एक्सटेन्सर— अंगूठे (हाथ के) कर्मपर्व सम्बन्धी लघु पेशी	विस्तारक (फैलाने वाला)	बहिर्प्रकोष्ठास्थि (रेडियस radius) के पृष्ठ तल और अंतरा अस्थि (intraosseous) कला (membrane) से	अंगूठे के समीपस्थ अंगुलास्थि (पोरू की हड्डी) के प्रष्ठ तल में	हाथ के अंगूठे के कर्भपर्वो को फैलाने वाला
Extensor Pollicis longus	एक्सटेन्सर पोलीसीज लोंगस— तर्थक अंगूठे के कर्भ पर्व (पोरू) सम्बन्धी दीर्घ पेशी	विस्तारक एवं आकुंचक	अन्त:प्रकोष्ठास्थि (अलना-ulna) के पृष्ठतल और अंतरा अस्थिकला (intraosseous membrane) से	अंगूठे के दूरस्थ अंगुलास्थि (पोरू) के पृष्ठतल में	अंगूठे को फैलाती तथा सिकोड़ती है

नाम अंग्रेजी	नाम हिन्दी	प्रवृत्ति	आरम्भ (origin) पादतल	हड्डी से लगाव (insertion)	कार्य (function)
Flexor carpi radialis	फ्लेक्सर कार्पो रेडियोलिस— कलाई से सम्बन्धित	घुमाने वाली	प्रगण्डास्थि (ह्यूमेरस-**humerus**) के मध्यीय अर्बुद शोफ (**medial epicondyle**) से	करभास्थि (मेटाकार्पल-**metacarpal**) द्वितीय के मूल में	कलाई को घुमाने वाली
Flexor carpi ulnaris	फ्लैक्सर कार्पी अलनेरिस— कलाई से सम्बन्धित	घुमाने वाली	अन्तःप्रकोष्ठास्थि (अलना-**ulna**) के मध्यीय तट तथा मध्यीय अर्बुद शोफ प्रगाण्डास्थि (**humerus**) से	मणिबन्धकास्थि (**pisifom**) का हुकोपम प्रवर्धन और पंचम करभास्थि के समीपस्थ छोर में	कलाई को घुमाने वाली।
Flexor digiti quinti brevis (of foot)	फ्लैक्सर डिजीटी क्युनटी ब्रेविस— (पांव के)	अवनतक	पांचवीं प्रयादास्थि तथा पादतल के मूल से	छोटी अंगुली के समीपस्थ पोरू के पाश्वीर्य सतह से	पांव की छोटी अंगुली की प्रयादास्थि को अवनत कराती है
Flexor digiti quinti brevis (of hand)	फ्लैक्सर डिजीटी कुवनटी ब्रेवयस— (हाथ की)	आवनतक	अंगुस्थिका टुकोपम प्रवर्धन (**humulus of haunate**) अनुप्रस्थ करमास्थि स्नायुबन्ध से	छोटी अंगुली (हाथ की) की समीपस्थ पोरू	हाथ की छोटी उंगली की कर्मपर्व रूधि को अवनत कराती है।
Flexor digitarum brevis	फ्लैक्सर डिजिटेरम ब्रेयिस— अंगुली सम्बन्धी (लघु)	आवनतक	कैलकेनियम (**calcaneum**) ऐड़ी की हड्डी का मध्यीय उपाण्ड और पादतल के समीभूकण्डरा (**tendon**) से	चार पार्श्वीय पादांगुली के चारस्नायु बन्धों में	पदांगुलियों को प्रयादास्थि सन्धि और समीपस्थ अंगुलास्थि सिर सन्धि से अवनत कराती है।
Flexor digitarum longus	फ्लैक्सर डिजिटेरम लोंगस—	अवनतक	टिबिया-**tibia**) टांग की बड़ी घुटने से टखने तक की हड्डी के	चार स्नायुबन्ध (टेन्डन-**tendon**) प्रत्येक चार पाश्वीर्य	पोरु सन्धियों से अवनत कराती है

नाम अंग्रेजी	नाम हिन्दी	प्रवृत्ति	आरम्भ (origin) पादतल	हड्डी से लगाव (insertion)	कार्य (function)
	अंगुली सम्बन्धी (दीर्घ)		पश्च सतह से	अंगुलियों में	
Flexor hallucis brevis	फ्लौक्सर हैलूसिस ब्रेविस– पांव के अंगूठे सम्बन्धी	अवनतक	क्यूबोइड (Cuboid) टखने की वाह्य स्थित एक हड्डी तथा पादतल हड्डी की सतह से	बड़ी अंगुली (great toe) के समीपस्थ पोरू के मूल में	बड़ी अंगुली की प्रपद (metatarso) पोरुओं को अवनत कराता है
Flexor halluces longus	फ्लैक्सर हैलूसिस लोंगस पांव के अंगूठे सम्बन्धी	अवनतक	फिबुला (febula) पिंडली के बाहरी और छोटी हड्डी के पृष्ठ सतह से	अंगूठे के दूरस्थ पोरू के मूल में	पांव के तोरण (archs) को सहारा देता है और अंगूठे को अवनत कराता है।
Flexor pollicis brevis	फ्लैक्सर पोलीसिस ब्रेविस– हाथ के अंगूठे सम्बन्धी लघु पेशी	अवनतक	अनुप्रस्थ मणि बंधिक (कलाई की एक हड्डी) के स्नायुबन्ध से	हाथ के अंगूठे के समीपस्थ पोरुओं के मूल में	हाथ के अंगूठे की कर्म पर्व (metacarpopha langeal) सन्धि से अयनत कराता है।
Flexor pollicis Longus	फ्लैक्सर पोलीसिस लोंगस– हाथ के अंगूठे सम्बन्धी दीर्घ पेशी	अवनतक	रेडियस (radius) बहिर्प्रकोष्ठास्थि ह्यूमेरस (humerus) और कारयल के मध्य में स्थित प्रकोष्ठास्थि और अंतरास्थि हड्डी कला से	अंगूठे के दूरस्थ पोरू के मूल में	हाथ के अंगूठे को अवनत करता है।
Gastronemius	गैस्ट्रोसिनेमियस– घुटने और टखने से सम्बन्धित	अवनतक	**पाश्वीय शाखा** फीमर (femur) जंघास्थि अबुर्द (गुम्मट) से	कैलकेनिय (Calcaneum) ऐड़ी के पश्च तल में	पाद नली (plantar) टखने और

नाम अंग्रेजी	नाम हिन्दी	प्रवृत्ति	आरम्भ (origin) पादतल	हड्डी से लगाव (insertion)	कार्य (function)
			मध्यीय शाखा फीमर के मध्यीय गुम्मट से		घुटने की सन्धि को अवनत करता है
Gemellus inferior	जेमीलस इन्फीरियर— युग्मीय (paired) निम्नोदर (inferior)	भ्रमणाक (rotator)	इश्चियम (ischium) की गोल उभरी हुई गेंद जैसी आकृति (tuberosity) से	फीमर (femur) वृहद् शिखरक (greater trochanter) में	फीमर को पाश्वीर्य दिशा में घुमाता है
Gemellus superior	जेमीलस सुपीरियर युग्मीय (paired) उर्ध्व (superior)	”	इश्चियम (ischium) श्रेणि वलय (pelvic girdle) की एक हड्डी से	फीमर (femur) वृहद शिखरक में	फीमर को पार्श्वीय दिशा में घूमता है।
Genioglosus superior	जिनियोग्लोसस— चिबुक (chim) जिव्हा योज़क	योजक	मेन्डीबिल (mandible) अर्थात् चिबुकास्थि की उर्ध्व ककुद (tuberosity) आकृति से	जिव्हास्थि (hyoid) और जिव्हा के पार्श्वीय भाग में	जीभ दाबता तथा बाहर की ओर निकालता है
Geniohyoid	जिनियोहायड— चिबुक (chin) और जिव्हास्थि	उत्थापक और खींचने वाला	मेन्डीबिल (mandible) अर्थात् चिबुकास्थि के निम्न ककुद (tuberosity) से	जिव्हास्थि (hyoid) पिण्ड में	जिव्हास्थि को उठाता और बाहर की ओर फेंकता है
Glossopalatine	ग्लोसोपेलेटाइन— जिव्हा (tongue) तालण्य (जीभ और तालु सम्बन्धी)	उत्थापक तथा संकोचक	कोमल तालु की अन्दरूनी सतह से	जिव्हा पार्श्व में	जीभ को ऊपर को उठाता और अग्र प्रकण्ठ (anterior fauces) को सिकोड़ता है।
Gluteus	ग्लूटियस	प्रसारक	इलियम के	नितम्बीय कबुंद	कूल्हे सन्धि

नाम अंग्रेजी	नाम हिन्दी	प्रवृत्ति	आरम्भ (origin) पादतल	हड्डी से लगाव (insertion)	कार्य (function)
maximus	मैक्जीमस— नितम्बी महिती पेशी		पार्श्वीय तल सैक्रम (sacrum) और कोकेक्स (पुच्छास्थि) से	और टिबिया (tibia) पथ में	(hip joint) का प्रसार तथा धड को टांगों पर ऊंची उठने में मदद करता है।
gluteus medius	ग्लूटियस मीडियस— नितम्बीय मध्यस्थ पेशी	बर्हिनायनी	इलियम (ilium) अस्थि के पार्श्व तल से	फीमर (femur) जंघास्थि के दीर्घ शिरोवरक (greater trochanter)	फीमर को बाहर की ओर खींचने वाली
Gluteus minimus	ग्लूटियस मिनीमस— नितम्बीय कनिष्ठ पेशी	बर्हिनायनी एवं भ्रमणक	इलियम (ilium) अस्थि के पार्श्व तल से	दीर्घ शिरोवरक (greater trochanta) में	फीमर को बाहर की ओर खींचती तथा घुमाती है
Gracillis	ग्रेसीलिस— जांघ की एक पेशी	बर्हिनायनी	प्यूविस (pubis) जघनास्थि के अग्र भाग से	टिबिया (tibia) के मध्यीय सतह में	फीमर को बाहर की ओर और घुटने के सन्धि को झुकाती है।
Hyoglossus	हायोग्लोसस— जिव्हास्थि (hyoid) और जिव्हा सम्बन्धी	अवनतक	जिव्हास्थि (hyoid) पिण्ड से	जिव्हा की बगलों में	जिव्हा को दबाती है
Iliocostalis Cervicis	इलियो कोस्टेलिस सरवाईसिस— इलियम और पर्शुकाओं (ribs) सम्बन्धी	प्रसारक	ऊपर की छः पर्शुकायों से	चौथे पांचवे तथा छठे ग्रैवीय कशेरूओं के अनुप्रस्थ प्रवर्द्धनों में	कशेरूदण्ड (Vertebral column) को प्रसार करती है तथा धड़ की पार्श्वीय गति को सहायता देती हैं।
Iliocostalis dorsi	इलियोकोस्टेलिस डोरसी— इलियम और पर्शुक सम्बन्धी	प्रसारक	नीचे की छः पर्शुकाओं से	ऊपर की छः पर्शुकाओं में	केशरूदण्ड का प्रसार और धड़ की पार्श्व गति में सहायता देती है।

नाम अंग्रेजी	नाम हिन्दी	प्रवृत्ति	आरम्भ (origin) पादतल	हड्डी से लगाव (insertion)	कार्य (function)
Iliocostalis lumborum	इलियोकोस्टेलिस लेम्बोरम— त्रिक कटि पेशी	प्रसारक	इलियम शिखा (Iliac crest) कटि कशेरू (lumbar vertebrae) त्रिकास्थि (sacrum) और कटि पेशी बन्धन (lumbodorsal fascia) से	नीचे की छः पर्शुकायों में	केशरूदण्ड का प्रसार और धड़ की पार्श्व गति में सहायता देती है।
Infra spinatus	इन्फ्रा स्पाइनेटस— अधोकीली, स्कैपुला या कन्धे की हड्डी (scapula) की कील सम्बन्धी	भ्रमणक	स्कैपुला (scapula) अर्थात् कन्धे की हड्डी के अधोकीली परिखात से	ह्यूमरेस (humerus) के महती अपाण्ड (tubercle) में	ह्यूमरेस (humerus) (हड्डी) को पार्श्व दिशा में घुमाती है
Intercostal external (11 Pairs)	इन्टरकोसटल एक्सटर्नल— (11 युग्म) पर्शुका मध्यस्थ वाह्य सम्बन्धी	सहायी	पर्शुका के निचले तट के ऊपरी हिस्से से	पर्शुका के उर्ध्व तट के निचले हिस्से में	श्वास-प्रश्वास की सहायी पेशियां (विशेषकर अन्तः श्वास प्रक्रिया की)
Intercostal internal (11 Pairs)	इन्टरकोसटल इन्टरनल— (11 युग्म) पर्शुका मध्यस्थ भीतरी	सहायी	पर्शुका उपास्थि के निचले तट और पर्शुकायों के ऊपरी हिस्से से	पर्शुका उपास्थि के उर्ध्व (superior) तट और पर्शुकायों के निचले हिस्से में	श्वास-प्रश्वास की सहायी पेशियां (विशेषकर अन्तः श्वास (inhalation) प्रक्रिया की)
Intercostal, dorsi (of foot) (4)	इन्टरकोस्टल डोरसी— (पांव की) चार पर्शुका मध्यस्थ	बार्हिनायनी, अवनतक एवं प्रसारक	प्रत्येक दो सिरों (द्वि शिरसक) द्वारा समीप की प्रपादास्थियों	प्रत्येक चार पार्श्वीय पादांगलियां के प्रसारक स्नायुबन्धों में	पादांगुलियों को मध्यांश से दूर खींचती है और प्रयादास्थि (पांव के

नाम अंग्रेजी	नाम हिन्दी	प्रवृत्ति	आरम्भ (origin) पादतल	हड्डी से लगाव (insertion)	कार्य (function)
	पृष्ठीय		(matatarsls) के बगलों से		तलुए की हड्डियों की सन्धि को अवनत कराती है तथा पोरू मध्यस्थ सन्धियों का प्रसार कराती हैं।
Intercostal, dorsi (of hand) (4)	इन्टरकोस्टल डोरसी— (हाथ की) चार पर्शुका मध्यस्थ पृष्ठीय	बर्हिनायनी, अवनतक; तथा प्रसारक	प्रत्येक दो सिरों द्वारा समीप की करभास्थियों की बगलों से	दूसरी, तीसरी तथा चौथी उँगलियों के प्रसारक कंडराओं (tendons) में	उँगलियों को बाहर की ओर खीचती है और करभास्थियों को सन्धि से झुकाती और पोरू मध्यस्थ सन्धि द्वारा प्रसार करती है
Interossei, plantar (3)	इन्टरओसिआई प्लान्टर— अस्थि मध्य पाद तल की (तीन) पेशी	अवनतक एवं सहायी	तीसरी, चौथी और पांचवीं प्रपादास्थियों के मध्यीय ओर से	तीसरे, चौथे और पांचवे पादांगुलियों के प्रसारक स्नायु बन्धों में	पांव की उँगलियों को बाहर की ओर खींचने वाली और अस्थिमध्य (interossei) पेशियों को सहायता देने वाली।
Interossei volar (3)	इन्टरओसियाई वोलर (3)— अस्थि मध्य हस्ततल पेशी (तीन)	अवनतक एवं सहायी	करभास्थियों की बगलों से	दूसरी, चौथी और पांचवीं हाथ की उँगलियों के प्रसारक स्नायुबन्धों में	उँगलियों को बाहर खींचती है और अस्थि मध्य पेशियों को सहायता देती है।
Interspinalis	इन्टरस्पाइनेलिस मध्य— कशेरूकी (कशेरूकों को संयुक्त करने वाली मांसपेशी)	विस्तारक	अपने से ऊपर वाले कशेरू दण्ड से	अपने से नीचे वाले कशेरू दण्ड में	कशेरूदण्ड को फैलाती है
Ischio-cavernosus	इश्चियो केवरनोसस—	उत्थानशील	इश्चियम अस्थि से	शिश्न (नर या मादा) में	शिश्न या भगशिश्न (clitoris) को

नाम अंग्रेजी	नाम हिन्दी	प्रवृत्ति	आरम्भ (origin) पादतल	हड्डी से लगाव (insertion)	कार्य (function)
	श्रोणि-शिश्न (भगशिश्न) सम्बन्धी पेशी				उत्थान में सहायी होती है।
Latiossimus, dorsi	लेटीओसीमस, डोरसाई–	समीपकर्षी एवं प्रसारक	निचले 6 वक्षीय कशेरूओं की कूटों से कटि कशेरू कूट, कटि पृष्ठ पेशीबन्धों, इलियम शिखर, निचली पर्शुका में तथा स्कंधास्थि के निम्न कोण से	ह्यूमेरस के आंतरशोथीय परिखा (sulcus) में	ह्यूमेरस (humerus) को समीप लाती है तथा प्रसारण करती है, शरीर को ऊपर उठाती है तथा श्वास में सहायता देती है
Levato rani	लौवेटो रेनी– (गुदा सम्बन्धी पेशी) उत्थापिका किसी अंग या भाग को ऊपर उठाने वाली मांस पेशी	उत्थापिका या ऊपर उठाने वाली पेशी	श्रोणि और उत्तोलक वस्ति पेशी बन्ध; एवं इश्चियम कूट के श्रोणि सतह से	मूलाधार के केन्द्रीय बिन्दु और गुदा-पुच्छास्थि सन्धि रेखा में	वस्ति (pelvis) को सहारा देती है
Levator pulpebrae superioris	लैवेटर पलपेब्रिरी सुपुरियोरिस– पलक से सम्बन्धित	उत्थापिका या उत्तोलक (ऊपर उठाने वाली पेशी)	नेत्र गुहा (orbit) की छत से	ऊपरी पलक की त्वचा में	ऊपरी पलक को ऊँचा उठाती है
Levator scapulae	लैबेटर स्कैपुली स्कन्धास्थि उत्थापक पेशी	उत्थापक एवं भ्रमणक	उर्ध्व ग्रैवीय कशेरूकों के अनुप्रस्थ प्रवर्धनों से	कशेरूकों के तट और अंश फलक (scapula) के मध्य कोण (angle) में	कंधे को उंचा उठाती है और अंश फलक (scapula) के निम्न कोण को मध्य से घुमाती है और कोमल तालु को उठाती हैं
Levator Veil palatini	लैवेटर वेल पेलेटिनी–	उत्थापक	शंखास्थि (temporal)	कोमल ताल का समीभू कंडरा (aponeurosis) अर्थात्	

नाम अंग्रेजी	नाम हिन्दी	प्रवृत्ति	आरम्भ (origin) पादतल	हड्डी से लगाव (insertion)	कार्य (function)
	तालव्य उत्थापक पेशी		(bone) के अशमी (petrous) के शिखर और श्रवण नलिका (auditory tube) के उपस्थि भाग से	चपटे कंडरे (tendon) में	
Levator Costernum (12 pairs)	लैवेटर कोसटरनम (12 युग्म) पर्शुकाओं को उठाने वाली पेशी	उत्थापक	सातवें ग्रेवीय केशरू और उर्ध्व ग्यारह वक्षीय कशेरूओं के अनुप्रस्थ प्रवर्धनों से	नीचे वाली अनुरूपक (corresponding) पर्शुका के कोण के मध्य में	अन्तःश्वास (inspiratun) पर्शुकाओं को उठाने में मदद करता है।
Longitudinalis, of tongue	लोंगीटयूर्डीनेलिस ऑफ टेंग जिव्हा की लम्बक पेशी	आकृति परिवर्तक	जिव्हा मूल से	जिव्हा की नोक में	जिव्ह्य के रूप (shape) को बदलता है
Longus capitis	लोंगस कैपीटिस सिर की लम्बी पेशी	गतिकारी	तीसरे से छठवें ग्रैवीय कशेरूकों के अनुप्रस्थ	कपालास्थि (occipital bene) के अधर भाग में	सिर (head) को मोड़ने वाली पेशी
Longus colti (a) inferior obliqve portion	लोंगस कोलटी— (a) निम्न वक्र भाग (inrerior oblique portion)	अवनतक	प्रथम तीन वक्षीय कशेरूकों के पिण्डों से	पांचवें और छठे ग्रैवीय कशेरूओं में	
(b) Superior oblique portion	(b) उर्ध्व वक्र भाग	अवनतक	तीसरे से पांचवें ग्रैवीय कशेरू के अनुप्रस्थ प्रवर्धन से	प्रथम कशेरू (atlas) के कारण अपाण्ड में	अग्र गांठों में कशेरू दण्ड को अवनत कराते हैं
(c) Vertical Portion	(c) उर्ध्वाधर भाग (खड़ा)	अवनतक	तीन ग्रैवीय और तीन एक वक्षीय कशेरू पिण्डो से	दूसरे से चौथे ग्रैवीय कशेरू पिण्डो में	
Lumbricals	लम्ब्रीकल्स ऑफ	झुकाने और	डिजिटोरम	प्रत्येक उँगली की	कर्भ पर्व सम्बन्धी

नाम अंग्रेजी	नाम हिन्दी	प्रवृत्ति	आरम्भ (origin) पादतल	हड्डी से लगाव (insertion)	कार्य (function)
(of fingers) (4)	फिंगर्स (4)— हाथ की उँगलियों की छुद्र पेशियां (4)	फैलाने वाली	प्रोफेन्डस (स्पर्श ज्ञान) पेशी के स्नायु बन्ध से	प्रसारक स्नायु बन्ध में	**(metacarpoph alangeal)** सन्धि पर अवनत कराना तथा अंवरा पर्व **(interphalangeal)** सन्धि पर फैलाना।
Lumbricales (of toes) 4	लम्ब्रीकेलिस (ऑफ टोज) (4)— पांव की उँगलियों की कुछ पेशियां (4)	झुकाने (अवनतक) और फैलाने वाली	डिजिटोरम लोंगस (digitorum (longus) उँगलियों की लम्बी पेशी के स्नायुबन्धों से	प्रत्येक चार पार्श्व पादागुंलियों के स्नायुबन्धों में	प्रपादास्थि **(metatarosphalan-geal)** सन्धियों पर अवनत कराना तथा अंतरापर्व **(interphalangeal)** सन्धि पर फैलाना।
Masseter	मेसेटर— चर्बण पेशी	उठाने और चबाने वाली	कपोल अस्थि तोरण (zygoma) वलय से	समबन्धक शाखा (ramus) और चिबुकास्थि (mandible) कोण (angle) में	यह पेशी निचले जबड़े को उठाती है तथा चबाने में सहायता देती है
Mantalis	मेन्टेलिस चिबुकीय— (ठुड्डी सम्बन्धी)	भावनात्मक	चिबुकास्थि के कर्तक (incisor) दांत के गर्त से	ठुड्डी (chin) की त्वचा में	चेहरे की मांस पेशियों में आकृति
Maltifidus	मल्टीफिडस— बहुदरारी	झुकाने और घुमाने वाला	त्रिकास्थि (sacrum); त्रिक-श्रोणि स्नायु बन्ध; कटि कशेरूओं के स्तनोपम प्रवर्धन; वक्षीय कशेरू के अनुप्रस्थ प्रवर्धन;	कशेरू कूटो में	देने वाला कशेरू दण्ड को झुकाता तथा घुमाता है

नाम अंग्रेजी	नाम हिन्दी	प्रवृत्ति	आरम्भ (origin) पादतल	हड्डी से लगाव (insertion)	कार्य (function)
			निचले चार (4) ग्रैवीय कशेरूकों के संयोगी प्रवर्धनों से		
Mylobyoid	माइलोहायड— हायड-अधो हन्वस्थि पेशी	उत्थापक एवं सहायी	चिबुनास्थि की जिव्हास्थि रेखा पेशी से	जिव्हास्थि (hyoid)	जिव्हास्थि को ऊँचा उठाता तथा मुख्य तल को सहारा देता है।
Nasalis	नेसेलिस— नाक सम्बन्धी पेशी	आवृतिक	उर्ध्वहनु (moxilla)	नाक के ऊपर की त्वचा	चेहरे की मांस पेशियों की आवृति (भाव) देने वाला।
Oblique abdominis, external	ओवलीक एबडोमीनिस एक्सटर्नल— तिर्यक (oblique) उदरीय (abdominal) वाह्य (external) पेशी	सहायी एवं अवनतक	नीचे की आठ (8) पर्शुक (पसलियां) से	उरोस्थि प्रवर्ध (xiphoid) श्वेतप्रायः चिन्ह आवृत्ति (linea alba); वस्ति प्रदेश (pubis); इलियम शिखर (ilium crest) में	दैहिक अंगों को सहारा तथा केशरूदण्ड को झुकाता है।
Obilique abdominis, internus	ओबलीक एबडोमीनस इन्टरनस— तिर्यक उदरीय अन्दुरूनी पेशी	सहायी एवं अवनतक	कटि पृष्ठीय पेशी बन्ध; इलियस मेड (iliac crest); वक्षण (inguinal) स्नायुबन्ध से	निचली तीन (3) पर्शुका श्वेत आवृत्ति (linea alba); उरोस्थिप्रर्वध (xiphoid process) और वस्तिप्रदेश (pubis) में	दैहिक अंगों को सहारा तथा कशेरूदण्ड को झुकाता है।
Oblique Capitis inferior	ओवलीक कैपिटिस इन्फीरियर—निम्न त्रिर्यक शिरस्क पेशी	सहायी	द्वितीय कशेरू (epistropheus) के कूट से	प्रथम कशेरू (atlas) के अनुप्रस्थ प्रवर्ध में	सिर की पार्श्व गति (lateral movement) और प्रसार में मदद देता है

नाम अंग्रेजी	नाम हिन्दी	प्रवृत्ति	आरम्भ (origin) पादतल	हड्डी से लगाव (insertion)	कार्य (function)
Oblique Capitis superior	ओवलीक कैपिटिस सुपीरियर त्रिर्यक शिरस्कउर्ध्व पेशी	सहायी	प्रथम कशेरू (alas) के अनुप्रस्थ प्रवर्ध से —	कयालास्थि में	सिर की पार्श्व गति (lateral move-ment) और प्रसार में मदद देता है
Oblique oculi inferior	ओवलीक ओकुलाई इन्फीरियर— त्रिर्यक अक्षिका निम्न पेशी	भ्रमणक	नेत्रगुहा (orbit) के मध्यीय सतह से	श्वेत पटल (चक्षु) (sclera) में	चक्षु गोलक (eye ball) को ऊपर तथा बाहर की ओर घुमाता है।
Oblique oculi superior	ओवलीक ओकुलाई सुपीरियर— त्रिर्यक अक्षिका उर्ध्व पेशी	भ्रमणक	नेत्र छिद्र (optic (foramen) के तट से	श्वेत पटल (चक्षु) में	चक्षुगोलक (eyeball) को बाहर और नीचे की ओर घुमाता है
obturator externus	ओवटुरेटर एक्सटेरनस— गयाक्ष छिद्र के बाहर की पेशी	भ्रमणक	वस्ति प्रदेश प्यूविस (pubis), इश्चियम (ischium) और गवाक्ष कला की ऊपरी सतह से	जंघास्थि के शिखरक अस्थि छिद्र में	जंघास्थि (femur) को पार्श्वीय घुमाता है
Obturator internus	ओवटुरेटर इन्टरनेस— गवाक्ष छिद्र के अन्दर की पेशी	भ्रमणक	वस्ति प्रदेश (pubis), इलियम (ileum), इश्चियम (ischium) और गवाक्ष छिद्र की गहरी पेठी हुई कला से	जंघास्थि (फीमर femur) के दीर्घ अस्थि गांठ में	जंघास्थि (femur) को पार्श्वीय (laterally) घुमाता है

नाम अंग्रेजी	नाम हिन्दी	प्रवृत्ति	आरम्भ (origin) पादतल	हड्डी से लगाव (insertion)	कार्य (function)
Omohyoid	ओमोहायड— अंशकंटिनी पेशी	अधःकर्षक (अवनमनी)	स्कंधास्थि के उर्ध्व तट से	जिव्हास्थि में	जिव्हास्थि (hyoid) को नीचे को दबाता है
Opponens Pollicis	ओपोनिन्स पोलीसिस— अंगुष्ठ सम्मुख कारिणी पेशी	रुकावटी रुकावटी	करभारिथ स्नायु बन्ध से	प्रथम करमास्थि (Metacarpal) में	अंगूठे की संयुज पेशी (रुकावट डालने वाली
Orbicularis Ocult	ओरबिकुलेरिस ओकलट चक्षु वर्तुल पेशी	बन्द करने वाली	नेत्रगुहा (orbit) के मध्यीय सतह से	पलकों (eyelids) के पास की त्वचा में	पलकों (eyelids) को बन्द करती है
Orbicularis Oris	ओरवीलेरिस ओरिस— मुंह को घेरने वाली पेशी	सिकोड़ने वाली	मुंह के पास वाली त्वचा से		चेहरे को आकृति देने वाली तथा मुंह को सिकोड़ने वाली।
Palmaris brevis	पामेरिस ब्रेविस— हथेली की लघु पेशी	गहराई देने वाली	हथेली पेशी के चपटे कंजरा (tendon) से	हाथ के मध्यीय तट की त्वचा में	हथेली के गड्ढे को गहरा करने वाली पेशी
Palmaris longus	पामेरिस लोंगस— हथेली की महती पेशी	अवनतक (झुकाने वाली)	प्रगण्डास्थि (ह्यूमेरस humerus) के मध्यीय अर्बुद शोफ (medial epicondyle) से	अनुप्रस्थ मणि बंधिका (कलाई की एक हड्डी) स्नायुबेध और हस्त तल कंडरा (tendon) में	कलाई सन्धि को झुकाती है
Pectineus	पेकटीन्यूज कंकतिका पेशी	समीपकर्षी एवं अवनतक	जंघनास्थि के अग्र भाग (pubis) से	फीमर—जंघास्थि	फीमर अस्थि को खींच कर निकट लाती है तथा उरू सन्धि (hip joint) को अवनत कराती है
Pectorails	पेक्टोरेलिस	भ्रमणक एवं	हँसली (clonicle);	ह्यूमेरस (humerus)	

नाम अंग्रेजी	नाम हिन्दी	प्रवृत्ति	आरम्भ (origin) पादतल	हड्डी से लगाव (insertion)	कार्य (function)
major	मेजर— वृहत् अंसीय पेशी	अवनतक	वक्षास्थि (sternum); प्रथम पर्शुकायें और उदर का वाह्य त्रिर्यक पेशी से	अस्थि के आंतरशोधीय (intertubercular) प्रसीता (sulcus) में	
Pectoralis minor	पेक्टोरेलिस माइनर— लघु अंसीय पेशी	खींचने वाली	तीसरी से पांचवीं पर्शुका से	अंसफलक (scapula) के अंसास्थि (coracoid) प्रबंध में	कन्धे को आगे की ओर खींचती है
Peroneus brevis	पैरोनियस ब्रेक्सि— बहिर्जंघिया की लघु पेशी	उलटने एवं झुकाने वाली	वहिर्जंघिका (fibula) की पार्श्व सतह से (टखने की हड्डी)	पांचवीं प्रपादास्थि (metatarsal) के मूल (base) में	पांव (foot) को बाहर की ओर उलटती और झुकाती है
Peroneus Longus	पैरोनियस लोंगस— बहिर्जंघिया की महती पेशी	प्रसारक, अवनतक एवं सहायी	अग्र जंघास्थि (टिबिया (tibia) के पार्श्वीय अर्बुद (Condyle) और बहिर्जंघिका (tibula) के पार्श्व सतह से	प्रथम पच्चडाकार (cuneiform) और प्रथम प्रपादास्थि (metatarsal) में	पादतल को बाहर की ओर खींचकर पांव को अवनत कराता है, तथा पांवकी चाप (arches) को सहरा देती है।
Pharyngo Palatinus	फैरिंजोपैलेटिनस कण्ठ और तालु सम्बन्धी	आकोचनी	कोमल तालु (soft palate) और श्रवण पथ (auditory tube) से	कण्ठ (pharynx) का चपटा कंडरा (aponeurosis)	निगलने में सहायी
Piriformis or Pyriformis	पिरीफोरमिस या पाईरीफोरमिस (सेब के आकार की पेशी)	भ्रमणक (घुमाने वाली)	दूसरे से चौथे त्रिकी (sacral) कशेरू; और इलियम (ilium) से	जंघास्थि (femur) के वृहत् (gueater) शिखरक (trochanter) में	जंघास्थि अर्थात् फीमर (femur) को पार्श्वीय घुमाती है
Platysma	प्लैटिसमा गले की एक चपटी पेशी	आकारक	ग्रैवीय क्षेत्र (cervical region) के गहरे पेशी बन्ध से	अधोटक (mandible) और मुंह के चारों ओर की त्वचा में	चेहरे को आवृत्ति देने वाली पेशी

नाम अंग्रेजी	नाम हिन्दी	प्रवृत्ति	आरम्भ (origin) पादतल	हड्डी से लगाव (insertion)	कार्य (function)
Popliteus	पोपलीटियस जानु पश्चात् भाग की पेशी	अवनतक	जंघास्थि (femur) के पार्श्वीय अस्थि अर्बुद से	अग्रजंघास्थि (tibia) के पीछे में	जंघास्थि को अभि-मध्य (medially) से घुमाती और जानु सन्धि (knee joint) को अवनत कराती है
Pronator teres	प्रोनेटर टेरीज नीचे झुकाने वाली पेशी	झुकाने वाली पेशी	प्रगण्डास्थि (ह्यूमेरस humerus) के अभिमध्यी अर्बुद शोध और अंतः: प्रकोष्ठास्थि (ulna) के चंचुभ (coronoid) प्रबुर्ध से	बहिर्प्रकोष्ठास्थि (रेडियस radius) की पार्श्वीय सतह में	अग्रवाहु (forearm) को झुकाती है
Psoas major	सोआस मेजर— जंघासा की वृहत् पेशी	अवनतक	कटि कशेरू (lumbar vertebrae) और पेशी बन्ध से	जंघास्थि (femur) के छोटे अस्थि शोफ (lesser trochanter) में	उरू सन्धि (hip joint) को अवनतक और धड़ के निचले अवयवों को झुकाता है
Psoas minor	सोआस माइनर— जंघासा की लघु पेशी	अवनतक	अन्तिम वक्षीय और प्रथम कटि केशरूओं से	इलियम और पेलविस (Iliopectineal) के बीच की मेड़ (eminenus) में	धड़ को श्रोणि प्रदेश (pelvis) को अयनत कराता है
Ptrerygoideus externus	टेरीगाइडियस एक्सटरनस— त्रयंगिका (टेरोगॉइड-अस्थि विशेष) की बाह्य पेशी	प्रसारक	(1) जतुक (sphenoid), (2) पार्श्व त्रियंगिका (pterygoid) पट्टिका (plate) से	चिबुकास्थि (mandible) की गर्दन और चिबुकास्थीय संधि mandibular joint) में	चवर्ण पेशी (muscles of mastication) और चिबुकास्थि (mandible) को

नाम अंग्रेजी	नाम हिन्दी	प्रवृत्ति	आरम्भ (origin) पादतल	हड्डी से लगाव (insertion)	कार्य (function)
					प्रसास्ति (protrudes) करता है
Pterygoideus internus	टेरीगाइडियस इन्टरनस— त्रियंगिका की अन्दर की पेशी	चबाने और भीचने वाली	(1) त्रियंगिका पट्टिका (pterygoid plati) पार्श्वीय (2) उर्ध्वहनु (maxilla) के अबुर्द (tuberosity) से	चिबुकास्थि की मध्य सतह के कोण में	चबर्ण पेशी (muscle of masticatun) और दाँतों की भींच को गति प्रदान करता है।
Pyramidalis abdominis	पिरैमिडेलिसा एबडोमिनिस— सूच्याकार उदरीय पेशी	सहायी	वस्ति प्रदेश (pubis) से	श्वेत रेखाकार आवृत्ति (linea alba) में	उदरीय देहांगों को सहारती (supports) है
Quadratus infereoris	क्वाडरेटस इन्फीरियोसिस— चतुष्कोणाक औवीं पेशी	भ्रमणक एवं समीपकर्षी	इश्चियम शोफ (ischium tubeaosty) से	जंघास्थि कीटनु संघिका अपाण्ड (quadrate tubercle) में	जंघास्थि (फीमर femur) को पार्श्वीय घुमाती तथा खींचती है
Quadratus labie inferioris	क्वाडरेटस लेबाई इन्फीरियोसिस निम्रोष्ठगटा चतुष्कोणाक पेशी	आकारक	चिबुकास्थि (mandible) से	मुंह के चारों ओर की त्वचा में	चेहरे को आवृत्ति देने वाली पेशी
Quadratus labie superioris	क्वाडरेटस सुपीरियोसिस उर्ध्वोष्ठ चतुष्कोणक पेशी	अकारक	उर्ध्वहनु (maxilla) से	मुंह के चारों ओर की त्वचा में	चेहरे को आकृति देने वाली पेशी
Quadratus lumborum	क्वाडरेटस लम्बोरम— कटि सम्बन्धी चतुष्कोणक पेशी	सहायी	इलियस मेड (ilice crest) कटि प्रष्ठीय पेशी बन्ध; तथा कटि कशेरू से	आखिरी पर्शुका (last rib) में	कशेरूदण्ड को पार्श्वीय गति में सहायता देती है
Quadratus plantae	क्वाडरेटस प्लाण्टी पादांगुलिक चतुष्कोणक	सहायी	ऐडी और पादतल पेशी बन्धकों से	डिजीटोरम लोंगस (digitorum longus)	पादांगुलियों के अवनत कराने में

नाम अंग्रेजी	नाम हिन्दी	प्रवृत्ति	आरम्भ (origin) पादतल	हड्डी से लगाव (insertion)	कार्य (function)
	पेशी			पेशी के स्नायुबन्धों में	सहायता देती है
Rectus abdominis	रेक्टस ऐबडामीनिस– उदरच्छद सरल पेशी	सहायी एवं अवनतक	बस्ति प्रदेश (pubis) से	उरोस्थि प्रबर्ध (xiphoid) पांचवें से सातवें पर्शुका उपास्थियों में	उदरीय देहांगों को सहायता, तथा कशेरूदण्ड को अवनत कराता है
Rectus capitis anterior	रेक्टस कैपीटिस एन्टीरियर– सरल शिरस्थ अग्र पेशी	अवनतक	प्रथम कशेरू (atlas) के पार्श्वीय भाग से	अनुकपाल (occipital) अस्थि में	सिर को झुकाता है
Rcetus femoris	रेक्टस फेमेरिस– सरल और्वी (जांघेय) पेशी	प्रसारक एवं अवनतक	इलियम कूट (ilium spine) से	अग्र जंघास्थि (tibia) के अस्थि उपाण्ड में	जानुसन्धि का प्रसार तथा उरू संधि (hip joint) को अवनत कराती है
Rectus oculi imferior	रेक्टस ओकुलाई इन्फीरियर– अधोसरल नेत्र चालनी पेशी	भ्रमणाक (घुमाने वाली)	चक्षु रन्ध्र (optic foramen) के निम्र तट से	अस्थि दृढ़ वाह्य पटल (selera) में	चक्षुगोलक (eye ball) को नीचे की ओर घुमाती है
Rectus oculi latralis	रेक्टस ओकुलाई लेटरेलिस– पार्श्व सरल नेत्र चालनी पेशी	घुमाने वाली	चक्षु रन्ध्र (optic foramen) के पार्श्व तट से	अस्थि के दृढ़ वाह्य पटल (selera) में	चक्षु गोलक (eye ball) को पार्श्व की ओर घुमाती है
Rcetus oculi medialis	रेक्टस ओकुलाई मीडियेलिस– अभिमध्य नेत्र चालनी पेशी	घुमाने वाली	चक्षु रन्ध्र के अभिमध्य तट से	अक्षि के दृढ़ वाह्य पटल (sclera) में	चक्षु गोलक को अमिमध्य घुमाती है
Rectus oculi superior	रेक्टस ओकुलाई सुपीरियर–	घुमाने और खींचने वाली के उर्ध्व तट से	चक्षु रन्ध्र के (sclera) में	अक्षि के दृढ़ वाह्य पटल	चक्षु गोलक को ऊपर की ओर

नाम अंग्रेजी	नाम हिन्दी	प्रवृत्ति	आरम्भ (origin) पादतल	हड्डी से लगाव (insertion)	कार्य (function)
	उर्ध्व नेत्र चालनी पेशी				घुमाती है
Rhombodeus major	रोमबोडियस मेजर— दीर्घ स्कन्ध पेशी	घुमाने और खींचने वाली	दूसरे से पांचवें वक्षीय केशरूकों के कूट (spine) से	स्कन्धस्थि (scapula) के कशेरूयों के तट से।	स्कन्धस्थि को पीछे की ओर खींचता और निम्नकोण पर घुमाता है।
Rhombodeus minor	रोमबोडियस माइनर— लघु स्कन्ध पेशी	घुमाने और खींचने वाली	सातवें ग्रैवीय और प्रथम वक्षीय केशरूओं के कूट से	स्कन्धास्थि (scapula) के कशेरूयों के तट से	स्कंधास्थि के पीछे की ओर खींचता और निम्न कोण पर घुमाता है।
Rotatores (11 pairs)	रोटेटोरीज— (11 युग्म)	घुमाने वाले	वक्षीय केशरूओं अनुप्रस्थ प्रबधों के शीर्ष से	वक्षीय केशरूओं के पत्रिकाओं (lamina) में	केशरूदण्ड को घुमाते हैं
Sartorius	सारटोरियस— जानु पेशी	ओकाचनी	इलियम अग्रोर्ध्व (anteror superior) कूट (spine) से	अग्र जंघास्थि (tibia) में	कूल्हे और घुटने की सन्धि को झुकाता और जंघास्थि (femur)को पार्श्वीय घुमाता है
Scalenus anterior	स्केलीनस एन्टीरिमर अग्र विषम कोणिक पेशी	अवनतक	तीसरे से छठे ग्रैवीय कशेरू के अनुप्रस्थ प्रबर्ध से	प्रथम पर्शुका के अस्थि अबुर्द में	कशेरूदण्ड को पार्श्वीय अवनत कराना और श्वास क्रिया में सहायता देना है
Scalenus posterior	स्केलीनस पोस्टीरिपर— पश्चविषर्म केरिक पेशी		चौथे से छठवें ग्रैवीय कशेरूओं के अस्थि गण्डों से	त्रिकी पर्शुका (sacrum rib) में	पार्श्वीय केशरू दण्डों को अवनत कराते हैं और श्वास प्रक्रिया हेतु सहायी पेशी होते हैं
Semispinalis capitis	सेमीस्पाइनेलिस कैपीटिस—	प्रसारक	ऊपर की तरफ के छः वक्षीय कशेरूओं के	केवालाबुर्द अस्थि (occipital bone) में	सिर को आगे बढ़ाता है

नाम अंग्रेजी	नाम हिन्दी	प्रवृत्ति	आरम्भ (origin) पादतल	हड्डी से लगाव (insertion)	कार्य (function)
	पीठ और गर्दन के शिखस्त पेशी		अनुप्रस्थ प्रवर्ध और नीचे के चार ग्रैवीय केशरूओं के संयोजी प्रबर्ध से		
Semispinalis cervicis	सेमास्पाइनेलिस सरवीसिस– पीठ और गर्दन की ग्रैवीय पेशी	फैलाने तथा घुमाने वाला	ऊपर के छः वक्षीय और नीचे के चार ग्रैवीय केशरूओं के अनुप्रस्थ प्रवधर्मों से	दूसरे से पांचवे ग्रैवीय केशरूओं के कूटों में	कशेरूदण्ड को बाहर की ओर फैलाता तथा घुमाता है
semispinalis dorsi	सेमीस्पाइनेलिस डोरसी– पीठ और गर्दन की पृष्ठीय पेशी	प्रसारक एवं भ्रमणाक	नीचे के छः वक्षीय केशरूओं के अनुप्रस्थ प्रवर्धनों से	अन्त के तीन ग्रैवीय और पहले के चार वक्षीय कशेरूओं के कूटी में	केशरूदण्ड को फैलाता और बढ़ाता है
Seretus anterior	सिरेटस एन्टीरियर– अग्र कंकचिनी (दन्तुरक) पेशी	खींचने वाली	ऊपर की आठ या नौ पर्शुकायों से	स्कन्धास्थि फलक (scapula) के केशरू तट में	अंस फलक (scapula) को आगे की ओर और निम्रकोण को पार्श्व की ओर खींचती है
Serratus posterior, interior	सिरेटस पोस्टीरियर– पश्च निम्न दन्तुक पेशी	सहायी	कटि पृष्ठ पेशीबंध, तथा निम्न वक्षीय केशरूओं के कूट से	अन्तिम चार पर्शुकायों (ribs) में	श्वास की सहायी पेशी
Serratus posterior, superior	सिरेटस पोस्टीरियर सुपीरियर– पश्चोर्ध्व दन्तुरक पेशी	उत्थापक एवं सहायी	गर्दन के पिछले भाग का स्नायु बन्ध; सातवें ग्रैवीय केशरू और ऊपरी वक्ष केशरूओं की मेड से	दूसरी से पांचवीं पर्शुकाओं (ribs) में	पर्शुकाओं को ऊँचा उठाता है तथा श्वास पेशी को सहायता देता है

नाम अंग्रेजी	नाम हिन्दी	प्रवृत्ति	आरम्भ (origin) पादतल	हड्डी से लगाव (insertion)	कार्य (function)
Sphincter and extensor	इसफिंक्टर एण्ड एक्सटेन्सर— अवरोधनी एवं प्रसारक पेशी	अवरोधक एवं प्रसारक	पुच्छास्थि के सिरे से	गुदा छिद्र को घेरे हुए भाग में	गुदा को बन्द करता है
Sphincter urethrae membranus	इसफिंक्टर यूरीथ्री मेम्ब्रेन्स— मूत्र मार्ग अवरोधक	अवरोधक या संकोचनी	जंघनास्थि के अग्र भाग की शाखा से	मध्य सन्धि रेखा में	मूत्र मार्ग को संकुचित करती है
Spinalis capitis	इसपाइनेलिस कैपीटिस— मेरुदण्ड शिखरस्थ पेशी	विस्तारक	ऊपरी वक्षीय और सबसे निचले ग्रैवीय केशरू कूट से	कपाल गुम्मट में	सिर को आगे करती है
Spinalis cervicis	स्पाइनेलिस सरबीसिस— मेरुदण्ड ग्रैवीय पेशी	विस्तारक	निचले ग्रैवीय कशेरू और उर्ध्व (ऊपरी) वक्षीय कशेरू कूटों से	दूसरे से चौथे ग्रैवीय कशेरू कूटों में	मेरुदण्ड को विस्तृत करती है
Splenus capitis	इसप्लेनियस कैपीटिस सिर को खड़ा करने वाली गरदन की पेशी	विस्तारक	मन्या (nucbae) स्नायु बंध; अन्तिम ग्रैवीय और ऊपर के वक्षीय कशेरूओं से	स्तनोपम प्रवर्ध (mastoid process) कनपटी अस्थि में	सिर को आगे करती है
Splanius cervicis	इसप्लेनियस सरवीसिस— सिर को खड़ा करने वाली ग्रैवीय पेशी	विस्तारक	मन्या (nucbae) स्नायुबंध; अन्तिम ग्रैवीय और ऊपरी वक्षीय कशेरू कूट से	ऊपरी ग्रैवीय कशेरू के अनुप्रस्थ प्रबर्ध में	मेरुदण्ड को विस्तृत करती है
Stapedius	स्टेपीडियस— कान की उपास्थि से लगी पेशी	खींचने वाली	सूच्याकार अस्थि प्रबर्ध से	स्टेपीज (stapes) अस्थि की गर्दन में	स्टेपीज (कान की एक उपास्थि) को आनन

नाम अंग्रेजी	नाम हिन्दी	प्रवृत्ति	आरम्भ (origin) पादतल	हड्डी से लगाव (insertion)	कार्य (function)
					गुहा (tympanic cavity) की ओर खींचती है
sternohyoid	स्टरनोहायड— वक्ष जिव्हास्थि पेशी	दबाने वाली	वक्षास्थि के मुष्टिका (manubrium) से	जिव्हास्थि मे	स्वर मंत्र (larynx) को दबाती है
Styloglososus	स्टाईलोग्लोसस— सूचि जिव्ही पेशी	दबाने वाली	सूचि प्रवर्ध (styloid process) से	जिव्हा की बगल में	जिव्हा को नीचे को दबाती है
Stylohyoid	स्टाइलोहायड— सूचि-जिव्हास्थि पेशी	दबाने वाली	सूचि प्रवर्ध से	जिव्हास्थि में	जिव्हास्थि (हायड) को ऊँचा उठाती है
Stylopharyngeus	स्टाइलोफेरिंजियस सूचि कण्ठ की पेशी	उत्थापिका	सूचि प्रवर्ध से	कण्ठ (pharynx) की पार्श्वीय भित्ति में	कण्ठ (pharynx) को ऊपर को खींचती है
Subelarius	सबक्लेबियस— अधेजन्तुक पेशी या अक्षकाधरा पेशी	अवनतक	प्रथम पर्शु (rib) और प्रथम पर्शुकीय उपास्थि	जन्तुक (clavicle)	क्लैविकिल— (जन्तुक-हंसली की एक हड्डी) को दबाती है
Subcostals	सबकोस्टल्स— अधः पर्शुकीय पेशी	अवनतक	निम्न पर्शुकायों (lower ribs) से	निम्न पर्शुकायें	श्वास पेशियों को दबाती है
Sabscapularis	सबस्कैपुलेरिस— अधः फल की पेशी	भ्रमणाक	अंसफलक (scapula) के अधः असंफलकीय अस्थि छिद्र (forsa) से	प्रगण्डास्थि के लघु कुन्दक (lasser tubercle) में	प्रगण्डास्थि (ह्यूमेरस) अग्रबाहु (forearm) को अभिमध्य (medially) घुमाती है
Supinator	सुपीनेटर— ऊपर उठाने वाली पेशी	उत्तानक	प्रगण्डास्थि (humerus) के पार्श्व अर्बुद शोफ (epicondyle) कुहनी सन्धि के पेशी बन्ध (fascia) के पास; और अंतः प्रकोष्ठास्थि	बहिर्प्रकोष्ठास्थि (radius) को ऊपर को उठाती है	

नाम अंग्रेजी	नाम हिन्दी	प्रवृत्ति	आरम्भ (origin) पादतल	हड्डी से लगाव (insertion)	कार्य (function)
			(ulna-अलना) के दण्ड से।		
Temporal	टेम्पोरल— कनपटी सम्बन्धी	दबाने वाली	शंख देशक (कनपटी) अस्थि छिद्र से	चिबुकास्थि (mandible) के कंधे की हड्डी के प्रवर्धन (coracoid process) से	मुंह को बन्द करती है, दांतों को भींचती है और निम्न तनु को पीछे करती है
Tensor tymponi	टेन्सर टिम्पेनाई कर्ण पट विस्तारक पेशी	प्रसारिणी या विस्तारक	श्रवण पथ (auditory tube) का उपास्थि भाग से से	मुदगर अस्थि (malleus) की मुष्ठास्थि ((mannaberium) में	कर्ण मध्य पट का प्रसार करती है
Tensor vaginae femeoris	टेन्सावेजाइनी फेमोरिस— जंघास्थि से सम्बन्धित योनि ऊत्तानक पेशी	बर्हिनायनी अवनतक एवं प्रसारक	इलियम शिखर (crest) से	इलियम में	टांग (leg) को बाहर की आरे खींचना; उरुसन्धि (hipjoint) को अवनत तथा जानु सन्धि (knee joint) का प्रसार करना है
Tensor veil palatinal	टेन्सर वेल पेलेटिनल— तालु ठेलनी (प्रसारक) पेशी	प्रसारक	स्फीनोइड (sphenoid) के नौकाकार अस्थि छिद्र और कर्ण पथ (auditory tube) से	कोमल तालु (soft palate) कंडरा (aponaurosis) में	कोमल तालु का प्रसार और कर्ण पथ को खोलता है
Teres major	टेरीज मेजर— वृहत टेरिस स्कन्ध से अग्र बाहु अस्थि तक	प्रसारक	अंस फलक (स्कंध) (scapula) के अक्षीय तट (axillary margin) से	प्रगण्डास्थि (ह्यूमरस-humerus) के अन्तरा संबधक (intertubercular)	कोमल तालु का प्रसार एवं कर्ण पथ को खोलता है

नाम अंग्रेजी	नाम हिन्दी	प्रवृत्ति	आरम्भ (origin) पादतल	हड्डी से लगाव (insertion)	कार्य (function)
	फैली पेशी		प्रसीता (sulcus) में		
Teres minor	टेरिस माइनर– लघु टेरिस (स्कन्ध से अग्र बाहु तक फैली पेशी)	भ्रमणक	स्कन्ध (scapula) के अक्षीय तट (axillary marigin) से	प्रगण्डास्थि (ह्यूमेरस) के वृहत अस्थि गण्ड में	प्रगण्डास्थि (ह्यूमेरस) को पार्श्व दिशा में घुमाती है
Thyro-arytenoid	थाईरो-एरीटिनोयड– स्वर यंत्र की एक पेशी विशेष जो स्वर यंत्र की उपास्थियों से लगी होती है	बन्द करने वाला	थाइरोइड उपास्थि (thyroid cartilage) के पत्रक से	एरीटिनायड उपास्थि (arytenoid costilage) के मांसल प्रबर्ध में	स्वर यंत्र (larynx) के उपकोटर (vestibule) को बन्द करता है तथा स्वर रज्जु (Vocal cords) को ढीला करता है।
Thyro-epiglotis	थाइरो-एपीग्लोरिस– चुल्लिका ग्रन्थि और उपकण्ठ संबंधी पेशी	अवरोधक	चुल्लिका (thyoid) उपास्थि के पत्रक से	उपकण्ठ (epiglottis) में	कण्ठ (pharynx) के प्रवेश को बन्द करती है
Thyro-hyoid	थाइरो-हायड अबटु जिव्हास्थि पेशी	समीपक	अबटु (थाइरोइड-thyroid) उपास्थि से	जिव्हास्थि (हायड)	अबटु और जिव्हास्थि को एक-दूसरे के पास लाती है
Tibialis anterior	टिबियेलिस एन्टीरियर अग्र जंघास्थि पेशी	अवनतक	अग्रजंघास्थि (tibia) और अन्तरास्थि कला (interosseous membranes) से	प्रथम फानाकार (cuneiform) और प्रथम प्रपादास्थि (metatarsal) में	पांव (foot) को उलटती है।
Tibialis posterior	टिबियेलिस पोस्टीरियर पश्च जंघास्थि पेशी	अवनतक एवं भ्रमणक	अग्र जंघास्थि (tibia); बहिर्जंघिका (fibula);	प्रपादास्थि के अधर (bases) और समस्त	पांव को झुकाती और

नाम अंग्रेजी	नाम हिन्दी	प्रवृत्ति	आरम्भ (origin) पादतल	हड्डी से लगाव (insertion)	कार्य (function)
			और अन्तरास्थि कला से	प्रपादास्थियाँ में सिवाय गुल्फास्थि (tabus) के	घुमाती है।
Transverse abdominis	ट्रान्सवर्स अबडोमीनिस उदर से सम्बन्धित अनुप्रस्थ पेशी	अवनतक	बर्हिजंघिका (fibula); अग्रजंघिका (tibia) और अन्तरास्थि कला से	उरोस्थि (xiphoid) श्वेत रेखित चिन्ह (linea alba) जंघासा स्नायुबन्ध (inguinal ligament) और वस्ति प्रवेश (pubis) में	उदरीय देहांगों को सहारा तथा कशेरू दण्ड को अवनत कराती है।
Transverse linguae.	ट्रान्सवर्स लिंगुई जिव्हास्थि अनुप्रस्थ पेशी	परिवर्तनक	जिव्हा की अभिमध्य रेखा से	जिव्हा के पृष्ठ और पार्श्वीय सतह में	जीभ के आकार को बदलता है।
Transverse perinal profunds	ट्रान्सवर्स पेरीनल प्रोफन्डस अनुप्रस्थ मूलाधार गहरी पेठी हुई पेशी।	सहारने वाला	इश्चियम की निम्न शाखा से	मूलाधार के केन्द्रीय बिन्दु में	मूलाधार को सहारता है।
Transverse perineal superficialis	ट्रान्सवर्स पेरीनियल सुपर फीसियेलिस अनुप्रस्थ मूलाधार की उथली पेशी।	सहारने वाला	दूरचियमा की अस्थि ककुद (tuberoty)	मूलाधार के केन्द्रीय बिन्दु में	मूलाधार को सहारता है
Trapezius	ट्रेपिजियस— चौड़ी, चपटी त्रिकोणक गर्दन और कन्धों की पेशी	भ्रमणक तथा ऊँचा उठाने वाला	सातवें ग्रैवीय और समस्त वक्षीय कशेरूकों के कूटों से कपाल गुम्मट अस्थि; मन्या (nuclae) स्नायु बन्ध से।	अंसफलक (scapila) कूट और हँसली की हड्डी (clavicle) में	अंसफलक को निम्रकोण पर घुमाता तथा कन्धे को ऊँचा उठाता है।
Triangularis	ट्राईएन्गुलेरिस त्रिकोणाक पेशी	आकारक	चिबुकास्थि (mandible) से	मुँह के कोण की त्वचा में	चेहरे की आवृत्ति देने वाली पेशी।
Triceps brachei	ट्राईसेप्स ब्रेकियाई—	प्रसारक एवं			

नाम अंग्रेजी	नाम हिन्दी	प्रवृत्ति	आरम्भ (origin) पादतल	हड्डी से लगाव (insertion)	कार्य (function)
	त्रिशिरी बाहुपेशी	सहायक	अधःगर्तोपम अर्बुद	(1) अंतः प्रकोष्ठास्थि	कुहनी सन्धि
(1)long head	(1) लम्बा शिर	सहायक	(1) (Intraglenoid tuberocity)	(ulna) कुहनी (olecramon) में	का प्रसार और
(2) lateral head	(2) पार्श्व शिर		(2) प्रगण्डास्थि (humerus)	(2) –	प्रकोष्ठास्थि को
(3) Medial head	(3) अभिमध्य शिर		(3) प्रगण्डास्थि डण्डे (shaft) से	(3) –	सहारा देता है।
Vastus intermedius	वास्टस इन्टरमीडियस– जंघानु पेशी का बीच का भाग।	प्रसारक	जंघास्थि (femur) के अग्र और पार्श्वीय भाग से	चपनी (patella) और अग्र जंघिका (tibia) की अस्थि गन्ड (tubercle) में	घुटने की सन्धि का प्रसार करता है।
Verticalis linguae	बरटीकेलिस लिंगुई– जिव्हा सम्बन्धी खड़ी पेशी।	आकारक	जिव्हा (tongue) के दूरस्थ सतह से	जिव्हा की बगल और अधर में	जिव्हा के आकार को बदलता है।
Zygomatic	जाइगोमैटिक– कपोल पेशी	अकारक	अस्थि तोरणा (zygoma) से	मुँह के पास की त्वचा में	चेहरे को आकार देने वाली पेशी

परिशिष्ट–6

तंत्रिकाओं (nerves) की तालिका

नाम (Name)	प्रकार (type)	आरम्भ (origin)	विस्तार (distribution)
एवडूसेन्स या एबडूसेन्ट नर्व (Abducens or Abducent nerve) अपसारिणी तंत्रिकी; छटनीं मस्तिष्किीय तंत्रिका।	चालक (motor)	मस्तिष्क-स्तम्भ (brain stem) के संवरक (पोन्स) तट के निम्न स्थल से	चक्षु के गोलक के रेक्टस एक्सटर्नस (rectus externus) पेशी से लगी होती है।
एसेसणी (accessory) 11वीं मस्तिष्कीय तंत्रिका (अ) कन्दकीय (bulbar) भाग- मस्तिष्कान्त (medulla oblongata) तंत्रिका	(i) चालक (motor)	मस्तिष्कान्त (medulla oblongata) के पार्श्वीय सतह से	स्वरयंत्र (laryux) और कण्ठ से (pharynx) की रेखित पेशीयों (striated muscles में।
	(ii) परासहानभूतिक (Parasympathetic)		वक्षीय (thoracic) और उदरीय (abdominal) देहांग (viscera) में
व-स्पाइनल (spinal) भाग। सुषुम्नीय भाग तंत्रिका	चालक (motor)	सुषुम्ना (spinal cord) के ऊपरी पाँच या छः ग्रैवीय खण्डों से	ट्रेपेजियस (trapezius) और स्टर्नोक्लाईडो-मैस्टापड (sternocleidomastoid) गर्दन की तिरछी मांसपेशी जो वक्षास्थि (sterncum) से स्तनीय प्रवर्धन (mastoid procen) तक फैली होते हैं।

नाम (Name)	प्रकार (type)	आरम्भ (origin)	विस्तार (distribution)
एकोसटिक (acoustic) पुराना नाम-ओडीटरी (auditory) ध्वनि सम्बन्धी आठवीं मस्तिष्कीय तंत्रिका	कर्ण गुल		कोकलीयिर— देखिये-कम्बुकी (cochlear) और वेस्टीबुलर Vesti bular) तंत्रिकाओं का विवरण
एलवियोत्तर, एन्टीरियर सुपीरियर (alveolor, anterio superior) अग्रोधर्व दन्तगर्तिका (alveolar) तंत्रिका।	दैहिक संवेदीय (somatic sensory)	अधो-अक्षिकाास्थि उर्ध्व (upper (इन्फेरा-ओरवीटल -Infra-orbital) से	उर्ध्व (upper) कर्तक (incisor), रंदक (canine) दाँतों में तथा नासा तल (nasal floor) श्लैष्मक (mucosa) में
एलवियोलर, इन्फीरियर (alveolar infenor) निम्न दन्त गर्तिका तंत्रिका	चालक (motor)	चिबुकीय (मैन्डीबुलर— mandibular) नीचे के जबड़े से सम्बन्धित	जिव्हास्थि पेशी (मोयलिहायड— mylohoid) द्विस्थूली पेशी (digastic museles)
	दैहिक संवेदीय (romatic sensory)	—	नीचे के दांत तथा नीचे के होठ की त्वचा और चिबुक (chin)
ऐलावियोलर, मिडिल सुपीरियर (alveolar middle, superior) मध्योर्ध्व दन्तगर्तिका तंत्रिका।	दैहिक संवेदीय sensory)	अधो-अक्षिकास्थि (Inraorbital)	उर्ध्व अग्रचर्बक (upper premolar) दांत में
एलवियोलर पोस्टीरियर, सुपीरियर (alveolar, posterior, Superior)	दैहिक संवेदीय (somatic sensory)	उर्ध्वहनु (मैक्सीलरी— (maxillary) से	उर्ध्व चर्बक दन्त (molar tooth) और उर्ध्वहनु के कुल्या के

नाम (Name)	प्रकार (type)	आरम्भ (origin)	विस्तार (distribution)
पश्चोर्ध्व दन्तगर्तिका तंत्रिका			श्लैष्मक (mucosa) में।
एम्पूलरी, सुपीरियर (ampullary, superior) तुम्बकीय, उर्ध्व, अंतः कर्ण की अर्ध चन्द्राकार नलिकाओं के सिरे पर फूले हुए भाग सम्बन्धी तंत्रिका।	संवेदीय (sensory)	बेस्टीबुलर (vestibular) कर्णगुहा से	उर्ध्व अर्ध चन्द्राकार नलिका को तुम्बक (ampulla) में।
एम्पूलरी, इन्फीरियर (ampullary, inferior) तुम्बकीय, अधोदेशीय तंत्रिका	संवेदीय (sensory)	वेस्टीबुलर (vestibular) कर्णगुहा से।	अधोदेशीय अर्ध चन्द्राकार नलिका के तुम्बक (ampulla) में
एम्पूलरी, लेटरल (ampullary, lateral) तुम्बकीय, पार्श्व तंत्रिका	संवेदीय (sensory)	वेस्टीबुलर (Vestibular) कर्ण गुहा से	पार्श्व अर्ध चन्द्राकार नलिका के तुम्बक (ampulla) में
एनोकोक्सीजियल (anococcygeal) अपुच्छास्थिकी तंत्रिका	दैहिक संवेदीय (somatic sensory)	सुषुम्ना के चौथे और पांचवें त्रिकी (सैकुम-sacral) और पुच्छास्थि (coceyx) खण्डों से।	पुच्दास्थि के आसपास की त्वचा में
ओरीकुलर, ग्रेट (auricular, great) कर्ण पल्लवी, विशाल तंत्रिका	दैहिक संवेदीय (somatic sensory)	द्वितीय और तृतीय ग्रैवीय खण्ड- (गर्दन सम्बन्धी तंत्रिका जाल (plexus) से	कान के पास की त्वचा में
ओरीकुलर, पोस्टीरियर (auricular, posterior) कर्णपल्लवी, पश्च तंत्रिका	चालक (motor)	आननकीय (fascial) से	कपाल गुम्मकीय (occipetalis) और निहित (intrinsic) पेशीयाँ कर्णपल्लवों की।
ओरीकुलो टेम्पोरल (auriculo-tempral) अलिन्द-कालिक तंत्रिका।	दैहिक संवेदीय (somatic sensory)	चिबुकीय (mandibular) से	कनपटी (temple) और मस्तक त्वचा (sealp) में

नाम् (Name)	प्रकार (type)	आरम्भ (origin)	विस्तार (distribution)
एकजीलरी (axillary) कक्षीय तंत्रिका	चालक (motor)	पाँचवें और छटवें ग्रैवीय सुषुम्ना के खण्डों (बाहुजाल) से	डेल्टोइड (deltoid) त्रिभुजाकार पेशी और लघुटेरिस (minor teres) पेशी (रस्कं धास्थि और अग्रबाहु तक फैली हुई)
	(ii) दैहिक संवेदीय (somatic sensory)		कन्धे की सन्धि (shoulder joint) कंधे और बाहु के पार्श्वतल की त्वचा में।
बकसीनेटर (buccinator) मुखविवर से सम्बन्धित कपोल पेशी तंत्रिका	दैहिक संवेदीय (samatic sensory)	चिबुकीय (mandibular)	कपोल की त्वचा तथा श्लैष्म (mucosa) में
कैलकेनियन (calcanean) ऐड़ी मुल्फास्थि तंत्रिका	दैहिक संवेदीय (somatic sensory)	अभिमध्यीय पिंडिकी (टांग की पिंडली सम्बन्धी।	ऐडी की त्वचा में
कार्डीयक, इन्फीरियर (cardiac inferior) निम्न हार्दिक तंत्रिका	सहानभूतिक (sympathetic) एवं दैहिक (visceral) संवेदीय	निम्न ग्रैवीय गण्ड (inxerior cervial ganglion)	हृदय में
कार्डीयक, मिडिल (Cardiac, middle) मध्य हार्दिक तंत्रिका	सहानुभूतिक एवं संवेदीय	मध्य ग्रैवीय गण्ड (middle cervical)	हृदय में
कार्डीयक, सुपीरियर (Cardiac superior) उर्ध्व हार्दिक तंत्रिका	सहानुभूतिक एवं संवेदीय	उर्ध्व ग्रैवीय गण्ड (superior cerival ganglion)	हृदय में
कार्डीयक, सुपीरियर या	परासहानभूतिक (Parasympathetic	प्राणेश	

नाम (Name)	प्रकार (type)	आरम्भ (origin)	विस्तार (distribution)
सरवाइकल	दैहिक संवेदीय (viseral sensory)	(बेगस- (vagus)	हृदय में
(cardiac, superior or cervical ग्रैवीय तंत्रिका	सहानुभूतिक एवं दैहिक	प्राणेश वेगस (vagus)	हृदय में
कैरोटिड, एक्सटर्नल (carotid, external) वाह्य, शिरस्क तंत्रिका।	सहानभूतिक (sympathetic)	उर्ध्व ग्रैवीय गण्ड (cervical ganglion)	सिर की रेखित पेशी और ग्रन्थियों में
कैरोटिड, इन्टरनल (Carotid, internal) अन्तः शिरस्क तंत्रिका	सहानभूतिक (sympathetic)	उर्ध्व ग्रैवीय गण्ड (superior cervial ganglion)	सिर की ग्रन्थियाँ (glands) और रेखित पेशीयों के सूत्रों में।
सरबाईकल, फर्स्ट (एन्टीरियर डिवीजन (cervical, first anterior, divison) प्रथम ग्रैवीय (अग्र भाग) तंत्रिका	चालक (motor)	सुषुम्ना का प्रथम ग्रैवीय खण्ड (टूक)	गर्दन की पेशीयाँ में
सरबाईकल, फर्स्ट (पोस्टीरियर डिवीजन) (cervical first posterior division) प्रथम ग्रैवीय, (पश्च भाग) तंत्रिका	चालक (motor)	सुषुम्ना का प्रथम ग्रैवीय खण्ड	गर्दन के पीछे के भाग की गहरी मांस पेशियों में।
सरबाईकल, सैकेन्ड (एन्टीरियर डिवीजन) cervical, second (anterior division) द्वितीय ग्रैवीय (अग्र भाग) तंत्रिका	चालक (motor) दैहिक संवेदीय (somatic sensory)	सुषुम्ना का द्वितीय ग्रैवीय खण्ड।	गर्दन की पेशीयों में।
सरवाईकल सेकेन्ड (पोस्टीरियर डिवीजन) cervical, second (posterior division) द्वितैय ग्रैवेय	चालक (motor) दैहिक संवेदीय (somatic	सुषुम्ना का द्वितीय ग्रैवीय खण्ड।	गर्दन के पीछे की गहरी मांसपेशीयों तथा गर्दन के पीछे की त्वचा में।

नाम (Name)	प्रकार (type)	आरम्भ (origin)	विस्तार (distribution)
(पश्च भाग) तंत्रिका	sensory)		
सरबाईकल, थर्ड (एन्टीरियर डिवीजन) (cervical, third anterior division) तृतीय ग्रैवीय (अग्र भाग) तंत्रिका	चालक (motor) दैहिक संवेदीय (somatic sensory)	सुषुम्ना का तृतीय ग्रैवीय खण्ड	उत्थापिका (levator), अंसफलकीय (scapular), स्टरनोइडकलीडो इस्टरनोइड sternoid, cleido servoid ट्रेपजियस (त्रिकोणाक) स्केलीनस (sclenius) पेशीयां तथा गर्दन की त्वचा में।
सरबाईकल, थर्ड (पोस्टीरियर डिवीजन) cervical, third (posterior division) तृतीय ग्रैवीय, (पश्च भाग) तंत्रिका	चालक (motor) दैहिक संवेदीय (somatic sensory)	सुषुम्ना के तृतीय खण्ड	गर्दन में गहरी पैठी हुई मांस पेशी, तथा गर्दन के पीछे की त्वचा।
सरबाईकल, फोर्थ (एन्टीरियर डिवीजन) cervical, fourth (anterior devision) चतुर्थ ग्रैवीय, (अग्र भाग) तंत्रिका	चालक (motor) दैहिक संवेदीय (somatic sensory)	सुषुम्ना के चतुर्थ खण्ड	थर्ड एन्टीरियर डिवीजन के समान
सरबाईकल, फोर्थ टू ऐर्थ— (पोस्टीरियर डिवीजन) cervical, fourth to eighth (posterior division) ग्रैवीय चौथे से आठवें तक, पश्च खाडवीं तंत्रिका।	चालक (motor) दैहिक संवेदीय (somatic sensory)	सुषुम्ना के चौथे से आठवें खण्डों में	गर्दन के गहरे पैठी हुई पेशी और उर्ध्वभाग शरीर की पीठ की त्वचा तथा पीठ के ऊपरी भाग में।
सरबाईकल, फिफ्थ टू ऐर्थ- (एन्टीरियर डिवीजन) cervical, fifth to eighth (anterior division)	चालक (moto) दैहिक संवेदीय (somatic sensory)	सुषुम्ना से पांचवे से आठवें (हाथ,पांव) खण्डों में	उर्ध्व अवयव की त्वचा एवं पेशीयां

नाम (Name)	प्रकार (type)	आरम्भ (origin)	विस्तार (distribution)
ग्रैवीय पांचवें से आठवें खण्ड (अग्र भाग) तंत्रिका कोर्डा टिम्पैनाई (chorda tympani) रज्जुदण्ड-कर्णपटल की तंत्रिका	परासहानुभूतिक (parasympathetic) संवेदीय (sensory) स्वाद (taste)	इन्टरमीडियस (Intermedius) कलाई और गुल्फ के बीच की पेशी में	अंधो जिह्वी (Sub-lingual) और अधो उर्ध्वहन्वी (sub-maxillary), और राल ग्रन्थियों (salivary glands) में जिह्वा के दो तिहाई भाग की स्वाद कलिकाओं में
सिलियरी, लोंग (ciliary, long) लम्ब, पक्ष्माभिकी, तंत्रिका	दैहिक संवेदीय (Somatic sensory)	नासा पक्ष्माभिकी (narociliary)	चक्षुगोलक
सिलियरी, शोर्ट (ciliary, short) लघुपक्ष्माभिकी तंत्रिका	परासहानुभूतिक (parasympathetic) दैहिक संवेदीय (somatic sensory)	पक्ष्माभिकी गण्ड (ciliary ganglion) नासा पक्ष्माभिकी (nasociliary)	उपतारा (Iris) पेशी में तथा चक्षुगोलक (eye hall)
कोकसीजियल (coccygeal) पुच्छास्थि तंत्रिका	दैहिक संवेदीय (somatic sensory)	सुषुम्ना का पुच्छास्थिक खण्ड	पुच्छास्थि (coccyx) के ऊपर की त्वचा में।
कोकलीयर (Cochlear) कम्बु तंत्रिका	संवेदीय (sensory)	मस्तिष्क वृन्त (brain stem) में संवरक (pons) के निम्नतट पर	कम्बु (cochlea) को कोर्टी का अंग (organ of corti)।
कुटेनियस, एन्टीरियर आफ एबडोमन (cutaneus, anterior of abdomen)	दैहिक संवेदीय (somatic sensory)	इलियो-अधोजठरी (iliohypogastric) श्रोणि अस्थि (ilium) और उदर के अधो-	निम्नाग्र उदरीय त्वचा।

नाम (Name)	प्रकार (type)	आरम्भ (origin)	विस्तार (distribution)
अग्र उदरीय त्वचीय तंत्रिका		अग्रभाग से सम्बन्धित तंत्रिका।	निम्नोग्र उदरीय त्वचा में।
कुटेनियस, डोरसल आफ फोर आर्म (cutaneous, dorsal of fore arm पश्च अग्रबाहु त्वचीय तंत्रिका।	दैहिक संवेदीय (somatic sensory)	प्रकोष्ठास्थि (radial) सम्बन्धी।	बाहु और अग्रबाहु के निम्न भाग के पश्च सतह की त्वचा में।
कुटेनियस, डोरसल आफ हैण्ड। (cutaneus, dorsal of hand पृष्ठीय हस्त त्वची तंत्रिका।	दैहिक संवेदीय (somatic sensory)	अन्तःप्रकोष्ठास्थि (ulnar) सम्बन्धी	हाथ की पश्च सतह के मध्यीय भाग की त्वचा में।
कुटेनियस, डोरसल इन्टरमीडियेट, आफ फीट (cutaneus, dorsal, intermediate of feet) पृष्ठमध्यीय पैर की त्वचीय तंत्रिका	दैहिक संवेदीय (somatic sensory)	फिबुला के ऊपरी (superficial peroneal) भाग सम्बन्धी	पैर के पृष्ठ की त्वचा में।
कुटेनियस इन्टरमीडियेट आफ थाई (cutaneus, intermediate of thigh) मध्य जंघा की त्वचीय तंत्रिका	दैहिक संवेदीय somatic sensory	जाँघ सम्बन्धी (femoral)	जंघा की अग्रतल सतह की त्वचा में।
कुटेनियस, लेटरल आफ आर्म (cutaneus, lateral of arm) पार्श्वीय भुजा की त्वचीय तंत्रिका	दैहिक संवेदीय (somatic sensory)	बक्षीय (axillary)	भुजा की पार्श्व तल की त्वचा में।
कुटेनियस लेटरल आफ फोर आर्म (cutaneous, lateral	दैहिक संवेदीय	पेशी त्वचीय (musulo-cutaneous)	अग्रबाहु (fore arm) की पार्श्व तल की त्वचा में

नाम (Name)	प्रकार (type)	आरम्भ (origin)	विस्तार (distribution)
of fore arm) पार्श्वीय अग्रबाहु त्वचीय तंत्रिका	(somatic sensory)	त्वचा और मांस पेशी सम्बन्धी	अग्रबाहु (fore arm) की पार्श्वतल की त्वचा में
कुटेनियस लेटरल आफ लेग (cutaneous, lateral of leg) पार्श्वीय टांग त्वचीय तंत्रिका।	दैहिक संवेदीय	सह फिबुलास्थि (common peroneal) से	टांग की पार्श्वीय त्वचा में
कुटेनियस, लेटरल आफ थाई (cutaneous lateral of thigh पार्श्वीय जाँघ त्वचीय तंत्रिका	दैहिक संवेदीय (somatic sensory)	सुषुम्ना के दूसरे और तीसरे कटि खण्डों से	जाँघ की पार्श्वीय सतह की त्वचा में
कुटेनियस, लेटरल पामर (cutaneous, lateral, palmar) पार्श्वीय हस्ततल त्वचीय तंत्रिका	दैहिक संवेदीय (somatic sensory)	मध्यस्थ (median)	हथेली और ऊँगलियों की त्वचा के पार्श्व भाग में
कुटेनियस, मीडियल, आफ आर्म (cutaneous medial of arm) मध्यस्थ बाहु की त्वचा सम्बन्धी	दैहिक संवेदीय (somatic sensory)	सुषुम्ना के प्रथम बक्षीय खण्ड से	बाहु की मध्यस्थ सतह की त्वचा में
कुटेनियस, मीडियल, आफ फोर आर्म (cutaneous, medial of fore arm) मध्यस्थ अग्रबाहु की त्वचीय तंत्रिका	दैहिक संवेदीय (somatic sensory)	आठवी ग्रैवीय और प्रथम वक्षीय सुषुम्ना खण्डों से	बाहु और अग्र बाहु की मध्यस्थ तल की त्वचा में।
कुटेनियस मीडियल आफ लेग (cutaneous,	दैहिक संवेदीय (somatic	अग्रजंघास्थि (tibia) से	मध्यस्थ टांग की त्वचा में

नाम (Name)	प्रकार (type)	आरम्भ (origin)	विस्तार (distribution)
medial of leg) मध्यस्थ टांग की त्वचीय तंत्रिका	sensory)		
कुटेनियस, मीडियल आफ थाई (cutaneous medial of thigh) मध्यस्थ टांग की त्वची तंत्रिका	दैहिक संवेदीय (somatic sensory)	जंघास्थि (फेमोरल-femoral) से	कूल्हों (buttocks) के पश्चतल त्वचा और जांघ के मध्यस्थ तल में
कुटेन्नियस, मीडियल, पामर (cutaneous, medial, palmar) मध्यीय हस्ततल तवचीय तंत्रिका	दैहिक संवेदीय (somatic sensory)	अन्तःप्रकोष्ठीय (ulnar) से	हथेली और ऊंगलियां की मध्यस्थ त्वचा में
कुटेनियस, पोस्टीरियर, आफ आर्म (cutaneous, posterior of arm) बाहु की पश्च त्वचीय तंत्रिका	"	बर्हिप्रकोष्ठीय (radial) से	बाहु की पश्च तल त्वचा में
कुटेनियस, पोस्टीरियर आफ थाई (cutaneous posterior of thigh) जांघ की पश्च त्वचीय तंत्रिका	"	द्वितीय, तृतीय, और चतुर्थ त्रिकास्थि सुषुम्ना खण्डों से	कूल्हे; जाँघ और मूलाधार (perineum) के पश्च तल की त्वचा में
कुटेनियस काइली (cutaneous coili) गर्दन की अग्र त्वचीय तंत्रिका	"	सुषुम्ना के द्वितीय और तृतीय खण्डों से	गर्दन के अग्रत्रिकोण की त्वचा में
डेन्टल (dental)	—	देखिये ऐलवियोलर (alveolar)	—

नाम (Name)	प्रकार (type)	आरम्भ (origin)	विस्तार (distribution)
डिजीटल आफ फिंगर्स (digital of fingers) अग्र हस्तंगुलियों की आंगुलिक तंत्रिका	दैहिक संवेदीय (somatic sensory)	मध्यीय (median) अन्तःप्रकोष्ठीय (ulnar) और बर्हिप्रकोष्ठीय धरातल पर की शाखा से	हाथ की उँगलियों (digits) की त्वचा में .
डिजीटल आफ टोज (digital of toes) पादांगुलियों की आंगुलिक तंत्रिका	"	फिबुला (peroneal) सम्बन्धी धरातल पर की एवं गहरी सतह की और पादतल की मध्यस्थ और पार्श्वीय सतहों से	पादांगुलियों की त्वचा में
डोररल आफ पीनिस क्लाइटोरिस (dorsal of penis (clitoris) शिशन और भगशिशन पृष्ठीय तंत्रिका	"	योनि क्षेत्र (pudendal) से	शिश्न (penis) या (clitoris) भगशिश्न की त्वचा में
इथमोइडल, एन्टीरियर (ethmoidal anterior) झझरास्थि अग्र तंत्रिका	"	नासा पक्ष्मनी (nasociliary) नासा और बरौनी से	नासा कुहर की श्लैष्म और अग्रझझरास्थि वायु कुल्या (air sinus) में
इथमोइडल पोस्टीरियर (ethmoidal posterior) झझरास्थि पश्च तंत्रिका	दैहिक संवेदीय (Somatic sensory)	नासा पक्ष्मनी (nasocilliary) नाक और बरौनी से	जतुकीय (sphenoidal) और पश्च झझरिक वायु कुल्यों के श्लैष्म में
फेसियल (facial) आनकी तंत्रिका सातवी मस्तिष्कीय तंत्रिका	चालक (motor)	मस्तिष्क-स्तम्भ (brain stem) के संवरक (pons) के अन्दरूनी तट से	चेहरे की आवृति बनाने वाले मांसपेशीयों में

नाम (Name)	प्रकार (type)	आरम्भ (origin)	विस्तार (distribution)
फेमोरल (femoral) जांघेय तंत्रिका	मिश्रित-चालक (motor) और संवेदीय (sensory)	द्वितीय, तृतीय और चतुर्थ सुषुम्ना के कटि खण्डों से	जांघेय क्षेत्र की मांसपेशीयों और जांघ के अग्रतल की त्वचा में
फ्रन्टल (frontal) जांघेय तंत्रिका	संवेदीय	चक्षु क्षेत्र से	ऊपरी पलक माथा और खोपड़ी की त्वचा में
ग्लोसोफैरिजियल (glossopharyngeal) जिह्वा-ग्रसनी तंत्रिका नवीं मस्तिष्कीय तंत्रिका	मोटर (चालक)	मस्तिष्कांत (medulla oblongata) की पार्श्व सतह से	कोमल तन्तु और कण्ठ पेशी में
गिलूटियल, इन्फीरियर (gluteal inferior) अधो श्रोणी तंत्रिक	दैहांगी संवेदीय चालक (motor)	पांचवें कटि और प्रथम व द्वितीय बस्ति कशेरूयों से जुड़े सुषुम्ना खण्डों से	जिह्वा के एक तिहाई पश्च श्लैष्म में श्रोणी (नितम्ब) की दीर्घ पेशी में
गिलूटियल सुपीरियर (gluteal superior) उर्ध्व श्रोणी तंत्रिका	चालक (motor)	चौथे और पांचवें कटि और प्रथम त्रिकास्थि कशेरू के सुषुम्ना खण्डों से	श्रोणी क्षेत्र की मांस पेशीयों में
हाइपोगैसट्रिक (hypogastric) अधोगह्वर तंत्रिका	चालक (motor)	वृह-धमनी तंत्रिका (aortic plexus) जाल से	श्रोणी प्रवेश के अंगों में
हाइपोग्लोसल (hypo glossal) अधोजिह्वक बारहवीं मस्तिष्क तंत्रिका	चालक (motor)	मस्तिष्कांत (medulla oblongata) भाग से	जिह्वा की वाह्य (extrinsic) और आन्तरिक (intrinsic) पेशीयों में।
इलियो-हाइपोगैस्ट्रिक (iliohypogastric) श्रोणि अस्थि	चालक (motor) तथा	सुषुम्ना के प्रथम कटि कशेरू खण्ड से	अग्र उदरीय भित्ति की पेशीयों तथा कूल्हे की त्वचा में

नाम (Name)	प्रकार (type)	आरम्भ (origin)	विस्तार (distribution)
(इलियम) और उदर के अधो अग्रभाग से सम्बन्धित तंत्रिका	दैहिक संवेदीय (somatic sensory)		
इलियो-इन्वाइनल (ilio-inguinal) इलियम-जंघासा सम्बन्धी तंत्रिका	चालक (motor) तथा दैहिक संवेदीय (somatic sensory)	सुषुम्ना का प्रथम कटि कशेरू खण्ड से	अग्र उदरीय भित्ति की पेशीयाँ तथा त्वचा और अण्डकोष (scrotum) में
इन्फरा ओरवीटल (infra-orbital) अधो अक्षिकास्थि तंत्रिका।	दैहिक संवेदीय (somatic sensory)	उर्ध्व हनु (maxillary) से	ऊपर के दाँत; नासाकुहर के फर्श को श्लेष्म और चेहरे की त्वचा में
इन्फराट्रोकलियर (infra-trochlear) अधोचक्री तंत्रिका वह तंत्रिका जो नासापक्षमी (naso-ciliary) के बीच से निकलती है।	”	नासा पक्ष्मनी (नाक और बरौनी) से	पलकों की त्वचा और नासा मूल में
इन्टर ओसियस डोरसल आफ फोर आर्म- (inter-osseous dorsal of fore arm) तंत्रिका	चालक (motor) और संवेदीय (sonsory)	बर्हिप्रकोष्ठास्थि (radial)से	विभिन्न प्रसारक कलाई पेशीयों और कलाई सन्धि में।
इन्टर ओसियस वोलर, आफ फोर आर्म (inter osseous volar of fore arm) अग्रबाहु की हस्ततल अंतरास्थि तंत्रिका	मिश्रित (mixed) अर्थात चालक एवं संवेदीय	अग्रबाहु और हस्ततल के मध्यस्थ (medium) से	विभिन्न अवनतक कलाई पेशी और कलाई सन्धि में।
जुगुलर (jugular) ग्रैवेय तंत्रिका	—	यह केवल उर्ध्व रैवीय गण्ड और (बेगस) को जोड़ने वाली तंत्रिका शाखा होती है	

नाम (Name)	प्रकार (type)	आरम्भ (origin)	विस्तार (distribution)
लेवियल, इन्फीरियर (labial, inferior) अधो ओष्ठीय तंत्रिका	दैहिक संवेदीय (somatic sensory)	अधोगर्तिका (inferior alveolar) से	नीचे के होठ (ओष्ठ) की त्वचा में
लेबियल, सुपीरियर (labial superior) उर्ध्व ओष्ठीय तंत्रिका	"	अधो-अक्षिकास्थि (infra-orbital) से	ऊपरी होठ और गाल की त्वचा में।
लेक्राइमल (lacrimal) आश्रव तंत्रिका	दैहिक संवेदीय (somatic sensory)	चक्षु से	चक्षु के पार्श्व परियोजी (commi sure) के क्षेत्र की त्वचा में।
लेरिंजियल इन्फीरियर (laryngeal, inferior) अधो स्वरयंत्री तंत्रिका।	चालक (motor)	प्रत्यावर्ती स्वरयंत्रों (reeurrent laryngeal) तंत्रिका में	स्वरयंत्र (larynx) की आंतरिक पेशीयों में।
लेरिंजियल रिकैरंट (laryngeal recurrent) प्रत्यावर्ती स्वरयंत्र तंत्रिका	मिश्रित (चालक एवं संवेदीय	प्राणेश (बेगस-vegus) तंत्रिका से	स्वरयंत्र (larynx) की आंतरिक पेशीयां; कण्ठ (pharynx) को सिदोड़ने वाली अधो पेशी, श्वासनी (trachea) और निगलक (esophagus) में
लेरिंजियल, सुपरीरियर (laryngeal, superior)	चालक (motor) एवं दैहांगी संवेदीय (viseral sensory)	प्राणेक्षा (बेगस— Vagus, तंत्रिका से	कण्ठ, स्वर यंत्र और जिह्वा मूल की अधो संकुचक पेशीयों में
लिंगुअल (lingual)	दैहिक संवेदीय (sanetic sensory)	अधोहनु (mandibular) तंत्रिका से	मुँह के फर्श का श्लैष्म और दोतिहाई जिव्हा अग्रपेशीयों में
लम्बर	मिश्रित	सुषुम्ना के कटि	पीठ के निचले भाग

नाम (Name)	प्रकार (type)	आरम्भ (origin)	विस्तार (distribution)
(lumbar) कटि सम्बन्धी तंत्रिका छः युग्म (6 pairs)		क्षेत्रीय खण्डों से	की पेशी एवं त्वचा निचले उदर, निचली पांचव वस्ति प्रदेश देहांग तथा गण्ड में
मेन्डीबुलर (mandibular) चिबुकीय निचले जबड़े के तंत्रिका	मिश्रित	त्रिशाखीय (ट्राइजेमीनल) तंत्रिका से	चबाने वाली पेशीयाँ नीचे के दाँत, जिव्हा के दो तिहाई अग्रभाग, मुंह का फर्श, चेहरे के निचले भाग, कपोल की पेशी आदि में
मैक्सीलरी (maxillary) उर्ध्व हनु ऊपर के जबड़े की तंत्रिका	दैहिक संवेदीय (somatic sensory)	त्रिशाखीय (trigeminal) तंत्रिका से	मस्तिष्कीवरण, चेहरे के ऊपर के भाग की त्वचा, ऊपर के दाँत और नाक, तालु और कपोलों को श्लैष्म में
मेनिनजियल (meningeal)	दैहिक संवेदीय (somatic sensory)	प्राणेश (वेगस—vagus) तंत्रिका से	मस्तिष्कावरण (menniges) में
मेन्टल (mental) चिबुकीय तंत्रिका	”	अधोगर्तिकी (inferior alveolar) तंत्रिका से	निचले होंठ और ठोड़ी (chin) की त्वचा में
नेजल (nasal) नासा तंत्रिका	”	अधोअक्षिकीय (intraorbital) से	नाक की बगल की त्वचा में
ओवटूरेटर (obturator) गवाक्षी तंत्रिका	मिश्रित	सुषुम्ना के द्वितीय, तृतीय और चतुथै कटि खण्डों से	जाँघ, घुटना और कूल्हा सन्धियों की पेशी, तथा इस क्षेत्र की अन्य पेशीयों में
ओक्सीपिटल, ग्रेटर (occipital greater) अनुकपाल वृहद्तर तंत्रिका	दैहिक संवेदी (somatic sensory)	सुषुम्ना की द्वितीय ग्रैवीय खण्ड से	मस्तक-त्वचा (sealp) के पश्च भाग की त्वचा में

नाम (Name)	प्रकार (type)	आरम्भ (origin)	विस्तार (distribution)
ओक्सीपिटल, लेसर (occipital, lesser)	दैहिक संवेदीय (somatic sensory)	सुषुम्ना के द्वितीय और तृतीय ग्रैवीय खण्डों से	मस्तक-त्वचा (sealp) की पश्च भाग की त्वचा और अलिंद (auricle) की पश्च सतह में
Oculomotor (third cranial) ओकलोमोटर तृतीय मस्तिष्कीय तंत्रिका तथा चक्षुगोलक तंत्रिका	चालक (motor) और परासहानभूतिक (parasympathetic चालक (motor)	मस्तिष्क-स्तम्भ (brain stem) के पश्च छिद्रित पदार्थ क्षेत्र से	अधोतिर्यक (inferior oblique) तथा अन्य मांस पेशी इस क्षेत्र की में
ओलफैक्टरी (olfactory) प्रथम मस्तिष्कीय घ्राण तंत्रिका	संवेदी	घ्राण कन्द (olfactory bulb) से	घ्राण श्लैष्म में
ओपथैलमिक (opthalmic) चक्षु-तंत्रिका	दैहिक संवेदीय (Somatic sensory)	त्रिशाखीय (trigeminal) तंत्रिका से	माथे की त्वचा, ऊपर के पलक; अग्र सिरोत्वक भाग, चक्षुगोलक तथा अस्थि गोलक; मस्तिष्कावरण, नाक का श्लैष्म, ललाट झर्झरक और संपीडास्थिक (sphenoidal) वायु कोषों में
ओपटिक (optic) द्वितीय मस्तिष्कीय (नेत्र) तंत्रिका	संवेदीय (sensory)	(दृष्टि) (optic tract) से	दृष्टि पटल (रेटीना-retina) में
ओरवीटल (orbital) नेत्रकोटर तंत्रिका	दैहिक संवेदीय (somatic sensory)	उर्ध्वहनु (maxillary) से जतुद तालव्य	नेत्रकोटर (orbit) में

नाम (Name)	प्रकार (type)	आरम्भ (origin)	विस्तार (distribution)
		(spheno palatine) गण्ड द्वारा	
पेलेटाइन एन्टीरियर (palatine, anterior) अग्र ताल्वास्थि तंत्रिका	दैहिक संवेदीय (somatic sensory)	उर्ध्वहनु (maxillary) से जतुय तालव्य (spheno palatine) गण्ड द्वारा	दृढ़ (hard) और कोमल तालु (palate) के श्लैष्म में
पैलेटाइन, मिडिल (palatine, middle) मध्य ताल्वास्थि तंत्रिका	"	"	कोमल तालु, अलि जिव्हा (uvala); गलकुण्डिका तालु सम्बन्धी श्लैष्म में
पैलेटाइन, पोस्टीरियर (palatine, posterior)	"	"	"
पालपीब्रल इन्फीरियर (palpeberal, inferior) निम्न नेत्रच्छादी तंत्रिका	"	अधोअक्षिगोले (infra orbital) से	निचले पलक (lower eyebid) में
पालपीब्रल, सुपीरियर (palpebral, superior) उर्ध्व नेत्रच्छद तंत्रिका	"	आश्रव (lacrimal) ललाटीय (frontal) तथा नासा पक्ष्मन (nasocitiary) से	उर्ध्व (ऊपरी) पलक (upper eye lid) में
पैरीनियल (perineal) मूलाधार तंत्रिका	दैहिक सेवेदीय (somatic sensory)	योनि क्षेत्र (pudendal) से	शिश्न मूल (root of penis) तथा अण्डकोष (serotum) त्वचा में
पैरोनियल, कोमन (peroneal, comman) सामान्य फिबुला सम्बन्धी तंत्रिका	मिश्रित	चतुर्थ और पंचम कटि तथा प्रथम और द्वितीय सुषुम्ना खण्डों में	द्विशिरसक (biceps) पेशी के लघुसिर, घुटना सन्धि ((knee joint) तथा जांघेय पेशी में

नाम (Name)	प्रकार (type)	आरम्भ (origin)	विस्तार (distribution)
पेट्रोसोल, डीप (petrosal, deep) निबिडास्थिक, गहरी तंत्रिका	सहानभूतिक (sympathetic)	अन्तःमस्तिष्कीय धमनी जालका से	तालव्य शाखाओं के साथ-साथ जतुक तालव्य गण्ड में
फैरिंजियल (pharyngeal) कण्ठ की तंत्रिका	दैहांगी संवेदीय (visceral sensory)	जिव्हा-कण्ठकी (glossopharyngeal) से	कण्ठ (pharynx) श्लैष्म में
फ्रेनिक (phrenic) मध्यच्छद् तंत्रिका	चालक (motor)	तृतीय, चतुर्थ और पंचम ग्रैवीय तंत्रिका जाल से	मध्यच्छद (diaphragm) में
प्लान्टर (plantar) पादतल सम्बन्धी तंत्रिका	मिश्रित	टिबियल (tibial) सम्बन्धी तंत्रिका से	पादतल पेशीयों में
टेरीगोइड, एक्सटर्नल (pterygoid external) वाह्य त्रि अंगिकास्थि तंत्रिका	"	चिबुकीय (mandibular) तंत्रिका से	वाह्य त्रि अंगिवारिध (ptenygoid) पेशी तथा पश्च चिबुकीय सन्धि में
टैरीगोइड, इन्टरनल (pterygoid, internal) अंतः त्रिअंगिकास्थि तंत्रिका	चालक (motor)	चिबुकीय (mandibular) से	अंतः त्रिअंगिकास्थि (peryoid); तथा पैलेटाइन (palatine) पेशीयों में
सैक्रल (sacral) छः युग्म (6 pairs)	मिश्रित	सुषुम्ना के त्रिकी (sacral) खण्डों से	त्रिकी क्षेत्र की समस्त पेशीयों में
सेफीनस (saphenous) फैमोरल (feroral) जांघेय तंत्रिका की एक शाखा	दैहिक संवेदी (somatic sensory)	जांघेय (femoral) से	टाँग और पांव की मध्यीय त्वचा में

नाम (Name)	प्रकार (type)	आरम्भ (origin)	विस्तार (distribution)
स्कैपुलर (scapular) अंसफलक तंत्रिका	चालक (motor)	सुषुम्ना के पांचवें ग्रैवीय खण्ड, से	चंचुकाकार (rhomboidal) दीर्घ और लघु पेशी अंसफलकी (scapulac) प्रसारक पेशी में
नितम्ब तंत्रिका स्क्रोटल, एन्टीरियर (scrotal, anterior) अग्र अण्डकोषीय तंत्रिका	दैहिक (somatic sensory)	इलियम और जंघासा (iliolingual) तंत्रिका से	श्रोणि क्षेत्र की त्वचा और अण्डकोष (serotum) में
स्क्रोटल, पोस्टीरियर (scrotal, posterior) पश्च अण्ड-कोषीय तंत्रिका	”	वृषणक मध्य के (perineal) के स्थान से	अण्डकोष के पश्च भाग की त्वचा में।
स्परमेटिक, एक्सटर्नल (spermatic, external) वाह्य, वीर्याणु तंत्रिका	दैहिक संवेदीय (somatic sensory)	जननेन्द्रिय-जंघा (genito & femoral) से	अण्डकोष की त्वचा; और जांघ की पेशी निकट जंघास मुद्राकृति पेशी; में
स्पाइनोसस (spinosus) सुषुम्ना कूटक तंत्रिका	”	चिबुकीय (mandilular)	मस्तिष्कावरण और स्तनोपम वायु कोशिकाओं (mastoid air cells) के श्लैष्म में
स्पलेंकनिक ग्रैटर (Splanchnic greater) दीर्घ देहांगिक भित्ति तंत्रिका।	सहानभूतिक (sympathetic) और देहांगिक संवेदीय (viscelral sansory)	पांचवें से नौ में सहानुभूतिक (sympathetic) गण्डों (ganglion) से	हृदयी, फुफ्फुसी और निगलक पेशियों में
स्पलेकनिक, लैसर (splanchnic lesser)	”	नौवें और दसवें सहानुभूतिक गण्डों से	उदर गुहा तंत्रिका जाल (coeliac plexus) में

नाम (Name)	प्रकार (type)	आरम्भ (origin)	विस्तार (distribution)
स्पेलकनिक, लोएस्ट (splanchnic lowest) सबसे निचली देहांगिक भित्ति तंत्रिका।	सहानुभूतिक (sympathetic) और देहांगिक संवेदीय (viscerel sensory)	आखिरी वक्षीय सहानभूतिक गण्ड से	वृक्कीय तंत्रिका जाल (renal plexus) में
स्टेपीडियस (stapedius) कान की उपास्थि स्टैपीज से लगी तंत्रिका।	चालक (motor)	आननो (facial) तंत्रिका से	स्टैपीज (stapes) से लगी पेशीयों में
सबक्लेवियस (subclavius) अधोजत्रुक ;(subclavian) तंत्रिका।	चालक (motor)	चौथे, पांचवें और छटे ग्रैवीय कशेरू खण्डों (भुजा तंत्रिका जाल- (brach plexus) से	अधोजत्रुक (subclavian) पेशी में
सबस्कैपुलर (subscapular) अधःफल की तंत्रिका।	"	पांचवें और छटवें ग्रैवीय सुषुम्ना खण्डों से	अधो अंसफलकी (subscapularis) और वृहत टेरिस मांस पेशीयों में।
सुपरा औरवीटल (supra orbital)	दैहिक संवेदीय (somatic sensory)	ललाटीय (फ्रन्टल-frontal) तंत्रिका से	ऊपरी पलक और माथे की त्वचा ललाट—कुल्या (frontal sinus) की श्लैष्म कला में
सुपराट्रोकलीयर (supratrochlear)	"	ललाटीय (फ्रन्टल-frontal) तंत्रिका से	माथे की मध्यस्थ सतह; नासामूल तथा ऊपरी पलक की त्वचा में।
सुरल मीडियल (sural, medial) टांग की पिण्डली की तंत्रिका।	"	टिबिया (tibia) सम्बन्धी तंत्रिका से	टांग और टखने की पीछे की त्वचा और गुल्फीय (tarsal) संधि में।
टरमीनेलिस (terminalis) लिंगक तंत्रिका।	ज्ञात नहीं	घ्राणपथ (olfactory tract) तंत्रिका से	ज्ञात नहीं
थोरेसिक (thoracic)	चालक दैहिक	सुषुम्ना के वक्षीय खण्डों से	पीठ की त्वचा और पेशी में पश्च शाखा में; भुजीय तंत्रिका जाल

नाम (Name)	प्रकार (type)	आरम्भ (origin)	विस्तार (distribution)
वक्षीय तंत्रिका 22 युग्म।	एवं सहानुभूतिक	सुषुम्ना के वक्षीय खण्डों से	पीठ की त्वचा और पेशी के पश्च शाखाओं में तथा उदरीय भित्ति और त्वचा में अग्र शाखायें; सहानभूतिक और संवेदीय सूत्र शरीर के विभिन्न देहांगों और रक्त नलिकाओं में।
ट्रोकलियर (trochlear) घूर्णोपम ट्रोकलिया अंग की तंत्रिका, चौथी मस्तिष्कीय तंत्रिका।	चालक (motor)	मध्य मस्तिष्क की पृष्ठ सतह से	चक्षुगोलक की उर्ध्व तिर्यक पेशी में
टिम्पैनिक (tympanic) कर्ण पटल की तंत्रिका	देहांगी संवेदीय (visceral परासाहनभूतिव (parasympathetic)	जिह्वा-कण्ठवी (glossopharyngeal) तंत्रिका से	मध्य कर्ण के श्लैष्म में; श्रवण नलिका (auditory tube) और उपकर्ण लाला ग्रन्थि (parotid gland) में
अलनर (ulnar) अन्तःप्रकोष्ठीय तंत्रिका।	चालक दैहिव संवेदीय (sonatic sensory)	आठवें ग्रैवीय और प्रथम वक्षीय सुषुम्ना खण्डों से	हाथ, कलाई, कुहनी, कलाई की हड्डियां (मणिबंधिकायो) और हथेली (करमास्थि) में
बेगस (vagus) प्राणेश तंत्रिका 10वीं मस्तिष्कीय तंत्रिका	(i) चालक, (ii)परासहानभूतिक, (iii) दैहिक संवेदीय, (iv) देहांगी संवेदीय (visceral sensory)	मस्तिष्कांत (medulla oblongeta) के पार्श्व सतह से	(i) कण्ठ और स्वरयंत्र की रेखित पेशीयों में (ii) हृदपेशीयों, तथा वक्षीय व उदरीय देहांगों की रेखित पेशियों में (iii) मस्तिष्कावण (meninges) तथा वाह्य कर्ण छिद्र की त्वचा में (iv) कण्ठ स्वरयंत्र श्लैष्म, तथा वक्षीय और उदरीय देहांगों में
जाइगोमैस्टिक (zygomatic) कपोलास्थि तोरण तंत्रिका।	दैहिक संवेदीय (somatic sensory)	उर्ध्व हनु तंत्रिका (maxillary) से	कपोल और कनपटी के क्षेत्र की त्वचा में

परिशिष्ट—7

विष प्रभाव के लक्षण एवं विकार

विष या (विषैला पदार्थ) (toxic substance)	**विष के प्रभाव से उत्पन्न लक्षण** (symptoms of poisoning)	**विकार** (pathology)
अम्ल (Acid) एसीटिक, हाइड्रोक्लोरिक नाइट्रिक, सल्फरिक, फास्फोरिक आदि	तुरन्त दर्द; मुंह, कण्ठ, जिव्हा, निगलक तथा मौखिक गुहा (mouth cavity) के अन्य अंगों का जलकर नष्ट होना; किसी भी वस्तु के निगलने में कष्ट; आमाशय में दर्द; जी मिचलाना (उबकाई आना); वमन (कै); प्यास, अन्त में घबराहट और सदमे (shock) के कारण रक्त संचार बन्द हो जाने के कारण मृत्यु।	कण्ठ के सूज जाने के कारण साँस की घुटन; आमाशय और जठर निर्गम (pyloric) अवरोध; और छिद्रता (perforation)
एमीनोफिलस या कैफीन (Aminophyllus or caffeine) चाय या काफी में पाया जाने वाला एक मादक पदार्थ।	बेचैनी; उत्तेजना बीच-बीच में सुस्ती (ऊंघना); कानों में घण्टी सी बजना; तेज नब्ज; जी मिचलाना; वमन; ज्वर अत्यधिक मूत्र स्राव; प्यास; हलक का सूखना, कंपकंपी; बेहोशी; हृदय और श्वास प्रक्रियाओं के अवरूद्ध होने के कारण मृत्यु।	केन्द्री तंत्रिका तंत्र उत्तेजित तथा आमाशयिक व्रण (ulcer)
अमोनिया (ammonia)	चक्षु और श्वास पथ का उपदाह (irritation) गले की घुटन; स्वर यंत्र का सूजना; मुंह में अत्यधिक दर्द; निगलने में कठिनाई आदि।	क्षयकारी निगलक तथा आमाशयिक शोथ; कण्ठ और श्वास अंगों की सूजन।
एन्टी हिस्टैमिन (antihistamine)	सुस्ती या उत्तेजना; थकान; मांसपेशी की क्रियाओं में	प्रमस्तिष्क शोथ, मृत्यु का कारण

विष या (विषैला पदार्थ) (toxic substance)	विष के प्रभाव से उत्पन्न लक्षण (symptoms of poisoning)	विकार (pathology)
प्रति हिस्टैमिन— एक यौगिक जो दैहिक मांस पेशियों को सिकोड़ता तथा आमाशयिक स्राव को बढ़ावा देता है।	असमता (ataxia); मुँह का सूखना; नेत्रतारा (pupil) का फैलना; कभी-कभी उत्तेजना के साथ कंपकपी; बेहोशी; वमन (कै); पेचिश; रक्त परिवहन या श्वासावरोध के कारण मृत्यु।	पूर्णरूप से ज्ञात नहीं।
आरसेनिक या एन्टीमोनी (arsenic or antimony संख्या या सुरमा	प्रभाव कई घण्टों के पश्चात दिखाई देते हैं। स्वाद धातुई; साँस में लहसुन की बदबू;	जठरांत्र (आमाशय और अंत्र सम्बन्धी भागों से रक्त वहाव; गौण (secondary) आकस्मिक अवरुद्धता (shock); पाचक नाल में शुरू से अन्तिम तक जलन, वमन व पेचिश; बेहोशी, पक्षाघात; रक्तीय पेचिश और कभी-कभी मृत्यु।
एट्रोपीन (Atropine) बेलोडोना (Beladonna) का सक्रिय तत्व (active principle)	मुँह का सूखना,, कण्ठ में जलन व दर्द; प्यास; त्वचा में खुशकी और लालामी; धड़कन; वेचैनी, उत्तेजना दौरे पड़ना; बेहोशी और उल्टा-सीधा बोलना या बकना। मृत्यु बहुत ही कम होती है।	केन्द्रीय तंत्रिका तंत्र का अत्यधिक उत्तेजित होना तथा परासंवेदीय तंत्र (parasympathetic) का पक्षाघात (paralysis)
घुलनशील बेरियम लवण (Barium salts) जैसे बेरियम क्लोराइड (Barium chloride)	अत्यधिक थूक (राल) का आना; जी मिचलाना; वमन, पेट में ऐंठन; रक्तीय पेचिश; नब्ज धीमी तथा बेतरतीब; कानों में घनघनाहट; सुस्ती; पक्षाघात; मृत्यु श्वासावरोध अथवा हृदय की गति रुक जाने के कारण	बेरियम लवणों से मांस पेशियों की संकुचन शक्ति बढ़ जाती है। अत्यधिक आमाशयिक भित्ति का चलन (peristalsis); होता है हृदय विकार; देर से वृक्क क्षति। (kidney damage)

विष या (विषैला पदार्थ) (toxic substance)	**विष के प्रभाव से उत्पन्न लक्षण** (symptoms of poisoning)	**विकार** (pathology)
बेनजीन या जाइलीन या टोल्यूईन benzene or xylene or toluene)	मुँह और आमाशय में जलन; जी मिचलाना, वमन; छाती में दर्द; खांसी; सिर दर्द; चक्कर आना; मांस पेशी क्रिया में असमता; बोलने में हकलापन; बेहोशी; और अन्त में श्वास व हृदय गति रुक जाने से मृत्यु।	केन्द्रीय तंत्रिका तंत्र का अवनति होना (depression); श्वास अवरोध; अस्थि मज्जा का अत्यधिक क्षति ग्रस्त हो जाना जिससे मृत्यु की सम्भावना हो जाती है।
ब्लीचिंग पाऊडर का घोल (bleaching powder or solution) हाइपोक्लोराइट लक्षण है। (hypochlorite salt)	दर्द और सूजन मुँह तथा पाचक तंत्र के अंगों में; वमन; परिवहन संस्थान में बहाव की कमी या बन्द हो जाना; व्याकुलता; चित्त भ्रम; बेहोशी; आदि।	कण्ठ, उपकण्ठ या स्वरयंत्र शोथ; निगलक या आमाशय में छिद्रों का होना; धुएं (fumes) से श्वासावरोध।
बोरिक अम्ल और बोरेट लक्षण (boric acid or borate salts)	सिर दर्द, जी मिचलाना; वमन पेचिश, पेट में दर्द; कमजोरी, सुस्ती, बेचैनी; कंपकंपी; दौरे पड़ना; बेहोशी रक्त परिवहन में अवरोध त्वचा में लाल चकत्ते (rashes)	दोनों वक्क और यकृत क्षति ग्रस्त। मृत्यु का कारण अज्ञात।
ब्रोमाइड्स (bromides) सोडियम, पुटेशियम और अमोनियम आदि।	तुरन्त वमन; अनिद्रा, उत्तेजनता; पेशी असमता; व्याकुलता; तरह-तरह के बुरे ख्याल आना, बेहोशी; त्वचा पर दनदाने; संवेदना हीनता; सुषुम्नीय तरल का अत्यधिक दबाव, मृत्यु कभी-कभी होना।	मुहासे (कीलनुमा) त्वचा पर दाने; श्लैष्मिक कला शोथ; केन्द्रीय तंत्रिका तंत्र की अवनति।
कैम्फर (camphor) कपूर	जी मिचलाना; वमन; ऊष्णता (गर्मी) का अनुभव; सिरदर्द; व्याकुलता; घबराहट; वेचैनी; चित्त भ्रम; मिथ्या विचार; कंपकपी; दौरे; बेहोशी तथा	तीव्र केन्द्रीय तंत्र तंत्रिका का उत्तेजित होना।

विष या (विषैला पदार्थ) (toxic substance)	विष के प्रभाव से उत्पन्न लक्षण (symptoms of poisoning)	विकार (pathology)
	मृत्यु श्वास बन्द हो जाने के कारण।	
कार्बनमोनोक्साइड (carbon monoxide)	हल्का सिर दर्द; हल्का परिश्रम करने पर ही श्वास कठिन से आना अथवा सांस फूल जाना; झुंझलाहट; थकावट, जी मिचलाना, वमन; सांस की घुटन; दौरे पड़ना। मूत्र और मल का अपने आप निकल जाना; श्वास अवरोध के कारण मृत्यु।	रक्त में कारवोक्सी हीमोग्लोबिन (carboxy-hemoglobin) के प्रतिशत का अधिक हो जाने से रक्त में आक्सीजन की कमी हो जाती है जिस कारण मृत्यु हो जाती है।
कोकीन (Cocaine)	किन्हीं रोगियों के त्वचा पर दनदाने तथा फफोले भी निकल आते हैं।	
कोका बूटी से निकाला हुआ रसायन जा सुन्न करने के काम मे आता है।	पहिले उल्लास के साथ उत्तेजित करता है फिर बेचैनी, बुरे-बुरे ख्यालात का आना फिर अवनति की दशा। समस्त संवेदनाओं का लोप, फिर मृत्यु।	तंत्रिकाओं को सुस्त करता हे
कोपर सल्फेट (Copper sulphate) नीला थोथा।	मुँह, निगलक और आमाशय में दर्द; वमन, पेचिश, उदर में दर्द, फीका स्वाद, मानसिक झटका, शरीर की ऐंठन, पक्षाघात, और मृत्यु।	रक्त कोशिकाओं वृक्क और यकृत की विस्तृत क्षति।
सायनाइड (cyanide) सोडियम, पोटेशियम हाइड्रोजन आदि	बड़ी मात्रा तुरन्त मृत्यु ला देती है। छोटी मात्रा से कण्ठ में सुन्नता आती है, फिर चिन्ता, व्याकुलता, चक्कर आना, आक्सीजन की कमी के कारण श्वास अंगों में सूजन, जिससे मिन्टों में मृत्यु हो जाती है।	सायनाइड शरीर में उपस्थिति उन क्षोभकों (enzymes) से मिलकर जो कोशिकाओं में आक्सीजन पहुँचाती है, आक्सीजन को कोशिकाओं तक नहीं पहुँचने देता है इस

विष या (विषैला पदार्थ) (toxic substance)	विष के प्रभाव से उत्पन्न लक्षण (symptoms of poisoning)	विकार (pathology)
		प्रकार मृत्यु आक्सीजन-हीनता के कारण हो जाती है।
डी.डी.टी और क्लोरीन मिली कीटाणुनाशक दवायें (D.D.T. and chlorinated organic insecticides)	वमन; होठों, जिव्हा और चेहरे में सुन्नता; सिर दर्द; गले में खराश; थकावट कपकपी, आक्सीजन की कमी, कमजोरी, व्याकुलता, बेहोशी; श्वास प्रक्रिया अवरुद्ध हाने से मृत्यु।	ज्ञात नहीं है।
डिजीटेलिस (digitalis)	जी मिचलाना; अधिक थूक का आना; वमन, पेचिश, सिर दर्द, कमजोरी; सुस्ती; व्याकुलता; चित्त भ्रम; दृष्टि दोष; निलय साक्षेपिका (ventricle) की मांस पेंशियों में दोष के आ जाने के कारण मृत्यु।	हृदय अलयी हो जाता है और हृदय की समस्त प्रक्रियाओं में फर्क पड़ जाता है।
अरगट (ergot) राई पौधों पर उगाया हुआ फंगस (fungus)	वमन; पेचिश; सुस्ती, कमजोर नब्ज; प्यास; पाँव में झनझनाहट; हाथ-पाँव ठण्डे; रक्त चाप; श्वासावरोध,, दौरे पड़ना और ज्ञान शक्ति का ह्रास।	आमाशयिक और अंत्रीय भागों में रुकावट व सूजन। हाथ और पाँव की उँगलियों में विगलनता (gangrene)।
फेरस या फेरिक (आपस) लवण (ferrous or ferric salts)	आमाशय और अंत्र शोथ; उदरीय शूल; वमन, पेचिश (खून मिश्रित); जल का अभाव, पीलापन; नील रोग (cyanosis); सदमा (shock) फिर अन्त में मृत्यु।	स्थानीय ऊतकों की क्षति, हल्का यकृत अन्तरालीय शोथ और पक्वाशयिक (pyloric) संकीर्णता या सिकुड़न।
फोरमेलडिहाइड आमाशय-अंत्र (formaldehyde)	जी मिचलाना, वमन,	उदरीय क्षेत्र में दर्द; -अंत्र पथ पर सूजन

विष या (विषैला पदार्थ) (toxic substance)	विष के प्रभाव से उत्पन्न लक्षण (symptoms of poisoning)	विकार (pathology)
	चिन्ता, कमजोरी; तेज नब्ज; बेहोशी, अब सन्नता (collapse); और श्वास में अवरोध जिससे मृत्यु	तथा व्रण; अम्लता (acidosis) अर्थात् अस्वाभाविक अम्ल उत्पन्न होना।
हाइड्रोजन सल्फाइड और क्षारीय लवण (Hydrogen Sulphide or alkaline salts)	यकायक बेहोशी और श्वास पक्षाघात के कारण मृत्यु। सामान्य रूप से यह गैस, आंखों, त्वचा व श्वास पथ के लिये उत्तेजक (irritant) होती है।	कोई विशेष रोग नहीं केवल फुफ्फुस शोथ (Pulmoneg edema) के।
आयोडीन (iodine)	मुंह में जलन के साथ दर्द; मुंह और होठ भूरे रंग के हो जाते हैं; प्यास; वमन; रक्त युक्त पेचिश, मूत्र में रक्त या श्वेतसार (albumin); परिवहन में रूकावट आ जाने से मृत्यु।	गले, निगलक और आमाशय के अन्दर खुजली व सूजन; सदमा; कभी-कभी निगलक भी सिकुड़ता है।
केरोसिन (kerosine) मिट्टी का तेल	मुंह, गला, आमाशय में जलन; जी मिचलाना वमन; पेचिश,, अर्ध निन्द्रा (सुस्ती); बेचैनी; बेहोशी, फुफ्फुसीय विकार, श्वास नली एवं वायु नली रक्तीय प्रदाह (broncho-pneumonia)	भयंकर रसायनिक फुफ्फुस शोथ।
मरक्युरिक क्लोराइड (mercuric chloride) और अन्य घुलनशील लवण।	मुँह और कण्ठ में जलन; उदर में दर्द व ऐंठन; जी मिचलाना व वमन के साथ रक्तीय पेचिश; मूत्र की मात्रा में कमी; घबराहट, सदमा; नब्ज में असमानता कमी हल्की व कभी तेज;	मसूड़े और मुँह में फफोलों; दाँतों का ढीला पड़ जाना; लगातार बढ़ता हुआ त्वचीय स्नायु प्रदाह (venritis) यह सब चिरकालिक विषाक्तता में होते हैं

विष या (विषैला पदार्थ) (toxic substance)	विष के प्रभाव से उत्पन्न लक्षण (symptoms of poisoning)	विकार (pathology)
	त्वचा ठण्डी; यदि रोगी कुछ देर बर्दाश्त कर लेता है तो अन्त में मृत्यु वृक्क के कार्य के बन्द हो जाने से होती है।	अथवा जब मृत्यु देर से होती है। सामान्य तौर पर मृत्यु वृक्क की क्रियाशीलता बन्द हो जाने के कारण होती है।
मोरफीन (morphine) अफीम का सत (एक औषधि)	अधिक मात्रा तुरन्त गिरावट लाती है लेकिन कम मात्रा शनैः-शनैः प्रभाव डालती है। थकावट, जी मिचलाना, वमन; चक्षु तारे का अत्यन्त छोटा हो जाना, बेहोशी के साथ मांस पेशियों का ढीला हो जाना, श्वास का धीरे हो जाना, नील रोग (synosis), नब्ज का धीरे होना; रक्त चाप में कमी और अन्त में श्वास अवरुद्ध हो जाने के कारण मृत्यु।	फुफ्फुसीय रूकावट, शरीर में सर्वत्र गिरावट आ जाने के कारण श्वासावरोध से मृत्यु;
नेपथलीन (naphthalene) गर्म कपड़ों को रखने हेतु गोलियाँ	उदर में दर्द; जी मिचलाना, वमन; पेचिश, सिर दर्द; पैरों के साथ बेहोशी; कुछ व्यक्ति वृक्क क्रियाहीनता भी दिखाते हैं।	कई प्रकार की केन्द्रीय उत्तेजनायें या अवनतियाँ; विकराल प्रकार का रक्तालाप।
निकोटीन (nicotine) तम्बाकू का सत	कण्ठ और मुंह में जलन; अधिक थूक; वमन, पेचिश सिर दर्द,, अधिक पसीना, कमजोरी; पहले चक्षु तारा सिकुड़ते हैं फिर फैल जाते हैं नब्ज पहले धीमी फिर तेज, श्वास गहरा और तेज; श्वास अंगों की क्रियाशीलता नष्ट हो जाने से मृत्यु।	केन्द्रीय तंत्रिका तंत्र को पहले उत्तेजित फिर रक्त अल्पता (anemia)
फिनाइल या फीनोल (phenol)	मुँह, निगलक, आमाशय आदि में जलने के कारण आखों का नष्ट होना; उदर दर्द; पसीना, कमजोरी;	त्वचा और श्लैष्मिक कला पर जलने के निशान तथा छिद्रता (perforation); असाधारण दशा में

विष या (विषैला पदार्थ) (toxic substance)	विष के प्रभाव से उत्पन्न लक्षण (symptoms of poisoning)	विकार (pathology)
	रक्तचाप तथा ताप में कमी; उथले साँस; नील रोग (synosis), बेहोशी फिर श्वास अवरूद्धता से मृत्यु।	वृक्क की क्रियाहीनता।
सिलवर सॉल्ट्स (silver salts) रजत लवण (घुलनशील)	मुँह, गले तथा पाचक तंत्र के अन्य भागों में अत्यधिक तीव्र दर्द; रक्तीय पेचिश; बेहोशी,, और मौत।	समस्त पाचक नाल के भागों का जलने से नाश; त्वचा के नीचे रजत का प्रभाव आदि।
इसट्रिकनीन (strychnien) कुचला	डर; पेशियों की अकड़न; चेहरे का सिकुड़ना; समस्त शरीर में हिलरवा; होठ और चेहरे का नीला हो जाना; नब्ज तेज या धीरे; एक से तीन घण्टों में मौत।	सुषुम्ना की उत्तेजना जिससे श्वास पेशियाँ सिकुड़ जाती हैं और आक्सीजन की कमी के कारण मौत हो जाती है।
टरपेन्टाइन (turpentinne) तारपीन का तेल	मुँह, कण्ठ और आमाशय में ऊष्णता व दर्द; वमन, पेचिश; उत्तेजना, चित्त भ्रम तथा पागलपन; दौरे व बेहोशी बाद में मृत्यु।	वृक्क में खुजलाहट तथा अन्य विकार, कम मूत्र और अन्त में वृक्क क्रियाहीनता।
जिंक लवण (zinc salts) क्लोराइड, सल्फेट ऐसीटेट आदि।	राल (थूक) की अधिकता वमन व पेचिश पेंशियों की ऐंठन।	निगलक का सिकुड़ना; आमाशय की ग्रन्थियों का नाश, आमाशय में छिद्र आदि।

परिशिष्ट–8

चिकित्सा विज्ञान (आर्यु विज्ञान) की कुछ प्रमुख शाखाओं के अंग्रेजी और हिन्दी में नाम

1.	Medicine	काय चिंकित्सा
2.	Biochemistry	जीव रसायन
3.	Dermatology	त्वचा विज्ञान
4.	Veneriology	रति रोग विज्ञान
5.	Opthalmology	नेत्र विज्ञान
6.	Obstetrics	प्रसूतिं विज्ञान
7.	Gynaecology	स्त्री रोग विज्ञान
8.	Nursing	परिचर्या
9.	Paediatrics	बाल चिकित्सा विज्ञान
10.	Pharmocology	भेषज गुण विज्ञान; औषधि विज्ञान
11.	Pharmaceutical science	भेषज विज्ञान
12.	Psychiartry	मनोविकार विज्ञान
13.	Orthopaedics	विकलांग विज्ञान
14.	Radiology	विकिरण विज्ञान
15.	Pathology	विकृति विज्ञान (रोग विज्ञान); विकार विज्ञान
16.	Microbiology	सूक्ष्म जीव विज्ञान
17.	Physiology	कायकीं; शरीर क्रिया विज्ञान
18.	Anatomy	शरीर रचना विज्ञान
19.	Surgery	सर्जरी, शल्य विज्ञान
20.	Anaesthesiology	संवेदना हरण विज्ञान
21.	Social and Preventive Medicine	सामाजिक एवं रोधक काय चिकित्सा विज्ञान
22.	Anthropology	नृ-विज्ञान (मानव विज्ञान)

परिशिष्ट–9

तापक्रम (Temperature) और नब्ज (Pulse) सम्बन्धी तालिका

तापक्रम	नब्ज
98^0F	60 प्रत्येक मिन्ट
99^0F	70 "
100^0F	80 "
101^0F	90 "
102^0F	100 "
103^0F	110 "
104^0F	120 "
105^0F	130 "
106^0F	140 "

सामान्य तापक्रम 98.4^0F पर नब्ज 60 और 70 के बीच प्रत्येक मिनट में चलती है और मोटे तौर पर सामान्य तापक्रम से प्रत्येक 1^0 तापक्रम ऊँचा होने पर नब्ज लगभग 8 से 10 बार अधिक होती जाती है।

परिशिष्ट–10

रक्त घटकों के सामान्य आँकड़े

Table of normal Values of Blood constituents

नोट—वे समस्त आँकड़े जिनके आगे कोई इकाई नहीं लिखी है, उनकी इकाई मि0 ग्राम [mg.] प्रति 100 c.c. रक्त की मात्रा के आधार पर है, शेष की इकाई वही है जो उनके आगे लिखी हुई है।

Acetone bodies] total (as acetone)	0.5-1.0
Albumin (serum)	4.5 Gm%
Amino acids (as amino acid N)	5.0-8.0
Amylase (serum or plasma)	70-200 Somogyi units.
Ascorbic acid (reduced)	0.6-2.5
Base; total (serum)	150-160 m Eq/1
Biliruubin (serum)	0.1-0.5
Bromides (as sodium bromide)	0.2-1.5
Calcium, tltal (serum)	9-11
Carbon-dioxide combining power (plasma)	55-75 Vol%
Carbon-dioxide Constant (arterial)	45-55% Vol%
Carbon-dioxide constant (venous)	50-60 Vol %
	22-27 m Eq/1
Carotone (plasma or serum)	0.1
Chlorides; Chloride ion (plasma or serum)	350-380
Chlorides, as sodium chloride (plasma or serum)	570-620
Cholestrol, total (plasma or serum)	150-250
Cholesterol esters	60-75% total of cholesterol
Creatine	3-7
Creatinine	1-2
Fat neutral (serum)	0-370
Fatty acids	190-450
Fibrinogen (plasma)	0.2-0.4 Gm%
Globulin (serum)	1.5-3 Gm.%
Glucose	70-120
Guavidine	0.1-0.4
Haemoglobin	
For children	13 + 1 Gm%

For men	16 + 2 Gm%
For women	14 + 2 Gm%
Hydrogen ion conncentration	pH 7.3-7.5
Icterus index (serum)	4-6 units
Iodine (Total)	3-13 micrograms%
Iron, inorganic (serums)	0.05-0.18
Lactic acid	5-20
Lipase (serum) in terms of N/20 NaOH used per c.c of serum	0.2-1 c.c.
Lipids, total (seruum)	400-800
Magnesium (serum)	1-3
Nitrogen, non protein	25-35
Nitrogen undetermined	4-18
Oxygen capacity	16-24 Vol%
Oxygen content (arterial)	15-23 Vol%
Oxygen content (venous)	10-18 Vol%
Phenols (free)	1-2
Phosphatase (acid)	0.1-1.1
phosphatase (alkaline)	Bodaus by units.
For adults	1-5.4
For children	5-12
Phospholipid (serum) as lecithin	150-300
Phosphorus (serum), inorganic	2.5-4.0
For adults	3.5-6.0
For children	16-22
potassium (serum)	4-6 m Eq/1
Proteins (serum)	6-8 Gm%
Sodium (serum)	310-336
	135-145 m Eq/1
Solids, total	19-23%
Specific gravity	1.055
Specific gravity (plasma)	1.052-1.063
Sugar see glucose sulphates inorganic as S (serum)	0.9-1.5
Urea	17-32
Urea nitrogen	8-15
Uric acid	2-4
Water content	77-81%

परिशिष्ट–11

वजन इकाइयों की तुलनात्मक सारणी वजन (एवरडुपोइज AVOIRDUPOIS)

ग्रेन	ड्राम	औंस	पौंड	ग्राम (मैट्रिक)
1.0	0.0366	0.0023	0.00014	= 0.0647988
27.34	1.0	0.0623	0.0039	= 1.772
437.5	16	1.0	0.0625	= 28.3350
7000	256	16	1.0	= 453.55924277

वजन (एपोथेकेरीज–APOTHECARIES)

ग्रेन	ड्राम	औंस	पौंड	ग्राम (मैट्रिक)
1.0	0.05	0.0021	0.0017	= 0.0647988
20	0.333	0.042	0.0035	= 1.296
60	1.0	0.125	0.0104	= 3.888
480	8.0	1.0	0.0833	= 31.103
5760	96.0	12.0	1.0	= 373.24177

वजन (ट्राय–TROY)

ग्रेन	पेनी	औंस	पौंड	ग्राम (मैट्रिक)
1.0	0.042	0.00	0.00017	= 0.647988
24	1.0	0.05	0.0042	= 1.555
480	20.0	1.0	0.083	= 31.103
5760	240.0	12.0	1.0	= 373.24177

पौंड	**ग्राम**	**किलोग्राम**
1. (16 ounces)	453.59	
2.	907.18	
3.	1360.78	1.336 kg.
4.	1814.37	1.81 "
5.	2267.96	2.27 "
6.	2721.55	2.72 "
7.	3175.15	3.18 "
8.	3628.74	3.63 "
9.	4082.23	4.08 "
10.	4535.92	4.54 "

परिशिष्ट–12

ग्राम (Gram) की अन्य इकाइयों से तुलनात्मक तालिका

मैट्रिक	अन्य इकाई	मैट्रिक	अन्य इकाई
30 ग्राम (Gram)	1 औंस (Ounce)	30 mg	1/2 ग्रेन
15 "	4 ड्राम (drams)	25 "	3/8 "
10 "	2 1/2 "	20 "	1/3 "
7.5 "	2 "	15 "	1/4 "
6 "	10 ग्रेन	12 "	1/5 "
5 "	75 "	10 "	1/6 "
4 "	60 " (1 ड्राम)	8 "	1/8 "
3 "	45 "	6 "	1/10 "
2 "	30 " (1/2 ड्राम)	5 "	1/12 "
1.5 "	22 "	4 "	1/15 "
1 "	15 "	3 "	1/20 "
0.75 "	12 "	2 "	1/30 "
0.6 "	10 "	1.5 "	1/40 "
0.5 "	$7\frac{1}{2}$ "	1.2 "	1/50 "
0.4 "	6 "	1 "	1/60 "
0.3 "	5 "		
0.25 "	4 "		
0.2 "	3 "		
0.15 "	$2\frac{1}{2}$ "		
0.12 "	2 "		
0.1 "	$1\frac{1}{2}$ "		
75 mg.	$1\frac{1}{2}$ "		
60 "	1 "		
50 "	3/4 "		
40 "	2/3 "		

परिशिष्ट–13

एपोथिक्रीज (Apothecaries) प्रणाली के अनुसार तरल नाप की इकाइयों की तुलनात्मक तालिका

मिनिमस (MINIMS)	तरल ड्राफ (Fluid dram)	तरल औंस (Fluid ounces)	पाइन्ट्स (pints)	क्वार्ट्स (Quarts)	गौलन (Gallon)	घन इन्च	घन सेन्टीमीटर
1	0.0166	0.002	0.00013			.00376	.06161
60	1.6	0.125	0.0078	0.0039		0.22558	3.6967
480	8..0	1.0	0.0625	0.0312	0.0078	1.80468	29.5737
1920	32.0	4.0	0.25	0.025	0.0312	7.21875	118.2948
7.680	128.0	16.00	1.00	0.5	0.1255	28.75	473.179
15.360	256.0	32.00	2.00	1.0	0.25	557.75	946.358
61.440	1024.0	128.00	8.00	4.4	1.00	23.100	3785.434

मैट्रिक प्रणाली के अनुसार तरल नाप इकाइयों की तुलनात्मक सारणी

मैट्रिक	एपोथिक्रीज	
1000 cc or mili liter (ml)	1 Quar.	
750 cc	1 1/2 Pint	
500 cc	1 Pint	
250 cc	8 Gluid ounnces	
200 cc	7 " "	
100 cc	3 1/2 " "	
50 cc	1 3/4 " "	
30 cc	1 " "	
15 cc	1/2 " "	
		= 4 fluid drams
10cc		= 2 1/2 fluid drams
8 cc		= 2 fluid drams
5 cc	75 minimus	= 1 1/4 fluid drams
4 cc		= 1 fluid drams
3 cc	45 " "	
2 cc	30 " "	
1 cc	15 " "	
0.75 cc	12 " "	
0.5 cc	8 " "	
0.3 cc	5 " "	
0.2 cc	4 " "	
0.2 cc	3 " "	
0.1 cc	1/2 " "	
0.05 cc	3/4 " "	
0.03 cc	1/2 " "	

1 Troy or Aporhecary ounce = 311 gm

1 Avoirdupois ounce = 28.35 gm.

1 Avoidupois pound = 453.6 gm.

नोट—1 मिलीलीटर 1 घन सेन्टीमीटर के बराबर होता है।

परिशिष्ट–14

सेंटीग्रेड और फारनहीट तापक्रमों की तुलनात्मक तालिका

$C= (F-32) \times 5/9$

F°	C°	F°	C°	F°	C°	F°	C°
-10	14.0	26	78.8	54	129.2	82	179.6
-5	23.0	27	80.6	55	131.0	83	181.4
0	32.0	28	82.4	56	132.8	84	183.2
+ 1	33.8	29	84.2	57	134.6	85	185.6
2	33.6	30	86.0	58	136.4	86	186.8
3	37.4	31	87.8	59	138.2	87	188.6
4	39.2	32	89.6	60	140.0	88	190.4
5	41.0	33	91.4	61	141.8	89	192.2
6	42.8	34	93.2	62	143.6	90	194.0
7	4.6	35	95.0	63	145.4	91	195.8
8	46.4	36	96.8	64	147.2	92	197.6
9	48.2	337	98.6	65	149.0	93	199.4
10	50.0	38	100.4	66	150.2	94	201.2
11	51.8	39	102.2	67	152.6	95	203.0
12	53.6	40	104.0	69	1554.4	96	204.8
13	55.4	41	105.8	69	156.2	97	206.6
14	57.2	42	107.6	70	158.0	98	208.4
15	59.0	43	109.4	71	159.8	99	210.2
16	60.8	44	111.2	72	161.6	100	212.0
17	62.6	45	113.0	73	163.4	101	213.9
18	64.4	46	114.8	74	165.2	102	215.6
19	66.2	47	116.6	75	167.0	103	217.4
20	68.0	48	118.4	76	168.8	104	219.2
21	69.8	49	120.2	77	170.6	105	221.0
22	71.6	50	122.0	78	172.4	106	222.8
23	73.4	51	123.8	79	174.2		
24	75.2	52	125.6	80	176.0		
25	77.0	53	127.4	81	177.8		

परिशिष्ट–15

फारनहीट और सेंटीग्रेट तापक्रमों की तुलनात्मक तालिका

F = (C X 9/5) + 32

F°	C°	F°	C°	F°	C°	F°	C°
-10	-23.3	91	32.7	132	55.5	174	78.8
-5	-20.6	92	33.3	133	56.1	175	79.4
0	-17.7	93	33.8	134	56.6	176	80.0
∓ 1	-17.2	94	34.4	135	57.2	177	80.5
5	--155.0	95	35.0	136	58.7	178	81.1
10	-12.2	96	35.5	137	58.3	179	81.6
15	--9.6	97	36.1	138	58.8	180	82.2
20	-6.6	98	36.6	139	59.8	181	82.7
25	-3.8	98.6	37.0	140	60.0	182	83.3
30	-1.1	99	37.2	141	60.5	183	83.8
31	-0.5	100	37.7	142	61.1	184	84.4
32	0	101	38.3	143	61.6	185	85.0
33	+0.5	102	38.8	144	62.2	186	85.5
34	1.1	103	39.4	145	62.7	187	86.1
35	1.6	104	40.0	146	63.3	188	86.6
36	2.2	105	40.5	147	63.8	189	87.2
37	2.7	106	41.1	148	64.4	190	87.7
38	3.3	107	41.6	149	65.0	191	88.3
39	3.8	108	42.2	150	65.5	192	88.7
40	4.4	109	42.7	151	66.1	193	89.4
41	5.0	110	43.3	152	66.6	194	90.0
42	5.5	111	43.8	153	67.2	195	90.5
43	6.1	112	44.4	154	67.7	196	91.1
44	6.6	113	45.0	155	68.3	197	91.6
45	7.2	114	45.5	156	68.8	198	92.2
46	7.7	115	46.1	157	69.4	199	92.7
47	8.3	116	46.6	158	70.0	200	93.3

F°	C°	F°	C°	F°	C°	F°	C°
48	8.8	117	47.2	259	70.5	201	93.8
49	9.4	118	47.6	160	71.1	202	94.4
50	10.0	119	48.3	161	71.6	203	95.0
55	12.7	120	48.8	162	72.2	204	95.5
60	15.5	121	49.4	163	72.7	205	96.1
65	18.3	122	50.0	164	73.3	206	96.6
70	21.1	123	50.5	165	73.8	207	97.2
75	23.8	124	51.1	166	74.4	208	97.7
80	26.6	125	51.6	167	75.0	209	98.3
85	29.4	126	52.2	168	75.5	210	98.8
86	30.0	127	52.7	169	76.1	211	99.0
87	30.5	128	53.3	170	76.6	212	100.0
88	31.0	129	53.8	171	77.2	213	100.5
89	31.6	130	54.4	172	77.7	214	101.1
90	32.2	131	55.5	173	78.3